GRUNDRISS
DER DERMATOLOGIE

GRUNDRISS DER DERMATOLOGIE

VON

J. DARIER
MÉDECIN DE L'HÔPITAL SAINT-LOUIS

AUTORISIERTE ÜBERSETZUNG AUS DEM FRANZÖSISCHEN

VON

DR. PHIL. ET MED. KARL G. ZWICK
AUS CINCINNATI, O., U.S. AMERICA

MIT BEMERKUNGEN UND ERGÄNZUNGEN

VON

PROF. DR. J. JADASSOHN
DIREKTOR DER DERMATOLOGISCHEN UNIVERSITÄTSKLINIK IN BERN

MIT 122 TEXTFIGUREN

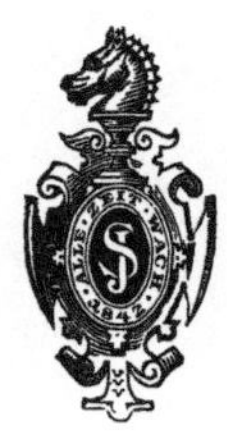

BERLIN
VERLAG VON JULIUS SPRINGER
1913

ISBN-13:978-3-642-89618-7   e-ISBN-13:978-3-642-91475-1
DOI: 10.1007/978-3-642-91475-1

Softcover reprint of the hardcover 1st edition 1913

Vorwort.

Als Herr Dr. Zwick mit der Frage an mich herantrat, ob er das Darier sche Lehrbuch ins Deutsche übersetzen solle, habe ich ihn nach kurzer Überlegung zur Ausführung dieses Planes ermuntert. Maßgebend für mich war dabei vor allem die Überzeugung, daß das Werk des bekannten Pariser Dermatologen nach den verschiedensten Richtungen hin außerordentliche Vorzüge hat. Nicht bloß die ausgezeichnete, kurze und dabei überall allgemein-pathologisch und klinisch vertiefte Darstellung, die sich auf eine große Summe eigener und doch nie in den Vordergrund gedrängter Erfahrungen stützt, sondern vor allem auch die originelle Einteilung des Stoffes ließen es wünschenswert erscheinen, daß das Buch dem deutschen ärztlichen Publikum bekannt werde. Diese Einteilung beruht auf der Tatsache, daß wir in der Dermatologie immerfort mit der Unterscheidung von pathologisch-anatomischen Veränderungen — den sog. Effloreszenzen — und von eigentlichen Krankheiten zu tun haben. Die Schwierigkeit der didaktischen Darstellung, die sich aus diesem Dualismus ergibt, ist natürlich nicht der Dermatologie eigentümlich, aber sie tritt bei ihr besonders in den Vordergrund, weil wir beide Gruppen als selbständige Krankheitsformen zu bezeichnen und zu beschreiben gewöhnt sind. Darier hat das sehr interessante Experiment gemacht, in der Anordnung und Darstellung des Stoffes eine solche Scheidung durchzuführen. Dieser Versuch kann natürlich wie alle Einteilungsversuche naturwissenschaftlichen Materials nicht restlos gelingen. Das Resultat aber, zu dem Dariers Bemühungen geführt haben, scheint mir nicht bloß theoretisch interessant, sondern auch praktisch-didaktisch sehr wertvoll. Ich glaube, daß für den Lernenden die Übersicht über den ganzen Stoff auf diese Weise wesentlich erleichtert wird, und daß auch der Erfahrenere die Unterscheidung zwischen den beiden Hauptgebieten der Dermatologie auf Grund einer solchen Darstellung mit immer größerem Vorteil für die Diagnose und selbst für therapeutische Aufgaben verwerten wird.

Nun können ja allerdings der Übersetzung eines französischen Lehrbuches ins Deutsche immer zwei Einwände gemacht werden: Einmal, daß wir an guten deutschen Lehrbüchern ähnlichen Umfangs keinen Mangel haben. Das ist gewiß richtig. Aber die Originalität der Darierschen Arbeit weist diesem eben eine Sonderstellung zu. Ferner ist es immer gut, wenn eine ausländische Bearbeitung eines Wissenszweiges weitern Kreisen der deutschen Mediziner zugänglicher wird. Die Differenzen in der Auffassung, welche trotz der Internationalisierung der Wissenschaft doch bestehen, dürfen nicht vernachlässigt werden, zumal wenn sie in so objektiver Weise dargeboten werden, wie von Darier.

In zweiter Linie wird man sagen, daß, wer sich für die französische Dermatologie interessiert, das Original lesen kann. Ob aber auch lesen wird?

Die Erfahrung belehrt mich leider eines andern. Gerade die fremdsprachigen Lehrbücher werden auch von den deutschen Medizinern sehr wenig zu Rate gezogen, teils weil sie zu wenig bekannt sind, teils weil viele doch die Unbequemlichkeit der fremden Sprache scheuen. Ich hoffe, daß die vorliegende Übersetzung die Kenntnis des Darierschen Buches in weitere Kreise von Studierenden und Ärzten tragen wird, und bin überzeugt, daß das der Vertiefung und Ausbreitung dermatologischer Kenntnisse zugute kommen wird.

Herr Dr. Zwick und die Verlagsbuchhandlung haben mich gebeten, der Übersetzung außer dieser Einführung hier und da auch im Text einige Bemerkungen hinzuzufügen. Dazu habe ich mich schwerer entschlossen. Denn es ist immer ein schwieriges Unternehmen, ein kurzes Lehrbuch zu ergänzen. Was für ein solches notwendig oder wünschenswert ist, unterliegt ja einem notwendigerweise sehr subjektiven Urteil. Bei der Durchsicht der Korrekturbogen habe ich dann doch gesehen, daß es möglich sein würde, dieses Werk nicht etwa zu verbessern, sondern an einzelnen Punkten durch eigene Erfahrungen, durch Hinzufügung persönlicher oder aus der Literatur gewonnener Auffassungen u. a. zu ergänzen. Herr Darier hat sich mit diesem Vorgehen in freundlichster Weise einverstanden erklärt. Ich möchte aber hier ausdrücklich betonen, daß diese meine Bemerkungen nirgends eine Kritik darstellen sollen. Sie sind nur als subjektive Ergänzungen und Kommentationen gedacht. Gewiß sind wir glücklicherweise auch in der Dermatologie längst über die Zeit hinweg, in welcher zwischen den verschiedenen Schulen eine Verständigung kaum möglich war. Wir kennen jetzt nur eine Dermatologie. Aber gerade bei einem Lehrbuch spielen neben den nationalen auch persönliche Nuancen doch noch immer eine große Rolle und diese finden in solchen kurzen Hinzufügungen einen vielleicht auch für den Dermatologen nicht ganz uninteressanten Ausdruck.

Ich habe mich aber bei ihnen sehr beschränkt, habe nur das gesagt oder angedeutet, was mir im Interesse des Lesers zu liegen schien, habe meist nur wenige Worte oder kurze Sätze hinzugefügt und diese zum großen Teil in den Text einrücken lassen, um die Kontinuität der Darstellung möglichst wenig zu unterbrechen. Ich habe dazu keinerlei literarische Studien gemacht, sondern nur aus dem, was mir gegenwärtig war, geschöpft. Ich brauche nicht hinzuzufügen, daß ich im einzelnen abweichende Meinungen in größerer Zahl hätte vorbringen können, daß also das Fehlen einer Bemerkung meinerseits nie bedeuten soll, daß ich auf dem im Original vertretenen Standpunkt stehe. Hätte ich mir diese Beschränkung nicht auferlegt, so hätten sich längere Deduktionen nicht vermeiden lassen, und das wäre entschieden zum Nachteil des Werkes geworden. Einige wenige Zusätze endlich beruhen darauf, daß dieses Lehrbuch vor nunmehr 3 Jahren erschienen ist, also einiges von unsern neuesten Erfahrungen berücksichtigt werden mußte. Eine Anzahl solcher Zusätze hat auch Herr Darier selbst vorgenommen. Am schwierigsten waren Übersetzung und Kommentierung bei der Therapie, weil hier die französischen von den deutschen Gebräuchen besonders abweichen. Aber auch hier habe ich mich auf ganz weniges beschränkt. Ich bin jedoch überzeugt, daß auch in der Therapie viel von Darier persönlich erprobtes sich in deutschen Landen ebenfalls bewähren wird.

Alles, was von meiner Hand herrührt, ist kursiv gesetzt, also leicht zu erkennen. Die Korrekturen mit meinen Zusätzen haben Herrn Darier vorgelegen. Nur an ganz wenigen Punkten hat eine private Diskussion stattgefunden, die dann zu der vorliegenden Fassung geführt hat.

Ich möchte gern noch eine Bemerkung in bezug auf die Übersetzung machen. Die getreue Wiedergabe einer Anzahl französischer Termini ist in der

Tat außerordentlich schwierig, wenn nicht unmöglich. Herr Dr. Zwick hat vielfach den Ausweg gewählt, daß er der Übersetzung den französischen Ausdruck hinzugefügt hat. Es wäre in der Tat bei der Präzision der französischen Sprache und bei der außerordentlich glücklichen Bildung vieler französischer Bezeichnungen gar kein Schaden, wenn wir von den letzteren manches, wie das vielfach schon geschehen ist, unmittelbar oder verdeutscht in unsere Literatur übernehmen würden. Vielleicht kann die Zwicksche Arbeit nach dieser Richtung einen Fortschritt anbahnen, wenngleich sich die Sprachreiniger bei solchen Versuchen bekreuzigen werden.

So übergebe ich denn das Resultat der mühsamen und langwierigen Übersetzungsarbeit Dr. Zwicks dem deutschen medizinischen Publikum mit dem Wunsch, daß es dieser Arbeit ebenso wie dem ausgezeichneten Original seine Anerkennung nicht vorenthalten möge.

Bern, Januar 1913.

J. Jadassohn.

Inhaltsverzeichnis.

Zweiter Teil.

Nosologie der Dermatosen.

Alle Bemerkungen von Professor Dr. J. Jadassohn sind *kursiv* gedruckt.

Einleitung.

Dieses Buch wendet sich an den Studierenden der Medizin, welcher die klinischen Vorlesungen über Hautkrankheiten besucht, und an den praktischen Arzt, der verblaßte Erinnerungsbilder aufzufrischen wünscht.

Mit Rücksicht auf diese beiden Gesichtspunkte habe ich mich bemüht, zwar das gesamte Gebiet der Pathologie der Haut darzustellen, zugleich aber das Buch so kurz und so praktisch wie möglich zu gestalten.

Um die erwünschte Kürze zu erreichen, mußte ich (unter Verzichtleistung auf Literaturangaben, historische und theoretische Betrachtungen) mich damit begnügen, nur das Wesentlichste in bezug auf Diagnose und Behandlung zu bringen.

Aus praktischen Rücksichten habe ich den Stoff nach einem Plane angeordnet, den ich seiner Ungewöhnlichkeit wegen zunächst darlegen und begründen muß.

Morphologie der Hautkrankheiten.

Im ersten Teil des Buches (Kapitel I bis XXII) beschreibe ich die dermatologischen Grundformen: die „eruptiven" Elemente (= Effloreszenzen) und die Hautveränderungen, welche „nicht eruptiver" Natur sind. Mit der Beschreibung jeder derselben verbinde ich die der hauptsächlichen Symptomenkomplexe, „Syndrome", in denen die Grundformen als Symptome auftreten.

Dies bedarf einiger Erklärungen.

In der Dermatologie findet der Arzt ganz besondere, und zwar ganz besonders günstige Bedingungen, da er es nicht nötig hat, die Krankheitssymptome mit Hilfe mehr oder weniger komplizierter Methoden zu untersuchen. Diese zeigen sich ihm vielmehr unmittelbar; ohne weiteres erkennt er ihre Eigenschaften und ihre Lokalisation und kann ihre Entwickelung verfolgen. Deshalb scheint es mir klar, daß ein Werk, welches dazu bestimmt ist, das Studium der Hautkrankheiten zu fördern, der Morphologie: der Beschreibung der sichtbaren Veränderungen, die erste Stelle einzuräumen hat.

Bei einem pathologischen Zustand der Haut sind zwei Fälle möglich: entweder handelt es sich um eine Erkrankung der Haut mit, oder um eine solche ohne Effloreszenzen.

A. Eruptive Dermatosen (d. h. mit Effloreszenzen). Als solche bezeichnet man diejenigen Hautkrankheiten, die aus „eruptiven Grundformen" gebildet sind, das heißt aus Flecken, Knötchen, Bläschen usw.

Die Analyse jeder eruptiven Dermatose hat sich auf vier Gruppen von Tatsachen zu erstrecken: auf die Effloreszenz, die Eruption (d. h. die Gesamtheit der Effloreszenzen), den Krankheitsverlauf und den Patienten.

1. Auf die Effloreszenz richtet sich unser Augenmerk in erster Linie.

Im Grunde genommen ist sie nichts anderes als die anatomische Veränderung, die sich bei der Erkrankung der Haut dem bloßen Auge darbietet. Wir studieren die pathologische Anatomie, indem wir eine Effloreszenz genau,

eventuell unter Glasdruck, besichtigen, sie befühlen, sie abschaben, sie mit
einer Nadel anstechen, um festzustellen, welchem Typus sie angehört. Wie
mit unbewaffnetem Auge die groben Veränderungen erkannt werden, so können
nach einer „Biopsie" (Probe-Exzision) die histologischen Elemente unter dem
Mikroskop untersucht werden. Die Bedeutung der Effloreszenzen ist fundamental; sie bilden tatsächlich das Alphabet des Dermatologen, ohne dessen
Erlernung niemand auf der Haut zu lesen imstande ist.

2. Die Eruption (= das Exanthem) setzt sich aus der Gesamtheit der
Effloreszenzen zusammen. Man muß sich ein Urteil darüber bilden, wie ausgedehnt das Exanthem, ob es disseminiert oder konfluiert, wo es lokalisiert
ist usw.

Ein Exanthem gilt als „einfach" oder „rein", wenn alle seine Effloreszenzen gleichartig und im gleichen Entwickelungsstadium sind. Die Eruption
ist „deformiert", wenn ihre einzelnen Elemente gleichzeitig verschiedene
Entwickelungsphasen aufweisen. „Komplex" oder „polymorph" ist das
Exanthem, wenn nebeneinander verschiedene Typen von Effloreszenzen vorhanden sind. Als „kompliziert" endlich bezeichnet man die Hauterscheinungen,
wenn den ursprünglichen Elementen sich andere sekundäre von anderem
Charakter zugesellen.

3. Über den Verlauf der Krankheit gibt meistens die Anamnese
Auskunft. Man erfährt die Art des Beginns, die vorher oder gleichzeitig auf-
getretenen Nebenerscheinungen, den Verlauf und etwaige Allgemeinsymptome.

Dabei ermöglicht uns vielfach die unmittelbare Untersuchung, festzustellen,
welche Angaben wir von dem Patienten erwarten dürfen, und wie es sich mit
seiner Zuverlässigkeit verhält.

4. Was die besonderen Verhältnisse des einzelnen Kranken
betrifft, so unterliegt ein Teil derselben, wie Geschlecht, Alter, Rasse, Konstitution der objektiven Wahrnehmung.

Weiter hat man sich noch zu erkundigen: nach seiner Beschäftigung,
seiner eventuellen erblichen Belastung, seinem Vorleben, seinen persönlichen
Gewohnheiten und seinen früheren Krankheiten. Schließlich wird man eine
allgemeine klinische Untersuchung vornehmen, um „das individuelle Terrain"
kennen zu lernen, auf dessen Boden sich die Hautkrankheit entwickelt.

B. „Nicht-eruptive Dermatosen". Bei der zweiten Klasse von Erkrankungen steht man nicht einem Exanthem, einer Eruption gegenüber. Hier
bestehen die kutanen Veränderungen z. B. in einer Verfärbung der Haut
(= Dyschromie), in einer Hypertrophie oder Atrophie, in einer Erkrankung der
Nägel oder der Haare etc.

Diese Modifikationen im Aussehen des Integuments lassen sich zuweilen
mit aller Wahrscheinlichkeit auf einen bestimmten Krankheitsprozeß (Entzündung, Degeneration oder Dystrophie) zurückführen.

Aber in anderen Fällen ist es unmöglich, sich von der Natur des Prozesses
eine Vorstellung zu machen [1]).

Daher ziehe ich es vor, mich an das zu halten, was ich sehe, und mich
damit zu begnügen, den krankhaften Zustand, wie er einmal ist, festzustellen,
ohne mich auf den immer schwankenden Boden der allgemeinen Pathologie
zu wagen.

---

[1]) *Die scharfe Unterscheidung zwischen dem, was* Darier *„eruptive" und dem, was
er „nicht-eruptive Dermatosen" nennt, ist ebenso schwer, wie die in deutschen
Büchern gegebene Einteilung in primäre und sekundäre Effloreszenzen, mit der sich
aber die* Dariersche *Einteilung nicht deckt. Der Verfasser benutzt die seinige auch
weiterhin kaum mehr.*

Wie wechselvoll also auch die Erscheinungen auf der erkrankten Haut sich darstellen mögen, so gelingt es doch, sie in zwei Gruppen unterzubringen: Die eine umfaßt die verschiedenen Formen der eruptiven Elemente (= Effloreszenzen), die andere die krankhaften Zustände der Haut. Beide Gruppen vereinige ich unter der Bezeichnung der dermatologischen Grundformen.

Gehe ich bei der Beschreibung der Hautkrankheiten von ihrer Morphologie aus, so wird meine Aufgabe wie folgt präzisiert werden können: Aus einer bestimmten Anzahl dermatologischer Grundformen wähle ich diejenigen aus, welche entweder sofort leicht von anderen zu unterscheiden sind oder welche man bald erkennen lernt. Diese sind mit größtmöglicher Schärfe zu beschreiben, indem man die charakteristischen anatomischen Veränderungen, aus denen sie bestehen, hervorhebt.

In der weiteren Erwägung, daß dieselben Hautveränderungen bei verschiedenen Hauterkrankungen auftreten können, hat man zu vergleichen und zu zeigen, worin deren Individualität besteht und wodurch die Diagnose möglich wird.

Die dermatologischen Typen, die Hauterkrankungen, welche im morphologischen Abschnitt dieses Buches zusammengestellt worden sind, sind sicherlich keine (wohl definierten) Klassen, keine (scharf abgegrenzten) Krankheiten im nosologischen Sinne des Wortes. Sie sind aufzufassen als einfache Syndrome oder Symptomenkomplexe, und zwar als eigentliche „reine Syndrome", falls ihre Ätiologie unbekannter oder komplexer Natur ist, oder als „eventuelle Syndrome", wenn sie durch spezifische Ursachen, z. B. im Verlaufe einer bestimmten Krankheit entstehen [1]).

Diese Krankheiten werden im zweiten Abschnitt dieses Buches im Zusammenhang beschrieben werden und die „eventuellen Syndrome" werden dort den ihnen gebührenden Platz erhalten.

Die ersten 22 Kapitel dieses Buches sind daher den hauptsächlichen dermatologischen Grundformen und den dazu gehörigen Syndromen gewidmet.

Eine Gruppierung der Hautkrankheiten, welche auf ihrer Morphologie basiert, bietet den großen Vorteil, daß die Frage der Diagnose im richtigen Lichte, *d. h. wie in der Praxis*, sich darstellt.

Andererseits ist eine solche Einteilung zwei Vorwürfen ausgesetzt.

Der eine liegt darin, daß man genötigt wäre, die Beschreibung einer Krankheit in äußerst zahlreiche Bruchstücke zu zersplittern, wenn man alle Arten von Effloreszenzen aufzählen wollte, welche bei ein und derselben Krankheit sich entwickeln können.

Um diesem Fehler zu entgehen, habe ich mich darauf beschränkt, im ersten Abschnitt nur die häufigsten und bestcharakterisierten Syndrome einzureihen; die übrigen werden hier nur erwähnt, um etwaige Irrtümer zu vermeiden, und ihre ausführliche Beschreibung findet im zweiten Teile Platz.

Der andere Vorwurf ist der, daß eine Gruppierung, welche auf das einfache klinische Aussehen gegründet ist, in keiner Weise eine Klassifikation *(ein „System")* bildet.

---

[1]) *Dieser Ausdruck „eventuelle Syndrome" ist kaum zu übersetzen. Man kann ihn nur umschreiben; Darier versteht darunter solche Symptome resp. Symptomenkomplexe, welche morphologisch denen aus unbekannten oder komplexen Ursachen gleichen, ihrerseits aber eine bestimmte Ätiologie haben. So werden z. B. der Lichen scrofulosorum oder die lichenoiden Syphilide beim Lichen im ersten Teil dieses Buches beschrieben; ihre ätiologische Stellung aber finden sie im zweiten Teil. Es ist klar, daß eine Krankheit, die heute noch im ersten Teil steht, später nach Erkenntnis einer bestimmten Ursache im zweiten oder wenigstens auch im zweiten erwähnt werden müßte.*

Aber sie macht hierauf auch gar keinen Anspruch. Niemand würde heutzutage daran denken, die Versuche von Plenck und Willan wieder aufzunehmen. Darüber sind alle einig, daß die einzige logische und wissenschaftliche Klassifikation in der Dermatologie, wie in allen übrigen Zweigen der Pathologie, auf ätiologischer Basis beruht.

Nosographie der Hautkrankheiten.

Im zweiten Teile dieses Buches (Kapitel XXIII bis XXX) betrachten wir die Dermatosen von einem ganz anderen Gesichtspunkte aus. Ich lasse hier die eigentlichen Hautkrankheiten, „die Krankheitsindividuen mit bestimmter Ätiologie", Revue passieren. Sie sind nach ihren spezifischen Ursachen klassifiziert.

Man wird daher hier die artefiziellen, die parasitären, die infektiösen *(d. h. bakteriellen etc.)* Dermatosen finden.

In den gleichen Rahmen habe ich eine Gruppe von Affektionen eingefügt, die, wenn sie nicht einer gemeinsamen Ursache entspringen, doch wenigstens alle das gleiche Symptom ganz allgemeiner Natur aufweisen: den „essentiellen" Pruritus auf nervöser Basis, der uns als die sekundäre Ursache der Hauterscheinungen entgegentritt. Man kann diese Gruppe als Pruritusformen oder Neurodermatosen bezeichnen.

Schließlich bringe ich hier bei den wohl definierten Krankheiten die Tumoren der Haut unter, obgleich ich gestehen muß, daß ich dabei mehr der Gewohnheit als einer persönlichen Überzeugung gefolgt bin. Die Ätiologie der meisten Tumoren ist unbekannt oder hypothetisch. Diesem Umstand ebenso sehr wie ihrer Morphologie und ihrer Entwickelung ist es hauptsächlich zuzuschreiben, daß man sie bisher als zusammengehörig betrachtet hat.

Die ätiologische Klassifikation der Hautkrankheiten scheitert an einem unüberwindlichen Hindernis, welches darin besteht, daß eine ganze Reihe von Ausschlägen existiert, — und nicht die seltensten oder wenigst charakteristischen wie z. B. das Ekzem, der Lichen, die Psoriasis —, deren Ätiologie und Pathogenese uns *fast* vollständig unbekannt sind. Welche Stellung soll man ihnen anweisen?

Der Plan, den ich befolge, zwingt mich nicht, unnütze Hypothesen zu konstruieren oder künstliche Analogien zu suchen. Diese Exantheme mit ihren verschiedenen, komplexen oder auch gänzlich unbekannten Ursachen sind keine eigentlichen Krankheiten, es sind *(für unseren heutigen Standpunkt)* reine Syndrome. Ungefähr alles, was wir von ihnen wissen, ist ihre Morphologie. Da ich sie im ersten Teile beschreibe, brauche ich nicht auf sie zurückzukommen [1]).

Therapeutische Notizen.

Obgleich ich bei jeder einzelnen Krankheit die nötigen Anweisungen für ihre Behandlung gegeben habe, hielt ich es doch für zweckmäßig, diesem Grund-

---

[1]) *Der Plan dieses Werkes ist in diesen einleitenden Worten so klar auseinandergesetzt, daß nichts hinzuzufügen ist. Die Unterscheidung der Dermatosen in eigentliche Krankheiten und in bloße Symptomenkomplexe ergibt sich dem Lehrenden fortwährend als notwendig; aber sie ist natürlich auch nicht definitiv; Symptomenkomplexe können bei fortschreitender Erkenntnis eigentliche Krankheiten werden .(cf. z. B. das Eczema marginatum). Aber die ersteren werden in den dermatologischen Beschreibungen nie entbehrt werden können, weil es eben morphologisch gut charakterisierte Krankheiten mit differenten Ursachen gibt (z. B. Zoster). Ein wirklich logisches System wird kaum je existieren. Bei der Einteilung in einem Lehrbuch wird man immer Konzessionen machen müssen.*

riß noch eine kurze Zusammenstellung therapeutischer Notizen beizufügen. In dieser sind die Fundamentalbegriffe der dermatologischen Therapie niedergelegt, nebst den wenigen Rezeptformeln, deren Kenntnis unentbehrlich ist. Da diese Formeln sich bei verschiedenen Krankheiten verwenden lassen, habe ich es durch meine Zusammenstellung vermieden, sie öfters zu wiederholen.

Wie unvollkommen dieses Buch auch sein mag, so ist es doch die Frucht langer Erfahrung; denn seit mehr als 20 Jahren treibe und lehre ich Dermatologie. Im Hospital habe ich den Plan dazu gefaßt und oft den Text redigiert.

Damit will ich natürlich nicht sagen, daß der Inhalt dieses Werkes vollständig original sei. Bei einer Hypothese, welche man vertritt, bei einer Beschreibung, die man macht, wer vermöchte das Persönliche zu trennen von dem, was er seinen Lehrern verdankt, was er der Literatur entnimmt, oder was seiner Umgebung entstammt? Ich muß gestehen, mir ist es unmöglich. Übrigens will ein Grundriß die Handbücher nicht ersetzen, sondern im Gegenteil in sie einführen und als Repetitorium dienen.

Anmerkung.

Die römischen Ziffern in stärkerer Schrift, welche in Klammern im Text eingeschaltet sind, beziehen sich auf die entsprechenden Kapitel: (XV). Folgen auf sie arabische Ziffern, so geben diese die Seitenzahl an: (XV, 202).

Ich lege Wert darauf, einer Anzahl von Ausdrücken, die im täglichen Gebrauch sind, eine möglichst präzise Bedeutung zu geben. In diesem Sinne verwende ich — um die Größenverhältnisse von Flecken etc. zu charakterisieren — solche Ausdrücke wie „punktförmig", „lentikulär", „nummulär", gemäß ihrer wörtlichen Bedeutung. Eine „Plaque" hat für mich ungefähr die Größe eines Handtellers; ein „Placard" die Größe einer ganzen Hand; eine „Nappe" (= Tischtuch) ist noch ausgedehnter und kann eine ganze Körpergegend bedecken[1]).

Eine große Anzahl der Effloreszenzen und Krankheitsprozesse, welche in den ersten Kapiteln beschrieben sind, hat in gewissen Fällen eine Neigung die Follikel zu befallen, wodurch ihnen eine gewisse Familienähnlichkeit verliehen wird. Ich habe deshalb ihre Beschreibung zu einem Kapitel: Follikulosen (XIX) vereinigt. Analog gebildet sind die Gruppen der Trichosen, Hidrosen und Onychosen.

Ich habe die Kenntnis der anatomischen und histologischen Struktur der Haut vorausgesetzt. Gewisse histologische Ausdrücke, deren ich mich bediene, konnten nicht immer mit der vielleicht wünschenswerten Ausführlichkeit definiert werden. Die genaue Bedeutung solcher Worte wie Akanthose, Parakeratose, Spongiose, Infiltrat etc. wird man im Bedürfnisfalle in Spezialwerken finden, z. B. in meiner Einleitung zu dem Handbuch: „La Pratique Dermatologique", Bd. I.

Obgleich ich nach Möglichkeit die unangenehm schwülstige dermatologische Nomenklatur vereinfacht habe, glaubte ich doch einige wenige neue Benennungen einführen zu sollen, die ich wegen ihrer größeren Kürze und Genauigkeit vorteilhaft fand. So bezeichne ich als „Ekzematide" die seborrhoischen Ekzeme; als „Ekzematose" die Ekzemkrankheit, als „Kerose" die seborrhoische Krankheit usw.

---

[1]) *Diese Ausdrücke sind im Deutschen kaum wiederzugeben. Wir pflegen meist handteller- oder handgroße oder sehr ausgedehnte Herde (oder „Plaques") zu sagen oder die Größenmaße mit Zahlen oder mit allen möglichen Vergleichen zu bezeichnen.*

Erster Teil.

Morphologie der Dermatosen.

Kapitel I.

Erytheme.

Das Erythem ist eine „kongestive"[1] Rötung der Haut *(eine Hyperämie)*, welche zirkumskript oder mehr oder weniger diffus und gewöhnlich unbeständig ist. Unter dem Druck des Fingers verschwindet sie augenblicklich.

Dieser Definition nicht entsprechende Hautrötungen, wie die nachstehenden, bezeichnet man mit anderen Ausdrücken:

Die roten Flecke, die von einem roten Farbstoff herrühren und durch Waschen sich entfernen lassen;

die angeborenen, stabilen roten Flecke, welche durch eine abnorme Weite *(resp. Vermehrung)* der Gefäße und nicht durch eine Hyperämie bedingt sind, sind Gefäßnävi (**XXX**);

die roten Flecke, welche nicht unter Fingerdruck verschwinden, sind Hautblutungen (**III**)[2].

Gewohnheitsgemäß nennt man die Erytheme, welche sehr ausgebreitet oder generalisiert und gleichzeitig sehr hartnäckig sind, Erythrodermien (**VI**).

Die Bezeichnung „Maculae" reserviere ich für erythematöse und pigmentierte, nicht narbige Flecke, welche infolge von Hautläsionen oder irgendwelchen Exanthemen entstanden sind (**XVI**, 223).

Das Erythem ist die erste und banalste Reaktion, welche durch einen äußerlichen oder innerlichen Reiz auf der Haut erzeugt wird.

Alle akuten Exantheme und die große Mehrzahl chronischer Hauterkrankungen sind von Rötung begleitet; dieses begleitende Erythem ist eine so gewöhnliche Erscheinung, daß man es meistens unberücksichtigt läßt.

Endlich bildet das einfache sowohl, wie auch das mehr oder minder veränderte Erythem die Grundeffloreszenz einer ganzen, sehr verschieden zusammengesetzten Gruppe von Dermatosen, welche man die Erytheme genannt hat; aber diese Erkrankungen sind zum größten Teil so wenig scharf charakterisiert, daß es für gewöhnlich nicht leicht ist, zu entscheiden, ob das Erythem in einem gegebenen Falle als Symptom oder als Krankheit für sich auftritt, und daß es unmöglich ist, diese zwei Reihen getrennt zu beschreiben. Nachstehende Angaben beziehen sich daher in gleicher Weise auf das Erythem und auf die Erytheme.

Verschiedene Arten. Entsprechend der **Pathogenese** der kutanen Hyperämie ist es üblich, das aktive, arterielle oder fluxionäre Erythem zu unter-

---

[1] *Im Deutschen bezeichnen wir mit „kongestiv" nur flüchtige arterielle Hyperämie.*
[2] *Doch gibt es auch Gefäßneubildungen (z. B. die senilen Angiome), deren Rötung sich nicht oder nur sehr unvollkommen fortdrücken läßt.*

scheiden von dem passiven oder venösen, i. e. die Wallungshyperämie von der Stauungshyperämie.

Das aktive Erythem, welches durch eine fluxionäre oder akut entzündliche Hyperämie entsteht, ist charakterisiert durch lebhaft rote Farbe und lokale Temperaturerhöhung; häufig ist es begleitet von einem Gefühl der Hitze oder des Juckens. Gewöhnlich geht diese Form. sehr schnell vorüber oder dauert nur wenige Tage.

Das passive Erythem dagegen, welches infolge einer Stauung des Blutes in den kleinen Venen und den Kapillaren der Haut auftritt, ist mehr düster oder violett-rot. Die lokale Temperatur ist vermindert. Es besteht *(manchmal)* Taubheitsgefühl mit oder ohne Jucken. Diese Form des Erythems ist meistens mehr oder weniger andauernd. Oft ist es schwierig zu entscheiden, ob ein Erythem aktiv oder passiv ist *(vor allem, weil selbst bei der einzelnen Effloreszenz beide Formen oder vielmehr Stadien kombiniert sind)* ; leichter kann man, je nach der Konfiguration oder Dauer des Exanthems oder je nachdem, ob es rein oder deformiert ist, verschiedene Formen aufstellen.

Man bezeichnet ein Erythem als „einfach", wenn die Hyperämie rein ist, d. h. wenn die Farbenveränderung der Haut nicht mit einer Änderung ihrer Dicke, ihrer Konsistenz, ihrer epidermidalen Oberfläche verbunden ist. Im entgegengesetzten Falle spricht man von einem „deformierten" Erythem.

Häufig kommt es vor, daß eine Steigerung des hyperämischen Prozesses zu sekundären, akzessorischen Läsionen führt, welche den Charakter des Ausschlages mehr oder weniger modifizieren; man hat sie als **Deformationen** des Eruptionstypus zu betrachten.

So kann zu der erythematösen Hyperämie noch hinzutreten: ein intradermales Ödem (urtikarielles Erythem); eine zellige Infiltration, die entweder als oberflächliche, indurierte Erhebung (papulöses Erythem) oder als tiefgehende Knotenbildung (nodöses Erythem) erscheint; eine interstitielle Blutung (hämorrhagisches Erythem); eine früher oder später eintretende Pigmentierung (pigmentiertes Erythem); eine Abhebung der Epidermis in Bläschen oder Blasen (vesikulöses oder bullöses Erythem); oder auch eine kleienförmige oder lamellöse Schuppung (schuppendes Erythem).

Diese Deformationen können so bedeutend sein, daß sie Zwischenstufen oder Übergangsformen bilden, welche das Erythem verbinden: mit der Urtikaria (**II**), den Papeln (**VII**), den Knotenbildungen (**XIV**), der Purpura (**III**), den Dyschromien (**XVI**), den bullösen Dermatosen (**X**) und den Erythrodermien (**VI**). Dadurch entwickeln sich zuweilen wirkliche Schwierigkeiten sowohl für die Diagnose wie für die Nosologie [1]).

Ist man im Zweifel darüber, welcher Gruppe von Hauterkrankungen ein Exanthem zuzuteilen sei, so ist es zweckmäßig, sein Urteil nicht allein auf die Untersuchung dieser oder jener einzelnen Effloreszenz zu stützen, sondern auf die Gesamtheit der Hauterscheinungen, auf ihre Entwickelung, ihren Verlauf und den ganzen Charakter des Krankheitsprozesses Rücksicht zu nehmen.

---

[1]) *Da das Erythem in dem gewöhnlich gebrauchten weiten Sinne in sehr vielen Fällen nichts anderes ist als der Beginn, resp. der leichteste Grad einer Entzündung, so sind Übergänge zu den manifest entzündlichen Dermatosen selbstverständlich vorhanden. Diese Schwierigkeit in der Nomenklatur und Abgrenzung ließe sich nur dadurch vermeiden, dass man den Ausdruck Erythem für die rein angioneurotischen Rötungen reservierte, für alle Entzündungen aber „Dermatitis" mit dem Beiwort „erythematosa" setzte. Für die schärfer charakterisierten Dermatitiden würde dann das betreffende Substantiv an Stelle der Dermatitis treten (z. B. Eczema erythematosum etc.). Für die Erytheme, welche im wesentlichen mit der Urticaria übereinstimmen (s. u.), wäre der passendste Ausdruck: Urticaria erythematosa.*

Diese Regel genügt für manche, aber nicht für alle Fälle, wie aus folgenden Beispielen ersichtlich ist.

Bei dem von Bazin beschriebenen „Erythème induré des jeunes filles" hat die histologische Untersuchung gezeigt, daß die Gewebsinduration *manchmal* von einem tuberkuloiden Infiltrat herrührt. Es handelt sich also nicht um ein Erythem, sondern um einen subkutanen Knoten und zwar speziell um ein Tuberkulid.

Das erythematös-bullöse Exanthem, das man *in Frankreich* als Hydroa bezeichnet, stellt sich bald als eine Deformation (Umbildung) oder Abart des polymorphen Erythems dar, bald scheint es sich eng an gewisse Formen blasenbildender Dermatosen anzugliedern. Verschiedene Autoren klassifizieren es daher verschieden.

Nach **Konfiguration** oder **Ausbreitung** lassen sich folgende Typen des Erythems unterscheiden:

A. Das skarlatiniforme oder skarlatinoide Erythem ist charakterisiert durch eine gleichmäßige lebhafte Rötung, die mehr oder minder generalisiert ist. Die rote Färbung kann das Resultat einer Konfluenz miliarer oder linsengroßer hyperämischer Flecke, oder von Anfang an diffus sein. Der Ausschlag ist flüchtig oder von längerer Dauer; häufig ist er medikamentösen Ursprungs (Quecksilber, Chinin, Opium etc.). Auch Toxine (Sera) oder Infektionen (Prodromales Variola-Exanthem, Gonorrhöe, Diphtherie, Puerperalfieber, unbekannte Erreger) sind nicht selten die Ursache. Darunter gibt es eine verhältnismäßig länger bestehende Form mit Allgemeinsymptomen: das rezidivierende skarlatiniforme Erythem mit Schuppenbildung, welches diesen Typus der Erytheme mit den primären Erythrodermien (**VI**) in Verbindung bringt.

B. Das rubeoliforme Erythem setzt sich aus kleinen Flecken zusammen, die stellenweise konfluieren, gezackte oder unscharfe Ränder haben und nur selten etwas erhaben sind. Schuppung ist nicht vorhanden oder minimal. Das Exanthem kann an einer oder mehreren Körpergegenden lokalisiert oder universell sein. Seine Dauer wechselt. Man gebraucht den Ausdruck „Roseola", wenn die Flecken nummulär oder linsenförmig sind und man unterscheidet vier Gruppen von Roseolen:

1. Die akuten Roseolen-Exantheme: Röteln, Masern;

2. die symptomatischen Infektionsroseolen (die Roseolen bei Syphilis, Typhus, Cholera, zerebrospinaler Meningitis, manchen Septikämien, im Vorstadium der Variola;

3. die Arzneiroseolen (nach Kopaivabalsam, Sandelöl, Terpentin, Chinin, Jod etc.);

4. die Roseola bei Gemütsbewegungen ist tatsächlich keine Hautaffektion, sondern beinahe eine physiologische Erscheinung. Sie besteht in einer flüchtigen Rötung, die fleckig oder netzförmig angeordnet ist und auf dem oberen Teil der Brust, am Halse und auf den Schultern mancher nervösen *(aber auch nicht nervösen)* Personen in dem Augenblick sichtbar wird, in dem man sie entblößt *(und die mit der Affektrötung im Gesicht identisch ist)*.

C. Das herdförmige Erythem besteht aus hyperämischen Flecken von sehr verschiedener Größe (bis Handtellergröße, oder noch größer). Sie besitzen eine unregelmäßige oder scheibenähnliche Form, oder sind verschiedenartig figuriert (Erythema marginatum, annulare etc). Sie sind manchmal infektiös, häufiger medikamentös oder autotoxisch.

Die **Dauer** der Erytheme, vor allem der aktiven Formen, ist in der Regel sehr kurz, ein bis höchstens vier Tage. Einige allerdings, wie z. B. die syphilitische Roseola, bestehen viel länger. Gewisse Formen haben eine ausgesprochene Neigung zu Rezidiven.

Bleiben hyperämische Flecken während einiger Monate bestehen, so wendet man auf sie zuweilen die Bezeichnung Erythema perstans an, wobei es sich aber nicht um einen charakteristischen Krankheitstypus handelt. Man muß dabei denken an: tertiär-syphilitische Erytheme, Lupus erythematodes, Parapsoriasis, Tuberkulide, Lepra maculosa, prämykotische Erytheme etc.

Als „Erythema diutinum" hat man meist papulöse und zirzinäre Erytheme bezeichnet, welche sehr hartnäckig sind, aber ihren Standort durch Wanderung auf der Hautoberfläche verändern. Sie sind selten und wenig bekannt.

Pathologische Anatomie. Die pathologische Anatomie erklärt uns bis zu einem gewissen Grade das klinische Aussehen der Erytheme, ihre Konfiguration und die Veränderungen, welche die Effloreszenz erleiden kann.

Die einzige pathologische Läsion, welche allen Erythemen eigen ist, ist die Erweiterung der Blutgefäße der Kutis, speziell des Papillarkörpers. Sie verschwindet in der Leiche und ist im mikroskopischen Schnitte nach einer Biopsie *(oft)* nicht mehr zu erkennen.

Die meist runde oder ovale Konfiguration der Erythemflecke erklärt sich durch die anatomische Anordnung der kutanen Blutgefäße, deren kleinste Arterien je einen Bezirk von eben dieser Form versorgen. Zwischen diesen Territorien mit direkter Blutzufuhr ist ein anastomosierendes Netzwerk vorhanden, in dem die Blutzirkulation verhältnismäßig weniger lebhaft ist.

Eine intensive Hyperämie kann dazu führen, daß das Blutplasma *(resp. ein Exsudat)* aus den Gefäßen austritt (urtikarielles Erythem) und sogar eine Diapedese weißer Blutkörperchen, vermischt mit einigen roten, zustande kommt. *(Das ist dann also schon eigentliche Entzündung — s. ob.).* Diese Elemente gruppieren sich in Form von Scheiden rings um die Blutgefäße. Die Schwellung der fixen Zellen trägt dazu bei, eine Induration und Erhebung über das Hautniveau (papulöses Erythem) hervorzurufen. Wie sich Pigmentierung, Blasenbildung und Abschuppung, alles gelegentliche Folgeerscheinungen beim Erythem, histologisch manifestieren, wird a. a. O. dargelegt werden.

Ätiologie. Die Ursachen, welche zur Erythembildung führen können, sind äußerst zahlreich und mannigfaltig.

Man hat sich *(logischerweise)* bemüht, die Erytheme entsprechend ihrer Ätiologie zu gruppieren. Da es sich aber um reine „Syndrome", nicht um selbständige Krankheiten handelt, so gelangt man dabei zu einer Einteilung, die unvollständig und künstlich ist. Eine und dieselbe Ursache kann Erytheme von ganz verschiedenem Aussehen und Verlauf erzeugen. Andererseits kann die gleiche Effloreszenzform von verschiedenen Ursachen herrühren, die einzeln oder kombiniert wirken. Zu alledem kommt häufig als Faktor von ausschlaggebender Wichtigkeit die sogenannte Prädisposition.

Die eigentlichen oder auslösenden Ursachen der Erytheme sind entweder äußere oder innere.

Äußere Ursachen. Unmittelbar provozierte Erytheme. Jedes leichte Trauma bedingt eine lokale Hyperämie. Streicht man mit dem Fingernagel über die Haut, so erscheint ein flüchtiger roter Streifen. Die Steigerung dieses Phänomens kann in gewissen Fällen diagnostischen Wert besitzen (vasomotorische oder meningitische Streifen; *vasomotorisches Reizphänomen;* Trousseau's Symptom). Die erythematöse Intertrigo ist zum Teil

mechanischen Ursprungs (S. 12). Die Wirkung wiederholter Reibungen
werde ich bei den artefiziellen Dermatitiden (**XXIII**) beschreiben; ebenso
die Erytheme, die unter dem Einflusse von Hitze und von externen Arzneimitteln entstehen. Auf diejenigen, die nach Erfrierung und nach aktinischen
Reizen sich entwickeln, komme ich gleich zu sprechen.

Ein Erythem oder eine Urtikaria wird auch hervorgerufen durch Bisse
und Stiche von Flöhen, Wanzen, Bienen, Wespen, Moskitos, Hornissen oder
durch Berührung mit Haaren von manchen Raupen oder gewissen Pflanzen.
Die Intensität und die Ausdehnung der Erscheinungen wechseln je nach der
Empfindlichkeit des betroffenen Individuums *(sehr vielfach schon Entzündung!)*.

Innere Ursachen. Man sieht Erytheme auftreten: nach bestimmten
Speisen oder Arzneimitteln: die pathogenetischen Erytheme von Bazin;
im Verlauf verschiedener banaler oder spezifischer Infektionskrankheiten:
infektiöse Erytheme, und endlich unter dem Einfluß individueller Zustände nervöser, autotoxischer, dyskrasischer oder unbekannter Natur, welche
eine Prädisposition oder Idiosynkrasie bedingen.

Die Erytheme alimentären Ursprungs sind bald flüchtig und diffus
und befallen besonders das Gesicht und die oberen Partien des Rumpfes; bald
dauern sie länger. Sie nehmen eine urtikarielle oder papulöse Form an oder
auch die einer Roseola oder scharf begrenzter Flecke. Alle Nahrungsmittel,
welche man gewöhnlich den zu urtikariellen oder ekzematösen Leiden neigenden
Personen verbietet, können Erytheme bedingen. Wenn auch einige von ihnen
wirklich einen gewissen Grad toxischer Wirkung besitzen, so vermag doch
unzweifelhaft die Mehrzahl nur auf Grund von Verdauungsstörungen oder
hochgradiger Prädisposition einen schädigenden Einfluß auszuüben.

Die medikamentösen Erytheme gehören ins Gebiet der Toxidermien
(**XXIII**).

Die Erytheme infektiösen Ursprungs, welche man bei einer großen
Anzahl von Krankheiten beobachtet, werden entweder durch den spezifischen
Mikroorganismus selbst oder durch eine Sekundärinfektion verursacht. Meist sind
sie „toxi-infektiös", d. h. die Parasiten wirken durch ihre Toxine. Außer den
Infektionen, deren ich bei den Roseolen gedachte, wären noch folgende als
gelegentliche Ursachen von Erythemen anzuführen: die Puerperalinfektion, die
ulzerierende Endokarditis, die Pneumonie, die Diphtherie, die Anginen, die
Vakzine, die Gonorrhöe, die Furunkulose, die Pyodermien überhaupt u. a.

Als Erytheme auf Grund individueller innerer Ursachen bezeichnet man solche, die sich entweder ohne oder wenigstens ohne nachweisbare Einwirkung der erwähnten äußeren, toxischen oder infektiösen Ursachen
entwickeln oder bei denen die Reaktion gar vollständig im Mißverhältnis zu
der minimalen Ursache steht. In diesen Fällen muß man die persönliche Prädisposition als einen Faktor in Anspruch nehmen, von dem aber nur
zwei Elemente, die eine Rolle spielen, bekannt sind: die Steigerung der nervösen
Reflexerregbarkeit und die Insuffizienz der Ausscheidung durch Darm, Nieren,
Leber etc., die zu einer Autointoxikation führt. Die Frage der Prädisposition
im allgemeinen bleibt einem späteren Kapitel (**XXIII**, 331) vorbehalten.

Daß ein Einfluß rein nervösen Charakters hinreicht, ein Erythem („Erythème émotif", *Affekt-Erythem*) zu verursachen, beweist das Auftreten meist
sehr flüchtiger Rötungen im Gesicht, an den Ohren, am Hals und zuweilen
an den oberen Brustpartien bei psychischen Erregungen wie Scham, Zorn, Freude
usw. Entsprechend den ihnen zugrunde liegenden Gefühlen hat man sie als
Erythema pudoris etc. bezeichnet. Abnormale psychische und nervöse

Zustände, wie man sie zur Zeit der Menopause, beim Basedow usw. antrifft vermehren die Neigung zu erröten, über welche manche Individuen wie über ein wirkliches Leiden klagen.

Schließlich nimmt man noch Erytheme reflektorischen Charakters an, die ihren Ursprung im Magen-Darmkanal, in der Harnröhre, im Uterus etc. haben. Es ist klar, wie schwer es hierbei ist, zu entscheiden, inwieweit eine Intoxikation oder eine Infektion dabei beteiligt ist.

Bei den Erythemen, welche bei Urämie, Gicht, Diabetes, Leber- und Magenkrankheiten u. dergl. sich zeigen, sieht man die Autointoxikation als Ursache an (**XXIV**, 346).

Pathogenese. Der Mechanismus der Pathogenese ist bei den Erythemen keineswegs einheitlich.

Wie wir aus der Physiologie wissen, ist die Hyperämie (und damit ihre Folgeerscheinung, *[?]*: die Diapedese) abhängig von dem Apparat der Vasokonstriktoren und Vasodilatatoren, die im Bulbus, im Rückenmark und in der Peripherie vorhanden sind. Sie können auf sehr verschiedene Art in Funktion treten: bald ist es eine lokale Giftwirkung wie beim Flohstich, bald eine psychische Störung wie bei dem Erythem durch Gemütsbewegung. Aber welcher Mechanismus tritt in Aktion in einem der banalen Fälle, wenn jemand von einem Erythem befallen wird, z. B. nach dem Genusse von Mießmuscheln? Wird man sagen, das Erythem sei entstanden durch unmittelbare Toxinwirkung, durch eine Autointoxikation infolge gestörter Verdauung, oder durch eine nervöse Reflexwirkung? Man weiß nicht, welche dieser Hypothesen man vorziehen soll, abgesehen davon, daß alle gleich falsch sein können.

Jedenfalls wird man gut tun nicht zu vergessen, daß eine ganze Reihe erst vor kurzem ausgeführter experimenteller Untersuchungen in Übereinstimmung mit den Resultaten der pathologischen Histologie zu beweisen scheint, daß die große Mehrzahl der Erytheme, mindestens der nicht absolut flüchtigen, aus einem lokalisierten Entzündungs-Vorgang entsteht und nicht auf Grund einer Angioneurose, wie man geglaubt hatte *(s. ob.)*.

Bei einigen infektiösen Erythemen hat man tatsächlich die Anwesenheit von Mikroben in der Haut nachgewiesen. Dies ist der Fall bei den Roseolen des Abdominaltyphus, bei einigen gonorrhoischen und pyogenen Erythemen und bei der luetischen Roseola. Häufiger wirken die Mikroorganismen durch ihre Toxine *(doch kann, wenn man die Mikroben nicht findet, das an der Unzulänglichkeit unserer Untersuchungsmethoden und speziell auch daran liegen, daß die hämatogen in die Haut gelangten Infektionserreger augenscheinlich oft sehr schnell in ihr zugrunde gehen)*.

Neuerdings hat man gewisse Vorstellungen über die durch Toxine und Sera veranlaßten Erytheme gewonnen, die vielleicht dazu berufen sind, ein klareres Licht auf die Pathogenese der Erytheme im allgemeinen zu werfen.

Sämtliche bakterielle Toxine, mit Ausnahme des Pyozyanins und des Malleins, wirken vasodilatatorisch; bei Kochs Tuberkulin ist dies in hervorragendem Maße der Fall. Injiziert man es in diagnostischer oder therapeutischer Absicht, so entstehen bei einzelnen Individuen, aber nur bei tuberkulösen, große Flecken eines skarlatinoiden oder urtikariellen Erythems. Die Diphtherie-, Tetanus- und Streptokokken-Antitoxine haben oft eine ähnliche Wirkung, aber bei ihnen kann auch das Serum (meist von Pferden) eine gewisse *(und zwar die wesentlichste, wenn nicht die einzige)* Bedeutung haben *(Serumkrankheit, Anaphylaxie)*.

Die häufig urtikariellen, masern- oder scharlachartigen Serumexantheme sitzen am Rumpf und an den oberen Abschnitten der Extremitäten, dauern

einige Tage und sind manchmal begleitet von Drüsenschwellung, Gliederschmerzen, Fieber und Albuminurie. Sie können sofort oder *(sehr oft)* später
nach der Injektion auftreten *(manchmal mit einem primären Herd an der
Injektionsstelle)*. Da sie eine wirkliche Inkubationsperiode haben, die bis zu
10 oder 12 Tagen dauern kann, nimmt man an, daß der Organismus unterdessen
eine Arbeitsleistung im Sinne einer Sensibilisation, einer Produktion von Präzi-
pitinen oder ähnlichem verrichtet. Nach Netter kann eine Behandlung mit
Kalziumchlorid das Auftreten der Eruptionen verhindern.

In bezug auf die pathogenetischen Bedingungen für das Entstehen der
Erytheme ist noch allgemein darauf hinzuweisen, daß gewisse Substanzen bei
allen Individuen mit größerer oder geringerer Leichtigkeit eine Eruption erzeugen können, während andere dazu notwendigerweise einer Prädisposition,
einer aktiven Betätigung des Organismus bedürfen.

Auf die Erytheme vor allem lassen sich die Regeln E. Besniers anwenden,
die besagen, „daß die für uns erkennbare scheinbare Ursache der Eruption
zuweilen weder die Form der Effloreszenz noch die Entwickelung beherrscht“,
und „daß die banalen Ursachen nur die krankhafte Veranlagung in Erscheinung treten lassen“. Die Erytheme bilden einen der Haupttypen der „Hautreaktionen“ Brocqs. Nach Jacquets Vorstellungen entstehen die Erytheme,
wie andere nicht spezifische Exantheme, durch „eine Reizsummation“, zu der
äußere und (innere) *(nach einer viel verbreiteten, aber ganz unbewiesenen
Anschauung)* reflektorische, auf verschiedenen viszeralen Veränderungen beruhende Reizungen in sehr variablem Verhältnisse beitragen.

Aus allem Vorhergegangenen läßt sich entnehmen, daß die einzelnen
Dermatosen von erythematösem Typus, welche ich beschreiben werde,
mit keiner bestimmten Ätiologie oder Pathogenese verknüpft werden können.
Man würde sich eine viel zu einfache und ganz irrtümliche Vorstellung von
ihnen machen, wenn man ohne weiteres annehmen wollte, die Intertrigo
sei ein durch mechanische Ursachen entstandenes Erythem; — der Sonnenbrand, die Frostbeule, die Livedo seien nur von physikalischen Ursachen bedingt; die Rosacea von einer Autointoxikation und das polymorphe Erythem durch eine Infektion. Es handelt sich hierbei eben nicht
um einheitliche Krankheiten, sondern um einfache Syndrome.

Als einziges Beispiel eines Erythems mit bestimmter Ursache, des Exanthems einer wirklichen Erkrankung werde ich die Roseola syphilitica
anführen.

Intertrigo.

Die hyperämische Rötung, welche sich durch die gegenseitige Reibung
zweier benachbarter, sich berührender Hautflächen zu entwickeln scheint,
bezeichnet man als Intertrigo. Man wird jedoch besser diesen Ausdruck
nur als beschreibendes Beiwort dem Namen derjenigen Dermatosen beifügen,
die unter den eben skizzierten Bedingungen entstehen: außer einem intertriginösen Erythem gibt es dann ein intertriginöses Ekzem usw.

Das intertriginöse Erythem beobachtet man *(am häufigsten)* in der
Analfalte und auf der Innenseite der Oberschenkel, besonders bei korpulenten
Personen nach einem längeren Marsche; bei starken Frauen sieht man es
unter den Brüsten, in den Genitokruralfalten *(an der Innenseite der Oberschenkel)* und in den Achselhöhlen; bei den Säuglingen in der Glutäalgegend
und den Falten des Halses.

Die mehr oder minder lebhafte Rötung ist durch guirlandenartige oder
unscharfe Ränder begrenzt. Es ist ein lokales Hitze- oder Juckgefühl vorhanden. Mit der Zeit wird die Haut pigmentiert oder sogar lichenifiziert.

Dem mechanischen Reize gesellen sich noch weitere Schädigungen bei, z. B. durch Schweiß und andere Sekrete, Mazeration, Zersetzung und sekundäre Infektionen. Als Komplikationen kommen häufig hinzu: Dermatitiden, Lymphangitiden, Pyodermien, Ekzematisation, welche sich weiter ausdehnen können.

Der Intertrigo stehen nahe: die **Glutäal-Erytheme der Säuglinge** („Erythèmes fessiers des nourrissons") (Fig. 1), die von der Analfalte ausgehend sich über Schenkel, Rücken und Abdomen und bis an die Fersen ausdehnen können. Sie sind ungemein häufig und entstehen, besonders bei schwächlichen Kindern, weniger durch Reibung als durch die Benetzung der Haut mit Urin und diarrhoischen Stühlen. Bald ist nur eine einfache Hyperämie von kupferroter Farbe vorhanden, bald treten zu dem Erythem noch Einrisse, Bläschen und nässende Erosionen, mit einem Wort eine Ekzematisation (Marcel Ferrand), oder auch Ulzerationen und Pyodermien hinzu.

Bei einer Form, welche Sevestre und Jacquet unter dem Namen „Erythème papulo-lenticulaire" oder „Syphiloide post-érosive" beschrieben haben, schwellen die Erosionen zu nässenden Papeln an.

Einzelne Formen dieser Eruptionen ähneln den polymorphen Syphiliden der Neugeborenen so sehr, daß, wie aus der beigegebenen Abbildung und der später folgenden Beschreibung der letzteren zu erkennen ist, eine Diagnose sehr schwer ist (**XXIX**, 455). Man wird dann zur Entscheidung eine gründliche Untersuchung des Kindes selbst, wie seiner Umgebung vornehmen müssen, den Nachweis von Spirochäten zu erbringen suchen und den Verlauf beobachten *(auch die Wassermannsche Reaktion bei dem Kinde selbst und bei den Eltern anstellen)*. In solchen Fällen wird man gut tun, alle Maßnahmen zur Vermeidung einer Ansteckung zu treffen.

Die Behandlung der Intertrigines erfordert häufige Abwaschungen mit Zusatz von erweichenden, adstringierenden oder schwach antiseptischen Mitteln. Sein besonderes Augenmerk hat man darauf zu richten, daß man die lädierten Flächen durch sterile Gazeeinlagen und Pudern mit indifferenten Mineralpulvern vollständig voneinander trennt; auch *(sehr weiche)* Zinkpasten sind zweckmäßig, während Salben oft schaden. Bei Kindern ist die Ernährung genau zu überwachen und wenn nötig zu ändern *(bei Erwachsenen speziell die Fettsucht zu bekämpfen)*.

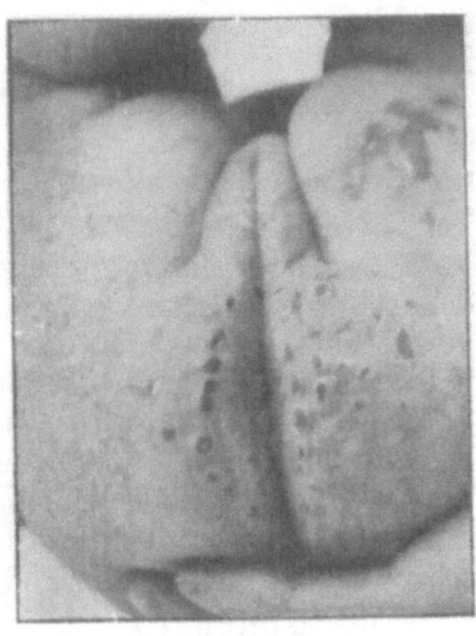

Fig. 1.
Syphiloide (nicht-luetische) Dermatitis der Glutäalgegend bei Neugeborenen.
(Phot. von Ferrand.)

Erythema solare seu actinicum.

Die entzündliche Rötung, welche sich nach einer Sonnenlichtbestrahlung entwickelt, ist als „Sonnenbrand" eine bekannte Erscheinung. In wenigen Stunden entsteht im Gesicht, besonders an der Nase und an den Ohren, ebenso an den Händen *(resp. an allen exponierten Stellen)* eine intensive Hyperämie mit Schwellung, Brennen und Jucken. Nachdem dieser Zustand einige Tage gedauert hat, schuppt die Epidermis in großen Fetzen ab und es bleibt nur eine leichte Pigmentierung zurück.

Nicht alle Individuen, welche sich einer Bestrahlung aussetzen, werden in gleichem Maße befallen. Blonde Individuen oder solche mit zartem Teint, manche neuropathisch Veranlagte und Personen, die an den Aufenthalt im Freien nicht gewöhnt sind, neigen mehr zu Sonnenbrand, besonders im Frühjahr, in der Nähe von (reflektierenden) Wasserflächen und bei Gletschertouren.

Der Hitzschlag (Sonnenstich, Insolatio, „Coup de chaleur") gehört nicht in das Gebiet der Dermatologie. Seine Pathogenese ist eine ganze andere; die oft schweren Symptome sind allgemeiner Natur und haben mit den beschriebenen Hauterscheinungen nichts zu tun.

Das Erythema solare unterscheidet sich auch von der Verbrennung. Wie schon oft gezeigt worden ist, sind es nicht die Wärmestrahlen, sondern die chemisch-wirksamen, die violetten und ultravioletten Strahlen des Spektrums, welche in diesen Fällen wirken. Auch das Licht der elektrischen Bogenlampe kann ein analoges „elektrisches Erythem" hervorrufen. Die chemische Strahlung verwertet man bei der Phototherapie, z. B. bei der Methode Finsens.

Einige ganz einfache Vorsichtsmaßregeln *(Schleier, Chininsalben und -Lösungen, Äskulinpräparate [Zeozon- und Ultrazeozon-Creme])* genügen, um sich gegen den Sonnenbrand zu schützen. Die Behandlung ist die gleiche wie für artefizielle Dermatitiden und Verbrennungen ersten Grades.

Bei der **Pellagra,** welche in manchen Ländern, besonders in Italien, endemisch ist und dort noch vor 10 Jahren jährlich den Tod von 4000 Personen verursachte, beobachtet man ein Erythem mit Pigmentbildung. Das Erythem hat unscharfe Ränder, ist zuweilen von Blasen und Schuppung *(von follikulärer Hyperkeratose an der Nase und selbst von starker Krustenbildung).* begleitet und mit Vorliebe auf den entblößten Partien des Körpers, in erster Linie auf den Handrücken lokalisiert. Anfangs hat es intermittierenden Charakter, indem es nur zu bestimmten Jahreszeiten auftritt, aber mit der Zeit verschwindet es nicht mehr und führt zu einer Atrophie der Haut.

Mit Bouchard *(und vielen anderen)* glaubt man jetzt, daß dieses pellagröse Erythem auf die Einwirkung der Sonnenstrahlen auf ein *(durch Giftstoffe)* prädisponiertes Terrain zurückzuführen ist. Man schreibt die Krankheit selbst *fast* allgemein einer chronischen Intoxikation durch den Genuß von verdorbenem Mais zu, auf dem Schmarotzer, d. h. verschiedene Aspergillusarten, Penicillium glaucum oder ähnliche Pilze wuchern.

Außer den Hautsymptomen treten noch andere charakteristische Störungen auf: Appetitlosigkeit, Erbrechen, Diarrhöe, allgemeine Schwäche, Schwindel, Neuralgien, Delirium, Demenz. Auch die Schleimhäute sind oft erkrankt; so der Mund an diffuser Stomatitis mit blasigen, später diphtheroiden Erhebungen und in ähnlicher Weise die Vulva.

In unseren Gegenden beobachtet man einen vollständig identischen oder manchmal abgeschwächten Symptomenkomplex bei Geisteskranken, Alkoholikern, schlecht ernährten und moralisch heruntergekommenen Individuen. Gewisse Autoren konstruieren daraus ein pellagroides Erythem, während andere zugeben, daß zwischen dieser sporadischen Pellagra und der angeblich vermeintlich durch Mais zustande gekommenen Krankheit kein wesentlicher Unterschied bestehe. Nicolas und Jambon haben neuerdings diese letztere Ansicht vertreten [1]).

---

[1]) *Wenn es richtig ist, daß die Pellagra auch durch aus verdorbenem Mais gebrannten Spiritus zustande kommen kann (Neusser), wird man speziell bei Alkoholikern auch immer diese Möglichkeit in Erwägung ziehen müssen; einzelne in der Schweiz beobachtete autochthone Fälle lassen mich daran denken.*

Erythema pernio oder Frostbeulen.

Jedermann kennt die Frostbeulen, diese schmerzhaften violettverfärbten Rötungen, die man so häufig während der kalten Jahreszeit vor allem bei Kindern und jugendlichen Personen beobachtet.

Die Prädilektionsstellen sind (nach der Häufigkeit aufgezählt): an den Händen, besonders an der Ulnarseite und den Fingern, an den Zehen und Fersen, an den Ohren, an der Nase und etwas seltener auf den Wangen.

Der schwächste Grad der Erkrankung besteht in einer Schwellung der Haut, welche düsterrot oder bläulich verfärbt, gespannt, glänzend, derb ist und sich kalt anfühlt. Offenbar handelt es sich um ein Erythem durch Stauung. Aber bei zu brüsker Erwärmung wird die Hyperämie arteriell und das Gefühl der Vertaubung verwandelt sich in Jucken und äußerst schmerzhaftes Brennen.

Bald ist das Erythem in einzelnen Herden lokalisiert, bald ist es diffus oder sogar über die ganze Gegend ausgedehnt.

Den zweiten Grad der Frostbeulen bezeichnet man volkstümlich als die „offene" Form. Die Ulzerationen entstehen aus Rissen in den Falten oder aus ziemlich großen Blasen, welche sich auf den Schwellungen wahrscheinlich unter dem Einfluß von Eitererregern bilden *(resp. von solchen bald infiziert werden)*. Es können dann hartnäckiges Nässen und Suppuration mit Krustenbildung und daraus fungöse blutige Exkoriationen und wirkliche Substanzverluste entstehen. In diesem Zustand kann manuelle Beschäftigung oder Gehen zur Unmöglichkeit werden.

Unbehandelt dauern die Erfrierungen mit Exazerbationen gewöhnlich den ganzen Winter und verschwinden im Frühjahr. Ausnahmsweise bestehen sie auch im Sommer fort *(ja entstehen sogar erst im Frühjahr)*.

Der Einfluß der Jahreszeit und der lokalen Wirkung der Kälte steht außer Zweifel, doch soll man über diesen Gelegenheitsursachen nicht die überwiegende Wichtigkeit des Terrains vergessen. Wohl ist man im Alter von 5 bis 15 Jahren zu Frostbeulen prädisponiert; aber nicht alle Kinder werden davon befallen, und überdies kommen sie auch bei der reiferen Jugend und bei Erwachsenen vor. Offensichtlich spielen hier sehr oft die Anämie und das sogenannte lymphatische Temperament *(sowie niedriger Blutdruck)* eine Rolle. Die Beobachtung, daß Frostbeulen bei Individuen mit habitueller Akroasphyxie, mit Adenopathien, mit skrofulösem Habitus sehr häufig sind, könnte dazu führen, daß man sie unter die Manifestationen der abgeschwächten Tuberkulose einreiht, welche man jetzt als Tuberkulide bezeichnet (**XXVII**, 412).

Zur Stütze einer solchen Anschauung kann man die nicht gerade seltenen Fälle anführen, bei denen eine Frostbeule sich in einen Lupus erythematodes zu verwandeln scheint. Es sind dies die Fälle, welche Hutchinson durch die Benennung „Chilblain-Lupus" (Lupus-Frostbeule *[wohl nicht gleich]* Lupus pernio) charakterisiert hat und durch welche eine Verwandtschaft zwischen beiden Affektionen sich manifestiert *(aber doch wohl nur in der Disposition?)*. Die zweite dieser Erkrankungen wird *vielfach* als Tuberkulid angesehen (**XXVII**, 418).

Behandlung. Bei den Frostbeulen ersten Grades erleichtert man die Leiden des Kranken, indem man ihm statt kalter oder heißer Waschungen laue empfiehlt und diesen Einreibungen mit Kampferspiritus, verdünnter Jodtinktur oder tanninhaltigen Abkochungen folgen läßt. Gelegentlich sind auch Puder oder Salben, mit Teer oder Ichthyol von Nutzen.

Bei Rissen oder Geschwüren macht man einen feuchten Okklusivverband oder wendet Linimentum Calcis oder Vasolanoline (cf. therap. Notizen) zur Beschleunigung der Narbenbildung an, ehe man zu Adstringentien und keratoplastischen Mitteln greift.

Häufig erzielt man bemerkenswerte Erfolge mit lokalen Bädern mit Wasserstoffsuperoxyd: 2 bis 3 mal täglich 15 bis 20 Minuten [1]).

Die Allgemeinbehandlung des Lymphatismus und der Skrofulose mit Aufenthalt in frischer Luft, mit trockenen oder spirituösen Abreibungen, Bewegung im Freien, Lebertran, Arsen usw. darf nicht vernachlässigt werden.

Akroasphyxie und Livedo.

Die Akroasphyxie und die Livedo sind zwei weitere Formen des passiven Erythems, welche den Frostbeulen nahestehen.

Die **Akroasphyxie** ist eine chronische Hyperämie der Extremitäten, die eine violettrote Färbung haben und gewöhnlich kalt, oft feucht und wie erstarrt sind. Die anämischen Stellen, welche man durch Fingerdruck hervorruft, brauchen längere Zeit, zuweilen beinahe eine Minute, um sich durch Zufluß des Blutes wieder zu färben.

Die Akroasphyxie beobachtet man bei verschiedenen Zuständen. Es ist klar, daß ein Spasmus der Venen *(dessen Existenz doch aber sehr zweifelhaft ist)* oder auch eine Veränderung ihrer Wände ebenso wie eine Verminderung der arteriellen Spannung (Herz- oder Lungenleiden, Kachexie) dieses Syndrom zustande bringen können. Aber andauernde nervöse Störungen, Unterernährung, exogene oder autochthone Intoxikationen können unzweifelhaft zum gleichen Resultate führen. Skrofulöse Individuen kindlichen oder jugendlichen Alters sind dieser Erythemform besonders ausgesetzt. Kälte steigert die Erscheinungen.

Ohne an und für sich sehr störend zu sein, schafft die Akroasphyxie ein Terrain, auf dem Frostbeulen, Tuberkulide, Angiokeratome, artefizielle Dermatiden, Pyodermien sich mit Vorliebe ansiedeln; sie verleiht allen diesen Erkrankungen einen torpiden, schleppenden Charakter.

Die **Livedo** (Livedo annularis a frigore, *Kälte-Marmorierung*) hat ungefähr die gleiche Ätiologie und Bedeutung.

Sie besteht in einer habituellen *(oder nur bei Abkühlung auftretenden und bei Gewöhnung an die Außentemperatur schnell verschwindenden)* blauroten Färbung, welche durch Abkühlung verstärkt wird und auf der Haut ein mehr oder weniger enges Netzwerk mit rundlichen oder ovalen Maschen zeichnet. Diese Maschen von normaler Färbung entsprechen den Bezirken mit direkter Blutzufuhr. Die Livedo stellt daher das „Negativ" eines Roseola-Exanthems dar; *(gegenüber der rezidivierenden annulären syphilitischen Roseola kann die Unterscheidung schwieriger sein; die letztere verstärkt sich an der Luft, die Kälte-Marmorierung gleicht sich aus)*. Am stärksten ist sie an der Außenseite der Arme und der Schenkel und an den Seiten des Abdomen zu sehen. Manchmal tritt sie beinahe am ganzen Körper auf, *gelegentlich gemischt mit eigentümlich zinnoberroten Flecken.*

Rosacea.

Die Rosacea (Acne rosacea, Gutta rosea, „Couperose") ist ein passives Erythem, das speziell im Gesicht lokalisiert ist; das Leiden ist chronisch, aber in seiner Intensität schwankend, manchmal mit Pusteln kompliziert.

---

[1]) *Ich behandle die Frostbeulen lokal besonders mit heißen Handbädern, Massage, Ichthyol-Resorzinsalben etc.*

Meist sind Nase, Wangen und die mittlere Partie der Stirne befallen, daneben auch das Kinn und die Schläfengegend.

Ätiologie. Bei Kindern trifft man die Rosacea nicht an; sie beginnt hie und da nach dem Pubertätsalter, häufiger gegen das 40. oder 50. Lebensjahr, bei Frauen zur Zeit der Menopause. Im höheren Alter verschwindet sie *(aber nicht immer)*.

Die allerverschiedensten Zustände sind ätiologisch von Bedeutung. Beinahe stets ist sie eine Folge der Kerose (**XI,** 138) mit oder ohne Seborrhöe, wobei diese gleichsam als Vermittlerin dient zwischen den Allgemeinstörungen, die ich sogleich aufzählen werde, und dem chronischen Erythem des Gesichtes.

Es sind namentlich Anomalien des Verdauungsapparates, welche hier in Frage kommen, also reine Magen- oder Magen-Darm-Störungen, Stauungen im Intestinaltrakt mit Gärungserscheinungen, habituelle Stuhlverstopfung, Verdauungsstörungen bei Leberaffektionen, zu starker Eiweißgehalt der Nahrung und Mißbrauch aller Reizmittel. Die „blühende" Hautfarbe und die aufgetriebene Nase, deren sich manche Alkoholiker und besonders Weintrinker erfreuen, sind keineswegs Zeichen einer brillanten Gesundheit, sondern vielmehr Stigmata einer Magen- und Leberaffektion. Störungen im Geschlechtsapparat, vor allem von seiten des Uterus und der Ovarien, Menopause, Dysmenorrhöe, Entzündungen der Ovarien, der Tuben, des Uterus prädisponieren zur Rosacea, besonders zu ihrer Lokalisation am Kinn. Chronische Herz- und Lungenleiden können zuweilen von Bedeutung sein. Erkrankungen der Nasenschleimhaut und der Nebenhöhlen scheinen häufig als auslösendes Moment zu wirken; das gleiche gilt von der Zahnkaries, die außerdem eine Rolle bei der Dyspepsie spielt, wenn viele Zähne ausfallen. Die begünstigende Wirkung der Kälte ist zweifellos.

Symptome. Die Rosacea beginnt als diffuse Rötung oder mit roten Flecken mit Neigung zu Konfluenz. Exazerbationen zeigen sich häufig, indem unter dem Einfluß gewisser Speisen oder Getränke, der Hitze, der Sonne, des Windes, akzidenteller Reizungen, der Menstruation die Hautfarbe dunkler, purpur- oder violettrot wird. Nach einiger Zeit sieht man wie oberflächliche Teleangiektasien, geschlängelte und verzweigte kleine Venen die Nasolabialfurche und die Nasenflügel durchziehen. Nase, Wangen, Schläfe, Stirn und Kinn sind überzogen mit kleinsten wie Baumwurzeln verzweigten und verflochtenen Verästelungen der Venen. Ist die Kerose sehr ausgesprochen, so schwillt die Haut an und verdickt sich im ganzen. Einige hypertrophische Talgdrüsen können sich als Vorsprünge erheben *(resp. die Talgdrüsen sind alle oder zum großen Teil erweitert und enthalten große Massen Sekret)*. Diesem Aussehen entspricht dann speziell die Bezeichnung „Couperose".

Obgleich sich eine Rosacea selbständig entwickeln kann, so ist doch mit ihr sehr häufig, besonders bei seborrhoischen Individuen, eine **Follikulitis** verbunden.

Die Mehrzahl der Autoren betrachtete bis jetzt die akneiforme Follikulitis als die primäre Erscheinung und als die Ursache der Rötung, während genaue Beobachtung der Krankheit die Unrichtigkeit dieser Anschauung beweist. Ebenso hat man die Follikulitiden gewöhnlich mit den pustulösen Knötchen der Acne vulgaris zusammengeworfen (**XIX,** 272), obgleich Unna gezeigt hat, daß sie sich von diesen unterscheiden durch die *(freilich nicht regelmäßige)* Abwesenheit von Komedonen, durch ihren oberflächlichen Sitz, durch ihre Lokalisation und durch das Alter der Erkrankten. Die Follikulitiden der Rosacea treten in Schüben auf, zwei oder drei oder auch zehn auf einmal, durchlaufen die Stadien der Papeln, Pusteln und Krusten, dauern zwei bis vier Tage an und erneuern sich *manchmal* fortwährend. Eine Unvorsichtigkeit beim Essen z. B. kann bewirken, daß 20 oder 30 aufschießen; sie verschlimmern den bereits bestehenden Zustand, verändern das Aussehen des Kranken unliebsam und hinterlassen natürlich, wenn auch nur minimale, Narben.

In ihrer höchsten Entwickelung entstellt die Rosacea den Patienten sehr stark. Die violett verfärbte Nase mit den großen erweiterten Venen und ihren vorspringenden kugeligen Auswüchsen, die durch tiefe Furchen voneinander getrennt sind, ist in ihrem ganzen Umfang vergrößert. Man hat diesen Zustand als ein Leiden für sich, unter dem Namen „Rhinophyma" (XVIII, 263) beschrieben. Andere Partien des Gesichts sind manchmal ähnlich verfärbt, aufgetrieben, mit Pusteln, Narben und Teleangiektasien besetzt. Das Ganze gewährt einen höchst unästhetischen Anblick.

Die Diagnose der Rosacea bietet keine Schwierigkeit, wenn sie nicht gerade ein Bild darbietet, das an Jod- oder Bromausschläge erinnert. Gelegentlich wird man auch an Lupus pernio denken müssen, der jedoch kaum auf die Nase beschränkt ist, oder an tertiäre tuberöse Syphilide, die aber durch ihre Konsistenz bei der Palpation sich *(oft)* genügend charakterisieren, *(ferner auch an Lupus erythematodes, seltener vulgaris, ja selbst an Leucaemia cutis).*

Therapie. Vor allem hat man die verschiedenen kausalen Momente zu erforschen, die ich eben angedeutet habe; nach ihnen wird sich die Diät und die interne Behandlung zu richten haben.

Die lokale Therapie ist nach dem Grad des Leidens und nach den Komplikationen verschieden. In einem schweren Fall wird man zuerst die Entzündung beruhigen und die Eiterung durch milde antiseptische Zerstäubungen und Umschläge zum Verschwinden bringen; dann muß man chirurgisch eingreifen und zwar durch Dekortikation, falls es sich um ein Rhinophym handelt.

In einem Falle mittleren oder leichten Grades gilt als Regel, vor der Verödung der ektatischen Gefäße alle äußerlichen Mittel voll auszunützen. Da Salben oft schlecht vertragen werden, sind Schwefel- und Ichthyolpasten *(auch Resorzin)*, Puder, *besonders schwefelhaltige, wie die Fanghi di Sclafani,* laue *oder noch besser* heiße Waschungen mit Ichthyol- oder Naphtholseifen, heiße Sprays mit adstringierenden Flüssigkeiten, Waschungen mit oder ohne Sublimatzusatz vorzuziehen. Ein schwefel- und kampferhaltiges Waschmittel kann für sich allein eine beträchtliche Besserung herbeiführen, wenn die therapeutischen Indikationen allgemeiner Natur auch nur einigermaßen erfüllt werden. Später nimmt man die Verödung der Teleangiektasien durch den Galvanokauter, die Elektrolyse oder Skarifikationen vor. *(Mit CO_2-Schnee kann man sowohl die diffuse Rötung als auch die Teleangiektasien, ja selbst stärkere Knoten oft gut. beseitigen; auch Finsen-, Röntgen- und Quarzlampen-Beleuchtungen wirken vielfach günstig.)*

Polymorphes Erythem.

Hebra gebührt das Verdienst aus der heterogenen Gruppe der Erytheme unter dem Namen des Erythema exsudativum multiforme einen Symptomenkomplex herausgehoben zu haben, den man fast als eigentliche Krankheit zu betrachten versucht ist. In seinem Aussehen und Verlauf nähert es sich den akuten Exanthemen, ist aber weder spezifisch noch kontagiös und daher nur ein „Pseudoexanthem".

Symptome. Das Exanthem, welches oft von Allgemeinsymptomen begleitet ist, besteht aus erythemato-papulösen Effloreszenzen, aus Bläschen oder Blasen oder auch aus Knoten. Nur ziemlich selten sind die verschiedenen

Formelemente bei dem gleichen Patienten vereinigt. *(Das ist nach meiner Erfahrung zu verschiedenen Zeiten auch bei dem gleichen Material sehr verschieden. Manchmal überwiegen die kombinierten Formen z. B. von exsudativum und nodosum.)* Man kann also beschreiben: einen erythemato-papulösen Typus, der mich jetzt allein beschäftigen wird, einen bullösen Typus Hydroa (X) und das Erythema nodosum (XIV).

Der erstgenannte Typus ist charakterisiert durch nummuläre oder lentikuläre hyperämische Flecken mit früh zyanotisch werdendem Zentrum, welche sich ausbreiten, flach bleiben, oder urtikariell oder papulös, zuweilen auch scheibenförmig *(oder selbst gyriert, guirlandenartig)* werden, oder in der Mitte einsinken (Fig. 2). Die livide Farbe der Flecken, ihr zinnoberroter Rand, die Art ihres Auftretens und die Lokalisation sind recht charakteristisch. Die Effloreszenzen können in der Mitte auch weiß werden, blasenähnlich aussehen oder tatsächlich in einzelnen Fällen sich zu Bullae entwickeln. Manchmal wird das Zentrum auch hämorrhagisch. *(Ein peripherer Hof kann anämisch sein.)* Das Exanthem setzt sich aus einer sehr wechselnden Anzahl von Elementen zusammen. Diese sind zerstreut oder gruppiert, gelegentlich konfluierend *(und dann durch Auslöschung der sich berührenden Ränder polyzyklisch, serpiginös, guirlandenartig)*, meistens symmetrisch auf der Dorsalseite der Handgelenke, der Hände und der Vorderarme, an den Fingern, den Ellenbogen, im Nacken, auf der Stirne, den Knien und, seltener, auf den Füßen lokalisiert. Der Patient klagt *(meist)* über Hitzegefühl, *(seltener)* über Jucken; häufig ist lokal eine Spannung oder eine *(namentlich an den Handrücken und Augenlidern starke, ödematöse)* Schwellung vorhanden. Zuweilen bestehen Abgeschlagenheit und Gelenkschmerzen *(und selbst Schwellungen — Kombination mit oder Übergang zu dem akuten Gelenkrheumatismus)*; Kopfschmerzen, gastrische Beschwerden und leichtes Fieber können im Augenblick der Eruption vorhanden sein. Gewöhnlich breitet sich das Exanthem schubweise aus. Die Gesamtdauer beträgt eine bis fünf Wochen. Eine leichte Desquamation kann beim Abklingen des Prozesses auftreten.

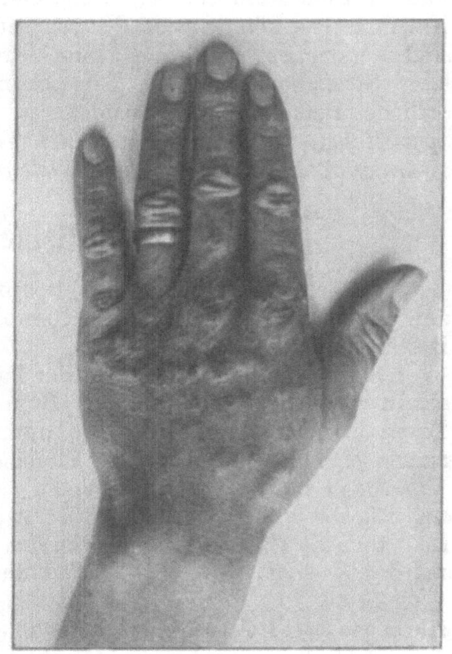

Fig. 2.
Erythema exsudativum multiforme
von papulo-erythematösem Typus.

Rezidive sind nicht selten. Daraus zieht Brocq den Schluß, daß diese rezidivierenden, gruppierten und *(manchmal aber keineswegs regelmäßig)* besonders schmerzhaften Fälle an seinen Krankheitstypus der „Dermatites douloureuses polymorphes" (X, 126) anzugliedern seien. *(Sie machen den Eindruck eines besonderen, auch klinisch oft, von dem typischen Erythema exsudativum multiforme abweichenden Prozesses, bei dem man — da die Rezidive manchmal regelmäßig, z. B. im Frühjahr und Herbst, manchmal*

*unregelmäßig auftreten — immer nach einer Gelegenheitsursache suchen muß,
die man allerdings oft nicht findet.)*

Ätiologie. Obgleich das Erythema multiforme anscheinend ein gut
definiertes einheitliches Krankheitsbild darstellt, ist doch seine Ätiologie ganz
banal. Kältewirkung, Intoxikationen durch Nahrungs- oder Heilmittel, verschiedene Infektionen wie Rheumatismus, Gonorrhöe, Syphilis, Lepra, Anginen,
vielleicht auch reflektorische Einflüsse oder Autointoxikationen figurieren hier
nebeneinander, ohne daß eine dieser Ursachen der Krankheit einen eigenen
Stempel aufzudrücken vermöchte. Mit anderen Worten, es entgeht uns bis
jetzt die wahre Ursache. Es ist wahrscheinlich, daß es sich um eine Reaktion
des Organismus auf Intoxikationen mit verschiedenen Giftstoffen handelt[1]).

Therapie. Vor allem darf man nicht störend eingreifen; je nach dem
Fall wird ein Abführmittel, Ruhe, eine leichte Diät genügen. Chinin, Aspirin,
Kalziumsalze können von Nutzen sein; Jodsalze, die sehr gerühmt worden
sind, sind eher schädlich. Lokal wird man sich mit der Applikation harm-
loser Streupuder und mit Einpackungen begnügen, wenn überhaupt eine
örtliche Behandlung notwendig ist. *Die Salizylpräparate erweisen sich
speziell bei etwas länger dauernden Fällen als fast spezifisch wirksam, wenn
sie in großen Dosen wie beim Gelenkrheumatismus gegeben werden*[2]).

Syphilitische Roseola.

Unter den Erythemen infektiösen Ursprungs ist keines von größerer Bedeutung als die syphilitische Roseola. Ich widme ihr daher eine besondere
Beschreibung.

Sie ist die häufigste Form der kutanen Syphilide (**XXIX**) und besteht in
einem Exanthem von anfangs Rosa-Pfirsichblüten-Farbe, die nach einigen
Tagen etwas matter wird. Die nummulären, runden oder ovalen Effloreszenzen sind unscharf begrenzt; sie sind niemals schuppend oder juckend.

Das Exanthem ist unregelmäßig über die Seiten des Rumpfes, die Brust,
den Rücken und das Abdomen zerstreut, erstreckt sich hie und da auf den
Hals und die Extremitäten bis zu den Handtellern und Fußsohlen, ganz selten
auf das Gesicht, wo eigentlich nur die Stirn befallen wird.

In der Regel erscheint die Roseola 40 bis 50 Tage nach dem Primäraffekt,
zuerst an den Seiten des Rumpfes und am Epigastrium. In zwei Wochen ist
sie vollständig entwickelt und hält drei bis sechs oder auch acht Wochen an.
Es kommt zwar vor, daß die Roseola fehlt, doch nur in einer geringen Anzahl
von Fällen. Oft genug dagegen übersieht sie der Kranke und man muß sie
suchen. In manchen Fällen ist das Exanthem so reichlich und dabei so lebhaft
gefärbt, daß die Haut ganz davon übersät ist.

---

[1]) *Für uns wie für viele Autoren ist das sogenannte banale Erythema exsudativum
multiforme allerdings eine spezifische Infektionskrankheit mit nach unbekannter Ätiologie, d e
gelegentlich auch en- und epidemisch auftreten kann (für andere eine Art abgeschwächter
Pyämie). Die Unterscheidung von Toxidermien verschiedener Ätiolo ie kann allerdings im
einzelnen Fall sehr schwierig, wenn nicht unmöglich sein. Die meist längere Dauer, die
typische Lokalisation, das Fehlen aller nachweisbaren sonstigen toxischen oder infektiösen
Ursachen ermöglicht aber meist die Diagnose.*

[2]) *Vom Erythema exsudativum multiforme kann man als Erythema simplex gyra-
tum noch eine Form absondern, welche wegen der ganz unregelmäßigen Lokalisation, des
Fehlens der Exsudationserscheinungen, sowie des zyklischen Verlaufs von dieser Krankheit
zu trennen ist. Sie hat — durch Ätiologie und mannigfaltigen Verlauf — Berührungspunkte mit der erythematösen Form der Urtikaria, doch fehlt die Schwellung der Effloreszenzen und die einzelnen Krankheitsherde dauern ein bis mehrere Tage, sind also weniger
flüchtig, als die eigentlichen Quaddeln.*

Die Effloreszenzen der Roseola, besonders wenn sie klein, etwa von Linsengröße sind, können infolge eines entzündlichen Ödems über das Hautniveau leicht vorspringen: urtikarielle Roseola *(oft auffallend blaßrosa)*. Unter papulöser Roseola versteht man die Umwandlung der Flecken in Knötchen. *Die „granulierte" Form ist durch Follikelschwellung feinkörnig.*

Die Roseola kann im Laufe des ersten und des zweiten Jahres, ja noch später rezidivieren. Diese „Roséoles de retour" *(„rezidivierende Roseolen")* setzen sich gewöhnlich aus größeren und weniger zahlreichen *(oft blasseren und mehr verwaschenen)* Flecken zusammen als die erste Roseola; oft sind sie zirzinär oder ringförmig *(oder bilden guirlandenartige Figuren — figuriert)*. Sie verschwinden oft lange Zeit hindurch nicht.

Tertiäre Roseola oder **tertiäres Erythem** nennt man ein makulöses Exanthem von *blaß-* bis dunkelroter Färbung, nicht schuppend, nicht infiltriert, polyzyklisch oder zirzinär, am Rumpf und an den Extremitäten lokalisiert, und der Behandlung hartnäckig widerstehend. Man trifft diese Roseolen bei Personen, die ihre Syphilis seit vielen Jahren haben und ausgiebig und lange behandelt worden sind. Man kann sie als abgeschwächte Form der tubero-ulzerösen Syphilide betrachten *(die aber sehr viel leichter zu beseitigen und auch in der Konfiguration noch verschieden sind — nicht zirzinär, mehr gruppiert etc.)*.

Die syphilitischen Roseolen unterscheiden sich von der Pityriasis rosea (Gibert) und den Ekzematiden durch den Mangel jeglicher Desquamation; von den Roseolen nach Gebrauch von Balsamica durch ihre weniger lebhafte Farbe, ihre langsame Entwickelung und das Fehlen des Juckens. Von den Affektionen, welche wirklich diagnostische Schwierigkeiten machen können, sind die 8—10 Tage dauernde Antipyrinroseola (das seltenste der Antipyrin-Exantheme) und die makulösen Effloreszenzen der Lepra und das roseoläre prämykotische Exanthem praktisch von geringer Bedeutung. Häufiger bereiten eine Schwierigkeit die Maculae, welche eine Pyodermie, Skabies oder Pedikulosis auf der Haut zurücklassen können. Die Anamnese und die Anordnung der fraglichen Elemente werden alle Zweifel beheben.

Man wird sich stets bemühen die Diagnose einer syphilitischen Roseola durch den Nachweis anderer Manifestationen der Infektion zu bestätigen: die Adenopathie, die „Plaques muqueuses", die Reste des Schankers, die areoläre Alopezie („en clairière"), Kopfschmerzen usw. bieten wertvolle Fingerzeige. *Immer ist die Wassermannsche Reaktion anzustellen.*

Eine Behandlung ist nur bei ganz sicherer Diagnose vorzunehmen. Die Quecksilbermedikation *resp. die spezifische Allgemeinbehandlung überhaupt (Salvarsan)* reicht dafür aus. Irritierende Lokalbehandlung, Schwefelbäder, alle Mittel, welche die Haut hyperämisieren, bewirken im allgemeinen nur eine Steigerung und längere Dauer des Exanthems.

Kapitel II.

Urtikaria.

Den Namen Urtikaria trägt ein Exanthem, welches aus eigenartigen Elementen, den Quaddeln oder sogenannten Nesseln *(Pomphi)* besteht und in seinem Wesen pruriginös ist.

Die Einzeleffloreszenz der Urtikaria ragt über das Hautniveau empor, ist scharf umschrieben und hat eine hell-rosa oder weiß opake Färbung mit rosa-rotem *(manchmal auch anämischem)* Hofe. Sie ist rundlich, oval oder polyzyklisch und von fester Konsistenz.

Das Exanthem setzt sich aus sehr verschieden zahlreichen Elementen zusammen. Es erscheint plötzlich in wenigen Augenblicken, ist flüchtig, ephemer, verschwindet nach wenigen Minuten oder einigen Stunden. Die rötliche Farbe verblaßt, die Erhöhung sinkt ein und, abgesehen von einigen Ausnahmen, erlischt jede Spur der Eruption.

Die Effloreszenz ist typisch, das Exanthem charakteristisch, und doch kann man die Urtikaria keineswegs als eine selbständige Krankheit auffassen. Oft ist sie nur ein einfaches Symptom, eine Reaktion der Haut, welche durch die verschiedensten Ursachen hervorgerufen werden kann. Manchmal ist sie ein „Syndrom", wenn die Eruption die Form eines Pseudoexanthems annimmt und von Allgemeinerscheinungen begleitet wird. Mehr ist die Urtikaria nie. Man kann nicht genug betonen, daß lebhafte Juckgefühle, Brennen und Ameisenkribbeln, welche den Kranken unwiderstehlich zum Kratzen zwingen *(doch kratzen sich die Urtikaria-Patienten sehr häufig trotz lebhaften Juckens nicht auf, sondern reiben nur; bei sehr intensivem Kratzen entstehen serös-blutige, unregelmäßige Kratzeffekte)*, fast immer ein charakteristisches Symptom der Urtikaria bilden. Oft geht das Jucken dem Erscheinen der Effloreszenzen voraus und meist ist es weiter ausgebreitet als das Exanthem.

Bei jedem Schub von Urtikaria zeigt die Haut der befallenen Regionen mindestens vorübergehend eine Neigung zu Hyperämie, welche man als Urtikarismus („Urticarisme") bezeichnen kann. Infolge dieser Neigung können beliebige Reize wie Kratzen, Reiben oder Kälte neue Effloreszenzen provozieren *(oft aber gelingt das trotz immer wiederholter Versuche nicht)*. Jacquet hat gezeigt *(was ich allerdings nicht bestätigen konnte)*, daß unter einem wirklich dicht abschließenden Watteverband nichts von Erscheinungen auftritt. Man kann deshalb annehmen, daß bei der Urtikaria mit Bezug auf die Eruption das Jucken das ursprüngliche Symptom ist. Viele Dermatologen bringen daher die Urtikaria in der Klasse des Pruritus unter.

Die Lokalisation der Urtikaria wechselt sehr: sie kann eng begrenzt, regional oder generalisiert auftreten. Vorzugsweise befällt sie den Rumpf und die Glieder, zuweilen auch die Handteller und Fußsohlen, das Gesicht und den behaarten Kopf. In den Gegenden mit lockerem Zellgewebe, wie Augenlider, Präputium etc. sieht man die Urtikaria häufig in Form eines enormen unscharf begrenzten urtikariellen Ödems von erschreckendem Aussehen, aber flüchtigem Bestande.

Die Schleimhäute können ebenfalls befallen werden, besonders die des Mundes, Pharynx und Larynx; hier beobachtet man Rötung und Ödem, welch letzteres die Atmung behindern kann. Man ging sogar so weit, von Urtikariaexanthemen der Nasenhöhlen, der Bronchien und des Verdauungskanals zu sprechen, welche als Erklärung dienen könnten für manche Symptome des Heufiebers und für gewisse Formen von Asthma und paroxysmaler Diarrhöe.

Die Allgemeinerscheinungen, welche den Beginn von manchen intensiven Urtikariaschüben begleiten, bestehen neben Verdauungsstörungen in zuweilen hohem, aber kurz dauerndem Fieber (Nesselfieber) und in Abgeschlagenheit.

Formen der Urtikaria. Die zahlreichen Formen der Urtikaria sind durch die Verschiedenheit teils der Morphologie der Effloreszenzen, teils des Verlaufs der Eruption bedingt.

Daß die Form der Effloreszenzen scheibenförmig, annulär, zirzinär *(figuriert, guirlandenartig)* oder strichförmig, und ihre Farbe porzellanartig sein kann, ist ebenso wenig von großer Bedeutung, *wie daß manche Effloreszenzen gar nicht erhaben, also rein erythematös sind.*

Aber die Mitte der Flecke kann einen violetten Farbenton annehmen, der durch Fingerdruck nicht verschwindet und diese Form, die hämorrhagische Urtikaria, unterscheidet sich von der Purpura urticans kaum durch eine Nuance. Das ausgetretene Blut macht in diesem Falle die gewöhnliche Verwandlung in Pigment durch, so daß die Erhebungen bräunliche Flecke hinterlassen. Diese pigmentierte Urtikaria muß von der Urticaria pigmentosa (**XXX**, 497) streng unterschieden werden.

Das Auftreten einer kleinen, festen und persistierenden Papel im Zentrum der urtikariellen Flecke ist charakteristisch für die papulöse Urtikaria verschiedener Autoren *(die andere auch Lichen urticatus nennen)*; ich habe sie unter der Bezeichnung Strofulus beschrieben (**VII**, 96). In gewissen, allerdings sehr seltenen, Fällen entstehen auf den Quaddeln Abhebungen der Epidermis mit serösem, später eiterigem Inhalt, der nach einiger Zeit zu Krusten vertrocknet. Diese Urticaria bullosa ist schwer von manchen Formen des Pemphigus zu unterscheiden (**X**, 123).

Die Exantheme, welche man manchmal als Urticaria perstans bezeichnet, müssen wahrscheinlich entweder den Neurodermitiden oder den prämykotischen Eruptionen angegliedert werden. Der Urticaria gigantea, einer klinisch abseits stehenden Form, werde ich einige Zeilen widmen, ebenso der Urticaria factitia.

Der Verlauf der Urtikaria bedingt die Aufstellung verschiedener Formen. Die akzidentelle Form entwickelt sich unmittelbar nach einer äußeren Reizwirkung; die akute, häufig toxischen oder nervösen Ursprungs, besteht aus einem einzigen Schube oder mehreren aufeinanderfolgenden, zeitlich voneinander getrennten oder ineinander übergehenden Ausbrüchen derart, daß nach 24 Stunden, nach zwei oder drei Tagen oder in einer Woche alles abgeklungen ist. Bei der chronischen Urtikaria treten andauernd oder mit Unterbrechungen, monate- oder sogar jahrelang immer wieder neue Eruptionen auf. In letzterem Falle wird das Jucken zu einer wahren Marter für die Kranken, die ihnen den Schlaf raubt und sie erschöpft. Die fortwährend zerkratzte Haut bedeckt sich mit Exkoriationen, Krusten und Pigmentierungen. Diese Form kann je nach dem Alter des Patienten in die Prurigo Hebrae oder die „diffuse Prurigo" übergehen (**XXIV**, 358 und 360).

Ätiologie. Die Ursachen der Urtikaria sind lokale, unmittelbare oder auslösende und allgemeine, mittelbare oder prädisponierende. Im allgemeinen beteiligen sich beide ätiologische Gruppen in wechselndem Verhältnis an dem Zustandekommen des Ausbruches.

Man kann sich leicht vorstellen, daß eine unmittelbar und sehr energisch wirkende Ursache für sich allein und bei jedermann die urtikariellen Effloreszenzen hervorrufen kann, daß dagegen bei besonders stark prädisponierten Individuen der banalste und geringste Reiz genügt, um sie auszulösen. Zwischen beiden Extremen gibt es alle Abstufungen.

Die Autoren, welche daran festhalten, daß die Urtikaria eine selbständige Krankheit mit einer tieferen, im Organismus liegenden, Ursache ist, müssen die artefiziell z. B. durch Nesseln (Urtica) erzeugten Effloreszenzen ganz abseits stellen, obgleich diese der Krankheit ihren Namen verliehen haben. Dieser Standpunkt läßt sich verteidigen. Wenn ich ihn nicht akzeptiere, so ist es deshalb, weil das Exanthem bei der durch äußere Ursachen bedingten Urtikaria identisch ist mit dem durch innere entstandenen, so daß es unmöglich ist, eine scharfe Grenze zwischen den beiden Krankheitszuständen zu ziehen. Entsprechend dem Plane dieses Werkes reihe ich also alle urtikariellen Eruptionen unter die „Urtikaria" ein.

Äußere Ursachen. Die Berührung mit den *(abbrechenden)* Drüsenhaaren der Brennessel, mit den Haaren der Prozessionsraupen, mit Medusen oder verschiedenen giftigen Pflanzen und die Stiche von Schnacken, Wanzen und Läusen veranlassen nach einigen Minuten das Auftreten eines intensiven Juckreizes, eines schwachen Erythems und (besonders wenn man kratzt, vor allem auf einer hyperämischen und transpirierenden Haut) den Ausbruch einer akzidentellen Urtikaria. Bei hierzu prädisponierten Menschen kann auch eine akute generalisierte Urtikaria entstehen. Bei jeder Urtikaria, ebenso wie bei jedem Juckgefühl hat man damit zu beginnen, daß man nach einer äußeren Ursache, speziell nach Parasiten sucht. Es wäre müßig, alle Reize aufzuzählen, welche bei Individuen mit einer temporären oder chronischen Prädisposition das Entstehen einer Urtikaria bedingen können. Die leisesten mechanischen Reize, die Berührung mit Wasser oder selbst mit der Luft können genügen.

Innere Ursachen. Unter den Faktoren, welche als prädisponierend gelten, nehmen *vielleicht* die erste Stelle nervöse Zustände ein, deren Natur übrigens keineswegs scharf definiert ist. Bei Kindern und jugendlichen Personen oft hereditären Ursprungs, sind sie bei Erwachsenen die Folge der geistigen Überarbeitung oder der Hysterie oder Neurasthenie oder der Schwächung nach irgendwelchen Krankheiten. Eine starke Gemütsbewegung, Zorn oder Furcht kann eine Krise zum Ausbruch bringen.

In anderen Fällen spielen Verdauungsstörungen die Hauptrolle, besonders Dyspepsie, Magenerweiterung, Leberkrankheiten *(Ikterus)*, habituelle Obstipation. Eine Indigestion, der Genuß von diesem oder jenem Nahrungsmittel oder Getränk provoziert bei gewissen Individuen eine Attacke. Man beschuldigt als besonders schädlich *(Eier, besonders bei Kindern)* Seefische, Krebse und andere Krustazeen, Muscheln, vor allem die Miesmuscheln, Schweinefleisch, Wildpret, Konserven, Käse, Gefrorenes, Erdbeeren, Himbeeren, Wein, Tee und Kaffee und viele Medikamente. Die Liste kann beliebig verlängert werden, denn die Zahl der Idiosynkrasien ist unbegrenzt.

Da die Pause zwischen der Aufnahme der schädlichen Substanz und dem Ausbruch des Exanthems oft sehr kurz ist, so darf man bei der Urtikaria ab ingestis wohl in manchen Fällen mit Recht eine Reflexwirkung, die durch Reizung der Geschmacks- oder Magennerven zustande kommt, als auslösendes Moment ansehen. *(Doch ist auch in diesen Fällen, wie bei den psychisch bedingten Urtikariaeruptionen das toxische Element nie wirklich auszuschließen — nervös-bedingte Sekretionsanomalien?).* Der Reflex kann auch von den Geschlechts- und Harnorganen ausgehen. Bei vielen Urtikariafällen aber liegt sicher eine Intoxikation zugrunde *(manchmal auch eine anaphylaktische Wirkung — körperfremdes Eiweiß. Nachweis der Anaphylaxie durch Übertragung auf das Tier — Bruck).* Dies beweist das Entstehen einer Urtikaria, wenn bei Gelegenheit einer Operation sich Echinokokken-Flüssigkeit ins Peritoneum ergossen hat oder wenn man diese, experimenti causa, unter die Haut injiziert hat; hier wirkt unzweifelhaft ihr Giftgehalt. Als autotoxisch kann man die Urtikaria betrachten bei abnormen Gärungsvorgängen im Darm, bei Nieren- oder Leberinsuffizienz, bei Gicht usw. Tier- und antitoxische Sera bedingen oft eine Urtikaria.

Schließlich geht ein Nesselausschlag häufig verschiedenen Infektionskrankheiten, wie z. B. den akuten Exanthemen, der Intermittens etc. voraus oder begleitet sie.

Ich erinnere daran, daß die toxischen oder infektiösen Erytheme urtikariell sein können, und zwar derart, daß man sagen kann, es bestehe keine scharfe Grenze zwischen den zwei Eruptionsformen, dem Erythem und der Urtikaria.

Pathogenese. Die klinische Beobachtung zeigt, daß das Exanthem der Urtikaria unzweifelhaft entsteht aus einer lokalen Überfüllung der kutanen Blutgefäße, verbunden mit einem ödematösen Exsudat besonders im Papillarkörper, das in die Subkutis, seltener bis in die Epidermis vordringen kann. Die Derbheit der urtikariellen Erhebung, die weiße Verfärbung durch die Kompression der Blutgefäße, die Loslösung der Epidermis bei der bullösen Form beweisen, daß das Plasma unter starkem Druck ausgepreßt wird.

Die Histologie bietet keinen Anhaltspunkt für die Erklärung des Phänomens der Quaddelbildung. Eine Exzision bei der einfachen und ursprünglichen Urtikaria ausgeführt weist keinerlei Läsion auf, da der gesteigerte Blutdruck abgenommen hat und das Ödem verschwunden ist[1]).

Es ist überflüssig, hier die über die Pathogenese aufgestellten Hypothesen aufzuzählen, doch mag folgendes erwähnt werden. Török und Vas haben gezeigt, daß die Flüssigkeit der urtikariellen Exsudate mehr Eiweiß enthält als die der mechanisch bedingten Ödeme und derjenigen der entzündlichen Exsudate analog ist. Daraus kann man schließen, daß eine ziemlich beträchtliche Zahl der Nesselausschläge entzündlichen und nicht angioneurotischen Charakter trägt. Török und Philippson gelang es beim Hunde eine experimentelle Urtikaria zu erzeugen, indem sie Kapillarröhrchen mit verschiedenen Flüssigkeiten gefüllt in die Kutis einbohrten. Einige der angewandten Substanzen waren: Peptone, Pepsin, Trypsin, Kadaverin, Putreszin, Morphium, Atropin, Antipyrin, Diphtherie-Antitoxin, Staphylokokkentoxin usw. Weniger wirksam waren: heißes Wasser, Ameisen-, Oxal- und Harnsäure, Syntonin, Kasein. Unwirksam waren: Glykokoll, Asparagin, Derivate des Purins, Bilirubin etc. Es wäre wohl möglich, daß einige dieser Körper, welche in konzentrierter Form und bei gewaltsamer Einverleibung wirken, vielleicht auf Grund von nervösen Störungen und von lokalen Ursachen, die sie gleichsam anlocken, auch eine Rolle spielen können, wenn sie im Blute selbst in äußerster Verdünnung zirkulieren[2]).

Therapie. Vor allem muß man sich darüber vergewissern, daß die Urtikaria nicht von einer äußeren (parasitären oder sonstigen) Ursache herrührt. Handelt es sich um einen akuten Ausbruch, so wird man an Ingesta zu denken haben. Ein Abführmittel, strenge Diät, aufgestellt auf Grund der Liste der für schädlich gehaltenen Substanzen (cf. Therapeutische Notizen), und dazu einige lokale Mittel werden in den meisten Fällen ausreichen.

Bei der chronischen Urtikaria wird der Arzt nach Allgemeinstörungen zu forschen und sie zu beseitigen haben. Eine sorgsame Hygiene des Nervensystems, strikte Regelung der Ernährung, manchmal strenge Milchdiät sind indiziert.

Innerlich kann man verordnen: Fermente oder Hefe-Präparate, Ichthyol, Salizylpräparate, Kalziumchlorid *(und -laktat)*, Alkalien, Mineralwässer, Darmspülungen. *(Zu versuchen sind auch ausgiebige Aderlässe mit folgenden intravenösen ClNa-Infusionen, Injektionen von Normalserum, Atropin, Antipyrin etc.)* Weniger wichtig ist die äußere Behandlung, obgleich der

---

[1]) *Eine stärkere Ansammlung der polynukleären Leukozyten innerhalb und selbst in der nächsten Umgebung der Blutgefäße scheint bei der Urtikaria die Regel zu sein (Untersuchungen Rothes an meiner Klinik).*

[2]) *Die Stimmen mehren sich, daß die Urtikaria eine leichteste Form der kutanen Entzündung darstellt. Ich selbst sehe sie als eine, infolge der Eigenheit der sie bedingenden Reize, in ihrem Ablauf besonders charakterisierte Entzündungsform an.*

Kranke sie zur Beruhigung des Juckreizes verlangt. Da Bäder und Duschen, ebenso wie Salben oft das Übel steigern, so sind Waschungen mit saueren, alkoholischen oder erweichenden Flüssigkeiten vorzuziehen; man macht sie heiß, kalt oder besonders lau mit Abkochungen von Alantwurzeln, Lindenblüten oder Kamillen, mit verdünntem Essig oder Zitronensaft, mit Kampferspiritus *(Menthol-, Thymol-, Karbolspiritus)* oder Phenolglyzerin etc. und bestreut den Körper alsdann reichlich mit indifferentem Puder. Die Hautpflege verdient eine gewisse Aufmerksamkeit; die Unterkleider müssen leicht sein, aus feiner geschmeidiger Leinwand gefertigt, damit sie die Haut nicht reiben oder drücken.

Die Behandlung darf nicht schematisch, sondern muß individuell und den speziellen Verhältnissen des Falles angepaßt sein.

Urticaria gigantea.

Unter diesem Namen oder als akutes zirkumskriptes Hautödem Quinckes beschreibt man eine Erkrankung, die sich durch plötzliches Auftreten ödematöser Infiltrationen kundgibt. Diese sind ziemlich scharf umschrieben, derb *(aber auch, z. B. an den Augenlidern, ganz weich, eindrückbar)*, rosa, oder porzellanweiß im Zentrum und rosa an der Peripherie. Ihr Umfang ist der einer Hasel- oder Walnuß, ja sogar der einer Mandarine oder Orange; sie können mehrere Zentimeter hoch sein. Sie bedingen Spannung, Brennen oder Jucken. Das Ödem kann an einem beliebigen Punkt der Haut oder selbst an den Schleimhäuten auftreten; das Gesicht und die Genitalien sind aber die Lieblingslokalisationen.

Der Ausbruch erfolgt plötzlich, oft während der Nacht, ohne Prodromalsymptome oder mit leichtem Unwohlsein und etwas Fieber. Entweder tritt eine einzelne oder eine kleine Anzahl von Erhebungen auf, die einige Stunden oder höchstens zwei Tage andauern. Die Anfälle können sich periodisch in größeren oder kleineren Zeitabschnitten wiederholen.

Die Krankheit dehnt sich über Jahre aus; nach ihrem Verschwinden treten *(nach den Erfahrungen einiger Autoren, nicht aber nach den meinigen)* fast immer andere krankhafte Beschwerden an ihre Stelle. Einzig die Möglichkeit der Lokalisation in den oberen Luftwegen ist eine Quelle wirklicher Gefahr; im übrigen ist nur die Entstellung für einige Stunden, je nach dem Sitze des Ödems, unbequem.

Die Ätiologie ist die gleiche wie die der gewöhnlichen chronischen Urtikaria; zwischen beiden Erkrankungen existieren Übergänge. Die Ursache eines Anfalles scheint manchmal eine Unvorsichtigkeit im Essen, ein Diätfehler *(ein Alkoholexzeß)*, eine nervöse Überanstrengung oder eine Erkältung zu sein. *(Gelegentlich kombiniert sich das Quinckesche Ödem mit paroxysmaler Hämoglobinurie.)* In der Zwischenzeit kann der Gesundheitszustand ganz normal sein.

Die prophylaktische Behandlung und die Diät werden dieselben sein wie bei der Urtikaria. In mehreren Fällen hat die systematische periodische Darreichung von Kalziumchlorid einen vollständigen Heilerfolg erzielt[1]).

---

[1]) *Die sogenannte Acne urticata, verrucosa etc. ist zu selten und zu wenig scharf charakterisiert, um eine lehrbuchmäßige Darstellung finden zu können. Nach der französischen Auffassung gehört sie wohl am ehesten zu den „Prurigos diathésiques" oder Neurodermitiden.*

Urticaria factitia oder Dermographismus.

Wie ich schon oben bemerkt habe, kann man *(manchmal)* bei Individuen, die zurzeit an Nesselausschlag leiden, durch Kratzen oder andere Hautreizungen, das Auftreten von urtikariellen Effloreszenzen provozieren.

Der Dermographismus aber ist eine andere Erscheinung.

Bei gewissen Individuen erregt ein mechanischer Reiz, besonders energisches Reiben mit einem stumpfen Instrument, einen eigentümlichen Hautreflex: eine urtikarielle Erhebung ohne Jucken. Nach einem nur sehr kurze Zeit währenden Stadium der Anämie mit Hervortreten der Haarfollikel erscheint eine lebhaft hellrote Linie, die 1 oder 2 cm breit wird und sich innerhalb weniger als eine Minute in der Mitte wulstartig erhebt. Nach fünf Minuten erreicht diese Leiste eine Höhe von 3 bis 4 mm und eine Breite von 1 cm. Das Phänomen dauert gewöhnlich 15 bis 20 Minuten, manchmal auch *(z. B. bei Sklerodermie — Bettmann)* mehrere Stunden. Elektrische Erregung oder andere Reizmittel *(z. B. Temperaturdifferenzen, Bäder)* können es ebenfalls hervorrufen; mechanische Reize jedoch sind am wirksamsten. Auf der einmal gereizten Region kann man nach vollständigem Schwinden der auf die Haut geschriebenen Zeichen diese mittelst Reiben wieder erscheinen lassen.

Der Dermographismus wird besonders am Rumpf und den oberen Partien der Extremitäten, selten im Gesicht beobachtet. Auch an der Mundschleimhaut soll er schon festgestellt worden sein.

Ein Stigma nervöser Veranlagung *(aber auch bei sonst anscheinend ganz normalen Individuen keineswegs selten vorkommend)* trifft man den Dermographismus besonders bei Hysterischen, bei Epileptischen, bei Geisteskranken (20 %), vor allem bei Idioten und konstant im katatonischen Zustand; außerdem bei Vergifteten (z. B. durch Blei), bei Alkoholikern, besonders bei denen, die sich dem Genuß starker Liköre *etc.* hingeben. Im Frühjahr, nach Gemütsbewegungen oder Anstrengungen, zurzeit der Menstruation, wird der Dermographismus am intensivsten.

Es ist auffällig, daß er nicht oft mit der gewöhnlichen Urtikaria koinzidiert. Die Bezeichnung Urticaria factitia rührt von der absoluten Identität zwischen der dermographischen Erhebung und der Papel der Urtikaria her. Bei den Hexenprozessen spielte das anscheinend mysteriöse Phänomen eine gewisse Rolle. In unserer Zeit konnten einige Schwindler damit verschiedene Exantheme vortäuschen.

Die Behandlung, wenn eine solche nötig ist, besteht in Änderung der Lebensweise und in Hebung des Allgemeinzustandes.

Kapitel III.

Die Purpuraformen.

Unter Purpura versteht man das spontane Auftreten von hämorrhagischen Flecken

Die Effloreszenzen der Purpura sind lebhaft oder bläulich rot und verschwinden unter dem Druck des Fingers nicht. Sie sind meist rundlich, flach oder leicht erhaben, von wechselnder Ausdehnung und Zahl, aber immer multipel.

Petechien nennt man die kleinen, punktförmigen oder linsengroßen Flecken, die häufig die Haar-Talgdrüsen-Öffnungen umgeben. Ekchymosen sind die ausgedehnteren und unregelmäßigeren Blutergüsse; gewöhnlich von der Größe eines Geldstückes, können sie handgroß und größer werden. Der weniger gebrauchte Ausdruck Vibices bezeichnet längliche streifenförmige Purpuraflecke.

Nach einigen Tagen oder Wochen, je nach ihrer Ausdehnung, verschwinden die hämorrhagischen Flecke, nachdem sie die gleichen Farbennüancen — bläulich, bräunlich, grün und gelblich — durchlaufen haben, wie die traumatischen Ekchymosen.

Die Petechien sind, da sie notwendigerweise spontan sind, am charakteristischsten. Die Ekchymosen können durch ein vergessenes oder abgeläugnetes, eventuell (bei Hämophilie) sehr geringfügiges Trauma, entstanden sein.

Die Purpuraflecken dürfen nicht verwechselt werden einerseits mit den Gefäßnävi, die natürlich persistent sind, und andererseits mit den Erythemflecken, die unter Fingerdruck verschwinden.

Verschiedene Erythemformen können mit Purpuraeffloreszenzen koinzidieren, indem die hämorrhagischen Flecken zugleich *resp. zuerst* erythematös sind oder indem die Erythemherde neben den Blutungen in der gleichen Gegend vorhanden sind. Die Purpuraflecken können bei ihrem Entstehen auch urtikariell sein (Purpura urticans) oder sich mit einer Urtikaria komplizieren.

Zwischen der Purpura, dem Erythem und der Urtikaria läßt sich daher eine deutliche Verwandtschaft, lassen sich Übergänge und verschiedene Kombinationen (Erythema nodosum contusiforme, Urticaria haemorrhagica etc.) nicht verkennen.

Den Ausdruck „Purpura" darf man niemals auf die gelegentlich hämorrhagischen Exantheme bei Variola, Herpes zoster, Ekzem, Pemphigus und Pyodermien anwenden. Man spricht in diesen Fällen von hämorrhagischer Variola usw.

Das Purpuraexanthem tritt auf in Form plötzlicher oder länger dauernder, oft sukzessiver Schübe. Ein lokales entzündliches manchmal lymphangitisches Odem von kurzer Dauer mit Hitze oder Jucken kann dem Ausbruch vorangehen, der sich aber auch ohne Beschwerden

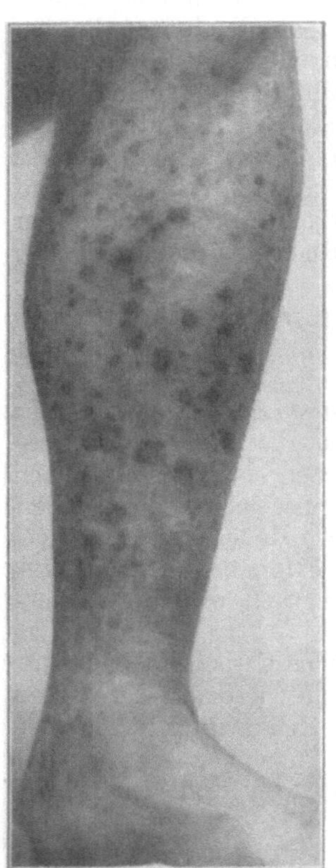

Fig. 3.
Purpura.

entwickeln kann. Die befallene Körpergegend erscheint unregelmäßig gefleckt durch Elemente, die alle gleiche Größe oder verschiedene Ausdehnung haben und im selben oder in verschiedenen Entwickelungstadien stehen können.

Ihre Anordnung ist oft mehr oder weniger symmetrisch, was sich besonders bei dem vorzugsweisen oder ausschließlichen Befallensein der untern (Fig. 3) oder auch wohl aller vier Extremitäten dokumentiert. Aber die Purpura kann auch ganz beliebig lokalisiert sein und sich sogar auf die Schleimhäute ausdehnen, wo sie gern die Gestalt blutiger Blasen annimmt, die durch ihr Bersten Veranlassung zu Blutungen geben.

Klinische Formen. Das Exanthem der Purpura ist keineswegs nur für eine einzelne besondere Krankheit charakteristisch. Bald ist sie nur ein fast banales **Symptom** mehrerer Krankheitszustände, man spricht dann von **sekundärer Purpura**; bald ist sie ein Teil eines jener „Syndrome", die man als **primäre Purpura** bezeichnet. Hier ist sie dann das markanteste Phänomen.

Die Purpura tritt unter den verschiedensten Bedingungen auf: bei voller Gesundheit und ohne wahrnehmbare Veranlassung, oder infolge Überarbeitung oder Intoxikation oder im Verlauf bestimmter Infektionskrankheiten oder bei Kachexie, oder schließlich mit einem Gefolge von Allgemeinsymptomen, unter denen rheumatoide Schmerzen, gastrointestinale Beschwerden, Fieber, allgemeines Unwohlsein usw. besonders häufig sind.

Weiter kann die Purpura-Eruption ohne Blutungen auf den Schleimhäuten auftreten: „**Purpura simplex**"; oder sie ist begleitet von manchmal sehr profusen Blutungen aus Nase, Mund (Zahnfleisch), Uterus, Intestinaltrakt, Nieren usw.: „**Purpura haemorrhagica**".

Diese Einteilung, welche **Willan** vorgenommen hat, hat nur einen deskriptiven Zweck, denn sie hat keine ätiologische Unterlage. Eine Purpura simplex kann sich jederzeit in die *sogenannte eigentliche* hämorrhagische Form verwandeln. Diese Klassifikation hat auch keine Bedeutung für die Prognose, denn unter den hämorrhagischen Purpuraerkrankungen gibt es sowohl benigne wie schwerste Formen.

Es ist viel richtiger die Aufstellung klinischer Typen darauf zu basieren, ob eine Purpura ein einfaches **Symptom** oder ein „**Syndrom**" darstellt.

Zwischen den verschiedenen Autoren besteht darüber keine Einigkeit. Ich will hier die Formen aufführen, die allgemein anerkannt sind, allerdings unter wechselnder Bezeichnung.

Formen der sekundären Purpura.

Zu den sekundären Purpuraformen rechnet man die, welche als banale Symptome oder Nebenerscheinungen im Verlauf einer großen Zahl von pathologischen Zuständen sich einstellen. Sie haben symptomatische, an und für sich aber nur geringe Bedeutung.

Man unterscheidet vier Formen dieser Purpura:

1. **Mechanisch bedingte Purpura**, welche auftritt nach Entfernung eines Kompressionsverbandes an den Extremitäten, bei puerperaler Venenentzündung, oder an irgend einer Körperstelle während einer Kompensationsstörung durch Insuffizienz des Herzens, bei Anfällen von Keuchhusten oder Epilepsie.

2. **Toxische Purpura**, die bedingt werden kann durch Phosphor, Jodkalium, Quecksilber, Antipyrin, Chloral, Salizylpräparate, Chinin, Belladonna, Ergotin, Kopaïva, ebenso wie durch Einspritzung antitoxischer Sera, durch Bisse giftiger Schlangen *(durch Flohstiche, „Purpura pulicosa")* usw.

3. **Sekundäre Purpura bei akuten Infektionskrankheiten**, wie z. B. Anginen, Scharlach, Gonorrhöe, Abdominaltyphus, Miliartuberkulose, Malaria etc.

4. **Kachektische Purpura**, die man beobachtet bei vorgeschrittenen Stadien schwerer Erkrankungen, Krebs, Tuberkulose, Nephritiden, Leberzirrhose, perniziöser Anämie, Leukämien etc. Die Eruption erfolgt gewöhnlich schleichend, ohne Entzündungserscheinungen, manchmal mit Ödem und befällt hauptsächlich die unteren Extremitäten.

Die Gruppe der kachektischen Purpura ist tatsächlich ganz heterogen zusammengesetzt. In vielen Fällen entwickelt sie sich wahrscheinlich auf Grund

einer Infektion, einer Autointoxikation, von Erkrankungen des Nerven- oder
hämatopoetischen Systems.

In diese Klasse hat man manchmal die Purpura senilis (Bateman) eingereiht. Es sind dies die Purpura-Flecke, welche ohne Allgemeinstörungen bei älteren Personen im Laufe der Jahre fortwährend, besonders
an den Vorderarmen, auftreten. Unna hat gezeigt, daß diese Hautblutungen
auf der senilen Degeneration der Haut beruhen. *(Sie sind jedenfalls in
vielen Fällen mechanisch bedingt, denn man kann sehr oft gerade in dieser
Gegend mit stumpfen Instrumenten ohne große Gewalt eine Purpura factitia provozieren, wie übrigens gelegentlich auch bei allen anderen Formen
der Purpura.)*

Formen der primären Purpura.

Primäre Purpura nennt man die Formen, bei welchen Petechien und
Ekchymosen, mit oder ohne Blutungen der Schleimhäute, die ausschließliche
oder wichtigste Erscheinung sind

Man unterscheidet mehrere Typen:

1. Die **rheumatoide Purpura** oder die Peliosis rheumatica Schönleins
oder die Purpura myelopathica ist die gewöhnlichste Form.

Man sieht sie bei jugendlichen oder erwachsenen Individuen beider Geschlechter, angeblich nach Überarbeitung, Aufregungen, Ermüdung oder nach
Einwirkung von Nässe und Kälte. Oft wird die Eruption eingeleitet durch Gelenkschmerzen in den unteren Extremitäten oder durch ein flüchtiges Ödem
von wechselnder Ausdehnung in der gleichen Gegend oder auch durch gastrointestinale Störungen. Das Fieber von wechselnder Intensität ist im allgemeinen gering oder kann ganz fehlen.

Die rheumatoiden Schmerzen lokalisieren sich in den Gelenken und
können von Schwellungen begleitet sein oder nicht; sie befallen meist die
Knie- oder Fußgelenke, hie und da auch die Gelenke der oberen Extremitäten.
Auch die Muskeln und Nerven sind manchmal der Sitz der Schmerzen. Besnier
hat die Unterschiede, welche sie vom akuten Gelenkrheumatismus trennen,
hervorgehoben.

Die gastrointestinalen Erscheinungen bestehen in wiederholtem
Erbrechen mit Magenschmerzen, in oft heftiger Darmkolik, welche die Schmerzen
einer Peritonitis vortäuscht oder von blutiger oder dysenterieähnlicher Diarrhöe
begleitet ist. Diese verschiedenen Erscheinungen können der Eruption vorangehen oder sie begleiten; sie sind vorübergehend, wiederholen sich aber zuweilen im Laufe der Erkrankung. Verschiedene Komplikationen seitens der
serösen Häute und der inneren Organe sind beobachtet worden.

Das Exanthem besteht aus Petechien, ist mehr oder weniger vermischt mit
kleinen Ekchymosen und befällt in symmetrischer Weise vor allem die unteren
Extremitäten, kann sich aber generalisieren und besonders auf die oberen Glieder
ausdehnen. Nicht selten ist das Exanthem polymorph, vermengt mit papulösem, nodösem oder urtikariellem Erythem *(oder die Purpuraeffloreszenzen
sind von hyperämischen Höfen umgeben)*. Diesem Komplex von Effloreszenzen hat Laget den Namen einer exanthematischen Purpura beigelegt.

Die Eruptionen wiederholen sich in sehr unregelmäßigen Intervallen, ihr
Auftreten wird zuweilen so offensichtlich durch Stehen und Gehen *(z. B.
erstmaliges Aufstehen)* provoziert, daß man *(sehr richtig)* von einer „ortho-
statischen Purpura" gesprochen hat. Auch menstruale Schübe sind beobachtet
worden.

Meist handelt es sich um eine Purpura simplex; Hämorrhagien *(aus den Schleimhäuten)* sind selten, können sich aber im Laufe der Krankheit einstellen und ihr Bild schwerer gestalten.

Die Erkrankung dauert gewöhnlich einige Wochen; manche Fälle dehnen sich über mehrere Monate aus. Rezidive können in unbestimmten Zwischenräumen auftreten.

Die Intensität der Allgemeinerscheinungen variiert innerhalb weiter Grenzen: manchmal hat man Mühe sie nachzuweisen; sie können aber auch den Eindruck einer schweren Infektion erwecken.

Der rheumatoiden Purpura hat man wahrscheinlich die Petechien zuzurechnen, welche bei Nervenerkrankungen auftreten. Straus sah die Entwickelung von Flecken bei Tabes im Moment des Auftretens von lanzinierenden Schmerzen; andere beschrieben sie in Verbindung mit verschiedenen Rückenmarkserkrankungen und Neuritiden.

Fällen von **sporadischem Skorbut** begegnet man jetzt nur noch selten. Er unterscheidet sich von der rheumatoiden Purpura sowohl durch seine Ätiologie, bei der Mangel an Bewegung im Freien und an frischen Nahrungsmitteln eine Rolle spielen, als auch durch den fungösen Zustand des Zahnfleisches, die Anämie und den ausgesprochenen Kräfteverfall. Trotzdem kann man annehmen, daß es sich vielleicht doch nur um die Entwickelung einer rheumatoiden Purpura auf einem besonderen Terrain handelt.

In die gleiche Kategorie gehören noch die Fälle von **chronischer Purpura,** über die vor allem von Hayem und seinen Schülern, von Millard und anderen berichtet wurde. Die kutanen und hämorrhagischen Erscheinungen dehnen sich hier, kontinuierlich oder intermittierend, über 10 oder 20 Jahre aus. Die Prognose ist meist gut. Diese Form wird oft mit der Hämophilie verwechselt, obgleich diese kongenital und hereditär ist und bei ihr die Gerinnbarkeit des Blutes stets sehr vermindert ist.

2. Bei den Formen der **infektiösen primären Purpura** lassen die Allgemeinerscheinungen auf eine schwere Infektion schließen, ohne daß man doch einen bestimmten Typus aufstellen könnte. Hierher gehören der Typhus angiohaematicus von Landouzy und Gomot, und die Purpura fulminans von Henoch.

Die Erkrankung kann eingeleitet werden durch einen heftigen Schüttelfrost; Fieber bis zu 40 Grad, typhöser Stupor, Delirien, trockene Zunge, schwere Anämie, Albuminurie und nicht selten Ikterus können gleichzeitig mit den Petechien und disseminierten Ekchymosen auftreten. Hämorrhagien aus verschiedenen Organen können sich einstellen, die Purpuraeffloreszenzen können gangränös werden. Bei der akutesten Form kann der Tod in zwei oder drei Tagen, bei der typhoiden in ein bis zwei Wochen eintreten. Andere Fälle leiten unmerklich zur rheumatoiden Purpura hinüber.

3. Der **Morbus maculosus** = plötzlich auftretende, fieberfreie Purpura haemorrhagica ist von Werlhoff auf Grund von zwei Fällen beschrieben worden. Der Verlauf der seltenen Krankheit ist folgender.

In voller Gesundheit, zuweilen nach einer Aufregung oder leichten Verletzung, oft ohne prodromales Unwohlsein und ohne Fieber kommt es zu einer leichten Blutung aus dem Zahnfleisch oder der Nase. Am nächsten Tage erscheinen Petechien an den unteren Extremitäten, später größere zerstreute Ekchymosen und Hämorrhagien aus den verschiedenen Schleimhäuten. Ohne Komplikationen erfolgt in 8 bis 14 Tagen die Genesung. Weder Infektion, Intoxikation, Hämophilie, noch schwere Blutveränderungen waren bisher dabei zu finden.

Es scheint immer wahrscheinlicher, daß diese verschiedenen klinischen Formen der Purpura nicht verschiedene Krankheiten darstellen, sondern einfache Abstufungen oder Varietäten des gleichen Typus. Die primäre Purpura dürfte, statt einer selbständigen eigentlichen Krankheit, nur eine Manifestation verschiedener Infektionen mit bekannten oder unbekannten Mikroben sein. Es ist möglich, aber durch nichts bewiesen, daß es eine bestimmte Mikrobenspezies gibt, die mehr als andere Arten befähigt wäre, das Krankheitsbild der infektiösen Purpura zu bedingen. Sollte das der Fall sein, so würde man eine Erklärung haben für die Fälle von epidemischer und kontagiöser febriler Purpura, welche einige Autoren erwähnt haben, über deren Natur aber noch ein gewisser Zweifel herrscht.

Pathogenese. Die Purpura tritt auf bei beiden Geschlechtern, in jedem Lebensalter und unter den allerverschiedensten Umständen.

In den Purpuraflecken findet man immer einen Blutaustritt (samt Leukozyten) und zwar in wechselnder Höhe: im Gewebe der Kutis, in der Subkutis und bis zu den Papillen. Das ausgetretene Blut macht die gewöhnlichen Veränderungen durch. Sack hat gezeigt, daß die Zerreißung der Gefäße gewöhnlich in den kleinen Venen des subdermalen Plexus statthat. Die Gefäßwände sind, obgleich man verschiedene Veränderungen und Degenerationen beschrieben hat, fast immer auffallend gut erhalten.

In Ermangelung lokaler Läsionen, welche die Hämorrhagien erklären könnten, hat man verschiedene Allgemeinzustände beschuldigt. Natürlich schließen die einen die andern nicht aus.

Das zirkulierende Blut weist nur ausnahmsweise stärkere Veränderungen seiner zelligen Bestandteile auf, z. B. solche, wie sie bei den verschiedenen Leukämien zu finden sind. Lenoble hat einen myeloiden Typus der Purpura beschrieben, der auf eine Veränderung des Knochenmarks zurückzuführen ist. Hayem stellte in manchen Fällen eine zweifache Veränderung im Blute fest: eine Verminderung der Hämatoblasten und eine mangelhafte Retraktionsfähigkeit der Blutkoagula. Bensaude war der Ansicht, daß dies speziell bei der hämorrhagischen Purpura, nicht aber bei der Purpura simplex zutreffe, aber er hat viele Ausnahmen von dieser Regel gefunden.

Organveränderungen sind häufig; solche der Leber und der Niere können die Zerstörung oder Elimination gewisser Toxine verhindern. Der Einfluß der hepatischen Funktion auf die Blutgerinnung ist bekannt. Der Darmkanal ist bei Purpuraerkrankungen sehr oft angegriffen, wie dies der Befund am Krankenbett und auf dem Sektionstisch beweist. Ich bin der Ansicht, daß die Purpura sehr häufig ihren Ausgang nimmt von einer vom Darm herrührenden Infektion oder Intoxikation, wobei vielleicht indirekt die Leber beteiligt ist, welche infolge des Durchtritts der toxischen Stoffe geschädigt wurde. Henoch hat sogar eine Purpura abdominalis beschrieben. Ein pathologischer Zustand der Nebennieren und der Blutgefäßdrüsen ist ebenfalls manchmal als Ursache von Purpura angesehen worden.

In der großen Mehrzahl der Fälle scheint die Mitwirkung des Nervensystems außer Zweifel gestellt durch die Symmetrie der kutanen Blutungen *(die aber doch den verschiedensten hämatogenen infektiösen oder toxischen Dermatosen eigen ist)*, durch die oft als Begleiterscheinung auftretenden rheumatoiden Schmerzen, durch die zentralen oder peripheren Läsionen, welche man zuweilen gefunden hat und schließlich sogar durch das Experiment (Grenet). Roger, Brissaud und Ramond haben über Ausnahmefälle berichtet, bei denen die Anordnung des Exanthems metamer war oder dem Verlaufe der Spinalnervenwurzeln entsprach.

In der durch Lumbalpunktion entnommenen Zerebrospinalflüssigkeit ist, freilich nicht konstant, eine Lymphozytose zu konstatieren.

Aus dem Auftreten toxischer Purpuraerkrankungen kann man auf die Möglichkeit des Einflusses von Intoxikationen schließen und hieraus wieder läßt sich mit Wahrscheinlichkeit die Bedeutung der Autointoxikationen und besonders der Mikrobentoxine ableiten.

Wie ich schon angedeutet habe, sind wahrscheinlich alle nichttoxischen Formen der Purpura auf eine Infektion zurückzuführen. Diese Tatsache, welche Hayem zuerst betonte, ist für eine ganze Reihe von Fällen sowohl klinisch als auch experimentell bewiesen worden; bei den anderen Fällen, selbst den sogenannten neuropathischen, dyskrasischen oder kachektischen ist sehr wahrscheinlich der gleiche Faktor wirksam.

Schon jetzt übrigens ist in der Literatur eine ansehnliche Zahl von Fällen veröffentlicht, in denen, sei es in den Purpuraflecken, sei es im zirkulierenden Blut, Staphylokokken, Streptokokken, Pneumokokken, Pyozyaneusbazillen aufgefunden wurden. Diese Befunde scheinen zu beweisen, daß eine Infektion banaler Natur sich klinisch als Purpura kundgeben kann. Selten nur sind es die Mikroben selbst, welche Embolien bedingen; gewöhnlich wirken sie durch ihre Toxine. *(Doch liegen darüber genügend zahlreiche Untersuchungen noch nicht vor, und das Fehlen der Bakterien in den Purpura-Effloreszenzen beweist nicht, daß sie nicht im Augenblick ihres Entstehens vorhanden waren.)*

Warum diese Infektionen Blutungen vorzugsweise in der Haut und oft auffallend symmetrisch hervorrufen, glaubt Grenet (in seiner ausgezeichneten Dissertation 1905) sowohl klinisch wie experimentell nachgewiesen zu haben. Er ist der Ansicht, daß die Purpura entsteht infolge einer „Toxi-Infektion", die einerseits auf das Nervensystem (in seinem zentralen oder peripheren Teil), andererseits auf die Viscera, speziell die Leber wirkt.

Therapie. Vor jeder Purpura, auch wenn sie in ganz benigner Form auftritt, sei man auf der Hut und beobachte aufmerksam ihren Verlauf, denn stets ist der Ausgang zweifelhaft.

Daher wird man immer Sorge tragen, daß sich die Kranken ruhig verhalten *(die Beine eingewickelt werden)*, sich gut pflegen, strenge Diät beobachten und womöglich sich in freier Luft aufhalten. Die alten Mittel zur Bekämpfung der Blutungen (Säuren, Zitronen, Ratanhia, Hamamelis, Ergotin, Eisenchlorid) sind jetzt als vollständig nutzlos erkannt. Neuerdings hat man Sauerstoff, Chinin, Kollargol, Nebennieren- oder Leberextrakt oder Kalziumchlorid *(Adrenalin, Gelatine, Salizylpräparate etc.)* angewendet. Die Indikationen für diese Mittel bestehen in der Bekämpfung der Infektion oder der Blutveränderung: nach beiden Hinsichten ist ihre Anwendung, wenn auch nicht immer wirksam, so doch wenigstens rationell.

Kapitel IV.

Ekzem.

Die Hauterkrankung, welche als Ekzem bezeichnet wird, ist nicht durch eine einzelne Effloreszenzform charakterisiert, sondern durch eine ganze Serie elementarer Hautläsionen, welche nacheinander auftreten, sich kombinieren oder an benachbarten Stellen gleichzeitig vorhanden sein können. Diese Veränderungen entstehen infolge eines entzündlichen Krankheitsprozesses, der die Epidermis und Kutis befällt („Epidermodermite") und mehrere Entwickelungsphasen in sich begreift, die aber tatsächlich von gleicher Bedeutung sind.

Klinisch kommen diese Phasen durch folgende Symptome zum Ausdruck: Rötung, Bläschenbildung, Nässen, Krustenbildung, Lichenisation, Schuppung.

Histologisch bestehen die Veränderungen in der Epidermis in: Spongiose, Akanthose und Parakeratose; in der Kutis in: Hyperämie, Ödem und mäßig starker zellulärer Infiltration.

Diese Definition ist noch zu vervollständigen durch Beifügung von drei charakteristischen Symptomen des Ekzemausschlages: seine Anordnung meist in Flecken, Plaques oder größeren Herden mit unregelmäßigen Konturen, die wie angefressen, landkartenartig aussehen oder archipelähnlich angeordnet sind; seine Entwickelung in Schüben, mit einer Neigung zu peripherem Fortschreiten und zur Chronizität mit neuen Ausbrüchen; seine mehr oder minder pruriginöse Natur.

So definiert gehört der ekzematöse Krankheitsprozeß zu den am leichtesten diagnostizierbaren. Aber man muß wissen, daß dieser Prozeß nicht einer einzelnen, spezifischen Dermatose eigentümlich ist, sondern daß er im Gegenteil eine verhältnismäßig banale Reaktion der Haut darstellt gegenüber einer Serie von mechanischen, physikalischen, bakteriellen und parasitären Reizen. Diese Reaktion ist in jeder Hinsicht als entzündliche aufzufassen.

Ekzem, Ekzematisierung, Ekzematose. Die ganze Ekzemfrage ist dadurch im höchsten Grade verwickelt und während langer Zeit verworren gewesen, daß der Ausdruck Ekzem für absolut verschiedene Begriffe angewandt wurde.

Hebra und die Wiener Schule verstanden unter Ekzem eine sehr häufig vorkommende polymorphe Affektion, die man jederzeit auf jedem beliebigen Individuum künstlich erzeugen könne.

Für die französische Schule dagegen war das Ekzem, besonders in dem Krankenhaus-Milieu, eine seltene Krankheit, die man nicht künstlich erzeugen konnte, da man die Voraussetzung machte, die Krankheit bedürfe zu ihrem Auftreten von seiten des Organismus einer allgemeinen Prädisposition, einer Veränderung der Säfte, einer Diathese. Es handelte sich also um zwei Reihen von ganz verschiedenen Tatsachen.

In diese ganze Diskussion hat wohl zuerst Besnier (1892) dadurch Klarheit gebracht, daß er den Begriff der „Ekzematisation" schuf, um damit das Ekzem im Sinne von Hebra - Kaposi zu bezeichnen, welches keine Krankheit ist, sondern eine artefizielle Dermatitis „ekzematoider" Natur. Im Gegensatz dazu ist das Ekzem der Franzosen eine wirkliche Krankheit, die zwar durch verschiedene Ursachen bedingt sein kann, aber an eine besondere individuelle Disposition gebunden ist. Diese Krankheit ist chronisch und rezidivierend. Die kutanen Erscheinungen der Ekzemkrankheit sind die gleichen wie die der Ekzematisation.

Man könnte nun glauben, daß seitdem die Frage klar sei; prüft man aber die Tatsachen näher, so stößt man noch immer auf große Schwierigkeiten.

Setzen wir verschiedene Individuen der äußerlichen Einwirkung desselben Reizmittels aus (z. B. einer Einreibung mit Terpentinöl oder Arnikatinktur), so werden die einen an der Stelle des Traumas nur ein flüchtiges Erythem oder eine Dermatitis bekommen, die zwar das Aussehen einer Ekzematisation hat, aber sehr rasch zur Heilung kommt; bei anderen wird die Dermatitis sehr ausgedehnt sein, sich sogar generalisieren können, dann aber mehr oder weniger schnell abheilen; bei noch anderen schließlich wird die Erkrankung sich hinziehen; auf die geringste Veranlassung hin, oder selbst ohne sichtbare Ursache werden Rezidive auftreten, und dieser krankhafte Zustand kann manchmal während des ganzen Lebens andauern.

Auf die Frage, worauf dieser Unterschied im Verlauf der Erkrankung beruht, sind verschiedene Antworten vorgeschlagen worden.

Man hat behauptet, daß eine durch Reizwirkung entstandene Ekzematisation nie etwas anderes als eine artefizielle ekzematoide Dermatitis sei oder sein werde, wie sie sich auch später entwickele oder wie lange sie auch andauere, daß aber nur eine äußerliche und scheinbare Identität bestehe zwischen ihr und der Ekzemkrankheit diathetischen Ursprungs. Wollte man an dieser Behauptung festhalten, so würden Krankheitsbilder, die einander zum Verwechseln ähnlich sind, voneinander getrennt werden und man müßte die Diagnose auf den Bericht des Patienten oder auf die Beurteilung der irritierenden Eigenschaft dieses oder jenes supponierten Provokationsfaktors begründen.

Die Verwandlung einer banalen ekzematoiden Dermatitis in eine spezifische Dermatitis anzunehmen würde auch nicht weiter führen, denn man weiß nichts darüber, worin die Spezifität der Ekzemkrankheit bestehen sollte.

Aus obigem Beispiel scheint im Gegenteil deutlich hervorzugehen, daß die Individuen der ersten Kategorie sich in einem physiologischen Zustand befanden, der ihnen gegenüber der Einwirkung der Noxe eine wirkliche Immunität verlieh, während umgekehrt bei den anderen pathologische Bedingungen bestanden, welche tatsächlich eine Prädisposition schufen. Man kann sagen, daß die Individuen, welche am schwersten und andauerndsten erkrankten, potenziell ekzematös waren, denn bei ihnen hat eine lokale Reizung genügt, um eine bislang latente Krankheit in Erscheinung treten zu lassen. Dies erscheint sehr plausibel, aber verfolgt man die so verschiedenartige Entwickelung einer ekzematösen Dermatitis von ihrem artefiziellen Ursprung an, so ist man genötigt eine ganze Stufenleiter subnormaler und abnormaler Zustände zu supponieren, die mehr oder weniger eine Prädisposition für die Entstehung, den Fortbestand und die Rezidive der ekzematösen Eruption schaffen. Zwischen der Ekzematisation oder der artefiziellen ekzematoiden Dermatitis mit ausgesprochener Tendenz zu rascher spontaner Heilung einerseits, und dem wirklichen Ekzem, der chronischen, rezidivierenden Ekzemkrankheit andererseits ist also jede scharfe Grenze, jede prinzipielle Unterscheidung aufgehoben. Es handelt sich nur mehr um eine graduelle Differenz, und es liegt daher kein triftiger Grund vor, einer beliebigen Ekzematisation, mag sie provoziert oder *(anscheinend)* spontan entstanden sein, die Benennung „Ekzem" vorzuenthalten.

In diesem Buche werde ich deshalb jeden Ausschlag, welcher der oben gegebenen Definition entspricht, als Ekzem bezeichnen. Diesem Ausdruck werde ich natürlich beschreibende Beiworte hinzufügen, um damit näher zu charakterisieren: das augenblickliche Aussehen (vesikulös, nässend, krustös etc.), die Entwickelung (akut, chronisch, rezidivierend), oder die augenscheinliche Ätiologie (artefiziell, professionell, infektiös).

Die Bezeichnung „Ekzematose" schlage ich vor für den chronischen Krankheitszustand, welchen andere Autoren mit dem Namen „diathetisches Ekzem", „Ekzemkrankheit" oder „wahres Ekzem" belegt haben.

Ich werde von sekundärer Ekzematisation, von Ekzematisierung einer Dermatose sprechen, wenn eine „Dermo-Epidermitis" vom Typus eines Ekzems sich einer bereits bestehenden Dermatose beigesellt hat (z. B. ekzematisierte Psoriasis oder ekzematisierte Prurigo).

Endlich nenne ich, wie dem folgenden Kapitel zu entnehmen ist, „Ekzematide" die trockenen oder seborrhoischen Ekzeme, die Seborrhoide anderer Autoren.

Pathologische Anatomie. Da das Ekzem ein entzündlicher Krankheitsprozeß ist, der sich klinisch unter ganz verschiedenen Bildern darstellt, so ist es zweckmäßig, vor der Schilderung dieser Bilder den Ablauf des Prozesses histologisch zu studieren.

1. Die Hauptveränderung (Fig. 4) beim Ekzem ist ein Ödem des Stratum Malpighii. Das Serum tritt zwischen die Zellen der Epidermis

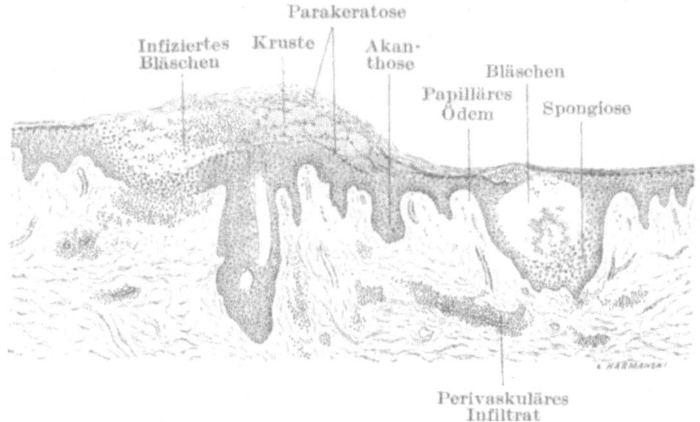

Fig. 4.
Histologie des Ekzems.
(Vergrößerung 45:1).

und dehnt ihre Verbindungsfäden aus, so daß die Schleimschicht ein Aussehen erhält, welches Unna mit dem treffenden Ausdruck „Status spongoides", Besnier als „Spongiose" bezeichnet hat.

2. Wenn die Flüssigkeit im Status spongoides eine genügende Spannung hat, um die Verbindungsfäden der Malpighischen Zellen zu durchreißen, so sammelt sie sich in Bläschen, Höhlungen, die einzelne wenige Wanderzellen enthalten, mit durchscheinender fibrinöser Flüssigkeit gefüllt und durch bei Seite gedrängte, zuweilen komprimierte Epidermiszellen begrenzt sind. Diese Bläschen, welche anfangs ganz klein sind, entwickeln sich in den tiefen Schichten der Epidermis. Sie vergrößern sich, konfluieren mit benachbarten Bläschen und nehmen an Umfang so zu, daß sie mit unbewaffnetem Auge zu erkennen sind und sich unter der Hornschicht vorwölben; schließlich bilden sie sich in jedem Niveau des Stratum mucosum. Die ältesten Bläschen werden durch das Wachstum der Epidermis gegen die Oberfläche vorgeschoben, während sich darunter häufig neue bilden.

Die Bläschenbildung, welche für das Ekzem typisch ist, ist also interstitiell und entsteht durch Spongiose, wodurch sie sich von der Bläschenformation beim Zoster, den Varizellen etc. unterscheidet.

Das schließliche Schicksal der Ekzembläschen ist verschieden; sie können austrocknen, platzen oder sekundär infiziert werden.

3. Die erste Möglichkeit, Austrocknung ohne Nässen oder Eiterung, wird ohne Rücksicht auf den Umfang der Bläschen an den Stellen eintreten, wo die Epidermis widerstandsfähig ist. Sie gibt Veranlassung zur Bildung kleinster Krüstchen oder größerer Krusten, die in wechselndem Verhältnis

aus eingetrocknetem Serum, Schichten parakeratotischer Zellen und *(meist sehr spärlichen)* Bakterienhaufen bestehen. Darunter rekonstruiert sich die Epidermis und die Krusten werden abgestoßen.

Die Austrocknung spongiöser Herde findet gewöhnlich bei gewissen, durch ihr klinisches Aussehen und ihre Entwickelung so wohl charakterisierten Ekzemformen statt, daß man sie von der Gruppe der nässenden Ekzeme abgetrennt und als seborrhoische oder trockene Ekzeme bezeichnet hat. Ich werde sie, wie erwähnt, später unter dem Namen „Ekzematide" bebeschreiben (**V**, 58).

4. Wenn die Bläschen spontan oder durch Kratzen oder Reiben eröffnet werden, so entleert sich ihr Inhalt nach außen.

Beim nässenden Ekzem dauert die seröse Exsudation, ohne daß neue Bläschen entstehen, oft längere Zeit, weil die fortwährend sich wieder bildende Flüssigkeit in der Spongiose einen Weg zum Ausfließen durch die eröffneten Höhlungen der geborstenen Bläschen, die sog. „Ekzemporen", findet. Die Störung des Verhornungsprozesses, die ich gleich beschreiben werde, gestattet den raschen Verschluß dieser Öffnungen nicht.

5. Die Ekzembläschen können von Anfang an bakterienhaltig *(was aber wohl kaum zu erweisen ist)* oder ursprünglich steril sein. Im letzteren Fall kann die Infektion durch pyogene Organismen leicht stattfinden; sie finden hier einen ausgezeichneten Nährboden und locken polynukleäre Leukozyten in Menge an. Bei diesen infizierten, impetiginisierten Ekzemen ist die Flüssigkeit trübe oder eiterig und vertrocknet zu dicken, honigwabenartigen Krusten, unter denen die Epidermis tief erodiert bleibt. Außerdem hat die Steigerung der Virulenz der einmal angesiedelten Mikroben zur Folge, daß die Krankheitsherde sich peripher ausdehnen und an entfernten Stellen neue Herde in Form des bakteriellen Ekzems oder der echten Impetigo sich entwickeln.

6. Gleichzeitig mit der Spongiose veranlaßt das Ödem des Rete mucosum eine Veränderung der Hornbildung, welche die Bezeichnung „Parakeratose" trägt, d. h. das *partielle* Verschwinden des Stratum granulosum mit Erhaltung der Kerne in den Zellen der Hornschicht. Diese Parakeratose ist es, welche ganz allgemein die Schuppung beherrscht; sie ist daher die vorherrschende Veränderung bei den verschiedenen Ekzemarten, welche durch die Adjektiva „schuppend, kleinschuppig, psoriasiform, „craquelé", „corné", hyperkeratotisch" charakterisiert sind.

7. Die Spongiose und die Bläschenbildung, oder wahrscheinlicher die Fortdauer der Ursachen, welche sie veranlaßt haben und weiterhin unterhalten, führen nach einiger Zeit zu einer Wucherung der Zellen des Rete Malpighii und dadurch zu seiner Verdickung, welche als Akanthose beschrieben wird. Im gleichen Verhältnis wie die interpapillären Wülste (= Reteleisten) sich vergrößern, verlängern und verschmälern sich die Papillen, obgleich sie oft ödematös sind. Diese Verbreiterung des Papillarkörpers und der Epidermis zeigt sich klinisch als das sogenannte lichenoide („chronische") Ekzem. Der Papillarkörper ist in diesem Falle gewöhnlich der Sitz mehr oder weniger starker zelliger Infiltrate.

8. Die Flüssigkeit (oder das Plasma) des intraepidermidalen Ödems, deren Austritt, wie wir eben sahen, fast den ganzen ekzematösen Prozeß beherrscht, kommt offenbar aus der Kutis, wo sie aus den hyperämischen und erweiterten Blutgefäßen des Papillarkörpers exsudiert. Den eben beschriebenen Veränderungen in der Epidermis gehen also Läsionen in der Kutis voraus, welche in Hyperämie und Ödem des Papillarkörpers bestehen. Sie gehen

einher mit einer mäßigen Diapedese weißer und einiger roter Blutkörperchen, welche sich als perivaskuläre Infiltrate anhäufen. Im klinischen Bilde machen sie sich als Rötung und Schwellung geltend, Symptome, die manchmal wenig ausgeprägt sind, zu Zeiten aber die am meisten auffallende Erscheinung bilden, wie z. B. beim akuten Gesichtsekzem und beim Eczema rubrum.

Von diesen verschiedenen elementaren anatomischen Veränderungen sind die wesentlichen: Spongiose, Parakeratose und Akanthose; die anderen sind nur vorbereitende oder Folgezustände.

Alle vereinigen sich miteinander, gleichzeitig oder nacheinander in der Art, daß aus ihnen die mannigfachen Bilder entstehen, unter denen das Ekzem auftritt. Man darf nicht vergessen, daß die Epitheta: vesikulös, nässend, schuppend usw., welche man der Bezeichnung Ekzem hinzufügt, keine besonderen Arten, oder auch nur deutlich verschiedene Entwickelungsformen des Ekzems kennzeichnen sollen, sondern einzig und allein zufällige, vorübergehende oder mehr weniger andauernde Phasen.

Allgemeine Ätiologie. In seiner Gesamtheit betrachtet ist das Ekzem die häufigste Hautkrankheit. Seine verschiedenen Abarten und Lokalisationen machen zusammen beinahe ein Drittel der dermatologischen Praxis aus.

Man beobachtet es in jedem Lebensalter: während der ersten Kindheit (Kinderekzem), dann zur Zeit der Arbeitsperiode (Gewerbeekzem), und schließlich im Alter bei abnehmender Widerstandskraft des Organismus (Ekzem der alten Leute).

Die beiden Geschlechter sind ihm in gleichem Grade ausgesetzt, und keine Gesellschaftsklasse bleibt verschont.

Seine Ursachen lassen sich einteilen in äußere, auslösende oder gelegentliche und innere oder prädisponierende.

Die **äußeren Ursachen** sind zahllos. Fast alle lokalen Reizmittel jeder Art, die bei mäßiger Einwirkung ein Erythem *(d. h. eine nur erythematöse Dermatitis)* bedingen, können bei gesteigerter Wirkung ein Ekzem veranlassen. Man muß jedoch bemerken, daß sie in verschiedenem Grade ekzematogen sind; einige verlangen eine spezielle Eigenart oder eine stärkere Mitwirkung des Terrains. Die Prädisposition ist also von Einfluß nicht nur auf die Ausdehnung und die Dauer der Reaktion, sondern auch auf ihre Modalität.

Unter den lokalen Ursachen des Ekzems sind anzuführen mechanische, wie das Kratzen, physikalische, wie kräftiges Licht (Eczema solare, Wilson), Wärme (Eczema caloricum), unzählige chemische Reizmittel (Arnika, Terpentin, Karbolsäure usw.). Auf die Mehrzahl dieser schädigenden Substanzen werde ich im Kapitel über die artefiziellen Dermatosen zurückkommen **(XXIII)**. Hier werde ich mich nur mit einigen Ursachen beschäftigen, die spezielles Interesse darbieten.

Traumatische Ekzeme durch Kratzen. Das Ekzem ist von Jucken begleitet und das der Eruption folgende Kratzen verschlimmert offensichtlich in manchen Fällen den ursprünglichen Ausschlag und ist an seiner Ausbreitung und Disseminierung schuld. Man wird sich dann fragen, ob das Kratzen das irritierende Agens verschleppt hat oder die Bakterien, welche sich auf dem ursprünglichen Krankheitsherd eingenistet hatten; oder ob die Kratzwirkung unmittelbar ekzematogen war auf Grund der Prädisposition des Individuums. Kaposi betrachtete diese Disseminierung als die Wirkung eines „eruptiven Reflexes" *und andere stehen jetzt wieder auf diesem Standpunkt.*

Bei einer anderen Klasse von Erscheinungen geht das Kratzen der Eruption zeitlich voran, so zum Beispiel bei den Pruritus- und Prurigoformen

(**XXIV**, 353 und 356), bei der Skabies und der Pedikulosis (**XXV**, 364), ferner, wie ich glaube, bei der Ichthyosis, bei den Zirkulationsstörungen der unteren Extremitäten etc. Es gibt also ein wirkliches traumatisches Ekzem *(wenigstens in dem Sinne, daß das Trauma die wesentliche Ursache darstellt)*.

Parasitäre Ekzeme. Die parasitären Affektionen können, abgesehen von jedem Pruritus oder unter Bedingungen, unter denen das Kratzen unmöglich ist, von sich aus zu einer wirklichen Ekzematisation Anlaß geben. Das Ekzem bei Skabies oder Pedikulosis kann deshalb sowohl auf das Kratzen wie auf das Virus der Parasiten zurückgeführt werden.

Bei der Trichophytie der unbehaarten Hautstellen, dem sogenannten Herpes circinatus, bei dem das Jucken fast vollständig fehlen kann, beobachtet man Spongiose-Bläschen, die von einer parakeratotischen Desquamation gefolgt sind. Es erscheint mir berechtigt, sie als ekzematöser Natur aufzufassen und auf die Mykose selbst als unmittelbare Ursache zurückzuführen.

Bakterielle Ekzeme. Die Frage nach der Rolle der Bakterien beim Ekzem ist erst verhältnismäßig spät aufgeworfen worden; niemand dachte vor 15 *(oder 20)* Jahren auch nur daran, daß sie jemals gestellt werden würde. Gegenwärtig haben gewisse Autoren, glaube ich, ihre Wichtigkeit übertrieben.

Unna definiert das Ekzem als eine Dermatose, die durch Mikroorganismen hervorgerufen ist. Erkrankungen, welche das Ekzem nachahmen, aber nicht bakteriellen Ursprungs sind, sind ekzematiforme Eruptionen, meist artefizielle Dermatitiden, aber niemals Ekzeme im wahren (Unnaschen) Sinne des Wortes. Der pathogene Parasit des Ekzems ist für ihn der Morokokkus oder die Gruppe der Morokokken, wie er Kokken benannt hat, die man zu traubenförmigen Klumpen zusammengeballt unter der Decke der Bläschen findet. Spätere Arbeiten, besonders die von Sabouraud, ergaben die Identität dieser Morokokken mit gewissen Staphylokokken *(den banalen pyogenen Staphylokokken, während Unna verschiedene „Stufen" von Kokken unterscheidet, die ekzematogen wirken sollen)* (**XXVI**, 387). Tatsächlich ist jedoch durch genaue Untersuchungen festgestellt worden (ich führe hier speziell die von Veillon, Sabouraud, Hallé, Civatte an, weil ich mich daran beteiligt habe), daß die Bläschen von Dermatosen, welche in jeder Hinsicht als Ekzeme aufzufassen sind, ursprünglich frei von Mikroorganismen (amikrobisch) sind, und zwar bei artefiziellen Ekzemen sowohl wie bei diathetischen Ekzemen. Diese Bläschen können dann sekundär durch die banalen Bakterien der Haut infiziert werden.

Andererseits ist nicht daran zu zweifeln, daß die in Frage kommenden Organismen imstande sind, eine Ekzematisations-Reaktion zu erzeugen, wenn sie sich in der Epidermis ansiedeln und zwar infolge von mechanischen, physikalischen oder chemischen Verletzungen, oder nach einer Mazeration, welche die schützende Hornschicht schädigt, sowohl bei abnormalen Zuständen dieser Schichte und ihrer Adnexe, wie dies bei der Ichthyosis und vor allem bei der Kerose (**XI**) der Fall ist, als auch auf einer normalen Haut, wenn die Keime eine erhöhte Virulenz erworben haben durch Kultur in einer Impetigo, einer beliebigen Verletzung, einem Riß, einer Rhagade, einer Ulzeration. Die chronische Streptokokkenerkrankung der Epidermis Sabourauds (chronische Epidermitis) ist, wie ich glaube, eine der Formen des bakteriellen Ekzems.

Die Tatsachen, welche zugunsten der Theorie des allgemeinen parasitären Ursprungs des Ekzems (Unna, Leredde) beigezogen wurden, lassen sich in Wirklichkeit alle in anderer Weise erklären. Dies ist der Fall für die Autoinokulation des Ekzems durch Kratzen, für das Wiederaufflackern auf unvollständig geheilten Herden, für die periphere Ausbreitung von Ekzem-Plaques, für die Identität der ekzematösen Prozesse, welcher Art auch anscheinend das provozierende Agens gewesen sein möge, und ebenso für die manchmal leicht zu erzielende Heilung durch bakterizide lokale Applikationen. Aber diese Tatsachen bilden nichtsdestoweniger eine Summe bedeutungsvoller Argumente, denen man noch einige Versuche Unnas an die Seite stellen kann. Diesem Autor gelang es unter anderem durch Inokulation von Bakterienkulturen, die von Ekzemen herrührten, bei gesunden Individuen ekzematiforme Läsionen hervorzurufen.

Alles zusammengenommen verfügt man über eine Anzahl klinischer Daten und experimenteller Erfahrungen, welche beweisen, daß es Ekzeme gibt, die ihrem Ursprung und ihrer Natur nach infektiös sind. Es steht *für manche Autoren* fest, daß verschiedene Bakterienarten, besonders die zur Gruppe der Staphylokokken gehörigen, ekzematogen sein können. Vielleicht gibt es einen bis jetzt noch unbekannten Mikroorganismus, dem die ekzematogene Fähigkeit in noch höherem Grade zukommt als den anderen Bakterien. Jedenfalls kann man augenblicklich nicht sagen, daß verschiedenen Formen oder Typen von Ekzemen bestimmte Bakterienarten entsprechen.

Vor allem weiß man noch nicht, in welchem Umfang die Mikroorganismen für das Ekzem verantwortlich zu machen sind (z. B. bei artefiziellen Dermatitiden, bei dem durch Kratzen erzeugten Ekzem, beim parasitären Ekzem, bei der Disseminierung des Ekzems) und zwar deshalb, weil es bis jetzt im gegebenen Falle unmöglich ist, durch klinische Beobachtung die Diagnose darauf zu stellen, ob das vorliegende Ekzem überhaupt bakterieller Natur ist oder nicht[1]).

Innere Ursachen. Die allgemeinen krankhaften Veranlagungen, die man gewöhnlich *oder vielmehr gelegentlich* bei Ekzematösen antrifft und die man als innere oder prädisponierende Ursachen des Ekzems supponieren kann, sind die folgenden:

Eine hereditäre Veranlagung kann oft angeschuldigt werden; bald ist sie direkt, insofern als die Eltern des Patienten selbst ekzematös waren; bald ist sie indirekt, wenn diese an Fettsucht, Diabetes, Gicht, Rheumatismus, Steinerkrankungen, Asthma oder Migräne erkrankt waren, kurz an einer oder mehreren jener verschiedenartigen Manifestationen der Ernährungsstörung gelitten hatten, welche man als „Arthritismus" bezeichnet. In anderen Fällen waren die Eltern dem Alkoholgenuß ergeben, durch verschiedene Intoxikationen geschädigt, nervös, überarbeitet usw.

Manchmal ist die Lebensführung des Individuums selbst durchaus unhygienisch, sei es daß es sich um Mißbrauch von Exzitantien (Alkohol, Kaffee, Tee, Tabak etc.), oder um eine zu ausschließlich stickstoffhaltige, zu reichliche oder im Gegenteil schlechte Ernährung oder um nervöse Überanstrengung irgendwelcher Art handelt.

Noch häufiger spielen Autointoxikationen eine Rolle. Diese kommen zustande durch: Dyspepsie oder intestinale Störungen, chronische Enteritis, Obstipation, Überproduktion alimentärer Rückstände, Resorption von Toxinen oder Insuffizienz der Ausscheidungsorgane. Nach der Meinung vieler Autoren bildet besonders die Insuffizienz der Nieren, der Leber oder des Darmes die hauptsächliche pathogenetische Grundlage. Indessen haben zahlreiche Individuen, die an einer Autointoxikation leiden, niemals ein Ekzem. Aber auch wenn der Mechanismus der Entstehung des Ekzems ein anderer sein

---

[1]) *Wenn man auch bei den meisten Ekzemen Staphylokokken und, bei vielen Streptokokken findet, so ist doch bisher keinerlei Beweis dafür geliefert, daß diese Bakterien, falls sie nicht wirklich klinisch typische Pyodermien (die verschiedenen Formen der Impetigo und Ekthyma) bedingen, den Verlauf des Ekzems oder sein klinisches Bild wesentlich beeinflussen.*

sollte, als der einer Autointoxikation, kann man trotzdem noch eine Beziehung zwischen der Dermatose und diesen Funktionsstörungen supponieren. Leider geben die *meist ohne genügende Rücksicht auf die Differenzen der Nahrungszufuhr vorgenommenen* Urinanalysen keine übereinstimmenden Resultate, aus denen man entnehmen könnte, ob der Urin beim Ekzem tatsächlich eine charakteristische Zusammensetzung hat. *(Die Frage, ob es ein für Gicht auch nur einigermaßen charakteristisches Ekzem gibt, ist nicht entschieden. Sicher aber ist, daß der Diabetes nicht bloß für die Genital-, sondern auch für disseminierte Ekzeme eine wesentliche Ursache darstellt.)*

Die Ernährungsstörungen, deren vererbbaren Einfluß ich bereits erwähnt habe, sind selbstverständlich noch schädlicher, wenn sie bei den Kranken selbst vorhanden sind. Zuweilen bemerkt man (und die Patienten versäumen kaum auf diese Tatsache aufmerksam zu machen) ein wirklich unbestreitbares Alternieren zwischen Ekzemausbrüchen und Anfällen von Asthma, Neuralgien, Migräne, Bronchialkatarrh, Verdauungsstörungen. Oft sieht man ein rebellisches, fortschreitendes Ekzem dem Manifestwerden eines bislang latenten Organkrebses mehrere Monate oder Jahre vorangehen, ihn gleichsam ankündigen.

Der Einfluß nervöser Störungen ist nicht minder deutlich. Es sind nicht die zentralen oder peripheren organischen Nervenkrankheiten, welche für das Ekzem prädisponieren, sondern vielmehr Neurasthenie, Überarbeitung, Gemütsbewegungen, psychischer Shock, Sorgen usw. Man weiß nicht, ob das Nervensystem durch eine vasomotorische oder trophische Störung wirkt, welche dann schon die erste Phase des ekzematösen Prozesses bilden würde, oder nur dadurch, daß es die Haut in einen Zustand verminderter Widerstandsfähigkeit versetzt. Auf jeden Fall hat man den Eindruck, als ob eine Störung des nervösen Gleichgewichtes die außergewöhnliche Reizbarkeit jener ekzematösen Herde bedingt, welche sich gegenüber jeder einigermaßen wirksamen Medikation intolerant zeigen.

Einer nervösen Reflexwirkung auf die Haut kann man die vorübergehende Prädisposition für Ekzemschübe zuschreiben, welche durch den Durchbruch der Zähne, die Menstruation, die Schwangerschaft, die Laktation, die Menopause usw. geschaffen wird.

Regionäre Zirkulationsstörungen, wie die bei Varizen auftretenden, können eine augenfällige lokale Prädisposition bedingen.

Bei der Mannigfaltigkeit der zur Wirkung kommenden Ursachen ist der **pathogenetische Mechanismus** notwendigerweise sehr verschiedenartig. Wollte man ihn in einigen Worten schematisch präzisieren, so könnte man sich vielleicht folgendermaßen ausdrücken: Da der Prozeß beim Ekzem ein Entzündungsvorgang ist, so stellt er eine Abwehrbewegung des Organismus dar gegen die schädigenden Agentien, welche die Haut angreifen.

Diese allgemeine Vorstellung könnte für äußere Ursachen allenfalls akzeptabel sein, ist es aber kaum für innere. Die Hypothese, nach der die Haut bei eintretender Insuffizienz anderer Ausscheidungsorgane eine stellvertretende Rolle übernimmt und sich ekzematisiert unter dem Einfluß der autogenen Gifte, der Toxine und der alimentären Abfallstoffe, welche perkutan einen Weg zur Ausscheidung suchen, kann angesichts so vieler triftiger Gegengründe kaum noch aufrecht erhalten werden, obgleich dies zuweilen noch geschieht.

Jacquet hat die in gewisser Beziehung sehr verführerische Theorie verteidigt, daß in jedem Falle eine reflektorische Nervenwirkung trophischen Charakters vorhanden sei. Jede Organschädigung und jede innere Störung bewirke eine Veränderung der Nervenimpulse, welche der Haut durch die peripheren Endigungen zufließen. Die Veränderung ihres „Trophismus" würde dann die Haut so beeinflussen, daß sie auf starke oder sogar schon auf sehr schwache, im Normalzustand gut ertragene, Reizwirkungen in Form eines Ekzems reagiert..

Auf alle Fälle ist es nicht zweifelhaft, daß alle *(oder viele)* Ekzeme durch ein Zusammentreffen äußerer und innerer Faktoren entsteht, die sich in wechselndem Verhältnis kombinieren. Wenn man daher eine rationelle Behandlung einleiten will, die einige Aussicht auf Erfolg haben und Rezidive verhindern soll, so muß man in jedem einzelnen Falle durch eine minutiöse klinische Analyse zu bestimmen suchen, welches der „dominierende ätiologische" Faktor und welche die „akzessorischen" Ursachen sind[1]).

Symptome. Bei plötzlichem Beginn eines Ekzems auf einer etwas ausgedehnten Fläche oder zur Zeit von Exazerbationen im Verlauf eines chronischen Ekzems, kann man oft einige Allgemeinsymptome beobachten: Verdauungsstörungen, vor allem Übelkeit, Unruhe, Schlaflosigkeit, Abgeschlagenheit, leichtes Fieber. Die Eruption ist in ihrem Wesen polymorph; sie setzt sich zusammen aus Rötung, Bläschenbildung, Nässen, Krusten und Schuppen. Man hat mit vollem Recht gesagt, daß die Vesikulation das charakteristischste dieser Elemente sei, obgleich gewisse Ekzeme sich entwickeln, ohne daß man zu irgend einem Zeitpunkt *klinisch* Bläschen hätte bemerken können.

Trotzdem die nachstehend gegebene Darstellung zu schematisch ist, da meistens mehrere Stadien des Prozesses gleichzeitig vorhanden sind, kann man doch im allgemeinen die Reihenfolge der Erscheinungen, wie folgt, beschreiben:

Anfangs bildet sich eine lebhafte Rötung mit unscharfen Rändern, mit (bei Lupenbetrachtung) sich offenbarender sehr fein chagrinierter Oberfläche, mit mehr oder weniger Ödem, Spannung und Jucken: das erythematöse Stadium. Nur selten fehlt die Rötung *(am häufigsten auf der von starker Hornschicht bedeckten Haut der Hände und Füße — geringere Transparenz und stärkere Spannung und daher Kompression der Gefäße?)* oder geht unbemerkt vorüber, und die Bläschen erscheinen dann auf *(scheinbar)* gesunder Haut.

Es kommt auch vor, daß die ödematöse Rötung nach einigen Stunden oder Tagen verschwindet und eine feinlamellöse oder kleienförmige Schuppung hinterläßt, besonders am Gesicht und an den Genitalien.

Wenige Stunden nach Beginn der Eruption bemerkt man gewöhnlich auf der geröteten Fläche eine reichliche Aussaat von ganz oberflächlichen Bläschen. Ihr Inhalt ist klar; ihre Größe die einer Nadelspitze oder eines Stecknadelkopfes. Die dicht gedrängt stehenden Bläschen können zu Blasen von einer gewissen Ausdehnung konfluieren: das vesikulöse Stadium. An den Händen und Füßen, überall da wo die Epidermis *(Hornschicht)* dicker ist, sitzen die Bläschen mehr in der Tiefe und haben weniger Gelegenheit zu bersten. Sie können zu kleinen *(honiggelben bis bräunlichen)* Krusten vertrocknen, die nach und nach abgestoßen werden.

---

[1]) *Die Bedeutung der diathetischen, nervösen etc. Ursachen für die Ekzeme wird noch immer sehr verschieden gewürdigt. So wenig man die Rolle, welche die „Konstitution" in der Ekzem-Ätiologie spielt, leugnen kann, so wenig haben wir doch wirklich brauchbares Material, um sie auch nur einigermaßen zu präzisieren. Man darf aber neben der sorgfältigen Berücksichtigung des gesamten Organismus auch nicht vergessen, daß es sich bei der „Ekzem-Krankheit", d. h. bei den Individuen mit chronischen, resp. immer wieder rezidivierenden Ekzemen auch nur um eine konstitutionelle Schwäche der Haut, um eine Überempfindlichkeit gegen verschiedene (banale) Reize handeln kann, wofür einzelne Versuche über die Reizbarkeit der Haut bei solchen Individuen sprechen. Dazu kommen anatomische Dispositionen der Haut: neben der „Kerose" und der Ichthyosis z. B. auch Depigmentierung.*

Im allgemeinen dauert es nicht lange, bis die Bläschen sich spontan oder durch Aufkratzen öffnen und eine klare Flüssigkeit austreten lassen, die leicht fadenziehend, schwach gelb oder trüb ist und die Wäsche steif macht wie Gummi. Dieses nässende Stadium kann mehrere Tage oder sogar Wochen dauern. Legt man einen Verband an, so sieht man bei der Abnahme, daß die Hautoberfläche rot oder lebhaft rosa gefärbt und glatt ist, oft auch siebartig durchbrochen von oberflächlichen runden oder polyzyklischen Erosionen, aus denen Tröpfchen von klarem, gummiartigem Serum hervorquellen.

Wenn die Bläschen auch nicht bemerkbar waren, so haben doch die ekzematösen feinen Öffnungen oder „Poren", die ich schon erwähnt habe, die gleiche Bedeutung. (Fig. 5.)

Ohne Verband und ohne allzustarkes Nässen trocknen die Herde zu dünnen bernsteinfarbigen Krusten ein, die bräunlich werden, wenn sich dem Serum ein wenig Blut beigemengt hat. Die Hauterkrankung ist im Stadium der Krustenbildung: krustöses Ekzem.

Wenn sich auf der ekzematösen Fläche eine Infektion mit pyogenen Kokken installiert hat, was bei Kindern oder an gewissen Körperstellen nicht selten geschieht, so mischt sich dem Sekret Eiter bei, die Krusten sind honigwachsartig *oder graugelb, undurchsichtig,* dick und höckerig. Rings um die Ekzemherde sind Effloreszenzen einer wirklichen Impetigo vorhanden und man spricht in diesem Fall von einem impetiginisierten Ekzem (cf. S. 52).

Nach einiger Zeit vermindert sich das Nässen und versiegt schließlich; die Krusten fallen ab, die Hautoberfläche epidermisiert sich *(verhornt von neuem),* aber die neue Hornschicht bleibt dünn, durchscheinend, und haftet wenig fest an. Sie spaltet sich durch Austrocknen („Eczéma craquelé", „Eczéma fendillé" = rissiges Ekzem), lamellöse oder kleienförmige Hornschuppen lösen sich ab und bilden sich fortwährend von neuem. Dieses Desquamationsstadium kann sehr lange dauern. Sehr häufig bilden sich auf der rosigen, schuppenden Oberfläche wiederum Bläschen. Diese treten vereinzelt oder gruppenweise auf, in Schüben oder kontinuierlich und das Stadium des Nässens und der Krustenbildung setzt wieder ein. Durch die lange Dauer des ekzematösen Prozesses, zu der das Kratzen, die örtlichen Verhältnisse der befallenen Region und der Allgemeinzustand des Patienten beitragen, entwickelt sich auf den Ekzemherden eine Neigung zu Verdickung und Verdichtung. Die normalen Hautfalten und -Furchen treten mehr hervor, die Oberfläche ist trocken und rauh oder schuppend oder krustös. Man spricht dann von lichenifiziertem Ekzem.

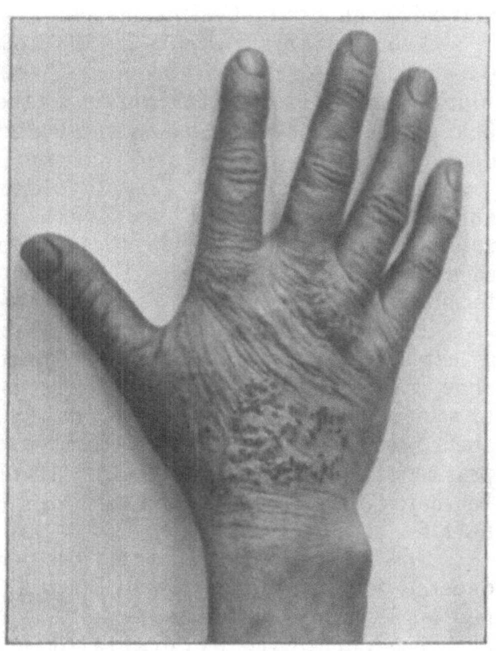

Fig. 5.
Gewöhnliches Ekzem
mit Bläschen, Krusten und „Ekzemporen".

Verschiedene Eruptionsformen des Ekzems. Selten nur entwickelt sich die ganze Serie der Phasen des ekzematösen Prozesses in geregelter Reihenfolge; gewöhnlich vermischen sich die verschiedenen Stadien, so daß sie gleichzeitig beim selben Individuum bestehen.

Aber manche Ekzeme oder, besser gesagt, die Ekzeme mancher Kranken nehmen vorzugsweise diese oder jene Form an, indem sie bei einer bestimmten Phase Halt machen, deren Charakter dann besonders ausgesprochen ist. Die folgenden Typen bedürfen besonderer Beschreibung:

Das vesikulöse Ekzem ist durch die fortwährend sich erneuernden Bläschen charakterisiert und ist besonders an den Extremitäten lokalisiert. Eine Abart dieser Form hat man als Dysidrosis bezeichnet (cf. S. 54).

Das ununterbrochen nässende Ekzem (Eczema madidans) findet sich bei Gichtkranken, bei fetten Leuten, besonders an den Beinen und Armen und bei Säuglingen im Gesicht; manchmal auch nach irritierenden Applikationen.

Beim Eczema rubrum ist die Rötung intensiv, oft ödematös und verschwindet nicht ganz auf Fingerdruck, was auf eine reichliche Diapedese roter Blutkörperchen in der Kutis hinweist. Diese Form sieht man als ausgedehnte, bald akut aufschießende, bald persistierende und torpide Herde an den Beinen, den großen Gelenkbeugen, aber auch im Gesicht.

Die Bezeichnung „erysipelatoides Ekzem" wendet man manchmal auf plötzlich erscheinende hyperämische und ödematöse Eruptionen an, denen zuweilen größere oder kleinere Bläschen folgen. Es entsteht vor allem im Gesicht und an den Genitalien. Häufig ist diese Form eine Komplikation eines torpiden trockenen Ekzems *resp. die Folge einer artefiziellen Reizung.*

Das trockene Ekzem, das ausnahmsweise in Flecken oder scharf begrenzten, oft polyzyklischen Herden auftritt mit geröteten schuppenden Flächen, ohne wahrnehmbare Bläschenbildung, ist so häufig und so eigentümlich in seinem Aussehen und Verlauf, daß man von jeher dazu neigte, aus ihm einen besonderen Typus zu konstruieren (seborrhoisches Ekzem, Seborrheide, psoriasiforme Parakeratosen etc.). Im Kapitel der erythemato-squamösen Dermatosen werde ich diese Ekzemform noch unter dem Namen der „Ekzematide" besprechen (**V, 58**).

Das schuppende Ekzem, bei dem eine reichliche Desquamation andauernd fortbesteht, trifft man oft bei Individuen oder auf Körpergegenden mit ungünstiger Ernährung.

Das verhornte, hyperkeratotische oder tylotische Ekzem kommt beinahe ausschließlich an den Fußsohlen und Handtellern vor (**XI, 148**).

Das lichenifizierte Ekzem ist oft zirkumskript, chronisch und juckt sehr stark; es scheint an spezielle Terrainverhältnisse gebunden zu sein. *(Differenzierung vom, resp. Übergang zum „Lichen Vidal", s. S. 361).*

Das impetiginöse Ekzem, das sich bei Kindern und artefiziellen Dermatitiden häufig einstellt, kann zur Entstehung von Follikulitiden, Furunkeln, Lymphangitiden, Abszessen, kurz allen Manifestationen der Pyodermien Anlaß geben (S. 52).

Verschiedene Konfiguration. Die Anordnung und Ausdehnung der Erscheinungen des Ekzems sind außerordentlich mannigfaltig und eignen sich schlecht zu einer Systematisierung. Die gewöhnlichste Anordnung ist in Flecken oder Herden von äußerst wechselnder Größe und von ganz unregelmäßigen wie angefressenen, landkartenartigen, oder archipelähnlichen Konturen. Dieser Typus, den Devergie „amorphes Ekzem" nannte, verdient die Benennung Eczema vulgare.

Der Typus des papulo-vesikulösen Ekzems, welchen Brocq aufgestellt hat, ist dadurch charakterisiert, daß die Grundform statt eines einfachen Bläschens eine kleine papulo-vesikulöse Erhebung ist. Aus der Vereinigung dieser Elemente entstehen Herde mit infiltrierter Basis. Das Exanthem ist gewöhnlich stark disseminiert und entwickelt sich in sukzessiven Schüben. Das Jucken ist intensiv und die Verwandtschaft dieses Typus mit der Prurigogruppe ist unverkennbar. Aber auch ein gewöhnliches Gewerbeekzem kann sich einmal unter dieser Form generalisieren (Fig. 6).

Das **nummuläre Ekzem** tritt in Form von runden oder ovalen, scharf begrenzten Flecken auf, die manchmal nach Unna „herpetoid", nach Sabouraud „trichophytoid" sein können. An den Handgelenken, auf den Handrücken und an den Beinen ist diese Form häufig.

Das **disseminierte vesikulöse Ekzem** wird Gegenstand eines besonderen Abschnittes sein (S. 56).

Über das **generalisierte Ekzem** werde ich bei den Erythrodermien (**VI**, 81) und über das **Eczema folliculorum** bei den Follikulosen berichten (**XIX**, 279).

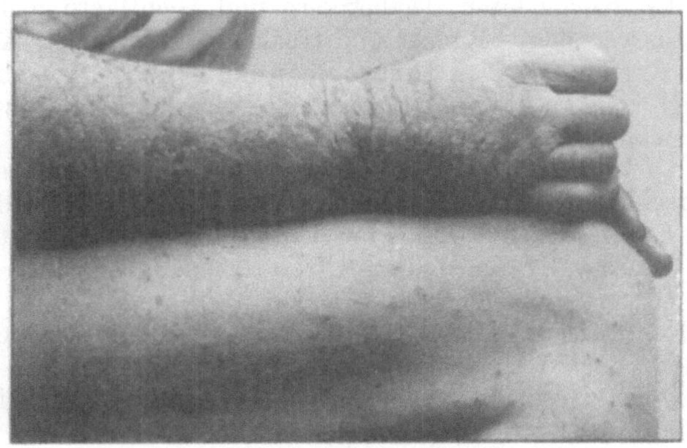

Fig. 6.

Artefizielles Ekzem des Typus „vulgare" auf der Hand und am Vorderarm. In Form eines papulo-vesikulösen Ekzems hat sich die Erkrankung auf den Oberschenkel ausgedehnt.

Regionäre Verschiedenheiten. Bei Kindern provozieren Pediculi am behaarten Kopf sehr oft ein mit Pyodermien kompliziertes Ekzem. Bei jugendlichen Individuen und Erwachsenen ist das Kopfekzem gewöhnlich eine Komplikation der Pityriasis und unmerkliche Übergänge kommen vor zwischen der trockenen Pityriasis, der steatoiden Pityriasis und dem trockenen, nässenden und krustösen Ekzem (cf. Kerose **XI**).

Am Bart und an den behaarten Körperstellen sind dieselben Beziehungen zur Pityriasis vorhanden. Das Ekzem kann hier nässen und veranlaßt oft eine pyogene Sykosis (**XIX**, 266).

Die um die natürlichen Körperöffnungen lokalisierten Ekzeme sind trocken oder nässend und oft hartnäckig. Sie entstehen und werden unterhalten durch Erkrankungen der entsprechenden Schleimhäute und Körperhöhlen. Man hat sie auf Reflexwirkungen zurückgeführt. An den Lippen kann man den schlechten Zustand der Zähne, irritierende Zahnreinigungsmittel *(z. B. bei bestehender Idiosynkrasie, Odol)* und Pharyngitiden als Ekzemursachen ansprechen.

Die anhaltende Desquamation des Lippenrotes bildet einen besonderen Typus unbekannter Natur, den einige Autoren mit der Psoriasis, der Seborrhöe usw. in Verbindung gebracht haben.

An den Nasenöffnungen, den Augenlidern und den Ohren sind chronische Koryza, Sinusitis, Augenerkrankungen, Entzündungen des äußeren und mittleren Gehörganges die Unheilstifter; an der Vulva: Diabetes, Zystitis, Vaginitis oder Metritis; am Anus: Hämorrhoiden, Fissuren, Obstipation. Das perigenitale und -anale Ekzem ist sehr häufig eine Folge des Pruritus dieser Gegenden.

Das generalisierte Ekzem des Gesichtes, das auch den Hals und den Thorax befällt, steht oft in Beziehungen zum Gebrauch von Haar- und Bart-Färbemitteln, zu den gewerblichen Dermatosen und bei kleinen Kindern zum Ausbruch der Zähne.

Das Ekzem an der Mammilla und dem Warzenhof der Frauen ist oft nässend, zirkumskript und sehr hartnäckig. Es wird fast ausschließlich durch Skabies, oder Gravidität und Stillen hervorgerufen. Man darf es nicht mit Pagets Disease verwechseln (**XXX**, 487).

Das Ekzem der großen Hautfalten, das sich an den Gelenkbeugen, in den Falten unter Hängebrüsten und Hängebäuchen, in der Analkerbe usw. lokalisiert, ist bei Korpulenten, Diabetikern und Gichtikern nicht selten. Es ist diffus und nässend oder begrenzt und trocken. Es ist ein stärkerer Grad des intertriginösen Erythems. Das intertriginöse Ekzem ist ebenfalls nicht selten bei Säuglingen an Hals, Oberschenkeln usw. und kann, wenn es nicht erkannt wird, sehr intensiv werden.

An den Unterschenkeln beobachtet man das Ekzem sehr häufig in allen seinen verschiedenen Formen (Fluxus salinus [Salzfluß] ist der alte Name des ausgedehnten nässenden Ekzems der Unterschenkel). Es tritt auf in Verbindung mit Varizen, Traumen und Ulzerationen, und führt zu Dermatosklerosen und Hypertrophien.

An den Händen, Handgelenken und Vorderarmen veranlassen die auf gewerblichen äußeren Ursachen beruhenden Toxidermien die Mehrzahl der Ekzeme. Von der Dysidrosis, die auch die Füße befällt, wird noch die Rede sein.

Zwischen den Zehen trifft man gewöhnlich eine Dermatitis, die von Rötung, Jucken und Abstoßung großer mazerierter Hornlamellen begleitet ist. Je nach dem Autor wird sie beim Ekzem, bei der Dysidrosis oder Intertrigo eingereiht. *(Hier spielen auch Dermatomykosen, speziell Infektionen mit dem Epidermidophyton inguinale Sabourauds eine wichtige Rolle.)*

Ob es ein Ekzem der Schleimhäute gibt, ist fraglich. Sicherlich gibt es Ekzeme in den Gegenden, die in der Mitte zwischen Haut und Schleimhaut stehen: auf dem Lippenrot, der Glans, den großen und kleinen Labien. Aber die Reaktionen, welche durch die ekzematogenen Ursachen im Munde, auf der Zunge, in den Nasenhöhlen, auf der Konjunktiva und in der Vagina veranlasst werden, sind klinisch und histologisch von denen auf der Haut verschieden.

Verlauf und Prognose. Im allgemeinen ist der Verlauf ein sehr verschiedener.

Je nachdem das Ekzem plötzlich auftritt und in einigen Wochen erlischt, oder sich festsetzt und monate- und jahrelang sich erneuert, hat man eine akute und eine chronische Form des Ekzems angenommen. Aber diese Unterscheidung ist künstlich und zwecklos.

Die Prognose eines Ekzems hängt im gegebenen Falle ab, einerseits von der Ursache und andererseits vom Gesundheitszustand des befallenen Individuums, in anderen Worten von seiner Prädisposition; letztere ist oft erst a posteriori zu erkennen. Im allgemeinen läßt sich sagen, daß es im Wesen des Ekzems liegt, schubweise i. e. in einzelnen Ausbrüchen fortzuschreiten (ἔκζεμα von ἐκζεῖν, aufwallen, aufsprudeln). Mit einem plötzlichen Ausbruch, mit Hyperämie, mit allgemeinem Unwohlsein fängt die Krankheit am häufigsten, obwohl nicht immer, an. Im Verlauf des Krankheitsprozesses kommt es in der Regel zu neuen Ausbrüchen und raschen Ausbreitungen, die in verschiedenen Intervallen auftreten und leicht durch äußere oder innere Störungen provoziert werden. Diese „Neigung auf Reizmittel in Form einer vermehrten Entzündung und Exsudatbildung zu reagieren" ist so charakteristisch, daß Unna sie in seine Definition des Ekzems aufnahm. Zwischen den einzelnen Nachschüben kann eine Entwickelung im Sinne der Heilung einsetzen oder der Status quo sich erhalten; oder es kann auch fortschreitende Verschlimmerung durch Komplikation mit Pyodermien, Lymphangitiden usw. eintreten.

Das Ekzem kann zu einer wirklichen Invalidität führen, welche die Ausübung mancher Berufsarten unmöglich macht. Durch das Juckgefühl und durch die Verzweiflung, die den Patienten erfaßt, kann sich Kachexie entwickeln, ja der Leidende kann zum Selbstmord getrieben werden. Die Todesfälle, die man auf Ekzeme zurückgeführt hat, sind wahrscheinlich den Organerkrankungen zuzuschreiben, von denen das Ekzem nur eine einzelne Manifestation war (vide Ekzematose).

Diagnose. Es wäre eine endlose Aufgabe, wollte man alle beim Ekzem möglichen diagnostischen Irrtümer aufzählen. Meistenteils ergibt sich übrigens die Diagnose auf den ersten Blick, wenn eine polymorphe Epidermodermatitis vorliegt in einer oder mehreren der eben beschriebenen klinischen Formen, in größeren oder kleineren Herden mit unregelmäßigen Rändern. Man kann nicht sagen, daß das Bläschen als diagnostisches Merkmal von höherem Werte sei als die anderen Effloreszenzen. Das Charakteristische beim Ekzem ist der Prozeß in seiner Gesamtheit. Die wirkliche Schwierigkeit besteht darin, die Ursache und den Ursprung des Ekzems aufzufinden; ist es rein äußerlich und sozusagen traumatisch? Entstand das Ekzem primär, d. h. auf gesunder Haut oder sekundär, nach einer vorausgegangenen Dermatose? Welchen Anteil haben die Prädisposition, lokale oder Organerkrankungen oder der Allgemeinzustand des Individuums?

Die weiter unten gegebene kurze Übersicht über einige Haupttypen wird, wie ich hoffe, dem Anfänger seine Aufgabe etwas erleichtern.

Therapie des Ekzems. Da man sich bei der Besprechung eines so großen Gebietes beschränken muß, so sollen hier nur ganz summarisch einige praktische Anweisungen gegeben werden.

Die Frage, ob jedes Ekzem behandelt werden muß, beantworte ich ausdrücklich in bejahendem Sinne, da der Kranke leidet und es gefährlich für ihn sein könnte, wenn das Ekzem sich ausbreitete und infizierte. Die Furcht mancher ängstlicher Gemüter vor einem „Zurücktreiben des Ausschlages nach Innen" ist als nicht begründet anzusehen. Immerhin lehrt die Erfahrung, daß man bei sehr ausgebreiteten Ekzemen und bei den oben erwähnten, welche auf schweren Organ- oder Stoffwechselerkrankungen beruhen und mit anderen Krankheitserscheinungen alternieren, besser tun wird, nur reinhaltende Verbände, erweichende, sehr milde Mittel anzuwenden und auf energisch eingreifende Medikamente ganz zu verzichten.

Zwei Grundregeln müssen vorangestellt werden: Erstens soll der Arzt bei jedem Ekzemfall vor allem die wahrscheinlichen Ursachen der Erkrankung systematisch und mit aller Sorgfalt analysieren. Zu diesem Zweck sucht er in erster Linie nach äußeren Reizen, um diese womöglich auszuschalten, weiter nach präexistenten Dermatosen, welche die Prognose und Behandlung sehr beeinflussen, und schließlich nach inneren Ursachen, die durch geeignete Mittel zu bekämpfen sind.

Als zweiter Grundsatz ist zu beherzigen, daß die Therapie eines Ekzems symptomatisch und opportunistisch sein muß, statt systematisch und nach einem von vornherein aufgestellten Plane. Damit will ich sagen, man muß ein Ekzem seiner jeweiligen Form entsprechend behandeln und nicht blindlings das eine oder andere Rezept oder Medikament anwenden, die als „antiekzematös" bekannt sind.

Lokalbehandlung. Die akuten Ekzemausbrüche verlangen vollständige Ruhe, mindestens für die befallene Körpergegend. *(Bei allen Ekzemen wird durch zu starkes Reinigen viel gesündigt; Abspülungen mit heißem Kamillentee oder Borwasser, Abwischen mit Öl oder Coldcream, höchstens noch bei chronischen Formen leichtes Abwischen mit Benzin, genügen vollständig. Salben-, Pasten- und Puderreste, die sich dabei nicht ablösen und unter denen kein Sekret stagniert, soll man ruhig lassen; die Überhäutung erfolgt unter ihnen.)* Man wird einfache Waschmittel oder Sprays aus vegetabilischen Dekokten oder ganz milden antiseptischen Lösungen verschreiben und, um das Austrocknen zu beschleunigen, reichlich indifferente Streupulver verwenden; abwechselnd kann man auch Kühlsalben auflegen lassen. Die gewöhnlichen Salben und Pasten sind sämtlich zu verwerfen, da sie die Haut „erhitzen" und die Epidermis mazerieren können.

Ein impetiginöses, krustöses oder nässendes Ekzem wird anfangs fast immer am besten mit adstringierenden Waschungen mit verdünntem „Eau d'Alibour" und mit erweichenden feuchten Verbänden *(mit essigsaurer Tonerde, Borwasser, 1 %o Resorzinlösung etc.)* oder aseptischen Kataplasmen behandelt. Nachdem die Oberfläche gereinigt und die Entzündung zurückgegangen ist, kann man die feuchten Verbände alternieren lassen mit Pasten, die etwas Ichthyol, Borsäure, oder gelbes Quecksilberoxyd *(oder Schwefelpräparate, besonders Ichthyol, Sulfogenol oder Tumenol-Ammonium)* enthalten, zuweilen auch mit Puder *(oder mit sogenannten Schüttelpinselungen, die Zinkoxyd, Amylum, Talk, Wasser, Glyzerin und eventuell noch medikamentöse Zusätze enthalten)*.

Pinselungen mit einer wässerigen Lösung von Argentum nitricum (1 : 10 bis 1 : 30), jeden zweiten oder dritten Tag wiederholt, wirken oft günstig gegen das Nässen und Jucken.

In den Fällen von Ekzem, die wenig entzündet sind und nicht nässen, dagegen schuppenden oder lichenoiden Charakter haben, kann man die ganze Serie von Pasten *(recht vorteilhaft auch Naftalanzinkpasten)* und später auch von Salben verwenden, die verschiedene Teere *(unter denen ich dem Oleum Rusci und lithanthracis, dem Coaltar und dem Liquor carbonis detergens den Vorzug gebe)*, Schwefel, schwach und stark wirkende Reduktionsmittel, Quecksilberpräparate *(besonders weißes Präzipitat)* usw. enthalten. Man beginnt mit den schwächsten Konzentrationen und geht schließlich über zu reinem Teer, zu Applikationen von Chrysarobin- oder Pyrogallussäure und zu zusammengesetzten Pflastern. *(Sehr gut ist bei subakuten und chronischen Ekzemen das Salizylseifenpflaster, besonders in Form der Trikoplaste zu verwenden, eventuell mit vorhergehender Teerpinselung.)* Bei übermäßigen Reaktionen muß man sofort zu milderen Mitteln zurückkehren. Im allgemeinen greifen gerade die erfahrensten Dermatologen am wenigsten *(oder wenigstens nur nach genügender Vorbehandlung)* zu starken Mitteln.

Die Therapie der trockenen, psoriasiformen und hyperkeratotischen Ekzeme, ebenso wie der stark juckenden Formen ist die gleiche wie die der anderen Dermatosen desselben Charakters.

Schließlich habe ich noch einige lokale Mittel zu erwähnen, die zwar nur ausnahmsweise verwendet werden, aber doch zuweilen vorzügliche Resultate geben.

Die Anwendung kontinuierlicher, unmittelbar auf die Haut aufgelegter Verbände mit Kautschuk oder noch besser Billroth-Battist hat nach verschiedenen Autoren sehr verschiedene Indikationen. Mit Verständnis angewandt sind sie von Nutzen, wenn nicht bei akuten Ekzemen, doch wenigstens bei veralteten und torpiden Formen; manchmal aber wird der Gummi schlecht vertragen und es kann schwierig sein, den richtigen Augenblick zu treffen, in dem man ihn wegzulassen hat.

Mit den zusammengesetzten Mischungen vom Typus des „Baume Duret" cf. S. 520) erzielt man zuweilen in der akuten Periode und ziemlich häufig bei hartnäckigen Ekzemen gute Erfolge; man muß sie äußerst vorsichtig *(z. B. in ganz allmählich ansteigenden Konzentrationen als Zusatz zu Zinkpasten oder nach Darier rein, zunächst nur versuchsweise auf einige Stunden)* anwenden.

Die Indikationen für elektrotherapeutische Behandlung in Form von statischen Bädern und Hochfrequenzströmen sind noch schwankend. Bei stark juckenden Ekzemen und ekzematisiertem Pruritus habe ich damit sehr günstige aber inkonstante Resultate erhalten. Mit der Radiotherapie, die übrigens nur bei lokalisierten refraktären Fällen zur Anwendung gelangt, habe ich ganz dieselben Erfahrungen gemacht. *(Nach meinen Eindrücken geben die Röntgenstrahlen in vielen Fällen von chronischem, resp. immer wieder rezidivierendem Ekzem namentlich der Hände und Füße sehr gute Resultate;. sie sind leicht applizierbar und man gewinnt oft wirklich die Überzeugung, daß sie das „Terrain" modifizieren und gegen äußere Reize widerstandsfähiger machen.)*

Allgemeine Behandlung. Eine spezifische Therapie des Ekzems gibt es zwar nicht, aber bei allen an Ekzem Leidenden muß man versuchen das Allgemeinbefinden zu heben und einer etwa vorhandenen Disposition zu Stoffwechsel- und inneren Störungen überhaupt entgegen zu wirken.

Die Ernährung ist sowohl qualitativ wie quantitativ zu regulieren und wird im allgemeinen die gleiche sein wie bei entzündlichen und juckenden Hautkrankheiten autotoxischen Ursprungs. Vegetarische oder Milch-Diät werden manchmal notwendig sein. Reichliche Flüssigkeitszufuhr per os ist fast immer indiziert, gelegentlich auch Darmspülungen.

Obstipation und Verdauungsstörungen sind energisch zu bekämpfen.

Allgemeine Körperpflege, geregelte Lebensweise, körperliche und seelische Ruhe, wenn möglich Aufenthalt in guter Luft, sind dringend anzuraten.

Die interne medikamentöse Behandlung wird sich dem einzelnen Falle anzupassen haben. Je nachdem wird man daher verschreiben: Alkalien, Lebertran, Kalziumsalze, Phosphate oder Phosphorsäure, Eisen oder Arsen *(das letztere namentlich bei chronischen Leiden, bei anämischen etc. Patienten. Eventuell sind zur Jucklinderung und zur Beruhigung im allgemeinen Brompräparate, Aspirin u. ä. zu verordnen)*.

Die Arsenpräparate galten früher als unentbehrlich bei der Behandlung des Ekzems, sind aber jetzt mit Recht von dieser bevorzugten Stellung verdrängt worden. Tatsächlich ist das Arsen ebenso oft schädlich wie nützlich, vor allem in akuten Fällen. Bei torpiden Ekzemen und für schwächliche nervöse Patienten kann seine Verwendung als Tonikum von Vorteil sein. In Übereinstimmung mit den meisten Dermatologen ziehe ich das arsensaure Natrium dem Kakodylat, dem Methylarsinat und analogen Präparaten vor.

Mineralwasserkuren sind den Bedürfnissen des einzelnen Falles anzupassen. Ihre speziellen Indikationen sind schwer in wenigen Worten zu präzisieren. Im allgemeinen wird man Patienten mit reizbarer Haut gipshaltige Quellen, solchen mit lymphatischer Konstitution Schwefelwässer empfehlen; alkalische Quellen und solche mit kieselsauren Salzen sind für Gichtkranke geeignet, sogenannte indifferente und beruhigende für Nervöse und an Autointoxikationen Leidende, arsenhaltige schließlich für inveterierte Fälle der trockenen und lichenoiden Ekzeme.

Einige sehr häufige klinische Typen des Ekzems sind wichtig genug, um besonders beschrieben zu werden.

Artefizielle Ekzeme.

Ihre Eigentümlichkeiten werden durch ihre Ursache, Lokalisation und Entwickelung bedingt.

In dem Kapitel, das den artefiziellen Dermatitiden gewidmet ist (**XXIII**), werde ich erwähnen, welche irritierenden Substanzen besonders häufig zu einer Ekzemreaktion Veranlassung geben und welche Berufsarten hauptsächlich der Gefahr eines Ekzems ausgesetzt sind.

Die artefiziellen Ekzeme lokalisieren sich natürlich vor allem auf den unmittelbar exponierten Körpergegenden; daher kommen Gewerbeekzeme besonders oft an den Händen, speziell den Interdigitalfalten, den Handgelenken und den Vorderarmen vor (Fig. 6 und 91); am Hals und Gesicht entstehen Dermatitiden durch Färbemittel usw.

Sie haben eine Neigung, sich durch peripheres Fortschreiten auszubreiten, doch können sie auch „springen" und sich so z. B. auf das Gesicht, den Hals und die Schenkel *(sehr häufig auch auf die Genitalien)* erstrecken.

Für diese Art der Ausbreitung hat man verschiedene Erklärungen gegeben. Man nahm an, daß die schädigende Substanz in gewissen Fällen verschleppt werde, z. B. durch die Hände des Patienten, was für gewisse *(wie ich glaube, für sehr viele)* Fälle zutreffen kann, oder daß der schädigende Stoff nach seiner Resorption, von innen nach außen gelangend, auf die prädisponierten Stellen wirkt, oder auch, daß die Ausbrüche an entfernten Stellen durch Reflexwirkung zustande kämen, obgleich es kaum wahrscheinlich ist, daß eine wirkliche Entzündung auf rein nervöser Basis entstehen kann. *(Diese auch nach meiner Meinung a priori als richtig imponierende Anschauung wird namentlich durch Kreibich mit schwerwiegenden Argumenten bekämpft.)* Die Erklärung, welche mir noch am meisten einleuchtet, ist die, welche als prädisponierende Ursache reflektorische Juckgefühle in Verbindung mit Stoffwechselstörungen in Wirkung treten läßt, und als auslösenden Faktor Kratzbewegungen oder Übertragungen von Bakterien mit gesteigerter Virulenz *oder von anderen Noxen* annimmt.

Die artefiziellen Ekzeme sind oft von Anfang an ausgesprochen vesikulös oder aber erythematös-ödematös und sogar erysipelatoid und erst sekundär vesikulös.

Gewöhnlich infizieren sie sich mit Eitererregern und werden an manchen Stellen impetiginös; an anderen verhornen sie, weisen Fissuren auf, bedecken sich mit Krusten, werden nummularisiert (bilden münzenförmige Herde) oder lichenifiziert. Dadurch gewinnt dieser Ekzemtypus ein vielgestaltiges aber doch charakteristisches Aussehen, dem man Namen wie „Spezereihändlerkrätze", „Krätze der Maurer und Zementarbeiter" beigelegt hat.

Gelegentlich tritt, sublata causa, mit größter Schnelligkeit und fast ohne Behandlung, Heilung ein. Es sind dies die Fälle, welche man „traumatische ekzematiforme Dermatitiden" nennt. Aber es gibt alle möglichen Übergänge zwischen diesen benignen Fällen und solchen, welche hartnäckig andauern, ohne erkennbare Ursache von neuem ausbrechen, entfernte Körpergegenden befallen und sich auf ihnen festsetzen, welche also wirkliche Ekzeme sind, bei denen der lokale Reiz eben nur das auslösende Agens bildete.

Aber selbst wenn man eine mehr oder minder rasche Heilung erzielt, so verbleibt doch die Prädisposition, unter dem Einfluß gleicher oder analoger Ursachen zu rezidivieren. Das Individuum ist gewissermaßen **anaphylaktisch** *(im weitesten Sinne, besser „überempfindlich"* (**XXIII**, 332) geworden und kann sich genötigt sehen, seinen Beruf zu wechseln.

Kinder-Ekzeme.

Bei Kindern, besonders im Alter von 2 bis 18 Monaten, beobachtet man sehr häufig (bei 5 oder 10 % der Pariser Kinder) Ekzeme, die eine eigene Ätiologie, Lokalisation und Entwickelung haben.

Die Eltern dieser Kinder sind sehr oft selbst ekzematös oder neuropathisch oder durch toxische Einflüsse oder Überanstrengung geschwächt etc. Sowohl bei Kindern, die gestillt werden, als auch bei denen, die künstlich ernährt werden, kann die Nahrung, trotzdem scheinbar eine Verdauungsstörung nicht zu bestehen braucht, schädlich wirken, sei es, daß sie an und für sich ungeeignet ist, zu oft gereicht wird, oder vor allem, wie Marfan *(und viele andere Pädiater)* gezeigt hat, infolge ihrer überreichlichen Menge. Die Nahrungszufuhr muß deshalb überwacht und für jeden einzelnen Fall vorgeschrieben werden. Wird die Entwöhnung zweckmäßig vorgenommen, so ist sie bei ekzemkranken Kindern nicht besonders zu fürchten, kann sogar im Gegenteil die Heilung herbeiführen. Den Einfluß der Zahnbildung hat man zwar übertrieben, er ist aber doch in vielen Fällen nicht zu verkennen; sie wirkt durch Kongestionen, Steigerung der Nervosität und Verdauungsstörungen. Als auslösende Ursachen können eine schlechte Hautpflege, übermäßige Seifenabwaschungen, Schnupfen, Impetigo, Impfung etc. Bedeutung haben.

Die Prädilektionsstelle des Säuglingekzems ist das Gesicht, besonders die Wangen, die Stirne und die Lippen, während die Nase und das Kinn meist verschont bleiben. Bald beginnt es auf gesunder Haut in ausgesprochener Bläschenform, die später nässend wird; bald nimmt es seinen Ausgang von dem fettigen Belag der Stirne und des behaarten Kopfes, der „Calotte des nourrissons", Crusta lactea (= „Gourme"), Erscheinungen die eine zusammenhängende Serie darstellen von der Pityriasis simplex bis zum trockenen oder impetiginösen, oder nässenden und krustösen Ekzem. Endlich kann das Ekzem, das allerdings auch in den oben erwähnten Formen juckt, als Sekundärerscheinung eines primären lokalisierten Pruritus und des durch ihn veranlaßten Kratzens auftreten.

Dieses Ekzem kann seinen Standort beibehalten oder auf die Glutäi, die Extremitäten und den Rumpf übergehen. Das Allgemeinbefinden ist häufig ausgezeichnet und gewöhnlich verschwindet der Ausschlag in der Mitte oder am Ende des zweiten Lebensjahres. Handelt es sich dagegen um eine Prurigo, so sieht man eine diffuse Lichenifikation auftreten, speziell im Gesicht oder an den Extremitäten, und die Krankheit kann unbeschränkt lange fortbestehen, nimmt dabei allerdings im Laufe der Jahre einen milderen Charakter an.

Bezüglich des **Glutäal-Ekzems der Säuglinge** verweise ich auf die Bemerkungen über diese Krankheit in dem Abschnitt über die Intertrigo (**I,** 12).

Sekundäre Ekzematisationen.

Die Ekzematisationen, die sich auf dem Boden anderer Dermatosen entwickeln und durch sie hervorgerufen werden, bringen scheinbar eine große Verwirrung in die didaktische Schilderung des Ekzems. Tatsächlich ist die Kenntnis dieser Entstehungsweise der Ekzeme, die sich auf sogenannten „präekzematösen Dermatosen" entwickeln, von höchster Bedeutung für den praktischen Arzt, denn in einer ganzen Anzahl von Fällen kann er, gestützt auf seine Erfahrung, eine genaue Diagnose und Prognose stellen und eine prophylaktische Therapie einleiten. Außerdem bietet auf Grund der Vorstellung, daß das Ekzem nur eine Art kutaner Reaktion ist, die theoretische Erklärung dieser Fälle keine allzugroße Schwierigkeiten.

Ekzem und Impetigo. Die Beziehungen der Impetigo zum Ekzem sind kompliziert und man hat sie in verschiedener Weise erklärt. Die klinischen Tatsachen werden uns klar, wenn wir folgende zwei Sätze annehmen:

Die Impetigo oder die oberflächliche Pyokokkeninfektion der Epidermis inokuliert sich sehr häufig auf das Ekzem, ganz gleichgültig ob das Ekzem durch äußere und artefizielle oder durch innere und diathetische Ursachen entstanden ist. Dadurch ändert sich das klinische Bild des Ekzems: das Exsudat wird eiterig, die Krusten werden honiggelb und höckerig; man spricht von einem impetiginisierten Ekzem. Die Veränderungen der Umgebung oder die Autoinokulationen, wie sie z. B. durch Kratzen entstehen, sind daher bald die des Ekzems, bald die Pusteln der Impetigo, bald beide vereint.

Umgekehrt kann die Impetigo ein Ekzem veranlassen in dem Sinne, daß die Eiterkokken, die Erreger der Impetigo, unter gewissen uns unbekannten Bedingungen, wahrscheinlich bei einem bestimmten Virulenzgrad oder auf einem bestimmten Terrain imstande sind, eine Epidermo-Dermatitis vom Typus des Ekzems zu erzeugen, wie andere Reizmittel dies auch tun würden. Dieses bakterielle Ekzem (S. 39) könnte man als „impetiginöses Ekzem" bezeichnen, aber dieser Ausdruck hat leider schon anderweitig in banalem Sinne Verwendung gefunden. Es hat nicht, wie das impetiginisierte Ekzem, einen bestimmten Typus. Ich glaube, daß diese Form das Aussehen eines vesikulösen, nässenden, krustösen, schuppenden oder sogar trockenen Ekzems annehmen kann; haben doch Sabourauds Untersuchungen dazu geführt, daß man selbst die Pityriasis simplex oder „fliegende Flechte" („Dartre volante") als „Impetigo sec" (= Impetigo sicca) betrachtet.

Ich fürchte, dieser zweite Satz wird wohl nicht ohne weiteres angenommen werden, obgleich er sich auf eine beträchtliche Zahl histologischer und bakteriologischer Untersuchungen aus meinem Laboratorium und sorgfältigst beobachteter klinischer Fälle stützt und, wie ich glaube, durchaus den Tatsachen entspricht. *(Untersuchungen an meiner Klinik über die Pityriasis simplex haben allerdings zu negativen Resultaten geführt.)*

Ekzem und Kerosis. Die krankhaften Zustände der Epidermis, die man als Pityriasis und Seborrhöe bezeichnet und die ich in der Gruppe der „Kerosis" (XI) vereinigt habe, schaffen ein Terrain, das ganz besonders zur Ekzematisation prädisponiert ist. Auf einem solchen Terrain entwickelt sich meistens das trockene Ekzem oder das Ekzematid. Aber dieses trockene Ekzem hat große Neigung auf Kratzen, unrichtige Behandlung oder andere lokale und allgemeine Ursachen in Form einer Exsudation oder ausgedehnten Entzündung zu reagieren. Es ist dies die „Seborrhéide eczématisée" mancher Autoren *(die feuchte Form des „seborrhoischen Ekzems" vieler deutscher Dermatologen).*

Bei den an Kerosis leidenden Individuen können sich die verschiedenen Formen des vesikulösen, nässenden, krustösen oder impetiginösen Ekzems auch von vornherein entwickeln. Die Prädilektionsstellen der Kerosis, in erster Linie der behaarte Kopf, das Gesicht, die großen Gelenkbeugen sind natürlich auch die gewöhnlichen Ausgangspunkte dieser Ekzeme.

Der kerotische Ursprung der Ekzeme ist so häufig, daß Unna *(wohl mit einer nicht geringen Übertreibung)* sagen konnte, „durch Behandlung und Heilung der Anfangsstadien des seborrhoischen Ekzems würde man die große Mehrzahl der Ekzeme unterdrücken".

Ekzem und Prurigo. Sehr häufig entsteht ein mehr oder weniger ausgedehntes oder generalisiertes Ekzem bei Individuen, die an den verschiedenen Formen von diffusem oder lokalisiertem Pruritus oder Prurigo erkrankt sind. Wie bei der Urtikaria und der Skabies ist es das Kratzen, welches die Ekzembildung provoziert und durch seine mechanische Wirkung oder die Inokulation mit Bakterien als pathogenetischer Faktor dieser Komplikation fungiert. Da aber keineswegs alle an Prurigo Erkrankten, die sich kratzen, Ekzembildung aufweisen, sondern manche vielmehr Neigung zu reiner Lichenifikation zeigen, so muß man annehmen, daß ein gewisser Grad lokaler oder allgemeiner Prädisposition notwendig ist.

Man darf nicht vergessen, daß umgekehrt das primäre Ekzem an und für sich juckender Natur ist und daß es sich unter gewissen Bedingungen, z. B. bei langem Bestehen, in manchen Lokalisationen und auf bestimmtem Terrain gerne lichenifiziert. Die Beziehungen zwischen dem Ekzem und den juckenden Dermatosen sind also sehr kompliziert und die einzelnen Fälle erfordern eine genaue Untersuchung.

Außer diesen drei Zuständen, bei denen die Ekzematisation außerordentlich häufig ist, wäre noch eine lange Reihe von Dermatosen zu erwähnen, bei denen, obgleich etwas seltener, das Ekzem als Komplikation sich einstellen kann.

Lichenoide Ekzemherde kommen als häufige Anfangssymptome bei der Mykosis fungoides vor. Die exfoliativen Erythrodermien ekzematisieren sich oft, vor allem an den Gelenkbeugen. Ekzemausbrüche sind bei Ichthyosis und bei Hyperkeratosis nichts Ungewöhnliches.

Zu den präekzematösen Hauterkrankungen müssen auch die Hyperidrosis und das intertriginöse Erythem gerechnet werden.

Ekzematosis.

Ich erinnere daran, daß ich mit diesem Namen diejenige chronische Krankheit diathetischen oder dyskrasischen Ursprungs bezeichne, welche als hauptsächliche Erscheinung eine Ekzemeruption aufweist und die wenigstens in der französischen Schule allgemein mit dem Namen des wahren Ekzems oder der Ekzemkrankheit belegt wird.

Man trifft die Ekzematose in jedem Lebensalter an und muß zu ihr auch gewisse Ekzeme der Neugeborenen rechnen. In der Kindheit und bei der heranwachsenden Jugend scheint sie lymphatische, anämische und skrofulöse Individuen zu bevorzugen, während sie bei den Erwachsenen die durch toxische Einflüsse, durch Überarbeitung und durch Exzesse im Essen und Trinken geschädigten Individuen befällt.

Bei Arteriosklerotischen und alten Leuten tritt die Ekzematose besonders häufig auf und wird dann zu einem sehr beschwerlichen Leiden, das oft fast unheilbar ist. Die Reichen werden mehr von ihm heimgesucht als die Patienten der Spitäler und Polikliniken.

Im allgemeinen ist die Ätiologie der Ekzematose dadurch charakterisiert, daß hier an erster Stelle die sogenannten inneren Ursachen stehen, die sich zuweilen derart kumulieren, daß man nicht weiß, welcher man die Schuld zuschreiben soll, *oft aber auch gar nicht zu finden sind.* Der Einfluß lokaler oder äußerer Ursachen tritt dagegen so wenig hervor, daß er zuweilen *resp. sehr häufig* kaum erkennbar ist.

Doch erfolgt der erste Ausbruch der Ekzematose fast immer im Anschluß an ein Trauma der Haut, eine zufällige lokale Reizung, wiederholte Kratzversuche wegen eines Pruritus der Anal- oder Genitalgegend oder bei entzündeten Varizen etc. Auch auf einer langdauernden Pityriasis des behaarten Kopfes oder auf einem alten trockenen Ekzemherd kann sie zuerst auftreten. Schließlich sieht man, oder noch öfter geben die Patienten an, daß sie sich entwickelt gleichsam als „Metastase" oder vikariierend eintretend für ein spontan verschwundenes oder unterdrücktes Asthma, einen Bronchialkatarrh, eine Enteritis, neuralgische oder rheumatische Schmerzen.

Später kann es auch vorkommen, daß so geringfügige Ursachen wie ganz reizlose therapeutische Applikationen, Abseifungen, Fettsubstanzen oder selbst das Wasser einen Ausbruch veranlassen. Bei Leuten mit diathetischem Ekzem scheint die Haut ihre Anpassungsfähigkeit an äußere Einflüsse verloren zu haben und solche Individuen bekommen Anfälle oder Exazerbationen bei starkem Wind, bei Wechsel der Temperatur, der Jahreszeit, des Klimas, des Feuchtigkeitsgehaltes der Luft, kurz bei allen Veränderungen, welche die Zirkulation und Sekretion der Haut modifizieren können.

Mit der Beschreibung des klinischen Bildes der Ekzematose halte ich mich nicht auf. Es genügt zu erwähnen, daß die Krankheit all die Unterschiede nach Form und Stärke, und all die Lokalisationen und Ausbreitungsarten aufweisen kann, die bereits bei der allgemeinen Besprechung des Ekzems beschrieben wurden. Der Juckreiz wechselt in seiner Intensität, ist aber oft unerträglich; er kann anfallsweise, besonders nachts, auftreten und trägt einerseits dazu bei, durch die Kratzeffekte, die er veranlaßt, die Hautläsionen zu unterhalten und andererseits die Nerven und die psychische Widerstandskraft der Kranken zu schädigen.

Eine Heilung ist oft trotz rationellster und sorgfältigster Pflege nicht zu erzielen oder ist nur vorübergehend, da sich Rezidive entwickeln. Gewöhnlich nehmen diese oder anscheinend neue Ausbrüche ihren Ausgang von einem nicht ganz erloschenen Herd resp. wie die Anhänger der parasitären Ekzemtheorie es ausdrücken, von einem residualen Herde bakteriellen Wachstums. Das Leiden kann Jahre lang, eventuell bis zum Tode dauern; dieser tritt ein infolge der Organveränderungen (Brightsche Krankheit, Arteriosklerose, chronische Bronchitis, Krebs, Diabetes usw.), die der Krankheit zugrunde lagen.

Häufig kommt es vor, daß das Ekzem verschwindet zu der Zeit, in der die Vorboten des Todes sich melden — ganz natürlich, denn der erschöpfte Organismus vermag eine solche reaktive Hautentzündung nicht mehr zu produzieren. Diese Tatsache wird vom Publikum ganz allgemein, und von seiten der Ärzte nicht selten, dahin ausgelegt, daß sie eine „Zurücktreibung", ein „Nachinnentreten" des Exanthems bedeute, d. h. man sieht die Wirkung als die Ursache an.

Dysidrosis.

Mit diesem Namen, der auf Tilbury Fox (Cheiropompholyx Hutchinson) zurückgeht, bezeichnet man eine Erkrankung, die im allgemeinen als selbständig gilt, mir aber nur eine klinische Form des Ekzems zu sein scheint, die sich durch einige Nüancen in der Art der Effloreszenzen, deren Entwickelung und Lokalisation von anderen Ekzemformen unterscheidet.

Die Dysidrosis sieht man vor allem im Frühjahr, von März bis Juni, manchmal auch im Herbst; sie rezidiviert häufig um die gleiche Zeit des Jahres. Meist werden Erwachsene befallen, Kinder nur selten. Die Patienten leiden gewöhnlich an Störungen, die dem „Arthritismus" verwandt sind; oft sind sie Dyspeptiker, nervös oder überarbeitet und schwitzen leicht. *(Von anderer Seite wird gerade Mangel an Schweiß beschuldigt. Die Ursachen der „Dysidrosis" im allgemeinen wie ihrer einzelnen Schübe sind noch sehr dunkel.)* Ein Ausbruch kann provoziert werden durch heftige körperliche Anstrengungen oder durch eine Gemütsbewegung.

Der Ausschlag ist besonders an den Händen und an den Füßen lokalisiert. Er besteht aus kleinen oder mittelgroßen Bläschen, die tief in die dicke Epidermis eingelassen sind *(unter dicker Hornschicht liegen)*. Sie treten ohne Rötung auf, wohl aber mit sehr lästigen Gefühlen des Juckens, der Hitze und des Schmerzes auf Druck.

Am typischsten sieht das Exanthem an den Seitenflächen der Finger aus, wo die Haut chagrinlederartig, weiß oder rötlich, wie mit gekochten Sagokörnern gefüllt, erscheint. Die Bläschen können den Umfang einer Linse erreichen und, besonders an den Handtellern und den Fußsohlen, zu Blasen von der Größe einer Mandel oder darüber konfluieren. Sticht man sie auf, so tritt eine klare, stark fadenziehende, neutrale oder *(nach meiner Erfahrung immer)* alkalische Flüssigkeit aus, die manchmal trüb und an den Fußsohlen gewöhnlich eiterig ist. Die Bläschen der Dysidrosis haben wenig Neigung sich spontan zu öffnen, sondern trocknen meistens innerhalb weniger Tage ein, worauf die Epidermis sich abschält; darunter wird eine glatte, rötliche, nicht nässende Oberfläche sichtbar. Ein Schub dauert 5 bis 20 Tage.

Die meist symmetrisch lokalisierte Eruption kann infiziert, impetiginös werden (besonders an den Füßen), zu Rhagaden, Lymphangitiden etc. führen, sich auf die Vorderarme, den Hals, das Gesicht und den Rumpf ausdehnen und sich sogar generalisieren, wobei sie eine Form annimmt, die sich in keiner Weise von dem gewöhnlichen Ekzem unterscheidet. Dieses dysidrotische Ekzem ist gewöhnlich nicht sehr hartnäckig.

Die pathologische Anatomie der dysidrotischen Bläschen zeigt runde oder ovale Hohlräume in verschiedenen Schichten des Stratum Malpighii; sie entstehen durch Spongiose und sind von einer Flüssigkeit erfüllt, die einige Leukozyten enthält und die benachbarten Zellen zusammendrängt. Mit den Schweißdrüsenausführungsgängen besteht kein Zusammenhang. Die Bläschen der artefiziellen Ekzeme der gleichen Körperregion, wie überhaupt aller Lokalisationen, wo die Epidermis *(Hornschicht)* dick ist, haben genau die gleiche Struktur. Der besondere Bazillus, den Unna entdeckt hat, ist nicht wieder gefunden worden.

Der Versuch, die Dysidrosis zum Range einer selbständigen Hautkrankheit zu erheben, muß als gescheitert betrachtet werden, denn nur geringe klinische Differenzen sprechen für eine Absonderung vom gewöhnlichen Ekzem und die anatomischen Befunde sind bei beiden identisch. Ich habe auch oft artefizielle Ekzeme *(z. B. bei Jodoform-Idiosynkrasie)* in der gleichen Lokalisation beobachtet, die absolut dasselbe Aussehen hatten. Die Neigung zu einer bestimmten Jahreszeit zu rezidivieren, die übrigens nicht konstant ist, ist eigentlich die einzige spezielle Eigenschaft der Dysidrosis. *(Ich habe schon immer aus den gleichen Gründen die selbständige Existenz der Dysidrosis bestritten.)*

Ich bin nicht überzeugt davon, daß die *(sehr häufig kreis- oder guirlandenförmige, oberflächliche)* Desquamation der Hände und Füße in allen Fällen auf einer, wenn auch nur larvierten, Dysidrosis beruht. Diese Affektion, die ebenfalls rezidiviert, und in ihrem Auftreten *(nicht immer)* an eine bestimmte Jahreszeit gebunden ist, besteht in einer Austrocknung der Epidermis, die sich in disseminierten Punkten oder auf polyzyklisch umgrenzten Flächen ablöst. *(Röntgenbehandlung manchmal erfolgreich.)*

Das intertriginöse Ekzem der Zehen wird aus theoretischen Gründen von manchen Autoren der Dysidrosis angegliedert, obgleich es keine Ähnlichkeit mit ihr hat *(auch bei ihm spielen augenscheinlich oft Infektionen mit Myzelpilzen eine bisher verkannte Rolle)*.

Es ist fast überflüssig, darauf hinzuweisen, daß die Dysidrosis nichts gemein hat weder mit den Sudamina *(Miliaria cristallina)*, intrakornealen Bläschen, welche am Rumpf und an den Gliedern stark transpirierender Fieberkranker auftreten (XXII), noch mit den Hidrokystomen (XXX), welche intradermale durch Dilatation der Schweißdrüsenkanäle entstandene Kysten sind.

Akutes disseminiertes Ekzem oder miliare Impetigo.

Unter diesem Titel beschreibe ich einen klinischen Typus, der folgende Eruptionen umfaßt: Unnas durch Morokokken (?) entstandenes akutes disseminiertes (vesikulöses) Ekzem, Miliaria rubra oder Miliaria alba, Schweißfriesel (Prickly heat, Lichen tropicus, „Bourbouille" [roter Hund]) (Fig. 7).

Daß dieser Typus eventuell mehreren selbständigen Krankheiten entspricht, ist wohl möglich; zurzeit lassen sie sich jedoch nicht unterscheiden.

Die Symptome sind folgende: bei einem noch jugendlichen erwachsenen Individuum, meist männlichen Geschlechtes, bricht ein akutes Exanthem aus mit roten Flecken, die in der Mitte ein winziges Bläschen mit trübem Inhalt tragen und die Größe eines Stecknadelkopfes besitzen. Der Ausbruch erfolgt nach reichlicher Schweißbildung, provoziert durch eine Temperaturerhöhung, ein Dampfbad, besondere Anstrengung oder einen Hautreiz, wie z. B. ein Schwefelbad. Es ist weder eine Induration der Effloreszenzen, noch eine papulöse Erhebung

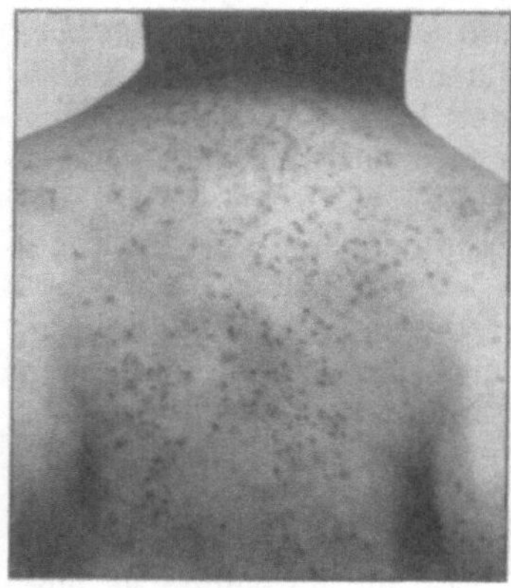

Fig. 7.
Miliare Impetigo des Rückens (bei einem Manne, der stark geschwitzt hat).

über das Hautniveau wie bei dem papulo-vesikulösen Ekzem Brocqs zu konstatieren; ebensowenig ist die Eruption follikulär. Sie ist vorzugsweise am Rumpf und an den oberen Partien der Extremitäten lokalisiert und zuweilen von lebhaftem Jucken begleitet.

Häufig findet man, daß der Patient vorher an einer Impetigo vulgaris, einem gewöhnlichen oder impetiginisierten Ekzem, einer Furunkulosis oder eiternden Wunde gelitten hat. Die Krankheit verläuft rasch, so daß bei angemessener Pflege oft alles in drei oder vier Tagen geschwunden ist. Es können auch mehrere Schübe aufeinander folgen. Besonders auf irritierten oder zerkratzten Stellen entwickeln sich später zuweilen Herde von gewöhnlichem oder impetiginisiertem Ekzem.

Das histologische Bild zeigt auf einer hyperämischen und ödematösen Dermatitis ein minimales Bläschen, entweder vom Typus der Impetigo *(vul-*

garis), also durch Abhebung der Hornschicht entstanden, oder vom Typus des Ekzems, d. h. durch Spongiose gebildet, mit serösem Inhalt und mehr oder minder zahlreichen polynukleären Leukozyten. Oft treten beide Bläschenbildungen gleichzeitig oder nacheinander auf. Gewöhnlich, aber nicht konstant, ist im Zentrum des Bläschens ein Schweißdrüsenausführungsgang, obgleich es seine Existenz nicht der Erweiterung eines solchen Ganges verdankt. Die Lokalisation am Haartrichter ist seltener.

Aus Untersuchungen, die in meinem Laboratorium angestellt wurden, geht hervor, daß man aus den eben beschriebenen Effloreszenzen je nach dem Fall verschiedene Staphylokokken (besonders den grauen *[cutis communis]* den citreus, den albus) züchten kann. Es sind dies die Morokokken Unnas (**XXVI,** 387).

Ich bin der Ansicht, daß es sich hierbei um eine bakterielle Autoinokulation handelt, die sich infolge der Mazeration der Epidermis durch den Schweiß ausbreitet.

Es wäre logisch richtiger, diese Hautkrankheit wegen ihrer Pathogenese und ihrer Entwickelung bei den Impetigines unterzubringen, statt beim Ekzem, da ihre Elemente sich nicht gruppieren und keine Neigung haben zu Nässen. Ich ordne sie nur darum hier ein, weil sie in ihrem Aussehen dem Ekzem gleicht und durchaus nicht den gewöhnlichen Formen der Impetigo.

Zur Heilung genügt eine einfache Behandlung mit reizlosen Waschungen und indifferenten Pudern; eventuell behandelt man von früher her bestehende Eiterherde und empfiehlt dem Kranken sich ruhig zu verhalten.

Kapitel V.

Die erythemato-squamösen Hautkrankheiten.

Diese Krankheitsgruppe ist charakterisiert durch das Auftreten roter schuppender Flecke.

Man könnte glauben, daß die Effloreszenzen, welche durch diese wenigen Worte definiert sind, recht banal wären; das ist aber nicht der Fall, wenn man ihre Bedeutung genau zu präzisieren versucht.

Der Ausdruck „Flecke" (Taches)[1] wird hier im weitesten Sinne gebraucht, denn nach ihrem Umfang würden diese Flecke oft auch die Bezeichnung „Plaques", „Placards" oder „Nappes" verdienen, d. h. sie können jede beliebige Größe und Form haben (cf. Anmerkung S. 5).

Die Rötung muß hyperämischer, erythematöser Natur sein, d. h. unter dem Fingerdruck sofort verschwinden; sie ist zirkumskript, auf die Flecke beschränkt und nicht diffus.

Die stets vorhandene Schuppenbildung besteht *klinisch* von Anfang an. Sie ist pulver- oder kleienförmig, manchmal glimmerartig oder lamellös. Fast immer ist sie an die „Parakeratose" genannte Verhornungsanomalie gebunden.

Wie man sieht, scheiden durch diese Definition aus: 1. die roten Flecke, die nicht oder nicht von vornherein schuppen; sie gehören zu den Erythemen (**I**); 2. die schuppenden Flecke, die nicht rot sind; sie gehören zu den Keratosen (**XI**); 3. die generalisierten oder fast generalisierten Rötungen, die man Erythrodermien nennt (**VI**).

---

[1] *Darier unterscheidet zwischen: „Tache" (= Fleck) und „Macule" (= Macula) (cf. XVI, S. 223) Zwick.*

Sind die Flecke klein und deutlich peripilär, so sehe ich sie als Follikulosen (XIX) an.

Schuppende, rote Flecke können als Sekundärerscheinung auftreten bei
sehr verschiedenen erythematösen, ekzematösen, vesikulösen, pustulösen und
bullösen Exanthemen. In diesen Fällen sind die Flecke aber keine eruptiven
Elemente im eigentlichen Sinne, sondern ältere „deformierte" Läsionen, die
im Begriff stehen, „Maculae" zu werden (XVI, 223).

An dieser Stelle werde ich nur solche Symptomenkomplexe beschreiben,
die von Anfang an Rötung und Schuppung aufweisen und in dieser
Form fortbestehen.

Hierzu gehören 1. die Ekzematide, 2. die Pityriasis rosea, 3. die
Psoriasis, 4. die verschiedenen Formen der Parapsoriasis; daran
schließt sich ein kurzer Überblick über 5. die psoriasiformen Syphilide und
über 6. gewisse Epidermidomykosen.

Damit ist jedoch die Reihe der Hautaffektionen, welche diesen Eruptionstypus annehmen können, noch nicht erschöpft. Mit besonderen Nüancierungen
findet man ihn bei gewissen Formen des Lupus erythematodes (XXVII, 415)
und bei Tuberkuliden, die sich ihm mehr oder weniger nähern, bei der
Lepra (XXVII, 425) und bei der Mykosis fungoides (XXIX, 466).

Betreffs dieser Krankheiten verweise ich auf die entsprechenden Kapitel,
da ich ihre Beschreibung nicht zu sehr zerstückeln möchte.

Aus analogen Gründen behandle ich die roten und schuppenden Flecken
der Fußsohlen und Handteller, sowie der Schleimhäute im Kapitel über die
Keratosen (XI).

Ekzematide.

Für die Gruppe der Hauterkrankungen, die in Gestalt rötlich schuppender
Flecke oder größerer Herde mit scharf umschriebener Begrenzung auftreten
und allgemein als seborrhoische Ekzeme, Seborrhoide oder trockene
Ekzeme bekannt sind, schlage ich die Bezeichnung „Ekzematide" vor.
Einige Autoren halten sie für einen gesonderten Typus oder schließen sie an
die Pityriasis und die Psoriasis an.

Die Beziehungen, die zwischen diesen Hauterscheinungen und der Seborrhöe bestehen, sind inkonstant. Ich halte die Gruppe für nahe verwandt mit
den Ekzemen aus zwei Gründen: erstens bestehen unmerkliche klinische Übergänge zwischen den beiden Erkrankungen; zweitens gleichen sich die histologischen Bilder im höchsten Grade. Trotzdem ist es nicht angängig die Ekzematide einfach der Ekzemgruppe einzuverleiben, denn ihre Effloreszenzen
unterscheiden sich klinisch durch folgende vier Charakteristika: ihre
habituelle Trockenheit, die Schärfe ihrer rundlichen oder
polyzyklischen Konturen, ihr unverändertes Bestehen lange
Zeit hindurch und ihre leichte Heilbarkeit unter lokaler Behandlung.

Die Bezeichnung, welche ich für sie gewählt habe, scheint mir bequem
zu sein, denn sie weist einerseits auf ihre Verwandschaft mit dem Ekzem hin
und läßt andererseits doch auch besondere Eigentümlichkeiten vermuten.

Nomenklatur und Geschichte. Da die Ekzematide sehr häufig sind, so
haben sie zu allen Zeiten die Aufmerksamkeit der Dermatologen auf sich
gelenkt. Die Mannigfaltigkeit ihrer Namen beweist, daß man sich der Schwierigkeit, sie zu klassifizieren, wohl bewußt war. Sie wurden unter anderem von
Willan und Bateman bezeichnet als Lichen circumscriptus; von
Cazenave und Biett als Lichen gyratus; von E. Wilson als Lichen
annulatus serpiginosus; von Bazin als Eczéma acnéique und Pity-

riasis circiné; von der Schule des Hospital Saint-Louis als Eczéma sec, circiné, figuré oder flanellaire; von Pick, Köbner, Hebra und Hardy als Eczema marginatum, von Duhring als Seborrhoea corporis und von Unna als Eczema seborrhoicum. Von jeher war man geneigt, bei ihnen einen parasitären Ursprung anzunehmen.

Die Bezeichnung als seborrhoisches Ekzem wurde jedenfalls am günstigsten aufgenommen.

Unna wählte diese Bezeichnung (1887) unter voller Anerkennung des Ekzemcharakters dieser Dermatose auf Grund der Beobachtung, daß sie sich vorzugsweise auf den Prädilektionsstellen der Seborrhöe lokalisiert und daß außerdem ihre Schuppen und Krusten eine fettige Konsistenz haben. Nachdem ihm überdies aufgefallen war, daß es alle möglichen Übergänge und Zwischenstufen gibt zwischen diesen fettschuppigen Ekzemen und den Pityriasisformen einerseits und gewissen Psoriasiserkrankungen andererseits, ließ er sich dazu verleiten, die Gruppe des seborrhoischen Ekzems uferlos zu erweitern.

Während anfangs seine Lehre sehr beifällig begrüßt worden war, wurde sie später lebhaft kritisiert. Bestritten die einen die ekzematöse Natur der Krankheit, was Brocq und Audry bewog, sie als „Séborrhéides" zu bezeichnen, so bewiesen andere, daß sie nicht immer auf seborrhoischem Boden entsteht.

Zurzeit hat man die Gruppe zergliedert. Sabouraud hat verschiedene ihrer Bruchstücke als Pityriasis steatoides, Brocq als Dermatosis medio-thoracica und Parakeratosis psoriasiformis bezeichnet usw.

Die Verwirrung, die auf diesem Gebiet herrscht, würde, meiner Ansicht nach, zum großen Teile verschwinden, wenn man beachten wollte, 1. daß eine kutane Dystrophie existiert, die sich gewöhnlich durch Pityriasis und Seborrhöe offenbart (ich bezeichne sie als

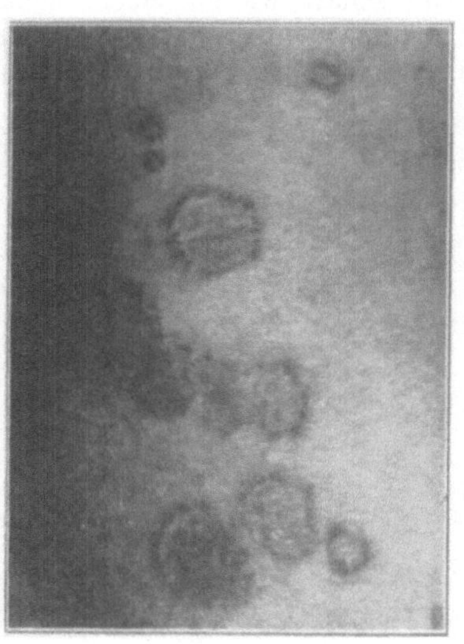

Fig. 8.
Figurierte Ekzematide.

„Kerosis" (**XI**)) und 2. daß auf diesem „kerotischen" Terrain sich mit Vorliebe verschiedene entzündliche Komplikationen entwickeln, die sehr oft die klinische Form der „Ekzematide", zuweilen die eines nässenden Ekzems, oder noch andere Formen wie die einer Rosacea, einer Akne etc. annehmen.

So sind also, nach meinem Dafürhalten, die Ekzematide trockene und zirkumskripte Ekzeme, welche auf Grund dieser Eigentümlichkeiten von den gewöhnlichen Ekzemen abzutrennen sind und in der weitaus größten Mehrzahl der Fälle, obwohl nicht in allen, auf dem Boden der Kerosis entstehen.

Symptome. Die Manifestationen der Kerosis sind fast immer die Vorläufer der Ekzematide oder sie finden sich in ihrer Umgebung. Ob diese entzündliche Komplikation wirklich vorliegt oder nicht, läßt sich beim leichtesten Grad ihres Auftretens oft nur schwer entscheiden; man muß sich eventuell auf das Vorhandensein einer scharf umschriebenen, schuppenden Rötung stützen.

In voller Entwickelung besitzen die Ekzematide typische Charakterzüge, die aber mit der Lokalisation und bei den einzelnen Varietäten etwas wechseln.

1. Figurierte Ekzematide. In diese erste Gruppe (Fig. 8) gehören das „Eczéma flanellaire", der Typus petaloïdes et circumcisus Unnas, die steatoide

Pityriasis Sabourauds und die „Dermatose figurée médiothoracique"
von Brocq *(Duhrings Seborrhoea corporis).*

Anfangs hat die Erkrankung ihren Sitz fast immer in der Prästernalgegend und zwischen den Schulterblättern. Je nach der Intensität und der
Dauer breitet sich der Prozeß mehr oder minder weit von der Medianlinie aus;
auch am behaarten Kopf beobachtet man ihn, von wo er auf die Stirn, die
Schläfen (Corona seborrhoeica) und die Gegend hinter den Ohren *(sowie
auch die vordere Seite der Ohrmuschel bis in den äußeren Gehörgang)*
übergeht.

Die Effloreszenzen sind anfangs mehr oder minder zahlreiche punktförmige, rötliche Flecke, die mit fettigen *oder auch trockenen* Schuppen bedeckt
sind. Sie entwickeln sich dann zu münzenförmigen „petaloiden" (blumenblatt-
artigen) oder polyzyklischen Flecken mit nachstehenden Merkmalen: Die Umrisse
sind scharf, wie mit einer Nadelspitze gezeichnet; die Ränder blaß- oder lebhaft-
rot, oft leicht erhöht, papulös, und bedeckt mit gelblichen Schuppenkrusten, die
beim Zerreiben zwischen den Fingern *oft* eine fettige Konsistenz erkennen lassen.

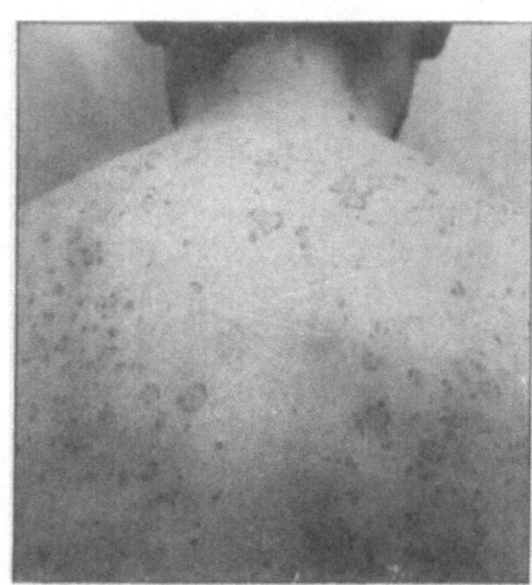

Fig. 9.
Pityriasiforme Ekzematide.

Die *(scheinbar)* eingesunkene Fläche der
Herde liegt im Niveau der normalen Haut,
hat eine gelbrote Farbe und ist häufig
mit Schuppen überzogen, die weniger dick
sind als die der Ränder. Bläschenbildung
und Infiltration der Basis ist nicht zu erkennen. Ein Abkratzen des Randes mit
dem Nagel oder der Kürette läßt, nach
Brocq, eine zarte Purpura, feine Serum-
tröpfchen und schließlich kleine punktförmige Hämorrhagien in Erscheinung
treten. Manche Flecke heilen, während sie
sich vergrößern, in der Mitte oder an irgend
einem Punkt der Peripherie ab. Innerhalb
der Ausbreitungszone werden oft zuerst die
Follikelmündungen befallen, woraus sich
Bazins Bezeichnung „akneiformes Ekzem"
erklärt. Der Juckreiz ist mäßig und intermittierend *(oft fehlt er ganz).*

Die Dauer der Erkrankung ist unbegrenzt; man trifft nicht selten Kranke,
die 10 bis 15 Jahre lang davon befallen sind. Eine geeignete Behandlung
bringt sie in 10 oder 15 Tagen zum Verschwinden.

2. Pityriasiforme Ekzematide. Diese Formen (Fig. 9) sind weniger scharf
charakterisiert. Die Effloreszenzen bestehen aus rötlichen oder rotgelblichen
Flecken mit fein schuppender Oberfläche. Sie sind ziemlich scharf umschrieben,
trocken, oder auf kerotischen Gegenden ein wenig fettig. Ihre Gestalt ist rundlich, oval oder unregelmäßig; ihre Größe und ihre Zahl wechseln sehr.

Sie kommen an allen Körpergegenden vor, sind aber besonders häufig
am behaarten Kopf und seiner Umgebung, am Hals, an den Achselhöhlen, den
Leisten, *(dem Nabel),* den Gelenkbeugen überhaupt, an den Ansatzstellen der
Extremitäten, seltener auf diesen selbst. Manchmal ist der Ausschlag sehr
reichlich und tritt in rasch aufeinander folgenden Schüben auf; Thorax und
Abdomen sind von nummulären oder lentikulären Effloreszenzen wie besät
(Fig. 9); dann kann innerhalb einiger Wochen oder Monate spontane Heilung
stattfinden. Einzelne dieser Flecken, die z. B. in einer großen Gelenkbeuge
(Fig. 10) lokalisiert sind, können sich schleichend entwickeln, allmählich ziemlich

große Dimensionen annehmen und unbestimmte Zeit persistieren. Die anfangs rein hyperämischen und wie bestäubten Flecken können ein chagrinleder-artiges, lichenoides oder aber auch psoriasiformes Aussehen annehmen. Ihre Anordnung ist häufig zirzinär mit gelblicher Färbung der zentralen Partie. Vidal bezeichnete diesen Typus als „Pityriasis marginé" und schrieb ihm einen parasitären Ursprung (Microsporon anomaeon oder dispar) zu.

Diese beiden Typen, speziell aber der zweite, können zeitweilig bläschen-förmigen oder nässenden Charakter annehmen („Séborrhéides eczéma-tisées" mancher Autoren). Schreitet die Entwickelung nicht zur Bildung nässender Ekzeme weiter, so kann die akutere Entzündung wieder zurückgehen.

3. Psoriasiforme Ekzematide. Die Lokalisation und Konfiguration der Elemente dieser Form ist denen der eben besprochenen vollständig analog, aber ihre Farbe ist ein etwas lebhafteres oder ein düsteres Rot. An der Basis besteht eine geringe Infiltration und die Oberfläche ist bedeckt mit reichlichen, weißen Schuppen, die mehr oder minder fest haften. Nach der Brocqschen Kratz-methode[1]) untersucht zeigen die Flecken weniger zahlreiche und weniger ge-schichtete Schuppenlamellen als bei Psoriasis. Legt man die rote Oberfläche bloß, so ist sie etwas unregelmäßig und wie bestreut mit feinen hämorrhagischen Punkten und weist, als pathognomonisches Charakte-ristikum, minime schälchenförmige Vertie-fungen auf, aus denen etwas Serum hervor-sickert.

Die psoriasiformen Ekzematide können sehr reichlich oder aber in wenigen Elementen vorhanden sein, oder es kann sogar nur ein einziger ausgedehnter Herd bestehen, der sich an einem beliebigen Körperteil, am Hals, an einer Gelenkbeuge oder z. B. an der Wade befindet. Bei diesem Typus kommt sowohl die Lichenifikation *(auf Grund des stärkeren Juckreizes namentlich in der Genital- und Analgegend)* öfter vor, wie auch die Ent-stehung eines feuchten Ekzems mit Bläschen-bildung, Nässen und sogar Impetiginisierung.

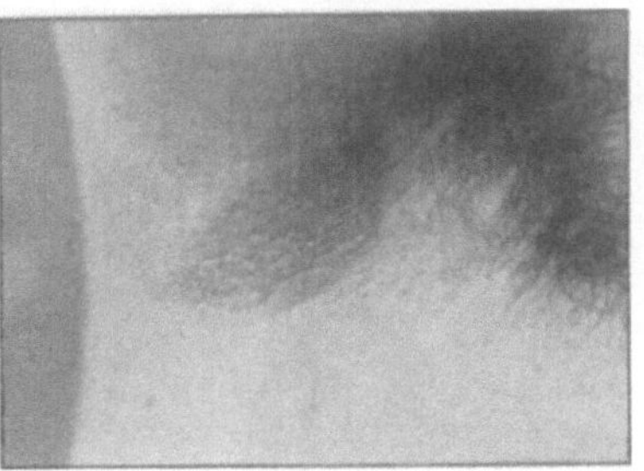

Fig. 10.

Pityriasiformes Ekzematid mit Neigung zu Lichenifikation; lokalisiert am hinteren Rand der rechten Achselhöhle.

Da der Juckreiz sehr intensiv sein kann, so ist eine Verwechslung mit lokalisierter Prurigo *(„Lichen Vidal")* möglich.

Schließlich gibt es 4. noch einen **peripilären** und 5. einen **erythroderma-tischen** Typus der Ekzematide. Von ihnen wird in den Kapiteln über die Fol-likulosen (**XIX**, 278) und die Erythrodermien (**VI**, 81) die Rede sein.

Diagnose. Die Diagnose bietet manchmal nicht geringe Schwierigkeiten. Eine Verwechslung der figurierten Ekzematide mit einer vertrockneten Impetigo, mit zirzinären Syphiliden, mit einem Lupus erythematodes wird aller-dings bei einiger Aufmerksamkeit unschwer zu vermeiden sein.

Aber die pityriasiformen Ekzematide können die Pityriasis rosea Gibert so täuschend nachahmen, daß man im Zweifel sein kann, ob über-haupt die Unterscheidung dieser beiden Krankheitstypen berechtigt ist. Bei

---

[1]) *Brocq hat betont, daß wenn man mit einer (eigens von ihm angegebenen) stumpfen Kürette Effloreszenzen verschiedener Hauterkrankungen leicht, zu oft wiederholten Malen, abkratzt, das Resultat ein bei den verschiedenen Affektionen recht verschiedenes ist; je nachdem ob nach einer größeren oder geringeren Anzahl von Kratzstrichen Purpura, Nässen oder Bluten etc. in verschiedener Weise auftritt, kann man auf die eine oder andere Diagnose schließen. Brocq hat diesen „grattage méthodique" sehr systematisch ausgebildet.*

anderen Fällen muß man an eine kutane Trichophytie denken, die jedoch *meist* charakterisiert ist durch die vollständig runde Form ihrer Flecken, die Bläschenbildung am Rande und das Vorhandensein der mikroskopisch nachweisbaren Pilze in den Schuppen. Die syphilitische Roseola schuppt nie. Selbst bei einer abgeschwächten Form von Psoriasis sind die Schuppen meist reichlicher *und mehr lamellös.*

Die Form mit großen Herden läßt an das intertriginöse Erythem und an das Erythrasma denken, besonders aber an die ekzematisierte zirkumskripte Prurigo, der sie besonders ähnlich ist. Ist der Herd nässend, krustös, lichenifiziert und stark juckend, so wird die Diagnose manchmal erst nach einer Behandlung von einigen Tagen zu stellen sein.

Zwischen den psoriasiformen Ekzematiden und der eigentlichen Psoriasis ist eine strenge Scheidung nicht möglich. Die einzigen Unterscheidungsmerkmale sind die Lokalisation des Ausschlages, seine Entwickelung, seine Neigung zur Exsudation und der Einfluß der Behandlung. Oft ist man genötigt mit dem endgültigen Urteil zurückzuhalten *(oder auch eine „Übergangsform" zwischen beiden anzunehmen).*

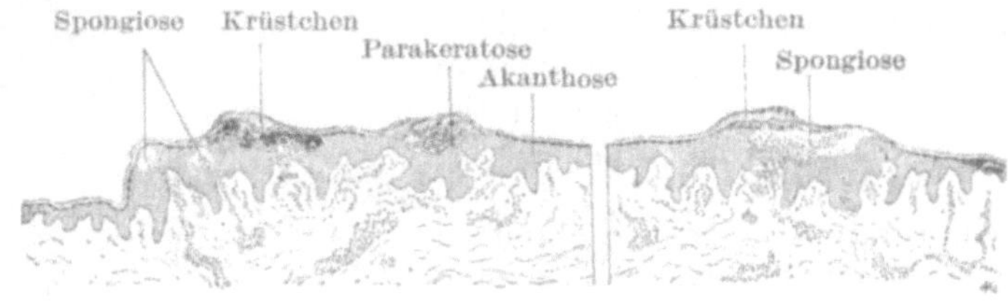

Fig. 11.
Figuriertes Ekzematid. (Vergrößerung 27:1.)
Die mittlere Partie des münzenförmigen Fleckes ist nicht gezeichnet, nur die beiden Ränder der Effloreszenz sind dargestellt.

Pathologische Anatomie. Die histologischen Veränderungen der Ekzematide sind bei den verschiedenen Formen ganz gleichartig und man beobachtet alle möglichen Übergänge.

Die wesentlichen Veränderungen sind: Spongiose in kleinen Herden; Parakeratose, oft nicht kontinuierlich; Schuppen-Krusten; Akanthose; in der Kutis etwas Ödem mit perivaskulären Infiltraten.

Beim figurierten Typus (Fig. 11) sieht man, wenn die Effloreszenz noch im Exazerbationsstadium und nicht, was häufig vorkommt, im Ruhezustand ist, nahe an den Rändern, seltener in der Mitte, kleinste spongiotische Herdchen, die zu unbedeutend sind, als daß sie in Form von Bläschen für das unbewaffnete Auge sichtbar wären. Diese Herde bilden sich im Stratum mucosum, werden aber im Verlauf des Epidermis-Wachstums bis an die Hornschichte vorgeschoben, wo ihr ausgetrocknetes und von parakeratotischen Schichten durchsetztes Plasma linsenförmige Krüstchen bildet. Trotz ihrer fettigen Konsistenz läßt sich in ihnen durch Osmiumsäure weniger Fett nachweisen als in der normalen Hornschichte. Im Zentrum der Flecke sieht man nur eine leichte Akanthose. Das Ödem des Papillarkörpers und die perivaskulären zelligen Infiltrate sind nur an den Rändern ausgesprochen, welche steil oder sanft abfallend sind.

Der psoriasiforme Typus ahmt histologisch (Fig. 12), ebenso wie klinisch, die Psoriasis nach. Die Unterschiede sind folgende: die oberflächliche Lage ist eine dicke Schuppenkruste; zwischen ihren kernhaltigen Hornschichten (den Schuppen) finden sich Ansammlungen von vertrocknetem Serum mit Leukozyten (die Krusten). Die Parakeratosis kann in jeder Effloreszenz kontinuierlich oder diskontinuierlich sein. Die Akanthosis und die Verlängerung der Papillen sind fast ebenso deutlich aber weniger regelmäßig als bei der Psoriasis; die Gipfel der Papillen kommen auch nicht so nahe an die Schuppe heran. In den Retezapfen kann man da und dort einige ganz kleine spongiotische Herde entdecken, denen in den zugehörigen Papillen eine etwas reichlichere zelluläre Infiltration entspricht. Erreichen diese Herde von Spongiosis die Hornschichte, so entstehen aus ihnen die kleinen Krusten. Das Ödem des Papillarkörpers und die perivaskulären Hüllen sind etwas ausgesprochener als bei der Psoriasis (cf. Fig. 15).

Diese Veränderungen bilden zusammen eine etwas mehr diskrete, weniger stürmische und weniger ödematöse Epidermodermatitis vom Typus des Ekzems. Man kann leicht verstehen, daß sie bei einer Steigerung des Prozesses in das gewöhnliche Ekzem übergehen.

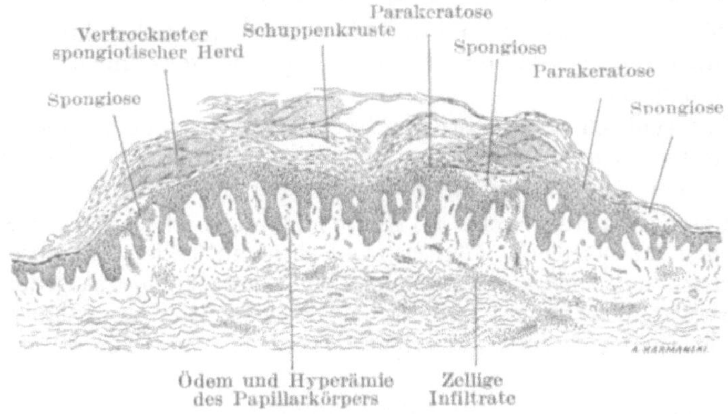

Fig. 12.
Psoriatiformes Ekzematid. (Vergrößerung 30 : 1.)
Schnitt durch eine kleine Effloreszenz.

Ätiologie. Die Ekzematide beobachtet man in allen Lebensaltern sehr häufig, insbesondere aber bei älteren Kindern, bei jugendlichen Erwachsenen und im reifen Alter. Viele Individuen sind davon befallen, ohne sich dessen bewußt zu sein, und eine beträchtliche Zahl von Ekzemen nimmt ihren Ausgang von dieser Form.

Die klinische Analyse hatte schon früh zu der Annahme der parasitären Natur der trockenen figurierten Ekzeme geführt. Nach Unna entsteht das seborrhoische Ekzem durch die Infektion mit Morokokken, runden Mikroorganismen, die sich als maulbeerförmige Anhäufungen in den Krüstchen finden[1]. Andere Autoren stehen auf dem Standpunkt, daß die Seborrhöe das Ekzem veranlaßt (Dubreuilh) oder wenigstens das Terrain für das Ekzem vorbereitet. Von dieser Anschauung rührt die Bezeichnung „Séborrhéides" her, die Audry und Brocq schufen, obschon sie gezeigt hatten, daß diese Eruptionen ohne Seborrhöe existieren können.

---

[1] *Doch hat Unna schon 1900 seine Morokokken als besonderen Bakterientypus aufgegeben und an ihre Stelle verschiedene Staphylokokken gestellt, die er je nach ihrer Teilungsart als verschieden„stufig" bezeichnet. Diese Befunde sind aber noch nicht bestätigt worden.*

Ich habe schon oben erwähnt, wie ich mir die Beziehungen zwischen den Ekzematiden und der „Kerosis" vorstelle, daß nämlich durch diese letztere eine ganz eigentümliche Prädisposition zu einer abgeschwächten Ekzematisation erzeugt wird, die eben die Ekzematide bildet. Aller Wahrscheinlichkeit nach entsteht diese Komplikation infolge einer bakteriellen Lokalinfektion. Welche Bakterienart hierbei in Frage kommt, ist noch unentschieden. Ob der Staphylococcus cutis communis, der in grauen Kolonien wachsende polymorphe Kokkus Sabourauds, oder andere Staphylokokken, ob ein bestimmter Grad der Virulenz oder eine Symbiose, z. B. mit den Sporen Malassez' (den Flaschenbazillen Unnas, dem Microsporon anomaeon Vidals), oder ob ein spezifischer bis jetzt noch unentdeckter Mikroorganismus die Ursache ist, darüber ist man noch keineswegs im klaren. Es ist sogar möglich, daß verschiedene Bakterien oder Mischinfektionen ungefähr die gleiche Wirkung haben könnten.

Perrin hat über einige Fälle von Ansteckung berichtet, die aber äußerst selten *(und daher wohl doch noch sehr dubiös)* ist.

Therapie. So schwierig und unbefriedigend die Behandlung eines Ekzems oder einer Psoriasis häufig ist, so günstig sind gewöhnlich die Resultate bei den Ekzematiden.

Bei den schleichenden, torpiden, vor allem den nicht-ekzematisierten Formen wird man ziemlich energische Mittel anwenden und sich bezüglich ihrer Stärke nach dem Grade der Entzündung richten.

Oft ist es zweckmäßig zuerst die Herde zu reinigen, d. h. von den Schuppen und Krüstchen zu befreien. Man erreicht dies mit Seifen-, alkalischen oder Schwefelbädern, mit feuchten Verbänden, oder einfacher durch jeden zweiten Tag wiederholte Waschungen mit weißer Seife, mit Kali-, Schwefel- oder Teerseife. Jodtinktur könnte denselben Dienst leisten, ist aber weniger zu empfehlen.

Gleichzeitig verwendet man Salben, Pflaster und besonders kombinierte Pasten, deren wirksame Bestandteile aus *(den sogenannten)* Reduktionsmitteln bestehen. So erzielt man schnelle Erfolge mit einer Zinkpaste, der man Schwefel und Oleum cadinum, oder wenn man eine Reizung befürchtet, Ichthyol *(und Resorzin oder weißes Präzipitat)* zusetzt. Glyzerin-Ichthyolmischungen *(weiße Präzipitatsalbe)* wirken ebenfalls gut. Nur selten wird man bei gewissen psoriasiformen Ekzematiden zu den energischeren Reduktionsmitteln wie Chrysarobin oder Pyrogallussäure greifen müssen. In diesen Fällen wird man wie bei der Psoriasis vorgehen, nur mit mehr Vorsicht, um eine akute Ekzematisation zu vermeiden. *(Ich bevorzuge bei den nicht nässenden „Ekzematiden" schon lange Chrysarobin und Pyrogallol in ganz schwachen Konzentrationen, — z. B. Chrysarobin-Zinkpaste oder -Zinköl 1:3—1000 für den nicht behaarten Körper, Pyrogallolsalben 1:1000 für die behaarten Stellen — meist ohne Reizung und mit schnellerem Erfolg, als die anderen Mittel.)*

Am behaarten Kopf verwendet man Waschungen mit Schwefelalkalien und an Stelle der Pasten Salben mit den gleichen wirksamen Substanzen *und mit Adeps benzoatus und Rizinusöl.*

Diät und innere medikamentöse Behandlung sind bei den Ekzematiden fast ohne Bedeutung oder vielmehr identisch mit den Maßregeln, die man bei der Kerosis trifft.

Pityriasis rosea (Gibert).

Die Pityriasis rosea Giberts, Pityriasis maculata et circinata Duhrings, Pityriasis rubra acuta disseminata, Roseola squamosa Fourniers, der Herpes tonsurans maculosus Kaposis ist eine erythematöse, schuppende Dermatose, die charakterisiert ist: 1. durch ihre Effloreszenzen, 2. durch ihre Lokalisation und Anordnung und 3. vor allem durch ihren Verlauf.

Symptome. Der leicht *(manchmal gar nicht, manchmal recht stark)* juckende Ausschlag besteht aus zwei Arten von Elementen.

Die einen sind rötliche, fein schuppende *(resp. durch Abkratzen zu zentraler Abschuppung zu bringende)* Flecke, von unregelmäßig rundlicher Form von Linsen- oder Münzengröße, mit nicht sehr scharf abgesetzten Rändern *(bei sehr akutem Auftreten mit deutlicher Infiltration)*. Die einzelnen Flecken können zu größeren Herden konfluieren.

Charakteristischer ist die zweite Art, die sogenannten „Medaillons". Sie sind größer, fast immer oval, rosenfarbig und nach innen von den etwas erhabenen Rändern mit einem feinen Saum von Schuppen bedeckt. Ihr gelbliches Zentrum ist fein gefältet und erinnert dadurch etwas an Striae. Die beiden Formen der Effloreszenzen stehen in wechselndem Zahlenverhältnis zueinander; oft sind die Medaillons so selten, daß man nach ihnen suchen muß *(oder sie fehlen ganz)*.

Der ganze Stamm, der Hals und die Extremitäten können von dem Exanthem befallen sein, während das Gesicht oberhalb des Kinns, die Hände, die Unterschenkel und die Füße fast stets frei bleiben. Hervorzuheben ist besonders, daß der behaarte Kopf immer verschont bleibt. Die verschiedenen Körpergegenden werden fast nie alle gleichzeitig, sondern gewöhnlich in einer bestimmten Reihenfolge *(und ausgesprochen symmetrisch)* ergriffen.

Der nahezu zyklische Verlauf der Pityriasis rosea bildet eines ihrer Hauptmerkmale und hat auch dazu geführt, daß man sie als Pseudoexanthem bezeichnete. *(Innere Erscheinungen fehlen fast immer.)*

Das Exanthem wird oft, wie Brocq zuerst beschrieben hat, durch einen primären Herd („Plaque initiale") eingeleitet, der an einem beliebigen Punkte des Rumpfes, des Halses oder der Extremitäten auftreten kann. Diese gewöhnlich für einen Trichophytieherd oder ein Ekzematid gehaltene Plaque ist erythematös und schuppend, ziemlich scharf begrenzt, mehr oder weniger pruriginös und manchmal *(oft)* zirzinär. Es können zwei oder drei solcher Herde vorhanden sein; aber oft entgeht die Plaque der Beobachtung oder fehlt in etwa der Hälfte der Fälle meines Materials *(oder noch häufiger in dem meinigen)* vollständig. 4 bis 20 Tage später oder von vornherein treten reichliche Schübe der rosafarbigen Flecken und Medaillons auf: zuerst an den oberen Partien des Thorax, am Hals, später an den Seiten und am Abdomen, am ganzen Rumpf und schließlich an den Extremitäten. *(Doch kann die Art der Ausbreitung ganz verschieden sein, ja das „Pseudoexanthem" kann auch ganz ausbleiben und nur einige wenige Medaillons vorhanden sein.)*

Die Eruption erfolgt also sukzessiv, von oben nach unten fortschreitend. Nach vier bis sechs Wochen, höchstens zwei bis zweieinhalb Monaten *(ohne Behandlung gelegentlich aber auch erst nach wesentlich längerer Zeit)* verschwinden die an den zuerst befallenen Körpergegenden schon verblaßten Flecken ohne Spuren zu hinterlassen.

Rezidive der Pityriasis rosea kommen nur äußerst selten vor.

Die **pathologische Anatomie** deckt stärkere Veränderungen auf, als man dem klinischen Aussehen nach erwarten sollte.

Außer einer Hyperämie des Papillarkörpers mit Ödem und deutlicher zelliger Infiltration um die Gefäße hat Sabouraud am Rand der Flecken regelmäßig mikroskopisch kleine Herde von Spongiose und oberflächliche Bläschen angetroffen. Klinisch treten diese niemals in Erscheinung, und sie enthalten nur mononukleäre Leukozyten, während Bakterien nicht zu finden sind.

Die Schuppen sind parakeratotisch und mit vertrockneten Bläschen durchsetzt. Ein Myzel oder besondere Parasiten sind, trotz der gegenteiligen Ansicht Kaposis, nie zu finden.

Diagnose. — Die Pityriasis rosea Gibert unterscheidet sich von den Ekzematiden durch ihre Medaillons, den pseudoexanthemischen Verlauf, das konstante Verschontbleiben des behaarten Kopfes, doch ist manchmal die Diagnose fast unmöglich; von der Psoriasis, auch in ihrer abgeschwächten Form, durch die viel geringere Rötung und die feinen nicht geschichteten Schuppen; von den toxischen und infektiösen Erythemen durch die Medaillons und die Schuppenbildung.

Ein unverzeihlicher Irrtum, der leider öfters unterläuft und z. B. in Familien schweres Unheil anstiften kann, besteht in der Verwechslung einer Pityriasis rosea mit einer syphilitischen Roseola. Diese schuppt niemals, bildet keine Medaillons; man findet bei ihr den harten Schanker, Schleimhautplaques oder mindestens Drüsenschwellungen. *(Am häufigsten ist die Verwechslung mit einer rezidivierenden Roseola — annuläre Flecke! — bei der alle anderen Syphilissymptome fehlen können; aber Wassermannsche Reaktion! Bei Menschen, die sich viel frottieren, kann die manifeste Schuppenbildung bei der Pityriasis rosea ganz fehlen! Eine Prädisposition Syphilitischer für Pityriasis rosea, die von manchen Seiten behauptet wurde, habe ich nicht finden können.)*

Die **Ätiologie und Natur** der Pityriasis rosea sind bis jetzt noch nicht erkannt.

Man weiß, daß mit Vorliebe jugendliche Individuen, etwas häufiger Frauen und junge Mädchen, befallen werden, daß die Krankheit öfter im Frühjahr *(und im Herbst)* auftritt, und vor allem (nach Jacquet und Feulard, *aber absolut nicht nach meiner Erfahrung)* bei Personen mit Magenerweiterung. Bei Individuen, die an Kerosis leiden, zeigt sich keine besondere Prädisposition. Die „Plaque initiale", die Entwickelung, der Verlauf, die spontane Abheilung nach einer bestimmten Zeit, das Fehlen von Rezidiven — dies alles spricht für einen endogenen, infektiösen Ursprung *(meines Erachtens mehr für eine exogene Infektion eventuell mit nachträglichen Autoinokulationen)*. Fälle von Ansteckung sind nicht bekannt geworden. *(Die Bedeutung von unmittelbar neu aus den Läden kommenden oder wenigstens längere Zeit gewaschen aufbewahrten Unterkleidern, Blusen etc. ist nach meiner Erfahrung unzweifelhaft; sie zeigt sich nicht bloß in der zeitlichen Koinzidenz, in dem häufigeren Auftreten im Frühjahr und Herbst, d. h. zu Zeiten, in denen neue oder längere Zeit aufbewahrte Unterkleider angelegt werden, sondern auch in dem Beginn der Eruption an den unmittelbar mit solchen Kleidungsstücken in Berührung kommenden Körperstellen.)*

Therapie. — Bei einer Krankheit, die immer spontan und ohne Komplikationen abheilt, wird man besser davon absehen, sie durch Abseifungen, Schwefelbäder oder andere Lokalbehandlung zu irritieren, da diese nur die Haut entzünden, das Jucken steigern und manchmal sogar eine richtige Ekzematisation veranlassen können.

Applikation indifferenter Streupulver genügt. Ich habe den Eindruck, als ob schwache Teerpräparate und besonders Mischungen von Ichthyol mit wasserhaltigen Salben oder mit Glyzerin (2 : 100) das Verschwinden der Effloreszenzen merklich beschleunigen. *(Sehr schnell ohne Reizung wirken ganz schwache Chrysarobin-Zinkpasten 1 : 3000 — 1000,0.)*

Psoriasis.

Wegen der Häufigkeit ihres Vorkommens, der Mannigfaltigkeit und der Ausdehnung ihrer Effloreszenzen und wegen ihres hartnäckigen Charakters ist die Psoriasis eine der wichtigsten Hauterkrankungen.

Symptome. Die Effloreszenz der Psoriasis ist typisch.

Gewöhnlich besteht die Effloreszenz aus einem lebhaft roten, scharf umschriebenen Fleck, der mit reichlichen, trockenen, perlmutterartigen, lamellösen und zerreiblichen Schuppen bedeckt ist. Ein solcher Fleck ist nicht pruriginös und an der Basis nicht infiltriert (Fig. 13).

Durch systematisches Abkratzen der Effloreszenzen treten zwei charakteristische Merkmale in Erscheinung: 1. das **Phänomen des Kerzentropfens**, das dadurch zustande kommt, daß beim Darüberfahren mit dem Fingernagel die Schuppe in feinen, weißlichen Staub zerfällt; 2. das **Phänomen der tautropfenartigen Blutung**, „**des blutigen Taus**", welches darin besteht, daß nach Abhebung der Schuppe eine rote glänzende Fläche zutag tritt, auf der sich eine fein gesprenkelte Blutung zeigt. Dieses letzte Kennzeichen, das sogenannte **Phänomen von Auspitz**, wird uns noch weiterhin beschäftigen. Schon **Hebra** und **Devergie** wiesen auf seine Bedeutung hin und **L. Duncan-Bulkley** und neuerdings **Brocq** haben durch ihre Arbeiten unsere Kenntnisse darüber erweitert.

Man kann häufig beobachten, wenn man die psoriatischen Flecken genau betrachtet, daß sie von einem blassen Hofe umgeben sind, der 4 bis 8 mm breit ist und aus gesunder aber etwas entfärbter Haut besteht. *(Ich halte diese „Entfärbung" für eine periphere Anämie bei frisch entstandenen Flecken.)*

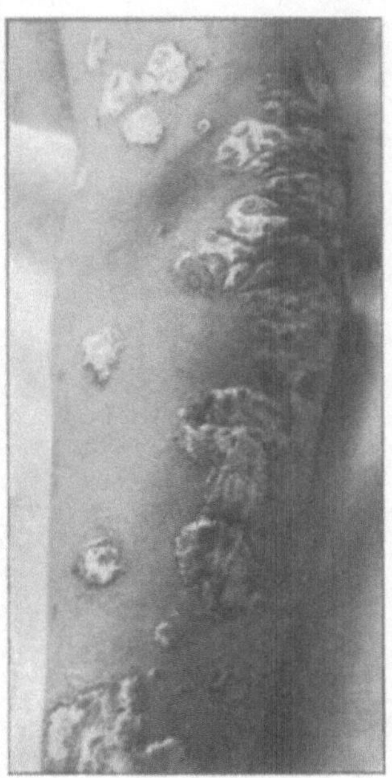

Fig. 13.
Typische Psoriasis, des Ellbogens und Vorderarms.

Die Form der Flecken ist gewöhnlich rund oder oval; ihre Dimensionen schwanken von der einer Stecknadelspitze oder eines Stecknadelkopfes, eines Wachstropfens, eines Geldstückes bis zu den riesigen Herden, die eine ganze Körpergegend bedecken. Meistens ist der Umfang der einzelnen Effloreszenzen desselben Exanthems ziemlich gleichmäßig; daher rühren solche Bezeichnungen wie **Psoriasis punctata, guttata, nummularis, scheibenförmig** etc., die aber nur zur Beschreibung dienen.

Manchmal haben die Effloreszenzen *(infolge von zentraler Abheilung, unregelmäßigem peripherem Fortschreiten, Konfluenz mit Auslöschung der Berührungslinien)* die Form von ½ bis 1 cm breiten Ringen, die eine gesunde Hautfläche umschließen, oder von Bruchstücken von Ringen und Bändern, die arabeskenartig angeordnet sind. Sie bilden die **Psoriasis gyrata** oder **figurata**, die man früher unter dem irreführenden Namen der „Lepra vulgaris" beschrieben hat.

5*

Der **Ausbruch** wird nicht von Allgemeinsymptomen begleitet; ein Juckgefühl empfinden nur Alkoholiker und gewisse nervöse Individuen *(nach meinen Erfahrungen aber auch manche andere Patienten, besonders bei akuter Eruption und an inveterierten Herden).*

Die Zahl der Effloreszenzen variiert unendlich, von einigen isolierten Flecken bis zu mehreren Hunderten.

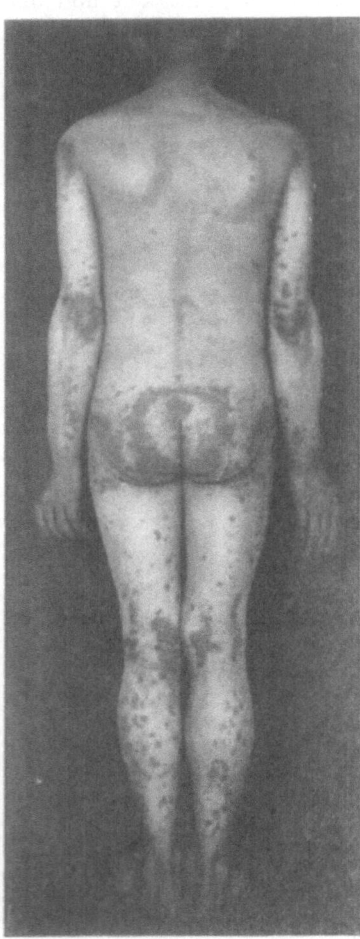

Fig. 14.

Psoriasis. Die gewöhnliche Lokalisation des Exanthems.

Der Ausschlag beginnt in Form kleiner roter Pünktchen, die aber auch schon durch Kratzen weiß werden, oder als Tropfen, die sich konzentrisch rasch vergrößern, bis sie einen gewissen Umfang erreichen, den sie beibehalten. Manchmal treten Flecke auf, die von vornherein Münzengröße haben.

Bezüglich der **Lokalisation** hat die typische Psoriasis eine ausgesprochene Tendenz, sich symmetrisch und mit Vorliebe auf vorspringenden Punkten zu entwickeln (Fig. 14). Der behaarte Kopf, das Kreuzbein (,,Plaque sacrée") und ganz besonders die Ellenbogen und Knie sind die Prädilektionsstellen der größten, typischsten und hartnäckigsten Herde. Aber alle Gegenden des Körpers mit Einschluß des Gesichts, der Handteller und Fußsohlen, des Lippenrotes und der Übergangsstellen der Schleimhäute der Genitalien können erkranken. Vollständig frei bleiben *(auch nach meiner, nicht aber nach der Erfahrung einzelner anderer Autoren)* alle Schleimhäute; die ,,Psoriasis buccalis" älterer Autoren ist nichts anderes als die **Leukoplakie** (**XI, 151**).

Der behaarte Kopf ist selten verschont und zuweilen allein befallen. Die hier lokalisierten Herde sind charakterisiert durch ihre scharfe Begrenzung und ihren Reichtum an weißen oder grauen Schuppen, die hornpanzerähnlich oder glimmerartig eine rote, nicht nässende Fläche bedecken *(gelegentlich auch fast hornartige Massen mit Haarbüscheln bilden).* Es ist auffällig, daß die Haare erhalten bleiben, trocken sind, die Schuppen durchbohren und auf Zug nicht nachgeben, ganz im Gegensatz zum Verhalten der Haare bei den Ekzematiden *und den Dermatomykosen* dieser Gegend.

Verschiedene Formen. Die Krankheit weist außer regionären Verschiedenheiten auch Anomalien bezüglich der Form und Anordnung der Herde auf.

Manchmal sind die psoriatischen Flecke unscharf begrenzt, oberflächlich, kaum blaßrot und mit spärlichen, etwas gelblichen, kleienförmigen Schuppen bedeckt. Diese **abgeschwächte Form** der Psoriasis, die oft im Gesicht und zuweilen an den Genitalien anzutreffen ist, läßt sich häufig nur schwer von den Ekzematiden unterscheiden. *(Auch ganz kleine, zirzinäre oder polyzyklische Effloreszenzen kommen vor — meine ,,kleinzirzinäre" Psoriasis.)*

Selbst ein kleiner psoriatischer Herd kann *ausnahmsweise* eine etwas infiltrierte Basis haben und sich derb, fast wie eine Papel anfühlen: infiltrierte Psoriasis. Diese Modifikation ist am Saum der marginierten Herde und an den Kreisbögen der figurierten Form *etwas* häufig*er*. Die Flecke und auch die ausgedehnteren Herde einer länger bestehenden Psoriasis sind immer mehr oder weniger verdickt, manchmal lichenoid: Psoriasis inveterata. An gewissen Körpergegenden, z. B. an den Beinen, wird ausnahmsweise die Oberfläche zerklüftet, papillomatös. Häufig sind die alten figurierten Herde mit einem keratotischen, perlmutterartigen, austernschalenähnlichen Panzer bedeckt, der aus geschichteten, unter sich zusammenhängenden Schuppen besteht.

In anderen Fällen, speziell an den Gelenkbeugen, kann die von der Psoriasis befallene Partie tiefrot aussehen und von ihren Schuppen entblößt sein. Solche Herde können auch verkrusten oder wie ein Eczema rubrum stark nässen; ihre Ränder sind dann manchmal unregelmäßig. Die Natur dieser „Ekzem-Psoriasis" älterer Autoren ist strittig. Handelt es sich um eine ekzematisierte Psoriasis (obgleich die Haut der Psoriatiker im allgemeinen gegen eine artefizielle Ekzematisation sehr widerstandsfähig ist) *oder um eine Psoriasis mit besonders starker entzündlicher Reaktion, wie sie in einzelnen Fällen unzweifelhaft vorkommt („rupioide" und selbst pustulöse Psoriasis auch mit Fieber)?* oder um ein psoriasiformes Ekzematid?

Diese letztere Ansicht ist wahrscheinlicher; doch konstatiert man nicht selten beim gleichen Kranken typische Psoriasisflecke an den Ellenbogen und den Knien. *Es können auch alle drei Fälle vorkommen.*

Wenn eine sonst typische Psoriasis beinahe ausschließlich an den Beugeseiten der Gelenke, den Leisten, den Achselhöhlen, sowie an den Geschlechtsteilen und oft den Handtellern und Fußsohlen lokalisiert ist, so stellt sie die Erscheinungsform dar, welche als umgekehrte Psoriasis („Psoriasis interverti") bekannt ist. Diese Form besteht aus großen Herden von lebhaft roter Färbung mit glatter, gespannter Fläche. Man beobachtet sie bei Diabetikern, überangestrengten und durch toxische Einflüsse geschwächten Individuen. Häufig ist sie sehr refraktär und wird leicht durch jede Medikation gereizt.

Bei dieser Form, seltener bei der typischen Psoriasis, entwickeln sich die sekundären Erythrodermien vom Typus einer benignen oder malignen „Herpetide" (**VI**, 82); manchmal werden diese Erythrodermien therapeutischen Maßregeln zuzuschreiben sein, die schlecht vertragen wurden.

Späteren Kapiteln vorbehalten bleibt die Beschreibung der Formen derjenigen Psoriasis, die durch ihre Lokalisation besonders charakterisiert sind: Psoriasis palmaris et plantaris (**XI**, 148), Nägelpsoriasis (**XXI**, 312) und Psoriasis universalis (**VI**, 81).

Die Psoriasis arthropathica ist eine klinische Form, deren genauere Kenntnis sehr wichtig ist, da sie die schwerste Form dieser Erkrankung bildet; sie ist von Bourdillon ausführlich beschrieben worden. Schätzungsweise haben etwa 5 % der Psoriatiker an Gelenkerscheinungen zu leiden; ich finde diesen Prozentsatz sogar noch zu niedrig gegriffen. Oft handelt es sich nur um Gelenk- und Muskelschmerzen, die einem uncharakteristischen subakuten Rheumatismus ähnlich sind: man spricht dann von „Psoriasis douloureux".

Aber in anderen Fällen treten schon bei dem ersten Ausbruch oder nach mehreren Jahren nodöse progressive Gelenkerkrankungen mit Knochen- oder fibrösen Bildungen auf, welche die Gelenke mehrerer Finger, eines oder mehrere der großen Gelenke, zuweilen ganze Extremitäten und die Wirbelsäule befallen können. Diese Veränderungen führen zu Verkrüppelungen mit Ankylosen und Kontrakturen, so daß eine sehr bemitleidenswerte, schmerzhafte Invalidität entsteht.

Diese Arthropathien unterscheiden sich etwas von der Polyarthritis deformans, mit der aber doch eine große Ähnlichkeit besteht. Außer der Koinzidenz mit der Hauterkrankung sind die hauptsächlichen Unterschiede: die Vorliebe für das männliche Geschlecht, für jüngere oder erwachsene mehr als für alte Leute, der ungestümere Verlauf, die Häufigkeit von Hydarthros, das Vorherrschen von Schwellungen über den Deviationen der Gelenke und schließlich der Mangel jeder Regelmäßigkeit bei der Ausbreitung. Die Existenz dieser arthropathischen Psoriasis, die zu häufig ist, als daß man sie durch eine einfache Koinzidenz erklären könnte, bildet eine kräftige Stütze für die Anschauung, daß die Psoriasis oder gewisse Psoriasisformen auf inneren, wahrscheinlich nervösen Ursachen beruhen *(?)*.

Verlauf. Die Psoriasis entwickelt sich bei den verschiedenen Individuen in mehr oder weniger plötzlichen Schüben von sehr differenter Dauer. Oft ist der erste Ausbruch akuter und besteht aus zahlreichen kleinen Elementen; aber dies ist durchaus keine absolute Regel. Die späteren Ausbrüche treten ganz unregelmäßig und oft ohne *(nachweisbare)* Gelegenheitsursache auf.

In den Pausen zwischen den Schüben, vor allem unter dem Einfluß einer geeigneten Behandlung, wird der Kranke frei von Symptomen („blanchi", gebleicht) in dem Sinne, daß die Effloreszenzen verschwunden sind und zuweilen *(namentlich nach Arsenbehandlung)* einen braunen oder depigmentierten Fleck *(namentlich am Hals ganz ähnlich dem Leukoderma syphiliticum)* hinterlassen, der mehrere Monate bestehen bleibt. Aber der Kranke kann nicht für geheilt erklärt werden.

Oft widerstehen zwei oder drei Flecke, die widerspenstiger sind als die anderen, andauernd allen therapeutischen Bemühungen. Außerdem gehört es zum Wesen der Krankheit, daß sich fast während des ganzen Lebens Rezidive bilden. Daß ein Psoriatiker mehr als zwei oder drei Jahre eine vollkommen reine Haut hat, ist eine Seltenheit. Die Fälle von „diskreter" Psoriasis ohne starke Exazerbationen, die aber andauernd bestehen oder rezidivieren, sind nicht zu zählen.

Bei sehr alten Leuten schwächt sich der Prozeß ab oder erlischt; zuweilen bleibt eine kleienförmige Desquamation zurück.

Die **Diagnose** stützt sich auf den Charakter der Effloreszenzen, der Eruption und der ganzen Krankheit. Man kann nicht nachdrücklich genug die diagnostische Bedeutung der besonderen Eigenschaften der psoriatischen Flecke betonen. Ihre Beschreibung hier zu wiederholen ist überflüssig, aber wegen ihrer großen Wichtigkeit komme ich auf die Ergebnisse zurück, wie man sie bei der systematischen Abkratzung („Grattage méthodique" S. 61) nach Brocq erhält.

Bei einer typischen Effloreszenz stößt man unter den aufeinanderfolgenden Lagen von glimmerartigen Schuppen auf eine gerötete glatte Oberfläche, von der sich ein feines Häutchen in Fetzen von mehreren Quadratmillimetern ablösen läßt. Darunter sieht man, zuweilen erst nach einer gewissen Zeit, feine Bluttröpfchen hervorquellen. Aber die in der Haut liegenden Blutpunkte (Purpura) sind nicht zahlreich; Tropfen seröser Flüssigkeit wie bei den Ekzematiden fehlen.

Mit Bezug auf die Eruption wäre hervorzuheben, daß bei der Psoriasis alle Effloreszenzen ihrem Typus entsprechen, was im allgemeinen bei den Krankheiten, welche sie nachahmen, nicht der Fall ist.

Es wäre überflüssig, die differentialdiagnostischen Punkte aufzuzählen, welche die Psoriasis unterscheiden vom Lichen planus, Lichen corneus, prämykotischen Herden, Lupus erythematodes, Pityriasis rubra pilaris und anderen erythemato-squamösen Dermatosen, welche in diesem Kapitel beschrieben sind. Die unterscheidenden Merkmale werden aus deren Beschreibung zur Genüge hervorgehen.

Pathologische Anatomie. Die hauptsächliche Veränderung bei der Psoriasis ist die Parakeratose, i. e. die Störung der Verhornung, welche durch das *herdweise* Verschwinden des Stratum granulosum und das Erhaltenbleiben abgeplatteter Kerne in den Zellen der Hornschichte charakterisiert ist. Diese Hornschichte oder Schuppe enthält weniger Fett als im normalen Zustande und ihre Lagen häufen sich zwar an, aber spalten sich leicht in Lamellen (Fig. 15).

Das Stratum mucosum ist hypertrophisch *(enthält in frischen Herden reichlicher Mitosen)* und ist zwischen den Papillen stark verdickt (Akanthose). Diese sind bedeutend verlängert und von zylindrischer Form (Papilloma-

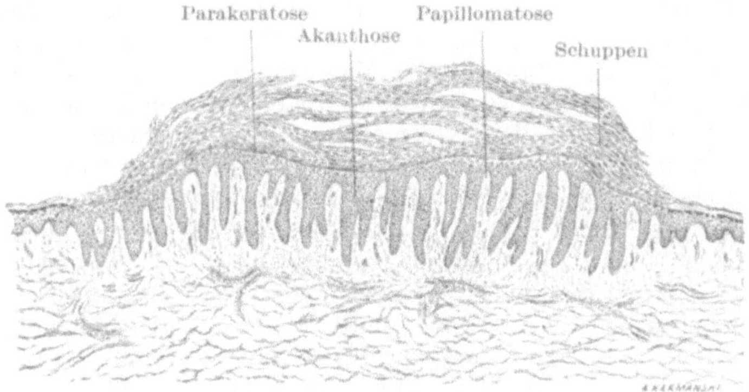

Fig. 15.
Histologie der Psoriasis. Vollständiger Schnitt durch einen kleinen
aber alten Fleck am Ellenbogen. (Vergrößerung 50:1.)

tosis). Über den Spitzen der Papillen ist das Stratum Malpighii verschmälert, so daß diese nur durch wenige Lagen abgeplatteter Zellschichten von der parakeratotischen Hornschicht getrennt sind. Die Blutgefäße der Papillen und des Papillarkörpers sind erweitert und von wenigen Rundzellen umgeben; die Veränderungen in der Kutis sind also sehr geringfügig *(vor allem Ödem des Papillarkörpers)*.

Die beschriebenen Veränderungen erklären die klinischen Symptome. Die Rötung rührt von der Hyperämie, von der Erhebung der Gipfel der Papillen und von dem Fehlen des opaken Keratohyalins her[1]). Die Desquamation und das Phänomen des „Kerzenflecks" beruhen auf der Spalt- und Zerreibbarkeit der Hornlamellen. Die glatte Membran unter den Schuppen besteht aus den Schichten der abgeplatteten Malpighischen Zellen. Infolge der geringen Dicke und der Weichheit dieser Membran werden die gefäßreichen Papillen, welche an sie herantreten, durch den Fingernagel leicht verletzt, wodurch die punktförmigen Hämorrhagien entstehen. Bei inveterierter Psoriasis mit derben Herden und geringerer oder stärkerer Lichenifikation sind sowohl Akanthose wie Infiltration mehr entwickelt.

---

[1]) *Daß das Keratohyalin das Durchscheinen roter Farbentöne durch die Epidermis beeinträchtigt, halte ich nicht für wahrscheinlich (vgl. Keratohyalin im Lippenrot etc.).*

Die Parakeratose, durch welche die Epidermis auf zwei Schichten reduziert ist, wie die des Mundes und der Vagina, ist der Psoriasis nicht eigentümlich; bei vielen Desquamationen, insbesondere von psoriasiformem Typus, ist sie vorhanden, so bei Dermatitiden, frischen Narben, psoriasiformen Syphiliden, nach der Spongiose des Ekzems und der Ekzematide etc.

Bei der Psoriasis selbst scheint sie nur sekundär zu sein. Die neuen Arbeiten von Munro (1898) und Sabouraud haben gezeigt, daß außer den Veränderungen in der ausgebildeten Effloreszenz, wie ich sie eben beschrieben habe, bei der frisch entstehenden oder fortschreitenden Psoriasis kleine miliare Abszesse *(besser Eiterkörperchen-Ansammlungen)* vorhanden sind, welche Leukozyten, nicht aber nachweisbare Mikroben enthalten. Die Abszesse bilden sich in der subkornealen Schichte des Stratum Malpighii und gelangen allmählich in die Hornschichte, wo sie in Gestalt vertrockneter Zellschichten *(Leukozytenherdchen)* erscheinen. Die Zahl der Abszesse ist *(je nach dem Stadium, resp. der Acuität des Prozesses verschieden)* groß; es bilden sich fortwährend *(an verschiedenen Stellen der Plaque)* neue, so lange der Prozeß fortschreitet. Sabouraud betrachtet diese Veränderung als pathognomisch für die Psoriasis und auf Grund dieser Ansicht vereinigt er mit der Gruppe der Psoriasis die Mehrzahl der Seborrhoide oder Ekzematide. Tatsächlich jedoch sind diese Mikroabszesse den kleinen Herden der Spongiose, wie ich sie bei den Ekzematiden beschrieben habe, sehr ähnlich. Daraus läßt sich entnehmen, daß in vielen Fällen die histologische und klinische Unterscheidung zwischen beiden Formen nicht möglich ist[1]).

Ätiologie und Natur. Die Psoriasis beobachtet man in allen Ländern und unter allen klimatischen Verhältnissen, bei Männern etwas häufiger. Die Erkrankung kann in jedem Lebensalter beginnen (von 2 bis 80 Jahren), tut das aber besonders zur Zeit der Pubertät und bei der reiferen Jugend.

Die Psoriasis ist nicht kontagiös; sie scheint in *(mindestens)* 5 bis 6 % der Fälle einen erblichen oder familiären Charakter zu haben.

Ihre Natur ist vollständig unbekannt.

Zugunsten des parasitären äußeren Ursprungs beruft man sich auf die scharfe Begrenzung und die zentrifugale Entwickelung der Effloreszenzen, auf das Entstehen von Erkrankungsherden auf der Haut von Psoriatikern nach Verletzungen durch Impfen, Tätowieren, Reibung durch Hosenträger oder andere eng aufliegende Kleidungsstücke, nach Nadelrissen, *(durch Kratzen)*. Das erinnert in der Tat an eine Autoinokulation. Destots (in Lyon) an sich selbst vorgenommener, angeblich gelungener Infektionsversuch scheint nicht beweisend.

Auch die therapeutische Wirkung lokal verwendeter parasitentötender Mittel kann man als Argument anführen. Aber die Untersuchung der Mikroabszesse hat stets ergeben, daß sie frei von Mikroben sind. In den Schuppen findet man auffällig selten banale Bakterien, zuweilen sogar keine, im Gegensatz zu den Befunden bei den Ekzematiden. Die parasitäre Hypothese ist daher zwar berechtigt, aber keineswegs bewiesen.

Die Ansicht, daß eine Beziehung besteht zwischen der Psoriasis einerseits und dem Arthritismus und den Dyskrasien andererseits läßt sich durch einige Tatsachen stützen, wird aber durch eine weit größere Reihe entgegen-

---

[1]) *Die Parakeratose bei pathologischen Prozessen ist immer die Folge einer Entzündung. Die herdweise Ansammlung entzündlicher Produkte zwischen den parakeratotischen Schichten ist an sich nicht charakteristisch und ist wohl auch bei der Psoriasis nicht immer vorhanden (ganz frische noch nicht exfoliierte Herde von Psoriasis palmaris!). Solange die Ursachen dieser ganzen Gruppe nicht bekannt sind, ist eine Einteilung nur a potiori (auf Grund der Summe klinischer und histologischer Momente) möglich.*

gesetzter Beobachtungen widerlegt. Die Disposition zur Psoriasis mit dem Ausdruck „Herpetismus" zu bezeichnen ist nur eine Umschreibung.

Für die Theorie, daß die Psoriasis nervösen Ursprungs sei, spricht die Tatsache, daß die Erkrankung gewöhnlich symmetrisch und manchmal im Anschluß an einen schweren Unfall oder eine Gemütsbewegung auftritt, und die Koexistenz von Neuralgien und Gelenkerkrankungen. Zur Begründung dieser Theorie reicht das aber nicht aus.

Brocq reiht die Psoriasis unter die Gruppe seiner „Hautreaktionen" („Réactions cutanées") ein und nimmt an, daß ein Ausbruch erfolgen kann unter dem Einfluß einer ganzen Anzahl von Gelegenheitsursachen, oder auch ohne einen solchen Einfluß durch Störungen des Allgemeinbefindens, welche die chemische Analyse bis jetzt noch nicht nachweisen kann. Mehr kann man zurzeit darüber nicht sagen.

Therapie. Sie besteht in erster Linie in der äußeren und lokalen Behandlung und umfaßt zwei Etappen:

1. Die Reinigung. Ehe man die Medikamente appliziert, ist es nötig, die Herde von ihrer schuppigen Auflagerung zu befreien. Es geschieht dies durch kürzere oder längere Bäder mit Seife, Teer und Alkalien, durch Dampfbäder oder feuchte Kautschukverbände. Im allgemeinen gebraucht man dazu Einreibungen mit Vaselin, Glyzerin oder Salben mit Seife, Axungia porci usw. Den schnellsten Erfolg erzielt man mit Salizylvaseline (1—2 : 20), mit Bädern oder Einseifungen mit Sapo viridis, die jeden zweiten Tag vorgenommen werden. In wenigen Tagen kann man zur weiteren Behandlung übergehen mit

2. *(sogenannten)* Reduktionsmitteln. Alle reduzierend wirkenden Substanzen (siehe therapeutische Notizen) sind imstande psoriatische Flecken zu heilen. Man fängt an mit den schwächsten, i. e. den Teeren, vor allem mit Oleum cadinum dessen Vorzüge längst erprobt sind. Man kann es in Salbenform, gemischt mit Glyzerin oder sogar rein anwenden oder auch eines der neueren Präparate verschreiben, die mehr oder weniger geruch- und farblos und daher für die Kranken angenehmer sind.

Die Quecksilberpräparate (Kalomel, *weißes Präzipitat*, Turpethum minerale etc.), der Schwefel, das Naphthol *(das aber sehr unangenehme Verfärbungen der Haare bedingen kann)* bleiben für den behaarten Kopf und das Gesicht reserviert. Ein Zusatz von Salizylsäure (1—*10* : 100) verstärkt ihre Wirkung.

Die energischen Reduktionsmittel und die Pflaster, welche solche enthalten, sind wirksam, reizen aber leicht und werden daher nur bei wenig ausgedehnten Exanthemen und unter steter Kontrolle des Arztes anzuwenden sein.

Von diesen starken Mitteln ist das Chrysarobin in Firnißform *(oder in Zinkpaste oder Zinköl)* das beste. Seine Wirkung entfaltet es nur, wenn es ein Erythem erzeugt, das aber innerhalb mäßiger Grenzen bleiben muß. *(Mit ganz allmählicher Steigerung der Chrysarobin-Konzentration in Salben und Pasten kann man die Psoriasis meist ohne klinisch nachweisbare Reizung beseitigen; auch Ichthyol- oder Sulfogenol — und ähnliche Zusätze vermindern die Reizung.)* Während seiner Anwendung sind alkalische Seifen und Bäder zu meiden. Es färbt die Haare gelb *(oft mehr grünlich violett)* und provoziert gelegentlich eine intensive Konjunktivitis *(und selbst Kornealgeschwüre, sowie neben Violettfärbung der Haut und der Wäsche starke Dermatitiden)*. In 14 Tagen kann man mit dem Chrysarobin einen Psoriatiker *(mit nicht zu starker Eruption)* „bleichen".

Die Pyrogallussäure zerstört die Wäsche und schwärzt die Haut und die Haare. Sie ist sehr wirksam, aber nicht leicht zu handhaben. Man verwendet sie in Form von Salben *(besonders am behaarten Kopf bei Brünetten)*, Firnissen oder ätherischer Lösung *(aber wegen ihrer toxischen Eigenschaften nicht für größere Körperflächen auf einmal)*.

Lenigallol, Anthrasol, Anthrarobin und die unzähligen analogen Produkte, welche verschrieben werden, scheinen *(wie auch ich glaube, bei der Psoriasis)* gegenüber den vorstehenden Präparaten keine erheblichen Vorzüge zu besitzen. *(Sehr vorteilhaft ist oft die Röntgen-, seltener die Behandlung mit ultravioletten Strahlen.)*

3. Die Allgemeinbehandlung ist von viel geringerer Bedeutung.

Der Arsenik, den man früher als Spezifikum betrachtete, ist von Nutzen bei den torpiden Formen und in den Pausen zwischen den Ausbrüchen, ist aber schädlich bei akuten Schüben. *(In einzelnen Fällen kann man bei akuten und chronischen Eruptionen durch eine langdauernde Arsen-Behandlung in allmählich wachsenden kräftigen Dosen die Psoriasisherde — manchmal nach reaktiver Rötung — beseitigen.)* Das Jodkalium, in starken, sogar riesigen Dosen (15 bis 25 g täglich) hat seine Anhänger; ich habe nie Resultate damit erzielt.

Mit Quecksilbereinspritzungen, besonders von Kalomel oder gelbem Quecksilberoxyd, gelang es mir, ohne Anwendung anderer Mittel, mehrere typische Fälle zu heilen und einigen Fällen von Psoriasis mit Gelenkerkrankungen wesentliche Erleichterung zu verschaffen; leider sind *auch* diese Mittel unzuverlässig.

Selbstverständlich wird man der Körperpflege im allgemeinen einige Sorgfalt angedeihen lassen. Abgesehen davon, daß man keinen Mißbrauch mit Exzitantien treiben darf, hat die Diät sozusagen keine Bedeutung.

In manchen Fällen scheinen Badekuren in Schwefelbädern, in Leuk, la Bourboule etc. von Vorteil zu sein.

Parapsoriasis.

Unter dieser provisorischen Bezeichnung hat Brocq (1902) verschiedene seltene, bisher sonst nicht rubrizierbare Typen von Hauterkrankungen zusammengefaßt. Bei ihnen allen ist charakteristisch das Vorhandensein von geröteten, schuppenden Flecken, die nicht jucken, enorm chronisch sind und allen Behandlungsversuchen hartnäckig widerstehen.

Einzig durch das objektive Aussehen dieser Dermatosen ist ihre Vereinigung miteinander und mit der Psoriasis begründet. Ihr Ursprung und ihre Natur sind unbekannt und wahrscheinlich verschieden.

Man unterscheidet drei Typen:

I. Parapsoriasis guttata. Bei dieser Form sind die Effloreszenzen über den Rumpf und die Extremitäten zerstreut. Es sind linsenförmige Flecke von blaßrosa oder rotbräunlicher Farbe, die wenig infiltriert und mit einer trockenen adhärenten Schuppe bedeckt sind, so daß sie mit einem Oblatensiegel vergleichbar sind. Durch Abkratzen eines Fleckes entsteht eine feine Purpura *(bei energischem Kratzen treten Blutstropfen aus)*. Das Exanthem ist einer Abortivform der Psoriasis guttata oder einem in Rückbildung begriffenen papulosquamösen Syphilid ähnlich.

II. Parapsoriasis lichenoides. Dieser Typus unterscheidet sich vom vorhergehenden durch seinen mehr papulösen Charakter, die stärkere Infiltration und die geringere Schuppenbildung *(wobei aber die Schuppen im Zentrum etwas verdickt und wie in die Haut eingelassen sind)*. Die Papeln erscheinen im Zentrum etwas eingesunken und wie atrophisch. Sie sind zerstreut oder in netzförmiger Gruppierung am Rumpf und den Gliedern lokalisiert. Differentialdiagnostisch kommen in Betracht: Lichen scrofulosorum

(und andere Tuberkulide), Lichen planus, Syphilide und Psoriasis. Die
Fälle, welche Unna, Jadassohn, Neißer, Pinkus, R. Crocker u. a. unter
den Bezeichnungen: Parakeratosis variegata, Dermatitis psoriasiformis nodu-
laris, lichenoides und psoriasiformes Exanthem, Pityriasis lichenoides chronica
etc. veröffentlicht haben, gehören diesen beiden ersten Formen an.

III. Parapsoriasis „en plaques" (= in Herden). Die Form besteht
aus zirkumskripten Flecken oder Herden von gelblich- oder weinroter Farbe,
mit geringer oder ohne Desquamation, die nicht infiltriert sind und *(meist)*
nicht jucken. Ihre Konfiguration ist rund, oval, streifen- oder ringförmig
(Fig. 16). Die Struktur der Hautoberfläche ist dadurch verändert, daß die
mosaikartige Felderung deutlicher hervortritt. Das Exanthem hat seinen
Sitz am Rumpf und an den Extremitäten. Sein Aussehen erinnert an Ekzematide, an prämykotische Herde oder an tertiäre syphilitische Erytheme. Diesen Typus hat Brocq
(1897), später auch J. C. White,
unter dem Namen einer „Erythrodermie pityriasique en plaques disséminées" beschrieben.
Schon vorher hatte ich mehrere
Fälle beobachtet. R. Crocker
nannte diese Form „Xanthoery-
throdermia perstans".

Die Histologie der Para-
psoriasis wurde von Civatte in
seiner Dissertation sorgfältig bearbeitet und, wie folgt, zusammengefaßt: Im Papillarkörper besteht
ein Ödem und eine Hyperämie mit
perivaskulärem Infiltrat, das vornehmlich aus Lymphozyten besteht. Manchmal erinnern Zell-
gruppierungen an den Lichen scrofulosorum. Das Stratum Malpighii
ist etwas atrophisch, mit parakeratotischen Punkten *(oder Schild-*
chen). *(Die histologischen Ver-*
änderungen sind, wie die klini-
schen, noch sehr verschieden.)

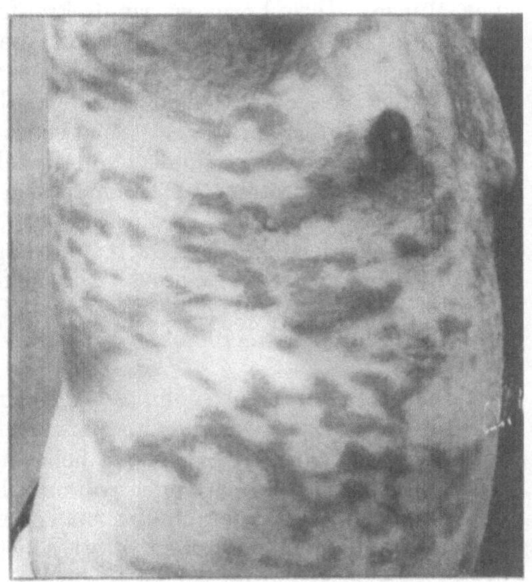

Fig. 16.
Parapsoriasis en plaques (in der Flanken-
gegend bei einem 42 jährigen Mann).

Die Parapsoriasisformen treten in jedem Lebensalter auf, vor allem in
der Jugend und im reiferen Alter. Dadurch daß die Effloreszenzen verschwinden und wieder andere schleichend auftreten, wird die Dauer der Krankheit
ins Unendliche verlängert. In mehreren Fällen waren die Befallenen alte Syphilitiker. Die Hypothese, welche Civatte vertritt, daß es sich meistens um
Tuberkulide handle, stützt sich auf klinische und pathologische Befunde, welche
nach meinem Dafürhalten ernsteste Beachtung verdienen [1]).

Alle Lokalbehandlung ist erfolglos. *(Mit Schwefel, Pyrogallol und Chrys-*
arobin sowie mit Röntgenstrahlen kann man manchmal vorübergehende Erfolge
erzielen.) Arsenikpräparate, besonders in Form von Einspritzungen, ebenso wie
Quecksilberinjektionen schienen mir mehrere Male von guter Wirkung.

---

[1]) *Es gibt auch nach meiner Erfahrung Tuberkulide, welche der ersten und zweiten*
der Brocqschen Parapsoriasisformen ähnlich sehen. Bei den von mir beobachteten Para-
psoriasisfällen (2. und 3. Form) sprach weder klinisch noch histologisch irgend etwas für
Tuberkulose.

Psoriasiforme Syphilide.

Erythemato-squamöse Syphilide im eigentlichen Sinne des Wortes gibt es nicht. Da man aber fortwährend die Differentialdiagnose zu stellen hat zwischen Syphiliden auf der einen und Pityriasis rosea, Psoriasis usw. auf der anderen Seite und da Irrtümer hierbei nicht zu den Seltenheiten gehören, so hielt ich die Einschaltung dieses Abschnittes für angezeigt.

Die syphilitische Roseola weist niemals Schuppenbildung auf (A. Fournier), während Pityriasis rosea und Psoriasis immer, *wenn auch nicht stets ohne Kratzversuch sichtbar* schuppen.

Die papulösen Syphilide der sekundären Periode schuppen gewöhnlich nur wenig, können aber so squamös werden, daß sie dann das Epitheton psoriasiform mit Recht tragen.

Ihre Größe schwankt von der eines Hirsekorns oder einer Linse bis zu der einer Münze. Ihre Form ist rund, kreisförmig, an manchen Körpergegenden ringförmig. Die Farbe ist rosa oder rot, aber oft matt, bläulich, weniger lebhaft als diejenige der Psoriasiseffloreszenzen. Obgleich die Schuppung stark sein kann, so ist sie doch weniger reichlich als bei der Psoriasis *und häufig bald ringförmig („Collerette")*. Systematisches Abkratzen bringt kein subkorneales Häutchen zum Vorschein und veranlaßt sehr leicht eine traumatische Purpura.

Aber das Symptom, auf das man sich bei der Diagnose der Syphilide vorzugsweise zu stützen hat, ist ihre derbe, „renitente" Infiltration, ihre neoplastische, indurierte Konsistenz; sie haben gleichsam einen festen Inhalt („elles ont du corps" *A. Fournier*). Die Effloreszenzen einer frischen Psoriasis sind im Gegenteil weich, nicht induriert. Trotz ihrer scheinbaren Analogie sind eben die ersteren tatsächlich schuppende Papeln, die letzteren schuppende Flecke.

Die psoriasiformen Syphilide sind unregelmäßig über den ganzen Körper disseminiert und im Gesicht, am Rücken und Nacken oft konfluierend; an den Ellenbogen, an den Knien, am behaarten Kopf findet man sie nicht. Der Ausschlag ist mehr oder weniger polymorph: nie sind alle Effloreszenzen psoriasiform. Außerdem findet man gleichzeitig Schleimhauterscheinungen, Drüsenschwellungen, mit einem Wort sonstige Symptome der Syphilis *(Wassermannsche Reaktion!)*.

Die tuberösen Syphilide der Tertiärperiode können reichlich schuppen und psoriasiform sein, sind jedoch immer regionär und wenig zahlreich, und bei ihrer Abheilung hinterlassen sie *(freilich keineswegs immer)* Narben.

Erythemato-squamöse Dermatomykosen (Epidermidomykosen).

Mehrere parasitäre Hauterkrankungen, die durch Pilze veranlaßt werden, können die Form roter und schuppender Flecken annehmen.

Dies ist selten der Fall bei der Pityriasis versicolor. Ihre Flecke sind gelblich oder bräunlich und nur ausnahmsweise rötlich. Man muß sogar betonen, daß es eine der Eigentümlichkeiten des Mikrosporon furfur ist, fast keine hyperämische oder entzündliche Reaktion hervorzurufen.

Das Erythrasma dagegen gibt oft Gelegenheit zu Verwechslungen, vor allem mit den herdförmigen pityriasiformen Ekzematiden. Es unterscheidet sich von ihnen durch die Trockenheit der Schuppen, die Lokalisation, die Hartnäckigkeit, durch das beinahe vollständige Fehlen jeglichen Juckreizes und besonders durch das in der Epidermis reichlich vorhandene Mikrosporon minutissimum.

Die Trichophytie der unbehaarten Haut ist charakterisiert durch die gewöhnlich vollkommen kreisrunde Form der geröteten squamösen Flecken, die verhältnismäßig rasche und gleichmäßige zentrifugale Entwickelung, das häufige Vorhandensein von — besonders randständigen — Bläschen, die der Affektion den Namen des Herpes circinatus verschafft haben.

Exotische Epidermidomykosen. Ich führe sie hier der Vollständigkeit wegen an; sie werden später beschrieben werden. (XXV, 382.)

Mikrosporien. Auf der unbehaarten Haut gedeihen verschiedene Arten von Mikrosporon. Die Flecke, die sie erzeugen, haben unregelmäßige Form, sind unscharf begrenzt, mehr schuppend als gerötet und heilen mit größter Leichtigkeit.

Favus der unbehaarten Haut. Er kann ohne Skutula auftreten, in Form roter, schuppender, selten vesikulöser Flecke, die scharf umschrieben sind und eine ziemlich regelmäßig runde Form zeigen. In den Schuppen ist das Achorion reichlich vorhanden.

Diese verschiedenen Epidermidomykosen kommen in einem speziellen Kapitel (**XXV**) ausführlicher zur Besprechung.

Kapitel VI.

Die Erythrodermien.

Als Erythrodermie bezeichnet man eine entzündliche Rötung der Haut, die generalisiert oder wenigstens sehr ausgedehnt ist, lange andauert und mit Schuppenbildung einhergeht.

Das Symptom der ausgebreiteten, persistierenden Rötung ist ohne Schwierigkeit zu konstatieren; da es sich aber bei sehr verschiedenen Krankheitszuständen findet, so wechselt seine Bedeutung in hohem Grade und es ist daher zweckmäßig, die eben gegebene Definition im einzelnen zu erläutern. Bei der Erythrodermie ist die vorhandene Rötung entzündlich, also sind z. B. die ausgedehnten flachen Gefäßnävi nicht dazu zu rechnen. Die vaskuläre Hyperämie ist manchmal von einer gewissen Schwellung oder Retraktion *resp.* *Spannung* der Haut begleitet. Die Haut fühlt sich heiß an, obgleich die Patienten oft ein andauerndes Kältegefühl verspüren.

Die Rötung ist sehr ausgedehnt, indessen läßt sich das Gebiet der Erythrodermien bezüglich der Ausdehnung von den chronischen Erythemen und den erythemato-squamösen Dermatosen nicht scharf abgrenzen.

Die Rötung ist von langer Dauer, ein Zeitbegriff, der ziemlich dehnbar ist; doch ist man übereingekommen, eine vorhandene Hautrötung als Erythrodermie zu bezeichnen, wenn sie länger als eine Woche besteht.

Endlich schuppen die Erythrodermien. Die Desquamation kann von Anfang an bestehen oder nach wenigen Tagen auftreten; sie kann reichlich oder schwach puderförmig, kleienartig, lamellös, großblätterig, kollodiumähnlich etc. sein. Das Epitheton „exfoliativ" paßt auf eine ziemlich große Anzahl und zwar der am besten beschriebenen Typen; andere hat man als Pityriasis rubra bezeichnet.

Nach Besnier bedeutet „Pityriasis" (τὸ πίτυρον = Kleie) nichts anderes als eine Abstoßung der Hornschicht in Form feiner kleienähnlicher Lamellen, „Schüppchen". Die Verwendung des Ausdruckes bei so verschiedenen Krankheiten wie Pityriasis simplex, versicolor, rosea Gibert, rubra pilaris ist rein traditionell und soll keine Verwandtschaft zwischen diesen Erkrankungen andeuten. Die gewöhnlich gebrauchte Bezeichnung „Pityriasis rubra" ist daher nicht auf alle Erythrodermien anwendbar; ich habe sie für die von Hebra beschriebene Form reserviert.

Das Symptom der Erythrodermie findet sich unter folgenden Bedingungen:

1. Es gibt eigenartige, auf gesunder Haut sich entwickelnde Exantheme: die primären Erythrodermien.

2. Wenn eine der Dermatosen mit roten, schuppenden Flecken (V) sich generalisiert; für diese Kategorie reserviere ich die Bezeichnung: erythrodermatische Dermatosen.

3. Eine vorher existierende Hautkrankheit kompliziert sich in dieser Weise; das sind die „Herpétides exfoliatives" Bazins oder die sekundären Erythrodermien.

4. Endlich kennen wir eine kongenitale Erythrodermie, die bei Säuglingen sich entwickelnde Erythrodermia neonatorum.

I. Primäre Erythrodermien.

Man teilt sie nach ihrer Dauer ein: in akute Formen, die einige Wochen, in subakute, die mehrere Monate und in chronische, die ein Jahr oder länger dauern.

Diese Einteilung ist bequem für die Gruppierung der Fälle, hat aber weder Differenzen noch eine Identität in der Natur dieser klinischen Formen zur Voraussetzung.

A. Akute primäre Erythrodermie.

Diese Dermatose ist toxischen oder infektiösen Ursprungs und besteht in einem generalisierten Erythem mit blätteriger Abschuppung. Man bezeichnet sie auch als schuppendes, rezidivierendes, skarlatiniformes Erythem (Feréol und E. Besnier) oder als akute, benigne, exfoliierende Dermatitis (Brocq).

Die Eruption wird eingeleitet durch Prodromalsymptome, die zwei oder drei Tage andauern und in Abgeschlagenheit, Kopfschmerz, Frösteln und Fieber von 38 oder 39 Grad bestehen. Das Exanthem tritt auf in Form ausgedehnter, roter, juckender Herde in den großen Falten am Rumpf und an den Extremitäten und dehnt sich in ein oder zwei Tagen über den ganzen Körper aus, gelegentlich mit Freibleiben des Kopfes.

Ehe noch die Rötung verschwunden ist, beginnt die Desquamation und breitet sich allmählich aus. Stellenweise kleienförmig, findet sie doch im ganzen mehr in großen kollodiumähnlichen Lamellen statt, die an den Händen und Füßen die Form von Handschuhen oder Sandalen annehmen können (Fig. 17). Darunter erscheint die Haut glatt, manchmal noch schuppend oder in den Falten nässend. Die Schleimhäute können sich mit Rötung der Konjunktiva, Abschuppung der Zunge und erythematöser Angina beteiligen. Der Allgemeinzustand wird wieder normal lange vor Ablauf der Erkrankung, die etwa drei Wochen dauert. Die Nägel bekommen transversale Streifen, die Lanugo- und Kopfhaare fallen nur wenig aus. Rezidive sind häufig; sie treten in Zwischenräumen von Monaten oder Jahren auf und nehmen gewöhnlich an Intensität ab.

Die Ursachen dieses Exanthems sind nicht genau festgestellt; man nimmt an, daß eine Prädisposition nötig sei und die Auslösung der Eruption durch verschiedene Umstände erfolgen könne. In erster Linie kommen hier Vergiftungen in Betracht; man hat vor allem an Quecksilber zu denken, das ja in verschiedener Weise (innerlich, äußerlich, medikamentös, zufällig) eingewirkt haben kann. Chinin, Chloral, Belladonna, Opium müssen ebenfalls berücksichtigt werden. Ist keine Toxidermie im Spiele, so fahndet man auf Infektionen: Gonorrhöe, Grippe, Streptokokken usw.

Die Diagnose wird auszuschließen haben: die weniger ausgebreiteten, schwächer schuppenden und flüchtigeren skarlatinoiden Erytheme und besonders natürlich die Scarlatina, die kaum je rediziviert, durch stärkere Angina und Allgemeinsymptome und eine weniger früh auftretende Desquamation charakterisiert ist.

Im Zweifelsfalle wird man seine Anordnungen so zu treffen haben, als ob Scharlach vorliege.

B. Subakute primäre Erythrodermie.

Hierbei handelt es sich wahrscheinlich nur um eine Modifikation, die länger dauert und ernster ist als der vorige Typus; man bezeichnet sie auch als „Dermatitis exfoliativa generalisata Wilson-Brocq".

Sie beginnt ebenso wie jene mit oder ohne Prodromalsymptome. Die Generalisierung wird vollständig, entwickelt sich aber etwas langsamer. Die blätterige Schuppenbildung ist so lebhaft, daß man morgens im Bette des Kranken ganze Hände voll epidermidaler „Hobelspäne" sammeln kann. Die Schleimhäute und die Anhangsgebilde der Haut sind immer befallen. Die Nägel und alle Körperhaare können nach der dritten oder vierten Woche ausfallen.

Die Schwere der Erkrankung gibt sich kund: durch die Spannung der Haut, das fortwährende Kältegefühl, den Kräfteverlust trotz Erhaltenbleibens des Appetits, die Diarrhöe, die äußerst starke Verminderung der Stickstoffausscheidung im Harne und das hektische Fieber. Die Krankheit dauert drei Monate bis ein Jahr. Der Tod tritt infolge von Kachexie oder Komplikationen bei $\frac{1}{6}$ der Fälle ein.

Diese immerhin seltene Form

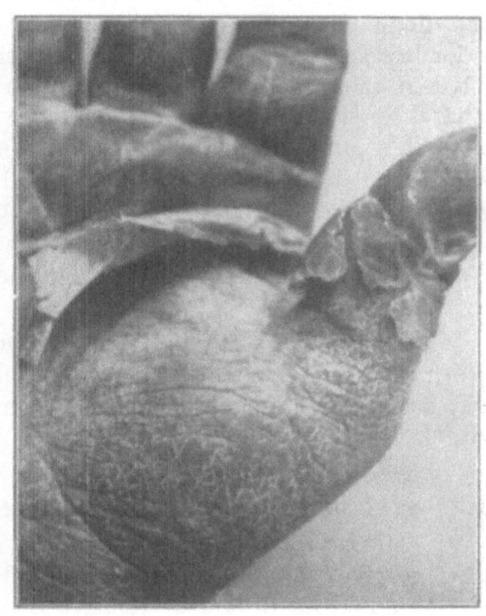

Fig. 17.

Akute primäre Erythrodermie; aufgetreten nach Einnahme von Opium; im Stadium der Desquamation. (Bergé, Soc. méd. des Hôp., 22 Fév. 1907.)

trifft man bei Erwachsenen, besonders bei Alkoholikern und bei Individuen, die an anderen exogenen oder an Auto-Intoxikationen leiden. Rezidive kommen fast nie vor.

C. Chronische primäre Erythrodermien.

Man unterscheidet zurzeit drei Typen:

1. **Die chronische Form der Wilson-Brocqschen Krankheit,** von der man Fälle beobachtet hat, die mehrere Jahre anhielten.

2. **Die Pityriasis rubra Hebra-Jadassohn.** Die Erythrodermie beginnt an verschiedenen Körperstellen, besonders in den großen Hautfalten, in Form

großer roter Herde mit kleienförmigen Schuppen, ohne Infiltration oder Nässen. Die Generalisierung wird in einigen Monaten, spätestens in zwei Jahren vollständig; Frostempfindung ist gewöhnlich, Juckgefühl nicht regelmäßig vorhanden. Allmählich verdickt sich die Haut, wird dann atrophisch und retrahiert sich eventuell so stark, daß die Bewegungen behindert sind. Die Anhangsgebilde der Epidermis werden abgestoßen. Nach einigen Jahren endigt die Krankheit in *fast* allen Fällen mit dem Tode infolge von Marasmus, nach Jadassohn immer *(oder vielmehr meist)* durch Tuberkulose. Nach einer Veröffentlichung Jadassohns (1892) sieht man sich veranlaßt, die Pityriasis rubra in die Klasse der Tuberkulide einzureihen[1]).

Man hat Fälle von Partialeruptionen und benigne subakute Fälle beschrieben, deren Deutung zweifelhaft ist.

3. Prämykotische und leukämische Erythrodermien. Bei Erwachsenen hat man verschiedene Erythrodermien beobachtet, die, von roten stark juckenden Herden ausgehend, sich über den ganzen Körper in skarlatinoider Form verbreiteten. In den Hautfalten und an den abhängigen Körperteilen ist die Färbung mehr bläulich; die Schuppenbildung ist gewöhnlich minimal oder trocken lamellös. Es können sich Fieberanfälle einstellen. Die Nägel bleiben meistens intakt, während ein großer Teil der Haare ausfällt. Drei charakteristische Symptome lenken stets die Aufmerksamkeit auf sich: ein rasender, unbezähmbarer Juckreiz, der infolge des Kratzens zur Usurierung der Nägel führt; eine. ödematöse (?) Verdickung der Haut, welche an den großen Körperfalten Wülste bildet; eine allgemeine Drüsenerkrankung.

Nach sehr langer Zeit (vier, zehn oder mehr Jahren) können sich kleine kutane Knoten entwickeln, welche die Struktur der Mycosis fungoides haben (**XXIX**, 466).

Diese prämykotische Erythrodermie, mit der uns Besnier und Hallopeau bekannt gemacht haben, zeigt gelegentlich sehr lange Remissionsperioden; sie kann aber auch vor dem Erscheinen der Tumoren zum letalen Ausgang durch Kachexie führen.

Die **leukämische Erythrodermie,** von Audry, Nicolau u. a. bearbeitet, ist der vorhergehenden Form nahe verwandt *(s. o. bei 2.).*

Die Desquamation ist vielleicht etwas reichlicher, das Juckgefühl etwas geringer; vor allem aber findet man, außer der Adenopathie, eine Vergrößerung der Milz und im Blute eine relative Lymphozytose oder auch andere leukämische Blutveränderungen. Verschiedentlich ist auch über das Auftreten kleiner Knötchen in der Haut berichtet worden. Der Ausgang ist unbedingt letal und kann in weniger als zwei Jahren eintreten.

Wahrscheinlich ist diesem Typus die Lymphodermia perniciosa Kaposi zuzurechnen[2]).

---

[1]) *Ich habe neben den tödlichen Fällen auch seltene, sonst charakteristische, benigne anerkannt. Seit langem halte ich die Pityriasis rubra Hebrae für einen Symptomenkomplex, der nicht nur (was ich übrigens nie behauptet habe) durch die Tuberkulose, speziell der Lymphdrüsen, sondern auch durch pseudoleukämische und leukämische Erkrankungen (Hodgkin etc.) vielleicht auch durch andere Ursachen bedingt sein kann.*

[2]) *Die Beziehungen der Pityriasis rubra und der prämykotischen Erythrodermie zur Pseudoleukämie, zur Hodgkinschen Krankheit, zur Tuberkulose und zur Leukämie bedürfen noch immer des eingehenden Studiums. Zur Zeit muß man in jedem Fall von exfoliativer generalisierter Erythrodermie durch genaueste Blutuntersuchung, durch Biopsie (Haut- und Lymphdrüsen), durch Tuberkulinreaktionen, Tierimpfungen die Ursache aufzufinden suchen.*

II. Erythrodermatische Dermatosen.

Verschiedene der sogenannten „großen" Dermatosen können zu irgend einem Zeitpunkt ihrer Entwickelung: im Beginn, bei einer Exazerbation, oder gegen das Ende zu, das Aussehen einer Erythrodermie annehmen, d. h. Erscheinungen einer generalisierten, schuppenden und mehr oder minder persistenten, entzündlichen Rötung aufweisen.

Zwei Arten von Fällen hat man zu unterscheiden:

Bei der ersten erfolgt die Generalisierung in der typischen Form der primären Dermatose, die nur durch die große Ausbreitung der Krankheit verändert ist.

Bei der zweiten Art ist die Generalisation das Resultat einer Komplikation mit einer exfoliierenden Dermatitis; es handelt sich in diesem Falle um die benignen oder malignen Herpetiden, die uns im folgenden Abschnitt beschäftigen werden.

Das **generalisierte Ekzem** entwickelt sich in sukzessiven Schüben, greift auf immer neue Gebiete über und setzt sich auf ihnen fest, wenn bei dem Individuum die Bedingungen für eine Ekzematose gegeben sind; doch wird das Ekzem nur selten wirklich universell. Selbst wenn dies der Fall ist, bleibt seine Neigung zu Exsudation, zu intensivem Jucken, zu Wiederausbrüchen, zu Paroxysmen und zur Ausbildung eines Eczema rubrum bestehen. Die Schleimhäute sind intakt und die Anhangsgebilde der Epidermis werden nur ganz allmählich geschädigt. Das Allgemeinbefinden ist weit weniger beeinträchtigt als bei der malignen „Herpetide". Die Hauptschwierigkeit besteht in der Feststellung, ob dieses Ekzem primär oder sekundär ist, z. B. einer Prurigo nachfolgt. Andererseits muß man bestrebt sein, die Ernährungsstörung, den inneren Eiterherd, die Organveränderung, die Nephritis, die Pyelonephritis, das Karzinom etc. zu entdecken, deren kutane Manifestation dieses Ekzem oft darstellt. Die leider meist wenig wirksame Behandlung muß auf alle Fälle sehr vorsichtig geleitet werden.

Bei dem **generalisierten Ekzematid,** der Pityriasis seborrhoica rubra Unnas oder der malignen exfoliierenden Form des seborrhoischen Ekzems, dehnt sich der Ausschlag kontinuierlich aus, wird aber nur selten universell. Die großen roten, nicht nässenden Herde sind mit pityriasiformen, fettigen Schuppen oder gelblichen Schuppenkrusten bedeckt und haben abgerundete, polyzyklische Konturen. In den Falten und unter den dicken Krusten ist gewöhnlich ein seröses oder manchmal ein eiteriges Exsudat vorhanden.

Es ist oft schwer, ehe man die Erkrankung einige Tage oder Wochen behandelt hat, zu erkennen, ob man es zu tun hat: mit einem generalisierten Ekzematid, einem primären oder sekundären Ekzem oder einer ekzematisierten Psoriasis. Wegen der rundlichen Krusten kann man sogar an einen Pemphigus denken.

Der Allgemeinzustand bleibt meistens gut. Die Prognose ist weniger ungünstig als bei den anderen generalisierten Dermatosen, und besonders als bei den Herpetiden; sie ist abhängig von der Toleranz der Haut gegenüber den „reduzierenden" Mitteln, welche man bei diesen Erkrankungen mit Vorsicht verwenden muß.

Die **Psoriasis universalis** kann absolut generalisiert werden; die Rötung ist gleichmäßig, a capite ad calcem. Die Schuppung verliert, außer an den Prädilektionsstellen, ihren geschichteten, glimmerartigen Charakter; Nässen, Krustenbildung und Jucken fehlen *(nicht immer)*. Lanugo- und Kopfhaare werden lichter, die Nägel stratifiziert und klumpig. Gelenkerkrankungen können sich einstellen.

Der Verlauf ist ganz chronisch, ohne Exazerbationen. Die Behandlung ist oft vollständig wirkungslos. Mit Quecksilbereinspritzungen (Kalomel oder gelbem Quecksilberoxyd) habe ich zwar die Krankheit beinahe vollständig heilen können, aber der Erfolg war immer nur vorübergehend.

Die **Pityriasis rubra pilaris (XIX, 281)** kann ausnahmsweise, von Anfang an oder infolge der progressiven Ausbreitung, das Aussehen der Erythrodermien annehmen. Aber immer entdeckt man Bezirke von gesunder Haut in Form scharf begrenzter, häufig eckiger Inseln und an den Prädilektionsstellen peripiläre Kegel. Die Schuppen sind gipsähnlich und adhärent.

Der **Lichen planus acutus (VII, 92)**, der manchmal über große Flächen sich ausdehnt, kann ebenfalls das Bild einer Erythrodermie vortäuschen. Diese ungewöhnliche Ausbreitung findet bei dieser Erkrankung im allgemeinen im Anfang statt und geht rasch zurück. Man kann entweder auf den geröteten Flächen selbst oder in ihrer Umgebung, eventuell mit Hilfe einer Lupe, die charakteristischen Knötchen entdecken.

Der **Pemphigus foliaceus (X, 134)** nimmt zuweilen in ausgeprägter Weise das klinische Aussehen einer reichlich exfoliierenden Erythrodermie an. Anfangs hat die Affektion meistens das Stadium einer blasenbildenden Eruption durchgemacht und es gelingt manchmal in der Umgebung der Erythrodermieherde noch bullöse Abhebungen zu finden. Die Exfoliation dieser Pemphigusform zeichnet sich aus durch den feuchten oder sogar nässenden Zustand der Haut unter den Schuppen.

Die **Scabies equina (XXV, 371)** ist eine sehr seltene Krankheit, die unter der Form einer Erythrodermie auftreten kann, wie der Fall von Besnier und ein von mir selbst beobachteter beweisen. Die Rötung ist universell und befällt auch das Gesicht und den behaarten Kopf. Die krustösen oder pulverigen Schuppen überwiegen an den Händen und Füßen; das Juckgefühl ist nicht übertrieben stark. Skabiesgänge findet man nicht; aber bei der mikroskopischen Betrachtung zeigt die kleinste Schuppe Unmassen von Krätzmilben jeden Alters.

III. Sekundäre Erythrodermien oder exfoliierende „Herpetide".

Im Verlaufe der Mehrzahl der großen Dermatosen, bei Ekzemen, Ekzematiden, Psoriasis, Pemphigus, manchmal bei Lichen oder Pityriasis rubra pilaris kann eine vorübergehende oder auch persistierende und letale exfoliierende Erythrodermie auftreten. Bazin hat eine maligne Form beschrieben, die seiner Meinung nach der gewöhnliche Ausgang der „Herpetis" ist, d. h. einer Kachexie der Haut, die der Insuffizienz mit Kompensationsstörungen bei den Herzkrankheiten vergleichbar ist. Man kann beide Formen „Herpetide" nennen.

Benigne Herpetide. Diese als eine Komplikation auftretende Erythrodermie ist partiell, regionär oder sogar sehr ausgedehnt, dauert aber meistens nur einige Tage oder Wochen. Alles deutet darauf hin, daß sie provoziert wird durch ein ungeeignetes oder schlecht ertragenes äußerliches oder innerliches Medikament (z. B. ein Quecksilberpräparat oder Chrysarobin) oder sogar durch ein schädliches Nahrungsmittel. Diese akzidentellen Schübe nennt Besnier „episodische Erythrodermien"; sie rezidivieren sehr leicht.

Maligne Herpetide. Ihre Symptome sind die der subakuten Form der primären Erythrodermie, aber mit geringerem Fieber, dagegen mit ausgesprochenen Anzeichen von allgemeiner Erschöpfung und von Marasmus. Die Harnstoffausscheidung im Urin ist stets sehr vermindert und kann bis auf 10 ja sogar 4 g am Tag heruntergehen; in der täglich abgestoßenen Schuppenmenge hat man dagegen bis zu 10 g Harnstoff gefunden. Für die genaue vollständige Diagnose müssen wir nach den Ursachen und der Entwickelung der Eruption forschen. Die Prognose ist infaust, obgleich man kürzere oder längere Remissionen beobachtet hat.

Neuere Autoren sehen in den malignen Herpetiden weniger eine Umwandlung der primären Dermatose, als eine toxische, infektiöse oder autotoxische Komplikation derselben Art wie bei den primären Erythrodermien[1]).

IV. Kongenitale Erythrodermien und Erythrodermien der Neugeborenen.

Bei kleinen Kindern finden sich verschiedene, zum Teil noch ungenügend abgegrenzte Formen von exfoliierenden Erythrodermien. Diese Formen können kongenital oder erworben, vorübergehend oder permanent sein.

Man hat folgende Fälle zu unterscheiden:

1. Die **lamellöse Desquamation der Neugeborenen** besteht in einer Steigerung des Phänomens der physiologischen Desquamation der Neugeborenen, d. h. in Austrocknen und Rissigwerden der Hornschicht von den ersten Lebenstagen an, dann Abstoßung in kleienförmigen oder lamellösen Schuppen vom 3.—5. bis zum 30. oder 60. Tag (Parrot).

In seltenen Fällen (Graß und Török [1895]) kommt das Kind in einer Art von (die Epidermis umkleidendem) kollodiumhautähnlichem Sack zur Welt. Dieser Sack reißt schon in der ersten Stunde des Lebens ein und löst sich in einigen Tagen in großen Fetzen ab. Die Haut nimmt dann ihr normales Aussehen an.

2. **Die Dermatitis exfoliativa neonatorum** (Ritter von Rittershain 1878) entwickelt sich in der ersten bis fünften Woche und nimmt ihren Ausgang von der Umgebung des Mundes, seltener von anderen Körperstellen. Sie breitet sich rasch über den ganzen Körper, zuletzt auch über die Extremitäten aus. Die Haut ist purpurrot und schuppt in großen trockenen Lamellen; es kann auch zur Bildung von Blasen kommen. Manche Autoren glauben, daß diese Erkrankung zum Pemphigus epidemicus (**X**, 125) gerechnet werden muß. *(Auch meine Erfahrungen sprechen dafür, daß sich diese exfoliative Dermatitis zum „Pemphigoid" der Neugeborenen etwa wie der Pemphigus foliaceus zum Pemphigus vulgaris verhält.)* Gewöhnlich verläuft die Krankheit mit Temperaturerhöhung und endet in etwa der Hälfte der Fälle, oft schon innerhalb einer Woche, tödlich.

3. **Generalisierte Dermatosen** verschiedenen, unter anderem auch medikamentösen Ursprungs (durch Quecksilberverbindungen etc.) treten auch bei Kindern auf. Ich habe einen Fall veröffentlicht von Eczema seborrhoicum oder Ekzematid bei einem fünf Wochen alten sonst gesunden Säugling. Nach Beginn am Ohr trat in neun Tagen fast vollständige Generalisation ein. Die Haut war skarlatinoid gerötet und je nach den Körperstellen mit trockenen Schuppen oder fettigen Krusten bedeckt. Die Heilung erfolgte in drei Wochen.

---

[1]) *Die Differenzierung zwischen den „erythrodermatischen Dermatosen" und den sekundären benignen und malignen Herpetiden hat in die deutsche Lehrbuch-Literatur im allgemeinen keinen Eingang gefunden. Wir begnügen uns meist, darauf hinzuweisen, daß sich die verschiedensten großen Dermatosen generalisieren und dann ihre charakteristischen Eigentümlichkeiten mehr oder weniger einbüßen und das Bild der exfoliativen Erythrodermien darbieten können. Dabei kann die Prognose günstiger oder ungünstiger sein; die Ursache ist meist unbekannt.*

Diesen *(resp. einen morphologisch ähnlichen)* Krankheitstypus hat
C. Leiner unter dem Namen der schuppenden Erythrodermie der Säuglinge *(speziell bei Brustkindern oft mit letalen Ausgang)* beschrieben.

4. **Diffuse kongenitale Hyperkeratose,** auch als Ichthyosis congenitalis,
Ichthyosis foetalis oder sebacea (Kaposi) bezeichnet, ist eine Mißbildung
der Haut, die in verschiedenen Abstufungen bekannt ist:

Die **schwere Form** (Keratoma congenitale diffusum malignum)
ist mit dem Leben nicht vereinbar. Das ausgetragene oder zu früh geborene
Kind sieht schrecklich aus. Seine ganze Haut ist rot und gespannt, wie zu eng,
fissuriert, mit großen Platten oder gelblichen Krusten bedeckt, die mehrere
Millimeter dick sind und von der Austrocknung eines Talgüberzuges herzurühren scheinen. Das Gesicht ist unförmig; Bewegungen der Glieder sind
beinahe unmöglich. Das Kind kann nicht saugen und erliegt bald der Kältewirkung.

Die **benigne Form** (Erythrodermie congénitale ichthyosiforme
Brocq) schließt die Lebensfähigkeit nicht aus und wird meistens mit der
Ichthyosis zusammengeworfen. Von ihr wird im Kapitel über die Keratosen
(**XI,** 145) die Rede sein.

Brocq unterscheidet noch eine bullöse Form, die als Pemphigus foliaceus imponieren könnte.

Die pathologische Anatomie der Erythrodermien kann man nicht zu-
sammenfassend schildern, ohne sich dabei in ganz allgemeinen Ausdrücken zu
bewegen: bei allen Formen sieht man Gefäßerweiterung, ein verschieden
starkes zelliges Infiltrat im Papillarkörper mit mehr oder weniger Ödem und
Pigmentierung, und eine Hornschuppenbildung, deren Entstehungsmechanismus
uns meistens unbekannt ist. Die verwertbaren histologischen Untersuchungen
sind wenig zahlreich; ihre Resultate sind selbst für die gleichnamigen Formen
nicht übereinstimmend. Augenblicklich könnte man daher nicht daran denken,
eine histologische Differentialdiagnose zwischen den verschiedenen Typen aufzustellen.

Hieraus einige wenige Angaben:

Bei den subakuten primären Erythrodermien findet man Parakeratose und interpapilläre Infiltration mit Vergrößerung der Papillen. Mario
Oro hat zentrale, ganglionäre und periphere Nervenveränderungen beschrieben.

Bei der Pityriasis rubra Hebrae wird der anfangs infiltrierte Papillarkörper später atrophisch, die Drüsen und Follikel verschwinden, das Stratum
granulosum ist vermindert oder fehlt überhaupt. Bei einem kürzlich von Bruus-
gaard beschriebenen, sehr interessanten Fall wurden in den Schnitten der
Haut typische Knötchen mit Riesenzellen und Kochschen Bazillen gefunden.
Jadassohn hat gezeigt, daß bei der Sektion in sieben von acht Fällen von
Pityriasis rubra in verschiedenen Organen Tuberkulose nachweisbar war.

Die prämykotische Erythrodermie ist anatomisch noch am besten
charakterisiert. Die beigegebene Zeichnung gibt eine genügende Vorstellung
von ihrem Aussehen (Fig. 18).

Bei den malignen Herpetiden soll, nach Leloir, eine Parakeratose
und eine destruktive Veränderung der Bindegewebsfasern, besonders um die
Gefäße, auftreten, die elastischen Fasern aber erhalten bleiben. Dieser angeblich
charakteristische Befund wurde von Mario Oro nicht bestätigt.

Die generalisierten Dermatitiden behalten die ihnen eigentümlichen
Läsionen, jedoch mit einigen Modifikationen.

Therapie der Erythrodermien. Die wesentliche Vorbedingung für die Behandlung beruht auf der Feststellung der Ursache. Hat man Grund zu

der Annahme, daß eine Intoxikation oder irgend ein lokaler Reiz im Spiele sei, so wird man selbstverständlich das schädigende Agens zu entfernen suchen. Handelt es sich um eine Autointoxikation, so wird man sie durch Diät, reichliche Getränkezufuhr und hygienische Maßregeln bekämpfen. Bezüglich der Blutveränderungen, der Leukämie *(der Pseudoleukämie und der Mykosis fungoides)* leistet bekanntlich *(neben Arsen)* die Röntgentherapie wertvolle Dienste, wenn auch nicht um sie zu heilen, so doch mindestens um sie abzuschwächen und die Entwickelung der Krankheit zu verzögern. *(Auch an Thorium X, Radium-Emanation, Blutinfusionen, Tuberkulin wird man denken müssen.)*

Die lokale Behandlung muß in erster Linie darauf bedacht sein „nicht zu schaden". Je nach den Indikationen des Falles kann sie in erweichenden, langandauernden oder sogar permanenten Bädern, wie sie im Auslande üblich sind *(oder vielmehr waren)*, bestehen, oder in feuchten Verbänden, die aseptisch oder mit Kalkwasser-Ölliniment gemacht werden — eine etwas beschwerliche, aber den Juckreiz sehr lindernde Behandlung. Auch Watteeinwickelungen werden angewandt. Wohltuend wirkt oft eine Einhüllung in zwei Betttücher, zwischen die man ein indifferentes Pulver streut; dabei macht man nur regionäre Waschungen oder partielle Einsalbungen mit einer Paste oder einer Kühlsalbe. Abschließende Verbände mit Kautschuk wird man nur mit größter Vorsicht anwenden; sie bringen wohl gewisse Erythrodermien zum Abblassen,

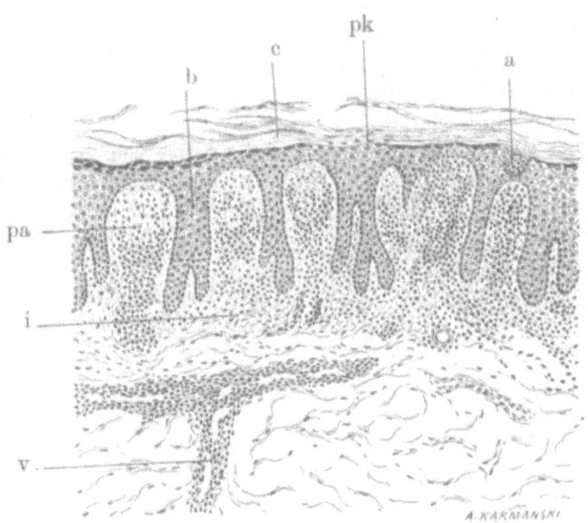

Fig. 18.

Histologie der prämykotischen Erythrodermie. (Vergrösserung 65:1). Die Hauptveränderung besteht in einem sehr dichten zelligen Infiltrat (i), das den Papillarkörper einnimmt und an seiner unteren Grenze sich scharf absetzt; die Zellen sind Lymphozyten, die in einem adenoiden Maschenwerk zerstreut sind. Die zuführenden Gefäße des Koriums (v) sind von einem Lymphozytenwall umgeben. Die Papillen (pa) sind vergrößert und verlängert. Die interpapillären Leisten (b) sind ausgezogen und oft zweifach gespalten. Die Hornschichte ist verdickt und schuppend (c). Stellenweise findet man eine Parakeratose (pk). Im Rete Malpighii sieht man zuweilen, nicht regelmäßig, winzige mit Lymphozyten gefüllte Höhlen (a).

scheinen aber sehr gefährliche Wirkungen auf den Gesamtorganismus haben zu können.

Alle diese Mittel sind nur Palliative, um dem Kranken Erleichterung zu verschaffen und Komplikationen zu verhindern; tatsächlich ist die Therapie rein expektativ.

Kapitel VII.

Papeln und papulöse Dermatosen.

Die Effloreszenzen, welche man als Papeln (Papulae) bezeichnet, sind kleine solide Elevationen, welche die Eigenschaft haben, spontan zurückgehen zu können.

Vor allem muß ich die Elemente dieser Definition scharf präzisieren.

Die Papeln sind zirkumskripte Erhöhungen von geringer Ausdehnung. Ihre Größe ist die eines Stecknadelkopfes, einer Linse oder höchstens einer großen Erbse. Sie ragen immer, aber in sehr verschiedenem Grade, über das Hautniveau vor.

Die Papeln sind solid, d. h. sie enthalten keine Ansammlung von Exsudat. Um sich von dieser Tatsache zu überzeugen, ist man zuweilen genötigt, sie mit einer Nadel anzustechen.

Der Bestand der Papeln ist beschränkt, wodurch sie sich von den kleinen Tumoren gleichen Aussehens unterscheiden. Sie verschwinden von selbst, ohne eine Narbe zu hinterlassen, was ihre Abtrennung von den Tuberkeln

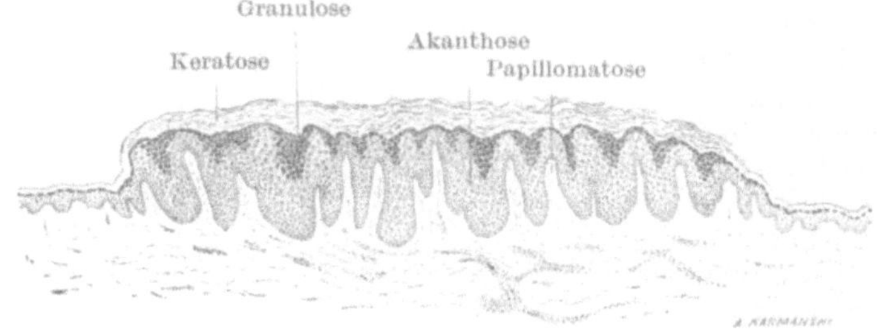

Fig. 19.

Schnitt durch eine epidermidale Papel: Verruca plana des Gesichtes.
(Vergrößerung 33:1.)

ermöglicht. Dieses Charakteristikum findet seinen kurz gefaßten Ausdruck in den Worten: spontan zurückgehend („resolutiv“).

Viele Papeln entwickeln sich ausschließlich an den Follikelmündungen; diese follikulären Papeln gehören in das Kapitel der Follikulosen (**XIX**).

Die papulöse Erhebung kann sich mit verschiedenen Veränderungen kombinieren, z. B. mit einer Hämorrhagie (papulöse Purpura), mit einer Bläschenbildung bei gewissen Ekzemen (papulo-vesikulöses Ekzem), mit Pustelbildung (papulo-nekrotische Tuberkulide) usw. Sehr große Papeln bezeichnet man zuweilen als Papulo-Tuberkel („Papulo-tubercules“), *besser „tuberöse Papeln“.* Gelegentlich kommt es vor, daß eine Infiltration, welche sonst der Papelbildung gleicht, anstatt auf eine engumschriebene kleine Fläche beschränkt zu bleiben, sich zu münzengroßen Scheiben oder noch größeren Herden ausdehnt und einem erythematösen oder erythematosquamösen etc. Prozeß sich beigesellt. In solchen Fällen ist es üblich, obgleich diese Ausdrucksweise nicht absolut korrekt ist, von papulösen Plaques oder Placards zu sprechen. (Siehe S. 5.) Man hat auch die Lichenisation (**XXIV**, 355) als eine diffuse Papelbildung beschrieben.

Histologie der Papeln. Da die papulösen Effloreszenzen durch verschiedene histologische Veränderungen entstehen können, ist es in erster Linie von Interesse, diese kennen zu lernen. Je nachdem sich der Prozeß hauptsächlich auf die Epidermis oder die Kutis oder auf beide Strata gleichmäßig erstreckt, unterscheidet man: epidermidale, kutane und gemischte Papeln.

1. **Epidermidale Papeln.** Die Verrucae planae sind die typischsten Repräsentanten dieser Gattung. Bei ihnen (Fig. 19) sind alle Schichten der Epidermis hypertrophisch: das Rete Malpighii (Akanthose), das Stratum granulosum (Granulose) und das Stratum corneum (Keratose). Die Papillen sind so stark verlängert (Papillomatose), daß sie das Zehnfache ihrer normalen Höhe erreichen können. In der Kutis ist nur eine ganz geringe ödematöse oder zellige Infiltration vorhanden.

Bei den Papeln der Prurigo ist vor allem die Malpighische Schicht hypertrophiert; ihre Dicke ist drei- bis viermal so stark wie gewöhnlich, während die Hornschichte und die Papillen sich sehr verschieden verhalten.

2. Je nachdem das Plus, durch das die Erhebung verursacht wird, Ödemflüssigkeit oder Infiltrat entzündlicher Zellen ist, hat man zwei Arten von **kutanen Papeln** zu unterscheiden.

Die **ödematöse Papel** *(Pomphus, Nessel)* findet sich bei der Urtikaria und beim papulösen Erythem. Die lokale Hyperämie und das in die Maschen des Papillarkörpers *(und der eigentlichen Kutis)* ausgetretene Exsudat

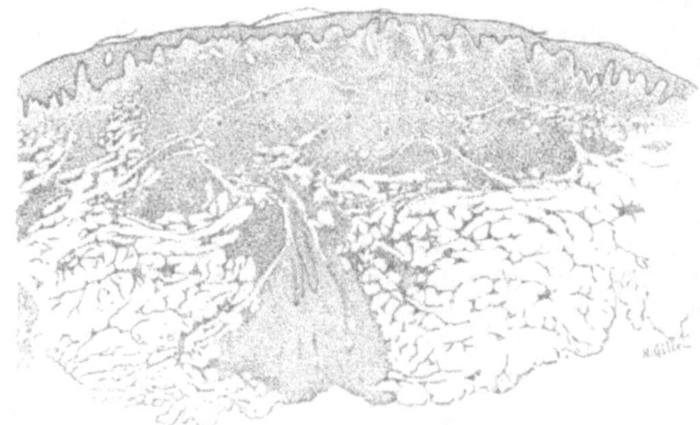

Fig. 20.
Schnitt einer kutanen Papel: lentikuläres papulöses Syphilid.
(Vergrößerung 25:1.)

verschwinden gleichzeitig mit dem Blutdruck im Kadaver und im exzidierten Stück, *wenngleich nicht vollständig;* das Härten des Stückes in Alkohol verwischt die Veränderungen noch vollends. Wenn die Erythempapel nicht rein urtikariell ist, sondern mehr oder weniger infiltriert, so findet man perivaskuläre Anhäufungen, die zum größten Teile aus Leukozyten bestehen.

Den Typus der **infiltrierten Papel** repräsentiert am besten das lentikuläre papulöse Syphilid (Fig. 20). Die Epidermis ist gespannt und verdünnt und weist manchmal Exfoliation der Hornzellen auf. Der Papillarkörper und die obere Schichte des Koriums sind der Sitz eines reichlichen, zusammenhängenden Infiltrates von Zellen, unter denen *(oft)* Plasmazellen vorherrschen, aber auch einige Riesenzellen *(meist vom Langhansschen Typus)* anzutreffen sind. In der Umgebung des Hauptherdes löst sich das Infiltrat in perivaskuläre Scheiden von Plasmazellen auf.

Die Papel des Lichen scrofulosorum ist ebenfalls typisch kutan. Bei ihr konstatiert man ein Infiltrat, das aus verschiedenen Zellen besteht, besonders jedoch aus epithelioiden und Riesenzellen *(sehr häufig auch wesentlich aus Rundzellen)*, die bald im Papillarkörper, bald in der Nachbarschaft von Haartalgdrüsenfollikeln oft zu tuberkulösen Knötchen gruppiert sind.

3. Eine Kombination von epidermidalen und kutanen Veränderungen bilden **gemischte Papeln.**

Die Papel des Lichen planus, die diesem Typus angehört (S. 92), setzt sich zusammen aus einer Akanthose mit mehr oder weniger starker Keratose und einem Infiltrat, das nur innerhalb des Papillarkörpers auftritt. An einzelnen Stellen ist das Stratum granulosum hypertrophisch.

Die Strofuluspapel (S. 96) weist eine verdickte Epidermis mit lokalisierter Spongiose auf und hat eine ödematöse und infiltrierte kutane Basis.

Klinischer Charakter der Papeln. Ein geübter Beobachter ist imstande, ohne besondere Schwierigkeit die verschiedenen Typen der Papeln durch die klinische Untersuchung zu differenzieren.

Die Hypertrophie der Epidermis gibt sich zu erkennen als oberflächliche, trockene, derbe, oft gelb verfärbte Erhebung, die durch Druck nicht verschwindet.

Die ödematösen Papeln sind blaßrot, gespannt, aber eindrückbar und durch Kneten mit dem Nagel zwar zum Verschwinden zu bringen, aber nur auf wenige Augenblicke.

Die zellige Infiltration der Kutis erzeugt eine rosafarbige oder rote Papel, die tiefer infiltriert, derb und elastisch ist.

Der Zustand der Hornschicht an der Oberfläche der Papel ist von großer Wichtigkeit. Je nach der Dermatose, um die es sich handelt, ist die Hornschicht verdickt oder gedehnt, oder in Form von Lamellen schuppend, die mehr oder weniger reichlich und zerreiblich sind. Auch Krustenbildung kann vorhanden sein.

Die Differentialdiagnose der Papeln im allgemeinen beruht auf ihrem Aussehen und ihrer Entwickelung. In erster Linie darf man sie nicht verwechseln: mit Bläschen oder Pusteln, die Flüssigkeit enthalten; mit den Tubera der Syphilis, der Lepra und des Lupus oder mit Tuberkuliden, Effloreszenzen, die *(meist)* Narben hinterlassen; mit Tumoren von geringer Größe, die persistieren oder zunehmen, wie verschiedene Nävi, Adenoma sebaceum und Hidradenom, kleine Zysten, zirkumskripte Keratome, Epitheliome, Molluscum contagiosum usw.

In manchen Fällen kann eine genaue Untersuchung nötig werden mittelst Glasdruck, Einstich, *(Exprimieren)*, eventuell Biopsie.

In diesem Kapitel werde ich folgende Symptomenkomplexe beschreiben:

Die Verrucae planae juveniles, die eine besondere klinische Form der gewöhnlichen Warzen darstellen (**XI**); den Lichen planus in seiner typischen Form und die atypischen Arten desselben, welche ich hier beschreiben muß trotz der dabei vorhandenen „Deformationen"; Die Prurigopapeln mit Rücksicht auf ihre Effloreszenzenform. Die eigentliche Prurigokrankheit bleibt einem späteren, eigenen Kapitel vorbehalten (**XXIV**). Die typischen papulösen Syphilide; die papulöse Form der Tuberkulide, den sogenannten Lichen scrofulosorum.

Verrucae planae juveniles.

Diese Warzenform besteht aus kleinen epidermidalen Papeln, die kaum mehr als drei Millimeter Durchmesser haben, flach sind und sich nur wenig über das Hautniveau erheben. Ihre Konturen sind im allgemeinen rund *(sehr oft unregelmäßig polygonal)* und gegen die Umgebung scharf abgesetzt.

Ihre Färbung ist die der gesunden Haut oder vielleicht etwas gelblich, grau oder bräunlich *(besonders im Gesicht)*. An ihrer Oberfläche sind sie fein höckerig oder wie ein wenig bestäubt; Jucken verursachen sie nicht.

Sie kommen vor allem im Gesicht, besonders an den Wangen, den Schläfen, der Stirne und dem Kinn vor. Ihre Zahl wechselt sehr und kann von zehn bis zu mehreren Hundert betragen. Sie können auch am Handrücken, seltener an den Vorderarmen lokalisiert sein und hier allein oder in Verbindung mit gewöhnlichen Warzen auftreten. Bei einem jungen Mädchen, dessen Gesicht, Hals und Thorax damit wie besät war, konnte ich über 1500 zählen.

Es besteht kein Zweifel, daß diese Warzen von einer Autoinokulation oder von einer Übertragung gewöhnlicher Warzen herrühren, die sich beim Patienten selbst oder bei Personen seiner Umgebung vorfinden *(ob die Verrucae planae durch Inokulation von gewöhnlichen Warzen zustande kommen können, scheint mir noch nicht sicher; die Koexistenz mit den letzteren beweist bei deren Häufigkeit noch nichts)*. Kinder, Mädchen und junge Frauen leiden besonders darunter; beim Manne verbreiten sie sich durch das Rasieren.

Nachdem sie sich entwickelt und einige Monate oder Jahre bestanden haben, verschwinden sie schließlich spurlos.

Die Behandlung muß besonders darauf bedacht sein, Narbenbildung zu vermeiden. Nur selten wird man Ätzmittel anwenden. Man verordnet gewöhnlich Einpinselungen mit Schälmitteln. Die Röntgentherapie heilt die Warzen mit überraschender Schnelligkeit; oft genügt eine einzige Sitzung und eine mittlere Dosis. *(Auch durch länger dauernde interne Arsenbehandlung heilen sie fast immer sehr gut, manchmal nach lokaler leicht entzündlicher Reaktion.)*

Lichen planus.

Die Bezeichnung „Lichen“ wurde von und seit Willan auf verschiedene Dermatosen angewandt. Man kann aber nach der jetzigen Auffassung nicht mehr von einer Gattung Lichen mit mehreren Spezies sprechen, sondern man versteht jetzt unter der einfachen Bezeichnung Lichen eine große, gut charakterisierte Dermatose: den Lichen planus, Lichen ruber planus oder Lichen Wilson.

Die Ausdrücke: Lichen simplex, obtusus, corneus, scrofulosorum werden weiterhin erklärt werden.

Symptome. Die Effloreszenz des Lichen planus ist eine typische Papel von der durchschnittlichen Größe eines Stecknadelkopfes. Ihre Form ist polygonal, abgeflacht, manchmal *(von vornherein oder sehr bald, zentral)* eingesunken oder gedellt; ihre Oberfläche ist glatt und glänzend, ihre Konsistenz trocken und fest; ihre Färbung gewöhnlich hellrot-gelb, kann auch violett sein oder sich von der normalen Hautfarbe gar nicht unterscheiden.

Zu diesen charakteristischen Merkmalen kommt häufig noch ein anderes, das pathognomonisch ist, nämlich weiße oder graue, opake Streifen oder Punkte, die auf der rötlichen Oberfläche der Papeln ein Netzwerk, oder mit Knötchen versehene Verzweigungen oder Sterne bilden. Dieses „Netzphänomen“ (= „Signe du reseau“), auf welches Wickham besonders aufmerksam gemacht hat, ist nur an gut entwickelten, isolierten oder zu Herden vereinigten Papeln deutlich zu beobachten. Um es besser hervortreten zu lassen, ist es zweckmäßig, die Papeln mit Wasser oder Vaselinöl oder noch besser mit Anilinöl, das die Hornschicht transparent macht, zu befeuchten.

Die frisch entstehenden Papeln sind punktförmig, schon glänzend und
haben eine rosa Farbe. In einigen Tagen oder auch Wochen vergrößern sie
sich. Ausgewachsen bleiben sie isoliert, wenn das Exanthem diskret ist; aber
fast immer vermehren sie sich, häufen sich an und bilden durch Konfluenz
runde, ovale oder unregelmäßige Herde von verschiedener Größe, an den
Rändern meist dicker als in der Mitte und von schmutzig roter oder bräunlicher Farbe.

Die Oberfläche ist bedeckt mit feinen, stark adhärenten, oft kaum sichtbaren Schuppen. Durch Darüberfahren mit dem Fingernagel entsteht ein
mehliger Streifen. Man kann auf der Oberfläche auch Hornkugeln sehen
und, hauptsächlich an den Rändern der Herde, die Papeln erkennen, aus denen
sie zusammengesetzt sind. Die mehr oder weniger großen, vollständig konfluierten Herde sind von Furchen durchzogen, so daß rautenförmige oder
polygonale Zeichnungen mit glatter, glänzender Oberfläche entstehen, die
wie ein Mosaik aussehen (Fig. 21). In der Umgebung stehen isolierte oder

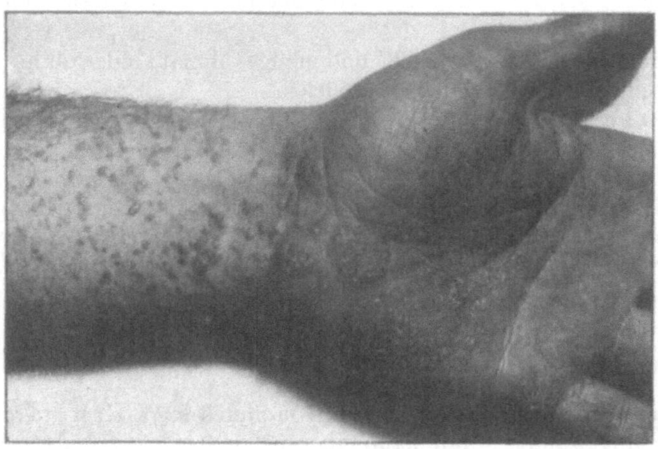

Fig. 21.
Lichen planus des Handgelenks und der Palma manus.

gruppierte Papeln. In der Regel, besonders wenn das Exanthem schon einige
Wochen besteht, sieht man eine Verfärbung auftreten. Die einzelnen Papeln
oder die aus ihnen entstandenen Gruppen und Herde sind selbst mehr oder
minder pigmentiert oder von einem pigmentierten Hof umgeben. Manchmal
ist das Zentrum farblos und die Umgebung hyperpigmentiert, bräunlich oder
schwärzlich verfärbt. Dieses Symptom kann auch fehlen. Das gleichzeitige Auftreten einer wirklichen Vitiligo ist nicht sehr außergewöhnlich.

Die Prädilektionsstellen des Lichen planus sind die Vorderseiten
der Handgelenke, die Vorderarme und die Unterschenkel. Doch entwickelt er
sich auch an den Weichen, der Nierengegend, den Genitalien, auf der Mundschleimhaut, am Hals, an den Handtellern und Fußsohlen und ausnahmsweise
im Gesicht *(und selbst am behaarten Kopf)*. Der Ausschlag kann auch nahezu
generalisiert sein.

Das Jucken kann ganz fehlen oder oft nur schwach und intermittierend
sein, manchmal ist es aber so heftig, daß die Nachtruhe gestört wird.

Die diffusen Lichenisationen, welche häufig das typische Exanthem
begleiten und es manchmal fast verdecken, sind unzweifelhaft dem Kratzen
zuzuschreiben (**XXIV, 355**).

Abarten. Man kann mehrere Unterarten des Lichen planus unterscheiden, die charakterisiert sind durch eine besondere Form oder Gruppierung der Effloreszenzen, durch gewisse Lokalisationen oder durch eine abnorme Entwickelung der Erkrankung.

Die Papeln des Lichen planus können sehr regelmäßige Ringe von 6—8 mm Durchmesser bilden. Man sieht sie vor allem an den Genitalien, auf der Innenfläche der Arme und in der Nähe der Gelenkbeugen. Das Vorhandensein einiger Ringe bei einem typischen Exanthem ist nicht selten; sie können in dieser oder jener Körpergegend vorherrschen: Lichen annulatus.

An den gleichen Stellen gruppieren sich die Papeln zuweilen in Form von Bogen, Arabesken oder ganzen Kreisen, die peripher weiterschreiten: Lichen marginatus.

Man beobachtet auch eine linienartige Anordnung der Papeln, die durch strichförmige Kratzeffekte veranlaßt scheint: Lichen striatus; — oder wie beim Zoster oder Naevus linearis dem Verlauf eines Nerven entsprechend (?): Lichen zoniformis *(zosteriformis)*.

In gewissen Fällen von Lichen planus mit akutem oder subakutem Verlauf findet man neben typischen Effloreszenzen einige zugespitzte Papeln. Man kann diese partielle und mehr zufällige *(auf Grund follikulärer Lokalisation entstehende)* Umbildung als Lichen acuminatus bezeichnen, darf aber nicht vergessen, daß es sich auf dem internationalen Kongreß in Paris (1889) erwiesen hat, daß der Lichen acuminatus der ausländischen Autoren der Pityriasis rubra pilaris der französischen Schule *(aber nicht in allen Fällen cfr. S. 281)* gleicht.

An den Handtellern und Fußsohlen (Fig. 22) verhornen die Papeln des Lichen manchmal und haben bei oberflächlicher Be-

Fig. 22.
Ein Herd von Lichen planus an der Innenseite des Oberschenkels.

sichtigung Ähnlichkeit mit Bläschen; tritt dann Schuppenbildung ein, so nehmen sie ein eigentümlich siebartiges Aussehen an. Der Ausschlag kann aber auch große, rote, schuppende Flecke mit unregelmäßigen Konturen bilden. In diesem Falle *(aber auch sonst)* ist die Diagnose nicht immer leicht (XI, 149) zu stellen.

Wegen seiner Häufigkeit und seines eigentümlichen Aussehens beansprucht der Lichen planus der Mundschleimhaut (S. 157) besonderes Interesse. Wenn man ihn genau kennt, so ist er in zweifelhaften Fällen ein wertvolles Hilfsmittel bei der Diagnose; umgekehrt kann er zu Verwechselungen mit der Leukoplakie oder der Syphilis der Mundhöhle Veranlassung geben, was nur allzuhäufig vorkommt. Diese Lokalisation des Lichen beobachtet man nahezu in der Hälfte der Fälle. Da sie keine Schmerzen verursacht, so übersehen sie die Kranken selbst stets *(meist)*. Sie besteht entweder in opaken porzellanartigen Flecken oder in einem weißen Netzwerk, das vollständig dem gleicht, welches ich bei der Beschreibung der typischen Papeln auf der Haut erwähnt habe, aber viel gröber ist. *(Der Lichen planus der Mundhöhle kann auch lange Zeit oder selbst dauernd ohne Erkrankung der Haut bestehen.)*

An den Genitalien, und besonders an der Glans und am Präputium, findet man gedellte Papeln und die Formen des Lichen marginatus und annularis *(gelegentlich auch nur ein Netzwerk weißer Linien wie im Munde)*.

Man hat auch das Auftreten des Lichen an der Vulva, in der Urethra und am Anus beschrieben.

Der gewöhnliche **Verlauf** des Lichen planus ist torpid und langwierig. Das Exanthem entwickelt sich schleichend, schreitet während mehrerer Monate fort, persistiert dann sehr verschieden lange, manchmal Jahre hindurch ohne irgend eine Veränderung. Im allgemeinen aber wird die Entwickelung durch subakute Schübe unterbrochen, die durch körperliche Anstrengungen oder Gemütserregungen veranlaßt werden *(können)*. Die Effloreszenzen vermehren sich, neue Körpergegenden werden ergriffen und das Jucken tritt wieder auf. Die Rückbildung ist langsam, fast unmerklich. Die Papeln und Herde hinterlassen gewöhnlich für lange Zeit pigmentierte Flecken, die noch nachträglich die Diagnose gestatten.

Eine Form mit rascher Entwickelung wird als Lichen acutus bezeichnet. Das Exanthem tritt dabei plötzlich auf und breitet sich über weite Flächen des Stammes oder der Extremitäten aus. Von der diffus geröteten, geschwollenen und leicht schuppenden *(manchmal aber auch ganz normalen)* Hautoberfläche heben sich die eben entstehenden, kaum nadelspitzgroßen *(gelegentlich ganz blassen)* Papeln ab. Um sie zu erkennen, muß man zuweilen die Lupe zu Hilfe nehmen und bei möglichst guter Beleuchtung die etwas gespannte

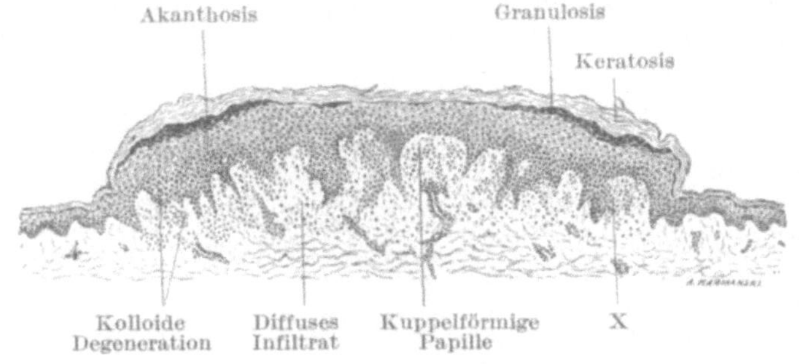

Fig. 23.
Histologie einer Papel des Lichen planus (Vergrößerung 37:1).

Haut genau besichtigen. Eine Biopsie zeigt, daß schon die kleinsten Effloreszenzen die charakteristische Struktur haben. Der Ausbruch ist manchmal von Allgemeinsymptomen begleitet. Nur ausnahmsweise treten einzelne ephemere Blasen oder gelegentlich akuminierte Papeln auf. Diese akute Form des Lichen verschwindet nach ein bis zwei Monaten oder geht in die chronische Form über.

Pathologische Anatomie. Die Papel des Lichen planus besitzt eine charakteristische Struktur.

Das anfangs stark hypertrophische Stratum Malpighii (= Akanthose) nimmt später an Umfang wieder ab, indem die Hornschichte sich auf seine Kosten verdickt. Das Stratum granulosum bleibt erhalten und wird sogar hypertrophisch (= Granulose), aber das Keratohyalin ist auf die einzelnen Punkte einer Papel ungleichmäßig verteilt und dadurch entsteht das pathognomonische Netzwerk von weißen oder opaken Streifen. Die Hornschichte ist verdickt, zusammenhängend, fettreich und aus normalen, kernlosen Zellen gebildet (= Keratose). Bei länger bestehendem Lichen findet man kernhaltige Hornzellen und manchmal in den Öffnungen einzelner Follikel auch Hornkugeln. Die Papillen sind nicht verlängert, aber kuppelförmig („en coupoles") vergrößert und häufig schräg geneigt. Die Grenzzone zwischen Kutis und Epidermis bildet daher guirlandenförmige Zeichnungen, ist aber gewöhnlich stellenweise etwas verwischt (Fig. 23, X.).

Im Papillarkörper findet sich ein diffuses, aus kleinen runden Zellen bestehendes Infiltrat; einige von diesen, sowie manche Zellen des Stratum Malpighii können kolloide Degeneration aufweisen. Die untere Grenze dieses Infiltrates ist immer auffallend scharf; darunter sieht man nur einzelne perivaskuläre Infiltrate. *(Häufig Riesenzellen besonders nahe an der Epithelgrenze.)* Diese Papel gehört daher dem gemischten, d. h. epidermido-kutanen Typus an.

Beim Lichen planus der Schleimhäute habe ich immer ganz analoge Veränderungen angetroffen; meiner Ansicht nach ist es das reichlich neugebildete Keratohyalin, welches die weißen Flecke und Netzbildungen bedingt.

Diagnose. Obgleich eigentlich keine Analogie zwischen der Effloreszenz des Lichen planus und den papulösen Syphiliden besteht, werden sie doch häufig miteinander verwechselt.

Die sekundären Lichenifikationen haben unscharfe Ränder und glänzende Fazetten, aber weder die scharf begrenzten Papeln noch die opaken Streifen des Lichen planus. Zuweilen aber ist die Unterscheidung doch recht schwierig.

Auch gewisse pruriginöse Kinderekzeme weisen öfters kleine glänzende. aber meistens rasch wieder verschwindende Papeln auf. Kennt man diese Form nicht, so kann man leicht die fragliche Dermatose für einen ekzematisierten Lichen planus oder eine diffuse Prurigo halten.

Der Lichen simplex chronicus Vidal („Prurigo circonscrit") ahmt manchmal den Lichen planus sehr täuschend nach, aber seine Papeln sind *(freilich keineswegs immer)* halbkugelig statt flach, glänzen weniger und haben keine weißen Streifen (**XXIV**, 361).

Die sehr seltene Porokeratosis Mibelli, sowie die Keratodermien und Porokeratosen der Handteller und Fußsohlen können bei der Diagnose des Lichen planus dieser Regionen ernstliche Schwierigkeiten bereiten (**XI**, 147).

Der Lichen scrofulosorum und besonders die lichenoide Form der Parapsoriasis zeigen niemals die polygonalen glänzenden Papeln des Lichen planus und haben nur eine ganz oberflächliche Ähnlichkeit mit ihm. *(Es gibt aber auch eine seltene plane typisch glänzende Form des Lichen scrofulosorum wie auch des lichenoiden Syphilids.)*

Der akute Lichen planus erinnert an die Erythrodermien (**VI**).

Ätiologie und Natur. Der Lichen planus ist eine Erkrankung der Erwachsenen und bei Männern häufiger als bei Frauen.

Da er so häufig bei nervösen, reizbaren Individuen auftritt im Anschluß an einen psychischen Shock, an heftige Gemütsbewegungen, Sorgen, Überarbeitung, begleitet von Schlaflosigkeit, nervöser Aufregung, Neuralgien usw., so wird man unwillkürlich dazu gedrängt, ihn als die kutane Manifestation einer Nervenstörung zu betrachten. Diese Theorie läßt sich aber nicht beweisen.

Jacquet und andere haben die Ansicht ausgesprochen, daß die Eruption stets eine Folgeerscheinung des Kratzens sei; obgleich der Ausschlag durch Kratzen sicher vermehrt *(„provoziert")* wird, so kann der Juckreiz doch oft vollständig fehlen und beim Lichen der Schleimhäute ist das sogar stets der Fall. Manchmal *(in meinem Material meist)* ist auch die Nervosität nicht vorhanden. In der Literatur finden sich Fälle von scheinbarer Ansteckung oder wenigstens von familiärem Auftreten *(wesentlich seltener bei Ehegatten, als bei Geschwistern oder Eltern und Kindern)*.

Die pathologische Anatomie würde sich mit einem bakteriellen Ursprung sehr wohl vereinen lassen; aber eine solche Hypothese stützt sich auf keine wirklich beweisende Tatsache. Die Frage ist daher vollständig unentschieden.

Therapie. Die allgemeine Behandlung der Nervosität und des Pruritus steht an erster Stelle. Diät und Körperpflege werden gemäß dem später zu gebenden Schema (s. Therapeutische Notizen) zu regulieren sein.

Hydrotherapeutische Prozeduren sind oft sehr wirksam. Speziell die beruhigenden (sanften, 3—4 Minuten lang dauernden) lauwarmen Duschen sollen nach Jacquets Angaben allein genügen, um rebellische Fälle zu heilen. Besonders indiziert sind auch Badekuren in La Bourboule, Néris, Bagnères-de-Bigorre, Luxeuil, Sail, Ragatz und ähnlichen Bädern.

Frappante Wirkungen habe ich von elektrischen Behandlungsmethoden gesehen, von statischen Bädern und vor allem Hochfrequenzeffluvien (entlang der Wirbelsäule). Thibierge und Ravaut haben sehr schnelle Heilung nach Lumbalpunktionen beobachtet.

Die Wiener Schule *(aber auch sehr viele andere Dermatologen so auch ich)* hält das Arsen beinahe für ein Spezifikum. Es wird mit Einschiebung von Ruhepausen *(die bei allmählichem Ansteigen meist entbehrlich sind)* in verschiedener Form und in hohen Dosen gegeben. Das Natriumarseniat z. B. wird anfangs in einer Tagesdosis von 4 mg verschrieben und täglich um 2 mg gesteigert bis zu 12 oder 15 mg, alsdann geht man mit der Dosis wieder herunter. Auch Einspritzungen von Kalium arsenicosum (5—12 mg täglich) werden verordnet. *(Ich bevorzuge Solut. Fowleri 10,0 Aq. menth. piperit. 20,0; 3 mal täglich 4—20 Tropfen und mehr; oder Injektionen von Acidum arsenicosum 1 °/0 mit Ac. carbol. liquef. 3 °/0, ¹/₄ bis selbst 2 ccm pro die.)*

Vor Arsenvergiftung muß man hierbei auf der Hut sein. Außerdem riskiert man Verdauungsstörungen, Krämpfe und Ameisenkribbeln, das Auftreten einer Hyperkeratosis palmaris et plantaris, und eine intensive Steigerung der Pigmentation der Maculae. Jedenfalls muß man bei akuten und subakuten Schüben von der Verwendung des Arsens Abstand nehmen. *(Ich habe dabei keinen Nachteil von der Arsen-Therapie gesehen, deren Spezifizität auch durch das Auftreten einer entzündlichen Rötung und selbst Blasenbildung vor dem Beginn der oft spät eintretenden Involution bewiesen wird.)*

Antipyrin, ebenso wie andere auf die Nerven wirkende Medikamente, die Salizylpräparate etc., sind unzuverlässig.

Zur Lokalbehandlung verwendet man Pasten, Salben und Pflaster mit Kalomel oder anderen Quecksilberverbindungen (gelbes Hg-Oxyd, Sublimat usw.); zu den Quecksilberpräparaten setzt man noch Karbolsäure, Menthol, Acidum tartaricum oder salicylicum. Applikationen ziemlich starker Lösungen von Kaliumpermanganat sind von Hallopeau empfohlen worden, sogar gegen den Lichen planus der Mundhöhle, dessen Behandlung *(auch mit Arsen!)* sehr undankbar ist. *(Vorteilhaft wirkt manchmal Chrysarobin und, besonders bei den lokalisierten, hyperkeratotischen Formen, Röntgenbestrahlung.)*

Atypische Formen des Lichen planus.

Die nachfolgend beschriebenen Dermatosen sind zum Teil Abarten des Lichen planus (Wilson), zum Teil aber gehören sie wahrscheinlich nicht hierher und werden daher später wohl anders zu klassifizieren sein.

Der **Lichen planus atrophicus oder sclerosus** (Lichen albus) wurde von Hallopeau und mir selbst im Jahre 1887 bearbeitet. Er ist wirklich ein Lichen planus, dessen Papeln in ihrem zentralen Teil einsinken und narbig werden, an der Peripherie aber sich langsam ausbreiten und mit benachbarten Effloreszenzen konfluieren.

Die dabei entstehenden atrophischen Flecke (XVII, 237) sind weiß, perlmutterartig, rundlich oder polyzyklisch. In der sie überziehenden verdünnten Epidermis findet man zuweilen in den Mündungen der Schweißdrüsen und der Follikel verhornte Körner. Die Herde können die Größe eines silbernen Fünffrankenstückes erreichen.

Die histologische Untersuchung ergibt, daß sich zwischen die Epidermis und das Infiltrat eine sklerotische Schichte einschiebt. Macht der Prozeß Halt, so verschwindet der papulöse Rand sowie der rötliche Hof, während die Narbe persistiert.

Die Handgelenke, die Vorderarme, der Hals, die Brust, das Abdomen, manchmal die Oberschenkel sind die Körpergegenden, an denen man diese Form des Lichen hauptsächlich beobachtet.

Mit dem Namen **Lichen obtusus** belegt man verschiedene noch unzureichend charakterisierte Exantheme mit halbkugeligen Papeln.

Der Lichen planus obtusus Unnas besteht in trockenen, disseminierten Erhebungen von der Größe einer Erbse. Sie sind bräunlich oder violett, schuppen nicht und jucken nur wenig.

Der Lichen ruber (obtusus) moniliformis Kaposis scheint eine seltene Form des Lichen planus zu sein, die aus halbkugeligen, großen, kettenförmig aneinandergereihten Papeln besteht.

Beim gewöhnlichen Lichen obtusus handelt es sich um große, schwach rosafarbige oder bräunliche Papeln, die meist nur an einer Körperregion lokalisiert sind, sich gruppieren und selbst konfluieren. Ich habe ihn vor allem an der Vorderseite der Unterschenkel beobachtet (Fig. 24). Er entwickelt sich sehr langsam und juckt mehr oder weniger. Häufig sind die Erhebungen mit einem verhornten Belag überzogen. Die Beziehungen dieser Form zum Lichen planus sind zweifelhaft; oft verwechselt man sie mit dem:

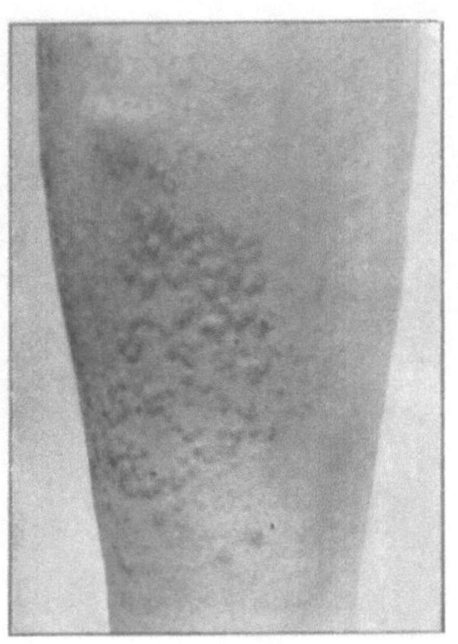

Fig. 24.
Lichen obtusus vulgaris
des Unterschenkels.

Lichen corneus hypertrophicus, (Lichen ruber verrucosus) der aus blaß- oder intensivroten, verrukösen Erhebungen besteht, welche gewöhnlich mit bräunlichen oder gipsartigen Hornmassen bedeckt sind, die sich nur schwierig entfernen lassen. Die Erhebungen sind erbsen- bis münzengroß und können disseminiert, noch häufiger aber gruppiert sein oder sogar in grobmaschiger Netzform konfluieren. Infolge der zahlreichen, in die Hautporen eindringenden, Hornpfröpfe kann die Oberfläche ein wabenförmiges Aussehen annehmen. Das Juckgefühl ist sehr verschieden stark; es kann intermittieren und tritt dann besonders nachts auf.

Die Prädilektionsstellen dieser Varietät sind die Unterschenkel, doch kommt sie auch an den Ellbogen, in der Nieren- und Glutäalgegend vor (Fig. 25).

Mikroskopisch findet man eine mächtige Hypertrophie der gesamten Epidermis und eine beträchtliche Verlängerung der Papillen.

Manchmal habe ich gesehen, daß der Lichen corneus verrucosus sich gleichzeitig mit dem typischen Lichen planus auf der Hautoberfläche oder in

der Mundhöhle entwickelt; noch öfter aber habe ich beobachtet, daß er auf
nässenden und krustösen Ekzemherden entsteht. Es ist daher anzunehmen,
daß verschiedene Dermatosen, unter ihnen manche Formen des Ekzems, der
Prurigo und vielleicht auch des Lichen in das klinische Bild des Lichen corneus
hypertrophicus übergehen können. *(Der Lichen corneus hypertrophicus kommt
nach meiner Erfahrung zusammen mit typischem Lichen planus vor; ganz
analoge Krankheitsbilder werden aber auch bei langdauerndem Lichen Vidal
beobachtet).* Diese Form entwickelt sich langsam und ist sehr hartnäckig.

Die **Therapie** des Lichen atrophicus und obtusus ist die des planus.

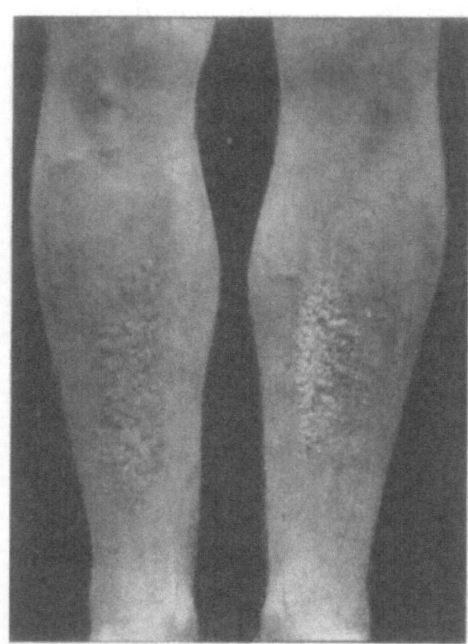

Fig. 25.
Lichen corneus hypertrophicus.

Zur Entfernung der Hornschichten
sind beim Lichen corneus hypertrophicus energische Abseifungen, abschließende
Kautschuk- oder feuchte Verbände angezeigt; alsdann kommen kräftige Reduktionsmittel, besonders Chrysarobin,
zur Anwendung. Manchmal muß man
zur Kürette oder zum Thermokauter
greifen. Wertvolle Dienste leisten auch
die Röntgentherapie und die Mineralquellen von Saint-Christan in Form von
Siebdouchen (Bénard)[1].

Die Papeln der Prurigo-Formen.

Das Kapitel der Prurigo ist eines
der verworrensten der Dermatologie.
Am zweckmäßigsten ist es wohl, als
Prurigo jeden primären Pruritus zu
bezeichnen, der von eigentümlichen
kutanen Reaktionen: den Prurigopapeln
und der Lichenisation begleitet ist.

Später (**XXIV**) werde ich noch die
„eigentlichen Krankheiten": Pruritus
und Prurigo besprechen.

Von ihren eruptiven Manifestationen werde ich nur die papulösen Effloreszenzen hier beschreiben; denn ich halte es für besonders instruktiv, sie neben
die Papeln des Lichen zu stellen, mit denen sie oft verwechselt werden.

Bei den Prurigo-Erkrankungen kommen zwei Formen von Papeln vor:
die Papel des Strofulus oder der akuten Prurigo und die Papel der eigentlichen oder chronischen Prurigo.

1. Die **Papel des Strofulus** ist linsenförmig, stark stecknadelkopfgroß, von
mattweißer oder rosa Farbe und derber Konsistenz. Bei genauer Untersuchung findet man, daß die Mitte der Papel stets von einem winzigen, punktförmigen, gelblichen Krüstchen gebildet ist.

Fast immer entwickelt sich die Papel im Zentrum eines mehr oder weniger
vergänglichen urtikariellen Flecks. Während der ersten Stunden ist es oft
notwendig, die Haut im Niveau des Flecks anzuspannen, um die in die Haut

---

[1] *Hier wäre auch noch der Lichen nitidus (Pinkus) zu erwähnen: kleine,
plane, glänzende, in der Mitte mit einem kleinen Stippchen versehene, blasse Knötchen, die
besonders oft am Penis vorkommen und sich histologisch wie Granulationsgeschwülste mit
Riesenzellen verhalten. Ätiologie unbekannt. Keine Beschwerden.*

gleichsam versenkte Papel sichtbar zu machen. Diese zeigt sich dann einem Wachstropfen ähnlich, der sich bei der Palpation wie eine knopfartige Induration anfühlt.

Ist nach 4—12 Stunden die urtikarielle Effloreszenz verschwunden, so bleibt die Papel zurück und persistiert 8—14 Tage; fast bis zum Ende dieser Zeit ist das gelbe Krüstchen wahrnehmbar. Wenn es durch Kratzen entfernt wird, so tritt eine blutige Borke an seine Stelle. Oft hinterläßt die Papel nach ihrem Verschwinden einen nicht sehr lange persistierenden Pigmentfleck.

Ausnahmsweise trifft man kleinere Papeln, die nur 3—4 Tage bestehen bleiben oder auch voluminösere, linsengroße, rötliche Papeln. Auch Vesikulo-Papeln mit deutlich sichtbaren, sogar erbsengroßen Bläschen, können auftreten *(besonders häufig an den Fußsohlen, Handtellern und Unterschenkeln)*; diese Effloreszenzen weisen manchmal eine Delle auf und haben einen klaren oder trüben Inhalt.

Die histologische Untersuchung der Strofuluspapel zeigt, daß sowohl Kutis wie Epidermis an ihrer Entwickelung beteiligt sind und daß sie gebildet wird durch ein Ödem des Papillarkörpers und des Stratum Malpighii mit diffuser Infiltration von Leukozyten und mit Gefäßerweiterung. Dicht unter dem Stratum corneum findet sich eine Scheibe von linsenförmiger Gestalt und kolloidem Aussehen, die aus parakeratotisch verhornten, ödematösen und vertrockneten Epidermiszellen besteht. Unter der Scheibe und an ihren Rändern ist immer eine Spongiose vorhanden. Diese Struktur ist charakteristisch.

Die Papel des Strofulus mit der sie begleitenden Urtikaria ist die der akuten Prurigo simplex eigentümliche Effloreszenzform, der ich *(in Übereinstimmung auch mit vielen deutschen Autoren)* ihre althergebrachte Bezeichnung Strofulus (**XXIV**, 357) wieder beilege. Oft, wenn nicht beständig, *(nach meinen Erfahrungen nur manchmal)* findet sich diese Effloreszenzform auch in der ersten Periode der Prurigo Hebrae.

2. Folgende Eigenschaften zeichnen **die Papel der „eigentlichen" Prurigo** aus: Ihre Größe schwankt zwischen der eines Hanfsamens und einer großen Erbse. Ihre Form ist mehr oder minder halbkugelig, selten flach. Ihr nicht ganz scharf begrenzter Umriß ist rund oder oval. Die Färbung wechselt zwischen der der normalen Haut und einem mehr oder weniger blassen, lebhaften oder düsteren Rot mit einer gelben oder bräunlichen Nuance. Die Konsistenz ist ziemlich derb, niemals schwammig. Die Oberfläche ist entweder glatt, fast glänzend, oder öfter schuppend, häufig exkoriiert und dann mit einer blutigen Borke bedeckt. Insgesamt besteht eine große Ähnlichkeit mit der Papel des Lichen obtusus (Fig. 24). *(Diese Beschreibung trifft zu, wenn man alle bei Prurigo Hebrae vorkommenden Papeln zusammenfaßt; der Typus aber der primären Prurigo-Effloreszenz ist ein blasses oder blaßrotes, glattes, stecknadelkopfgroßes, sehr bald aufgekratztes Knötchen.)*

Nach manchen Autoren kann diese Papel zuweilen von einem ekzematoiden Bläschen gekrönt sein, oder auch in Eiterung übergehen. Meiner Ansicht nach handelt es sich in solchen Fällen um eine Verwechselung mit der Papel des Strofulus oder um sekundäre Veränderungen durch Trauma oder Infektion.

Die Struktur der Prurigopapel kann man mit zwei Worten beschreiben: Sie besteht aus einer lokalisierten Akanthose; Ödem oder Infiltration sind nicht vorhanden oder nur wenig ausgesprochen. Leloir und Tavernier haben in dem Stratum Malpighii die Bildung eines Hohlraumes beschrieben, der eine klare, nur wenig Leukozyten enthaltende Flüssigkeit umschließt. Diese Veränderung soll für die Prurigo von Hebra typisch sein; ich habe sie niemals beobachtet. *(Im Korium sind oft zahlreiche eosinophile Zellen vorhanden.)*

Im zweiten Stadium der Prurigo Hebrae finden sich die Papeln gewöhnlich in Gestalt eines disseminierten Exanthems; die einzelne Effloreszenz kann bei der Prurigo ferox die Größe einer halben Haselnuß erreichen. Die Prurigopapel sieht man zuweilen auch bei der gewöhnlichen diffusen Prurigo und fast immer bei der zirkumskripten Prurigo (Lichen simplex chronicus). Man darf sie weder mit der Strofuluspapel noch mit der des Lichen planus verwechseln; besonders aber darf man sie nicht mit den exkoriierten follikulären Papeln zusammenwerfen, die ich mit den anderen Hauterscheinungen der Pruritus- und Prurigoerkrankungen beschreiben werde (XXIV).

Papulöse Syphilide.

Unter den Manifestationen der Sekundärperiode der Syphilis sind papulöse Exantheme so häufig, daß es von der größten Wichtigkeit ist, sie diagnostizieren zu können.

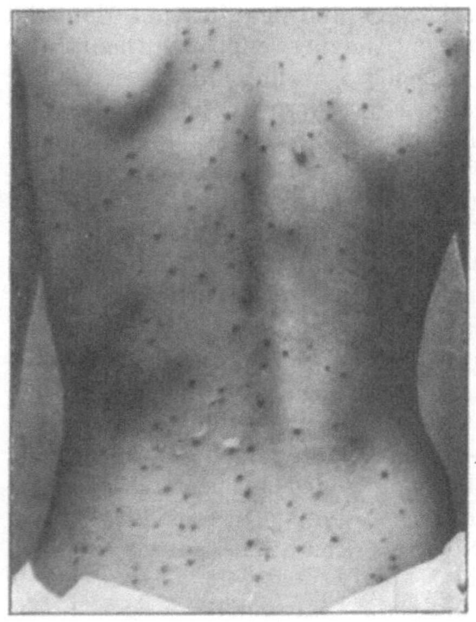

Fig. 26.

Lentikuläre papulöse Syphilide vermischt mit einigen follikulären Syphiliden.

Je nach ihrer Größe teilt man sie ein: in kleinpapulöse Syphilide, die ich mit den Follikulosen besprechen werde, da sie immer peripilär sind (**XIX**, 279), in mittelgroße, linsenförmige und in großpapulöse oder papulonummuläre Syphilide.

Die **lentikulären, papulösen Syphilide** sind vollkommen runde, pastillenartig über das Hautniveau emporragende Erhebungen. Ihre Farbe ist *im Anfang hell-, später* schinken- oder selten kupferrot. Sie sind derb und machen bei der Palpation den Eindruck einer scharf umschriebenen kutanen Infiltration (Fig. 26).

An der Oberfläche hebt sich die Epidermis in einer glänzenden dünnen Lamelle ab. Ist diese entfernt, so bleibt ein schuppender Saum, der als „Collerette de Biett" bekannt ist. Dieses letztere Merkmal kann fehlen und ist außerdem nicht absolut pathognomonisch *(denn es kommt bei den verschiedensten schuppenden Krankheiten — nicht aber bei der Psoriasis — vor).* Oft genug ist die Schuppung reichlicher und die Effloreszenzen verdienen dann die Bezeichnung von papulosquamösen Syphiliden.

Die lentikulären Syphilide sind häufig; sie entstehen manchmal aus der Roseola durch unmittelbare Umwandlung der Flecken in Papeln (papulöse Roseola) oder sie mischen sich unter die Flecke (papulo-erythematöse Syphilide) oder können auch als selbständiges Exanthem auftreten. Vor allem im Verlauf des ersten Jahres wiederholen sich solche Schübe gern.

Das Exanthem ist meistens reichlich, ohne bestimmte Anordnung am ganzen Rumpf und an den Extremitäten disseminiert, sogar im Gesicht und an den Palmae und Plantae. Es verbindet sich oft mit Plaques muqueuses, mit Alopezie, mit pigmentierten nodösen oder anderen Syphiliden.

Unter der Behandlung schwindet das Exanthem meist nach zirka drei bis vier Wochen, unbehandelt dauert es zwei bis drei Monate. Hauptsächlich an den unteren Extremitäten hinterlassen die Papeln rötliche, zuweilen pigmentierte oder hyperpigmentierte Maculae. Infolge ihrer langen Dauer sind diese für die Kranken sehr lästig. Fournier bezeichnet diese Formen als „Syphilides nigricantes". Auch die Entstehung atrophischer Flecke ist schon beobachtet worden (XVII, 239).

Verschiedene Umwandlungsformen der lentikulären und squamo-papulösen Syphilide sind bekannt. Durch Mazeration (in den Achselhöhlen, in der Inguinal-, Anal- oder Umbilikalregion oder an den Genitalien) werden die Papeln erodiert. Bei kongenital-syphilitischen Säuglingen wird diese Veränderung häufig beobachtet: an den Glutaei, am Rücken, am Hals, an den Genitalien und manchmal an den ganzen unteren Extremitäten.

An den zu Seborrhöe neigenden Körperstellen gruppieren sich die papulösen Syphilide in manchen Fällen zu warzenförmigen, zirzinär oder unregelmäßig geformten Herden, die mit fettigen Krusten bedeckt sind. Diese seborrhoischen Syphilide sind sehr widerstandsfähig gegen Behandlung, wenn man nicht gleichzeitig lokal *(antiseborrhoisch)* und antisyphilitisch behandelt.

Außerdem gehören hierher noch folgende Formen der papulösen Syphilide: die psoriasiformen (V, 76), die papulo-krustösen (IX, 121) und die wuchernden (XII, 169).

Die zirzinären oder bogenförmigen papulösen Syphilide sind deshalb besonders interessant, weil sie *fast* absolut pathognomonisch sind (Fig. 27). Man findet sie eigentlich nur während des ersten Jahres *(gelegentlich auch später)* und bei Kranken, die schon behandelt worden sind. Vor allem am Kinn, um die Lippen und Nasenöffnungen und manchmal an der Vulva sieht

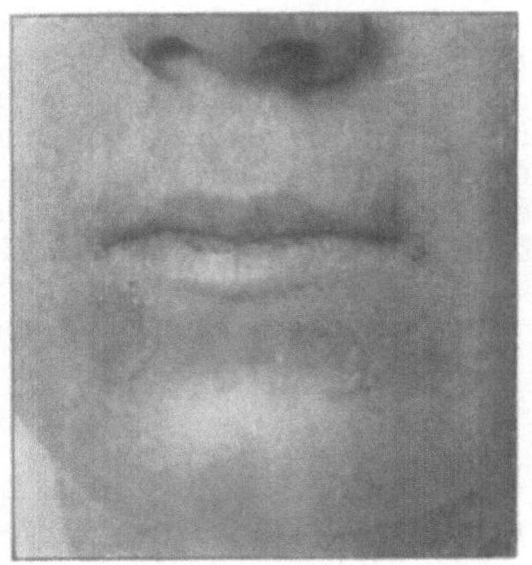

Fig. 27.
Zirzinäre (bogenförmige)
Syphilide.

man diese Form in Gestalt regelmäßiger Ringe, eleganter Bögen oder komplizierter Kreisfiguren. Die Kreise werden von kleinen, reihenförmig angeordneten, leicht schuppenden Papeln von rosa-gelblicher Farbe gebildet *(oder sind auch ganz einheitlich)*.

Die **nummulären papulösen Syphilide** sind scheibenförmige oder ovale Erhebungen von 1—3 cm Durchmesser. Wegen ihrer Form und ihrer gewöhnlich nässenden oder krustösen Oberfläche hat man sie „Plaques cutanées" (Bazin) oder „Plaques muqueuses der Haut" genannt.

Sie treten stets nur in wenigen Exemplaren am Hals, im Gesicht oder an den Gelenkbeugen auf. Ihre Diagnose bietet keine Schwierigkeit; man könnte sie nur mit einem Jodexanthem verwechseln, aber dessen Effloreszenzen sind pustulös und entwickeln sich viel schneller.

Die Struktur aller dieser syphilitischen Papeln ist beinahe identisch, da sie sämtlich durch ein seröses Infiltrat in der Kutis gebildet werden und sich nur durch die epidermidalen Veränderungen voneinander unterscheiden (XXIX, 455).

Im allgemeinen ist die **Diagnose** der papulösen Syphilide leicht.

Der Lichen planus, die Psoriasis, die parapsoriatischen Dermatosen unterscheiden sich von ihnen durch die charakteristischen Eigenschaften ihrer Elemente. Die Papeln der diffusen und der zirkumskripten Prurigo zeichnen sich durch das sie begleitende lebhafte Jucken aus. Die sehr seltenen Hidradenome *(Syringome)* des Thorax haben ein ähnliches Aussehen, aber ihre Dauer ist unbeschränkt und ihre Lokalisation ist eine ganz begrenzte **(XXX, 477)**.

Die papulo‑nekrotischen Tuberkulide **(XXVII, 414)** bieten tatsächlich manchmal große Schwierigkeiten bei der Diagnose. Obwohl sie hauptsächlich an den Extremitäten lokalisiert sind, ihre Entwickelung schrittweise und *(freilich keineswegs immer)* sehr allmählich erfolgt, obwohl sie scharf umschriebene Ulzerationen bilden und schließlich narbig ausheilen, so kann in Wirklichkeit doch bei der Diagnose ein Zweifel entstehen, der nur durch das gleichzeitige Vorhandensein anderer spezifischer Erscheinungen oder durch eine Biopsie *(ferner durch die Wassermannsche oder speziell lokale Tuberkulin-Reaktionen)* behoben werden kann.

Noch diffiziler ist bei den Neugeborenen die Diagnose der posterosiven Syphiloide. Hier findet sehr oft eine Verwechselung zum großen Nachteil der Kinder statt, bei denen man fälschlicherweise einen Verdacht auf Syphilis hegt **(I, 13)**. In gewissen Fällen wird das Vorhandensein anderer Manifestationen der kongenitalen Lues, die Untersuchung der Eltern und die Entwickelung des Ausschlages eine Sicherung der Diagnose ermöglichen. Nötigenfalls *(am besten immer)* wird man auch hier zu einer Biopsie oder dem Nachweis von Spirochäten *(resp. zur Wassermannschen Reaktion beim Kind und bei den Eltern)* seine Zuflucht nehmen.

Lichen scrofulosorum.

Der Lichen scrofulosorum ist ein papulöses Exanthem, dessen klinisches Bild sich dem des Lichen nähert, dessen Natur ihn aber mit den „Tuberkuliden" oder „abgeschwächten Hauttuberkulosen" verknüpft. Die Tuberkulide bilden eine Gruppe von Dermatosen, die zwar sehr polymorph, ätiologisch aber identisch sind **(XXVII, 411)**. Die häufigsten und best charakterisierten Formen haben einen besonderen Namen, während die anderen als Zwischenformen betrachtet werden.

Meine Beschreibung bezieht sich auf den ausgesprochenen Typus der papulösen Tuberkulide; aber man muß sich von vornherein darüber klar sein, daß zahlreiche atypische, weniger scharf charakterisierte Varietäten existieren.

Den Lichen scrofulosorum Hebras, „Scrofulide boutonneuse" Bazins würde man zweckmäßiger als lichenoides Tuberkulid bezeichnen. Sein Aussehen entspricht folgender Beschreibung:

Der Ausschlag besteht aus kleinen Papeln, die durchschnittlich etwa stecknadelkopfgroß sind, wenig hervorstehen, eine flache oder manchmal konische Gestalt und eine blaßgelbe oder seltener eine schmutzigrote Farbe haben. Die Konsistenz ist eher weich und die Oberfläche glatt und glänzend oder noch öfter mit einem wenig adhärenten Schüppchen bedeckt. Ihren Mittelpunkt bildet häufig ein Haartalgdrüsenfollikel, dessen Haar dicht an der Oberfläche abgebrochen sein kann, *viel seltener und speziell bei den planen Formen ein Schweißdrüsenausführungsgang.*

Diese Papeln stehen fast immer in mehr oder weniger zahlreichen münzengroßen Herden, oder ring- oder halbkreisförmig gruppiert, beieinander. Sie können auch unregelmäßige Netze bilden, die normale Haut einschließen.

Gewöhnlich ist das Exanthem am Rumpf, vor allem an den Seiten und Lenden lokalisiert, aber es kann sich auch auf die dem Rumpfe benachbarten Teile der Extremitäten und ausnahmsweise sogar auf das Gesicht *(die Vorderarme und Unterschenkel)* ausdehnen. Es tritt schleichend fast ohne Jucken auf, dauert mehrere Monate und verschwindet dann spurlos. Manchmal rezidiviert das Exanthem schubweise während mehrerer Jahre.

Die **Abarten** sind zahlreich: Bald sind die Papeln zugespitzt, deutlich perifollikulär und rötlich, bald sieht man, daß einige von ihnen überragt sind von einer bläschenförmigen Pustel (Typus der Acne cachecticorum), bald wieder konfluieren die Effloreszenzen zu polygonalen squamösen Scheiben, die bläulich oder bräunlich gefärbt und leicht infiltriert sind, dabei wenig vorspringen und der Psoriasis oder den Ekzematiden gleichen. Schließlich kann der Ausschlag in Form follikulärer Papeln oder mit spitzen Vorsprüngen dichtbesetzter Herde auftreten, so daß man an die Pityriasis rubra pilaris *(oder durch wirkliche Stachelbildung an den Lichen spinulosus)* erinnert wird *(auch glänzende, plane und polygonale Knötchen kommen augenscheinlich speziell bei Lokalisation um die Schweißdrüsenausführungsgänge vor)*.

Nach Boeck kann man dem Lichen scrofulosorum noch folgende vom Normaltypus abweichende oder abgeschwächte Formen zuzählen: Sein disseminiertes **papulo-squamöses Tuberkulid**, sein **Eczema scrofulosorum**, das charakterisiert ist durch krustöse und nässende Herde, eine infiltrierte Basis und fortwährend an der gleichen Stelle auftretende Rezidive, und gewisse Formen der **Pityriasis simplex**, die bei Kindern im Gesicht in zirkumskripten, roten, feinschuppigen Herden auftreten und von derben Schwellungen der Zervikaldrüsen begleitet sind.

Der Lichen scrofulosorum tritt in jedem Lebensalter auf, vorzugsweise aber bei Kindern und jugendlichen Individuen mit torpider Tuberkulose der Lymphdrüsen, der Knochen oder der inneren Organe. Er stellt sich nicht selten nach akuten Krankheiten, wie z. B. nach Masern usw. ein.

Wie Jacobi und Sack[1]) zuerst gezeigt haben, werden die Papeln durch ein kutanes Infiltrat gebildet, das fast stets die Zusammensetzung eines charakteristischen tuberkulösen Herdes mit Riesenzellen hat, ohne aber stärkere Neigung zu käsiger Degeneration zu besitzen. Die Herde befinden sich im Papillarkörper oder in der Umgebung der Follikel. In mikroskopischen Präparaten haben Jacobi und Wolff vereinzelte Kochsche Bazillen gefunden und bei der Inokulation von Meerschweinchen fiel ein *(allerdings sehr geringer)* Teil der Versuche positiv aus.

Die allgemeine und lokale Reaktion mit Tuberkulin ist beinahe immer positiv; Jadassohn erzielte in 14 von 16 Fällen ein positives Ergebnis *(lokale Reaktion)*. Schweninger und Buzzi sahen den Lichen scrofulosorum sofort nach Tuberkulineinspritzungen auftreten; es kann, *wie ich speziell in einem Fall 1896 bewiesen habe*, kaum ein Zweifel darüber bestehen, daß die Injektionen nur das Hervortreten der latenten Läsionen bewirkten.

Die **Differentialdiagnose** kann gegenüber dem trockenen Ekzem, der „Acné cornée", einer unvollständigen Form der Pityriasis rubra pilaris große Schwierigkeiten bereiten. Die kleinpapulösen Syphilide sind derber, stärker gefärbt und zahlreicher. Zuweilen kann eine Biopsie unentbehrlich sein. *(Am schwierigsten ist wohl die Unterscheidung von dem peripilären lichenoiden Syphilid; da kann auch die Biopsie die Entscheidung kaum er-*

---

[1]) *Sacks Fall war aber wohl ein peripiläres Syphilid.*

möglichen, da diese Syphilide ebenfalls tuberkuloiden Bau haben und selbst auf lokale Tuberkulinapplikation reagieren können; die Wassermannsche Reaktion und die „Juvantia" werden hier oft den Ausschlag geben müssen.)

Bezüglich der Behandlung verweise ich auf die Tuberkulide im allgemeinen.

Kapitel VIII.

Bläschen und vesikulöse Dermatosen.

Unter Bläschen versteht man kleine zirkumskripte Erhebungen der Epidermis, die eine klare Flüssigkeit enthalten.

Ihre Größe schwankt zwischen der einer Stecknadelspitze und einer halben Erbse. Ihre Form ist halbkugelig, manchmal zugespitzt oder gedellt; ihre Konturen sind rundlich. Eine eckige oder polyzyklische Konfiguration kann durch Zusammenfließen mehrerer Bläschen entstehen.

Der Inhalt der Bläschen ist flüssig und durchsichtig wie Wasser oder mehr gelblich und serös. Um das Vorhandensein von Flüssigkeit und deren Eigenschaften festzustellen, muß man zuweilen die Decke des Bläschens mit einer Nadel anritzen. Nach einiger Zeit wird der Blaseninhalt oft trübe; er kann auch von Anfang an hämorrhagisch sein.

Durch Eintrocknen verwandeln sich die Bläschen in Krüstchen, deren Form und Anordnung ihren Ursprung andeutet.

An den Schleimhäuten und Übergangsstellen und an den Körpergegenden, wo die Hautoberflächen sich gegenseitig berühren, platzen die Bläschen sehr bald und hinterlassen rote, oft diphtheroide Erosionen von runder oder polyzyklischer Form.

Art der Bildung der Bläschen. Sie entstehen immer durch eine Ansammlung von Plasma in der Epidermis und zwar auf drei verschiedene Weisen, die sich oft miteinander kombinieren:

Bei der parenchymatösen Blasenbildung sammelt sich die Flüssigkeit zuerst im Innern der Zellen des Stratum Malpighii und die so entstandenen einzelligen Bläschen konfluieren miteinander. Diese sogenannte „Altération cavitaire" Leloirs, herrscht bei der Variola, der Vaccine, den Varizellen usw. vor.

Bei der interstitiellen Bläschenbildung ist das Ödem interzellulär; die Zellen des Stratum Malpighii werden dadurch komprimiert, auseinandergezerrt, so daß sie ein schließlich zerreißendes Netz bilden. Dies ist der „Status spongoides" Unnas oder die „Spongiose" Besniers. Die Bläschenbildung beim Ekzem erfolgt auf diese Weise (Fig. 4).

Beim dritten Modus ist das Ödem ebenfalls interzellulär, aber die Zellen nehmen Kugelgestalt an, trennen sich voneinander, schwimmen lose in der Flüssigkeit, erleiden eine „trübe" oder fibrinöse Degeneration und werden unter Vermehrung ihrer Kerne hypertrophisch. Diese „ballonierende Degeneration" Unnas ist vor allem bei den Bläschen der Varizellen, des Zoster (Fig. 28), des Herpes etc. *(aber auch der Variola)* vorhanden.

Welches auch ihr Entstehungsmechanismus ist, immer sind die Bläschen das Resultat eines entzündlichen Prozesses und entwickeln sich akut auf hyperämischer Basis.

Die Vesikeln unterscheiden sich von den Bullae nicht allein durch ihre im allgemeinen geringere Größe, sondern auch durch die Art ihrer Entwickelung. Im Gegensatz zu den Bullae sind sie oft, wenigstens anfangs, vielkammerig.

Von den serösen Kysten, besonders den Hidrokystomen und den lymphatischen Varizen, die sie vortäuschen können, unterscheiden sie sich durch die intraepidermidale Ansammlung der Flüssigkeit. Durch einen Einstich können sie, ohne Blutung, eröffnet werden.

Bläschenbildende Dermatosen. Bezüglich der bläschenbildenden akuten Exantheme (Variola, Varizellen, Vaccine) verweise ich auf die Lehrbücher der allgemeinen Medizin.

Beim Ekzem ist die Bläschenbildung so häufig, daß man sie sogar als das Charakteristikum des ekzematösen Prozesses betrachtet hat; doch kann sie auch fehlen und bildet jedenfalls nur eine Phase in der Entwickelung des Ekzems. Ich habe deshalb die Ekzematisation und das Ekzem in einem besonderen Kapitel (**IV**). besprochen.

Manche artefizielle Dermatitiden (**XXIII**) gehen mit Bläschenbildung einher, gehören dann also dem ekzematösen Typus an.

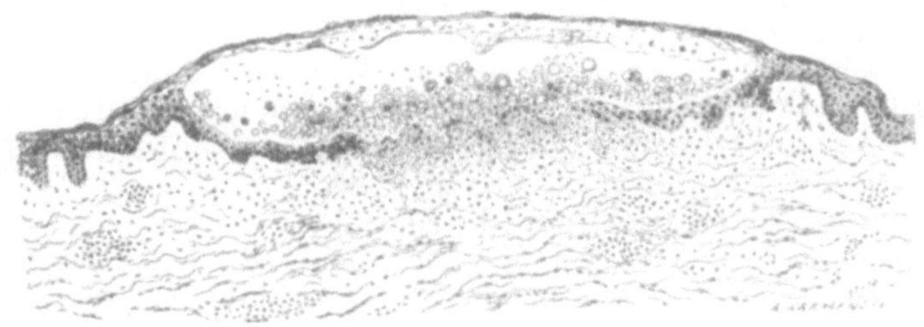

Fig. 28.

Zosterbläschen am 10. Tage der Entwickelung (Vergrößerung 50:1). Bläschenbildung durch ballonierende Degeneration. In der Mitte des Bläschens sind alle Zellen des Rete Malpighii degeneriert und die Papillen bloßgelegt. In der Kutis sieht man ein reichliches Infiltrat von lymphoiden Zellen.

Die Bläschen der kutanen Trichophytie, früher als Herpes circinatus bezeichnet, scheinen mir ekzematöser Natur zu sein. Sie werden im Kapitel: (**XXV**, 380) über die parasitären Dermatosen ebenso wie die bei der Skabies (**XXV**, 368), als Komplikation, auftretenden Bläschen besprochen werden.

Die Effloreszenzen der Sudamina sind trotz ihres geringen Umfanges winzige subkorneale Bullae; ich werde sie bei den Hidrosen (**XXII**, 320) erwähnen.

Beim „Pemphigus polymorphe récidivant", der gewöhnlich als Dermatitis herpetiformis Duhrings bezeichnet wird, trifft man neben typischen Bläschen gleichzeitig auch ausgesprochene Blasen. Diese Krankheit nähert sich in jeder Hinsicht den bullösen Dermatosen (**X**, 126).

Das Strofulusexanthem ist gewöhnlich papulös; nur ausnahmsweise *(in meinem Material aber ziemlich oft)* entwickelt sich das auf der Papel sitzende mikroskopische Bläschen genügend stark, um dem bloßen Auge sichtbar zu sein; doch kann in einzelnen sehr seltenen Fällen der Strofulusausschlag Varizellen vortäuschen. Diese Affektion gehört zur Prurigogruppe (**XXIV**, 357).

In dem vorliegenden Kapitel wären daher nur zu besprechen: Der Herpes, der Zoster und die zosteriformen Eruptionen, die eruptive Symptomenkomplexe mit ausschließlicher Bläschenbildung darstellen.

Der Herpes (simplex).

Der Herpes ist ein sehr häufiges akutes Exanthem mit mehr oder minder zahlreichen, gruppierten Bläschen. Diese entwickeln sich auf erythematösem Grunde, können beliebig lokalisiert sein, sitzen aber meistens im Gesicht, am Munde, an der Nase und an den Genitalien. Im Volksmunde heißt der Herpes: „Bouton de fièvre" (= Fieberbläschen).

Das Wort „Herpes" bezeichnete früher viel mehr. Die Ausdrücke „Herpétisme" und „Herpétides" haben jetzt keine präzise Bedeutung mehr. „Herpes" wird *(leider noch)* in Verbindung mit den verschiedensten Dermatosen angewandt (Herpes circinatus, Herpes gestationis, Herpes Iris, „Herpès crétacé"), die gar keine Beziehungen zum wahren Herpes haben. Die *(in der französischen Literatur sogenannte)* Zona nennt man *(im Deutschen)* Herpes zoster.

Symptome. Dem Auftreten der Effloreszenzen gehen häufig schmerzhafte Empfindungen von Stechen, Brennen oder Spannung voraus. Nach einigen Stunden erscheint dann ein hyperämischer, ödematöser Fleck, auf dem sich bald, runde, gleichförmige, stecknadelkopfgroße Bläschen erheben, deren Inhalt meistens klar, selten hämorrhagisch ist. Ihre Zahl kann sich auf zwei oder drei beschränken, aber auch mehrere Dutzend betragen. Stehen die Bläschen sehr dicht nebeneinander, so konfluieren sie manchmal; öfters finden sich mehrere regellos angeordnete Gruppen. Die Lymphdrüsen sind *(gelegentlich schon vor der Eruption)* leicht geschwollen.

Die Bläschen trüben sich, werden dann undurchsichtig und trocknen zu gelben oder braunen Krusten ein, die nach acht oder zehn Tagen abfallen und später verschwindende rote Maculae hinterlassen; Narbenbildung erfolgt nie.

Die Prädilektionsstellen des Herpes sind die Lippen und Nasenöffnungen, oder irgend eine Partie des Gesichtes, oder auch die Genitalien. Ziemlich häufig sieht man ihn auch in der Glutäalgegend, an den Brustwarzen, *an den Wangen, den Ohrläppchen* und auf den Schleimhäuten, viel seltener am Rumpf und an den Extremitäten, *speziell den Fingern.*

Der **Herpes genitalis** (progenitalis) gibt infolge seiner Lokalisation leicht Veranlassung zu Irrtümern und erfordert daher ein genaueres Eingehen.

Beim Manne findet er sich an der Corona glandis, am Präputium oder seltener an der Oberfläche des Penis *(und selbst auf der Urethralschleimhaut).* An den bedeckten Partien entstehen daraus sehr rasch, manchmal nur vereinzelte, meistens aber mehrere, ganz oberflächliche Erosionen, die isoliert bleiben oder konfluieren können. Sie sind rund oder polyzyklisch und zwar „mikrozyklisch", d. h. von sehr kleinen Kreisbögen, umgrenzt; sie sehen rot oder diphtheroid aus und sind wenig schmerzhaft; auf Druck quillt etwas Serum hervor. Ihre Basis ist *(mit einzelnen, diagnostisch sehr wichtigen Ausnahmen)* nicht induriert, wenn sie nicht kauterisiert oder durch andere Behandlung irritiert wurde. In letzterem Fall können die Inguinaldrüsen während mehreren Wochen angeschwollen und schmerzhaft sein. Bei geeigneter Behandlung heilt ein Herpes in acht oder zehn Tagen; nach Ätzungen etc. kann er ulzerieren und zwei oder drei Wochen dauern.

Beim Weibe sitzt der ganz ebenso beschaffene Herpes an einer beliebigen Stelle der Vulva oder ausnahmsweise auch in der Vagina und am Collum uteri.

Zuweilen beobachtet man an der Vulva eine profuse Eruption des Herpes mit leichtem Fieber, sehr lebhaftem Brennen und bedeutendem Ödem. Ausgedehnte Partien sind mit eng zusammengedrängten oder konfluierten Bläschen bedeckt. Der Ausschlag erstreckt sich von der Vulva über den

Mons Veneris, über die Innenseite der Oberschenkel und bis in die Analfalte. Sehr rasch platzen die mazerierten Bläschen, verwandeln sich in Erosionen oder bedecken sich mit einem diphtheroiden Belag und sezernieren eine übelriechende, schleimigeiterige Flüssigkeit. Die Drüsen sind angeschwollen und schmerzhaft; die Patientin ist so leidend, daß sie das Bett hüten muß. Nach zwei bis drei Wochen tritt Heilung ein. Hat sich die Epidermisierung vollzogen, so können sich die Läsionen über das Hautniveau erheben und „Plaques muqueuses" zum Verwechseln nachahmen. Bei beiden Geschlechtern kann ein sich entwickelnder syphilitischer Schanker (**XXIX**, 448) durch eine herpetische Eruption maskiert werden.

Seltener ist der **Herpes der Mundhöhle**; er befällt hier die Schleimhaut der Wangen und des Gaumens, in vereinzelten Fällen die Zunge. Häufig ist er bilateral; seine Bläschen sind flüchtig.

Der Herpes des Pharynx scheint eine der Formen der „Angine herpétique" darzustellen, die charakterisiert ist durch ihr plötzliches Auftreten, das schnell ansteigende Fieber, die Heftigkeit der lokalen Schmerzempfindung und der Allgemeinsymptome. Manchmal findet man noch die Bläschen, häufiger aber die aus ihnen hervorgehenden polyzyklischen diphtheroiden Erosionen. Die Drüsen sind gewöhnlich geschwollen und schmerzhaft *(auch im Larynx und im Ösophagus ist der Herpes beobachtet worden)*.

Der Herpes conjunctivae ist eine der Formen der phlyktenulären Bindehautentzündung.

Ätiologie. Der Herpes kommt in jedem Lebensalter vor, aber hauptsächlich in der Jugend und im reifen Alter. Seine Ursachen sind komplex.

Darüber, daß es einen traumatischen Herpes gibt, kann kein Zweifel bestehen. Den Zahnärzten z. B. ist sein Erscheinen am Munde im Anschluß an ihre Operationen wohl bekannt. Außerdem ist nach der Defloration ein Herpes an der Vulva nichts Ungewöhnliches. In beiden Fällen sind die Kranken sehr geneigt, eine Ansteckung anzunehmen.

Ebenso gibt es eine rezidivierende Form des Herpes. So tritt bei manchen Frauen, sei es im Gesicht oder an den Genitalien fast bei jeder Periode ein Herpes („Bouton des règles") auf.

Der rezidivierende Herpes der Genitalien, speziell beim Manne, steht nach Diday und Doyon in Beziehung zu früheren oder zurzeit bestehenden chronischen Reizungen, zu einer akuten oder chronischen Gonorrhöe, zu Ulcera mollia oder dura *(resp. deren Narben)*. Er kann auch durch Exzesse in Venere und besonders durch Verkehr mit verschiedenen Weibern entstehen (?).

Der rezidivierende Herpes des Mundes (Fournier) ist für manche Syphilitiker ein sehr quälendes Symptom, das vielleicht mit alten spezifischen Läsionen des Mundes zusammenhängt, aber auch von übermäßiger Anwendung der Quecksilbertherapie herrühren kann.

Viele Fälle von rezidivierendem Herpes der Nase, der Lippen usw. scheinen mir in Beziehung zu stehen zu chronischer Irritation der benachbarten Körperhöhlen, zu Zahnkaries, Gingivitiden, Nasen- und Rachenentzündungen, Sinusitiden oder Otitiden etc.

Diese verschiedenen Betrachtungen führen zu der Annahme, daß der Herpes nervösen und reflektorischen *(?)* Ursprungs ist. Die rezidivierenden Fälle von Herpes sind übrigens manchmal mit Neuralgien verbunden.

Andererseits gibt es einen symptomatischen Herpes, der eine ziemlich häufige Begleiterscheinung gewisser Infektionskrankheiten bildet, wie z. B. der Pneumonie, der epidemischen zerebrospinalen Meningitis, der Inrluenza usw. Nicht selten endigt ein mehrtägiges hochgradiges Fieber mit der Eruption eines Herpes; darum hat man ein herpetisches Fieber angenommen.

Diese Tatsachen möchte ich in Verbindung bringen mit den Feststellungen von Ravaut und Darré, die in 21 von 26 Fällen von Herpes der Genitalien eine ziemlich starke Lymphozytose der Zerebrospinalflüssigkeit gefunden haben.

Der Herpes ist weder ansteckend noch inokulabel. Indessen ist es schwierig, sich von der Vorstellung zu befreien, daß so akute und heftige Hautveränderungen, welche häufig von Drüsenschwellungen begleitet sind, eher durch eine Lokalinfektion entstehen können, als auf Grund eines rein hypothetischen nervösen Einflusses. Die in dieser Hinsicht unternommenen Untersuchungen haben aber noch zu keinem Ergebnis geführt.

Therapie. Der Herpes der Hautoberfläche bedarf keiner eingreifenden Behandlung; es genügt eine Schutzdecke von indifferentem Puder. Zuweilen gelingt es, die Eruption durch einen Verband mit 90 % Alkohol *(oder mit Bor- oder Kampferspiritus)* zu verhindern, aber noch öfter mißlingt es. Feuchte Verbände und Salben sind, ausgenommen nach vollständiger Austrocknung, schädlich.

Der Herpes der Genitalien muß vorsichtig behandelt werden. Mit allen irgendwie reizenden Applikationen riskiert man nur den Charakter der Krankheit und ihre Dauer ungünstig zu beeinflussen. Es genügen Bäder oder Waschungen mit lauem sterilem Wasser, Bor- oder Bleiwasser, oder auch Einpuderung mit Talk, Zinkoxyd oder Dermatol. Tritt nach einigen Tagen keine Überhäutung der erodierten Herde ein, so ist es zweckmäßig, die Stellen mit fünfprozentiger Höllensteinlösung zu betupfen.

Der ausgedehnte Herpes der Vulva erfordert Bettruhe, sowie zur Linderung der Schmerzen Anwendung von Stärkekataplasmen oder Kühlsalben.

Beim rezidivierenden Herpes ist die erste Bedingung einer erfolgreichen Behandlung die Auffindung und Beseitigung des ursprünglichen Herdes der chronischen Irritation. Ruhe und geregelte Lebensweise sind *(wie immer!)* zu empfehlen. *(Manchmal scheinen mit prolongierten Arsenkuren Erfolge erzielt zu werden.)*

Herpes Zoster (Zona).

Der Herpes Zoster (oder die Zona) ist ein akuter Ausschlag, der auf geröteten Flächen in Form gruppierter Bläschen auftritt, die, meist dem Verlaufe eines Nerven folgend, nur die eine Seite des Körpers befallen. Die Entwickelung ist nahezu zyklisch; Rezidive sind selten zu beobachten.

Symptome. Die Eruption erscheint plötzlich und wird nur zufällig vom Patienten bemerkt, oder es gehen ihr Prodromalsymptome voran und Schmerzen begleiten sie. Zu Anfang sieht man nur erythematöse Herde, die etwas erhöht sind, eine chagrinierte Oberfläche und eine ovale oder unregelmäßige Form haben. Die Herde, deren Zahl 1 bis 20, im Durchschnitt ein halbes Dutzend beträgt, sind durch gesunde Haut voneinander getrennt. Nach einigen Stunden, oder nach höchstens einem Tage bilden sich zuerst im Zentrum des Herdes, dann auf seiner ganzen Fläche Bläschen, die rasch wachsen und prall werden. Sie haben ein perlenähnliches, gleichförmiges Aussehen und den Umfang eines kleinen oder großen Stecknadelkopfes. Meist stehen sie dicht gedrängt, seltener vereinzelt; zuweilen konfluieren sie. *(Sie können aber auch ganz oder fast ganz fehlen: „abortiver Zoster".)*

Am dritten Tage wird der Inhalt der Bläschen opak, trübe oder sogar purulent. Gleichzeitig blaßt der Herd ab und sinkt ein. Am vierten oder fünften Tage beginnt die Austrocknung und ist am achten oder zehnten Tage vollendet. Die Krusten fallen erst nach zwei oder drei Wochen ab.

Die verschiedenen Herde erscheinen gewöhnlich nicht gleichzeitig, sondern nacheinander im Verlaufe von zwei oder drei Tagen. Man kann daher mehrere Entwickelungsstufen nebeneinander sehen (Fig. 29). Besonders auf den späteren Herden verläuft die Eruption häufig abortiv. Der Bläscheninhalt *oder -grund* kann von Anfang an oder nach ein bis zwei Tagen sanguinolent werden (hämorrhagischer Zoster).

Die Bläschen platzen selten. Öffnet man sie im Stadium der Eiterbildung, so findet man Erosionen oder sogar ziemlich tiefgehende Ulzerationen, die langsam heilen. In diesem Falle bleiben nicht wie gewöhnlich nur bräunliche Flecke zurück, sondern weiße, an ihren Rändern pigmentierte, atrophische, *manchmal* den Schwangerschaftsstriae *etwas* ähnliche, unveränderliche Narben, deren, zuweilen streifenförmig verlaufende, Anordnung charakteristisch ist. *(Die Narben können auch keloidartig verdickt sein.)* Man muß die Kranken von dieser Möglichkeit in Kenntnis setzen. Bei kachektischen Individuen und entkräfteten alten Leuten *(aber nicht nur bei solchen)* können wirklich gangränöse *(besser nekrotische)* Herde entstehen. Dieser gangränöse Zoster hat öfters eine schwerere Prognose.

Fast immer sind *(gelegentlich schon vor der Eruption)* die Lymphdrüsen angeschwollen, die dem Bezirk des Zosters angehören. Außerhalb des befallenen Gebietes ist die Haut normal. Tenneson hat allerdings entfernt von der Eruptionsgegend aberrierende Bläschen beschrieben *(und ebenso manche andere Autoren)*. Meine eigenen Erfahrungen haben die Richtigkeit dieser Beobachtung Tennesons jedoch nur in einzelnen seltenen Fällen ergeben (Festschrift für Prof. Barduzzi S. 119); ausnahmsweise hat man diese aberrierenden Bläschen so zahlreich vorgefunden, daß ein wirklich generalisierter Ausschlag vorlag. Gewöhnlich aber handelt es sich eher um banale Follikulitiden oder um Effloreszenzen einer miliaren Impetigo.

Die Schmerzen wechseln bezüglich ihrer Heftigkeit oder können ganz fehlen. Beinahe immer *(?)* jedoch treten beim Zoster neuralgische Schmerzen in Erscheinung, sei es, daß sie ihm vorausgehen, sei es, daß sie — was das häufigste ist — ihn begleiten— oder daß sie ihm nachfolgen. Die Schmerzen sind kontinuierlich oder intermittierend und können alle möglichen Formen annehmen. Am gewöhnlichsten ist ein intensives Brennen; daher rührt auch die volkstümliche Bezeichnung des Zoster als „Ignis sacer" oder Feuerrose („Feu de Saint Antoine"). *(Selten geht ein lokalisierter Pruritus voraus — Bettmann.)* Die Herde selbst sind angeblich manchmal anästhetisch, in Wirklichkeit aber wohl immer hyperästhetisch *(oder sie weisen die „Anaesthesia dolorosa" auf)*. Zwischen der Häufigkeit, der Heftigkeit und der Dauer der Schmerzen einerseits und dem Alter der Patienten andererseits besteht

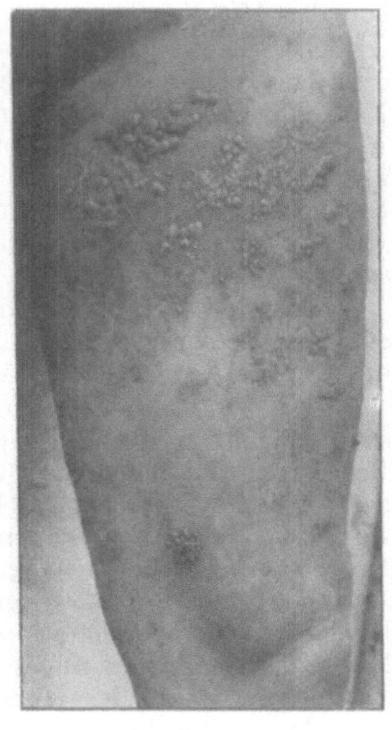

Fig. 29.

Zoster (am 10. Tage der Erkrankung) hauptsächlich im Bereich der II. und III. linken Lumbalwurzel.
In der Nähe der Inguinalfalte konfluieren die Herde; die größeren Bläschen sind hämorrhagisch, daneben sieht man auch zahlreiche abortive Bläschen. Am Knie sind die Herde isoliert und typisch.

eine gewisse Beziehung: bei Kindern fehlen sie meistens ganz, bei alten Leuten können sie eine unbeschränkte Zeit fortbestehen und geradezu qualvoll werden.

Dem Ausbruch des Zosters können Allgemeinsymptome vorausgehen: Unbehagen, Gliederschmerzen, Appetitlosigkeit mit vorübergehendem Fieber von 39° oder 40°. Dieser den Infektionskrankheiten analoge Verlauf und der manchmal epidemische und immunisierende *(?)* Charakter haben den Vergleich mit den akuten Exanthemen nahegelegt. Aus diesem Grunde sprechen auch Landouzy und Erb von einem Zoster-Fieber ("Fièvre zoster"). Den Verlauf der Affektion kann man beinahe zyklisch nennen.

Die häufigste Lokalisation ist die interkostale. Ihr verdankt die Krankheit ihre Bezeichnung "Zona", die auch in dem populären Namen der "Gürtelrose" zum Ausdruck gelangt. Sie umfaßt Thorax oder Abdomen halbkreisförmig, wobei die Mittellinie höchstens um einige Millimeter überschritten wird. Wenn er das Territorium der ersten Interkostalnerven befällt, so folgt er an der Innenseite des Armes dem anastomosicrenden Ast, welchen der zweite Interkostalnerv dem N. cutaneus antibrachii medialis zuschickt.

Der Zervikalzoster, der alle Zweige des superfiziellen Plexus cervicalis oder nur einzelne von ihnen befällt, ist ebenfalls ziemlich häufig. Seltener ist der Zoster der Extremitäten und des Gesichtes.

Der Zoster des Auges, welcher dem ersten Aste des Trigeminus entspricht, ist häufig und wegen der eventuellen Folgen von schwerwiegender Bedeutung. Es finden sich bei ihm Herde an der Stirne, den Augenlidern, der Nase und sogar auf der Nasenschleimhaut. In zwei Drittel der Fälle entstehen Veränderungen an den Augen, besonders an der Konjunktiva und der Kornea, seltener Läsionen an der Iris oder eine Schwächung der Sehkraft. Anästhesie und Perforation der Kornea, Iridochorioiditis und Retinitis sind zwar beschrieben worden, kommen aber nur äußerst selten vor. Man muß sich davor hüten, den Zoster des Auges in seinem Beginn mit einem Erysipel oder einer Hornhaut- oder Bindehautentzündung aus anderen Ursachen zu verwechseln.

An den Schleimhäuten (des Mundes, des Pharynx usw.) ist der Zoster ganz außergewöhnlich.

Der Zoster ist fast stets unilateral (halbseitig) und kann sich auf das Gebiet eines einzelnen Nerven beschränken, erstreckt sich aber gewöhnlich auf die Bezirke von zwei oder sogar drei benachbarten Spinalwurzeln.

Ausnahmsweise sieht man Fälle mit zwei gesonderten Zostereruptionen zu gleicher Zeit beim selben Patienten ("Zona double"), die nur sehr selten symmetrisch, manchmal auf der gleichen Seite des Körpers lokalisiert sind.

Im allgemeinen wird ein Individuum nur einmal im Leben von einem Zoster befallen, doch sind in einigen Fällen *(auch von mir)* Rezidive beobachtet worden. *(Bei der relativen Seltenheit des Zoster ist es kaum zu erwarten, daß viele Menschen mehrmals erkranken.)* Die angeblich mehrfach rezidivierenden Zostererkrankungen gehören ins Gebiet der zosteriformen Exantheme.

Ätiologie und Pathogenese. Der Zoster kommt in jedem Lebensalter und bei beiden Geschlechtern gleich häufig vor. Im Frühjahr *(und im Herbst)* ist er etwas häufiger.×

In den meisten Fällen ist man bezüglich seiner Ursache im Unklaren. Er tritt auf nach starken Traumen und lebhaften Gemütsbewegungen, im Beginn und Verlauf von Infektions- oder Allgemeinerkrankungen, bei der Tuberkulose (Leudet) *(Wirbelkaries)*, der Pneumonie, der Pleuritis, der sekundären Lues, bei der Kohlenoxyd- und der Arsenvergiftung *(auch nach Salvarsan; ferner durch Antipyrin)*, beim Diabetes, Krebs usw.

Verschiedene Umstände sprechen, wenigstens in einer großen Zahl von Fällen, für den **infektiösen Ursprung** des Zosters, wenn auch bis jetzt der Krankheitserreger noch nicht aufzufinden war. Er ist zwar nicht ansteckend, befällt aber manchmal innerhalb weniger Tage mehrere Individuen, die im gleichen Milieu leben, so daß man den vagen Eindruck einer Epidemie erhält. Allgemeinerscheinungen können ihn begleiten; Drüsenschwellung ist gewöhnlich. Man hat Fälle von Zoster beobachtet, bei denen gleichzeitig ein generalisiertes Exanthem von Bläschen auftrat. Sabrazès und Mathis haben beim Zoster Blutveränderungen beschrieben im Sinne einer Vermehrung speziell der polynukleären und eosinophilen Zellen. Schließlich verleiht eine einmalige Erkrankung *(vielleicht?)* Immunität.

Andererseits geben die Anordnung des Exanthems und die begleitenden Neuralgien einen deutlichen Hinweis auf die Beziehungen der Krankheit zum **Nervensystem**. Man hat den Ausschlag auch mit der Blutgefäßverteilung in Verbindung zu bringen gesucht, aber diese von Pfeiffer vertretene Auffassung ist absolut unhaltbar. Der Zoster tritt mitunter auch auf bei Erkrankungen des Rückenmarks: bei Tabes, bei Entzündungen des Rückenmarks und seiner Häute, bei allgemeiner Paralyse, bei Demenz etc. Häufig tritt dabei eine radikulomeningeale Reaktion auf, die sich durch eine Lymphozytose der Zerebrospinalflüssigkeit kundgibt und der Eruption einige Tage vorausgeht, sie begleiten oder ihr nachfolgen, manchmal aber auch vollständig fehlen kann. Nur selten beobachtet man meningitische Symptome: Nackensteifigkeit, Kernigs Symptom, langsamen Puls, Kopfweh etc.

Zahlreiche Autoren haben Neuritiden oder **Nervendegenerationen** in dem erkrankten Gebiet festgestellt. *(Auch klinische Symptome, abgesehen von Neuralgien und Lokalisation, sprechen für den Zusammenhang mit einer Nervenaffektion: so gelegentlich lokalisierte Hyperidrosis, die im Zusammenhang mit dem Trigeminus-Zoster stehende Facialislähmung, lokalisierte Alopezie etc.)* Da aber eine genaue Übereinstimmung zwischen der Ausbreitung des Zosters und der peripheren Nervenverteilung durchaus nicht immer besteht, so ging man dazu über, den Krankheitsherd, der den Zoster veranlassen sollte, weiter oben zu suchen, d. h. in den Spinalnervenwurzeln und besonders in den Spinalganglien. Nach Bärensprung und Charcot haben später Sattler, Wyß, Lesser und besonders Head und Campbell (in 21 Fällen) hämorrhagische, entzündliche oder degenerative Veränderungen in den Spinalganglien gefunden. Head in England, Brissaud, Achard u. a. in Frankreich haben versucht den Zoster durch eine Läsion eines spinalen oder metameren Segmentes zu erklären.

Gegenwärtig scheint der Schluß berechtigt, daß für gewisse Fälle die **metamerale** Theorie richtig ist, daß für die große Mehrzahl der Zostererkrankungen die Annahme einer Affektion der **Wurzeln** und **Ganglien** der **Spinalnerven** zutrifft, wie dies auch die anatomischen Befunde bestätigen, und daß schließlich in einzelnen wenigen Fällen eine Störung der **peripheren Nerven** angenommen werden kann *(resp. muß, z. B. nach Hg-Injektionen)*.

Die fragliche Nervenveränderung kann ausnahmsweise durch ein Trauma entstehen, häufiger aber durch Tuberkulose, Syphilis oder Krebs, durch Arsenvergiftung, oder auch durch einen spezifischen oder durch verschiedene Infektionserreger. Soweit die jetzt herrschende Vorstellung. Wie beim Herpes, so erwähne ich auch hier die Unwahrscheinlichkeit der Annahme, daß eine rein trophische Störung eine *(entzündliche)* Hauterkrankung wie den Zoster veranlassen könne[1]).

Diagnose. In typischen Fällen ist sie leicht: die perlenähnlichen Bläschen, die in Herden gruppiert den Bezirk eines oder mehrerer Nerven besetzt halten und nur auf einer Körperhälfte auftreten, die begleitenden Schmerzen, der zyklische nicht rezidivierende Verlauf sind äußerst charakteristisch.

Ein Zweifel kann nur bei den nicht vollständig ausgebildeten Fällen (den „Formes frustes") auftreten. Die Verwechslung mit einem **Erysipel**, einem **Ekzem** oder einem **polymorphen Erythem** ist bei aufmerksamer Untersuchung leicht zu vermeiden; eine Unterscheidung jedoch zwischen einem Herpes und den zosteriformen Ausschlägen kann Schwierigkeiten bereiten, *resp. unmöglich sein.*

Der **Herpes** weist die gleichen Effloreszenzen auf, aber seine Lokalisation, sein oft doppelseitiges Auftreten, seine Rezidive charakterisieren ihn *meist* genügend. Findet sich, was übrigens nur sehr selten der Fall ist, nur ein einzelner Zosterherd, so kann eine Differenzierung unmöglich werden.

Die **zosteriformen Exantheme** bilden eine nur unscharf umgrenzte Gruppe.

Nimmt man mit **Landouzy** und **Erb** an, daß der Zoster eine spezifische Erkrankung darstellt, so sieht man sich veranlaßt, *aber keineswegs gezwungen (s. Fußnote)* alle die Fälle von der Gruppe auszuschließen, bei denen der fieberhafte und ansteckende Charakter wenig hervortritt, d. h. also die Mehrzahl der Fälle. Für die Autoren dagegen, welche den Zoster als einen Symptomenkomplex ansehen, bei dem die Zostereruption das hauptsächlichste oder bisweilen einzige Symptom bildet, sind die zosteriformen Exantheme eine Seltenheit.

Schließen wir uns dieser letzteren Ansicht an, so werden wir als zosteriforme Eruptionen die Exantheme bezeichnen, deren Elemente weniger zahlreich, undeutlicher gruppiert und umfangreicher sind als die des Zoster, welche das Gebiet eines oder mehrerer Nerven befallen, aber sich nur auf einen beschränkten Teil dieses Gebietes erstrecken und von Sensibilitätsstörungen, Muskelatrophie und vasomotorischen Erscheinungen begleitet sind. Ihr charakteristisches Merkmal ist ein mehrfaches Rezidivieren Jahre hindurch. So sah ich während zehn Jahren bei einem meiner Patienten 5 bis 6 mal im Jahr an verschiedenen Stellen der linken Hand, aber immer im Bereich des Nervus medianus, Bläschen auftreten.

Die zosteriformen Ausschläge, manchmal als **chronische oder rezidivierende Zona** bezeichnet, beobachtet man nach einer Nervenverletzung, bei peripheren Neuritiden, bei Gehirn- und Rückenmarkserkrankungen, bei Syphilitikern und bei Malariakranken. *(Wir rechnen sie gewöhnlich zum Herpes simplex.)* Gewisse Fälle von **rezidivierendem neuralgischem Herpes** könnten den zosteriformen Eruptionen zugerechnet werden, aber sie treten keineswegs immer einseitig auf.

Therapie. Die Lokalbehandlung des Zoster ist eine möglichst einfache. Feuchte Umschläge, Kataplasmen, Salben und Pflaster wird man vermeiden,

---

[1]) *Zurzeit wird man unterscheiden müssen zwischen dem traumatischen Zoster, zu dem auch der durch unmittelbares Übergreifen entzündlicher Prozesse auf die Spinalganglien bei Wirbelkaries etc. entstehende gerechnet werden kann, dem toxischen und dem Zoster durch augenscheinlich hämatogene Infektion; die letzte Gruppe setzt sich vielleicht noch zusammen aus Fällen mit verschiedenen, eventuell auch banalen Infektionserregern und aus den sogenannten idiopathischen Fällen, bei denen wir einen spezifischen Mikroorganismus voraussetzen. Der Zoster ist also der Typus eines morphologisch und pathogenetisch identischen, ätiologisch multiplen Symptomenkomplexes.*

da sie nur die Infektion und daher auch die Geschwür- und Narbenbildung begünstigen. Man wird es vorziehen, die umfangreichsten, konfluierenden Bläschen zu entleeren, indem man sie mit ausgeglühter Nadel ansticht und, um das Austrocknen zu beschleunigen, sie reichlich mit indifferentem, aseptischem oder sterilisiertem Puder bestreut.

Ein Okklusivverband vermindert die Schmerzen. Die Ulzerationen und die Gangrän werden wie sonst behandelt.

Die manchmal sehr lästigen Schmerzen erfordern eine besondere Therapie. Die schmerzlindernden Mittel: Akonit, Gelsemium, Antipyrin, Pyramidon, Exalgin, Aspirin genügen zuweilen. Es ist zweckmäßig von *(den freilich nicht immer entbehrlichen)* Morphiumeinspritzungen Abstand zu nehmen, da sie leicht zu Morphinismus führen. Einspritzungen von Kokainlösung oder sterilisierter Luft in das Gebiet des angegriffenen Nerven waren öfters erfolgreich. Bei früher als hoffnungslos betrachteten Fällen bietet jetzt die Radiotherapie ein wertvolles Hilfsmittel. Für die Behandlung des Zoster ophthalmicus verweise ich auf die Spezialwerke der Augenheilkunde.

Kapitel IX.

Pusteln und pustulöse Dermatosen.

Die Pusteleffloreszenz ist eine epidermidale Erhebung mit eiterigem, flüssigem Inhalt.

Die den Eiter enthaltende Höhlung kann ihren Sitz in der Epidermis, der Kutis oder in einem Follikel haben.

Man unterscheidet daher: 1. Epidermidale Pusteln, welche entweder oberflächlich sind und dann *unmittelbar* unterhalb der Hornschicht liegen (z. B. Impetigo), oder tief sind, d. h. die Basalschicht des Stratum mucosum angreifen und daher Narben hinterlassen (Variola, Ekthyma) *(Narben entstehen wohl nur, wenn das Korium selbst zerstört wird)*, 2. kutane Pusteln, die seltener sind (z. B. die miliaren Abszesse der Neugeborenen (**XXVI**, 391), 3. follikuläre Pusteln (**XIX**), die im Gegensatz dazu sehr häufig sind. Diese zwei letzteren Arten werden in anderen Kapiteln besprochen.

Es würde richtig und logisch sein nur die Läsionen als Pusteln zu bezeichnen, welche von Anfang an als solche auftreten, d. h. primär eiterig sind.

Wenn es sich um eine sekundär eintretende Vereiterung anderer Effloreszenzen handelt, müßte man je nachdem die Ausdrücke purulente Bläschen, Blasen oder Papeln anwenden, eine Unterscheidung die aber praktisch nicht immer durchführbar ist.

Die subkutanen Eiteransammlungen sind keine Pusteln, sondern Abszesse oder Gummata.

Die **Pusteln** sind runde, seltener ovale, mehr oder weniger hervorstehende, halbkugelige oder flache, gespannte oder schlaffe Gebilde, von gelblichweißer oder grauer Farbe, die von einem roten entzündlichen Hofe umgeben sind.

Ihre Dimensionen sind äußerst verschieden: sie können punktförmig sein, Linsen- oder Münzengröße haben. Anfangs häufig klein, wachsen sie durch periphere Ausbreitung.

Meist ist es leicht durch direkte Untersuchung ihre mehr oder weniger tiefe Lage festzustellen; nötigenfalls wird man sie mit einer Nadel anstechen, um den Inhalt zu entleeren und ihre Tiefe und den Charakter ihrer Decke und ihrer Basis besser beurteilen zu können.

Der Inhalt kann aus einer mehr oder minder trüben und gelblichen Flüssigkeit oder aus dem rahmartigen Eiter bestehen, welchen man früher als „Pus *bonum et* laudabile“ bezeichnete. Die mikroskopische Untersuchung ergibt vorwiegend Leukozyten und Plasma.

Die Pusteln persistieren nicht lange, entweder eröffnen sie sich zufällig, selten spontan, oder sie vertrocknen. In beiden Fällen entsteht eine gelbe, braune oder schwärzliche, mehr oder weniger dicke, unregelmäßige Kruste, die je nachdem eine Erosion, eine tiefere oder oberflächlichere Ulzeration bedeckt.

Die Krusten. Die Krusten sind Auflagerungen, welche durch Vertrocknen von Serum, Eiter oder Blut entstehen. Ihre Dicke, ihre Gleichmäßigkeit, ihre mehr oder weniger feste, fettige oder krümelige Konsistenz, ihre von hellgelb bis schwarz variierende Farbe, sowie ihre Adhärenz wechseln außerordentlich; man kann aus diesen Eigenschaften Schlüsse auf ihren Ursprung ziehen.

Die Krusten bilden sich auf Wunden, Erosionen, traumatischen und durch Krankheitsprozesse entstehenden Exkoriationen aller Art, auf Ulzerationen und alten Bläschen oder Pusteln. Bei Bläschen oder Pusteln erneuert sich die Epidermis von der Peripherie nach dem Mittelpunkte fortschreitend unter der Effloreszenz, und stößt sie in Form einer Kruste mechanisch ab.

Auf Hautflächen, die durch gegenseitige Berührung oder Verbände feucht gehalten werden, bilden sich keine Krusten.

Es besteht ein wesentlicher Unterschied zwischen den Krusten und den Schuppen, welche abschilfernde Schichten der Epidermis darstellen, und den Hyperkeratosen, bei welchen sich zusammenhängende verhornte Massen bilden.

Es gibt aber Fälle, bei denen die Auflagerungen abwechselnd aus Epidermisschichten und vertrockneten Lagen von Serum und Eiter bestehen. Diese squamösen Krusten haben eine blätterige Beschaffenheit und manchmal eine fettige Konsistenz; man beobachtet sie bei verschiedenen Erkrankungen, ganz besonders bei den Ekzematiden.

Pustulöse Dermatosen. Die Dermatosen, bei denen man primär oder sekundär auftretende Pusteln beobachten kann, sind außerordentlich zahlreich.

Bei mehreren **artefiziellen Dermatitiden** können Pusteln gleich im Beginn auftreten. Quecksilberpräparate, Teerdämpfe, Harzpflaster verursachen manchmal Erytheme, die mit miliaren Pusteln übersät sind; Thapsia, Tartarus stibiatus, Krotonöl erzeugen linsenförmige Pusteln; durch Oleum cadinum und analoge Produkte *(auch durch Hg-Salben und -Pflaster)* entstehen manchmal papulöse Pusteln.

Man kann im Zweifel darüber sein, ob diese Substanzen an und für sich Eitererreger sind, oder ob, was wahrscheinlicher ist, sich ihre Wirkung darauf beschränkt, das Eindringen und die Tätigkeit der pyogenen Kokken zu begünstigen. In diesem Falle müßte man die Eruptionen als artefizielle Impetigoerkrankungen ansehen. *(Im Gegensatz zu der Ansicht Sabourauds, daß alle diese durch extern wirkende Reizmittel bedingte Pusteln staphylogen sind, haben wir den Nachweis erbringen können, daß sie im Beginn zwar schon deutlich eiterig, aber doch sehr häufig noch steril sind.)*

Ob die Eiterung bei den **pustulösen internen Toxikodermien,** wie z. B. nach Jod- oder Bromgebrauch toxischen Ursprungs ist oder infolge einer sekundären Infektion auftritt, ist ebenfalls ungewiß.

Ebensowenig kennt man die Pathogenese der Vereiterung der Effloreszenzen bei den **akuten Exanthemen,** wie Variola, Vakzine und (manchmal) Varizellen.

Dagegen ist es sehr wahrscheinlich, daß es sich um **sekundäre pyogene Kokkeninfektionen** handelt, wenn Eiterbildung stattfindet bei ekzematösen

Dermatosen; bei vesikulösen, wie Zona oder Herpes; bei bullösen wie Pemphigus und Duhringsche Dermatitis, die eine pustulöse Form hat, und bei den papulo-pustulösen Syphiliden, *(die aber auf gewöhnlichen Nährböden sich namentlich im Beginn steril erweisen können).*

Als **spezifische Pusteln** könnte man diejenigen bezeichnen, welche durch das die ursprüngliche Krankheit hervorrufende Agens veranlaßt sind; dies ist wahrscheinlich der Fall: beim pustulösen Lupus, bei den papulo-nekrotischen Tuberkuliden und jedenfalls beim Rotz, *bei manchen Trichophytien*, bei den Blastomykosen, bei der Orientbeule, bei der Verruga.

Diese allgemeine Erörterung der Pustelbildung und der sekundären oder zufälligen Vereiterung mag vorläufig genügen. Bei den einzelnen hier in Frage kommenden Dermatosen werde ich sie ausführlich besprechen müssen.

Ich erinnere daran, daß ich die suppurativen Follikulitiden im Kapitel der Follikulosen (**XIX**) erörtern werde.

Im vorliegenden Kapitel beschränke ich mich auf die Beschreibung der primär pustulösen Exantheme, die durch eine von außen kommende Pyokokkeninfektion auf gesunder Haut entstehen, mit anderen Worten auf die pustulösen Symptomenkomplexe der Pyodermien (**XXVI**). Es sind dies die **Impetigoerkrankungen** und das **Ekthyma.** Daran anschließend werde ich kurz die **Pusteln der chronischen Hautinfektionen** beschreiben.

Impetigo.

Impetigo nennt man eine Affektion, die charakterisiert ist durch Pusteln oder eiterige *resp. oft eiterig werdende* Blasen, die durch Inokulation oder Autoinokulation auf gesunder Haut sich schnell entwickeln und zu gelblichen oder honigfarbenen Krusten eintrocknen[1]); darunter ist die Epidermis nur erodiert und die Heilung erfolgt rasch und ohne Narbenbildung.

Anstatt auf gesunder Haut aufzutreten, kann die Eiterung und die durch Eintrocknung des Eiters entstehende Krustenbildung auch auf einer Wunde oder sonstigen pathologischen Veränderung, z. B. ekzematösen Charakters, zustande kommen. Man bezeichnet solche Läsionen als sekundär impetiginös oder noch besser als impetiginisiert.

Die Vorstellung von einem bakteriellen exogenen Ursprung der Impetigo und der Impetiginisation geht bis auf die ersten Zeiten der Entdeckung der Bakterien zurück. Bezüglich der Natur der Erreger sind die Forscher in zwei Lager gespalten: die einen beschuldigen den Streptokokkus, die anderen die Staphylokokken (**XXVI, 387**). Einen wichtigen Fortschritt in dieser Beziehung haben wir Sabouraud zu verdanken, der erkannte, daß die verschiedenen Formen der Impetigo durch verschiedene Mikroben entstehen.

Es gibt also in Wirklichkeit eine streptogene, eine staphylogene und eine gemischte Form der Impetigo (sogenannte vulgaris). Bei letzterer sind beide Eitererreger vergesellschaftet.

1. Streptogene Impetigo oder **Impetigo Tilbury Fox** *(Impetigo contagiosa s. vulgaris Unna)*. Die Primäreffloreszenz dieser Affektion ist eine seropurulente *(oder vielmehr im Beginn seröse)* schlaffe Blase, die sich peripherisch ausdehnt.

Diese Blase, von der Größe eines Hanfsamens bis zu der einer halben Haselnuß, bildet sich in wenigen Stunden auf einer kaum geröteten Basis.

---

[1]) *Auch diese Definition ist, wie die meisten, nicht allgemeingültig. Die Impetigo contagiosa entsteht als seröse Blase, die Impetigo herpetiformis ist gewiß keine exogene Infektionskrankheit.*

Ihr Inhalt ist serös, fadenziehend und anfangs kaum getrübt, aber in kurzer Zeit wird er undurchsichtig und verwandelt sich in serösen Eiter. Die Decke der Blase ist eine dünne opake Membran, die gespannt ist, wenn die Flüssigkeit sehr reichlich vorhanden ist, sonst aber faltig und schlaff. Infolge von Verdunstung oder Flächenwachstum wird die Blase schlaff, falls sie es nicht von Anfang an war. Reißt sie ein, so entleert sich ihr Inhalt. Durch Eintrocknen kann sich im Zentrum eine Kruste bilden, während sie an der ganzen Peripherie oder nur nach einer Seite hin durch Abhebung der Hornschicht sich ausdehnt. In diesem Stadium ist die Blase stets von einem entzündlichen Hof umsäumt. Man findet zuweilen ausgedehnte oder *zirzinäre und* serpiginöse Blasen, die mehrere Zentimeter im Durchmesser haben.

Schließlich vertrocknet das Ganze zu einer gelblichen oder bräunlichen Kruste, die eine rote Erosion bedeckt und ca. vier bis acht Tage bestehen bleibt. Dann fällt sie ab und hinterläßt eine blaßrote *(bis dunkler bläulich rote)* ziemlich lang persistierende Macula. Die Eruption besteht aus einer einzigen oder aus einer Anzahl von Blasen, die durch gleichzeitig oder nacheinander erfolgende Inokulationen oder vor allem durch spontane Autoinokulation entstehen; häufig befinden sie sich in verschiedenen Entwickelungsstadien.

Ihre Prädilektionsstellen sind: das Gesicht, besonders die Partien um den Mund, die Nase und die Ohren, manchmal der Bart und die behaarte Kopfhaut. Außerdem werden stark befallen die Extremitäten, speziell die Hände und Finger und die Füße, wo sie ihren Ausgang von den Abschürfungen durch die Schuhe nehmen.

Was man als „Tourniole" oder subepidermidales *(subkorneales)* Panaritium *(„Streptomykosis bullosa superficialis")* bezeichnet, ist nichts anderes als eine streptogene Impetigoblase, die von einer Schrunde oder einem „Neidnagel" („Envie") ausgeht und den Nagel umgibt. Die übrigen Körperpartien sind nur selten befallen, außer bei vollständiger Vernachlässigung, bei Verletzungen oder Kratzeffekten. Bei Skabies *und Pediculosis capitis* z. B. ist eine Komplikation mit der Impetigo von Tilbury Fox häufig, obgleich weniger gewöhnlich als staphylogene Infektionen.

Der angebliche **Pemphigus epidemicus neonatorum** *(„Pemphigoid der Neugeborenen")* (X, 125) ist wahrscheinlich nur eine Abart der Streptokokkenimpetigo *(nach neueren Untersuchungen — Dohi, meine Klinik — scheint er wesentlich staphylogener Natur zu sein).*

Streptogen ist wohl auch ziemlich sicher die von Hallopeau als **Dermatitis vacciniformis infantilis** und von Fournier als **Herpes vacciniformis** beschriebene Affektion. Sie tritt in Form erythematöser Flecke auf, welche sich rasch mit Bläschen bedecken, die sich trüben und eine Delle aufweisen. Man beobachtet sie bei vernachlässigten Säuglingen an den Genitalien und am Anus, *gelegentlich auch speziell bei Konjunktivitiden, Ulcera corneae etc. im Gesicht.* Die Erkrankung kann Ähnlichkeit mit Varizellen haben.

Bei der Impetigo von T. Fox sind die Lymphdrüsen der befallenen Körpergegenden meist geschwollen und empfindlich, besonders wenn eine Lymphangitis hinzutritt *(sehr oft auch ohne das; häufig fehlt die Lymphdrüsenschwellung; gelegentlich kann sie unter sehr geringen Allgemeinerscheinungen vereitern und man findet dann Reinkulturen von Streptokokken, auch wenn in den Hautläsionen Strepto- und Staphylokokken vorhanden sind).* Der Mangel schützender Verbände, Ermüdung, Überanstrengung und Schwächezustände begünstigen diese Komplikation. Es treten dann Schmerzen, Fieber, Verdauungsstörungen und Abgeschlagenheit auf; die Lokalinfektion hat zu einer Allgemeinerkrankung, zu einer Streptokokkenseptikämie geführt *(sehr selten!).*

Im Gegensatz zu anderen Formen von Impetigo bevorzugt die Impetigo von T. Fox weder ein bestimmtes Alter noch Geschlecht. *(Sie kommt aber in meinem Material wenigstens als eigene Krankheit viel häufiger bei Kindern vor.)*

Wenn die Behandlung eine zweckmäßige ist, so dauert die Erkrankung drei bis acht Tage; sie kann sich aber wochen- und monatelang hinziehen, wenn die Umstände Autoinokulationen begünstigen.

Histologisch finden wir eine bullöse Emporhebung der Hornschicht durch eine Flüssigkeit, die Blutplasma und Leukozyten in wechselnden Mengen enthält. Das Stratum mucosum und der Papillarkörper sind von Wanderzellen durchsetzt, die indessen weniger zahlreich sind, wenn der Streptokokkus allein auftritt, als wenn, was häufig vorkommt, die Staphylokokken die Pustel sekundär infiziert haben (Fig. 30 u. 104).

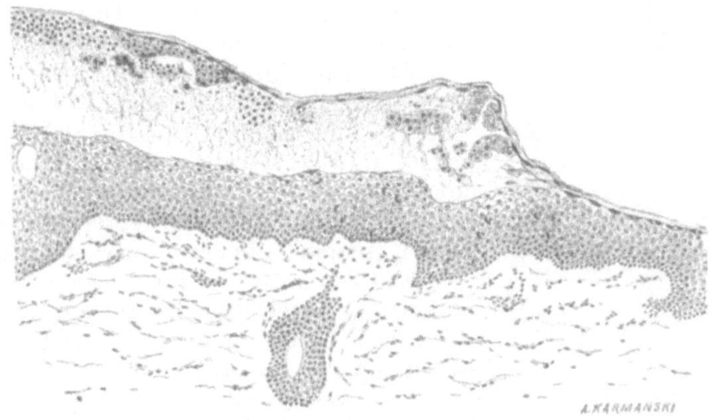

Fig. 30.

Histologie der Impetigo T. Fox (Vergrößerung 90:1). Rand einer ganz frischen Blase am Ohr.
Die Höhle entsteht im Niveau des Stratum granulosum durch Spaltung der Epidermis als subkorneale Bulla (vgl. S. 122), die eine fibrinoide koagulierte eiweißhaltige Flüssigkeit, abgelöste Epithelialzellen und einige Eiterkörperchen enthält. In dem unveränderten Stratum mucosum und in dem ödematösen Papillarkörper sieht man einige Wanderzellen, die herbeizuströmen beginnen.

Während der Nachweis des Streptokokkus, des ursprünglichen pathogenen Agens, an Schnitten nicht leicht zu führen ist, gelingt er durch Kulturen, wenn man sie in besonders vorsichtiger Weise den Vorschriften der bakteriologischen Lehrbücher gemäß anlegt. *(Es genügt die Kultur auf flüssigen Nährböden oder noch besser nach den Angaben Lewandowskys, wenn man mit ganz fein ausgezogener Platinspitze eine größere Anzahl von Impfstrichen mit sehr wenig Material auf Schrägagar macht.)*

2. Impetigo vulgaris. Dies ist die gewöhnlichste Form der Impetigo, die man hauptsächlich bei Kindern jeden Alters, besonders zwischen zwei und sieben Jahren und bei Erwachsenen mit zarter Haut vorfindet. Sie ist sehr kontagiös und „polymikroben" Ursprungs. *(Diese „I. vulgaris" deckt sich also nicht mit der Unna's).*

Früher wurde sie als Typus der Impetigo angesehen und man schrieb ihr als Hauptmerkmal die Bildung von ausgedehnten dicken, höckerigen, gelben Krusten zu (Fig. 31), die man wegen ihrer Ähnlichkeit mit getrocknetem Honig als honigähnlich („melicérique") bezeichnete. Die (in Frankreich) volkstümliche Bezeichnung als „Gourmes" wird sowohl auf diese Impetigo angewandt, als auch auf die impetiginisierten Ekzeme der Kinder, die seborrhoische Crusta lactea etc.

Da Krusten stets sekundäre Effloreszenzen sind, so dürfen sie für keine Dermatose als Charakteristika hingestellt werden. Verfolgt man genau den Verlauf einer Impetigo vulgaris, so findet man, daß als Primäreffloreszenz sich gewöhnlich dieselbe Blase bildet, wie bei der Impetigo T. Fox. Diese vereitert rasch, trocknet im Zentrum zu einer Kruste ein, dehnt sich *manchmal* peripherisch aus und erzeugt so zirzinäre Verkrustungen. In der Umgebung entstehen teils ähnliche Effloreszenzen, teils Staphylokokkenpusteln, wie ich sie weiter unten beschreiben werde. Die Lymphdrüsen sind gewöhnlich angeschwollen.

Der Ausschlag nimmt seinen Ausgang öfters von den Nasenlöchern im Anschluß an einen Schnupfen, am Munde infolge von Schrunden an den Lippen oder Rhagaden an den Mundwinkeln („Perlèche", *Angulus infectiosus*), an den Augenlidern bei Konjunktivitis, an den Ohren bei Otitis externa, am Okziput bei Kindern und Frauen, wenn sie Pediculi capitis haben.

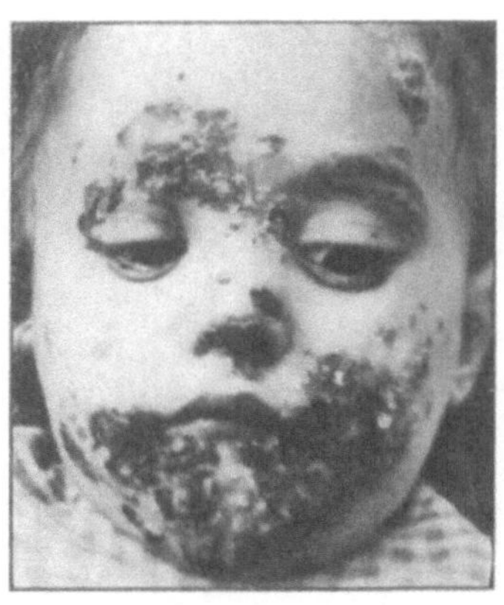

Fig. 31.
Impetigo vulgaris des Gesichtes bei einem 2 jähr. Kinde.

Als Impetigo larvalis hat man eine Form bezeichnet, welche das Gesicht wie eine Maske bedeckt; als Impetigo granulata eine Abart, welche am Bart und behaarten Kopf auftretend, bröckelige, an den Haaren festhängende Krusten bildet. Andere Varietäten werden durch die Adjectiva „sparsa", „figurata" usw. charakterisiert.

Es ist von unendlich geringerer Bedeutung, eine genaue Bezeichnung zu suchen, die auf den objektiven Befund paßt, als vielmehr festzustellen, ob die Impetigo primär oder sekundär ist. Tatsächlich kann die Impetigo auf eine Infektion der Schleimhäute oder der natürlichen Öffnungen, wie ich sie eben erwähnt habe, hinweisen, oder als Komplikation auftreten bei einem Ekzem (**IV**, 52), einer Verbrennung, irgend einer traumatischen Dermatitis, einer Skabies, einem Lupus (Fig. 106), einem Syphilid usw. Diese impetiginisierten Exantheme können manchmal erst nach mehrtägiger Behandlung richtig diagnostiziert werden.

Die Mikroben der Impetigo vulgaris können sich also überall da einnisten und wuchern, wo ihnen eine Eingangspforte offen steht.

Die Bezeichnung Impetigo contagiosa ist kein besonderer Begriff und ist nur auf solche Fälle anwendbar, in denen die Erkrankung als wahre Epidemie (resp. Endemie) in Familien oder Schulen auftritt.

Die Impetigo hat eine ausgesprochene Neigung zu rezidivieren, was sich aus der Persistenz der virulenten Pyokokken in den Läsionen erklärt, die Sabouraud als chronische „Restherde" der Impetigo bezeichnet: krustöse Rötungen hinter den Ohren und um die Nasenöffnungen, Angulus infectiosus, Blepharitis und Hordeolum und selbst die „Dartres volantes" *(Pityriasis simplex faciei, s. oben)*. Diese chronischen Infektionen und die damit zusammenhängenden Drüsenerkrankungen finden sich auch größtenteils in dem klinischen Bilde der Skrofulose.

Impetigo der Schleimhäute. Wenn sich die Impetigo quer über den freien Rand der Lippen ausdehnt, so ist sie am kutanen Teil krustös, auf der Schleimhautpartie diphtheroid.

Sevestre und Gastou haben eine impetiginöse Stomatitis mit folgenden charakteristischen Merkmalen beschrieben: weißgelbliche diphtheroide Flecken, die ins Epithel eingelassen mit ihm eine zusammenhängende Masse bilden, stehen zerstreut auf der Schleimhaut der Lippen und der Wangen, manchmal auf der Zunge und am Gaumen, niemals am Isthmus des Pharynx oder im Rachen. Der Rand des Zahnfleisches ist fast immer ulzeriert. Die Kontagiosität ist ziemlich gering. Meistens tritt die Erkrankung zugleich mit der Impetigo des Gesichtes auf. Es ist leicht begreiflich, daß ein Verkennen der Affektion zu unangenehmen Irrtümern bei der Diagnosenstellung führen kann. *Besonders ist ihre Abgrenzung von den Aphthen sehr schwierig.*

Gewisse Formen von Schnupfen, die durch Pyokokken entstandene Blepharokonjunktivitis, sogar die phlyctenuläre Konjunktivitis kann man streng genommen als Impetigines der Schleimhäute ansehen; *doch ist das weder histologisch noch bakteriologisch erwiesen.*

3. Die Staphylokokken-Impetigo oder Impetigo Bockhart. Diese Affektion ist charakterisiert durch Effloreszenzen, die von Anfang an pustulös sind und gelben rahmartigen Eiter enthalten. In ihrem Mittelpunkt steht häufig ein Haar und ein hyperämischer Hof umgibt sie. Die Pusteln variieren in ihrer Größe von einem Stecknadelkopf bis zu einer großen Linse. Durch den unter der Hornschicht angesammelten Eiter wird diese emporgehoben und gespannt.

Die perifollikuläre Lokalisation ist so häufig, daß sie uns veranlassen könnte, diese Erkrankung den Follikulitiden anzugliedern. Aber da sie nicht konstant vorhanden ist und die Impetigo Bockhart so viele Berührungspunkte mit der Impetigo vulgaris aufweist, muß man doch diese beiden Formen nebeneinander stellen.

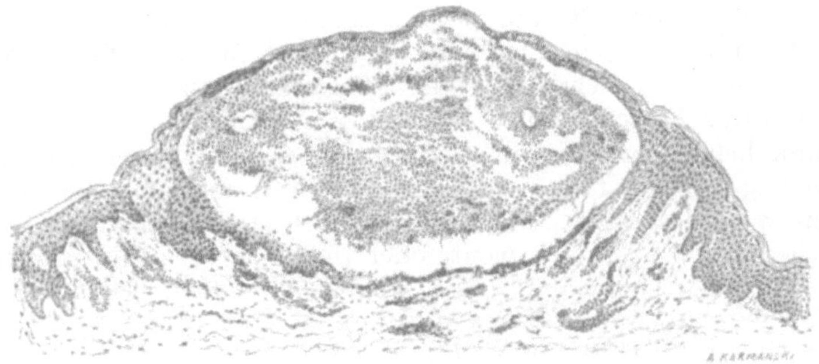

Fig. 32.

Histologische Struktur einer Pustel der Impetigo Bockhart (Vergrößerung 50:1). Die Pustelhöhle liegt mitten im Stratum mucosum. Die Decke wird durch die Hornschichte stellenweise mit dem Stratum granulosum gebildet. Den Boden stellen Anhäufungen abgeplatteter Zellen der unteren Schichten des Str. mucosum dar. Im eiterigen Inhalt sind zwei Lanugohaare im Schrägschnitt zu sehen.

Die Pusteln sind meistens sehr zahlreich und vorzugsweise an einer oder mehreren Regionen gruppiert, von denen sie sich ausbreiten.

Die Krankheit hat keine Vorliebe für diese oder jene Körpergegend *(am häufigsten findet sie sich an den stark behaarten Gegenden).* Sie entwickelt sich überall da, wo die Schranke durchbrochen ist, welche die Hornschicht dem Eindringen der Eiterkokken entgegenstellt. Dies ist der Fall bei Traumen, bei Skabies, bei einer durch chemische Agentien veranlaßten Dermatitis oder bei einer durch Pflaster oder Kataplasmen entstandenen Mazeration der Epidermis. Eine schon vorher bestehende Eiterbildung, Schmutz,

Pruritus, mangelnde Körperpflege sind fördernde Momente; jugendliches Alter, Lymphatismus, Überarbeitung scheinen prädisponierend zu wirken.

Die Pusteln der staphylogenen Impetigo schießen innerhalb weniger Stunden auf; da sie widerstandsfähiger sind als die vorherbesprochenen Formen, so kommen sie nur spät oder durch Zufall zur Eröffnung. Der Eiter verdickt sich dann zu gelben Krusten. Öffnet sich die Pustel nicht, so trocknet sie zuerst in der Mitte, später ganz ein und wird durch Abstoßung entfernt.

Die Impetigo Bockhart ist die oberflächlichste und gutartigste Form (**XXVI**, 390) der verschiedenen Arten der **kutanen Staphylokokkenerkrankungen** („Staphylococcie cutanée"). Zwischen der Impetigo Bockhart und den mehr oder weniger tiefgehenden Follikulitiden (Fig. 104) existieren Übergänge; Kombinationen mit anderen Formen der Staphylokokkeninfektion sind häufig [1]).

Therapie der Impetigoerkrankungen. Die Behandlung ist die gleiche, ob man eine primäre oder sekundäre Impetigo vor sich hat; doch muß man im letzteren Falle nach Behebung der Komplikation sich mit der ursprünglichen Hauterkrankung befassen.

Die Therapie muß vor allem eine lokale sein. Bei Krustenbildung und lebhafter Entzündung werden feuchte erweichende oder leicht antiseptische Verbände, Zerstäubungen oder kalte Umschläge mit Stärke zweckmäßig sein. Bei jedem Verbandwechsel, mindestens aber dreimal in 24 Stunden, wird man antiseptische oder adstringierende Waschungen vornehmen. Die Lösung, die für diese Zwecke neuerdings wieder mit Recht in Aufnahme gekommen ist, ist „l'eau d'Alibour" (vide Therap. Notizen S. 510) *(ferner essigsaure Tonerde, Borwasser, 1%o Resorzinlösung etc.).*

Sind die Oberflächen gereinigt, so verwendet man Salben, Pasten oder Kühlsalben mit Borsäure, Kampfer, essigsaurem Blei, Kalomel und besonders auch mit gelbem *und weißem* Präzipitat. Um zerstreute Impetigoeffloreszenzen zu isolieren, kann man sich des „roten Pflasters" bedienen. Kampferwaschwässer, teerhaltige Pasten können Rückfällen vorbeugen.

Die innerliche Behandlung ist entgegen einer nur zu verbreiteten Ansicht **nicht notwendig und darf keinesfalls für sich allein je als genügend angesehen werden.** Manchmal wird man Lebertran, jodierten Meerrettichsirup, Jodeisensirup, Arsen, Fermente oder Hefen verschreiben können. Diät, See- oder Badekuren können nur das Allgemeinbefinden beeinflussen. *(Bei der Impetigo streptogenes und den nicht follikulären Formen der staphylogenes genügen weiße Präzipitat-, Bor- und Salizylsalbe u. ä. meist vollständig; bei der Impetigo Bockhart kann man die einzelnen Pusteln mechanisch oder durch feuchte antiseptische Verbände eröffnen, mit schwacher Jodtinktur bepinseln etc.)*

Ekthyma.

Die Bedeutung des Wortes Ekthyma ist bei verschiedenen Autoren und zu verschiedenen Zeiten nicht immer identisch gewesen; die Abgrenzung

---

[1]) *Ich unterscheide neben der Impetigo contagiosa s. vulgaris s. streptogenes und der Impetigo Bockhart oder follicularis staphylogenes nicht die von Darier abgesonderte gemischte oder vulgäre Form, welche meines Erachtens meist eine sekundär infizierte, ursprünglich streptogene ist, wohl aber noch eine blasenbildende nicht follikuläre Form, welche zu dünneren, firnißartigen Krusten eintrocknet und viele der Epidemien von Impetigo contagiosa und Pemphigus neonatorum veranlaßt zu haben scheint; (cf. Dohi und meinen Aufsatz über die Pyodermien, Sammlung zwangloser Abhandlungen, Halle a. S. 1912, ferner unten S. 394).*

gegenüber den Impetigines, der Rupia älterer Autoren und den Ulzerationen ist nicht leicht.

Tatsächlich ist das Ekthyma eine *pustulo-erosive bis* pustulo-ulzeröse Pyodermie, d. h. eine infektiöse Dermatitis exogenen Ursprungs (**XXVI**) wie die Impetigo. Wie diese *(s. aber oben)* beginnt auch das Ekthyma mit einer Pustel, unterscheidet sich aber von der Impetigo durch die größeren Dimensionen seiner Effloreszenzen und besonders durch seinen ulzerösen Charakter *(sowie durch die von vornherein starke Randrötung)*.

Die Ulzeration bedeckt sich häufig mit einer Kruste, die rupioid sein kann. Das Ekthyma hinterläßt stets eine Narbe. Wie alle *(?)* eiternden Hautkrankheiten ist es übertragbar und autoinokulabel. Seinen besonderen klinischen Charakter verdankt es entweder einer ausgesprochenen Virulenz seines pathogenen Agens, oder besonders der Eigentümlichkeit des Terrains, auf dem es sich entwickelt *(sowie der tieferen Inokulation, welche sehr oft auf der Eigenart der ursprünglichen Erkrankung, ihrem starken Juckreiz etc. beruht; auch die Körpergegend ist von Bedeutung — häufiges Vorkommen an den Unterschenkeln!)*.

Wenn man die Entwickelung einer Ekthymaeffloreszenz verfolgen kann, so sieht man zuerst das Auftreten einer Pustel, die entweder abgeflacht ist und einen trüben Inhalt hat wie bei der Impetigo T. Fox *in deren späteren Stadien* oder gespannt ist und wie bei der Impetigo Bockhart dickflüssigen Eiter enthält *(was nach meiner Erfahrung für die unkomplizierte Ekthymaeffloreszenz nicht zutrifft)*.

Die Pustel, die rasch den Umfang einer Münze annimmt, vertrocknet zu einer mehr oder minder dicken, gelb oder bräunlich gefärbten Kruste. Diese Kruste ist adhärent, flach oder erhaben, manchmal austernschalenähnlich und stets von einem entzündlichen Hof, anfangs auch von einem blasigen *oder pustulösen* Saum umgeben.

Hat man die Kruste gewaltsam oder mittelst eines erweichenden Verbandes entfernt, so findet man, daß sie eine runde oder ovale *Exkoriation oder* Ulzeration bedeckt, welche mehr oder weniger tief in die Kutis eindringt. Die Ränder sind regelmäßig und steil abfallend. Der Grund ist rot oder matschig, schwach geneigt und während der Entwickelung im Zentrum eingesunken; während der Heilung wuchert er in die Höhe. Das eiterige Sekret ist dickflüssig *(meist aber dünn)* oder krümelig, bräunlich, blutig verfärbt. Die Basis ist nicht induriert *(mit Ausnahme einzelner Körperstellen, wie z. B. der Penishaut)*, aber manchmal diffus ödematös.

Die Heilung, welche durch Granulation und Narbenbildung erfolgt, tritt unter günstigen Umständen in zwei bis drei Wochen, sonst aber viel später, ein. Die Narbe ist am Rande oft pigmentiert.

Drüsenerkrankung, Lymphangitis, Phlebitis und Abszesse sind seltene Komplikationen.

Die Effloreszenzen sind gewöhnlich multipel, aber selten sehr zahlreich. Da sie durch sukzessive Autoinokulationen entstehen, so sind sie meistens in verschiedenen Stadien der Entwickelung.

Das Ekthyma lokalisiert sich mit Vorliebe an den unteren Extremitäten; die Glutäalgegend und der Rücken sind weniger häufig befallen. Der Einfluß von Zirkulationsstörungen geht daraus deutlich hervor. Man beobachtet das Ekthyma fast nur in der ersten Lebenshälfte *(nicht selten, wenngleich weniger typisch, aber auch bei älteren Leuten)*; es befällt Individuen, die sich überarbeitet haben, entkräftet oder skrofulös sind, Diabetiker, Alkoholiker und mit Varizen Behaftete.

Es bestehen keine triftigen Gründe, zwischen kachektischen, skrofulösen oder anderen Ekthymaformen zu unterscheiden. Es ist ein Mißbrauch die eiternden Dermatitiden, welche sich als Komplikationen der Skabies
einstellen, als skabiöse Ekthymata zu bezeichnen. Die alten Ausdrücke:
syphilitisches Ekthyma und syphilitische Rupia wurden auf ulzeröse
Syphilide angewandt.

Das Ulcus cruris fängt oft als Ekthymapustel an, dessen geschwüriger
Charakter andauert, während die Ränder sich schwielig indurieren.

Die pathologische Anatomie des Ekthyma zeigt in der ulzerösen
Periode eine tiefe Einsenkung, die auffallend scharf begrenzt (Fig. 104) und
an den Rändern von einer nicht sehr dichten leukozytären Infiltration umsäumt
ist. Die Läsion scheint eher durch Einschmelzung des Gewebes als durch
Nekrose zu entstehen. Der Eiter enthält Gewebstrümmer, elastische Fasern,
veränderte rote Blutkörperchen und verschiedene Kokken.

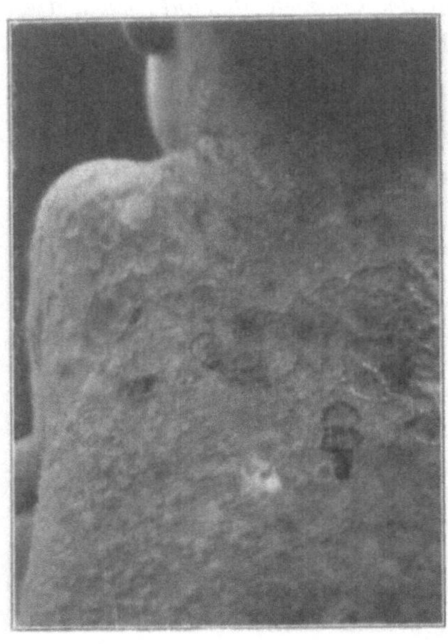

Fig. 33.

Ekthyma terebrans am Rücken
eines 2 ½ jährigen Kindes.

Neuere Arbeiten führen die Entstehung eines Ekthyma auf Mischinfektion
oder auf Streptokokken zurück, die sich
einem besonderen Terrain angepaßt haben.
Es scheint den Erregern des Ekthyma eine
gewisse Spezifität zuzukommen. Vidal war
der Ansicht, daß die experimentelle Inokulation des Ekthyma-Eiters nur diese Dermatose, nie eine andere Pyodermie erzeugt.
Diese Ansicht ist zwar nicht absolut richtig,
aber es ist immerhin auffallend, daß häufig
genug die Eruption eines Ekthyma für sich
allein auftritt, ohne mit anderen pyogenen
Dermatosen zu koinzidieren. *(Nach den
Untersuchungen Lewandowskys ist das
Ekthyma eine durch banale Streptokokken
bedingte, nicht einmal sehr leicht sekundär
infizierbare Effloreszenz und durch alle
Übergänge mit der Impetigo streptogenes
verknüpft, deren Streptokokken auch im
Experiment Ekthyma erzeugen können.)*

Ekthyma terebrans nennt man eine
seltene und ziemlich hartnäckige pustulo-
ulzeröse Eruption, die bei Kindern auftritt.
Häufig an der Glutäalgegend beginnend,
breitet sie sich allmählich über die Ober-
schenkel und den Rücken aus. Sie bisteht in linsenförmigen, manchmal
vakziniformen Pusteln, die konfluieren und ausgedehnte polyzyklische Geschwüre mit festonnierten Rändern bilden. Ihr Grund ist grau, ihre Umgebung livid verfärbt. Sie hinterlassen honigwabenähnliche Narben (Fig. 33).
Dieses schwere Leiden findet sich nur bei elenden, an Diarrhöe erkrankten
oder schlecht genährten Kindern. *(Ein Teil dieser Affektionen ist jedenfalls durch den Bacillus pyocyaneus, ein anderer Teil durch Tuberkulose
bedingt.)*

Die **Behandlung** jedes Ekthyma der unteren Extremitäten erfordert Bettruhe, feuchte Umschläge, um die Krusten zu lösen, alsdann Waschungen mit
Eau d'Alibour oder Wasserstoffsuperoxyd. Hierauf werden die Ulzerationen
mit einem absorbierenden oder antiseptischen Puder (Dermatol, Ektogan,
Aristol, Ferrum subcarbonicum) verbunden *(ferner feuchte Verbände mit*

schwachen Silberlösungen, schwachen Pyrogallolsalben, Jodtinktur etc.).
Während der Abheilung kann man sie auch mit rotem Pflaster bedecken.

Die Allgemeinbehandlung und sonstige Pflege des Patienten wird man nicht vernachlässigen und dem Bedürfnis des einzelnen Falles anpassen.

Die Pusteln der chronischen Infektionskrankheiten.

Die Syphilis, die Tuberkulose, der Rotz und einige exotische Krankheiten können gelegentlich zur Entstehung pustulöser Symptomenkomplexe Veranlassung geben.

Syphilis. Es gibt Syphilide, die nur scheinbar pustulös sind, denn durch Einstich mit einer Nadel kann man auch nicht einen Tropfen Eiter entnehmen; man nennt sie papulo-krustös oder impetiginös. Sie treten gewöhnlich gleichzeitig mit einem Schub lentikulärer Papeln auf und sind eigentlich nur eine Modifikation dieser Effloreszenzform (**VII**, 99). Gelegentlich bilden sie auch das vorherrschende Element einer Eruption.

Das mehr oder minder reichlich auftretende Exanthem ist regellos über den Rumpf, die Extremitäten, das Gesicht und den behaarten Kopf zerstreut. Es besteht aus linsenförmigen, gelblich-braunen Krusten, die wie aufgetrieben sind und manchmal üppig wuchern, eine austernschalenähnliche, rupioide Form besitzen und wenig fest anhaften (S. 191, Fig. 56). Unter den Krusten sind statt der erwarteten Ulzeration Papeln mit glatter, feuchter Oberfläche.

Die frühzeitig auftretenden malignen Syphilide mit ekthymatösem Typus exulzerieren nicht von Anfang an, sondern bilden zuerst große Papeln, deren Hornschicht durch den sich krustös verdickenden Eiter emporgehoben wird. Unter der Kruste und an ihrer Peripherie setzt die Geschwürsbildung ein und schreitet dann weiter fort (**XV**, 196).

Die tubero-krustösen Syphilide, die häufig zirzinär *(oder eigentlich serpiginös)* oder figuriert sind, weisen ebenfalls nur vorübergehend Pustelbildung auf; sie sind vielmehr den tubero-ulzerösen Exanthemformen zuzurechnen (Fig. 58).

Tuberkulose. Das tuberkulöse Ulcus tritt zuerst in Gestalt minimaler Pusteln auf, die sich öffnen und konfluieren (**XXVII**, 400).

Bei der Tuberculosis verrucosa beobachtet man fast immer *(nach der ersten Beschreibung, nicht aber besonders häufig in meinem Material)* tiefsitzende Pusteln.

Es gibt auch eine Form des Lupus exedens, die mit Recht die Bezeichnung pustulöser Lupus trägt.

Es ist wichtig zu wissen, daß nicht selten ein erodierter Lupus sich impetiginisiert und fungöse Tuberkulosen, offene skrofulöse Gummata und atypische tuberkulöse Ulzera sich mit gelben oder bräunlichen Krusten bedecken. In solchen Fällen muß man sich hüten, die Diagnose Impetigo oder Ekthyma zu stellen. Fehlen Angaben bezüglich des Verlaufs der Erkrankung, so genügt die Entfernung der Krusten, um die durch sie verhüllten schweren Läsionen der Beobachtung zugänglich zu machen.

Die papulo-nekrotischen Tuberkulide sind in einem gewissen Stadium ihrer Entwickelung wirkliche Pusteln. Man erkennt sie meistens an ihrer eigenartigen Entwickelung und zuweilen auch an ihrer Lokalisation (**XXVII**, 414).

Rotz. Eine der klinischen Formen des akuten Rotzes besteht aus einem pustulösen Exanthem, das dem der Variola gleicht und einige Tage nach dem Rotzerysipel auftritt. Die runden, nicht gedellten, sich rasch entwickelnden Pusteln erscheinen hauptsächlich im Gesicht, auf den Schleimhäuten und an den

Extremitäten. Nachdem sie geplatzt sind, bleiben ausgedehnte Ulzerationen zurück. Die Allgemeinsymptome weisen auf die Diagnose hin, die durch bakteriologische Untersuchung bestätigt werden muß (XXVII, 432).

Die **Orientbeule** und die **Verruga peruviana** können ebenfalls mit Pusteln beginnen (XXIX, 466).

Kapitel X.

Blasen (Bullae) und bullöse Dermatosen.

Blasen oder Bullae („Phlyctènes") sind zirkumskripte Erhebungen der Epidermis, die gewöhnlich eine klare und seröse, zuweilen eine trübe oder hämorrhagische Flüssigkeit enthalten. Besteht die Flüssigkeit aus Eiter, so ist die Effloreszenz eine purulente Blase.

Die Blasen (Bullae) unterscheiden sich von den Bläschen (Vesikeln) ebensowohl durch ihren meistens größeren Umfang, wie durch ihre Struktur und ihre Entstehungsweise.

Ihre Form ist rund oder oval und ihre Oberfläche gespannt oder schlaff. Ihr Volumen schwankt von dem eines Stecknadelkopfes bis zu dem eines Hühnereis und darüber.

Es kommt später zur Eröffnung der Effloreszenzen, zur Eiterung oder Eintrocknung, aber *fast* immer findet schließlich Krustenbildung statt. Die Farbe und die Konsistenz der Krusten, welche eine mehr oder weniger tiefe Erosion bedecken, wechseln mit dem Charakter des Exsudats. Hat sich die Kruste nach einigen (5—15) Tagen abgelöst, so hinterbleibt meistens eine später wieder verschwindende rote oder bräunliche Macula.

Die Bullae entstehen nicht durch einen fortschreitenden Prozeß wie die Bläschen, sondern durch eine wirkliche Spaltung in der Epidermis. Ihre Höhlung ist von Anfang an einkammerig, so daß sie vollständig zusammensinken, wenn sich die Flüssigkeit durch einen Einstich oder Riß entleert.

Zwei Prozesse können jeder für sich oder zusammen die Bildung der Bullae verursachen. Am häufigsten entstehen sie durch ein stark gespanntes lokales Ödem in der Kutis. Das Serum dringt durch das Stratum Malpighii und wird durch die Hornschichte aufgehalten, wobei diese durch die Flüssigkeitsansammlung emporgehoben wird. Es handelt sich dann also um eine superfizielle oder subkorneale Bulla (Fig. 30, S. 115, Fig. 38, S. 133).

Ist der Andrang der Flüssigkeit stark genug, so wird die ganze Epidermis abgelöst und es entsteht eine tiefe oder subepitheliale Bulla (Fig. 36, S. 129).

Die zweite Art der Bildung von Bullae kommt dadurch zustande, daß der Zusammenhang der Zellen des Stratum mucosum untereinander pathologisch vermindert ist und ihre Verbindungsfasern ihre Widerstandsfähigkeit verloren haben; die Zellen trennen sich dann bei der geringsten Steigerung des interzellulären Druckes voneinander. Diesen pathologischen Zustand nennt man nach Auspitz Akantholyse, und die dabei entstehenden Bullae werden als akantholytische bezeichnet.

Bullöse Dermatosen. Diese Gruppe ist sehr umfangreich und komplex. Die älteren Autoren nannten alle bullösen Eruptionen Pemphigus, was zu einer sehr großen Konfusion führte. Heutzutage ist man darüber einig, daß dieser Name nur für einige Krankheiten dieser Gruppe zu reservieren ist.

Folgende Eruptionen werden nicht dem Pemphigus beigezählt:

A. Die traumatischen Bullae („Ampoules") entstehen durch starken Druck, *resp. „scheerende" Wirkung* oder infolge von Verbrennungen oder

Einwirkung von Ätzmitteln und blasenziehenden Substanzen. Diese artefiziellen exogenen Dermatitiden von bullösem Typus werde ich später beschreiben (**XXIII**).

B. Bullae, die im Verlauf von Nervenerkrankungen oder Infektionen (Syringomyelie, Lepra, Eiterinfektionen etc.) als **Folgeerscheinungen** („Bulles épiphénomènes") auftreten.

C. Die Dermatosen mit gelegentlicher Bildung von Bullae, wie das Erysipel, das Ekzem, die Dysidrosis, die kongenitale Hyperkeratose, die „Urticaria bullosa", das Erythema multiforme bullosum oder die Hydroa, die bullösen Syphilide, die intern bedingten bullösen Toxidermien.

D. Die exogen bedingten bakteriellen bullösen Eruptionen, die nach dem Vorschlage Unnas alle den Namen Impetigo zu führen hätten. Bei einigen dieser Krankheitstypen ist man im Zweifel darüber, ob man sie in diese Kategorie oder in die des akuten Pemphigus einreihen soll. Die Klassifikation als Impetigo scheint für den sogenannten Pemphigus epidemicus neonatorum und adultorum berechtigt, denn er ist nichts anderes als eine Impetigo bullosa („*Pemphigoid*").

Nach diesen Ausscheidungen bleiben noch die folgenden Affektionen essentiell bullösen Charakters, deren Natur noch unbekannt aber sicher nicht einheitlich ist, und die unter der Bezeichnung **Pemphigus** zusammengefaßt werden:

1. Der Pemphigus acutus febrilis gravis; 2. der rezidivierende schmerzhafte Pemphigus oder die Duhringsche Dermatitis; 3. der wahre chronische Pemphigus; 4. der Pemphigus foliaceus; 5. der Pemphigus vegetans (**XII**); 6. der Pemphigus congenitalis. Zum Schluß werde ich noch dem sogenannten Pemphigus hystericus einige Zeilen widmen.

Gelegentlich bullöse Dermatosen.

Einige dieser Erkrankungen erfordern eine genauere Besprechung wegen der Schwierigkeiten in Bezug auf ihre Diagnose und ihr Verständnis.

Die **Urticaria bullosa** ist eine Form der Urtikaria, bei der alle oder nur einzelne Effloreszenzen sich mit einer bläschenförmigen oder bullösen Epidermisabhebung bedecken, die sich später in eine Kruste verwandelt. Das Exanthem kann chronisch sein oder rezidivieren. Wegen des Pruritus und der erythematösen Basis der Bullae kann es mit der Duhringschen Dermatitis verwechselt werden. Es unterscheidet sich aber von dieser durch die Regellosigkeit der Anordnung und den Mangel an wirklichem Polymorphismus; denn sämtliche Blasen entwickeln sich auf urtikariellen Erhebungen. Ein weiteres Unterscheidungsmerkmal besteht in der Möglichkeit, künstlich eine Urtikaria bei diesen Patienten hervorzurufen *(was aber, wenn überhaupt, nur in gewissen Stadien gelingt).*

Erythema exsudativum multiforme bullosum oder Hydroa. Bei gewissen Fällen des Erythema multiforme (I, S. 18), das wie gewöhnlich am Handrücken, an den Handgelenken, den Ellenbogen, den Knien, im Gesicht (besonders an der Stirn) lokalisiert ist (Fig. 34), können sich auf einzelnen oder der Mehrzahl der Erhebungen gespannte Bläschen oder Bullae entwickeln, die, durch einen Nadelstich geöffnet, ein zitronengelbes oder rötliches Serum ausfließen lassen. Die Blasen bedecken die ganze Oberfläche der papulösen Erhebungen oder nur ihr Zentrum, können sich aber auch an ihrer Peripherie ausbilden.

Die nahezu rein bullöse Form dieser Affektion bezeichnet man mit dem besonderen Namen: **Hydroa Bazin** oder **Herpes iris** (Bateman). Es kommt ziemlich häufig vor, daß die Effloreszenzen, welche aus einer zentralen Blase oder Kruste, einer lebhaft roten oder purpurfarbigen Scheibe, einem vesikulo-bullösen Kranz und erythematösem Saum bestehen, eine zierliche Kokarden-bildung aufweisen.

Die Eruption befällt oft auch die Lippen, den Mund, die Zunge, den Pharynx und die übrigen Schleimhäute.

Die Hydroa der Mundhöhle ist charakterisiert durch bullöse Erhe-bungen, die rasch durch münzenförmige, karminrote oder diphtheroide, sehr schmerzhafte Erosionen ersetzt werden; sie darf nicht mit „Plaques muqueuses" verwechselt werden. Ausnahmsweise sind infektiöse Fiebererscheinungen und schwere Darmkomplikationen vorhanden.

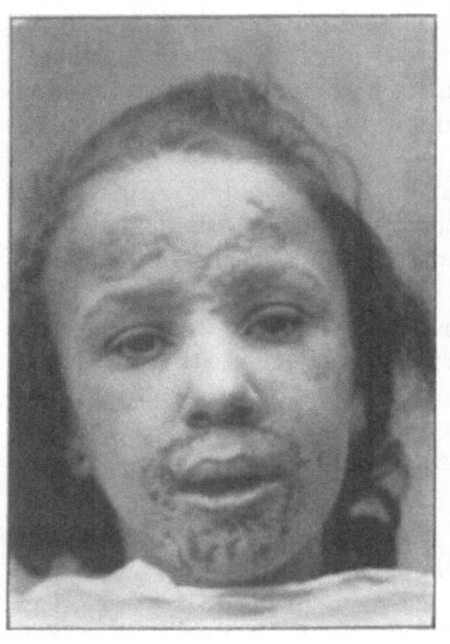

Fig. 34.
Erythema exsudativum multif. bul-losum. Erster Schub, bei einem 11jährigen Mädchen. (Die Mund-schleimhaut war an mehreren Stellen befallen.)

Diese vesikulo-bullöse Form des Ery-thema multiforme dauert gewöhnlich zwei bis fünf Wochen, kann sich aber durch mehrmalige aufeinanderfolgende Eruptionen in die Länge ziehen oder in verschiedenen Zwischenräumen rezidivieren. Durch ihre Neigung zu Rückfällen und die Steigerung des Juckreizes und Hitzegefühles nähert sie sich mitunter so sehr der Dermatitis Duhring, daß die Diagnose unentschieden bleiben muß.

Bullöse Syphilide. Die Eruption, die unter dem Namen „Pemphigus syphiliti-cus" bekannt ist, trifft man *(mit seltenen Ausnahmen)* ausschließlich an den Hand-tellern und Fußsohlen der kongenital-syphili-tischen Neugeborenen.

Das Exanthem tritt auf in Form bläu-licher oder kupferfarbiger, isolierter oder konfluierender papulöser Flecke, deren Epi-dermis durch eine trübe oder blutig tingierte Flüssigkeit emporgehoben wird. Die Blasen sind von der Größe eines Hanfsamens bis zu der einer großen Bohne, können aber durch Konfluenz auch ausgedehnte Herde bilden.

In zwei bis drei Tagen trocknen sie zu Krusten ein, die eine Ex-ulzeration bedecken. In ihrem Inhalt und besonders in den von dem Blasen-grunde abgeschabten Partikeln sind Spirochäten in großer Menge enthalten. An anderen Körperstellen finden sich „aberrierte" Bullae *(selbst in Exanthemform)* oder Syphilide anderen Charakters.

Dieses Exanthem, das einzige Syphilid von bullöser Form, *(das sehr selten auch bei Erwachsenen auftritt)* entwickelt sich ausschließlich im Moment der Geburt (einige Tage früher oder später); es ist pathognomonisch.

Bullöse Toxidermien. Die bullösen Antipyrinexantheme stellen eine Umwandlung der erythematösen Plaques dar, welche das Antipyrin bei manchen Menschen erzeugt (Fig. 92); sie entstehen plötzlich an einer be-liebigen Körperstelle, vor allem an den Genitalien und am Munde, wiederholen sich bei jeder Einnahme des Medikamentes und hinterlassen braune Flecke.

Die bullösen Jodexantheme, die bei manchen Personen durch Jodkali oder seine Analoga entstehen, können die Form durchsichtiger, ausgesprochen pemphigoider Bullae annehmen, die sich rasch entwickeln und hauptsächlich am Hals oder an den Hautfalten auftreten (Fig. 93); oder die sich ausdehnenden Blasen werden sehr schnell purulent, wuchern im Zentrum und bedecken sich mit Krusten. Sie sind in wechselnder Anzahl im Gesicht, am Munde, an den Extremitäten oder am Rumpf lokalisiert. Sie haben mit den wuchernden Syphiliden oder besonders mit dem Pemphigus vegetans Ähnlichkeit. Diese Eruption kann mehrere Wochen dauern, vor allem wenn man das Jod nicht aussetzt.

Die Bromide, der Arsenik usw. können gleichfalls das Auftreten von Blasen verursachen.

Exogen-bakterielle bullöse Eruptionen.

Bullöse Impetigines. Die impetiginösen Affektionen sind Pyodermien, deren Primäreffloreszenz eine Pustel oder eine purulente Blase ist *(s. aber oben)*; sie sind alle mehr oder weniger kontagiös.

Eine vom gewöhnlichen Typus dieser Erkrankung abweichende Form ist der sogenannte **Pemphigus epidemicus neonatorum (IX, 114)**[1].

Bei Säuglingen, in Krippen und Spitälern und sogar in Familien, — seltener bei Erwachsenen und dann besonders in der Armee —, beobachtet man zuweilen eine akute Eruption heller, gespannter, halbkugeliger Blasen von Linsen- bis Nußgröße in 1 bis ungefähr 30 Exemplaren. Sie lokalisieren sich an den Falten des Halses, des Rumpfes und der Extremitäten, seltener im Gesicht, niemals an den Handtellern und Fußsohlen.

Sie erscheinen in sukzessiven Schüben, in Form roter rasch bullös werdender Flecke, bei ganz gesunden oder bei schwächlichen Kindern. Die Blase platzt nach einigen Stunden und die entstandene Kruste *(häufig bildet sich eine solche gar nicht, da sich die ganz oberflächliche Erosion zu schnell überhäutet)* fällt nach wenigen Tagen ab. In der Regel tritt Heilung ein; bei schwächlichen Individuen hat man ausnahmsweise Symptome einer schweren Allgemeininfektion beobachtet.

Die Affektion ist sehr ansteckend. Vidal hat gezeigt, daß der Blaseninhalt zu Inokulationen und Autoinokulationen Veranlassung geben kann. Nach Peter enthält er den Staphylococcus aureus, einige weiße Staphylokokken und einen besonderen Diplokokkus, den verschiedene Autoren als den Krankheitserreger ansehen. Außerdem ist vielleicht ein Streptokokkus beteiligt. Der Erreger ist also eigentlich noch nicht bestimmt. *(In unseren Fällen wuchs meist der Staphylococcus aureus in Reinkultur.)*

(Hierher gehört auch ein pemphigoides Exanthem bei älteren Kindern, das sich manchmal mit anderen staphylogenen Pyodermien — Furunkeln u. ä. — manchmal augenscheinlich auch mit der staphylogenen Form der nicht follikulären Impetigo [contagiosa] kombiniert, benigne verläuft und ebenfalls nur Staphylokokken enthält — „infantiles Pemphigoid".)

Man muß sich davor hüten, die eben beschriebene Erkrankung mit Varizellen, Vaccine generalisata, Impetigo vulgaris und bullösen Syphiliden zu verwechseln. Diese verschiedenen Exantheme sind übrigens genügend charakteristisch, um einen Irrtum vermeiden zu können.

Die Behandlung besteht in peinlicher Reinlichkeit, geeigneter Körperpflege und Isolierung der Kinder. Lokal wird man sich mit Waschungen von „Eau d'Alibour", Verbänden mit indifferentem Puder, Kalkwasserliniment oder gelber Präzipitatsalbe begnügen *(Tannin-, Eichenrinde- oder Sublimatbäder)*.

---

[1] *Ich habe vorgeschlagen, diese wie auch die weiter unten erwähnte infantile Form als „Pemphigoid" zu bezeichnen.*

Pemphigus acutus febrilis gravis.

Diese Allgemeininfektion, die mit der Bildung von Blasen einhergeht, wurde u. a. eingehend von Nodet (1880), Fernet und Brocq beschrieben. Sie befällt fast ausschließlich Metzger, Wurstarbeiter, Gerber, Köche usw., d. h. Leute, die mit toten Tieren zu tun haben.

Gewöhnlich erfolgt die Infektion infolge einer Verletzung an der Hand. Sie äußert sich plötzlich mit Abgeschlagenheit, Schüttelfrösten, Erbrechen oder Diarrhöe, Delirien oder Prostration und hochgradigem Fieber (40 °).

24 oder 48 Stunden später treten pralle Blasen mit zitronengelbem oder hämorrhagischem Inhalt auf, die auf roten Flecken entstehen und fast immer platzen. Das Exanthem befällt den Hals, die Brust, die Extremitäten oder den ganzen Körper; anfangs ist es diskret, später konfluierend, es kann auch auf den Schleimhäuten auftreten.

In mehr als ¾ der Fälle erfolgt nach einer bis drei Wochen der tödliche Ausgang mit typhoiden Symptomen, Albuminurie, Kongestionen etc. Die Heilung kann in drei bis sechs Wochen unter langsamer Abnahme der Allgemeinsymptome vor sich gehen. Man kennt weder die anatomischen Veränderungen noch den pathogenen Mikroorganismus des Pemphigus acutus. Offenbar handelt es sich um eine Art von Septikämie.

Die Behandlung besteht in der Bekämpfung der Infektion durch Chinin, Kollargol, Seruminjektionen und Darmspülungen und in möglichst ausgiebiger Kräftigung des Gesamtorganismus. Feuchte oder Salbenverbände und Watteeinhüllungen lindern die oft sehr lästigen brennenden Schmerzen [1]).

Rezidivierender Pemphigus oder Duhringsche Dermatitis.

Diese Dermatose ist in ihren typischen Formen scharf charakterisiert. Sie wurde (1884) von Duhring unter dem Namen „Dermatitis herpetiformis" als gesonderter Krankheitstypus aufgestellt.

Während die Wiener Schule sie mit dem chronischen Pemphigus und dem Erythema multiforme zusammenwarf, wurde sie von den alten französischen Autoren als „Pemphigus à petites bulles", oder „Pemphigus prurigineux", oder „Arthritide bulleuse" (Bazin) bezeichnet. Die Engländer (T. und C. Fox) zogen die Benennung „Hydroa herpetiformis" vor.

Nach der Vorstellung von Brocq, welcher sich mit dieser Frage eingehend beschäftigt hat, hat diese Krankheit mit dem Pemphigus keinerlei Gemeinschaft. Da die Eruption durchaus nicht immer herpetiform ist, hat er die Grenzen der von Duhring aufgestellten Gruppe erweitert und eine neue Klasse der polymorphen schmerzhaften Dermatitiden („Dermatites polymorphes douloureuses") geschaffen, die zahlreiche Formen oder Varietäten umfaßt. Man schließt sich seiner Ansicht immer allgemeiner an. *(Doch geht Brocq seinerseits mit der Ausdehnung dieser Gruppe sehr weit, so daß ein Teil der Fälle einbezogen wird, die mit der gleichen Berechtigung beim Pemphigus belassen werden können. Die Abgrenzung wird eben durch eine nicht kleine Anzahl von atypischen, sogenannten „Übergangsfällen" erschwert).*

Dieser Gruppe und insbesondere der Beschreibung der „Dermatites polymorphes douloureuses chroniques à poussées successives" Brocq ist der folgende Abschnitt gewidmet.

---

[1]) *Auch diese Krankheit gehört nicht zum Pemphigus im eigentlichen Sinne, sondern ist viel eher als pemphigoide Sepsis aufzufassen.*

Symptome. Vier klinische Merkmale charakterisieren die Dermatitis Duhring. 1. Die Polymorphie des Exanthems; 2. die Schmerzerscheinungen, die meist stark ausgeprägt sind; 3. das gewöhnlich gute Allgemeinbefinden; 4. die Neigung zu Rezidiven.

Die Krankheit beginnt bald mit dem Exanthem, bald mit einem vorausgehenden Pruritus.

1. Die Eruption ist polymorph und hat ein sehr vielgestaltiges Aussehen (Fig. 35); sie bedeckt oft einen großen Teil der Extremitäten und des Rumpfes. Sie besteht aus erythematösen Plaques, Papeln, Bläschen, Blasen und manchmal aus Pusteln.

Die zahlreichen erythematösen Flecke oder Plaques sind häufig urtikariell und scharf umrandet; bei ein und demselben Falle können sie die Ausdehnung von Münzen annehmen und polyzyklische Herde bilden; seltener findet man einfache Papeln.

Die Neigung zur Blasenbildung zeigt sich bald durch das Auftreten von Bläschen an der Oberfläche der Plaques. Diese können alle gleich groß, herpetiform, gruppiert oder disseminiert und oft kranzförmig aneinandergereiht sein. Auch Blasen von der Größe einer Erbse bis zu der einer Nuß können auftreten; ihr Inhalt ist entweder klar oder wird rasch eiterig. Bläschen oder Blasen können sich auch auf gesunder Haut in der Umgebung der Plaques entwickeln oder in größerer Entfernung aufschießen.

Charakteristisch für die Erkrankung sind also die figurierten erythematösen Plaques, die mit herpetiformen Bläschen oder mit Blasen übersät sind.

Die häufigste Lokalisation bilden im Anfang die Extremitäten, speziell die Vorderarme *(und die Unterschenkel)*; die Eruption kann

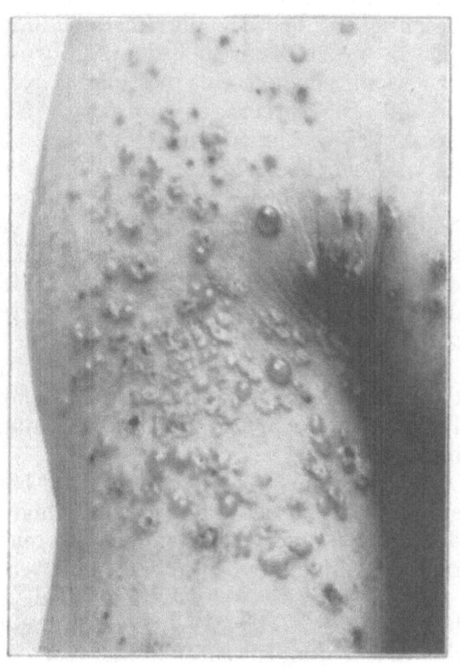

Fig. 35.
Dermatitis Duhring; Vorderseite des rechten Armes und der Achsel.

jedoch von einer beliebigen Körperstelle, sogar *(sehr selten)* vom Munde ihren Ausgang nehmen.

Das Exanthem breitet sich aus sowohl durch Vergrößerung der ursprünglichen Herde wie auch durch Entstehung neuer Effloreszenzen, die in geringer Zahl, alle zwei bis drei Tage, oder in starken Schüben, alle fünf bis zehn Tage, auftreten. Aber die Lebensdauer des einzelnen Elementes ist beschränkt. Die erythematösen Herde verblassen; die Bläschen und Blasen werden durch Kratzen zerstört und durch lebhaft rote Flächen oder durch trockene Krusten ersetzt, welche abfallen und pigmentierte *(oder auch depigmentierte)* Flecke, sehr selten Narben hinterlassen. Man konstatiert also nebeneinander Effloreszenzen von sehr verschiedenen Entwickelungsstufen. In der Regel hat die Eruption einen ausgeprägt symmetrischen Charakter; sie befällt besonders die Extremitäten, die Glutäalregion, die Brust usw., hat aber Neigung, sich auf den ganzen Körper auszudehnen. Das Gesicht, die behaarte Kopfhaut, die Handteller und die Fußsohlen werden vielleicht am seltensten ergriffen. Letztere werden manchmal keratotisch. *(In meinen Fällen war die palmare Hyperkeratose stets auf Arsen zurückzuführen.)*

Die Schleimhäute, insbesondere die des Mundes, werden ungefähr in der Hälfte der Fälle befallen *(in meinem Material von typischer Duhringscher Dermatose viel seltener)*; die Läsionen sind denen der Hydroa ähnlich (S. 124).

Man könnte eine unbegrenzte Zahl von Abarten des Exanthems beschreiben. Es wird jedoch genügen festzustellen, daß bald die Erytheme vorherrschen, bald die herpetiformen Bläschen (diese letzteren Fälle hatte Duhring im Auge), bald die Blasen (die bullösen Fälle haben Kaposi und seine Schule dazu geführt, diese Affektion nur für eine Modifikation des Pemphigus vulgaris zu halten). Englische und amerikanische Autoren haben eine pustulöse Form beschrieben, bei der die Pustelbildung primär auftritt. Manchmal sind die Blasen progredient und deutlich wuchernd. Es gibt auch Fälle, bei denen das Exanthem auf eine bestimmte Körpergegend beschränkt bleibt.

2. Die Schmerzerscheinungen gehören zu den Hauptsymptomen der Dermatitis Duhring; trotzdem kann man sie nicht als konstant und pathognomonisch betrachten, wie dies Besnier und Brocq tun möchten.

Sie bestehen vor allem in Jucken, in Hitze oder Brennen oder akutem Schmerz. Sie können der Eruption einige Tage vorangehen, treten aber besonders bei jedem Nachschub auf und steigern sich gegen Abend und während der Nacht. Gewöhnlich mäßigen Grades können sie sich derart verschlimmern, daß sie zu einer unerträglichen Marter werden und schon zum Selbstmord geführt haben.

3. Der Allgemeinzustand ist trotz der Ausdehnung der Hautläsionen, trotz des Juckens und der Schlaflosigkeit auffallend gut. Jahrelang ist bei den Kranken der Appetit und die Verdauung befriedigend und Abmagerung tritt nicht ein.

Ausnahmsweise hat man auch Diarrhöeanfälle und leicht fieberhafte Zustände beobachtet. Die vermeintlichen Komplikationen von seiten des Darmes, der Lungen und besonders der Nieren muß man wahrscheinlich *oft* interkurrenten Krankheiten zuschreiben.

4. Der Verlauf ist verschieden. Ein Anfall, wie ich ihn eben beschrieben habe, dauert sechs Wochen, drei Monate oder sogar ein Jahr. Darnach gehen die Erscheinungen zurück oder verschwinden sogar für mehrere Wochen, ja für Monate und selbst ein Jahr oder länger. 10 oder 15 Rezidive folgen einander in kürzeren oder längeren Zwischenräumen.

Allmählich nehmen die Anfälle an Heftigkeit ab und bleiben aus. Wie viele Fälle zur Ausheilung kommen, läßt sich nicht bestimmt angeben.

Die Krankheit dauert manchmal bis zum Tode; nur selten wird dieser durch einen Pemphigus foliaceus oder durch Kachexie, viel häufiger durch eine interkurrente Erkrankung bedingt sein. Wenn daher die Dermatitis Duhring als eine sehr schwere Krankheit angesehen werden muß, so ist es mehr wegen ihrer langen Dauer, der durch sie verursachten Schmerzen und der Unmöglichkeit in der Gesellschaft zu leben, als wegen der Störung vitaler Funktionen.

Die fast konstant vorhandene Neigung der Krankheit, sich nicht nur in einzelnen kleinen getrennten oder ineinander übergehenden Schüben, sondern in durch Ruhepausen voneinander geschiedenen Anfällen zu entwickeln, scheint mir der charakteristischste Zug des Leidens zu sein.

Man beobachtet jedoch symptomatologisch identische Fälle, in denen nur ein einziger mehr oder minder heftiger Anfall auftritt. Viele sind ge-

neigt, solche Fälle dem polymorphen Erythem zuzurechnen. Brocq nimmt
aber eine Gruppe von akuten nicht rezidivierenden polymorphen
schmerzhaften Dermatitiden an.

Pathologische Anatomie. Die erythematösen Plaques sind aktiv hyperämisch mit ausgesprochenem Ödem und reichlicher Diapedese im Papillarkörper. Eosinophile Zellen sind zahlreich vorhanden.

Die Blasen entstehen durch subepidermidale, manchmal (Fig. 36) auch

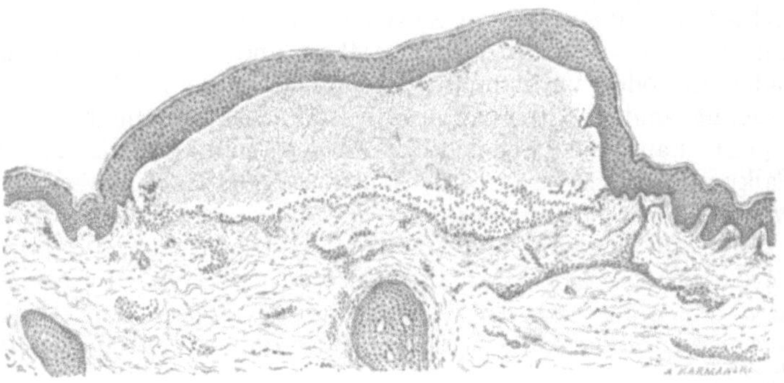

Fig. 36.

Histologie der Dermatitis Duhring. Schnitt einer der in Fig. 35 abgebildeten Blasen
(Vergrößerung 50:1).
Man sieht, daß es sich um eine subepidermidale Blase handelt; die Epidermis ist in
toto von der andrängenden Flüssigkeit emporgehoben. Unter den Leukozyten, welche
man am Boden der Höhlung oder in der Kutis zerstreut findet, eine größere Anzahl
eosinophiler Zellen.

subkorneale Verdrängung oder zuweilen durch Vergrößerung von interstitiellen
Bläschen. Man findet also gleichzeitig tiefe oder oberflächliche Blasen und
Bläschenbildung. Die Flüssigkeit der Bläschen oder Blasen enthält anfangs
eine überwiegende Anzahl von Eosinophilen, im Verhältnis von 30 bis 95 auf
100; das Blut enthält 5 bis 30, oft 12 bis 15 Eosinophile auf 100 Leukozyten.
Affektionen der inneren Organe oder Nerven kommen nicht immer *(oder
sogar relativ selten)* vor.

    Ätiologie. Absolut genommen selten, ist die Duhringsche Dermatitis
unter den bullösen Erkrankungen die häufigste; in England und Amerika
auch in meinem Material scheint sie stärker verbreitet zu sein. Man findet
sie bei ganz kleinen Kindern, bei heranwachsenden und alternden Individuen
und bei beiden Geschlechtern. Die Ätiologie ist unbekannt; man vermutet
Nervenleiden, Überanstrengung, Gemütserregungen, alimentäre oder medikamentöse Intoxikationen als Ursachen. Die Krankheit ist weder ansteckend
noch übertragbar. Zwei Hypothesen werden hauptsächlich bezüglich ihrer
Entstehung vertreten.

    Eine Gruppe von Autoren neigt zu der Anschauung, daß endogene oder
exogene, bakterielle oder andere Toxine durch ihre Einwirkung auf das Nervensystem das Jucken und die Eruption verursachen.

    Nach der zweiten Hypothese wäre die Eosinophilie, welche, wie Leredde
und Perrin gezeigt haben, gleichzeitig im Blut und in den Hautläsionen *(aber
auch nicht immer)* vorhanden ist, für den hämatogenen Ursprung beweisend;
wahrscheinlich wäre dann das Knochenmark in erster Linie angegriffen.
Die Eosinophilie des Blutes trifft man übrigens auch bei anderen bullösen
Erkrankungen, besonders beim Pemphigus foliaceus und vegetans, nicht aber

beim akuten oder chronischen Pemphigus. *(Wir finden sie aber auch in sonst typischen Fällen des letzteren.)* Die ersteren wären daher ebenfalls hämatogenen Ursprungs (= „Hématodermites)".

Therapie. Alle Mittel, die bei pruriginösen Krankheiten Verwendung finden, sind mit wechselndem Erfolg gebraucht worden. Die absorbierenden Puder, die meist zu stark mazerierenden feuchten Verbände, die Applikation von Öl- und Kalkwasserliniment oder verschiedenen Salben, von einfachen oder mit Schwefel *(Tumenol)*, Teer, Kampfer etc. versetzten Pasten — alle diese verschiedenen Mittel leisten zuweilen gute Dienste. Die großen Blasen müssen mit einer ausgeglühten Nadel geöffnet und die Exkoriationen mit Naftalan, Coldcream oder Vasolanolin verbunden werden. Wenn die Läsionen sehr ausgedehnt sind und das Anlegen von Verbänden die Kranken zu sehr ermüdet, kann man sie zwischen zwei Tücher legen, auf die man eine dicke Schicht Talkpuder aufgetragen hat. *Meist ist aber doch bei den schwereren Formen der Duhringschen Krankheit wie beim eigentlichen Pemphigus das Anlegen von Salbenverbänden [mit indifferenten, Schwefel-, Tumenol- etc. Salben] gelegentlich auch von feuchten Verbänden die den Patienten angenehmste und zugleich die für die Heilung der Blasen beste Methode. Von den permanenten Bädern bin ich, wie viele andere, für die meisten Fälle zurückgekommen.*

Die Form der **Allgemeinbehandlung**, die am meisten Anklang gefunden hat, besteht in der lang fortgesetzten Anwendung von Arsen in steigenden Dosen, eventuell in subkutanen Einspritzungen. *(Oft sieht man, daß, so lange bestimmte Arsendosen gegeben werden, der Ausschlag ganz oder fast ganz sistiert, um nach Verminderung der Dosis oder Aussetzen des Medikaments schnell wieder aufzutreten.)* Zweimal wöchentlich zu wiederholende Injektionen von künstlichem Serum oder verdünntem Meerwasser haben mir einige erstaunlich günstige Resultate, aber auch offenkundige Mißerfolge gebracht. Die Injektionen, die meist von vorübergehenden Temperaturerhöhungen gefolgt sind, werden anfangs in Mengen von 50 g gegeben, die später unter jedesmaliger Verdoppelung der Dosis bis auf einen Liter und mehr Flüssigkeit gesteigert werden. Weitere Versuche nach dieser Richtung sind angezeigt. *(Auch „Organismuswaschung" nach Bruck, Aderlaß mit nachfolgender ClNa-Infusion und Normalserum kann man versuchen.)*

In allen Fällen verschreibt man strengste Diät und verbietet Stimulantien. Milchdiät ist besonders empfehlenswert und eine Überwachung sämtlicher Organfunktionen nicht zu versäumen.

Seltene, mit der Dermatitis Duhring verwandte Dermatosen. Diese Rubrik umfaßt verschiedene Krankheitstypen, die besondere Namen erhalten haben, aber vielleicht nur Abarten der eben besprochenen Krankheit sind.

Bei dem **Herpes gestationis** (Milton und Duncan Bulkley) ist dies sicher der Fall.

Es handelt sich hierbei um Fälle von Dermatitis Duhring, welche sich *(manchmal bei der ersten, manchmal erst bei späteren)* Schwangerschaften, zwischen dem dritten und sechsten Monat oder manchmal erst nach der Entbindung entwickeln. Der Anfall dauert mehrere Wochen oder einige Monate. Rückfälle setzen gewöhnlich mit jeder neuen Schwangerschaft ein, und jedesmal erscheint der Schub frühzeitiger und hält länger an.

Die **Hydroa puerorum** Unnas ist sehr wahrscheinlich auch nur eine Form der Duhringschen Dermatitis, die bei jüngeren Kindern in Gestalt akuter, polymorpher, besonders im Sommer, rezidivierender Schübe vorkommt und zurzeit der Pubertät verschwindet.

Über die **Hydroa vacciniformis** Bazins oder „Summer-eruption" Hutchinsons herrschen noch viel mehr Zweifel.

Das Exanthem, dem manchmal Allgemeinstörungen vorausgehen und das von Hitzegefühl und lokaler Spannung begleitet wird, ist nicht polymorph, sondern vesikulo-bullös. Die kleinen linsenförmigen Blasen, zuerst prall und vorspringend, breiten sich später aus, werden gedellt und wachsen bis zur Größe eines Nagels. Sie verwandeln sich in bräunliche Pusteln mit eingesunkenem Zentrum und trocknen zu Krusten ein, die varioliforme Narben hinterlassen. Auch zentrale Nekrose ist beobachtet worden.

Die Eruption befällt ausschließlich unbedeckte Körperstellen, besonders Wangen, Nase und Ohren.

Sie entwickelt sich im Sommer *(oder vielmehr besonders im Frühjahr)* offenbar *(wie auch experimentell erwiesen ist)* unter dem Einfluß der *(chemisch wirksamen)* Lichtstrahlen. Die Affektion beginnt in den ersten Lebensjahren und heilt gewöhnlich im Alter von 20 bis 30 Jahren, kann aber auch erst später auftreten; *(dabei ist Hämatoporphyrinurie konstatiert worden; sensibilisierende Wirkung des Hämatoporphyrins?)*

Was die **Impetigo herpetiformis** (Hebra-Kaposi) angeht, die in Frankreich von Dubreuilh studiert wurde, so sind ihre Beziehungen zum Herpes gestationis und der Duhringschen Krankheit sehr wenig sicher.

Diese sehr seltene Affektion findet man fast ausschließlich bei schwangeren Frauen; man hat indessen auch einige *(dubiöse?)* Fälle beim Manne beobachtet.

Das Exanthem besteht aus münzenförmigen, roten und geschwollenen Flecken, die sich mit miliaren Pusteln bedecken. Sie wachsen und konfluieren zu großen Herden, die im Mittelpunkt krustös, an der Peripherie pustulös sind. Die Eruption nimmt meistens ihren Ausgang von der Inguinokruralfalte, dem Nabel, der Nierengegend oder den Achseln, kann sich generalisieren und sogar die Schleimhäute befallen.

Die Allgemeinerscheinungen sind heftig: Schüttelfröste, remittierendes Fieber, typhoider Zustand. In 19 von 84 Fällen, die Borzecki zusammengestellt hat, war der Ausgang letal. Wahrscheinlich handelt es sich um eine Pyodermie und Septikämie unbekannten Ursprungs. *(Die Pusteln sind für unsere Nährböden steril — Autotoxikodermie durch die „Graviditätstoxine"? Therapeutisch ist bei den Graviditätsdermatosen subkutane oder noch besser intravenöse Injektion von Serum normaler Graviden zu versuchen — Linser.)*

Ebensowenig weiß man zurzeit, ob die „**Acrodermatites continues**" Hallopeaus und anderer oder die „**Phlycténoses récidivantes des extrémités**" Audrys Pyodermien sind, deren Lokalisation auf einem bestimmten Terrain durch trophoneurotische Störungen begünstigt wird *(auch ihre Pusteln sind steril)*, oder ob sie Formen der Dermatitis Duhring darstellen.

Die Krankheit entwickelt sich in jedem Alter und beginnt ähnlich wie ein Panaritium; aber unaufhörlich bilden sich neue eiterige Blasen, die den ganzen Finger und weiterhin die übrigen Finger und die Hand an einzelnen Stellen oder in zusammenhängenden Herden befallen. Die übrigen Extremitäten bleiben nicht verschont; es treten ausstrahlende Schmerzen und Jucken auf.

Ohne abzuheilen oder sich über den Körper zu verbreiten währt die Erkrankung mit zeitweiligen Exazerbationen jahrelang. Die Nägel fallen schließlich ab, die Haut wird atrophisch und bleibt rot. *(Gelegentlich kommt es aber auch zu einer Generalisierung, ganz ähnlich wie bei der Impetigo herpetiformis und selbst, unter Schüttelfrösten etc., zum Exitus.)*

Außer dieser eiternden Form der Akrodermatitis hat man eine blasenbildende beschrieben. Sie ist charakterisiert durch isolierte Bläschen, die sich fortwährend auf geröteter Basis immer an den gleichen Fingern entwickeln.

Chronischer Pemphigus (Pemphigus vulgaris).

Mit Besnier und Brocq reserviere ich diese Bezeichnung — oder die des „echten Pemphigus" — für eine seltene, fortschreitende, bullöse Erkrankung, die infolge ihres fast immer tödlichen Ausganges die verhängnisvollste der großen malignen Dermatosen ist.

Symptome. Diese Form des Pemphigus beginnt gewöhnlich im Munde, im Pharynx oder auf den Lippen oder auch an der Brust *(oder an irgend einem anderen Punkte des Körpers).*

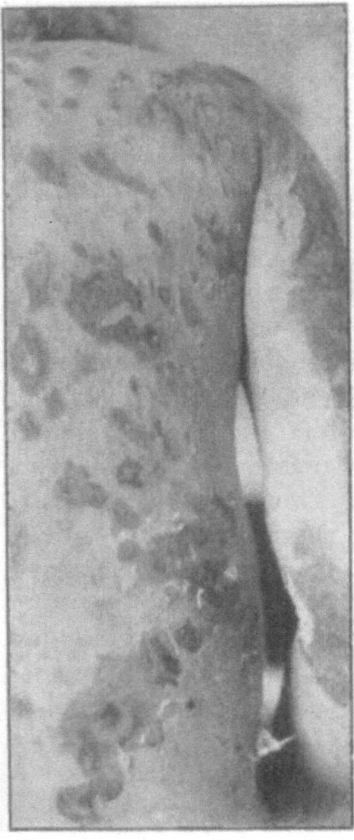

Fig. 37.

Chronischer (echter) Pemphigus, bei einem elenden alten Mann.
Die Eruption besteht seit 1 Monat. Nach weniger als 3 Wochen trat der Tod ein.

Auf der Haut bestehen die Primäreffloreszenzen aus runden, ziemlich großen, nummulären, prallen oder schlaffen Blasen, mit zitronengelbem, trübem Inhalt. Sie erheben sich sehr rasch *(meist)* auf gesunder Haut; ihre Basis rötet sich nach einigen Stunden oder beim Eintritt der Eiterung. Die unverletzten ebenso wie die geplatzten Bullae trocknen bald zu Krusten ein, die nach acht oder zehn Tagen abfallen und *(rote oder)* braune Maculae hinterlassen. Sie vergrößern sich wenig, vermehren sich aber durch Schübe, die sich ununterbrochen *(oder in außerordentlich mannigfaltiger Weise)* wiederholen.

In den vorgeschrittenen Krankheitsstadien epidermisieren sich die Erosionen nur schwer; statt dessen konfluieren sie zu polyzyklischen krustösen Herden, die von bullösen Abhebungen umgeben sind (Fig. 37), größere Partien der Körperfläche bedecken und ein Ekzem oder eine exfoliative Dermatitis mehr oder weniger vortäuschen.

Je nach dem Inhalt und der Entwickelung der Blasen spricht man von einem hämorrhagischen, ulzerösen, diphtheroiden, gangränösen usw. Pemphigus.

Die Eruption befällt vor allem die Hautfalten, den Hals, die Achselhöhlen, die Anogenital- und Inguinokruralregionen, den Nabel, die Umgebung der Nägel sowie die einem Druck ausgesetzten Stellen, wie die Glutäalgegend, die Trochanteren, Schulterblätter, Knie, Fersen und Ohren. Das Exanthem neigt aber dazu, sich allmählich zu generalisieren.

Im Munde, wo die Läsionen *(oft)* zuerst oder sehr früh erscheinen, sind sie nur vorübergehend bullös *(oder die Blasenbildung ist als solche gar nicht zu konstatieren);* sie haben das Aussehen einer diphtheroiden Angina oder ulzeromembranösen Stomatitis und gehen bald auf die Lippen über. Die Schleimhäute der Nase, der Konjunktiva und der Vulva *(und Vagina, wahrscheinlich aber auch noch anderer Organe)* sind öfters in analoger Weise ergriffen.

In einem bestimmten Stadium ist das Nikolskysche Phänomen stets *(nach meinen Erfahrungen nur manchmal)* vorhanden. Dieses besteht darin, daß man durch festes Aufpressen der Fingerkuppe auf die Haut des Kranken die Hornschicht ablösen und zur Seite schieben kann. Außerdem erzeugt jeder schwache Druck eine Blase. Dieses Symptom findet sich auch beim kongenitalen Pemphigus und bei schweren Formen der Dermatitis Duhring.

Das Juckgefühl, Ameisenkribbeln und Brennen können vollständig fehlen; die Blasen entwickeln sich *(manchmal)*, ohne daß der Patient es fühlt, wodurch sich diese Erkrankung von der Duhringschen Dermatitis unterscheidet. Aber die Exkorationen, die Wunden und die Läsionen im Munde verursachen lebhafte Schmerzen. *(An den Schleimhäuten können Verwachsungen zustande kommen; Nägel und Haare können sehr geschädigt werden.)*

Die Allgemeinsymptome bestehen in nervöser Depression oder Erregung, Anorexie und außerordentlich rascher Abmagerung. Schließlich führen Diarrhöe, Erbrechen, Kachexie und manchmal die Umwandlung in den Pemphigus foliaceus den Tod herbei. Fiebertemperaturen können manchmal durch das Vorhandensein von Abszessen, Ulzerationen oder Hautgangrän *(resp. Dekubitus)* erklärt werden.

Der Verlauf ist unerbittlich progressiv und der Tod tritt innerhalb drei bis 18 Monaten, eher früher als später ein *(an Sepsis, Nephritis, Amyloid, Pneumonie etc.).*

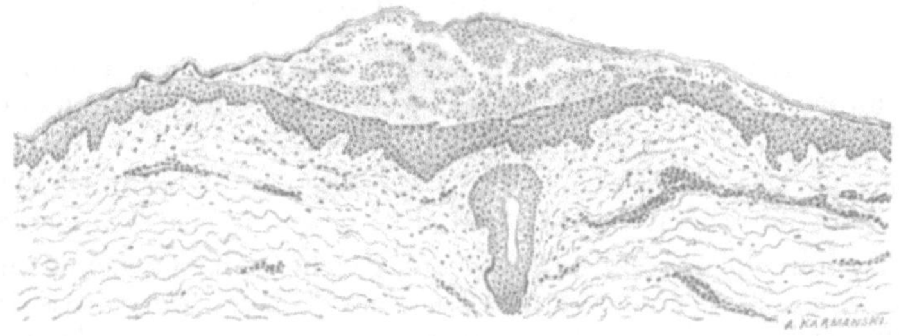

Fig. 38.

Histologie des chronischen wahren Pemphigus; subkorneale schlaffe frische Bulla von dem Falle Fig. 37 (Vergrößerung 65:1).
Die Blase enthält eine sero-albuminöse Flüssigkeit, in der zahlreiche Leukozyten und einige epitheliale Zellen schwimmen. Der Zusammenhang der Epidermiszellen untereinander ist vermindert. An den Rändern der Blase zeigt die Hornschicht Neigung sich vom Stratum Malpighii abzulösen. Das Nikolskysche Phänomen war in diesem Falle sehr ausgesprochen.

Man hat leichtere Fälle beschrieben, die zur Ausheilung gekommen seien, und die Existenz einer benignen Form angenommen; aber es ist zweifelhaft, ob es sich hierbei um den eigentlichen Pemphigus handelt. *(Die Abgrenzung gegenüber der Dermatitis herpetiformis ist gewiß oft schwierig; doch gibt es Fälle, die nach allen Richtungen dem Pemphigus vulgaris entsprechen und sich doch mit Re- und Intermissionen über Jahre hinziehen.)*

Pathologische Anatomie. Die Blasen sind so wenig widerstandsfähig, daß es schwer hält, sich intakte Effloreszenzen für die Untersuchung zu verschaffen. Die Höhlung kann subkorneal oder subepidermidal sein oder innerhalb des Stratum mucosum liegen. Unterhalb der Blase ist die Kutis ödematös, enthält aber nur wenige Wanderzellen. Weder in der Flüssigkeit der Bullae, noch im umliegenden Gewebe sind eosinophile Zellen vorhanden *(wovon aber Ausnahmen bei sonst typischen Fällen auch von mir beobachtet sind).* Die beifolgende Figur gibt eine Vorstellung von diesen Veränderungen (Fig. 38).

Ätiologie. Der chronische Pemphigus befällt *(nach vieler und auch nach meiner Erfahrung keineswegs)* besonders häufig geschwächte und überarbeitete Individuen nach dem 40. Lebensjahre, Männer etwas häufiger. *(Die jüdische Rasse hat eine gewisse Prädisposition.)*

Er ist nicht kontagiös und nichts läßt auf seine infektiöse Natur schließen. Man neigt zu der Ansicht, daß eine schwere Störung des Zentralnervensystems oder vielleicht eine Autointoxikation ihn verursachen. *(Frische Blasen sind meist steril; von den Bakterienbefunden hat keiner eine ätiologische Bedeutung; besonders häufig und vielleicht für den Verlauf nicht gleichgültig, ist die Sekundärinfektion mit dem B. pyocyaneus.)*

Therapie. Die äußerliche Behandlung ist die gleiche wie für die anderen bullösen Dermatosen. Keine interne Medikation war je imstande, den chronischen Pemphigus irgendwie zu beeinflussen.

Nichtsdestoweniger wird man bemüht sein, den Kranken durch geeignete Ernährung, frische Luft, wenn nötig durch Arsen, Chinin, Strychnin, Eisen etc. zu kräftigen. *(Sowohl durch Chinin und Antipyrin als auch durch Arsen und ganz besonders durch Salvarsan, ferner durch Injektionen von Normalserum sind nicht bloß Besserungen, sondern auch wirklich Heilungen des echten Pemphigus von mehreren Autoren erzielt worden.)*

Pemphigus foliaceus.

Seit Cazenave bezeichnet man mit diesem Namen eine Dermatose, die als Pemphigus beginnt und sich in eine exfoliative Erythrodermie verwandelt (**VI, 82**).

Es ist nicht ganz leicht, eine kurz gefaßte Beschreibung dieser Erkrankung zu geben, denn ihr klinisches Bild und ihr Verlauf wechseln außerordentlich.

Der Beginn der Krankheit kann der gleiche sein wie beim chronischen Pemphigus oder, was seltener der Fall ist, wie bei der Dermatitis Duhring. Sie kann aber anfangs auch die Form einer bullösen, nicht näher klassifizierbaren Dermatose annehmen und einzelne, diskrete, später zahlreiche und nahe beieinander stehende Blasen aufweisen, die häufig durch ihre Schlaffheit auffallen. Man wird also je nachdem eine sekundäre und eine primäre Form unterscheiden.

Im Übergangsstadium bildet sich keine normale Epidermis mehr an den von den Blasen besetzten Stellen. Statt dessen bedecken lamellöse, blätterige, feuchte oder krustöse Schuppen die roten Herde, die sich manchmal fast über die ganze Körperoberfläche ausdehnen. Diese Epidermis kann keine Blasenwandungen mehr bilden, sondern diese werden durch nässende Flecke ersetzt, von denen die Schuppen sich mit Leichtigkeit ablösen. Unter den Schuppen oder an den mazerierten Stellen findet man ein übelriechendes Magma, das aus isolierten Zellen des Stratum Malpighii besteht. An den Rändern der schuppenden Flächen, besonders in der Umgebung der Hände und Füße, die manchmal verschont bleiben, sieht man einen bullösen Saum.

Schließlich generalisiert sich die lamellöse Exfoliation und gleicht der anderer Erythrodermien. Sie kann zuweilen so mächtig werden, daß man ganze Hände voll abgestoßener Epidermisfetzen im Bette des Kranken sammeln kann; gewöhnlich jedoch ist ihr ein gewisser feuchter Zustand eigentümlich.

Die Kutis ist dunkelrot oder bräunlich, dünn und gespannt, oder öfters papillomatös. An den Gelenkbeugen finden sich Rhagaden. Die Kopf- und Lanugohaare sind spärlich, die streifigen und gekrümmten Nägel fallen manchmal ab. Die Schleimhäute bleiben meistens unberührt.

Beim Pemphigus foliaceus hat Nikolsky zuerst das Phänomen der leichten Abschiebbarkeit der Hornschichte beschrieben, das er für pathognomonisch hielt.

Jucken und Brennen sind wenig ausgesprochen, ausgenommen zu gewissen Zeiten. Die Urinmenge ist vermindert und die Stickstoffausscheidung stets herabgesetzt.

Die Krankheit dauert sehr lange, oft zwei oder drei, manchmal fünf bis zehn Jahre. Die Erkrankung endigt stets durch den Tod, der durch Verdauungsstörungen, besonders Diarrhöe, durch Marasmus und interkurrente Komplikationen herbeigeführt wird.

Die pathologische Anatomie hat abweichende Befunde ergeben. Man hat die Epidermis gespannt und verdünnt gefunden, oder die Papillen und intrapapillären Retezapfen waren stark verlängert. In der Kutis und in der Epidermis bestand ein Ödem mit reichlicher Leukozytenauswanderung. Das Verhalten des Stratum granulosum ist verschieden. Im Blut besteht Eosinophilie. Man hat verschiedene Läsionen der Nervenzentren beschrieben, die aber nicht konstant sind.

Der Pemphigus foliaceus befällt Erwachsene beider Geschlechter, die im Zustande physischen und psychischen Verfalls sind (?).

Man weiß nicht, ob er nervösen oder toxischen Ursprungs ist oder mit Erkrankungen der blutbildenden Apparate zusammenhängt. Manche Fälle könnte man als sekundäre maligne Herpetiden (VI, 82), die sich auf einem Pemphigus entwickeln, auffassen. Andere scheinen einen Krankheitstypus für sich darzustellen.

Die Therapie entspricht der anderer bullöser und erythrodermatischer Erkrankungen.

Pemphigus congenitalis.

Diese sehr seltene Pemphigusform ist eher eine kutane Mißbildung als eine Krankheit. Sie ist meistens familiär oder hereditär *(anscheinend in konsanguinen Ehen etwas häufiger)* und gewöhnlich bei der Geburt vorhanden, kann aber auch erst im späteren Kindesalter auftreten.

Sie besteht in einer Disposition der Haut *(manchmal auch der Schleimhaut)*, auf jedes Trauma, jeden Druck oder leichten Stoß mit der Bildung von Bullae zu reagieren.

Man unterscheidet zwei Grade, die von manchen als getrennte Typen angesehen werden.

Beim ersten Grad, der **Epidermolysis bullosa hereditaria** Köbners oder dem einfachen traumatischen, hereditären Pemphigus, handelt es sich nur um eine Neigung zur Bildung seröser *(oder auch hämorrhagisch verfärbter)* straff gespannter subkornealer Bullae, die durch Stöße oder einen Druck der Kleider, Schuhe etc. *(auf normal aussehender Haut)* entstehen. Die Füße, Hände, Handgelenke, Ellenbogen, Knie usw. und sogar die Mundschleimhaut werden in weniger als einer Stunde nach stattgehabter Schädigung von den Blasen befallen, die nicht schmerzen und leicht abheilen, wenn keine Infektion stattfindet.

Bei der schweren dystrophischen Form, dem „**Pemphigus successif à kystes épidermiques**" oder kongenitalem Pemphigus mit Neigung zu Narbenbildung, sieht man bald nach der Geburt mehr oder weniger zahlreiche Blasen, die an verschiedenen Körperstellen scheinbar spontan auftreten. Es bilden sich fortwährend neue Effloreszenzen besonders an den einem Druck ausgesetzten Stellen: an den Extremitäten, Ohren, Knien, Ellbogen und sogar auf den Schleimhäuten.

Nach und nach wird die Haut gewisser Körperstellen, hauptsächlich der
Handrücken und der Fingergelenke, der Ellbogen und der Knie atrophisch oder
narbig, dünn wie Zwiebelschalen und von rötlichbrauner bläulicher Farbe. In
der so veränderten Haut sieht man unzählige, kleine, undurchsichtige, weiße
Körnchen, die Milien darstellen (**XXX**, 476). *(Nägelverkümmerungen
kommen hinzu).*

Die histologische Untersuchung zeigt Atrophie der Kutis und Schwund
des Papillarkörpers und läßt erkennen, daß die Kysten meistens Erweiterungen
der Schweißdrüsengänge mit verhorntem Inhalt sind, viel seltener mit den
Follikeln zusammenhängen. Eine solche Atrophie und ähnliche miliare Kysten
findet man auch bei gewissen Fällen der Dermatitis Duhring.

Bei den hereditären Formen des Pemphigus ist das Nikolskysche Phänomen — leichte Abschiebbarkeit der Hornschicht — immer vorhanden.

Die krankhafte Disposition nimmt oft mit den Jahren ab und kann sich
auf diese oder jene Körpergegend beschränken.

Peinlichste Vermeidung aller Verletzungen ist zu empfehlen. Schutzverbände und roborierende interne Medikamente sind angezeigt. *(Das Leiden
hat Beziehungen zu anderen kongenitalen Hautanomalien ichthyosiformen
Charakters, mit Hyperidrosis palmaris et plantaris etc.*

Hysterischer Pemphigus.

Neuere Untersuchungen haben definitiv ergeben, daß es einen Pemphigus
hystericus nicht gibt.

Mit diesem Namen oder dem eines Pemphigus virginum oder chloro-
ticus bezeichnete man bullöse oder hämorrhagische oder pustulöse oder ver-
schorfende Effloreszenzen, die bei jungen Mädchen oder nervösen Frauen mit
bizarren Charakteranlagen anfallsweise auftraten.

Die Effloreszenzen, die oft eine unregelmäßige oder längliche Form haben,
sind in eigentümlicher Weise und manchmal in verdächtiger Regelmäßigkeit
angeordnet. Sie treten eine nach der anderen oder mehrere gleichzeitig im Verlauf
von Monaten oder Jahren auf. Ihre Entwickelung ist immer gutartig, aber durch
ihre große Zahl können sie zu Entstellungen Veranlassung geben.

In allen Fällen, in denen die Untersuchung strikt durchgeführt oder eine
scharfe Kontrolle ausgeübt werden konnte, z. B. durch Anlegung eines ver-
siegelten Okklusivverbandes an der befallenen Körperstelle, hat man stets
gefunden, daß es sich um Täuschungen handelte. Die Läsionen sind Verbrennungen oder Ätzungen mit Chemikalien, die das Individuum unter dem
Einfluß einer pathologischen Mentalität sich selbst zufügt. Man muß die
Richtigkeit des Babinskischen Satzes zugeben: die Hysterie ist nicht imstande,
trophische Hautveränderungen hervorzurufen.

Die Enthüllung des Betruges muß von seiten des Arztes taktvoll geschehen; denn seine Vermutung wird von der Umgebung des Kranken oft
übel aufgenommen. Wenn aber einmal der Beweis gelungen ist, so verschwindet das angebliche Exanthem von selbst[1]. (**XXIII**, 341).

---

[1] *Die Dariersche Darstellung könnte auch ich unterschreiben, wenn ich mich nur
auf mein eigenes Material stützen wollte. Aber die verschiedenen Beobachtungen von
Kreibich, Cohnstamm und Pinner etc. legen uns doch eine gewisse Reserve auf und
halten wenigstens mich persönlich von einem so absolut negierenden Standpunkt zurück, wie
er oben wiedergegeben ist. (S. 220; 334).*

Kapitel XI.

Keratosen[1]).

Die pathologische Hautveränderung, welche man als Keratose[1]) bezeichnet, besteht in einer Verdickung des Stratum corneum.

Die normale Hornschicht ist aus übereinander gelagerten Hornzellen gebildet. Es sind dies lamellöse Epidermiszellen, die aus Keratin bestehen und von Fett durchtränkt sind; sie besitzen weder Protoplasma noch Kern. Sie entstehen durch Umbildung der Retezellen, welche im Verlauf der Entwickelung der Epidermis allmählich durch die neuen Zellschichten nach oben geschoben werden und zwar zuerst in das Stratum granulosum, wo sie sich mit Keratohyalinkörnern beladen, dann in *das Stratum lucidum mit (flüssigem) Eleidin, dann* in die *(eigentliche)* Hornschicht. Sie hängen untereinander zusammen und bleiben eine gewisse Zeit auf der Oberfläche der Epidermis liegen, wo sie einen schützenden Überzug bilden, der zugleich widerstandsfähig, geschmeidig und wenig durchlässig ist. Die Hornzellen sind abgestorben und reagieren auf keinerlei Reize mit Lebensäußerungen; *(wenigstens sind solche noch nie wirklich bewiesen worden).* Sie werden schließlich abgestoßen.

Die Dicke der normalen Hornschicht ist bei den einzelnen Individuen ein wenig *(gelegentlich aber auch recht stark)* und an verschiedenen Körperstellen sehr verschieden.

Die Keratosen. Man vereinigt unter dieser Bezeichnung die durch eine Keratose charakterisierten Hauterkrankungen.

Man unterscheidet verschiedene Gruppen je nach dem Grade der Hypertrophie der Hornschicht oder nach ihrer Anordnung.

Bei den leichten Keratosen ist die Epidermis nur schwach verdickt und die Schuppenbildung fein, staubförmig (z. B. Kerosis, Xerodermie).

Bei den squamösen Keratosen ist die Verdickung auffälliger und die Schuppung kleienartig, z. B. Pityriasis simplex, *Ichthyosis nitida* (Ichthyose nacrée) etc. Diese schuppenden Keratosen unterscheiden sich von den erythemato-squamösen Dermatosen durch das Fehlen der Entzündung (keine Rötung) und der Parakeratose.

Bei den Hyperkeratosen ist die Verdickung der Hornschicht oft so stark, daß es zur Bildung eines derben Panzers kommt, der zu Einrissen neigt. In der Regel sind die anderen Schichten der Epidermis, das Stratum Malpighii und das Stratum granulosum gleichfalls abnorm verdickt. Die Kutis selbst ist gewöhnlich hyperämisch und zeigt deutliche Neigung zur Bildung papillärer Erhebungen oder Wucherungen.

Diese sehr häufige Vereinigung der Keratose mit einem Wucherungsprozess bezeichnet man als Verrukositäten („Etat verruqueux") (**XII.**)

Keratome nennt man zuweilen umschriebene, Tumoren bildende Hypertrophien, wie z. B. die Cornua cutanea (**XXX**).

Unter Berücksichtigung der Anordnung der Läsionen auf der Hautoberfläche kann man folgende Gruppen aufstellen:

1. **Diffuse und generalisierte Keratosen,** die sich fast über den ganzen Körper oder wenigstens über große Flächen ausdehnen, die aber doch bestimmte Prädilektionsgegenden haben.

---

[1]) *Im Deutschen nennen wir die Mehrzahl dieser Affektionen gewöhnlich Hyperkeratosen.*

In dieser Gruppe beschreibe ich: die **Kerosis, Pityriasis simplex, Ichthyosis** und die **kongenitale Hyperkeratosis** mit ihren **diffusen** und **lokalisierten** Formen.

2. Ausgesprochen **regionäre Keratosen,** welche auf Grund ihrer Lokalisation besondere Eigentümlichkeiten besitzen. Dies sind besonders die **Keratosen der Palmae und Plantae,** für die ich die Bezeichnung **Keratodermien** reserviere.

Obgleich das Epithel der Schleimhäute, speziell das des Mundes, im normalen Zustande nicht analog der Epidermis verhornt, so beobachtet man doch an ihnen pathologische Veränderungen, die durchaus die Bezeichnung **Keratosen der Schleimhäute** verdienen.

3. **Zirkumskripte disseminierte Keratosen.** Eine in disseminierten Flecken auftretende Keratose kann sich bei zahlreichen Dermatosen wirklich oder nur scheinbar entwickeln. Die Clavi, die Verrucae planae und vulgares werden jedoch an anderer Stelle beschrieben. Ebenso die kutanen Dystrophien wie die Acanthosis nigricans (**XII**, 166), das Xeroderma pigmentosum (**XVII**, 249), die Psorospermosis follicularis (**XIX**, 285), die ähnliche ·Erscheinungen aufweisen.

Bei der Psoriasis inveterata und ostracea, dem Lichen hypertrophicus, dem Lupus erythematodes in Form des „Herpès crétacé", der Tuberculosis verrucosa, den Angiokeratomen etc. ist die Verdickung der Hornschicht nur die Sekundärerscheinung eines anderen wohl charakterisierten Prozesses.

Bei den disseminierten Keratosen werde ich also nur die **Verucae seniles,** die **Keratosis senilis** und einige analoge Affektionen besprechen.

Kerosis.

Der chronische Krankheitszustand der Haut, für den ich die Bezeichnung Kerosis vorgeschlagen habe, hat als klinische Merkmale:

1. eine schmutzig gelbe, bräunliche oder graue Hautfarbe,
2. deutlich hervortretende Follikelmündungen,
3. eine leichte Verdickung der Haut.

Die anatomischen Läsionen sind: eine diffuse leichte Hypertrophie der Hornschicht mit Neigung zu feiner Schuppenbildung, eine Veränderung ihres Fettgehaltes, deren Natur noch unaufgeklärt ist und eine Hyperkeratose der Haar-Talgfollikelmündungen.

Diese Dystrophie nimmt in der Gruppe der diffusen Keratosen eine besondere Stellung ein.

An und für sich unwichtig hat die Kerosis für den Kliniker deshalb Interesse, weil sie das notwendige oder gewöhnliche Substrat einer Reihe der häufigsten Hauterkrankungen bildet, z. B. gewisser Formen von Pityriasis, von Alopezie und Hypertrichose, der Seborrhöe, der fettigen Hyperidrosis, der Aknegruppe, der Rosacea und vieler Ekzematide.

Die kerotischen Pityriasisformen beschreibe ich im folgenden Abschnitt (S. 140). Bezüglich der anderen kerotischen Affektionen verweise ich auf die Kapitel über die Follikulosen, Trichosen, Hidrosen und erythemato-squamösen Dermatosen.

Die Anordnung der Kerosis ist gleichzeitig diffus und regional. Sie befällt mit Vorliebe und hauptsächlich die mittleren Partien des Gesichtes, vor allem die Nase und die Nasolabialfurchen, und die behaarte Kopfhaut; häufig auch die Stirn, die Schläfen, das Kinn und den Nacken. Am Rumpfe tritt sie besonders in der Prästernalgegend und zwischen den Schulterblättern auf; von der Mittellinie breitet sie sich mehr oder weniger weit nach beiden Seiten aus. Sie bedeckt oft die Schultern und den ganzen Thorax, erstreckt sich am Rücken herab bis zum Kreuzbein und auf der Vorderseite bis zum Nabel. Nicht selten befällt sie die Schamgegend, die Genitalien, die Analfalte, die großen Gelenkbeugen und sogar die Handteller.

Stets bleiben verschont: die vordere Partie des Halses, die Streckseiten der Extremitäten, die Glutaei und die ganzen Vorderarme und Unterschenkel.

Die Lokalisation der Kerosis ist also nahezu eine Umkehrung derjenigen der Ichthyosis (S. 142).

Auf diesem Gebiet entwickeln sich die verschiedenen Manifestationen und Komplikationen der Kerosis nicht beliebig, sondern jede bevorzugt oder befällt ausschließlich bestimmte Gegenden.

Ätiologie. Zahlreiche Ursachen beteiligen sich an der Entstehung der Kerosis. Diese Anomalie ist bei uns so verbreitet und grenzt in ihren abgeschwächten Formen so nahe an den Normalzustand, daß man sie kaum als Krankheit bezeichnen möchte. Gewisse Individuen und wahrscheinlich bestimmte Rassen bleiben jedoch von ihr verschont.

Die unmittelbare Vererbung oder der mittelbare Einfluß des schlechten Gesundheitszustandes oder der vernachlässigten Körperpflege der Eltern bilden Grundbedingungen für die Entstehung der Kerosis. *(Das letztere ist bei der enormen Verbreitung dieses „Hautzustandes" kaum nachzuweisen; besonders starke Ausbildung in einzelnen Familien ist unzweifelhaft).*

Zwei Faktoren, deren proportionale Beteiligung jedoch schwer festzustellen ist, sind ätiologisch gewöhnlich von Bedeutung: nämlich die geschlechtliche Entwickelung und sexuelle Störungen einerseits und unrichtige Ernährungsweise andererseits. Bei letzterer spielen eine *(außerordentlich schwer zu beweisende)* Rolle: allzu stickstoffreiche Diät, Mißbrauch von Stimulantien, schwerverdauliche Speisen, ungenügende Mastikation, anomale Gärungen, Obstipation etc.

Äußere lokale Reizwirkungen, reflektorische *(?)* Zirkulationsstörungen, die mit Affektionen der Schleimhäute verknüpft sind, haben eine viel geringere Bedeutung.

Für eine bestimmte Schule sind die Erscheinungen der Kerosis unmittelbar auf Bakterien zurückzuführen: nach Sabouraud ist eine besondere Gattung von Mikroben oder eine Vereinigung mehrerer für jede der verschiedenen Manifestationen verantwortlich zu machen. Das Vorhandensein dieser Mikroorganismen ist nicht zu bestreiten, aber ihr pathogener Einfluß ist nicht erwiesen.

Jedenfalls unterliegen die Kerosis und ihre Symptome einem gewissen Entwickelungsgesetz, das in Beziehung steht zum Alter des Individuums. Vom sechsten bis zehnten Jahre erscheint die Pityriasis sicca des behaarten Kopfes. Zur Zeit der Pubertät *(oft auch erst später)* verwandelt sie sich in die Pityriasis steatosa, wobei sich gleichzeitig die Seborrhöe entwickelt. Vom 15. bis 25. Jahre floriert die Acne juvenilis. Die schwere Form der Alopezie beginnt mit 25 Jahren oder schon früher. Die Rosacea kann frühzeitig oder erst gegen das 45. Lebensjahr auftreten. Bei alten Leuten schwächen sich die Folgen der Kerosis ab und verschwinden, es sei denn, daß man die seborrhoischen Warzen und die Keratosis senilis mit ihr in Verbindung bringt.

Es ist sehr wohl möglich, daß die Vernix caseosa, die fettige epidermidale Hülle, mit der manche Kinder bei der Geburt überzogen sind und die sie begleitende *(sogenannte)* Acne miliaris der Neugeborenen, die erste Manifestation der Kerosis sind. *(Die Vernix caseosa ist doch aber ein*

normaler Zustand und die Milien der Neugeborenen sind nur mit Horn-
lamellen vollgestopfte Talgdrüsenausführungsgänge.) Dies wäre nach Jacquet
ein weiterer Grund, bei ihr einen engen Zusammenhang mit der sexuellen Entwickelung zu vermuten. In der Tat hat sie zwei Blüteperioden: die eine fällt
zusammen mit der Geburt, die andere mit der Pubertät. Die Periode des
Rückgangs stimmt überein mit dem Erlöschen des sexuellen Lebens.

Die **Therapie** wird in erster Linie alle etwa vorhandenen Diätfehler und
Mängel persönlicher Hygiene auszumerzen suchen. Man wird zu Mitteln greifen,
die eine allgemeine Umstimmung des Stoffwechsels bewirken können, also
zu Phosphaten, Lebertran und vor allem, wegen seiner keratoplastischen
Eigenschaften, zum Arsenik.

Badekuren mit Schwefel-, Arsen- oder chlornatriumhaltigen Quellen
sind besonders angezeigt.

Schwefel in Form von sulfat- oder schwefelhaltigen Waschwässern, von
Seifen, Ungu. Glycerini, Pasten oder Salben sind sehr wirksam, ebenso auch
Teerpräparate, Kampfer, Kalomel und die „reduzierenden" Mittel im all-
gemeinen.

Mit Ausdauer wird es fast immer möglich sein, die hauptsächlichsten
kerotischen Erscheinungen zu beseitigen und die Haut mehr oder minder
vollständig zur Norm zu bringen *(aber doch wohl immer nur vorübergehend,*
resp. nur die auf der Kerosis beruhenden eigentlichen Krankheitszustände;
denn die von Darier aufgestellte Kerosis selbst muß ich als eine auf
kongenitaler Anlage beruhende Anomalie der Haut auffassen, die zu ge-
wissen Krankheitsprozessen prädisponiert, ohne selbst ein solcher zu sein).

Pityriasis simplex.

Mit diesem Namen bezeichnet man die nicht-entzündliche, kleienartige,
Desquamation der verhornten Epidermis.

Die Bezeichnung „Pityriasis", welche von πίτυρον (= Kleie) stammt,
wird außerdem auf verschiedene Krankheiten angewendet, die mit der hier
zu besprechenden Läsion keinen Zusammenhang haben:

Die Pityriasis versicolor ist eine spezifische, parasitäre Erkrankung der
Epidermis; die Pityriasis rosea Gibert ist eine erythemato-squamöse
Dermatose; die Pityriasis rubra pilaris gehört eher zu den Follikulosen;
die Pityriasis rubra ist eine Erythrodermie.

Man muß unterscheiden zwischen der Pityriasis simplex und den pityriasiformen Desquamationen, die sich nach Entzündungen einstellen, wie z. B.
nach Erythemen, akuten Exanthemen, Pyodermien oder im Verlauf gewisser
Trichophytien und besonders mancher Ekzeme. In solchen Fällen rührt die
Desquamation fast immer von einer Parakeratose her *(resp. sie ist die Kon-*
sequenz einer zur Parakeratose führenden Dermatitis).

Bei der Pityriasis simplex ist die Verhornung im Gegenteil vollständig
und geht, anscheinend wenigstens, auf normalem Wege vor sich. Aber die Hornschicht ist verdickt und löst sich in kleienartigen Schuppen, statt *(unmerklich)*
puderartig, ab.

Das so umschriebene Krankheitsbild der Pityriasis simplex ist eine der
häufigsten Manifestationen oder Folgen der Kerosis. Ich habe daher über ihre
Ätiologie den obigen Bemerkungen über diese Dystrophie nichts hinzuzufügen; ich erinnere nur an den Einfluß des Alters auf den Verlauf.

Diejenigen Autoren, welche die ganze Kerosis mit dem ungeeigneten
Namen „Seborrhöe" belegen, sind genötigt, mit Hebra, die Pityriasis simplex
als „Seborrhoea sicca" zu betrachten, ein Ausdruck, der absolut unzulässig ist.

Die Pityriasis simplex findet man hauptsächlich an den behaarten Hautstellen, besonders an der behaarten Kopfhaut, wo man sie Pityriasis capitis nennt. In zweiter Linie befällt sie den Bart, die Schamgegend, die behaarten Regionen des Thorax und manchmal die Extremitäten.

Man unterscheidet zwei Varietäten, die indessen durch eine ganze Skala von Zwischenstufen miteinander verbunden sind.

Die trockene Pityriasis ist die Form, bei der sich fortwährend trockene, weiße oder graue Schuppen bilden. (Der französische Volksausdruck hierfür lautet „Pellicules", *der deutsche „Schuppen", Schinnen)*. In ihrer stärksten Entwickelung hat man sie früher nach dem Vorschlag von Alibert als „Teigne amiantacée" (= asbestartige Tinea) bezeichnet. *Es gibt in der Tat einzelne seltene Fälle mit sehr starker, trockener, silberglänzender Schuppenbildung ohne Entzündungserscheinungen (makroskopisch und mikroskopisch) und ohne bakteriologischen Befund.* Die abgeschwächten Formen sind nicht zu trennen von der normalen Desquamation, welche man auf jeder vernachlässigten Kopfhaut, in allen ungepflegten Bärten oder sogar am ganzen Körper bettlägeriger Kranker findet.

Bei der fettigen Pityriasis, welche häufig auf die eben beschriebene Erkrankung folgt, sind die Schuppen fettig, schmierig und schmutzig gelblich, liegen aber auf einer Hautfläche von normaler Färbung, ohne pathologische Rötung.

Man könnte vermuten, daß der fettige Charakter dieser Form von Pityriasis an eine Komplikation mit der Seborrhöe („Pityriasis sur-séborrhéique" Sabourauds) gebunden ist; diese Kombination ist zwar häufig, aber nicht konstant. Es gibt Fälle von fettiger Pityriasis ohne Seborrhöe in eodem loco; ihr Fettgehalt rührt von der Verhornung selbst her.

Was die „Pityriasis stéatoïdes" Sabourauds betrifft, so ist sie nicht mehr eine einfache Pityriasis, sondern ein Ekzematid auf kerotischer Basis. Sie bildet keine Schuppen, sondern Krusten, die durch Austrocknen von Serum entstehen. An den erkrankten Stellen ist die Haut rötlich und feucht, und häufig ist Juckreiz vorhanden. Die Crusta lactea der Kinder gehört gewöhnlich in diese Gruppe.

Obgleich man, nach meiner Auffassung, durchaus nicht zu der Annahme berechtigt ist, daß die Pityriasis simplex parasitären Ursprungs sei, muß man doch hervorheben, daß Mikroorganismen in auffallender Menge in ihren Schuppen vorhanden sind. Der Parasit, welcher in überwiegendem Maße darin vorkommt, ist die Malassezsche Spore oder der Flaschenbazillus. Dieser ist sehr polymorph, ziemlich groß und nimmt die Gestalt von Hefezellen an, hat aber bis jetzt nicht künstlich gezüchtet werden können. Bei der fettigen Pityriasis tritt er zusammen mit dem Seborrhöebazillus auf und bei der angeblichen „Pityriasis steatoides" in Verbindung mit verschiedenen Kokken, hauptsächlich dem „polymorphen Kokkus der Haut" *(Coccus cutis communis)*.

Die Pityriasis simplex ist an und für sich nur unästhetisch und kaum störend *(manchmal juckend)*, ist aber gefürchtet, weil man ihr einen Einfluß auf die Entstehung der Kahlheit zuschreibt *(„Alopecia pityrodes")* (XX, 291). Abgesehen davon, muß man sie aber auch deshalb energisch bekämpfen, weil sie die Bildung von Ekzematiden begünstigt.

Die Behandlung der Pityriasis capitis erfordert vor allem lokale Pflege: häufige Waschungen mit Schwefel-, Naphthol- oder Teerseifen oder noch besser mit Abkochungen von Panamarinde; wässerige Mixturen mit Schwefel, Coaltar oder analogen Substanzen, oder alkoholische und ätherische, quecksilber- oder naphtholhaltige Lösungen oder Kombinationen, deren Zusammensetzung im

Anhange erwähnt wird. *Ich benutze besonders gern Lösungen von Chrys-*
arobin (1:4000—1:1000), Pyrogallol (1:2000—1:1000), eventuell mit
Liquor carbonis detergens (2,5%) mit Chloroform (20—30%) und Alcohol
absolutus, dazu noch Rizinusöl (1—4%). Salben werden zwar ungern benutzt, doch ist ihre Verwendung bei schweren Fällen wenigstens als Nacht-
behandlung zu empfehlen. Der allgemeinen Körperpflege sowohl wie der des
behaarten Kopfes muß besondere Aufmerksamkeit geschenkt werden.

Die Pityriasis des Bartes und anderer Regionen wird analog zu behandeln sein.

Die **Pityriasis simplex des Gesichtes** und der unbehaarten Körperteile
(„Dartre furfuracée" oder „Dartre volante") tritt speziell bei Kindern und
jüngeren Individuen mit zarter Haut auf. Sie ist lokalisiert in der Umgebung
des Mundes, auf den Wangen, dem Kinn, der vorderen Halspartie und manchmal am Rumpf und den Extremitäten. Sie entwickelt sich in Form runder
oder ovaler Flecke oder größerer Herde mit mehr oder weniger scharfen,
polyzyklischen Konturen. Ihre Oberfläche ist mehlig oder feinkleiig bestäubt
und die darunter liegende Haut ist normal oder hellrot gefärbt. *Bei der*
Sonnenbräunung bleiben diese Stellen oft auffallend weiß (wie beim Leuko-
derm).

Diese oberflächliche Dermatose ist ansteckend und sogar epidemisch,
wenn viele Kinder eng beisammen sind. Sie kann gleichzeitig mit der Impetigo
auftreten und Sabouraud hält sie für eine trockene impetiginöse „Epidermitis", die durch Streptokokken veranlaßt wird. Sie kann sich ekzematisieren und man muß sie wahrscheinlich den abgeschwächten Ekzematiden
zuzählen. *(Streptokokken haben wir dabei nicht gefunden; zugleich mit oder*
nach Impetigo contagiosa habe ich sie nicht auffällig häufig gefunden; sie
scheint vom Wetter — rauhe Winde — abhängig zu sein; bei ihrer großen
Frequenz bei Kindern ist es schwer ihre Kontagiosität nachzuweisen.)

Sie ist sehr leicht durch milde Salben (mit Schwefel, Kalomel, Turpethum
minerale *[= Hydrargyrum sulfuricum basicum]* etc.) heilbar.

Ichthyosis.

Die Ichthyosis ist eine diffuse, generalisierte Keratose, die sich in den
ersten Lebensjahren bemerkbar macht und das ganze Leben hindurch fortbesteht. Man betrachtet sie gewöhnlich als eine Mißbildung der Haut.

Symptome. Die ichthyotische Haut ist trocken und schuppend. In
typischen Fällen mittlerer Intensität ist sie rauh, pergamentartig und mit
trockenen, feinen, weißen oder bräunlichen *(grauen bis grünlich-schwärzlichen,*
an den Rändern leicht abgehobenen) Schuppen bedeckt, die man mit denen
der Fische (ἰχϑύς) verglichen hat. Sie lösen sich mehr oder weniger leicht ab
und bilden sich unaufhörlich wieder.

Man kann zahlreiche Abstufungen oder Unterarten beschreiben: bei der
Xerodermie ist die Haut nur trocken und die Desquamation pulverartig
und kaum bemerkbar; die Ichthyosis nitida (nacrée) mit dünnen silberigen
Schuppen ist die gewöhnlichste Form; bei der Ichthyosis nigricans haben
die Schuppen eine dunkle Farbe; bei der Ichthyosis serpentina sind sie
groß und polygonal; bei der sogenannten Sauriasis sind sie groß und dick
und erinnern an Krokodilhaut; endlich bei der Ichthyosis hystrix handelt
es sich um hornige, vorspringende, verruköse oder spitzige Auswüchse, die der
Stachelschweinhaut ähnlich sind.

Die letzten beiden Arten werden zuweilen unter der *(sehr ungeeigneten)*
Bezeichnung Ichthyosis cornea zusammengefaßt; jedoch handelt es sich

oft gar nicht um eigentliche Ichthyosis, sondern um *(andere)* kongenitale Hyperkeratosen oder sehr ausgedehnte verruköse Nävi.

Die Ichthyosis ist immer symmetrisch und am stärksten an den Streckseiten der Extremitäten entwickelt, besonders an den Ellenbogen und den Knien, aber auch am Rumpf und in schwächerem Maße am Kopf und den vorspringenden Körperteilen. Das Gesicht weist gewöhnlich nur einen leichten Grad von Xerodermie auf *(oft ist es glänzend und von „blühender“ Farbe);* am behaarten Kopfe ist die Haut pityriasisähnlich. Die Palmae und Plantae sind oft trocken und runzlig wie die Hände von Wäscherinnen *(oft auch wie geschrumpft und auffallend klein).* Die Gelenkbeugen, die Achselhöhlen, die Ellenbeugen, die Kniekehlen, die Analfalte, die Leistenbeugen und die Genitalien sind immer mehr oder weniger ausgespart *(oder erscheinen wenigstens makroskopisch so),* im Gegensatz zur Hyperkeratosis congenitalis, die ich weiter unten bespreche. Läsionen der Schleimhäute fehlen.

Die ichthyotische Haut scheint oft gespannt und, wenn man sie zwischen zwei Fingern faßt, so faltet sich der Papillarkörper über der Kutis. Die Haare sind normal oder unterentwickelt; die Lanugohaare der Streckseiten sind sehr dünn, wollartig und scheinen manchmal spärlich gesät. Eine Keratosis pilaris (**XIX,** 283) ist gewöhnlich gleichzeitig vorhanden.

Die Nägel sind normal, selten trocken und brüchig. Die Absonderung der Talg- und Schweißdrüsen ist stark vermindert *(doch ist eine Hyperidrosis der palmaren Fingerkuppen oft im Gegensatz zu den übrigen Palmae auffallend).* Hitze oder kräftige Bewegung können bei leichter Ichthyosis die Schweißbildung wieder anregen; dabei geht die Schuppenbildung zurück oder verschwindet sogar, wie z. B. im Sommer. Die Ichthyosiskranken sind gewöhnlich *(in meinem Material oft auch nicht)* mager, schlecht entwickelt und wenig widerstandsfähig.

Der Juckreiz ist kein Symptom der Ichthyosis, solange kein Ekzem als Komplikation hinzukommt, was allerdings oft genug der Fall ist. Diese Ekzematisation beobachtet man besonders bei Kranken, die nicht genügend auf Reinlichkeit sehen, artefiziellen Dermatitiden ausgesetzt sind, oder auch manchmal angeblich *(nach meinen Beobachtungen ganz gewiß recht oft)* ohne sichtbare lokale Ursache. Die Ekzemschübe können sehr rebellisch sein und rezidivieren; doch handelt es sich nur um eine Komplikation (**IV,** 53).

Die Ichthyosis ist streng genommen nie kongenital; sie erscheint ganz allmählich und man bemerkt sie gewöhnlich erst im Laufe des zweiten Lebensjahres, manchmal aber schon im dritten oder vierten Monat; häufig läßt sich ihr erstes Auftreten gar nicht genau feststellen. Zur Zeit der Pubertät kann sie abnehmen, besteht aber gewöhnlich bis zum Tod. Hebra und Hardy haben behauptet, daß sie nach den akuten Exanthemen verschwinden kann, was jedoch sehr zweifelhaft ist, *resp. wohl nur für kurze Zeit geschieht.*

Mit dem Namen **Ichthyosis tabescentium** *(Pityriasis tabescentium),* Desquamation der Kachektiker, und **Ichthyosis senilis** bezeichnet man einen Zustand diffuser Atrophie mit Trockenheit der Haut und ichthyosiformer Schuppenbildung, der sich bei altersschwachen Leuten und bettlägerigen Kranken entwickelt. Man weiß nicht, ob es sich hier immer um eine wirklich einheitliche Krankheitsform handelt und welche Beziehungen zur Ichthyosis bestehen.

Pathologische Anatomie. Die Hornschicht ist immer mehr oder weniger verdickt. Das Stratum granulosum ist bei der Ichthyosis nitida verschmälert oder fehlt gänzlich, ohne daß aber eine vollständige Parakeratose sich entwickelt. Das Stratum Malpighii ist eher verdünnt und gespannt. Die Papillen sind weniger entwickelt als normalerweise. Im Papillarkörper und im Korium findet man fast stets in der Umgebung der Blutgefäße ein *(oft allerdings außerordentlich unbedeutendes)* Infiltrat von Rundzellen und Mastzellen; dieser Befund hat Unna und Tommasoli veranlaßt, die Ichthyosis für eine entzündliche Dermatose zu halten. Die Haar-Talgdrüsen-Follikel weisen die Veränderungen der Keratosis pilaris auf. Man hat verschiedene Alterationen an den Schweißdrüsen gefunden.

Die Veränderungen, die man bei der Ichthyosis hystrix beschreibt, sind identisch mit denen der kongenitalen diffusen Hyperkeratosis und der hyperkeratotischen Nävi. Es ist daher zweifelhaft, ob eine wirkliche Ichthyosis hystrix aufrecht erhalten werden kann.

Ätiologie. Die Ichthyosis ist nicht sehr gewöhnlich *(die leichten Formen sind in meinem Material recht häufig)*, ihre schweren Formen sind selten. Nach Gaßmann ist ein Viertel der Fälle hereditär, die Hälfte familiär. Die Vererbung ist inkonstant und kann eine Generation überspringen. Es ist nicht sicher *(ich glaube recht unwahrscheinlich)*, daß Alkoholismus, Syphilis oder Tuberkulose der Eltern als prädisponierende Momente angesehen werden können. Die Krankheit befällt beide Geschlechter in gleichem Maße.

Diagnose. Eine leichte Xerodermie mit oder ohne Keratosis pilaris kann bei einer oberflächlichen Untersuchung mit der Pityriasis simplex, der Kerosis, den posteruptiven Desquamationen, den Schuppenbildungen bei kachektischen Individuen usw. verwechselt werden. Kann man in Erfahrung bringen, wie weit der Beginn der Erkrankung zurückliegt, so ist die Frage von vornherein gelöst.

Bei der Psoriasis, den trockenen Ekzemen, der Pityriasis pilaris ist die Haut gerötet. Die „Psorospermosis", welche J. White als Ichthyosis follicularis bezeichnet, hat ganz besondere Merkmale.

Die Ichthyosis muß vor allem differenziert werden von der kongenitalen diffusen Hyperkeratosis (der Ichthyosis congenitalis mancher Autoren) und von den systematisierten, regionären oder sehr ausgedehnten hyperkeratotischen Nävi, von denen viele Fälle unter dem Namen einer partiellen Ichthyosis, Ichthyosis hystrix etc. beschrieben worden sind.

Therapie. Obgleich man die an Ichthyosis Erkrankten *(im Gegensatz zu einzelnen Behauptungen in der Literatur)* nicht heilen kann, leistet man ihnen doch einen großen Dienst, wenn man ihre Haut beständig glatt und geschmeidig erhält. Arsen scheint nur wenig zu nützen; Lebertran mag empfohlen und die Behandlung mit Schilddrüsenpräparaten vorsichtig versucht werden *(bei meinen Patienten hat sie nie genützt)*.

Die äußere Behandlung spielt die Hauptrolle. Häufige und prolongierte Bäder, Abseifungen, Dampfbäder, tägliche Einreibungen mit Vaselin, Glyzerin, mit Fettsubstanzen oder irgend einer Salbe *(besonders Schwefel- und Salizylsäure)* geben bei mittelschweren Fällen der Haut in kurzer Zeit ein annähernd normales Aussehen. Bei schweren Formen wird man mit diesen Mitteln besonders energisch vorgehen müssen. Es ist nötig, für jeden einzelnen Fall die Behandlung so zu regulieren, daß das einmal erzielte Resultat erhalten bleibt.

Kongenitale Hyperkeratose.

Diese Erkrankung wird oft mit der Ichthyosis verwechselt, unterscheidet sich aber doch durch charakteristische Merkmale von ihr. Es handelt sich um Hautmißbildungen, die zu der gleichen Gruppe wie die Nävi gehören.

Im Gegensatz zur Ichthyosis *und vielen Nävi* sind sie schon bei der Geburt vorhanden und verschonen weder die Gelenkbeugen noch das Gesicht, sondern entwickeln sich gerade an diesen Stellen besonders stark.

Die Haut ist gewöhnlich gerötet; Anidrosis ist nicht vorhanden. Die histologische Struktur ist durchaus verschieden.

Man unterscheidet eine generalisierte und lokalisierte Form.

Generalisierte kongenitale Hyperkeratosis. Man nennt sie oft fötale, intrauterine oder kongenitale Ichthyosis. Sie tritt in zwei Graden auf.

Bei der schweren Form, dem kongenitalen diffusen, malignen Keratom, ist die Lebensfähigkeit ausgeschlossen; ich habe sie im Kapitel über die Erythrodermien erwähnt (**VI, 84**).

Die benigne Form, von Unna von der Ichthyosis streng abgegrenzt und von Brocq als Erythrodermie congénitale ichthyosiforme avec hyperépidermotrophie bezeichnet, ist charakterisiert durch eine intensive und universelle Rötung der Haut, welche geschrumpft und von großen, dicken, polygonalen, bräunlichen Schuppen bedeckt ist. Sie haben Ähnlichkeit mit den Schuppen der Saurier, sind stark adhärent, können aber durch Abreißen oder Mazeration in einem Stück abgelöst werden (Fig. 39).

Das Gesicht ist mitergriffen, hellrot und schuppend. Meist ist Ektropion vorhanden. An den Gelenkbeugen finden sich schwärzliche, verhornte, papilläre Wucherungen. Die Palmae und Plantae sehen (*manchmal*) aus wie bei der hereditären Keratodermie (*Keratoma palmare und plantare hereditarium*). Auf dem behaarten Kopf bildet sich ein talgartiger Belag. Brocq hat beobachtet, daß in manchen Fällen Haare und Nägel dreimal so rasch wachsen als bei normalen Menschen.

Zuweilen, besonders in den ersten Lebensjahren, kann man ein schubweises Auftreten von Blasen an den Extremitäten und am Rumpf beobachten. Alle Symptome, am meisten das der Hautrötung *(das in meinen zu dieser Form gehörenden Fällen meist ganz oder fast ganz fehlte)*, nehmen mit dem Alter ab.

Die Mehrzahl der Fälle, die als „Ichthyose cornée", als Sauriasis, als Ichthyosis hystrix beschrieben wurden, gehören zu dieser Kategorie. *(Ätiologisch wichtig ist nach meinem Material die Blutsverwandtschaft der Eltern).*

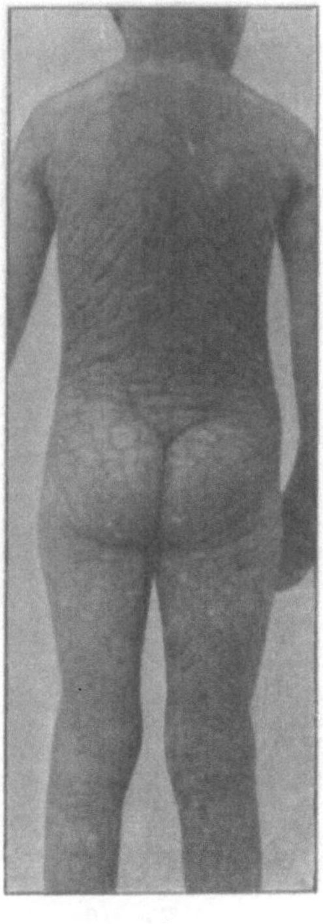

Pathologische Anatomie. Die Veränderungen sind von denen der Ichthyosis ganz verschieden *(speziell an den stark ergriffenen Stellen)*. Die Hornschicht ist außerordentlich verdickt und auf den zugespitzten Erhebungen dachschindelartig angeordnet; sie enthält merklich weniger Fett als normalerweise. Das Stratum granulosum ist stark hypertrophisch und das Stratum Malpighii verdickt. Die Papillen sind sehr verlängert und unregelmäßig. Perivaskuläre Infiltrate sind nicht immer vorhanden.

Fig. 39.
Generalisierte kongenitale Hyperkeratose bei einem 8jährigen Mädchen. Man beachte die Ähnlichkeit mit der Haut der Saurier und in den Kniekehlen die verhornten Wucherungen.

Lokalisierte kongenitale Hyperkeratosen. Klinische Beobachtungen und histologische Untersuchungen haben das übereinstimmende Resultat ergeben, daß die nachstehend erwähnten Hautveränderungen der gleichen Gruppe von Mißbildungen angehören wie die generalisierten Hyperkeratosen.

Die **familiäre Keratodermie** (Krankheit von Meleda) ist eine kongenitale Affektion, bei welcher die Hände und Füße genau die gleichen Läsionen aufweisen wie bei vielen diffusen kongenitalen Hyperkeratosen, während die übrige Haut verschont bleibt oder nur an zirkumskripten Stellen befallen ist (S. 147).

Die **hyperkeratotischen und verrukösen Nävi** können in jeder Größe und Zahl und in beliebiger Lokalisation auftreten. Es gibt regionäre und manchmal symmetrisch lokalisierte Nävi, die z. B. einzelne Gelenkbeugen befallen. Bei anderen ist die Anhäufung der Hornmasse so mächtig, daß ein wirkliches kutanes Horn entsteht, das einem kleinen Widderhorn mehr oder weniger ähnlich ist (**XXX**, 480).

Die **linearen Nävi** bilden eine sehr eigenartige Gruppe der systematisierten hyperkeratotischen Nävi.

Es handelt sich bei ihnen um graue, braune oder schwarze verruköse kontinuierliche oder stellenweise unterbrochene, *(oft)* sehr lange und mehr oder weniger breite Streifen, die häufig eine ganz bestimmte Zeichnung aufweisen.

Diese halbseitigen oder symmetrischen Nävi bestehen aus einem einzigen oder mehreren parallel laufenden Streifen. Ich habe verschiedene Male den Körper samt Gesicht und Extremitäten mit solchen linearen Zeichnungen bedeckt gefunden (Fig. 40). An den Extremitäten verlaufen sie der Länge nach, oft stellenweise wie aufgerollt, am Rumpf horizontal oder viel mehr schräg; sie bilden in der Nähe der vorderen und hinteren Linea mediana winkelige, dachsparrenartige Figuren. Ein Streifen kann auch in der Mittellinie verlaufen. Im Gesicht sind die Streifen kreis- oder strahlenförmig angeordnet.

Die Ursache dieser Anordnungen, die nicht zufällig zu sein scheinen, hat zur Aufstellung scharfsinniger Hypothesen Anlaß gegeben. Man hat die Richtung der Streifen in Zusammenhang gebracht: mit dem Verlauf der Nerven, mit den Voigtschen Linien, welche die *(Haut-)* Nervengebiete voneinander trennen, mit den Spaltungsrichtungen der Haut, dem Verlauf der Blutgefäße, den metameren Linien von Head, den Verschmelzungslinien der Embryonalspalten, oder schließlich mit der Verlagerung von Zellgruppen im Verlauf des embryonalen Wachstums. *(Die Hauptrolle spielen bei den verrukösen systematisierten Nävi augenscheinlich die Voigtschen Linien und die Haarströme resp. die Grenzlinien der Haarstromgebiete und die Haarwirbel.)*

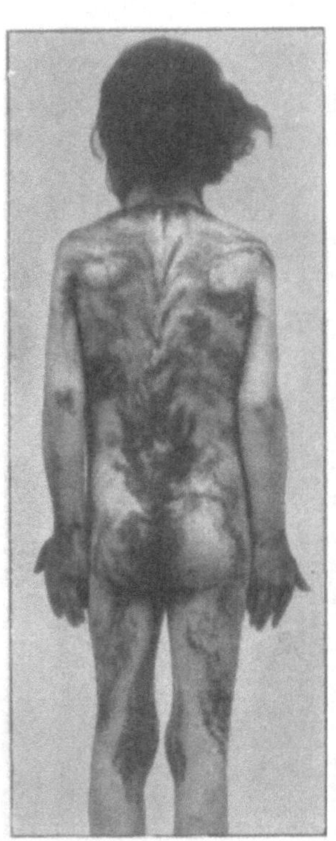
Fig. 40.
Lineare hyperkeratotische Nävi bei einem 7jährigen Mädchen. (Abteilung von Dr. Variot.)

Keine dieser Theorien genügt zur Erklärung aller beobachteten Konfigurationen. Auch die Bezeichnungen: zosteriforme, metamerale, unilaterale, Nerven-Nävi sind nicht berechtigt, ebensowenig wie der Ausdruck Ichthyosis hystrix *(doch scheinen gewisse Beziehungen zu der kongenitalen Erythrodermie — s. oben — zu bestehen).*

Die linearen Nävi können anstatt hyperkeratotisch zu sein mit dem Papilloma simplex, der Psoriasis, dem Lichen Ähnlichkeit haben *(es ist aber nicht mehr zweifelhaft, daß es wirklich Lichen, Psoriasis etc. in der gleichen*

Anordnung wie diese systematisierten Nävi gibt und außerdem eine eigenartige dem Lichen Vidal wohl besonders ähnliche aber nicht ganz mit ihm übereinstimmende strichförmige Dermatose eigenartigen Charakters). Diese systematisierten Nävi können auch behaart, pigmentiert etc. sein (ja bei demselben Individuum an einer Stelle der einen, an einer anderen einer histologisch ganz verschiedenen Form angehören oder auch am gleichen Ort aus differenten Nävusformen kombiniert sein).

Keratodermien.

Diese Bezeichnung reserviere ich für die **Keratosen der Palmae und Plantae.** Die Haut der Handteller und Fußsohlen hat eine ganz besondere Struktur. Sie ist zu Hyperkeratose und an den Gelenkbeugen zur Bildung äußerst schmerzhafter Rhagaden prädisponiert. Alle trockenen Dermatosen, die diese Hautstellen befallen, nehmen ein ähnliches Aussehen an, was die Diagnose sehr erschwert.

Bei diesen Keratodermien unterscheidet man die essentiellen Formen (das sind die Mißbildungen) von den symptomatischen, die durch wiederholte Traumen, Intoxikationen oder durch Lokalisation verschiedener Hautkrankheiten an diesen Gegenden bedingt sind.

Essentielle Keratodermien. Familiäre Keratodermie. (Keratoma palmare et plantare.) Diese Form ist gewöhnlich kongenital und meistens hereditär. Die Palmarflächen der Hände und Finger, die Plantarflächen der Füße und Zehen sind vollständig und symmetrisch von einer hornigen Verdickung überzogen. Sie sind *(oft)* von einem 4 bis 5 mm breiten, roten, violetten oder bläulichen Saum umgeben.

Die hyperplastische Hornschicht kann glatt, weich und aus großen, stark adhärenten Lamellen zusammengesetzt und wachsgelb bis bräunlich sein. In diesem Falle beobachtet man oft eine lokale Hyperidrosis, welche nach Lenglet das ursprüngliche Symptom sein soll; die Hyperkeratose soll sogar von den Schweißdrüsen ausgehen können. Verschiedene Male habe ich dabei intrakorneale Blasen mit trübem Inhalt gesehen *(anscheinend zuerst nur durch Epithelabstoßung getrübt, dann infiziert).*

Bei anderen Fällen ist die Hyperkeratosis trocken, hart, höckerig und bis zu 1 cm dick. An den Hautfurchen sind Einrisse oder Einschnitte vorhanden; oder die Haut ist in polygonalen Feldern abgefurcht.

Die darunterliegende Haut ist stets *(bei meinen Fällen nicht immer)* rot, gewöhnlich gespannt, sklerotisch und atrophisch. Bei den ausgeprägten Formen ist die Haut der Endphalangen so stark retrahiert, daß die Finger eine konische, zugespitzte Form annehmen, als ob sie in einem zu engen, gelben Hornfutteral steckten. Die Nägel sind ganz dünn und das Nagelbett anämisch.

Die Bewegungen der Hände und Finger sind gehemmt und schmerzhaft; das Gehen beschwerlich.

Nicht allzu selten greifen die Veränderungen auf die Vorderseite der Hand- *(und besonders der Finger-)*Gelenke und auf die Achillessehnen über. Oder es finden sich an den Knien, den Ellenbogen oder in den Gelenkbeugen „aberrierte“ dicke, verruköse, rotbraune und scharf umschriebene Plaques mit erweiterten, schwärzlichen Poren.

Die familiäre Keratodermie tritt sowohl für sich allein, als auch in Verbindung mit der generalisierten Hyperkeratose auf (S. 145); man kann sie auch als regionale Abart dieser Mißbildung ansehen. *(In 2 meiner nichtfamiliären Fälle waren die Eltern der Patienten blutsverwandt!)*

10*

Ist die essentielle Keratodermie nicht streng kongenital, so kann sie sich auch in den ersten Lebensmonaten oder bis ins zweite Jahr hinein entwickeln. Ihre Entstehung wird im Beginn leicht übersehen. Rötung, Hyperidrosis und feine Exfoliierung gehen ihr voran.

Die Fälle, bei denen die Erkrankung erst später im Leben ihre Erscheinung macht, werden von verschiedenen Autoren als **symmetrische Keratodermie der Erwachsenen,** als **Akrokeratom** oder essentielle Tylosis bezeichnet. Der Ausdruck Krankheit von Meleda stammt von einer Insel im Adriatischen Meer, wo diese Mißbildung endemisch ist (Neumann, Ehlers).

Die Keratodermia palmaris ist wegen ihrer Unheilbarkeit und der durch sie verursachten Beschwerden eine sehr störende und lästige Erkrankung, deren Symptome durch feuchte oder impermeable Packungen und Keratolytika wenigstens gemildert werden. Versuche mit Radiotherapie wären angezeigt *(in zwei meiner Fälle erfolglos).*

Symptomatische Keratodermien. Gewerbekeratodermien. Sie entstehen durch Reibung, Druck und verschiedene physikalische und chemische Reizmittel und stellen eine Art von diffuser Schwiele dar. Die Läsionen sind einseitig oder symmetrisch und ihre Anordnung oft für gewisse Berufe charakteristisch.

Die **Arsenkeratose,** eine Folge chronischer Arsenvergiftung, entwickelt sich hauptsächlich an den Händen und Füßen. Ihrem Auftreten gehen häufig Ameisenkribbeln und ein schuppendes Erythem *oder Schwellung und selbst Blasenbildung* voraus.

Sie tritt in zwei, gelegentlich miteinander kombinierten Formen auf: 1. Als diffuse, gelb verfärbte, fein schuppende Verdickung an den Palmae und Plantae, mit besonderer Verstärkung der Leisten; 2. in Gestalt zahlreicher warzenartiger Vorsprünge, die beide Flächen der Extremitäten, manchmal das Gesicht und den Hals befallen und sich in einen Arsenkrebs („Cancer arsenical") umwandeln können (**XXX,** 486). *(Auffallend ist das oft außerordentlich lange Bestehen nach Aussetzen des Arsens.)*

Die häufigsten Keratodermien sind die, welche zum Ekzem oder zur Syphilis gehören.

Das **keratotische Eczema palmare et plantare,** oder „Eczéma corné de Wilson", ist gewöhnlich symmetrisch und häufig durch den Beruf bedingt. Es ist oft partiell und charakterisiert durch die unscharfen Ränder, die nur schwach angedeutet sind und allmählich in die gesunde Haut übergehen. Die Erkrankung breitet sich vorzugsweise längs der großen Hautfurchen aus. Wenn die verdickte Hornschicht sich spaltet und lamellös abblättert, wird die darunter befindliche gerötete Haut, auf der nur ganz selten Bläschen sichtbar werden, bloßgelegt. Man findet dabei auch sonst Ekzemherde oder Ekzematiden, hauptsächlich am behaarten Kopf. Die Krankheit dauert mit Remissionen und Rezidiven oft mehrere Jahre und leistet der Behandlung hartnäckigen Widerstand.

Die **Psoriasis der Palmae und Plantae** kann als Begleiterscheinung eines disseminierten Exanthems, oder isoliert auftreten und *(seltener)* nur eine Extremität befallen. Anfangs bestehen *(gleichsam durch die Hornschicht durchscheinende)* gelbliche, hyperkeratotische, scharf umschriebene Flecken *(an denen die normale Zeichnung der Oberhaut noch vorhanden ist)*; bald lösen sich an diesen Stellen trockene und zerreibliche Schuppen ab, unter denen eine lebhaft gerötete Haut zum Vorschein kommt *(oft ist aber nur eine ganz oberflächliche kreisförmige Abschuppung ohne Rötung vorhanden)*. Die Flecke konfluieren *(manchmal)* zu großen polyzyklischen Plaques. Ihr Aussehen kann dem einer Syphilis oder Trichophytie sehr ähnlich sein; aber es ist selten, daß ausgesprochen psoriatische Flecken nicht auch gleichzeitig auf

die Handgelenke oder die Rückseite der Hände und Füße übergreifen oder
an anderen Hautstellen erscheinen. Durch diese wird dann die Diagnose
definitiv bestätigt (Fig. 41). Diese Form der Psoriasis kann jeder Therapie
trotzen, verschwindet aber zuweilen ganz spontan.

Bei der **Pityriasis rubra pilaris** sind die Handteller und Fußsohlen gerötet,
trocken, hyperkeratotisch und verdickt, schuppen aber wenig.

Beim **Lichen planus** entstehen entweder kleine, verhornte, trockene
Papeln oder vertiefte, keratotische, teilweise konfluierende Flecken (Fig. 21,
S. 90), manchmal auch gerötete, fein schuppende Herde oder eine generali-
sierte Keratodermie.

Bei der **blenorrhagischen Keratodermie** sind die Fußsohlen verhornt und
bis zu einem Zentimeter verdickt. Auf den Fußrücken, den Extremitäten und
am Rumpf bilden sich zugespitzte, hyperkeratotische Papeln *(gelegentlich
mit deutlich entzündlichen Erschei-
nungen, Krustenbildung etc.).*

Die **Trichophytie der Handteller
und Fußsohlen,** die von Djellaled-
din Moukhtar eingehend untersucht wurde, ist keine Keratodermie
im eigentlichen Sinne des Wortes, muß
aber wegen der Differentialdiagnose
erwähnt werden. Sie ist charakterisiert durch rote, vollständig runde
oder polyzyklische Flecken, die von
einem *(sich nach dem Zentrum zu ab-
hebenden)* Hornsaum eingefaßt sind.
Auf den Herden oder in ihrer Umgebung findet man kleine Bläschen.
Im Blaseninhalt und in den Schuppen ist das Myzel des Parasiten
reichlich vertreten. *(In neuester
Zeit ist man auf die Häufigkeit
der Myzelerkrankungen der Hände
und Füße und speziell auch der
Palmae und Plantae aufmerksam
geworden, besonders auch auf die
Infektionen mit Epidermidophyton
inguinale; die Bilder sind oft wenig charakteristisch, man muß also immer
nach Pilzen suchen.)*

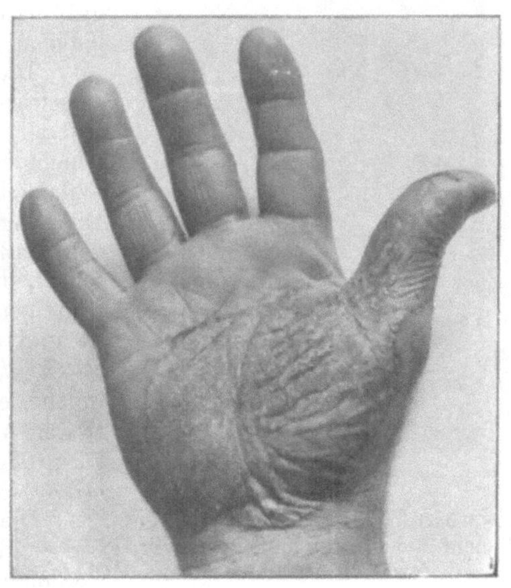

Fig. 41.
Wahre Psoriasis des Handtellers.

Die Veränderung, welche man als **punktförmige Keratose** oder **Porokeratose** bezeichnet, ist charakterisiert durch das Vorhandensein kleiner verhornter, miliarer, manchmal sehr derber Anhäufungen, die disseminiert oder
gruppiert auftreten. Diese Symptome sind aber mit geringen Abweichungen bei
einer ganzen Reihe von Dermatosen zu beobachten; unter anderem beim
Lichen planus, bei „Psorospermosis", bei Verrucae, bei familiärer und Arsen-
keratodermie etc.

Die psoriasiformen Syphilide der Palmae und Plantae, die von manchen
Autoren fälschlicherweise noch immer Psoriasis palmaris genannt werden,
sind wegen ihrer diagnostischen Schwierigkeiten von der größten Bedeutung.
Bazin faßte nahezu alle eben besprochenen Läsionen als „Arthritides
palmaires" zusammen, um sie den Syphiliden derselben Lokalisation gegen-
überzustellen.

Diese Syphilide sind verhältnismäßig häufig und können sich vom dritten
Monat nach der Infektion an bis in die Spätperiode entwickeln. Die frühen
Erscheinungen sind von den späten wegen ihrer großen Ähnlichkeit nicht zu
unterscheiden *(doch sind die letzteren seltener disseminiert, mehr serpiginös,
oft nicht symmetrisch)*. A. Fournier bezeichnet die letzteren als verspätet
auftretende Sekundärmanifestationen („Manifestations secondaires attardées“).

Man hat verschiedene Typen beschrieben. Es handelt sich (Fig. 42) entweder um linsenförmige, flache, rotbraune, hyperkeratotische und schuppende
Papeln oder um nummuläre vertiefte Flecke, die von einem keratotischen
Wall umgeben sind, oder um polyzyklische, dunkelrote oder kupferfarbene,
rauhe oder zerrissene Plaques, die manchmal
von tuberösen Herden umrandet sind.

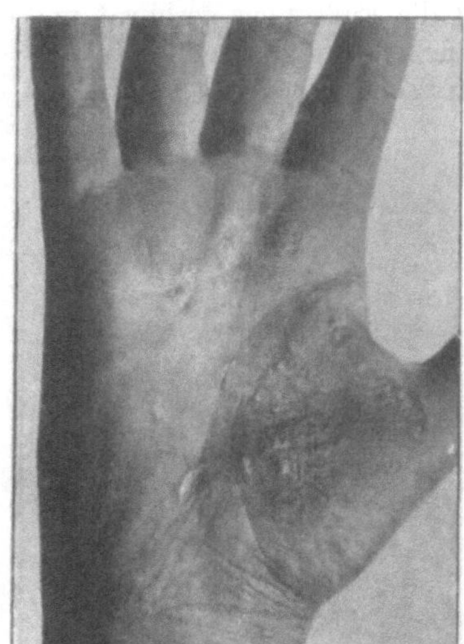

Diese verschiedenen Elemente, deren
Zahl sehr wechselnd ist und die häufig
gruppenweise auftreten, erscheinen an beliebigen Stellen der Palmae oder Plantae.

Die Diagnose kann sich weder auf das
einseitige Auftreten noch auf die Symmetrie
stützen, denn beides kommt vor; auch die
Rhagaden oder Schuppen können nicht ausschlaggebend sein, da sie ganz banal sind.
Die Diagnose wird sich vielmehr darauf gründen, daß die Begrenzung der Herde ziemlich
scharf, daß die zentrale Depression von einem
wulstigen hyperkeratotischen Rand umschlossen
ist und daß schließlich die Basis eine *(nicht
selten sehr unbedeutende)* Infiltration aufweist,
welche ebenso wie die geringe Neigung der
Läsionen sich auf die Umgebung auszudehnen,
von großem Wert für die Diagnose ist *(Wassermannsche Reaktion)*.

Fig. 42.

Syphilid des Handtellers.
Papeln und Flecken mit hyperkeratotischen Rändern.

Diese Syphilide sind oft sehr hartnäckig
und rezidivieren häufig. Eine Behandlung mit
Kalomelinjektionen *(oder noch besser mit Salvarsan)* ist oft notwendig, um sie zum Ver-
schwinden zu bringen, wenn alle anderen Mittel fehlgeschlagen haben. Die
Lokalbehandlung mit quecksilberhaltigen Pflastern und Salben ist als Unter-
stützungsmittel von Vorteil.

*(Überhaupt muß man bei der Behandlung aller palmaren und plan-
taren Keratosen neben der kausalen Therapie die Entfernung der Hornmassen besonders energisch vornehmen [starke Salizylpräparate, Kalilauge,
nach Veiel besonders auch Hydrargyrum salicylicum]).*

Keratosen der Schleimhäute.

Die Schleimhäute der Mundhöhle und der Genitalien haben ebenso
wie die Haut einen Papillarkörper und ein Stratum Malpighii; aber das Stratum
granulosum fehlt und die Verhornung ist unvollständig.

Die Bekleidung des roten Lippenrandes, des Präputium, der Glans und
eines großen Teiles der Vulva hat eine ähnliche Struktur wie die Epidermis,
weshalb man sie als Übergangsschleimhäute bezeichnet; *(sie gehören
eigentlich zur Haut, sind aber durch Mazeration etc. schleimhautähnlich)*.

Im pathologischen Zustande können sich auf diesen Schleimhäuten und Übergangsschleimhäuten weiße Flecke oder Plaques bilden, die durch reichliche Keratohyalinentwickelung und eine wirkliche Verhornung ihres Epithels charakterisiert sind. In solchem Falle ist die Bezeichnung Keratose berechtigt.

Die **Leukoplakie,** welche auch als Leukokeratosis, „Plaques blanches des fumeurs" und, fälschlicherweise, als Psoriasis oder Ichthyosis buccalis und Tylosis linguae bezeichnet wird, ist die häufigste der Keratosen der Schleimhäute.

Symptome. Die Leukoplakie ist fast immer im Munde, nur ausnahmsweise an den Genitalien lokalisiert.

Im Munde ist es gewöhnlich die vordere Hälfte der Zunge, welche am stärksten befallen ist. Bald überwiegen die Veränderungen an den seitlichen Partien des Zungenrückens, bald an den Rändern oder in der Mitte, oder die ganze Oberseite der Zunge ist erkrankt, während die Unterseite seltener ergriffen ist.

Häufiger, aber meist weniger ausgesprochen, ist die Lokalisation an der Innenseite der Wangen, in Form symmetrisch angeordneter Dreiecke: Es sind dies die „Plaques nacrées commissurales" der Raucher. Die nach hinten liegenden Partien der Wangen, das Zahnfleisch und der Gaumen sind viel seltener befallen, der Pharynx und der Larynx nur ganz ausnahmsweise.

An den Lippen bedeckt die Leukoplakie die Rückseite, den freien Rand, das äußere Lippenrot, die Kommissuren oder alle diese Gegenden.

Bei dem weiblichen Geschlecht beobachtet man die Leukoplakie an der Vulva, besonders an der Innenfläche der großen Labien, an den kleinen Labien, der Klitoris und ihrem Präputium, dem Vestibulum, an der Vagina und in der Umgebung des Anus. Beim Manne ist die Leukoplakie des Präputium und der Glans sehr selten.

Die Veränderungen bestehen anfangs in einem Glattwerden der Schleimhaut mit Rötung oder opaker Färbung. Haben sie sich einmal gebildet, so präsentieren sie sich, den zwei Stufen ihrer Intensität entsprechend, in zweierlei Form.

Die leichtere Form ist charakterisiert durch den Schwund der Papillen und der Furchen der Schleimhaut, die infolge einer Veränderung der Transparenz des Epithels eine weißliche, graue, bläuliche oder reinweiße Farbe annimmt. Ausnahmsweise sieht man stark entwickelte hellrote Papillen durch den glatten weißlichen Überzug hindurchschimmern. Die Krankheitsherde sind von äußerst wechselnder Größe und unregelmäßiger Form. Ihre Ränder sind wellenförmig, festonniert, zackig, bald scharf abgesetzt, bald allmählich ins Gesunde übergehend. Die ganze erkrankte Fläche kann ein gleichmäßiges Aussehen haben oder im Zentrum stärker verdickt und opak sein. Durch das Konfluieren von Flecken entstehen ausgedehntere Herde, die buntscheckig, dunkelrot, grau und weiß aussehen. Der keratotische Belag ist immer stark adhärent und kann ohne Bloßlegung des Bindegewebes durch Kratzen nicht entfernt werden; aber oft löst er sich in kleinen opaken Schuppen ab, die der Kranke z. B. von den Lippen mit den Zähnen losreißt.

Die schwerere Form der Leukoplakie ist mit der schwächeren durch alle möglichen Zwischenstufen verbunden. Die Verdickung der Schleimhaut und ihres verhornten Überzuges kann beträchtlich werden.

Bald auf einer schon erkrankten Fläche, bald auf gesunder Basis sieht man perlmutterartige oder schneeweiße Flecken auftreten, die derb, nicht dehnbar und mehrere Millimeter dick sind. Ihre Ränder fallen steil oder allmählich ab,

ihre Oberfläche ist glatt oder höckerig. Die Flecken sind mit der darunterliegenden Kutis eng verbunden und können sich nach Monaten oder Jahren
spontan abheben, bilden sich aber alsbald wieder von neuem. Die ganze Zunge
ist manchmal vollständig von einer kartonähnlichen, rissigen Hülle umgeben.
Die Wangen, die Vulva oder die Glans können ebenfalls von einem solchen
Überzuge bedeckt sein.

Die keratotischen Plaques sind oft von Falten oder Rissen wie durch-
furcht, seltener mit zugespitzten, stacheligen verhornten Erhebungen bedeckt.
Diese verruköse Abart beansprucht besonders lebhaftes Interesse, da sie
häufig das Vorstadium zu einem Epitheliom bildet.

Der Zustand der unter der Leukoplakie liegenden Schleimhaut ist schwer
festzustellen. Auf der Zunge ist sie in der Regel sklerotisch und manchmal
dem Grade der Hyperkeratose entsprechend an der Oberfläche oder in der Tiefe
retrahiert, weil meist eine sklerosierende syphilitische Glossitis das Substrat
der schweren Leukoplakien bildet. Andererseits besteht oft eine mehr oder
weniger ausgesprochene atrophische Sklerose.

Die subjektiven Empfindungen, die bei leichten Formen ganz fehlen,
bestehen bei den schweren in einer Störung der Bewegungen und einem Gefühl
unangenehmer Trockenheit und Härte. Lebhafte und lästige stechende Schmerzen
treten fast nur bei Rißbildung auf.

Die Leukoplakie der Vulva, die neuerdings von Jayle und Bender
genau beschrieben wurde, unterscheidet sich nicht von der des Mundes. Sie
kann die Schleimhaut der Vagina, seltener die Cervix uteri befallen. Sie kann der
Kraurosis, einer sklerotischen Atrophie der Vulva, mit der man sie verwechselt
hat, vorangehen oder sie begleiten (XVII, 248). *(Nicht sehr selten ist auch die
in neuester Zeit in Deutschland mehrfach beschriebene Leukoplakie an der
Glans und der Innenfläche des Präputiums, die sich gern unter einer Phimose
entwickelt und ebenfalls eine „präkanzeröse" Affektion darstellt.)*

Der Verlauf der Leukoplakie ist ganz regellos. Gewöhnlich schreitet
sie langsam fort und persistiert während des ganzen Lebens. Unter sorgfältiger
Pflege kann sie vollständig stationär bleiben und sogar teilweise zurückgehen
und verschwinden; häufig aber rezidiviert sie.

Leukoplakie und Karzinom. Die häufigen und sehr bedenklichen Komplikationen sind es, welche der Leukoplakie den Stempel einer schweren
Krankheit aufdrücken. Spalten, Schrunden und Erosionen sind in der Umgebung kariöser Zähne oder als Folge mangelnder Mundpflege häufig; sie verursachen akute ausstrahlende Schmerzen und können zu einer Lymphangitis
oder Eiterung führen.

Die wesentliche Gefahr der Leukoplakie bildet jedoch das Epitheliom.
Es kann sich bei jeder Form, vor allem den schwereren, und in allen Stadien
entwickeln. Seine relative Häufigkeit ist verschieden taxiert worden: bis zu
30, ja 50% der Fälle; doch scheint mir eine Schätzung auf 15—20% der
Fälle der Wahrheit näher zu kommen. Der Arzt kann seinen Patienten vor
dem schrecklichen Tod durch den Zungenkrebs retten, wenn er die entstehende
Komplikation bei Zeiten entdeckt und mit Entschiedenheit zu einer recht-
zeitigen Operation rät.

Das Zungenkarzinom, das sich auf einer Leukoplakie entwickelt
(Fig. 43), gehört fast immer dem lobulären oder spinozellulären Typus und
speziell der Unterart an, die ich als Kankroid bezeichne (XXX, 480); ausnahmsweise hat es tubulären Charakter. Es gibt zwei Hauptentstehungsarten:

Am häufigsten bildet sich zuerst eine papillomatöse, zirkumskripte, etwa
linsengroße oder ausgedehntere Erhebung, die oft von einem keratotischen
Saume eingefaßt ist und auf leicht indurierter Basis sitzt. In dieser oberfläch-

lichen Form breitet sich das Epitheliom während einiger Wochen oder Monate aus, ehe es in die Tiefe eindringt; infolgedessen ist eine frühzeitige Operation häufig erfolgreich.

Weit seltener entwickelt sich das Epitheliom von vornherein in der Tiefe, indem es seinen Ausgang nimmt von einem Einriß, der eine oder zwei Wochen persistiert hat, und in dessen Niveau die Palpation eine minimale, zirkumskripte, sich sehr derb anfühlende Induration erkennen läßt. Hier kann eine Operation selten früh genug erfolgen.

An den Lippen, den Wangen und den Genitalien tritt das Epitheliom unter ganz ähnlichen Erscheinungen auf.

Es ist von größter Wichtigkeit, bestimmt zu wissen, wie man vorzugehen hat, wenn bei einem Falle von Leukoplakie Verdacht auf Krebs besteht. Man würde sich eines schweren Fehlers, der nur zu oft begangen wird, schuldig machen, wenn man abwarten wollte, bis die Symptome ausgesprochener werden, bis sich das Epitheliom entwickelt, oder Schwellung der Lymphdrüsen eintritt, und wenn man wertvolle Zeit verlöre durch eine „antisyphilitische" Probe-Behandlung oder durch Irritation der Läsionen mit Ätzungen oder, in diesem Falle nutzloser, Radiotherapie.

Man muß ohne jeden Aufschub eine chirurgische Exstirpation des verdächtigen Herdes vornehmen. Wenn notwendig, wird man vorher seine Diagnose bestätigen können durch eine Biopsie, die in weniger als 24 Stunden einen definitiven Bescheid gibt. *(Doch ist eine solche nur bei ausgedehnten Erkrankungen angezeigt; kleinere wird man immer am besten vollständig exstirpieren — auf die Gefahr hin, daß man einmal eine unter diesen Bedingungen unbedeutende Operation auch bei einer nicht karzinomatösen Erkrankung vornimmt.)*

Pathologische Anatomie. Bei der leukoplakisch veränderten Schleimhaut (Fig. 44) ist das Stratum Malpighii stark verbreitert

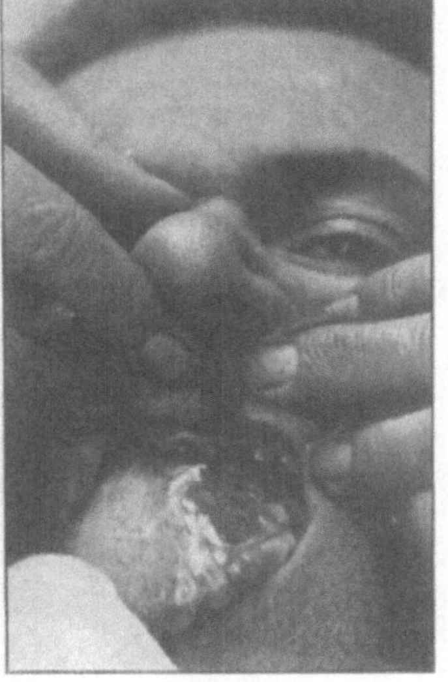

Fig. 43.
Karzinom (lobuläres Epitheliom) auf einer Leukoplakie der Zunge.

(Akanthose) und seine interpapillären Zapfen sind in jeder Richtung hypertrophiert.

Zwischen dem Stratum mucosum und der außerordentlich starken Hornschicht, die es bedeckt und die aus kernlosen Zellen besteht, erscheint eine körnerhaltige Schicht, die reichlich Keratohyalin enthält, das sich bis in die Hornschichte erstreckt. Diese Veränderungen machen die weiße Farbe der Plaques verständlich.

Im Papillarkörper und im Bindegewebe der eigentlichen Schleimhaut konstatiert man um die Gefäße eine Rundzelleninfiltration von wechselnder Stärke und zuweilen eine Endo- und Perivaskulitis und eine Bindegewebssklerose.

Wenn eine epitheliomatöse Umbildung stattfindet, so entsteht sie durch eine atypische Wucherung der interpapillären Zapfen oder des die Fissuren auskleidenden Epithels (Fig. 116, S. 481). Das Lymphgefäßsystem wird besonders an der Zunge sehr frühzeitig invadiert.

Ätiologie. Die Leukoplakie ist beim Manne *(mindestens!)* acht- bis zehnmal häufiger als bei der Frau; man beobachtet sie hauptsächlich zwischen dem 30. und 50. Lebensjahr, aber auch bei zwölfjährigen (Bénard) und jüngeren Individuen hat man sie schon konstatiert. Ich habe eine Leukoplakie verbunden mit Zungenkrebs bei einem 19jährigen Mädchen gesehen; dieser Fall ist aber ganz außergewöhnlich.

Die Leukoplakie wird durch zahlreiche Ursachen verschiedenster Art veranlaßt.

Die Formel: Leukoplakie = Syphilis + Tabak ist oft richtig, aber sicher zu absolut. Unter den lokal wirkenden Ursachen spielt der Tabak die Hauptrolle; aber Zahnerkrankungen, künstliche Gebisse, allzu reichlicher Genuß von Alkohol und Gewürzen etc. sind jedenfalls auch von Bedeutung, besonders bei Nichtrauchern und bei Frauen. Andere Reizungen verursachen die Leukoplakie des Anus und der Genitalien *(Phimose u. Balanitis!)*.

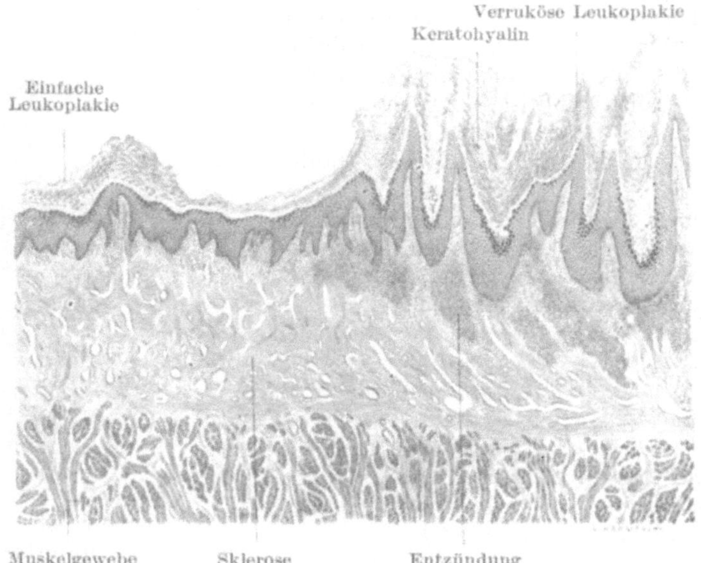

Fig. 44.

E i n f a c h e und v e r r u k ö s e L e u k o p l a k i e der Zunge (Vergrößerung 18:1). Unter dem stark verdickten und reichlich Keratohyalin enthaltenden Epithel sieht man ein entzündliches zelliges Infiltrat, das in der verrukösen Partie besonders reichlich vorhanden ist; eine neugebildete Schichte von sklerotischem Gewebe, das von zahlreichen erweiterten Blutgefäßen durchzogen ist, hat sich zwischen das Epithel und das Muskelgewebe eingeschoben. Von Kankroidbildung findet sich keine Spur.

In der großen Mehrzahl der Fälle entwickelt sich die Leukoplakie auf syphilitischer Grundlage; aber, wie Brocq *(und viele andere)*, glaube auch ich, daß sogar, wenn man die kongenitale Syphilis berücksichtigt, es nicht gerechtfertigt ist, die Leukoplakie in jedem Falle für eine parasyphilitische Erscheinung anzusehen, wie dies Landouzy und Gaucher behaupten. *(Immerhin ist durch die regelmäßige Untersuchung des Blutes auf die Wassermannsche Reaktion der Prozentsatz der Syphilis unter den Leukoplakiefällen noch größer geworden.)* Es gibt *(auch nach meiner Erfahrung)* Fälle, bei denen die Syphilis fehlt, bei welchen dagegen der Arthritismus, im jetzigen *(bekanntlich sehr allgemeinen)* Sinne des Wortes, oder die

Autointoxikation offenbar eine *(sehr dubiöse)* Rolle spielen. Überdies scheint eine individuelle Prädisposition notwendig zu sein.

Ehe man nicht weitere Studien darüber gemacht hat, scheint es überhaupt unmöglich zu beurteilen, ob gewisse Formen von Leukoplakie auftreten infolge von Syphilis, andere sich anschließen an Mißbrauch von Tabak, an Karies der Zähne, an Infektionen usw. — Formen, die sich eventuell bezüglich ihrer Symptome und Entwickelung voneinander unterscheiden. Vielleicht bildet die Leukoplakie einen Symptomenkomplex, der durch verschiedene Ursachen bedingt sein kann und eine Umstimmung der Epithelentwickelung darstellt, die durch Gefäßveränderungen infektiöser oder toxischer Natur veranlaßt wird. Diese letzte Hypothese ist nach meiner Auffassung die wahrscheinlichste.

Therapie. Die Behandlung ist schwierig. Sie verlangt vor allem eine strenge Mundpflege: in erster Linie hat man den Genuß von Tabak absolut zu verbieten, ferner den von Alkohol, Gewürzen und scharfen Speisen und den Gebrauch irritierender Zahnreinigungsmittel; man muß die Zähne in guten Zustand versetzen und darin erhalten.

Erweichende oder schwach alkalische Mundspülungen mit Vichy- oder St. Christau-Mineralwasser sind gute Palliativmittel und den Pastillen oder Tabletten vorzuziehen. Badekuren in St. Christau mit Anwendung lokaler Sprays versprechen guten Erfolg, während die Schwefelquellen weniger nützlich sind.

Als lokal wirkende Mittel stehen an erster Stelle die Kombinationen von Glyzerin oder Salben mit Perubalsam, Oleum cadinum, Birkenöl und Salizylsäure. Bei Plaques mit stark verdicktem keratotischem Belag wird man dessen Ablösung mit Pinselungen von saurem Quecksilbernitrat, Chromsäure oder Kalium bichromicum etc. veranlassen können. Man ist sogar genötigt, manche Plaques durch den Thermokauter zu zerstören oder auf chirurgischem Wege zu entfernen. Im allgemeinen zwar wird man sich vor Ätzmitteln hüten, besonders bei Fällen von Rissbildung, welche die Patienten nur zu gerne selbst mißbräuchlich mit Silbernitrat behandeln; man hat zu befürchten *(ja man kann sicher behaupten)*, daß die Ätzungen *(und selbst der Kauter, wenn er nicht wirklich alles Kranke zerstört)* mehr schaden als nützen. Die Radiotherapie, energisch durchgeführt, hat einige Heilungen und eine große Zahl Mißerfolge zu verzeichnen.

Ich komme hier nicht zurück auf die Indikationen, die im Falle eines sicheren oder wahrscheinlichen Krebses für die Operation gegeben sind.

Die einzige Allgemeintherapie, die *bisher* einen gewissen Wert besaß, ist die Behandlung mit Quecksilber, vorzugsweise in Form intraglutäaler Injektionen besonders von Kalomel.

Diese letzteren haben eine so durchschlagende Wirkung, daß man sie immer zuerst versuchen sollte, um sie im Falle von Intoleranz, durch graues Öl oder Injektionen gelöster Salze zu ersetzen. Die merkuriellen Einspritzungen macht man in starker Dosis und in Serien (**XXIX**, 457), die, durch drei- bis sechsmonatliche Pausen unterbrochen, während zwei oder mehr Jahren fortgesetzt werden. Diese Behandlung ist selbstverständlich in erster Linie bei Fällen mit syphilitischer Anamnese anzuwenden, ist aber auch erfolgreich in Fällen, bei denen Syphilis ausgeschlossen scheint *(aber auch wohl nur scheint — Wassermann!). (In neuester Zeit hat sich das Salvarsan als noch wirksamer erwiesen als das Kalomel, am besten Kombination. Man muß aber mit einer energischen spezifischen Therapie bei positivem Wassermann selbst dann fortfahren, wenn die Leukoplakie, die eventuell schon stabilisiert ist, sich darunter nicht verändert und zwar um einer Weiterentwickelung und eventuell dem Auftreten weiterer spezifischer Symptome vorzubeugen.)*

Über dieser Therapie wird man die allgemeine Körperpflege nicht vernachlässigen, und besonders bei Verdauungsstörungen Diätvorschriften geben, die eventuell auch etwa vorhandenen Autointoxikationen zu begegnen geeignet sind. *(Vor allem aber wird man auch die psychische Therapie nicht vernachlässigen, da diese Patienten zu einem großen Teil ausgesprochene „Karzinomophoben" sind.)*

Man muß gestehen, daß alle diese Maßnahmen nur selten eine Heilung der Leukoplakie herbeiführen. Man muß sich damit zufrieden geben, wenn es gelingt, dem Übel Einhalt zu gebieten, teilweise Besserung zu erzielen und kongestive Schübe und die Neigung zu Rissbildung zu unterdrücken.

Syphilitische Glossitiden. Ich halte es für praktisch, der Leukoplakie ein Verzeichnis der Läsionen gegenüber zu stellen, welche die sekundäre und tertiäre Syphilis so häufig auf der Zunge bedingt. Das sind:

1. Die „Plaques lisses" (glatte Plaques) Fourniers, „Plaques fauchées en prairie" (= die herdförmig abgemähten Wiesen) Cornils sind hellrote, ihrer Papillen beraubte, trockene, nicht indurierte, runde oder ovale Flecken, die scharf umschrieben sind, ohne jedoch eine besondere Umrandung zu besitzen. Diese Erscheinungen können frühzeitig auftreten und sich ziemlich rasch entwickeln, oder erst später, und dann sehr hartnäckig sein.

2. Die opaken Plaques („Plaques opalines") der Schleimhaut sieht man nur *resp. besonders häufig* an den Rändern der Zunge oder an ihrer Spitze, vorzugsweise in der Nähe von kariösen Zähnen. Manchmal sind sie erodiert oder rissig. Nur selten sind sie auf dem Zungenrücken lokalisiert und haben dann papulöse oder Pastillenform.

3. Die hypertrophischen oder wuchernden Papeln, mit grauer oder rötlicher Oberfläche sind sehr selten und befallen die Umgebung der Papillae circumvallatae, wo sie zu Herden konfluieren und von wo sie auf den Zungenrücken übergehen, der ein Aussehen annimmt, das mit dem Rücken einer Kröte („en dos de crapaud") verglichen wird.

4. Die tubero-ulzerösen Syphilide und die Gummata, die ich an anderer Stelle besprechen werde. Sie können sklerotische Narben hinterlassen.

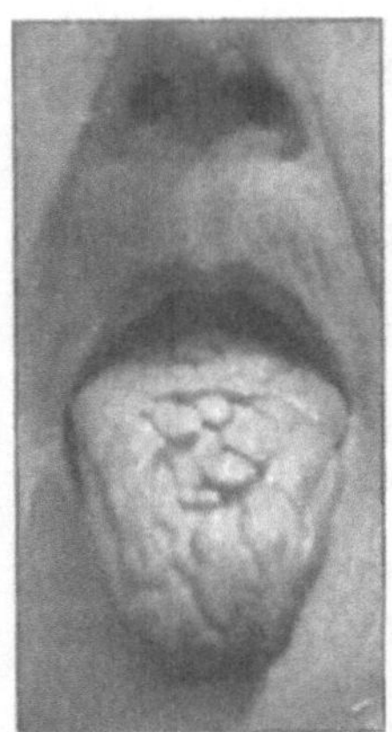

Fig. 45.
Tiefgreifende Form der Glossitis sclerotica syphilitica bei einer 60 jährigen Frau.

5. Die sklerosierende Glossitis der tertiären Periode, die besonders beim Manne häufig ist und oberflächlich oder tief sein kann. Im ersten Falle handelt es sich um wenig zahlreiche Inseln einer oberflächlichen Sklerose, oder um einen einzelnen roten glatten Herd, mit lamellenartiger Induration und gelegentlicher Spaltenbildung.

Die tiefliegende Glossitis, die besonders die Mitte der Zunge, deren Ränder oder die ganze vordere Hälfte befällt, ist charakterisiert durch eine unregelmäßige Lappenbildung und durch vorspringende warzenartige Erhebungen, die durch tiefe netzartige Furchen voneinander getrennt sind. Außerdem konstatiert man eine fibröse Induration des ganzen Organs (Fig. 45). Die Schleimhaut ist stellenweise weinrot oder entfärbt, gespannt und fast überall ohne sichtbare Papillen.

Die Koexistenz der syphilitischen Zungensklerose und der Leukoplakie ist sehr häufig.

Lingua scrotalis. Die sklerotische Glossitis darf nicht mit dieser kongenitalen, häufig familiären Mißbildung verwechselt werden, bei der die Zunge gelappt, rissig und an ihrer zottigen Oberfläche dicht mit fungusähnlichen vorspringenden Papillen besetzt ist. Aber die Konsistenz einer solchen Zunge ist weich, Schmerzen sind nicht vorhanden und die Affektion ist permanent.

Den **Lichen planus der Schleimhäute** verwechselt man sehr oft mit der Leukoplakie oder mit Syphiliden. Die Diagnose ist indessen verhältnismäßig leicht.

Der Lichen planus der Schleimhäute, besonders der des Mundes, ist nicht sehr selten und man beobachtet ihn bei mehr als einem Drittel aller Lichenfälle. Er kann noch nach der Heilung der kutanen Krankheitserscheinungen fortbestehen oder auch die primäre und manchmal einzige Lokalisation bilden. Es ist daher notwendig, daß man seine charakteristischen Merkmale genau kennt.

Die Prädilektionsstellen des Lichen planus der Schleimhäute sind in erster Linie die Innenflächen der Wangen, im Niveau der Berührungsfläche der beiden Zahnreihen, speziell gegenüber den hinteren Mahlzähnen. Er entwickelt sich entweder nur auf einer Seite oder symmetrisch in Gestalt eines oder mehrerer netzförmiger sehr unregelmäßiger weißer Flecke, die wie ein Spitzengewebe aussehen und sich in rein weißer oder bläulicher Farbe von dem normalen Grunde abheben. Das mehr oder weniger engmaschige Netz ist von größeren Flecken durchsetzt. Es entsteht niemals eine Erosion oder Abschuppung.

An zweiter Stelle steht die Lokalisation auf der Zunge (Fig. 46). Hier sieht man entweder matte, bläulich weiße Flecken von weniger als Linsengröße oder opake Streifen, Netze oder Flächen mit unscharfen Rändern, auf denen einige hellrote Papillen hervortreten.

Außerdem findet man den Lichen planus an den Lippen, am Gaumen, am Zahnfleische, auf den Tonsillen, an der Glans und am Präputium, wo er häufig ringförmig ist etc.

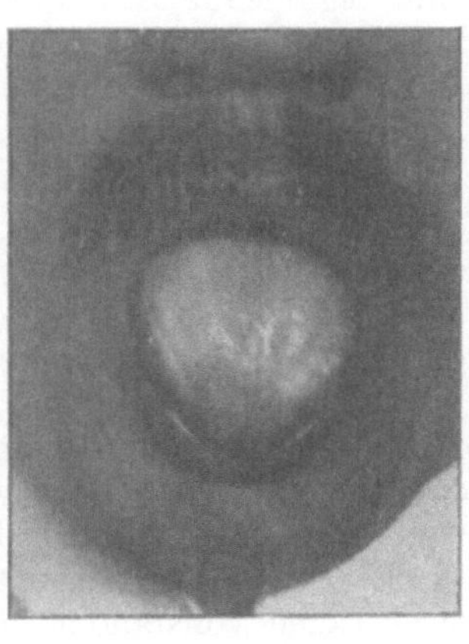

Fig. 46.
Lichen planus der Zunge bei einem 42jährigen Manne.

Diese Läsionen sind vollständig indolent; sie dauern monatelang oder noch öfter viele Jahre und verändern sich nur äußerst langsam.

Die histologische Untersuchung zeigt eine Verdickung des Epithels in allen seinen Schichten, das Auftreten eines Stratum granulosum, kuppelförmige Papillen und ein zelliges Infiltrat im Papillarkörper. Die Struktur entspricht also der des Lichen planus der Haut (**VII**, 92). Die Erklärung für die weißliche Verfärbung ist die gleiche wie bei den Streifen der kutanen Papeln des typischen Lichen planus. Im übrigen ist das Netzwerk auf der Schleimhaut das gleiche wie auf der Haut, nur stärker ausgebildet.

Die Behandlung des Lichen der Schleimhäute wird keine sehr energische sein; die Affektion ist sehr hartnäckig, aber ganz unbedenklich. Sie geht nie in Epitheliom über. Die ganze Therapie besteht in erweichenden Mundspülungen, Einreiben von Perubalsam, Pinselungen mit Kalium permanganicum in 1 %iger Lösung. Hochfrequenzströme gaben mir kein befriedigendes Resultat. Milde Diät, ruhige Lebensweise, gute Körperpflege, innerliche Anwendung von Arsen *(die aber im Gegensatz zum Lichen planus der Haut hier, selbst in großen Dosen, auffallenderweise meist gar keinen Erfolg hat)* sind empfehlenswerte Maßnahmen.

Lupus erythematodes. Nur ganz ausnahmsweise befällt der Lupus erythematodes die Schleimhäute. Er breitet sich hauptsächlich strahlenförmig auf der Rückseite der Unterlippe, von ihrem freien Rande ausgehend, in Gestalt einer rötlichen Desquamation aus *(oft mit feinen parallelen weißen Streifchen am Rande und mit Schuppenborken).* An den Wangen und der Zunge gleicht er dem Lichen planus, hat aber ein mehr scheckiges Aussehen und überdies einen lebhaft geröteten Saum; er kommt nur ganz selten vor *(an der Unterlippe relativ häufig).*

Glatte Flecke (Plaques lisses) der Zunge. Man findet zuweilen auf der Zunge Flecke oder größere Herde, die ihrer Papillen beraubt sind, eine rote Farbe haben und wie gefirnißt aussehen. Sie entbehren eines weißen Randes, bleiben monate- und jahrelang stationär und sind so vollkommen indolent, daß die Kranken sie nicht bemerken. Zuweilen allerdings sind sie sehr schmerzhaft und begleiten die Glossodynie.

Diese Plaques erinnern an die „Plaques fauchées" der Syphilis oder an eine beginnende Leukoplakie. Ich bin davon überzeugt, daß sie verschiedene Ursachen haben, besonders Tuberkulose, Diabetes, chronische Verdauungsstörungen, schwere Nervenerkrankungen. Manchmal hängen sie mit kariösen Zähnen oder schlecht sitzenden Gebissen zusammen.

Glossitis exfoliativa marginata. Diese eigentümliche Erkrankung, die auch als Exfoliatio areata (= Desquamation marginée aberrante en aires) *als flüchtige, gutartige Schleimhautplaques* oder *(sehr ungeeignet)* als Lingua geographica bezeichnet wird, besteht in flecken-, ring-, kreis- und guirlandenförmigen Figuren auf der Zunge. Die Flecke haben einen 1—2 mm breiten weißen *(oder graulichen, leicht erhabenen, wie aus aufgewirbelten Epithelien zusammengesetzten)* Rand, der eine abgeschuppte Fläche umschließt. Die am Rande der Fläche intensive Rötung nimmt gegen die Mitte zu immer mehr ab. Die Flecke, anfangs mehr oder weniger rund, breiten sich rasch aus und konfluieren. Die so entstandene Zeichnung kann sich in ein bis zwei Tagen vollständig verändern. Neue Flecke entwickeln sich fortwährend. Eine Verhärtung der Schleimhaut ist nie zu bemerken.

Da sie ganz indolent ist, wird die Krankheit vom Patienten meist gar nicht bemerkt *(nur neurasthenische und hypochondrische Patienten empfinden Schmerzen, die sich oft durch die bestimmte Erklärung, daß die Affektion ganz harmlos ist, beseitigen lassen).* Sie kann sich über Jahre, ja unbeschränkt lange ausdehnen.

Die Ätiologie ist unbekannt. Man beobachtet die Affektion bei Kindern und Erwachsenen; häufig ist sie familiär. Die Lingua scrotalis erscheint besonders zu dieser Erkrankung prädisponiert. Trotz ihres parasitären Aussehens ist kein Fall von Ansteckung bekannt. Man darf sie durchaus nicht mit syphilitischen Läsionen verwechseln. Parrot brachte sie mit der kongenitalen Syphilis in Zusammenhang, was sicher ein Irrtum ist.

Die **schwarze Haarzunge** ist eine eigenartige, sehr charakteristische Keratose, bei der die filiformen Papillen, anstatt wie bei der Leukoplakie zu verschwinden, sich unmäßig verlängern und eine dunkle, braune oder schwarze Färbung annehmen.

Diese Affektion beginnt immer in der Mittellinie, nahe bei der Stelle, wo sich die Papillae circumvallatae zu der bekannten V-Figur vereinigen, und dehnt sich nach vorn und nach den Seiten aus, bleibt aber an der Ursprungsstelle stärker akzentuiert; die Ränder sind unscharf.

Die Papillen, welche bis zu 1 cm lang werden können, liegen da wie ein umgeschlagenes Getreidefeld; man kann einen Scheitel ziehen wie im Kopfhaar ("Schwarze Haarzunge"). Die braune Färbung ist an den Spitzen der Papillen dunkler. An den exzidierten Papillen kann man mit dem Mikroskop eine enorme Hypertrophie ihrer Hornhüllen erkennen, deren Lamellen an der Achse adhärieren und sich von ihr wie die Zweige einer alten Tanne ausbreiten. An der Grenze des Stratum Malpighii hat man das Vorhandensein von Keratohyalin festgestellt. Die schwarze Farbe stammt nicht von Fremdkörpern oder Pigment, sondern von einer rauchfarbigen Nuance der eigentlichen Hornsubstanz, wie bei der schwarzen Ichthyosis.

Diese ziemlich seltene Affektion findet man bei Erwachsenen und alten Leuten; ich habe sie in Verbindung mit einer Mykose des Pharynx auftreten sehen. Sie entwickelt sich in Schüben von ein- bis zweiwöchentlicher Dauer, denen eine partielle Desquamation folgt. Die Krankheit persistiert monate- und jahrelang *(mit Remissionen; subjektive Erscheinungen fehlen oder sind sehr unbedeutend)*.

Obgleich es nicht erwiesen ist, daß die "schwarze Zunge" kontagiös und inokulabel ist, war man seit Maurice Raynaud immer geneigt, eine durch Mikroben oder Hefepilze verursachte spezifische Infektion zu vermuten. Darauf gerichtete Untersuchungen haben noch zu keinem abschließenden Ergebnis geführt.

Es gibt Fälle von "zottiger Zunge", die sonst gleich, aber nicht braun oder schwarz sind.

Man darf diese Affektion nicht verwechseln mit der "belegten Zunge", mit irgend einer zufälligen, durch Speisen oder Arzneimittel *(Argentum)* verursachten Verfärbung oder mit den bei der Addisonschen Krankheit oder der Argyrosis auftretenden Schwarzfärbungen. Bei verschiedenen schweren Dystrophien, wie bei der Acanthosis nigricans oder der Psorospermosis, ist die Zunge in ihrer ganzen Ausdehnung zottig und nicht verfärbt.

Die Behandlung besteht in alkalischen Mundspülungen und in Pinselungen mit einer 5—10 % alkoholischen Salizyllösung. Wasserstoffsuperoxyd, dessen Gebrauch angezeigt erscheint, hat schon gute Dienste geleistet, aber auch schon manchmal den Zustand merklich verschlimmert.

Zirkumskripte disseminierte Keratosen.

Ich habe schon oben auseinandergesetzt, weshalb ich hier nur einige der Affektionen beschreibe, die zu dieser Gruppe gehören.

Verrucae (planae) seniles. Diese auch als seborrhoische Warzen bezeichneten Veränderungen sind keratotische Erhebungen, die folgendermaßen zu charakterisieren sind:

Sie sind scharf umschrieben und oval, oder von unregelmäßiger Form. Ihr Umfang schwankt zwischen dem einer Linse und einer grünen Mandel. Im Zentrum sind sie mehr erhaben als an der Peripherie und zuweilen sogar überhängend. Sie haben einen mehr oder weniger dicken adhärenten Überzug, der verhornt, fettig und grau, braun oder schwarz *(manchmal aber auch ganz hell)* ist. Entfernt man diesen Belag durch Einseifen, Mazeration oder Abreiben mit Äther, so findet man darunter eine warzige, wabenartige oder blumenkohlähnliche gefurchte Fläche. Die Konsistenz ist weich oder körnig.

Die senilen Warzen, die gewöhnlich sehr zahlreich — bis zu mehreren Hundert — auftreten, befallen vorzugsweise die Weichen, die Gürtelgegend, den Rücken, die Brust, den Hals und die Schultern. Auf der Stirne, den Schläfen und den Wangen trifft man sie seltener an. Sie entwickeln sich vom 40. Lebensjahre ab besonders bei Frauen, können aber schon vor dem 30. Jahre auftreten *(manchmal bei mehreren Gliedern einer Familie auffallend früh).* Sie persistieren und vermehren sich mit dem Alter.

Die histologische Untersuchung zeigt, daß die Epidermis hypertrophisch oder atrophisch ist infolge unregelmäßiger Veränderungen der Hornschicht; die Papillen sind deformiert und verzogen. In den interpapillären Einsenkungen finden sich oft Hornkugeln. Eine eigentümliche Veränderung, die Pollitzer beobachtet hat, besteht in einer besonderen wirbelförmigen Anordnung der Zellen an gewissen Stellen des Stratum Malpighii. Die Haare und Drüsen sind atrophisch; eine eigentliche Seborrhöe besteht nicht. Die darunterliegende Kutis ist oft senil degeneriert, aber ohne entzündliches Infiltrat.

Von den Flecken der senilen Keratose, mit denen sie oft verwechselt werden, unterscheiden sich die Verrucae seniles durch ihren klinischen Charakter, ihre Struktur und ihre Lokalisation; sie besitzen auch nicht die gleiche Neigung zu epitheliomatöser Umwandlung.

Ich sehe sie für Naevi tardi an und tatsächlich koinzidieren sie oft mit den *(ja überaus häufigen)* Gefäßnävi *(senilen Angiomen)*, weichen Fibromen oder Pigmentmälern. Bezüglich ihrer Ätiologie und ihrem Charakter bestehen zwischen den senilen und den juvenilen Warzen keine Beziehungen. *(Das gelegentliche Vorkommen in Strichform, die an Kratzeffekte erinnern, läßt an die Möglichkeit einer Infektion denken; Inokulationsversuche sind uns bisher nicht geglückt.)*

Eine Behandlung wird man nur auf speziellen Wunsch einleiten. Besonders geeignet für diesen Zweck sind graues Pflaster, Salicyl- und Sublimatkollodium, Sapo viridis, zuweilen auch energische Ätzmittel oder noch besser der Thermokauter. Die Radiotherapie schien mir unwirksam. Die Elektrolyse ist erfolgreich, aber mühsam.

Keratosis senilis (Keratoma senile). Die keratotischen Flecke, die gewöhnlich zahlreich und zerstreut sind und die man besonders im Gesicht alter Leute beobachtet, waren früher unter dem Namen „Crasse des vieillards" „Acné sébacée concrète ou partielle" bekannt. Ich halte sie für eine Komplikation der senilen Degeneration der Haut (**XVII**, 250). Sie gehen *relativ* häufig in eine multiple Epitheliomatose über und bilden daher einen besonders ausgesprochenen Typus der „präkanzerösen" Erkrankungen der Haut (**XXX**, 486).

Die Herde der senilen Keratose beginnen als gelbe oder braune trockene Flecke oder als warzige Erhebungen, die ein wenig den seborrhoischen Warzen ähneln, oder auch als rote, teleangiektatische, unregelmäßige, aber scharf umschriebene Flecke. Allmählich überziehen sie sich mit einer Horndecke, die grau oder braun gefärbt ist, eine trockene Konsistenz hat und sich mit den Fingern zerreiben läßt. Ihre Oberfläche ist rauh oder mit Stacheln besetzt. Die Hornschicht ist sehr adhärent und sendet konische Verlängerungen in die Kutis. Entfernt man sie gewaltsam, so entsteht oft eine kleine Hämorrhagie. Die Ränder der Flecke gehen allmählich ins Gesunde über; im Zentrum kann die Haut atrophisch oder narbig sein.

Die senilen Keratosen treten in wechselnder Anzahl mehr oder weniger bald nach dem 50. Lebensjahr, besonders an der Stirn, den Schläfen, der Nase, den Wangen, den Handrücken und den Handgelenken, zuweilen am Hals und an den Vorderarmen auf. Gewöhnlich persistieren sie und vermehren sich, können aber auch abheilen.

Die Verwandlung in Epitheliome findet keineswegs notwendigerweise immer statt *(im Verhältnis zu der Häufigkeit der senilen Keratome besonders bei Leuten, die auf dem Lande, in den Bergen, auf der See leben, ist sie sogar relativ selten).* Sie macht sich bemerkbar durch eine krustöse Umbildung des keratotischen Belages, durch eine anfangs oberflächliche Ulzeration der darunterliegenden Kutis und durch das Auftreten von epitheliomatösen „Perlen" am Rand.

Die histologische Untersuchung zeigt in den Anfangsstadien eine Hornschicht, die unregelmäßig hyperkeratotisch ist und an ihrer Unterseite konische Verlängerungen trägt. Das Stratum mucosum ist verdünnt, manchmal mit Wanderzellen infiltriert, der Papillarkörper unregelmäßig und ödematös. Das Korium zeigt hochgradige senile Degeneration (XVII, 250), d. h. Umwandlung des elastischen Gewebes in basophiles Elacin und kolloide Umwandlung der Bindegewebsbündel. Man sieht auch Züge perivaskulärer zelliger Infiltrate, in denen Plasmazellen vorherrschen (Fig. 47).

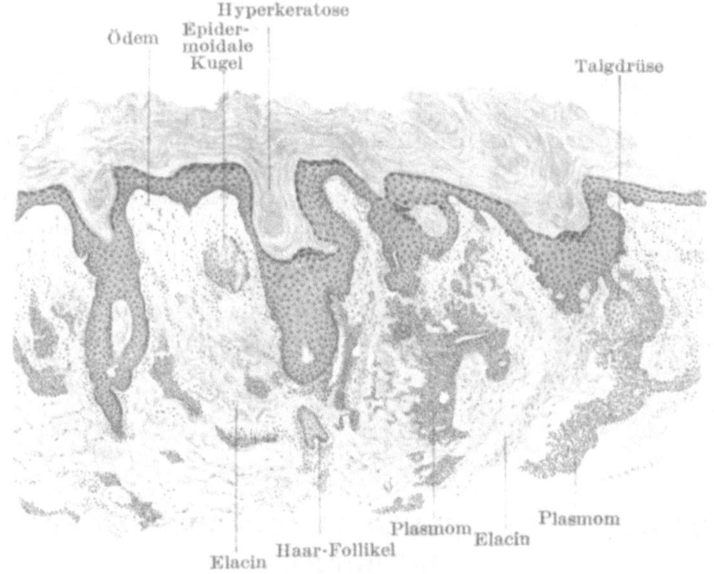

Fig. 47.

Histologie der Keratosis senilis (Vergrößerung 37:1). Der Schnitt umfaßt den Rand eines ziemlich ausgedehnten keratotischen Herdes von der Schläfengegend eines Greises.

Die Diagnose hat zu entscheiden zwischen den verschiedenen Nävi, Syphiliden, Psoriasis, Rosacea und besonders Lupus erythematodes. Das Alter und die Lokalisation fallen hierbei besonders ins Gewicht.

Die Behandlung mit Salben und Pflastern, mit keratoplastischen und keratolytischen Substanzen *(am besten mit starkem Resorzingehalt)* ist häufig wenig wirksam; durch Radiotherapie bringt man die Läsionen oft, aber nicht immer, zum Verschwinden.

Bei der präsenilen Degeneration, beim Xeroderma pigmentosum, bei der Radiodermatitis und bei den Hautveränderungen nach Arsengebrauch findet man annähernd identische, fleckenförmige Keratosen und warzige Erhebungen wie bei der senilen Degeneration. Alle diese gehören zu der gleichen Gruppe.

Blennorrhagische Keratome nennt man eine sehr seltene Abart disseminiert auftretender Keratosen, die Vidal, Jacquet, Jeanselme und Chauffard *(u. a.)* beschrieben haben.

Bei manchen an Gonorrhöe Erkrankten, die durch Gelenkerkrankungen oder Rückenmarksleiden *(?)* ans Bett gefesselt sind, findet man zuweilen an den Extremitäten, seltener am Rumpf, konische, harte, gelbliche Erhebungen, die an gelbe Wachstropfen oder Tapeziernägel erinnern; sie können von einem erythematösen Saume umgeben sein.

- An den Handtellern und Fußsohlen hat man schon wahre Panzer von Hyperkeratose beobachtet (S. 149).

Diese Bildungen verschwinden bei geeigneter Körperpflege in zwei oder drei Monaten. *(Sie sind augenscheinlich entzündlichen Ursprungs und ähneln manchmal der rupioiden Psoriasis sehr.)*

Die **Porokeratosis** Mibellis (1893) und Respighis ist eine seltene Affektion, die durch unregelmäßige zirzinäre Flecken charakterisiert ist, deren Oberfläche atrophisch, schuppend oder normal sein kann und deren papulöser Rand durch eine Hornlamelle markiert ist. Die letztere liegt in eine Vertiefung eingesenkt, aus der sie in Gestalt einer prismatischen Leiste hervorragt. Sie entwickelt sich zuerst als Hornkegel, der in eine langsam sich ausbreitende Papel eingelassen ist. Die Läsionen haben ihren Sitz vor allem an den Extremitäten, im Gesicht und an den Genitalien; auch an der Mundschleimhaut sind sie gefunden worden.

Die Porokeratose ist oft familiär, aber sonst ist über ihre Ätiologie nichts bekannt. Truffi schließt sie an die Nävi an; Mibelli hält sie für eine Dystrophie der Epidermis, die primär die Drüsenöffnungen und besonders die Schweißdrüsenausführungsgänge befällt.

Man darf die Porokeratose der italienischen Autoren nicht mit den punktförmigen Keratosen verwechseln, die ich schon früher bei den Keratodermien erwähnt habe (S. 149).

Kapitel XII.

Wucherungen und wuchernde Dermatosen (Vegetationen).

Als Wucherungen bezeichnet man papilläre Exkreszenzen, die mehr oder weniger stark vorspringen, konisch, filiform, blumenkohlartig, zusammengehäuft oder rasenartig ausgebreitet sind.

Es wäre falsch zu glauben, daß sie einfach durch eine Verlängerung der normalen Papillen entstehen; auf einer gegebenen Fläche sind die normalen Papillen tatsächlich weit zahlreicher, als die Auswüchse, welche darauf Platz finden können. In Wirklichkeit entspricht jede Wucherung mehreren Papillen, die auf derselben Achse oder Bindegewebs-Gefäßpapille vereinigt sind.

Wie besonders aus den Arbeiten von Auspitz hervorgeht, ist die Bindegewebswucherung nicht der primäre Vorgang, sondern im Gegenteil eine Sekundärerscheinung nach Proliferation des Stratum mucosum der Epidermis *(oder beide entwickeln sich gemeinsam).* Warum diese Hyperplasie im Stratum Malpighii, die als Akanthose oder Hyperakanthose bezeichnet wird, einmal zur Bildung einer einfachen epidermidalen Papel (z. B. Verruca plana juvenilis), ein andermal zur Entstehung einer wuchernden Erhebung (z. B. papillomatöse Warze) führt, ist noch nicht festgestellt.

Die Hornschicht, welche die Wucherungen bedeckt, kann ihre normale Stärke haben, ist aber oft verdünnt, wie bei den spitzen Kondylomen oder im Gegenteil verdickt, wie bei den gewöhnlichen Warzen. Es gibt also „nackte" Wucherungen mit glatter, hellroter Oberfläche, andere von normaler Hautfarbe, und schließlich ausgesprochen keratotische von graugelber Farbe und derber Konsistenz. Diese letzteren nennt man verruköse Wucherungen („Verrucosités").

Zwischen beiden Formen, der Keratose und der verrukösen Wucherung, läßt sich eine strenge Scheidung nicht durchführen.

Die Bezeichnung Papillom entspricht ungefähr dem Ausdruck „Wucherung", und bezeichnet ebenfalls keine einheitliche dermatologische Krankheitsform, sondern nur einen morphologischen Typus, der sich bei verschiedenen Dermatosen und Tumoren findet (**XXX**, 475).

Wuchernde Dermatosen.

Sie lassen sich in drei Gruppen einteilen:

A. Essentiell wuchernde Dermatosen. Die eine Form dieser Dermatosen ist zirkumskript wie die spitzen Kondylome, denen ein besonderer Abschnitt gewidmet ist; das gleiche gilt für die gewöhnlichen Warzen.

Die verrukösen Nävi sind sowohl bei den zirkumskripten Hyperkeratosen berücksichtigt, wie auch in der Gruppe der Nävi (**XXX**). Andere Formen dieser wuchernden Dermatosen sind generalisiert oder an bestimmten Körpergegenden diffus verbreitet. Es genügt die hystriciforme Ichthyosis und die generalisierte Hyperkeratose zu erwähnen. In diese Klasse gehört auch eine eigentümliche kutane Dystrophie, die Acanthosis nigricans.

B. Gelegentlich wuchernde Dermatosen. Mehrere Hauterkrankungen infektiöser, toxischer oder unbekannter Natur können Wucherungen aufweisen als eine Form der Eruption, als gelegentliche Erscheinung oder als Stadium ihrer Entwickelung. Mit Rücksicht auf die Diagnose scheint es zweckmäßig, sie nebeneinander darzustellen.

C. Exotische wuchernde Dermatosen. Die Aufstellung dieser Gruppe mag unlogisch erscheinen, ist aber bei dem gegenwärtigen Stande unserer Kenntnisse gerechtfertigt und überdies zweckmäßig.

Spitze Kondylome (Condylomata oder Papillomata acuminata oder venerea).

Die Condylomata acuminata *(venerische Vegetationen)* werden volkstümlich als Blumenkohl („Choux-fleurs"), Hahnenkamm („Crêtes de coq"), spitze Feigwarzen bezeichnet. Sie sind zusammengehäufte, papilliforme Auswüchse von hellroter oder graulicher, *oder porzellanweißer oder opaker* Farbe, welche besonders die Geschlechtsorgane und die Falten in ihrer Umgebung befallen.

Beim Manne sind sie fast ausschließlich im Sulcus coronarius, auf der Corona glandis oder am Frenulum lokalisiert, können aber den ganzen Präputialsack und das Orificium urethrae *(ja selbst tiefere Teile der Harnröhre)* befallen.

Beim Weibe (Fig. 48) sitzen sie im Vestibulum der Vulva, am Frenulum labiorum pudendi, am Präputium der Klitoris, können aber in manchen Fällen die ganze Vulva, die Genito-Crural-Falten, den Anus und die Analfurche bedecken; *(sie kommen auch schon bei Kindern besonders am Anus vor).*

Anfangs sind die Erhebungen einfache rötliche Körner *(manchmal auch ganz blasse und glatte, flach gewölbte Auflagerungen, ähnlich wie plane Warzen)* oder verzweigte Auswüchse, wie Maulwurftatzen; nehmen sie an Größe zu, so bilden sich filiforme oder lamellöse Büschel, die manchmal eine Länge von mehreren Zentimetern erreichen. Die breit aufsitzenden oder gestielten Wucherungen entwickeln sich auf gesunder, nicht verdickter, manchmal mazerierter oder irritierter Haut oder Schleimhaut. Bei Frauen, die sich vernachlässigen, besonders wenn sie an Gonorrhöe erkrankt oder gravid sind, können sich faustgroße, warzige, nässende Massen von lebhaft roter Farbe und üblem Geruch entwickeln; sie sind lästig, ohne aber Schmerzen zu verursachen. Ganz ausnahmsweise findet man sie in den Achselhöhlen und am behaarten Kopfe *(vielleicht auch in der Mund- und Rachenhöhle)*, nicht aber an anderen Körperstellen.

Die histologische Untersuchung läßt eine starke Hyperakanthose mit reichlichen Karyokinesen *(und viel Glykogen)* erkennen. Die vorspringenden Papillen sind fadenförmig, verzweigt und von stark erweiterten Blutgefäßen durchzogen. Es ist oft gar kein Anzeichen von akuter Entzündung in diesem Gewebe vorhanden. Das Stratum granulosum fehlt stellenweise; die Hornschichte ist *(oft)* stark verdünnt, *andere Male verdickt.*

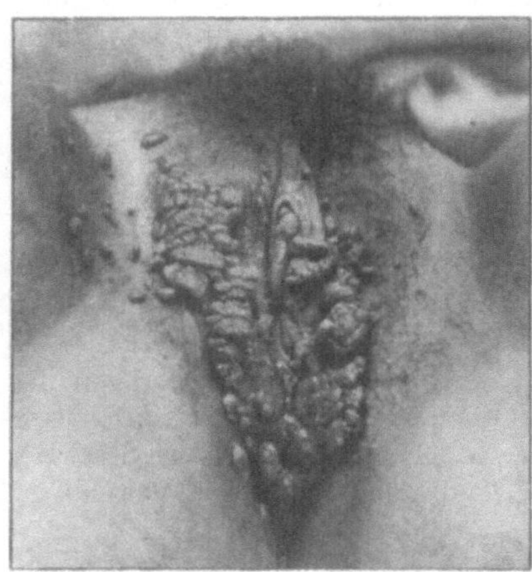

Fig. 48.
Spitze Kondylome der Vulva.

Die Ätiologie ist nicht aufgeklärt; die Kondylome sind *(augenscheinlich in recht geringem Grade)* ansteckend und auto-inokulabel. Sie können ohne *nachweisbare* unmittelbare Ansteckung entstehen, unter dem Einfluß banaler Reize, der Gonorrhöe, der Schwangerschaft, *des Pruritus ani bei Kindern (Eingeweidewürmer?)* usw. Eine Verwandtschaft mit den gewöhnlichen Warzen ist schon mehrfach vermutet, aber niemals bewiesen worden und scheint tatsächlich nicht zu bestehen. *(Die auch im Gewebe gefundenen Spirochäten haben wohl keine Bedeutung.)*

Behandlung. Reinlichkeit, adstringierende Waschungen, indifferente Puder, Pulvis Sabinae mit einem Zusatz von Salizylsäure (2:100) *(oder mit Alaun aā)* bringt sie gewöhnlich zum Schrumpfen, ohne sie ganz zu vertreiben *(wenn sie nicht unbedeutend sind)*. Sind die Wucherungen sehr klein, so gelingt es, sie durch Ätzen mit reiner Karbolsäure oder Chromsäure *(oder starker alkoholischer Resorzinlösung, Formalin etc.)* zu zerstören.

Für umfangreiche Wucherungen ist die Entfernung durch Exzision mit der Schere, durch Abreißen mit der Pinzette oder noch besser durch Exkochleation mit dem scharfen Löffel notwendig; die Operation ist etwas schmerzhaft. *(Notwendig ist sehr sorgfältige Blutstillung!)* Manchmal ist lokale oder allgemeine Anästhesie erforderlich; Rückenmarksanästhesie der unteren Körperpartie durch Kokain u. ä., nach der Methode von *Bier*, Ravaut *etc.*, die diese Körpergegend vollständig unempfindlich macht, ist bei besonders starken und ausgedehnten Wucherungen von größtem Wert. In verschiedenen Fällen,

in denen die Wucherungen sehr reichlich vorhanden waren, ist es meinem
Assistenten Chicotot gelungen, sie durch Radiotherapie zur Abheilung zu
bringen; die Zahl der erforderlichen Sitzungen schwankt.

Verrucae vulgares.

Die Verruca vulgaris *(harte Warze)* ist eine papilläre und hyperkeratotische Wucherung; sie stellt den Typus der als warzenförmig (verrukös)
bezeichneten Veränderungen dar.

Sie besteht aus einer ziemlich starken, runden und scharf umschriebenen Erhebung von der Größe eines Stecknadelkopfes bis zu der einer
Bohne, gewöhnlich der einer Erbse. Ihre Farbe ist grau, gelb oder grauschwarz; die Oberfläche ist höckerig oder manchmal mit zottigen Erhebungen
von derber und rauher Konsistenz bedeckt. Die Haut in der Umgebung
ist nicht entzündet. Manche Warzen sind an ihrer Basis eingeschnürt und
beinahe gestielt; andere breiten sich mehr flach aus und sind nur wenig
erhaben. Schmerzempfindungen verursachen sie
nur in der Umgebung der Nägel und an solchen
Körperstellen, die einem Drucke ausgesetzt sind,
wie besonders an den Fußsohlen.

Die Warzen treten gewöhnlich zahlreich und
mit Vorliebe an den Dorsal- und Seitenflächen
der Finger und Hände auf und können hier zu
größeren Herden verschmelzen; sie sind auch zuweilen am Nagelfalz lokalisiert, seltener an der
Volarfläche der Hände und Finger, am Gesicht,
an den Augenlidern, am behaarten Kopf, an den
Fußsohlen. *(Sie sind in den verschiedenen Körpergegenden verschieden: im Gesicht sehr oft
aus mehreren filiformen Papillen zusammengesetzt, an den Handtellern flach erhaben und
mosaikartig gefeldert, in der Mitte wie leicht
gedellt.)*

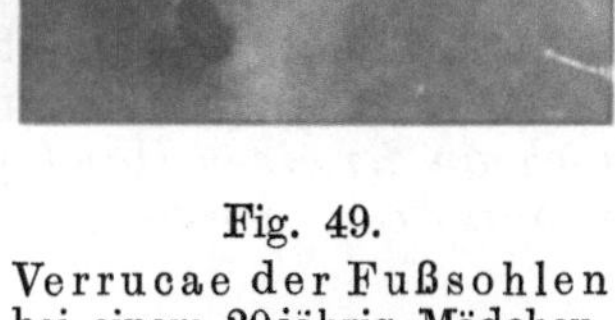

Fig. 49.
Verrucae der Fußsohlen
bei einem 20jährig. Mädchen.

Die **Verrucae planae juveniles** sind
jedenfalls nur eine besondere Form derselben
Affektion (**VII**, 88) *(was aber durch Inokulationsversuche noch nicht erwiesen ist)*.

Die Verrucae der Fußsohlen, welche von Dubreuilh und M. Robert
beschrieben wurden, verdienen besonderes Interesse wegen ihrer Schmerzhaftigkeit und ihrer speziellen Behandlung. Sie sitzen in erster Linie an den
Druckpunkten und imponieren als gewöhnliche Schwielen; untersucht man sie
jedoch genauer, so bemerkt man, daß sie meistens aus filiformen Wucherungen
bestehen, die büschelförmig vereinigt und von einem erhabenen Rande eingefaßt sind (Fig. 49). Man kann sie ohne besondere Schwierigkeit durch
Radiotherapie heilen.

Alle Warzen können rissig werden und sich entzünden.

Man sieht die Warzen außerordentlich häufig, besonders bei Schülern,
jungen Handwerkern, aber auch bei Erwachsenen. Die Kontagiosität und
die Autoinokulabilität der Warzen, die ihnen vom Publikum von jeher zugeschrieben wurden, sind durch die Versuche von Variot und anderen mit Sicherheit festgestellt worden; die Inkubationsdauer beträgt mehr als zwei Wochen
*(in meinen Versuchen bis acht Monate, bei Übertragung von der Kuh auf
den Menschen sogar mehr als zwei Jahre)*. Der Erreger ist unbekannt; *er*

scheint zu den filtrierbaren Mikroben zu gehören; der Bacillus porri ist als Ursache nicht bestätigt worden.

Histologisch bestehen die Warzen in einer enormen Verlängerung einzelner Papillen oder Gruppen von Papillen und ihrer Gefäße, nebst einer beträchtlichen Verdickung aller Schichten der Epidermis; ein entzündliches Infiltrat in der Kutis fehlt.

Die Behandlung muß eine Narbenbildung zu vermeiden suchen, da die Warzen oft spontan verschwinden. Am besten kommt man mit dem Galvano- oder Thermokauter zum Ziel, wobei man eine Verletzung der Umgebung vorsichtig vermeidet, ohne aber die Basis zu schonen. *(Ich ziehe den scharfen Löffel, mit vor- und nachheriger Ätzung mit reiner Karbolsäure, unter Lokalanästhesie vor.)* Die Behandlung mit rauchender Salpetersäure ist sehr beliebt *(macht aber häßliche Narben)*; mit einem Holzstäbchen bringt man täglich einen Tropfen der Säure auf die Warze. Die weniger energischen Ätzmittel, das Kollodium, die Pflaster etc., sind nicht befriedigend in ihrer Wirkung *(doch kann man manche oberflächliche Warze durch oft wiederholte Pinselungen mit 10%igem Salizyl-Milchsäure-Kollodium beseitigen).* Der Saft der Euphorbiaceae und des Chelidonium majus bringen bei ausdauernder Applikation die Warzen zum Schwinden und Abfallen.

Die Radiotherapie erzielt auffallende Erfolge, ohne Schmerzen zu verursachen; ihre Anwendung erfordert aber große Vorsicht. Die Dorsalseite der Hand wird dabei der Gefahr verhängnisvoller Radiodermatitiden ausgesetzt, und es sind Fälle bekannt geworden, bei denen eine Amputation nötig wurde. *Auch mit Radium und CO_2-Schnee kann man Warzen beseitigen.*

Man hat behauptet, daß tägliche Einnahme von 0,75 g Magnesia oder einigen Tropfen Thujatinktur, ebenso wie die Arsenbehandlung, die Warzen *(die letztere nach meinen Erfahrungen nur die planen)* zum Verschwinden bringe. Brocq hat *(neben anderen)* die merkwürdige Tatsache beschrieben, daß in mehreren (unbestreitbaren) Fällen die einfache Suggestion (,,Besprechen" der Warzen!) genügte, um den gleichen Zweck zu erzielen. *(Sie können auch an der einen Hand spontan verschwinden, wenn man die der anderen operativ oder sonstwie beseitigt hat.)*

Acanthosis nigricans.

Diese sehr seltene Krankheit wurde von Pollitzer und Janovsky im Jahre 1890 beschrieben, nachdem ich sie schon früher beobachtet und als ,,Dystrophie papillaire et pigmentaire" bezeichnet hatte. Sie ist durch zwei Hauptsymptome charakterisiert: 1. eine rauhe Hautoberfläche mit disseminierten oder dicht gehäuften papillomatösen Wucherungen und 2. eine dunkle Pigmentierung.

Die Veränderungen sind ausgesprochen regionär und symmetrisch. Sie treten konstant am Nacken und in der Genito-Anal-Region auf und zuweilen (aufgezählt nach ihrer Häufigkeit): an den Achselhöhlen, am Nabel, an den Händen und Ellenbeugen, am Hals, im Gesicht, an den Brüsten und an den Füßen.

Die rauhe Beschaffenheit der Haut rührt von der Steigerung der Furchen- und Faltenbildung her. Auf der braun oder sogar schwarz verfärbten Oberfläche, deren Aussehen sich mit der Rinde eines Baumes vergleichen läßt, deren Konsistenz aber geschmeidig ist, erheben sich gestielte oder ungestielte Papillome, isoliert oder in Herden vereinigt. Besonders zu betonen ist, daß niemals eine Schuppenbildung auftritt. Am freien Rande der Augenlider und der

Lippen können die Papillome in regelmäßiger Anordnung wie die Zähne eines Kammes nebeneinander stehen.

An den Palmae und Plantae sind die Papillarleisten deutlich verstärkt. Die Zunge ist immer zottig, aber niemals sind die Schleimhäute pigmentiert.

Die Nägel sind brüchig; der Haarausfall ist allgemein.

Das Hauptinteresse der Erkrankung liegt darin, daß sehr häufig (in 25 von 30 Fällen) eine Beziehung zu einem malignen Neoplasma der Bauchhöhle besteht. Die Neubildung kann primär (z. B. am Magen oder Darm) oder sekundär (nach einem Uterus- oder Mammakarzinom) auftreten. Die Acanthosis nigricans kann also, wie dies mehrere Male der Fall war, auf einen latenten Krebs aufmerksam machen.

Man beobachtet sie besonders zwischen dem 30. und 40. Lebensjahre, und zweimal so häufig bei der Frau als beim Manne. Im Beginn macht sich ein schmutziges Aussehen am Halse und an den Achselhöhlen geltend oder es können auch ein oder mehrere Papillome auftreten. Der Verlauf ist rapid und die Kachexie setzt in weniger als einem, spätestens in zwei Jahren ein. *(Gelegentlich Heilung nach Tumor-Operation!)*

Wenn man alle der eben angegebenen Merkmale berücksichtigt, kann man sich in der Diagnose kaum irren.

Es sind vier oder fünf Fälle einer jugendlichen Form bekannt geworden, die sich bei jungen Kindern ohne irgendwelche Beziehung zu einem Karzinom entwickelten und von unbestimmter Dauer waren. Ich habe selbst einen unzweifelhaften solchen Fall bei einem gesunden 19 jährigen Mädchen beobachtet; die Akanthose war $2\frac{1}{2}$ Jahre vorher nach einer Sonnenverbrennung am Nacken entstanden; weitere Lokalisationen bestanden an den Achseln, auf der Brust und dem Abdomen. Keine Lymphdrüsen, keine viszerale Erkrankung. *(Manche andere als juvenile Acanthosis nigricans bezeichnete Fälle gehören augenscheinlich zu der sogenannten atypischen Ichthyosis.)*

Gelegentlich wuchernde Dermatosen.

Bei einer großen Zahl von Dermatosen der verschiedensten Art — generalisierten oder lokalisierten, akuten oder chronischen — entstehen zuweilen Wucherungen.

Für ihr Auftreten kann man in manchen Fällen das Terrain oder die befallene Körpergegend verantwortlich machen. Obgleich dieser Umstand den meisten Autoren kaum aufgefallen zu sein scheint, so besteht doch offenbar an gewissen Körpergegenden eine besondere Tendenz zu Wucherungen, wie z. B. in der Perianal-, der Perigenital-, der Inguinal- und der Axillarregion, mit einem Worte an den großen Beugefalten, und außerdem in der Umgebung der Ostien des Gesichtes, am behaarten Kopf und in geringerem Grade an den Extremitäten. Es ist auch möglich, daß gewisse Infektionserreger besonders befähigt sind, Wucherungen zu veranlassen; mehrere pathogene Trypanosomen scheinen diese Eigenschaft zu besitzen.

Schließlich kann man auch supponieren, daß der wuchernde Charakter, welchen verschiedene Exantheme zuweilen zeigen, von einer Sekundär- oder Mischinfektion herrührt *(oder daß einzelne Individuen die Eigentümlichkeit haben, besonders leicht mit vegetierenden Entzündungen zu reagieren).*

Pemphigus vegetans gravis. Dieser Krankheitstypus wurde von J. Neumann (1876) beschrieben, der ihn als Morbus sui generis auffaßte.

Die Krankheit ist charakterisiert durch Blasen, auf deren Grunde sich sehr bald Wucherungen entwickeln. Das Exanthem ist besonders an den Leisten, den großen Gelenkbeugen und in der Umgebung des Mundes lokalisiert. Es beginnt häufig an den Schleimhäuten des Mundes oder des Pharynx, oder auch an den Genitalien und zuweilen an den Nagelrändern.

Die Primäreffloreszenz ist eine häufig von Anfang an seropurulente und schlaffe Blase, die zu einer Kruste eintrocknet und ausheilen oder an der Peripherie weiterschreiten kann. Nach fünf oder sechs Tagen beginnt der Grund einiger oder der Mehrzahl der Blasen zu ulzerieren, papillomatös zu wuchern und unter einer braunen Kruste einen übelriechenden Eiter abzusondern. Diese Elemente haben eine auffallende Ähnlichkeit mit den hypertrophischen „Plaques muqueuses" *(breiten „Kondylomen")*.

Durch serpiginöse Ausbreitung und Konfluieren der Effloreszenzen entstehen ausgedehnte Herde, die in der Mitte drusig und am Rande pustulös sind. Nach ihrer Abheilung hinterbleiben braune, rauhe Maculae.

Bei schweren Fällen ist der Mund wie ausgekleidet von äußerst schmerzhaften diphtheroiden Erosionen; die Lippen, alle Gelenkbeugen und die Regionen, an denen zwei Hautflächen sich berühren, manchmal ein großer Teil des Kopfes, des Rumpfes und der Glieder sowie auch die Schleimhäute sind mit wuchernden, eiternden, stinkenden und schmerzhaften Ulzerationen bedeckt. Fieber wurde öfters beobachtet. Der Tod erfolgt innerhalb zwei bis fünf Monaten *(oder wesentlich später)* infolge von Kachexie.

Die Anatomie der primären Blase ist die gleiche wie beim wahren Pemphigus (**X**, 133). Im papillomatösen Stadium sind die Exkreszenzen, die sechs bis zehn Millimeter hoch werden können, von einem stark verdickten Stratum mucosum bedeckt. In diesem oder im wuchernden Papillarkörper oder an der Grenze beider Schichten findet man kleine Abszesse mit polynukleären Leukozyten, unter denen die Eosinophilen reichlich vertreten sind. Man hat auch eine Eosinophilie des Blutes gefunden und die Autopsie hat mehrfach Veränderungen des Nervensystems und der inneren Organe ergeben.

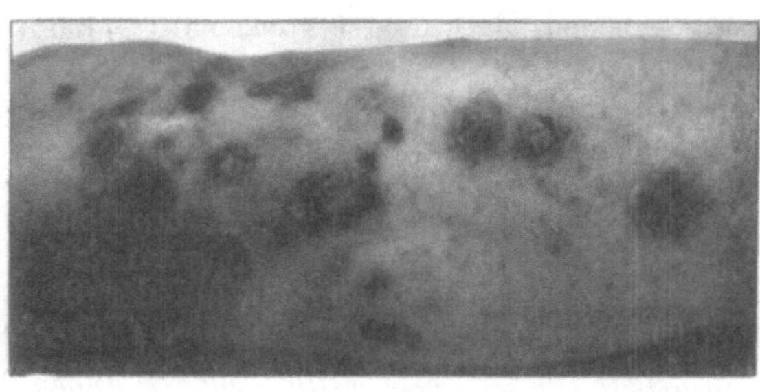

Fig. 50.
Pemphigus vegetans benignus bei einer 22 jährigen Frau. (Die Außenfläche des rechten Knies und Unterschenkels.) Die Eruption besteht seit 3 Monaten vorwiegend an den Extremitäten. (Patient von M. Ferrand. Annales de Dermatolog. 1907. p. 255.)

Der Pemphigus vegetans gravis ist eine recht seltene Erkrankung, die besonders bei Erwachsenen beider Geschlechter vorkommt.

Seine Natur ist unbekannt. Sein bösartiger Verlauf und seine schlechte Prognose lassen vermuten, daß es sich nur um eine Abart des wahren Pemphigus handelt, der durch eine Superinfektion mit einem unbekannten Erreger wuchernden Charakter annimmt. *(Der Pemphigus vegetans tritt meist von vornherein als solcher auf; selten wandelt sich ein P. vulgaris in einen vegetierenden um. [Besondere Disposition oder Infektion?])*.

Pemphigus vegetans benignus. Neben der eben beschriebenen, fast stets letalen Form beobachtet man zuweilen ein Exanthem mit ganz analogen Effloreszenzen, das sich aber schubweise entwickelt, den Allgemeinzustand nicht beeinflußt und nach verschiedener Zeit in Heilung übergeht. Während bei dieser benignen Form der Mund, die Lippen und die großen Beugefalten weniger befallen sind, werden die Extremitäten (Fig. 50) und die großen Hautflächen des Rumpfes stärker ergriffen. Die Ähnlichkeit mit dem Jododerma vegetans ist auffallend. Das gleichzeitige Vorhandensein von Eosinophilie und polymorphen Effloreszenzen haben oft an eine wuchernde Form der Duhringschen Krankheit denken lassen. Die nicht rezidivierenden Fälle andererseits haben zu der Auffassung und Bezeichnung als „Erythème bulleux végétant" geführt.

Es bestehen also bei der Einteilung der verschiedenen Formen des Pemphigus vegetans die gleichen Schwierigkeiten, wie bei den bullösen Exanthemen im allgemeinen. Einige Dermatologen machen sich die Sache leicht, indem sie eine Dermatitis vegetans aufstellen, die alle denkbaren Grade annehmen kann.

Die Behandlung ist die der infizierten Erosionen aller Art: lokale Dauerbäder oder erweichende, feuchte und schwach antiseptische Umschläge mit Wasserstoffsuperoxyd, Kalium permanganicum usw., Betupfungen mit Jodlösung, Naphtholkampfer und Applikationen absorbierender Puder *(ferner Arsen, besonders Salvarsan, und Röntgentherapie)*.

Wuchernde Pyodermie. Als „Dermatite pustuleuse chronique en foyers à progression excentrique", später als „Pyodermite végétante" hat Hallopeau (1889—1898) eine von Anfang an pustulöse, benigne und langwierige Form des Pemphigus vegetans von Neumann beschrieben.

Die Bezeichnung als wuchernde Pyodermie wäre auch auf die Fälle anwendbar, bei denen eine Impetigo, ein infizierter Herpes usw. zur Bildung von Wucherungen führt, wie es besonders an den Hautfalten vorkommt.

Verruköse und wuchernde Elephantiasis. Bei jeder Elephantiasis, besonders bei der Elephantiasis nostras und in noch höherem Grade bei den sekundären Elephantiasisformen, sieht man hauptsächlich an den unteren Partien der Beine und an den Füßen die Hautoberfläche rauh und drusig werden und sich mit hellroten oder weißlichen Wucherungen oder mit grauen oder schwarzen hyperkeratotischen Warzenbildungen bedecken (**XVIII**, 253).

Der **Lichen ruber verrucosus** (= **Lichen corné hypertrophique**) ist schon an anderer Stelle beschrieben worden (**VII**, 95). Seine Diagnose bietet keine besondere Schwierigkeit, wenn man einmal einen Fall gesehen hat.

Wuchernde Syphilide. Sie sind Sekundär- oder Tertiärerscheinungen.

In der sekundären Periode stellen sie eine Modifikation („Deformation") der lentikulären oder besonders der nummulären Papeln dar. Gewöhnlich isoliert am Nacken, Thorax oder im Gesicht *(besonders an den Nasolabial- oder an der Mentalfurche)* sitzend, bilden sie papillomatöse oder fungöse, scharf umschriebene Herde, die ½ Zentimeter dick und 1—4 Zentimeter breit sind. Sie entwickeln sich langsam und hinterlassen einen verfärbten Fleck.

Die hypertrophischen Schleimhautplaques (**XXIX**, 451) gehören unzweifelhaft zu dieser Kategorie.

In der tertiären Periode entwickeln sie sich auf verschiedenartigen Ulzerationen, besonders auf tubero-gummösen Syphiliden. Die papillomatösen oder fungösen Wucherungen erheben sich auf dem Grunde der Geschwüre und modifizieren ihr Aussehen vollständig. Man muß diese Eventualität immer im Auge behalten, da die tertiären wuchernden Syphilide häufig, besonders mit Epitheliomen, verwechselt werden. Sie finden sich speziell an behaarten Körperstellen, am Kopf, im Bart, in den Achselhöhlen, auf dem Mons Veneris und an den unteren Extremitäten und können Begleiterscheinungen eines elephantiastischen Zustandes sein.

Wuchernde und verruköse Tuberkulose. Die tuberkulösen Hautläsionen wuchern unter verschiedenen Umständen.

Man beobachtet, allerdings nicht häufig, am Munde, am Anus oder auch an der Vulva, wo Verwechselungen mit dem Symptomenkomplex des Esthiomène vorkommen, unregelmäßige, ulzerierte, wuchernde Herde von Tuberkulose. Die hellroten, papillomatösen Wucherungen erheben sich auf dem Grunde oder am Rande der Ulzerationen, wo sie sich sehr langsam entwickeln.

Bei den von Zeit zu Zeit beschriebenen Fällen von frambösiformer Tuberkulose handelt es sich um große, zottenbedeckte Herde, die mit unregelmäßigen Ulzerationen und miliaren Abszessen besät sind. Bei einer Läsion dieser Art, welche ich zusammen mit Brocq gesehen habe, waren der Oberschenkel und die Glutäalgegend fast in ihrer ganzen Ausdehnung befallen.

Häufiger ist die **Tuberculosis verrucosa** (**XXVII**, 402), die ich deshalb ausführlicher beschreibe.

Gewöhnlich ist sie auf der Hand, den Fingern oder den Handgelenken lokalisiert, und zwar meist in Gestalt eines isolierten Herdes von nummulärer oder größerer Ausdehnung und runder, ovalärer, mehrfach gelappter oder längs einer Hautfalte sich erstreckender länglicher Form.

Wenn der Herd nur klein ist, so ist die Erhebung papillomatös oder hyperkeratotisch und erinnert etwas an eine Warze. Aber die Basis ist *(fast)* immer von einem roten oder violetten Hof umgeben. Auf Druck quillt manchmal ein Eitertröpfchen hervor.

Im vollständig entwickelten Stadium besteht die Tuberculosis verrucosa aus drei Zonen: an der Peripherie, eine glatte, flache, erythematöse Zone; dann eine mittlere *(intermediäre)* etwas mehr erhaben, violett oder braun, papillomatös, mit adhärenten Krüstchen oder grübchenförmigen Ulzerationen besetzt, aus denen man einige Eitertropfen auspressen kann; endlich die zentrale Partie, bald narbig und eingesunken, bald vorspringend und mit grauen oder gelben, verhornten Warzenbildungen bedeckt, die durch Furchen und Risse voneinander getrennt sind. Die Basis der Plaque ist induriert, von mehr fibröser als ödematöser Konsistenz.

Die bei der Heilung entstehende Narbe ist flach und weiß, oder wellig und von blassen Streifen auf violettem Grunde durchzogen; häufig *(besonders wenn die Affektion ursprünglich von einem tiefgelegenen Tuberkuloseherd ausgegangen ist)* ist sie in der Tiefe adhärent.

Die Diagnose der verrukösen Tuberkulose ist auf Grund der objektiven Kennzeichen, der Lokalisation, der begleitenden Nebenumstände und der langsamen Entwickelung im allgemeinen leicht; die Biopsie, die bakteriologische Untersuchung, die experimentelle Verimpfung werden in den Fällen, in welchen man die Lues, das Epitheliom, die Blastomykose, *(die Sporotrichose)* etc. nicht von vornherein ausschließen kann, die Diagnose sicherstellen.

Der Leichentuberkel („Tubercule anatomique") kann als Tuberculosis verrucosa von geringerem Umfang, aber stärkerer Virulenz *(speziell im Beginn)* angesehen werden (S. 402).

Das wuchernde oder papilläre Epitheliom findet sich hauptsächlich im Gesicht, besonders an den Lippen oder am Munde oder auch an den äußeren Genitalien.

Die Beschreibung folgt in einem späteren Abschnitt (**XXX**, 480).

Dieses papilläre Epitheliom entwickelt sich oft auf der Basis einer senilen Keratose oder der Leukoplakie. Man muß es so früh wie möglich chirurgisch entfernen.

Blastomykosis. Durch Infektion mit Blastomyzeten können Gebilde entstehen, deren Aussehen ähnlich oder sogar identisch ist mit dem der wuchernden Syphilide, des papillären Epithelioms und besonders dem der verrukösen Tuberkulose. Die meisten dieser Fälle sind in Amerika beobachtet worden. *(Die Hefenatur der Pilze in den amerikanischen Fällen wird aber bestritten.)* Die Untersuchung des Eiters und die Kultur des Parasiten sind für die Bestätigung der Diagnose notwendig (**XXVIII**, 440).

Dariersche Dermatose (frühere **Psorospermosis follicularis**). Diese eigentümliche Affektion (**XIX**, 285) hatte in mehreren sehr ausgeprägten Fällen, die ich gesehen habe, einen w u c h e r n d e n Charakter. Es bestanden in den Leistenbeugen und Achselhöhlen voluminöse Massen in Form hoher, blumenkohlartiger, übelriechender Exkreszenzen. Diese Veränderung fehlt bei den abgeschwächten Formen.

Wuchernde Toxidermien. Die w u c h e r n d e n J o d a u s s c h l ä g e treten an einer beliebigen Körperstelle auf; sie beginnen als eiterige Blasen mit entzündlicher Basis, die im Zentrum wuchern und sich rasch zentrifugal ausbreiten (**XXIII**, 344); die meist multiplen Effloreszenzen konfluieren zu ziemlich ausgedehnten *weichen* Herden; auffällig ist ihr pustulöser Rand.

Die ihnen sehr ähnlichen w u c h e r n d e n B r o m e x a n t h e m e sind stärker fungös und weicher, eitern aber weniger *(und haben ihre Lieblingslokalisation besonders an den Extremitäten)*.

In beiden Fällen kann man das Jod oder Brom im Urin nachzuweisen versuchen, wobei man jedoch nicht übersehen darf, daß die Exantheme *(speziell die nach Gebrauch von Brom, das bekanntlich sehr langsam ausgeschieden wird)* noch mehrere Wochen nach der letzten Einnahme des Medikamentes persistieren.

Exotische wuchernde Dermatosen.

Eine ganze Gruppe von Krankheiten, die in den Tropen endemisch vorkommen, sind durch wuchernde oder ulzero-vegetierende Eruptionen charakterisiert. Wie neuere Untersuchungen ergeben haben, ist die Mehrzahl von ihnen durch T r y p a n o s o m e n *(resp. Protozoen)* veranlaßt.

Ihr Aussehen kann typisch sein, kann aber auch zu Verwechslungen mit Tuberkulose oder Syphilis Anlaß geben. Die T u b e r c u l o s i s v e r r u c o s a unterscheidet sich im allgemeinen durch die Langsamkeit ihrer Entwickelung und die geringe Zahl ihrer Herde, die nie spontan abheilen; die L u e s durch ihren Polymorphismus und die Gesamtheit ihrer Erscheinungen.

Für die Diagnose ergibt sich oft ein wertvoller Hinweis durch die Auskunft über ihren Ursprungsort, sei es, daß man ihr in dem Lande begegnet, wo sie heimisch ist, oder daß Reisende sich daselbst infiziert haben.

Orientbeule (Bouton de Biskra). Wenn voll entwickelt, besteht die Orientbeule (**XXIX**, 466) aus einer runden oder ovalären, münzen- oder mehrere zentimetergroßen Ulzeration mit unregelmäßigen Umrissen, die von einer stark adhärenten, braungelben Kruste bedeckt ist. Unter der Kruste findet man in einer Vertiefung mit steilen, zerfressenen und zerrissenen Rändern ein trübes Exsudat. Der Grund des Geschwüres ist lebhaft gerötet, granulös, drusig und papillomatös. Auf dem Grunde und seiner Umgebung finden sich gelbe eiterige Punkte.

Die Basis ist entzündet und infiltriert. Lymphangitis und Phlebitis sind häufige Komplikationen. Die Drüsen sind gewöhnlich geschwollen und schmerzhaft.

Die spontane Narbenbildung geht langsam vor sich. Es hinterbleibt eine eingesunkene, haarlose, glatte Narbe, die mattrot oder farblos und an der Peripherie pigmentiert ist. *(Das Krankheitsbild ist sehr mannigfaltig, z. B. sehr lupusähnlich.)*

Die histologische Struktur ist die eines Granuloms, mit starkem Vorwiegen von mononukleären Leukozyten, einigen Plasmazellen und nekrotischen Herden. Die Hypertrophie des Papillarkörpers ist beträchtlich; daneben besteht eine Hyperakanthose und Parakeratose. *(In frischeren Stadien findet man im Exsudat und in den Schnitten mehr oder weniger reichlich die „Leishmania".)*

Framboesia tropica oder Pian. Die Primäreffloreszenz dieser Erkrankung (**XXIX**, 464) besteht sowohl im Initialstadium wie bei den allgemeinen Eruptionen aus einer anfangs hellroten, konischen Erhebung mit nekrotischem, krustösem Zentrum, die sich induriert, ausbreitet und papillomatös wird.

Die Plaques können einen Durchmesser von ein bis sechs Zentimeter erreichen; sie sind mit einer braunen adhärenten Kruste oder an den mazerierten Stellen mit einem übelriechenden Sekret bedeckt. Die Wucherungen sind grau oder rot gefärbt. Das Zentrum neigt zur Narbenbildung; am Rande ist oft eine bullöse Erhebung zu konstatieren. Durch Konfluenz bilden sich polyzyklische Herde. Die Eruption ist schmerzlos.

Die spontane Heilung kann in jedem Entwickelungsstadium eintreten; sie wird eingeleitet durch Rückbildung und Resorption des Infiltrats. Die Läsionen hinterlassen nur pigmentierte Flecke, aber gewöhnlich keine Narben.

Die frambösiformen Effloreszenzen sind mit Vorliebe in der Umgebung der natürlichen Ostien, an den Lippen, an den Nasenlöchern, an den Genitalien und an allen Hautfalten lokalisiert. Sie können sich aber auch ausbreiten und sehr reichlich werden und erinnern dann an die hypertrophischen Papeln und die papulokrustösen Syphilide. Die Schleimhäute werden nie befallen.

Mikroskopisch sieht man im Papillarkörper und in den Papillen eine reichliche Infiltration von Plasmazellen, ohne Epithelioid- oder Riesenzellen. Die Papillen sind außerordentlich hypertrophiert und von erweiterten Blutgefäßen durchzogen. Die Hyperkeratose ist beträchtlich und gewöhnlich mit Parakeratose verbunden. *(Die der Syphilis in vielen Beziehungen sehr ähnliche Krankheit wird durch die Spirochaeta pallidula bedingt und durch Salvarsan sehr sicher geheilt.)*

Hier seien nur kurz erwähnt die wuchernden Ulzerationen und verrukösen Herde der **Buba** (**XXIX**, 465), die ähnliche Schleimhautveränderungen aufweisen, sowie die papillären Warzen und fungösen Tumoren der **Verruga peruviana** (S. 466).

Kapitel XIII.

Tubera und tubero-ulzeröse Dermatosen.

In der Dermatologie versteht man unter Tubera[1]) solide (d. h. keine Flüssigkeit enthaltende) Krankheitsherde in der Kutis. Sie sind zirkumskript, rund, mehr oder weniger erhaben, tiefliegend; sie entwickeln sich langsam, vor allem aber zerstören sie die Kutis.

Diese letztere Eigenschaft ist das wesentlichste Charakteristikum der Tubera, denn sie bedingt, daß diese, auch wenn sie trotz ihrer häufigen

---

[1]) *In der französischen Dermatologie spricht man nicht von Tubera, sondern von „Tubercules"; wir vermeiden diesen Ausdruck, um Verwechselungen mit dem Tuberkel vorzubeugen, da man mit diesem Wort den ätiologischen Begriff verbindet.*

Neigung zur Geschwürsbildung nicht ulzerieren, doch stets *(wenigstens im Prinzip!)* eine Narbe hinterlassen; mit anderen Worten bei ihrer Abheilung findet keine Heilung ohne Narbenbildung statt („les tubercules sont non résolutifs").

Diese Primäreffloreszenz ist also diagnostisch von Papeln, Knötchen und Tumoren streng zu trennen, *so schwer das auch oft ist.*

Die Papeln unterscheiden sich von den Tubera weniger durch ihren Umfang und die Stärke ihres Hervortretens, als durch ihre raschere Entwickelung und ihre Neigung zur Resolution; eine Papel hinterläßt bei der Heilung *meist* keine Narbe.

Tatsächlich gibt es zweifelhafte oder Übergangsformen, die man als „papulotuberöse Effloreszenzen" bezeichnen kann. Manche Dermatologen sprechen die Riesenpapeln als solche Papulo-Tubera an.

Die Knoten und Knötchen (Nodosités et Nodules) sind subkutane Neoplasmen, während die Tubera kutanen Ursprung haben. Aber obgleich morphologisch voneinander verschieden, entstehen sie oft durch den gleichen pathologischen Vorgang, ein Umstand, der Besniers Terminologie rechtfertigt, nach welcher er die letzteren als subkutane Tuberkel („*Tubera*") bezeichnet[1]).

Gewisse Tubera haben Ähnlichkeit mit den Tumoren und nähern sich ihnen bezüglich ihrer Größe, ihres Hervortretens, ihrer Entwickelung und ihrer Konfluenz zu erhabenen und höckerigen Flächen. Aber die Tubera gehen nach kürzerer oder längerer Dauer in Narbenbildung über; die Tumoren im Gegenteil persistieren oder sind andauernd progressiv; indessen sind diese Differenzen nicht absolut scharf.

Tatsächlich ist ihre Unterscheidung auf anderer Grundlage basiert; denn unter Tumoren versteht man Neubildungen unbekannten Ursprungs, während Tubera kutane Bildungen sind mit bestimmter, chronisch wirkender, infektiöser Ursache.

Die Histologie liefert hier das entscheidende Kriterium. Wie einem späteren Abschnitt zu entnehmen ist (**XXX**), sind die Tumoren aus heterotopischem Gewebe zusammengesetzt, welches an die Stelle des normalen Gewebes der betreffenden Region tritt. Die Tubera aber bestehen aus Anhäufungen entzündlicher Zellen verschiedener Typen, die mehr oder weniger zusammenhängend und ausgebreitet das kutane Bindegewebe infiltrieren, welches mehr oder weniger degeneriert sein kann.

Die Verschiedenheit in der Stärke und Dichte des zelligen Infiltrates und in der Erhaltung des kutanen Gewebes erklärt den Grad der Erhebung und die derbere oder weichere Konsistenz der Tubera. Diese Zusammensetzung macht es auch verständlich, daß sie zwar resorbiert werden können, aber nicht ohne Atrophie oder Sklerose, d. h. nicht ohne Narbenbildung.

Das Infiltrat gewisser Tubera hat eine ausgesprochene Neigung zu Zellnekrose und der daraus resultierenden Zerteilung und Einschmelzung; es entstehen dadurch begrenzte und oft tief ausgehöhlte Ulzerationen.

Der tubero-ulzeröse Prozeß unterscheidet sich von dem als Ulzeration beginnenden Vorgang erstens natürlich durch seine Entwickelung, die anfangs neoplastisch und erst sekundär destruktiv ist; zweitens dadurch, daß an der Basis und in der Umgebung des Substanzverlustes gewöhnlich einige Reste der Tubera persistieren, die sich bei den tertiären Syphiliden

---

[1]) *Alle diese feineren Unterschiede sind der deutschen Nomenklatur fremd, die es mit solchen Definitionen weniger streng nimmt.*

oder der Aktinomykose durch eine besondere Derbheit, beim ulzerösen Lupus durch eine eigentümliche Weichheit auszeichnen.

Schließlich ist hier noch daran zu erinnern, daß die indurierten follikulären Läsionen, gleichviel ob sie eitern, wie beim Furunkel oder Anthrax, oder trocken bleiben, wie beim Aknekeloid, nicht in diesem Abschnitt, sondern bei den Follikulosen (**XIX**) untergebracht sind.

Tubero-ulzeröse Dermatosen. Hat man also wirkliche Tubera oder eine tubero-ulzeröse Veränderung vor sich, so ist man sicher, es mit einer chronischen Infektionskrankheit zu tun zu haben. In erster Linie wird man an Syphilis, Tuberkulose und Lepra denken.

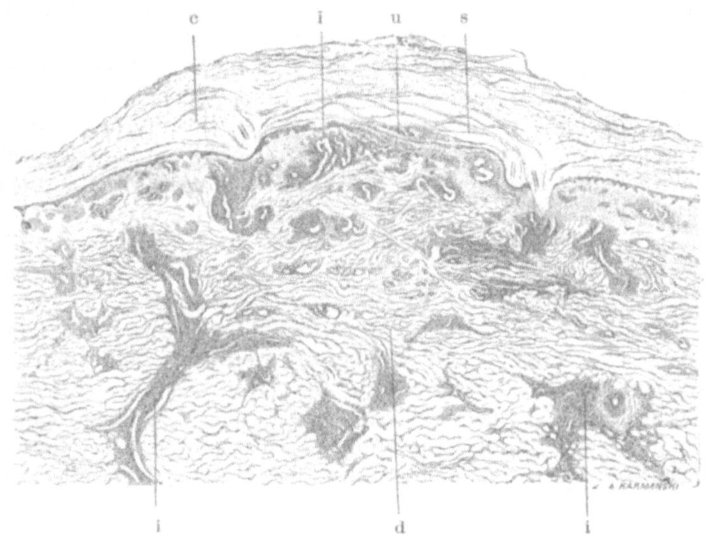

Fig. 51.

Histologie der syphilitischen Tubera. Tertiäres tubero-squamöses Syphilid
(Vergrößerung 20 : 1).

Das Infiltrat (i, i) ist nicht kontinuierlich; es besteht aus lymphoiden und Plasma-Zellen, (ohne epithelioide oder Riesen-Zellen), und bildet Scheiden, welche die Verzweigungen der Blutgefäße einhüllen; die Gefäße sind zum größten Teil erweitert oder entzündet oder sklerotisch. Zwischen den Infiltraten ist das kutane Gewebe (d) verdichtet, fibrös und sklerotisch, wodurch sich die Derbheit der Effloreszenz erklärt. Die Hornschicht (c) ist stark verdickt und kohärent; bei (s) ist sie gespalten und neigt zur Abschuppung. Das Stratum Malpighii und die Papillen sind erhalten, ausgenommen bei u, wo die Entzündung intensiver ist und wo sich ein Ulzerationsprozeß vorbereitet. (Über die pathologische Anatomie der Syphilide vide XXIX, 456.)

Alsdann wird man die etwas selteneren mykotischen Infektionen berücksichtigen: die Sporotrichose, die Blastomykose, die Aktinomykose, die noch nicht in allen ihren eruptiven Formen genau bekannt sind. Sie finden sich im Kapitel **XXVIII**.

Ich werde mich hier auf die Beschreibung folgender Typen beschränken: 1. die tuberösen Syphilide; 2. die lupösen Tuberkel *(siehe hiezu Fußnote auf S. 177)*; 3. diejenige Form der Tuberkulide, welche den eben genannten Krankheitsformen analog sind und die man Lupoide oder Sarkoide nennt; 4. die leprösen Tubera.

Tuberöse Syphilide.

Vom rein morphologischen Standpunkte und unter Vernachlässigung des Verlaufs könnte man sagen, daß die Initialläsion der Syphilis, der harte Schanker (**XXIX**, 447), die Hauptmerkmale eines Tubers besitzt.

Aber die eigentlich so genannten tuberösen Syphilide sind Erscheinungen der Tertiärperiode.

Das syphilitische Tuber ist der Typus der tuberösen Formen. Es ist eine trockene, braun- oder graurote, runde, durchschnittlich linsengroße Erhebung, die 1—3 mm über das Hautniveau emporragt, sich sehr derb anfühlt und vollständig indolent ist. Unter Glasdruck erscheint es opak und oft pigmentiert.

Die nebenstehende Abbildung zeigt seine histologische Struktur (Fig. 51).

Ein tuberöses Syphilid beginnt als einzelner Knoten oder als eine kleine zusammenhängende Gruppe dieser Elemente, welche sich ausbreiten,

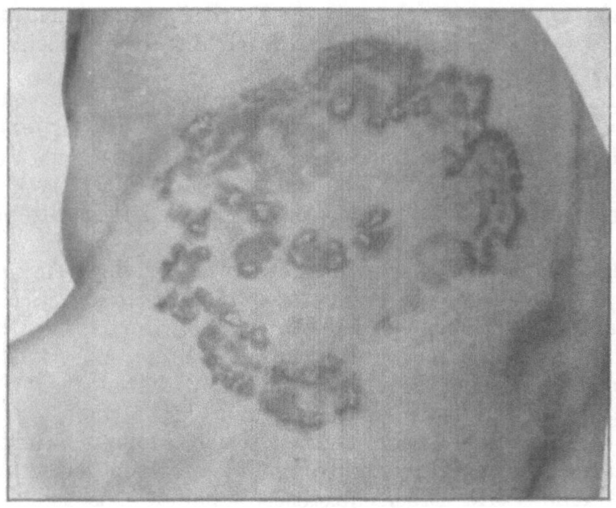

Fig. 52.
Tubero-*serpiginöse* Syphilide der linken Hüfte.

zentrifugal fortschreiten und sich in einigen Wochen vermehren. Gewöhnlich sinken die zentralen Partien ein, blassen ab, werden sklerotisch und gehen auch ohne vorhergehende Ulzeration in Narbenbildung *(resp. in die sogenannte narbenähnliche Atrophie)* über, während an der Peripherie neue Effloreszenzen entstehen.

Durch diese zentrifugale oder serpiginöse Entwickelung entstehen die Ringbildungen (zirzinäre) oder die bogenförmigen Figuren *(tuberoserpiginöse Syphilide)*. Selten *(bei der hier charakterisierten Form so gut wie nie)* sieht man vollständige Kreise, häufiger Kreisbögen (von 2—12 cm Durchmesser), oder nierenförmige Gebilde und durch Konfluenz entstandene polyzyklische Figuren (Fig. 52). Ihr Rand ist durch eine gewöhnlich unterbrochene Reihe von isolierten oder konfluierenden Tubera charakterisiert.

Nimmt die Eruption syphilitischer Tubera gleich im Beginn *(was doch aber kaum je mit Sicherheit zu konstatieren ist)* diese zirzinäre Anordnung an, so ist die zentrale Hautpartie normal. Entsteht die Kreisbildung durch zentrifugale Ausbreitung des Prozesses, so ist das Zentrum im Gegenteil oft vertieft, leicht adhärent und nur schwer in Falten zu legen. Das Zentrum kann ausgesprochen sklerotisch oder mit narbigen Sternen und Streifen besät sein; die Farbe ist eher erdfarben als weiß, oft violett und braun gefleckt. Erneutes Auftreten von Tubera im vernarbten Terrain ist bei den tubero-zirzinären (,,serpiginösen") Syphiliden selten, kommt dagegen beim serpiginösen Lupus häufig vor. *(Differenz in den Immunisierungsvorgängen bei Syphilis und Tuberkulose.)*

Bei der Abheilung verschwindet der tuberöse Rand, aber die zurückbleibende Narbe kann noch ein sehr charakteristisches Aussehen bewahren (**XVII**, 235).

Es werden noch verschiedene Formen tertiärer, tuberöser Syphilide beschrieben:

Sehr gewöhnlich ist die tubero-squamöse Form mit adhärenten, grauen, mehr oder weniger reichlichen Schuppen; weniger häufig die tubero-psoriasiforme Varietät mit zahlreichen perlmutterartigen Schuppen. Man kann sie *(meist ohne weiteres)* von der Psoriasis unterscheiden durch die geringere Zahl der Herde und vor allem durch die Anwesenheit von Tubera, welche *(meist)* Narben hinterlassen.

Erodieren sich die Tubera, so bedecken sie sich mit einer braunen, erdfarbigen, adhärenten Kruste und man hat dann die tubero-krustöse Form vor sich, an welche sich, durch unmerkliche Übergänge mit ihr verknüpft, die tubero-ulzeröse Form anschließt. Bei letzterer findet man unter den Krusten vertiefte, runde, scharf geschnittene Ulzerationen, die einen dünnen Eiter absondern (**XV**, 197).

Diese verschiedenen Formen sind gewöhnlich zirzinär *(serpiginös)*. An der Nase, an der Stirne und am Kinn *(aber auch an anderen Körperteilen)* beobachtet man auch flächenhaft ausgebreitete tuberöse Syphilide (,,en nappe"), die dadurch entstehen, daß dicke, dunkelrote und glatte Tubera sich dicht zusammenhäufen oder sogar zu einer infiltrierten Platte konfluieren, deren Zentrum allmählich sklerotisch wird und sich vertieft.

Gewisse tertiäre syphilitische Ulzera, welche durch die Induration ihrer Basis, die Schärfe ihrer Konturen und ihre Entwickelung charakterisiert sind, kann man als eine Form tubero-ulzeröser Syphilide ansehen, deren wenig scharf umschriebene Tubera von Anfang an konfluieren (Fig. 59, S. 198). Dies ist auch der Fall beim chancriformen Syphilom (**XXIX**, 450). *(Dazu kommen als weitere Varietäten die gruppierten tuberösen Syphilide [,,en corymbes"], die durch fehlende Konfluenz ausgezeichnet sind und deren Einzelherde den Papeln oft zum Verwechseln gleichen [,,tertiäre Papeln"], aber durch ihre Anordnung als tertiäre Symptome charakterisiert sind; die ganz oberflächlichen Formen, bei denen klinisch selbst jede Infiltration fehlen kann, sind ebenfalls nur durch die Anordnung typisch; die rosaceaähnlichen Formen im Gesicht; die oberflächlichen krustösen Formen am Kapillitium, die so oft mit Ekzemen verwechselt werden; die psoriasiformen an den Handtellern etc.)*

Die Diagnose der tuberösen Syphilide kann häufig schon nach ihrem Aussehen gestellt werden, ja es ist nicht selten, daß sie die Aufmerksamkeit auf eine alte vergessene *(oder nie erkannte)* Syphilis hinlenken. In anderen Fällen allerdings wird man zur Sicherung der Diagnose eine genaue Untersuchung des Kranken mit vollständiger Aufnahme der Anamnese, nötigenfalls sogar eine Biopsie vornehmen *(immer aber die Wassermannsche Reaktion anstellen)* müssen. Die spezifische Lokal- und Allgemeinbehandlung heilt die Läsionen *(meist)* in 3—6 Wochen.

Lupöse Tuberkel[1]).

Der Lupus vulgaris ist eine der wenigst virulenten Formen der bazillären Hauttuberkulose (**XXVII**, 403).

Seine charakteristische Elementarläsion ist ein Tuberkel, der durch seine ganz besonderen Eigenschaften zu erkennen ist.

Um die Verwechslungen zu vermeiden, welche von der doppelten Bedeutung des Wortes „Tuberkel" herrühren, — bazillärer Tuberkel und Tuberkel *(bei uns Tuber)* im dermatologischen Sinne *(s. ob.)* — hat man vorgeschlagen die Primäreffloreszenz des Lupus als „Lupom" zu bezeichnen.

Jeder Lupus beginnt mit einem winzigen Lupom, das allmählich zur Größe eines Stecknadelkopfes und dann zu Linsengröße anwächst. Unterdessen entwickeln sich mehr oder weniger rasch, in seiner unmittelbaren oder entfernteren Umgebung, andere ähnliche Effloreszenzen. Manchmal beginnt der Lupus mit zwei oder drei von einander getrennten Herden, oder ausnahmsweise in Form einer Eruption. Man findet also die Lupome isoliert, oder zusammengedrängt in Plaques, in deren Nachbarschaft man oft isolierte („aberrierende") Effloreszenzen sehen kann.

Die typischen Lupome sind rundliche, stecknadelkopf- oder erbsengroße Tuberkel, die mehr oder weniger erhaben sind oder im Gegenteil *(zuerst wohl immer)* vollständig im Niveau der normalen Haut liegen, *also „Flecke" sind.* Ihre Farbe ist rötlichgelb, manchmal bläulich oder bräunlich; die Oberfläche ist glatt, wie gefirnißt, oder schuppend, erodiert, krustös oder ulzeriert. Die Herde sind auffallend weich, eindrückbar und samtartig; durch scharfe Instrumente lassen sie sich leicht aufreißen; gegen Berührung sind sie oft empfindlich.

Verdrängt man durch Glasdruck (Diaskop) das Blut aus den Gefäßen eines lupösen Tuberkels, so sieht man, daß sein Gewebe graugelb, durchscheinend und apfelgelée- oder gerstenzuckerähnlich ist. Durch den Kontrast mit dem rahmartig weißlichen Farbenton der gesunden Umgebung wird die scharfe Begrenzung des Tuberkels hervorgehoben. Diese pathognomonische Transparenz des flachgepreßten Lupoms rührt von dem lokalen Schwund des Kollagens und des elastischen Netzes (Fig. 53) her und ist leicht zu unterscheiden von der opaken Färbung, welche ein Pigmentfleck oder ein weicher verruköser Nävus bei der gleichen Untersuchungsmethode hat.

Gewöhnlich hat das Lupom die Tendenz, unbestimmt lange fortzubestehen, sich an der Peripherie langsam auszudehnen und mit benachbarten Elementen zu konfluieren. Seine Entwickelung erstreckt sich über Monate, Jahre und Jahrzehnte.

Indessen kann auch ohne jede therapeutische Maßnahme zweierlei eintreten:

Gewisse sogenannte „resolutive" Lupusformen vernarben spontan, wobei durch die interstitielle Sklerose die zellige Neubildung mehr oder minder vollständig erstickt und unterdrückt wird. Diese spontane Vernarbung entsteht gewöhnlich im Zentrum des Herdes, während am Rande die Proliferation andauert (Fig. 105, S. 404). In der glatten, weißen, perlmutterartigen, mehr oder weniger geschmeidigen Narbe sieht man oft Lupome persistieren oder wieder auftreten. Diese letzte Tatsache hat für die Differentialdiagnose

---

[1]) *Nach unserem Prinzip müßten wir natürlich auch hier „Tubera" setzen. Aber gerade hier zeigt sich die Unzulänglichkeit aller solcher morphologischer Einteilungen. Klinisch ist die Primäreffloreszenz des Lupus ein Fleck, histologisch (nach Dariers Definition) ein „Tuber", ätiologisch ein Tuberkel.*

besonders gegenüber zirzinären und serpiginösen Syphiliden große Bedeutung
(s. oben). Die Skarifikation und Kauterisation bezwecken *ebenso wie die
Strahlenbehandlung* die Anregung und Begünstigung dieser Narbenbildung,
die den natürlichen Heilungsvorgang des Lupus darstellt.

Die zweite Möglichkeit der Weiterentwickelung besteht darin, daß das
Lupom nekrotisch und ulzerös wird. Die Neigung zu zentraler Nekrose,
die allen auf Tuberkelbazillen beruhenden Prozessen eigen ist, ist beim Lupus
verhältnismäßig viel weniger stark ausgeprägt als bei anderen Formen von
Hauttuberkulose. Immerhin kann in gewissen Fällen die Nekrotisierung sich
so steigern, daß deutliche, aber selten umfangreichere oder gar so mächtige

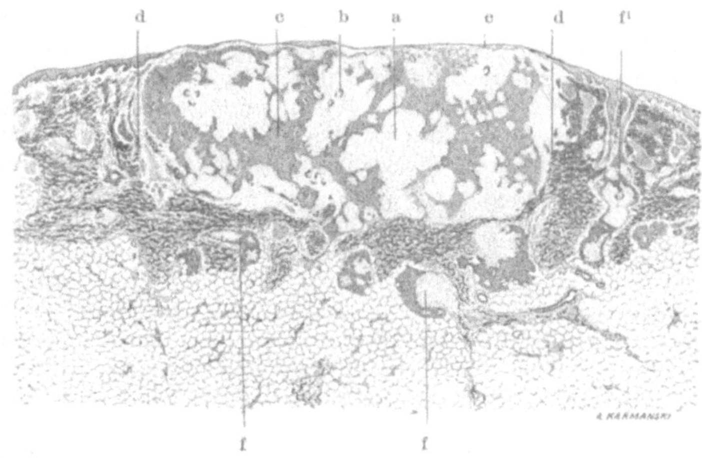

Fig. 53.

Histologie des lupösen Tuberkels. Flaches noduläres Lupom der Wange.
(Vergrößerung 15:1. Färbung mit sauerem Orcein und Polychrom-Methylenblau.)
Die tuberkulöse Neubildung umfaßt die ganze Dicke der Kutis und ist durch Konfluenz
von tuberkulösen Knötchen entstanden. wie in Fig. 62, S. 200. Dargestellt sind: a Anhäufung epithelioider Zellen; b Riesenzellen; c Infiltrat von Lymphozyten und Plasmazellen, die ein maschiges Netzwerk bilden; d d elastisches und Bindegewebe der Kutis,
scharf unterbrochen im Niveau des Tuberkels, wodurch sich seine Weichheit und
Transparenz erklärt; e gespannte, verdünnte Epidermis, die an der Oberfläche des
Lupoms beinahe erodiert ist; f, f lupöses Infiltrat, das sich streifenförmig in die Subkutis oder f¹ längs eines Haarfollikels fortsetzt.

Substanzverluste eintreten, wie sie für den Lupus exedens *oder vorax*
charakteristisch sind. Die Beschreibung der lupösen Ulzerationen ist im
Kapitel **XV**, 201, nachzusehen.

Kutane Lupoide oder Sarkoide[1]).

Manche, übrigens recht seltene Exanthemformen haben große Ähnlichkeit mit dem Lupus, unterscheiden sich aber von ihm durch eine Reihe von
Charakteren, die sie den Tuberkuliden nähern (**XXVII**, 399); ich hebe hier

---

[1]) *Den Ausdruck „Sarkoid" sollte man wieder fallen lassen; denn klinisch sind
namentlich die kutanen Formen wenig sarkomähnlich und histologisch sind es weder die
kutanen noch die „subkutanen". Auch die Bezeichnung „Lupoid" ist irreführend, da es
sich doch auch nach Darier um tuberkulöse Erkrankungen handelt. Bis zur definitiven
Klarlegung der Ätiologie werden aber diese Bezeichnungen weitergeführt werden.*

nur hervor, daß mit diesem Material inokulierte Meerschweinchen *(meist)* nicht tuberkulös werden *(was aber beim Lupus auch nicht immer der Fall ist)*.

1. **Das disseminierte miliare Lupoid** — von Boeck im Jahre 1899 unter dem Namen **benignes multiples Sarkoid** und später von ihm als **benignes miliares Lupoid** beschrieben — ist der reinste Typus dieser Formen.

Die Effloreszenzen sind halbkugelige Erhebungen *(aber manchmal auch nur Flecke)* von der Größe eines Hirsekorns bis zu der einer großen Erbse, und von rötlicher, später livider und endlich bräunlicher Farbe. Die Oberfläche ist glatt oder ganz leicht schuppend, die Konsistenz halbweich. Unter Glasdruck ist ihr Gewebe weniger durchscheinend als das eines Lupoms und scheint oft aus vereinzelten Fleckchen zu bestehen.

Der Ausschlag ist immer *(oder meist!)* symmetrisch und befällt das Gesicht (Fig. 54), die Schultern, die Handgelenke und im allgemeinen die Streckseiten der oberen Extremitäten. Seltener sieht man Effloreszenzen am behaarten Kopf, am Rücken und an den unteren Extremitäten. Das Exanthem erscheint innerhalb einiger Wochen, nimmt aber durch Wachstum und Vermehrung der Effloreszenzen noch während Monaten und Jahren zu. Schließlich flachen diese ab, dehnen sich zu münzengroßen, manchmal marginierten Flecken aus und verschwinden endlich mit Hinterlassung einer atrophischen, oft wenig sichtbaren Narbe. Es sind also wahre Tubera nach dermatologischem Sprachgebrauch. Sie ulzerieren niemals.

Die Dauer der Erkrankung ist sehr verschieden, fünf bis zehn Jahre und mehr. Man beobachtet sie bei der Frau häufiger als beim Manne und gewöhnlich zwischen dem 15. und 40. Lebensjahre. Die Lymphdrüsen sind manchmal angeschwollen. In vielen Fällen haben die Patienten eine Tuberkulose der Drüsen oder inneren Organe.

Die Histologie der lupoiden Tuberkel ist *(ziemlich)* charakteristisch. Man findet in der Kutis große gelappte oder verzweigte Anhäufungen, die vorwiegend aus epithelioiden

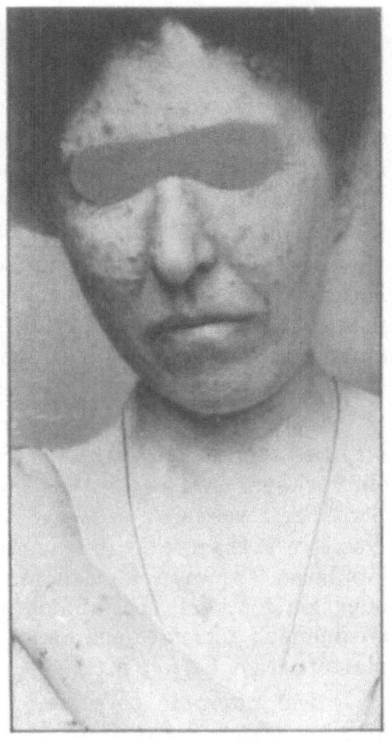

Fig. 54.
Disseminierte miliare Lupoide (multiple benigne kutane Sarkoide Boecks).

Zellen, Lymphozyten und vereinzelten Riesenzellen zusammengesetzt sind. Sie werden durch Bindegewebszüge voneinander getrennt, die fast frei von Entzündung sind.

Verschiedene Behandlungsmethoden haben sich als wirksam erwiesen; besonders intraglutäale Kalomelinjektionen, Tuberkulineinspritzungen und nach Boeck Arsenmedikation. Selbstverständlich wird man das Allgemeinbefinden der Patienten berücksichtigen.

2. **Das tuberöse herdförmige Lupoid** (die großknotige Form nach Boeck) ist weniger allgemein bekannt.

Es besteht aus bläulichen *(bis rotbräunlichen)*, halbkugeligen, halbhaselnußgroßen *(oder wesentlich größeren)* Erhebungen oder auch aus weichen bis derben Scheiben mit unregelmäßigen Konturen. Diese Gebilde lokalisieren sich in zwei oder drei, bis zu einem Dutzend oder mehr Exemplaren an Stirne, Nase, Schultern, Ellenbogen, Knieen etc.

Man kann sie mit gewissen Formen von Lupus, tuberösen plattenartig ausgebreiteten Syphiliden und leprösen Infiltraten *(speziell bei nichttuberösen Formen)* verwechseln. Ihre histologische Struktur nähert sich der des Lupus, aber Meerschweinchen werden durch Inokulation mit dem Gewebe nicht tuberkulös.

Diese beiden Formen der Lupoide können gleichzeitig mit anderen Typen der Tuberkulide auftreten, besonders mit den papulo-nekrotischen; *sie reagieren manchmal lokal auf Tuberkulin.*

Lepröse Tubera.

Die leprösen Tubera oder „Leprome" entwickeln sich entweder auf erythematös-pigmentierten Flecken (**XXVII**, 426), oder auf gesunder Haut. Sie erscheinen einzeln und schleichend oder in Schüben, die aus zahlreichen Effloreszenzen bestehen. Diese sind mit einer gewissen Symmetrie über das Gesicht, die Extremitäten oder beliebige Körpergegenden verteilt.

Ihre Größe wechselt zwischen der eines Hanfkornes und der einer großen Mandel; ihre Form ist halbkugelig, mehr oder weniger vorspringend. Sie sind mattrot, bläulich oder bräunlich. Die Oberfläche ist glatt, stets haarlos und manchmal fettig oder schuppend. Die Konsistenz ist anfangs derb, nach einiger Zeit mehr weich und schlaff.

Ihre Hauptmerkmale sind 1. die fast immer *(oder vielmehr nur recht oft)* bestehende Anästhesie gegen Stich und Verbrennung, welcher manchmal ein vorübergehender Zustand der Hyperästhesie vorausgeht; 2. die histologische Struktur, welche aus Anhäufungen von Leprazellen besteht, in denen die Bazillen Hansens massenhaft zu finden sind. Die Leprome können zu lobulären Tumoren konfluieren oder sich zu wenig vorspringenden, höckerigen oder glatten, mit Teleangiektasien übersäten Herden von wechselnder Größe ausdehnen; in letzterem Falle bezeichnet man sie als lepröse Infiltrate oder plattenartige Leprome.

Die Leprome persistieren gewöhnlich sehr lange, aber ganz regellos. Sie können durch Resorption verschwinden, wobei sie eine weiße oder pigmentierte Narbe hinterlassen. Die Narbe des leprösen Infiltrates bildet die sogenannte lepröse Morphäa. Die Tubera können auch vereitern und ulzerieren; eine anfangs oberflächliche Erosion nimmt an Tiefe zu und vergrößert sich zu einer stark ausgehöhlten und unregelmäßigen Ulzeration mit verdickten Rändern und mit dünneiterig belegtem Grunde. Manchmal werden die Geschwüre phagedänisch und verstümmelnd (Lepra mutilans).

Die Leprome sind für die tuberöse Form der Lepra (systématisée tégumentaire) charakteristisch, finden sich aber auch bei der gemischten Form (**XXVII**).

Die Lokalbehandlung der leprösen Tubera gibt sehr befriedigende Resultate. Starke „Reduktionsmittel" in Form von Salben oder Pflastern oder noch besser Galvanokauterisation bringen sie rasch zum Rückgang.

Kapitel XIV.

Subkutane Knoten und Knötchen.

Nodöse und noduläre Dermatosen.

Unter der Bezeichnung subkutane Knoten („Nouures" und „Nodules")
vereinige ich alle möglichen·zirkumskripten Indurationen der Subkutis.

Die Knoten können den Umfang eines Eies und darüber erreichen; ich
nenne sie Noduli, wenn sie erbsen- oder kirschgroß sind; Nodositäten,
wenn ihre Dimensionen zwischen diesen beiden Extremen liegen [1]).

Die *(subkutanen)* Knoten bilden eine dermatologische Grundform, ein
Symptom, das mit den Effloreszenzen *(der Kutis)* auf einer Linie steht.
Sie spielen in der kutanen Pathologie eine nicht zu vernachlässigende Rolle.
Sie müssen nach meiner Auffassung bei der Morphologie der Dermatosen mit
abgehandelt werden.

Die Subkutis ist mit der Kutis eng verbunden, ebensowohl durch
die Kontinuität der elastischen und Bindegewebsfasern, welche von der
einen zur anderen übergehen, wie auch durch die, beiden angehörenden,
Blut- und Lymphgefäße; die Bulbi der stärkeren Haare, die Knäuel der großen
Schweißdrüsen erstrecken sich in die Subkutis hinein.

Wegen dieses engen Zusammenhanges der Gewebe und ihrer Gefäßver-
teilung zeigen die pathologischen Prozesse große Neigung, beide Schichten
gleichzeitig oder nacheinander zu befallen; zahlreiche Krankheitsprodukte sind
daher kutan - subkutan.

Die Gruppe der Knoten — die man früher Phymata nannte — wird
in Frankreich gewöhnlich an verschiedenen Stellen teils bei den subkutanen
Tubera, teils bei den Gummata oder auch bei den Tumoren etc. abgehandelt.

Ich halte es für zweckmäßig, ihnen ein besonderes Kapitel zu widmen.

Man kann sie einteilen: 1. nach ihrem Umfang, ihrer Konsistenz und
der Schärfe ihrer Begrenzung; aber der diagnostische Wert dieser Kennzeichen
ist minimal; 2. nach ihrer rein subkutanen oder kutan-subkutanen Lokalisation,
die jedoch im Verlauf der Entwickelung wechselt; 3. nach ihrer entzündlichen,
neoplastischen oder embolischen *(ebenfalls oft entzündlichen)* Natur, worüber
die klinische Entscheidung schwierig sein kann. Es ist daher vorzuziehen,
nach dem Verlauf drei Formen zu unterscheiden:

A. Die **akuten** Knoten erscheinen plötzlich, sind von vorübergehender
(z. B. 1—14 Tage währender) Dauer und verschwinden, ohne zu eitern, immer
durch Resorption.

Der Umfang dieser akut auftretenden Effloreszenzen schwankt zwischen
der Größe einer Erbse und der eines Hühnereies. Ihre Konsistenz ist derb oder
ödematös; bei Berührung sind sie schmerzhaft. Ihre Begrenzung ist wenig
deutlich, da sie zugleich Subkutis und Kutis betreffen und wenig scharfe
Konturen haben. Die Haut ist an der Oberfläche gewöhnlich akut hyperämisch.
Ihr plötzliches Auftreten an bestimmten Prädilektionsstellen, ihr ausgesprochen
entzündlicher Charakter, ihre Neigung zur Resorption führen zu der Vermutung,
daß sie durch schwach virulente septische Embolien entstehen; *sie können
aber auch toxisch sein.*

---

[1]) *Wie so oft machen wir auch hier im Deutschen nicht so feine Unterscheidungen,
so daß die französischen Worte nicht genau wiedergegeben werden können.*

Von den Dermatosen, bei denen diese akuten Knotenbildungen auftreten, beschreibe ich das **Erythema nodosum** und die **rheumatischen Knoten.** Auch die Urticaria gigantea (**II**, 26) könnte man hier einreihen.

B. Die **subakuten** Knoten treten schleichend auf und dauern 14 Tage, einige Monate oder sogar jahrelang. Sie sind gewöhnlich haselnuß- bis mandelgroß. Ihre Konsistenz und ihr Aussehen verändern sich mit ihrer Entwickelung; sie verursachen wenig Schmerzen. Die histologische Untersuchung zeigt, daß es sich um subakute Entzündungen handelt, die häufig von den Venen oder Arterien ausgehen und spezifischer Natur sind; es sind also syphilitische, tuberkulöse, lepröse oder mykotische Neubildungen.

Bei diesen subakuten Formen muß man eine Gruppe von Knoten unterscheiden, die eine ausgesprochene Neigung haben zu erweichen und zu ulzerieren: nämlich die Gummata.

Im ersten Abschnitt werde ich unter der Bezeichnung **Gummata** die syphilitischen, tuberkulösen und auch die erst neuerdings bekannt gewordenen mykotischen Gummata beschreiben.

In einem weiteren Abschnitt werden die **nichtgummösen subakuten Knoten** zu besprechen sein. Ihre Entwickelung und ihre Dauer sind sehr verschieden; einige erweichen nicht und werden niemals ulzerös, andere nur ausnahmsweise. Ich bringe in dieser Gruppe unter: die nodulären *(„nodösen")* Syphilide, die subkutanen Tuberkulide, und die subkutanen Leprome.

C. Wollte man eine spezielle Klasse aufstellen, in der die unbeschränkt persistierenden **chronischen** Knoten einzureihen wären, so müßte man diese von der Gruppe der subkutanen Tumoren abtrennen.

Diese Tumoren, welche jede beliebige Größe und Konsistenz haben können, bedingen manchmal nicht geringe diagnostische Schwierigkeiten. Zu ihnen gehören unter anderen die folgenden Affektionen:

Gewisse subkutane harte Fibrome, viele molluskoide Nävi und Fibromata mollusca, wie z. B. die der Recklinghausenschen Krankheit, eine große Anzahl von Kysten, einige tiefliegende Epitheliome, Zylindrome und metastatische Karzinome, die Lipome, manche Myome, kalkhaltige Tumoren, tiefe Angiome und viele Sarkome (**XXX**).

Akute nodöse Dermatosen.

Erythema nodosum. Man hält diese Affektion gewöhnlich für eine einfache Abart des polymorphen Erythems (I, 18), aber sie bildet sicherlich einen aufs schärfste individualisierten Typus dieser Gruppe.

Das Erythema nodosum ist charakterisiert durch Knoten, die von Anfang an kutan-subkutan lokalisiert sind. Sie sind rund oder oval, bohnen- bis walnußgroß, hell-, karmin- oder violettrot. Sie wölben sich *(manchmal)* deutlich vor, sind nicht scharf umschrieben und bei Berührung schmerzhaft.

Sie treten spärlich oder zahlreich (bis zu 30) innerhalb einiger Stunden auf, oft mit schwereren Allgemeinsymptomen: Fieber, Mattigkeit, Abgeschlagenheit und rheumatoiden Schmerzen, *manchmal auch wirklich mit Gelenkschwellungen oder mit inneren Komplikationen.* Sie sitzen, disseminiert oder selten gruppiert, an beiden Unterschenkeln, an den Fußrücken, an den Schenkeln, manchmal an den Unter- und Oberarmen und den Hinterbacken. Die bläuliche Färbung der Effloreszenzen, die häufig auf Druck nicht verschwindet, rührt von einer interstitiellen Hämorrhagie her. Die Farbenveränderungen, welche das Blutextravasat während seiner Resorption durchläuft, haben der Erkrankung auch die Bezeichnung: Dermatitis contusiformis verschafft.

Die topographische Verteilung der Eruption, welche sich fast immer vorwiegend an den Unterschenkeln lokalisiert, ihr spontanes Auftreten und ihr *(meist günstiger zwei und mehr Wochen dauernder)* Verlauf machen gewöhnlich die Differentialdiagnose gegenüber traumatischen Kontusionen, Gummen, Sarkomen usw. sehr leicht.

Die Ätiologie ist ebenso unbestimmt wie die des polymorphen Erythems. *(Zu unterscheiden sind: Symptomatische Formen bei Septikopyämie, Toxikodermien [besonders durch Jodpräparate] und „idiopathische" Formen, d. h. eine eigene, wohl spezifische, Krankheit, die meist ohne, oft auch mit Erythema exsudativum-Effloreszenzen, gelegentlich gehäuft vorkommt.)* Man hat beobachtet, daß die Erkrankung bei Patienten mit Gonorrhöe und Syphilis ziemlich häufig ist. Mauriac und andere haben, allerdings ohne genügende Gründe, sogar die Existenz eines syphilitischen Erythema nodosum angenommen. *Bei Gonorrhöe und bei Syphilis kann es sich natürlich um zufällige Koinzidenzen mit einem „idiopathischen Erythema nodosum" handeln. Bei der Gonorrhöe ist aber nachgewiesen, daß es ähnliche Knoten auch gibt, von denen einzelne zu einer gonokokkenhaltigen Abszedierung führen. Bei der Syphilis gibt es klinisch alle Übergänge zwischen anscheinend typischen Knoten des Erythema nodosum, die einen etwas torpideren Verlauf haben, und den nodösen Syphiliden (s. u. S. 187). Ja auch bei diesen dem Erythema nodosum ähnlichen Knoten kommt schon in der Frühperiode gelegentlich eine Erweichung vor.* Früher sah man in allen nodösen Erythemen eine rheumatische Manifestation. *Auch zur Tuberkulose hat man oft Beziehungen gefunden, aber wohl noch nie sicher bewiesen (eventuell provozierende Wirkung auf latente Tuberkulose wie bei den Masern ?).*

Die pathologische Anatomie und besonders die Untersuchungen von Philippson lassen daran denken, daß die Knoten durch Embolien *(speziell hämatogene Thrombophlebitiden)* mit schwach virulenten Bakterien entstehen. *(Sehr starke, entzündliche und hämorrhagische Infiltration, Wucheratrophie des Fettgewebes mit Riesenzellen. Die bakteriologischen Befunde — Staphylokokken — sind noch unsicher.)*

Die Behandlung ist dieselbe wie beim polymorphen Erythem; vor allem ist Bettruhe notwendig. *(Salizylpräparate!)*

Rheumatische Knoten. Die mit diesem Namen belegten Knotenbildungen stehen dem Erythema nodosum nahe. Die verschiedenen Formen, die man beschrieben hat, sind alle selten.

Bei einigen arthritischen Individuen, die an subakutem Rheumatismus und Magen-Darmstörungen litten, sah ich Schübe von erbsengroßen Knötchen auftreten, die intrakutan oder subkutan gelagert waren; die Hautfarbe war entsprechend der oberflächlicheren oder tieferen Lokalisation rötlich oder unverändert. Die Knötchen waren derb und bei Berührung sehr schmerzhaft. Sie waren besonders an den Knien, den Handgelenken und den Schultern lokalisiert und bestanden 24—48 Stunden.

Féréol hat auch indolente Knoten beobachtet, die an der Haut adhärierten, nicht erythematös und ganz ephemer waren. Die stets nur wenig zahlreichen Elemente saßen vor allem an der Stirne.

Bei der von Meynet beschriebenen Form handelt es sich um subkutane, in der Tiefe adhärente, harte, elastische oder ödematöse Knoten, die keine Rötung der Haut und nur leichte Schmerzen verursachten. Ihre Größe wechselt zwischen der einer Erbse und der einer Nuß. Die einzelnen Schübe werden von einer ziemlich bedeutenden Zahl von Effloreszenzen gebildet, die besonders an den Knochenvorsprüngen, speziell des Schädels, lokalisiert sind. Sie bestehen einige Tage oder mehrere Wochen. Man muß sich hüten, sie mit Gummen oder Tumoren zu verwechseln.

Es ist wahrscheinlich, daß diese klinischen Formen nur Varianten desselben Typus sind. *Hierher gehören wohl auch die seltenen Fälle des nicht-tuberkulösen Erythema induratum (Bazin), die einen sehr mannigfaltigen Verlauf haben.*

Die Behandlung besteht in der Verabreichung von Salizylaten und Kalksalzen.

Gummata [1]).

Die Gummata sind nodöse, d. h. also subkutane, infektiöse und subakut verlaufende Prozesse. Sie machen vier Stadien durch: 1. Periode der Entstehung und Höhestadium („crudité"); 2. Periode der Erweichung; 3. Periode der Ulzeration und der Entleerung; 4. Periode der Heilung.

Viele Autoren, welche der Ansicht sind, daß das wesentliche Charakteristikum eines Gumma eben dieser besondere Entwickelungsmodus und nicht seine subkutane Lokalisation ist, beschreiben kutane, im Korium entstehende Gummen und verwenden diesen Ausdruck also in gleichem Sinne wie die Bezeichnung Tuber. Behält man für die kutanen Gebilde diese Benennung bei, so wird man sagen können, daß sie manchmal einen gummösen Entwickelungsprozeß durchmachen.

Die subkutanen oder eigentlichen Gummata, die hier zu besprechen sind, sind syphilitisch, tuberkulös oder mykotisch. *Bei ihnen allen muß man im Prinzip unterscheiden solche Erweichungsherde, welche in der Subkutis entstehen und sich eventuell in die Tiefe ausbreiten können, und solche, welche von den unter der Haut liegenden Organen (Knochen, Lymphdrüsen etc.) ausgehen und sich in das Unterhautzellgewebe fortsetzen.*

Die **syphilitischen Gummata** stellen den Typus dieser Form dar. Das Gumma beginnt als eine umschriebene Induration der Subkutis und läßt sich, schon ehe es sichtbar ist, palpieren. Es wächst allmählich und bedingt in seiner Umgebung eine entzündliche Reaktion. Die Kutis wird emporgehoben, dann selbst angegriffen und schließlich erfolgt *(bei fehlender Therapie)* fast immer der Durchbruch nach außen in Gestalt einer kraterförmigen Ulzeration.

Im Anfang ist das Knötchen von derber Konsistenz, erbsen- bis nußgroß, indolent und beweglich. Die Masse wird teigig, dann fluktuierend, an der Oberfläche und zuweilen in der Tiefe adhärent. Die Haut wird gerötet und verdünnt. In diesem Stadium kann eine Resorption noch ohne Narbenbildung, spontan oder besonders durch Behandlung erfolgen.

Häufiger jedoch bricht die emporgehobene und von unten usurierte Haut am Gipfel der Erhebung, *manchmal nach vorhergehender Pustelbildung*, auf; aus der Ulzeration ergießt sich eine fadenziehende, gelbliche, trübe oder eiterähnliche Flüssigkeit. Die Öffnung vergrößert sich, bleibt rund und wird etwa münzengroß. Die Ränder sind dünn, gerötet, überhängend oder steil. Das Geschwür ist tief ausgehöhlt, der Grund uneben und zerfressen, mit einer weißgelben pfropfartigen Masse ausgefüllt, welche allmählich durch die Sekretion eliminiert wird. Die Basis ist teigig und auf Druck empfindlich. Die benachbarten Drüsen sind intakt.

Bei der Rückbildung erhebt sich der wuchernde Grund zum Niveau der Ränder, von denen aus die Epidermis sich zentripetal vorschiebt, den Sub-

---

[1]) *In der deutschen Nomenklatur bedeutet Gumma „tertiär-syphilitischer Erweichungsherd", in der französischen ist es ein rein morphologischer Begriff. Wir würden also sagen müssen „chronisch erweichende Knoten".*

stanzverlust konzentrisch verdickend und zuletzt schließend. Die Infiltration war schon vorher verschwunden. Die Rötung weicht einer persistenten Pigmentierung, welche die weiße, glatte Narbe umgibt.

Diese Entwickelung geht innerhalb zwei bis sechs Wochen vor sich.

Die syphilitischen Gummata sind Tertiärerscheinungen, können jedoch zuweilen frühzeitig im zweiten Halbjahr auftreten und werden dann, nach Fournier, sekundär-tertiär genannt. Im dritten und vierten Jahre besonders häufig, können sie auch noch nach 10—15 Jahren *(resp. noch viel später)* vorkommen.

Sie können überall lokalisiert sein; ziemlich häufig finden sie sich auf der Stirn, am behaarten Kopf, an den Lippen und an den Genitalien. Oft sind sie multipel oder folgen rasch aufeinander; ihre Zahl variiert von zwei bis zehn, selten mehr.

Die Gummata der Zunge kommen nicht sehr oft vor. Sie bilden einen oder mehrere intramuskuläre derbe Knoten, von der Größe eines Kirsch- oder Haselnußkernes, welche die Zunge höckerig verunstalten und zwar keine eigentlichen Schmerzen verursachen, aber dennoch den Patienten belästigen. Öffnen sich die Gummata, so entstehen bauchige oder kraterförmige Geschwüre, die abheilen und eine unbedeutende Narbe hinterlassen. Man muß sie von den sklerotisch - gummösen Ulzera unterscheiden (**XV**, 198).

Die Gummata des weichen Gaumens werden nur ausnahmsweise vor ihrer Ulzeration beobachtet. Während ein oder zwei Wochen verursachen sie nur geringe Beschwerden. Die Perforation des Gaumensegels kann ganz plötzlich, häufig während einer Mahlzeit, erfolgen und sich durch das Zurückfließen von Flüssigkeiten durch die Nasenhöhlen und den näselnden Ton der Stimme bemerkbar machen. Diese funktionellen Störungen, welche die Läsion so folgenschwer machen, bleiben, da die Narbenbildung die Perforation nicht ausfüllt, bestehen. Man muß daher operieren oder eine Prothese einsetzen. Lange Zeit hat man die Perforation des weichen Gaumens als ein sicheres Stigma von akquirierter oder kongenitaler Syphilis angesehen; neuerdings hat man sie jedoch auch bei anderen Erkrankungen, besonders nach Scharlach *(und bei Tuberkulose)* auftreten sehen.

Bei der Behandlung der Gummata bietet eine Inzision, die, nur zu oft, fälschlicherweise vorgenommen wird, keinerlei Vorteil. Eher würde eine vollständige Exzision mit sorgfältiger Vereinigung der Ränder von Nutzen sein. Aber das syphilitische Gumma, sogar das schon erweichte, heilt gewöhnlich auffallend gut unter Quecksilberbehandlung in jeder Form, noch besser bei gemischter Behandlung. Jodpräparate allein können genügen. Stark verdünnte Lokalinjektionen löslicher Quecksilbersalze sind sehr vorteilhaft *(am schnellsten wirkt Salvarsan)* (**XXIX**, 457, 460).

Die **tuberkulösen Gummata** werden auch als skrofulo-tuberkulöse Gummata oder Skrofuloderme („Gommes tuberculeuses") bezeichnet *(„kalte Unterhautabszesse", „Tuberculosis colliquativa")*. Sie unterscheiden sich von den syphilitischen Gummata durch ihr etwas abweichendes Aussehen und ihre viel langsamere, weniger kontinuierliche Entwickelung.

Den Beginn des tuberkulösen Gumma bildet ein subkutaner Knoten, der zuweilen schon im Anfang an der Unterseite der Kutis adhäriert. Die Haut wird sehr bald lila, violett oder livid. Die Erweichung beginnt oft an der Oberfläche, ehe sie die ganze indurierte Masse ergreift; sie kann vollständig fehlen oder erst spät auftreten. Die Flüssigkeit ist dünneiterig oder sogar serös, trüb und mit Blut vermischt. Das Geschwür hat häufig eine unregelmäßige Form und violette, weiche, unterminierte Ränder. Die Aushöhlung ist unregelmäßig ausgebuchtet und kann nach verschiedenen Richtungen fistulöse Gänge aussenden; ihr Grund ist mit violetten oder grauen faserigen Gewebstrümmern bedeckt und ihre Wände sind weich oder stellenweise induriert.

Nicht selten kommunizieren mehrere Öffnungen eines Gumma oder einiger benachbarter Gummata, die zu einem gummösen Infiltrat vereinigt sind, durch gewundene Kanäle miteinander, die in ein und dieselbe Kaverne ausmünden; sie sind durch Gewebsbrücken voneinander getrennt, die zerstört werden oder auch nach der Vernarbung noch persistieren können.

Die ulzerierten tuberkulösen Gummata haben also oft bogenförmige oder unregelmäßige, unterminierte Ränder von fahler oder düstervioletter Farbe und einen sehr unebenen Grund. Das Sekret ist sehr verschieden, ausgesprochen eiterig oder serös und mit Blut vermischt; die Krusten entsprechen in ihrem Aussehen dem Charakter des Sekretes.

Die Ulzerationen können auf die Sehnenscheiden, die Gelenke oder die Knochen übergreifen *oder von ihnen ausgehen (s. oben);* sie können sich in eine fungöse Tuberkulose oder einen Lupus umwandeln. Wenn sie zur Heilung kommen, so ist die Narbe gewöhnlich unregelmäßig, oft in der Tiefe adhärent, mit fibrösen Partien durchsetzt, zackig umrandet oder durch die Kanäle ausgehöhlt, welche unter den Gewebsbrücken hindurchziehen (**XVII**, 236). Die Ränder bleiben lange Zeit violett und werden dann pigmentiert.

Die Entwickelung ist langsam und schubweise; sie können Monate und Jahre bestehen.

Sie kommen oft, aber nicht immer, bei Individuen vor, deren Allgemeinzustand schlecht ist, die eine *nachweisbare* Viszeraltuberkulose oder vor allem eine Knochen- oder Drüsentuberkulose haben. Kinder und jugendliche Personen erkranken am häufigsten. Die Gummata treten einzeln, zu zweien oder auch bis zu zehn, selten zahlreicher, in verschiedenen Etappen auf. Sie befallen hauptsächlich die Extremitäten oder den Hals, manchmal den Rumpf, weniger häufig das Gesicht. Sie sind disseminiert *und dann hämatogen — was bei Kindern, z. B. nach akuten Exanthemen, öfters vorkommt, bei Erwachsenen sehr selten ist* oder — beim „lymphangitischen" Typus —, *resp. bei allen sekundären d. h. von unter der Haut liegenden Organen ausgehenden Formen,* regionär.

Die **tuberkulöse gummöse Lymphangitis**, die fast ausschließlich an den Extremitäten auftritt, schließt sich an eine Läsion der Hände oder Füße, gewöhnlich an einen Leichentuberkel, eine verruköse Tuberkulose, eine Spina ventosa, eine tuberkulöse Knochenkaries an. Entlang den von dem Primärherd ausgehenden Lymphgefäßen entsteht eine Serie von Gummata, welche sich selbständig entwickeln. Selten kann man den Lymphstrang palpieren, welcher diese sekundären Herde miteinander verknüpft. *Gelegentlich schließt sich ein Lupus an sie an.* Die dazu gehörigen Drüsen sind meistens induriert, manchmal erweicht oder fistulierend. Die Krankheit dauert unbestimmt lange, ev. bis zum Tode, der durch Tuberkulose der inneren Organe oder infolge von Kachexie eintritt.

Die **pathologische Anatomie** der Skrofuloderme werde ich später erörtern (**XXVII**, 420). Man findet spärlich Tuberkelbazillen; Inokulation auf Meerschweinchen macht die Tiere tuberkulös. Jedoch findet man gelegentlich klinisch identische Prozesse, bei denen weder in den abgekratzten Partikeln oder in den Schnitten Bazillen enthalten sind, noch die Tierimpfungen positive Resultate ergeben.

Ich glaube daher, daß das klinische Bild des Skrofuloderms auch durch **subkutane Tuberkulide** zustande kommen kann (**XXVII**, 412).

Diese Frage wird man übrigens mit Rücksicht auf die Entdeckung der Sporotrichose und analoger Mykosen einer erneuten Prüfung unterziehen müssen.

Mykotische Gummata. Typische Gummata können auch durch Infektion mit verschiedenen Muzedineen (= nacktsporigen Schimmelpilzen) entstehen.

Die **Sporotrichose (XXVIII,** 441) ist gegenwärtig die einzige dieser Mykosen, welche genauer bekannt ist und einigermaßen häufig vorkommt. *(Seither sind noch einige andere augenscheinlich viel seltenere und daher praktisch weniger wichtige Formen beschrieben worden.)*

Die **sporotrichotischen Gummata** sind bald disseminiert, bald regionär, lymphangitisch. Disseminiert treten sie in verschiedener Zahl und an beliebigen Stellen auf; sie sind indolent und entwickeln sich in sechs bis acht Wochen. Anfangs hart, erweichen sie später und persistieren in diesem Stadium oder ulzerieren und entleeren sich. Ihr Inhalt ist im Beginn eine zähe, schleimige Flüssigkeit, die sich später in einen dicken Eiter verwandelt. Das Geschwür bleibt, wenn keine Behandlung stattfindet, lange stationär.

Die sporotrichotische gummöse Lymphangitis besteht aus einer Reihe von Gummata, die sich auf das Lymphgebiet der ursprünglichen kutanen oder subkutanen Läsion beschränken. Ein rosenkranzförmiger Strang kann die Herde untereinander verbinden. Die Drüsen des befallenen Gebietes sind oft, aber nicht immer, geschwollen.

Man wird an sporotrichotische Gummata denken auf Grund der Entwickelung dieser Effloreszenzen, ihrer Begleiterscheinungen, des guten Allgemeinzustandes, des negativen Resultates der Gewebsüberimpfung auf Meerschweinchen, des Widerstands gegen Quecksilbertherapie und der rapiden Heilung durch Jodpräparate. Für die Diagnose kann aber nur die Agglutination, *die Sporotrichin-Cuti-Reaktion* oder noch besser die Kultur des Sporotrichonpilzes als beweiskräftig angesehen werden.

Die **Aktinomykose** in ihrer primären kutanen Form hat oft das Aussehen eines subkutanen, hellroten, beinahe indolenten Knötchens, das im Zentrum erweicht und ulzeriert und aus dessen fistelartiger Öffnung sich statt Eiter eine blutig verfärbte Flüssigkeit ergießt; die Öffnung bleibt fistulös. Es entstehen Knötchen in der Umgebung, die sich mit dem ersten vereinigen; die Drüsen bleiben frei. Am häufigsten ist die Lokalisation im Gesicht und am Nacken **(XXVIII,** 437).

Die **Blastomykose (XXVIII,** 440) in der von Busse und Buschke beschriebenen Form, von der nur ganz wenige Fälle bekannt geworden sind, ist eine infektiöse, von Fieber begleitete, den Allgemeinzustand schwer schädigende Erkrankung; gewöhnlich nimmt sie ihren Ausgang vom Knochensystem; später erscheinen zahlreiche Gummata, welche in ihrem Eiter Blastomyzeten enthalten. *(Auch andere Blastomykoseformen sind für die Praxis noch ohne Bedeutung.)*

Das **Mycetoma Madurae** oder der **Madurafuß** ist eine lokale Pilzerkrankung, die durch Knotenbildung mit Blasen an der Oberfläche charakterisiert ist. Die Knoten erweichen und ulzerieren später, d. h. sie verwandeln sich in Gummata. Durch ihre Konfluenz entstehen monströse Bildungen **(XXVIII,** 439).

Bei der exotischen Dermatose, die als **Pian-Bois** bekannt ist, habe ich wahre Gummata gesehen, die den Lymphgefäßen entlang angeordnet waren **(XXIX,** 465).

Subakute nicht gummöse Knoten.

Nodöse Syphilide (nodöse syphilitische Phlebitis). Man versteht darunter subkutane Knötchen, welche zuweilen im Verlauf einer schweren Syphilis als Sekundärerscheinungen, meist in Verbindung mit einem Exanthem lentikulärer Papeln auftreten.

Die Knötchen sind hart, scharf umschrieben, unter der Haut und auf dem darunter liegenden Gewebe frei beweglich, rund, spindelförmig *(oder selbst in Form kurzer Stränge)* oder abgeflacht, von der Größe einer großen Erbse bis zu der einer Mandel. Die Hautoberfläche ist normal oder schwach gerötet. Sie sind an und für sich indolent, aber gegen Druck etwas empfindlich. Ihre Lokalisation ist fast· ausschließlich an den Extremitäten, wo sie in wechselnder Zahl, bis zu zwanzig oder mehr, vorkommen.

Ihre Größe, Anordnung, Zahl, vollständig freie Beweglichkeit und hauptsächlich ihre Entwickelung unterscheiden sie von den Knoten des Erythema nodosum und der syphilitischen Gummata.

Die histologische Untersuchung eines Falles, die ich zusammen mit Civatte ausführte, ergab unzweifelhaft, daß es sich um syphilitische Neubildungen desselben Typus wie bei den lentikulären Papeln handelt, die sich in der Wandung der subkutanen Venen *(von den Vasa vasorum aus?)* entwickeln und zu einer Thrombophlebitis führen. Es ist möglich, daß die anatomische Lokalisation der Läsion nicht immer identisch ist.

Die Entwickelung dieser nodösen Phlebitiden ist ziemlich langsam. Sie haben keine *oder nur geringe* Neigung zu erweichen und zu ulzerieren, sondern bleiben wochenlang unverändert. Auf spezifische Behandlung verschwinden sie rasch.

Die subkutanen Tuberkulide kommen in verschiedenen klinischen Formen vor:

1. Noduläre Form. Die papulonekrotischen Tuberkulide (**XXVII, 414**) entstehen oft in Form kleinster, indolenter, subkutaner Knötchen, die allmählich in die Kutis vordringen, sich mit einer kraterförmigen Ulzeration nach außen öffnen und mit einer Narbe abheilen. Sie stellen in Wirklichkeit Gummata en miniature vor.

Bei der von Barthélemy als Acnitis beschriebenen Form ist dieser Entwickelungsmodus deutlich zu verfolgen.

2. Gummöser Typus. Nur der Vollständigkeit halber sei diese schon· oben beschriebene Varietät hier erwähnt (S. 186).

3. Typus: **Erythème induré Bazin.** Dieses Exanthem beobachtet man gewöhnlich in der Kindheit und *besonders* bei der heranwachsenden Jugend, aber auch bei Erwachsenen, häufiger bei Mädchen als bei Knaben. Es tritt auf in Form hell- bis violettroter, mehr oder weniger ausgedehnter, unscharf begrenzter, tief indurierter Plaques. Sie sind fast immer an den unteren äußeren Partien der Unterschenkel, manchmal an den Oberschenkeln, den oberen Extremitäten oder sogar an der Stirn lokalisiert. Harttung und Alexander haben sie *(in wenig typischer Form)* bei Männern und Frauen jeden Alters vorgefunden. Die Entwickelung ist subakut mit akut entzündlichen Schüben; unter dem Einfluß der Ruhe treten Perioden der Rückbildung ein.

Englische *(und deutsche)* Autoren haben gezeigt, daß die Bazinsche Krankheit ziemlich häufig torpide und hartnäckige Geschwüre im Gefolge hat.

4. Typus: **Subkutane Sarkoide.** Mit Roussy zusammen habe ich unter diesem Namen indolente Neubildungen mit subakuter oder chronischer Entwickelung beschrieben. Sie erinnern anfangs an Tumoren, haben aber keine Neigung sich unbeschränkt zu vergrößern, zu generalisieren oder spontan zu ulzerieren und beeinflussen das Allgemeinbefinden der Patienten nicht.

Ihre Größe ist die einer Erbse oder einer großen Nuß *oder darüber.* Häufig konfluieren sie zu höckerigen Herden oder knotigen Strängen. Ihre Zahl ist verschieden. Sie sind vorzugsweise am Rumpf in der Rippengegend lokalisiert; man findet sie besonders bei Frauen im Alter von 30—40 Jahren.

Der histologische Bau dieser verschiedenen Typen subkutaner Tuberkulide, die übrigens gleichzeitig beim selben Individuum auftreten können *(und durch manche „Übergangsformen" miteinander und mit dem Lupus pernio verknüpft sind)*, entspricht vollständig dem der bazillären tuberkulösen Veränderungen (Fig. 55); *(doch kann beim Erythème induré und beim nodulären Typus die tuberkulöse Struktur wenigstens zeitweilig fehlen — selbst bei positiver lokaler Tuberkulin-Reaktion)*. Um jede Verwechslung mit den von Flemming als „Wucheratrophie" beschriebenen banalen Veränderungen des Fettgewebes zu vermeiden, muß man unbedingt deutliche Tuberkelknötchen feststellen.

Nur sehr selten findet man Bazillen. Häufig reagieren diese Tuberkulide auf Kochsches Tuberkulin. Die Virulenz, insoweit sie durch Inokulation des Gewebes auf Meerschweinchen bestimmt werden kann, ist minim aber wechselnd.

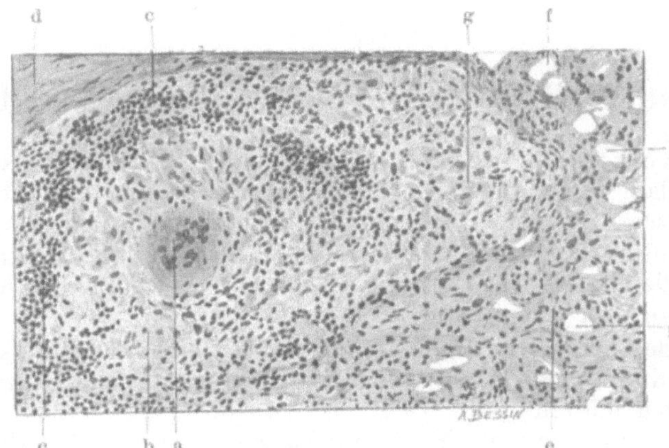

Fig. 55.

Histologie der subkutanen Sarkoide (Vergrößerung 130:1).
Tuberkulöses Knötchen an der Peripherie eines lobulären Knotens der Thoraxregion.
a Riesenzelle; b Zone der epithelioiden Zellen; c c Zone der Lymphozyten; d fibröses Gewebe, welches den Knoten umgibt; e Sklerose des Fettgewebes; f f Fettzellen; g Anhäufung epithelioider Zellen, die einem benachbarten Knötchen angehören.

Positive Resultate hat man nur in einer kleinen Anzahl von Fällen der gummösen und tuberkulo-nekrotischen Formen und beim Erythema induratum, niemals beim sarkoiden Typus erhalten.

Die Behandlung ist die der Tuberkulide im allgemeinen *(bei den Sarkoiden speziell auch As)*. *(Die Frage bleibt noch offen, ob alle Fälle, die klinisch und histologisch diesem Typus entsprechen, Tuberkulide sind; neben der Lepra können vielleicht auch andere Infektionen analoge Formen bedingen.)*

Lepröse Knotenbildungen. Diese Gebilde, die man auch subkutane Leprome nennt, begleiten oft in beschränkter Zahl die kutanen leprösen Tubera.

Interessanter, aber seltener, sind die Fälle, bei denen die letzteren fehlen und die Knoten gleichzeitig mit den erythemato-pigmentierten „Lepriden" auftreten. *(Ob die letzteren dann wirklich „Lepride", d. h. nach der herrschenden Auffassung Effloreszenzen der makulo-anästhetischen Lepra und nicht vielmehr flache Leprome sind, bleibt dahingestellt.)* Da die subkutanen Knoten, wie Leloir beschrieben hat, kaum die Haut emporheben und eher durch Tasten als durch Inspektion nachweisbar sind, so muß man sorgfältig nach ihnen suchen.

Die subkutanen Leprome sitzen hauptsächlich in der Glutäalgegend, am Rücken, an den Außenseiten der Extremitäten, im Gesicht und sehr häufig an den Ohrläppchen, die sie wie Schrotkörnchen ausfüllen.

Sie sind zirkumskript, rund oder oval, von der Größe einer Erbse bis zu der einer Nuß, manchmal in Haufen angeordnet; sie können auch diffus (lepröse Infiltrationen) in flachen oder höckerigen, wenig verdickten Herden auftreten.

Die zirkumskripten Knötchen sind zuerst derb und elastisch und anfangs frei beweglich; später werden sie weich und adhärieren an der sich oberflächlich rötenden Haut. Knötchen und Infiltrate können sich zurückbilden oder ulzerieren.

Kapitel XV.

Ulzerationen, ulzeröse Dermatosen und Haut-Gangrän.

Als Ulzerationen der Haut bezeichnet man Substanzverluste, die durch eine molekulare Gewebszerstörung oder eine Gangrän zustande kommen, im Gegensatze zu Wunden, die unmittelbar durch ein Trauma entstehen.

Den Ausdruck Ulcus reserviert man *in der französischen Literatur* speziell für die chronischen Ulzerationen, welche eine ausgesprochene Neigung haben, längere oder unbestimmte Zeit zu persistieren.

Klinische Charaktere. Die verschiedenen Ulzerationen unterscheiden sich voneinander durch eine Anzahl von Merkmalen, die bei der Diagnose berücksichtigt werden müssen.

1. Die verschiedene Tiefe des Substanzverlustes läßt differenzieren: a) Exulzerationen *oder vielmehr nach deutscher Nomenklatur „Erosionen",* die oberflächlich sind, nur die Epidermis angreifen und häufig von einem Bläschen, einer oberflächlichen Pustel oder einem blasenbildenden Prozeß herrühren; sie heilen gewöhnlich *(immer!)* ohne Narbe und hinterlassen *(höchstens)* eine pigmentierte Makula. b) Kutane oder wahre Ulzerationen, welche die Kutis angreifen oder zerstören und notwendigerweise Narbenbildung zur Folge haben *(vorausgesetzt, daß sie den Papillarkörper zerstören; geht der Substanzverlust bloß bis an die Epidermis-Kutisgrenze oder bis in die obersten Teile des Papillarkörpers, so sprechen wir von Exkoriationen)* (XVII, 237).

2. Die Ausdehnung der Ulzerationen ist selten von großer Bedeutung; indessen muß man wissen, daß gewisse Formen niemals große Dimensionen annehmen.

3. Ihre Gestalt ist geometrisch oder unregelmäßig, rund, oval, polyzyklisch, nierenförmig, zirzinär etc.

4. Die Ränder können sein: scharf oder unscharf begrenzt, mehr oder weniger abgeschrägt, allmählich oder senkrecht abfallend, losgelöst oder überhängend, erhaben oder flach, ausgebuchtet, manchmal auch rissig, etc.

5. Der Grund kann glatt oder uneben, wuchernd, papillomatös, wulstig, zerfressen, buchtig, kraterförmig, erhöht usw. sein.

6. Die Färbung des Grundes ist rot, violett, grau oder gelb.

7. Das Sekret ist serös, eiterig, hämorrhagisch, dünnflüssig, mehr oder minder reichlich.

8. Die Krusten, welche durch Austrocknen des Exsudats entstehen, sehen sehr verschieden aus (**IX,** 112).

Eine besondere Beschreibung verdient die austernschalenartige Form gewisser Krusten, die in der Mitte dicker sind und aus aufeinander gehäuften Scheiben zu bestehen scheinen, die von unten nach oben an Umfang abnehmen. Die älteren Autoren nannten sie Rupia (Fig. 56). Man beobachtet sie auf gleichmäßig fortschreitenden Ulzerationen, z. B. bei gewissen Syphiliden, seltener beim Ekthyma. *(Bei gleichmäßigem zentrifugalem Fortschreiten entstehen mehr oder weniger hohe konische Krusten mit glatt abfallenden Flächen; bei den austernschalenartig aufeinander getürmten Krusten muß man ein diskontinuierliches Fortschreiten des Prozesses annehmen.)*

9. Die Basis der Ulzerationen ist bald weich, ödematös, bald infiltriert und mehr oder weniger derb.

10. Die Umgebung zeigt Veränderungen in der Färbung, der Konsistenz, der Beschaffenheit der Oberfläche.

11. Gewisse Ulzerationen sind spontan oder auf Reize empfindlich, andere dagegen anästhetisch.

12. Der Zustand der zugehörigen Drüsen muß beachtet werden wie ebenso

13. die Lokalisation und

14. die Entwickelung der Ulzerationen.

Besonders wichtig sind: die Beschaffenheit der Ränder, die Gestalt, die Basis und die Umgebung. Auf Grund dieser Merkmale können wir wenigstens bis zu einem gewissen Grade erkennen, ob der ulzeröse Prozeß auf gesunder Haut, oder auf dem Boden eines Infiltrates oder eines Tumors entstanden ist.

Die Lokalisation der Ulzerationen wird von dem Praktiker bei der Diagnose mit Recht sehr stark berücksichtigt. Der Umstand, daß die Läsionen z. B. im Gesicht, an den

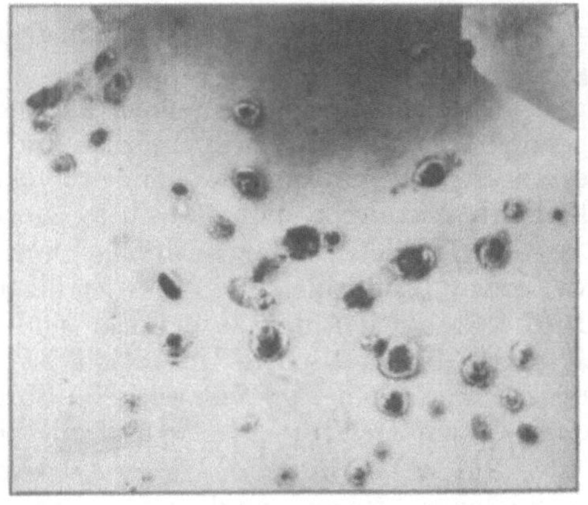

Fig. 56.
Austernschalenförmige Krusten bei einem Fall von ulzerösen sekundären Syphiliden. (Syphilitische Rupia der älteren Autoren.)

Genitalien, an den Beinen oder den vorspringenden Körperteilen lokalisiert sind, kann schon einen wertvollen Fingerzeig bilden und dadurch oft die Zahl der überhaupt in Betracht kommenden Diagnosen beschränken.

Der Charakter einer Ulzeration kommt jedoch am deutlichsten in ihrem Verlauf zum Ausdruck und er allein scheint mir für eine rationelle Klassifikation maßgebend.

Pathogenese. Die Art der Entstehung ist für die verschiedenen Ulzerationen nicht die gleiche.

Ausnahmsweise kommen sie durch eine massige Nekrose einer mehr oder weniger ausgedehnten Partie des Integuments zustande; dies ist bei den gangränösen Dermatosen der Fall. Manchmal entsteht eine kutane Ulzeration durch Vertiefung einer Exulzeration *(Erosion)* oder sie scheint sich auf gesunder Haut zu entwickeln; am häufigsten entsteht sie durch Einschmelzung oder partielle Nekrose eines tuberkulösen, syphilitischen, leprösen usw. Infiltrates oder eines Tumors (Epitheliom, Mykosis fungoides etc.).

In allen diesen Fällen entsteht der Substanzverlust durch Nekrose oder Nekrobiose der zelligen Elemente und ihrer Derivate, der ein molekularer Zerfall derselben folgt.

Ohne auf Einzelheiten einzugehen, sei hier nur erwähnt, daß, soweit bekannt ist, zwei Faktoren den Ulzerationsprozeß beeinflussen.

Der eine dieser Faktoren ist das **Bakterium** oder **Virus**, welches gleichzeitig toxisch, nekrotisierend und verdauend oder auflösend wirken kann, und während langer Zeit den Verteidigungsmitteln des Organismus Widerstand leistet. Dies ist der Fall beim einfachen Schanker und sehr wahrscheinlich bei phagedänischen Geschwüren.

Der andere Faktor ist der Zustand des **Terrains**, dessen Blutzufluß infolge präexistierender regionärer Gefäßveränderungen (Varizen etc.) oder durch den Krankheitsprozeß selbst (Tuberkulose, Syphilis) beeinträchtigt ist. Manchmal liegt eine Störung oder Verlangsamung des Stoffwechsels vor.

Störungen in der Nervenversorgung spielen gewiß auch eine, allerdings noch ungenügend aufgeklärte, Rolle, wie dies durch die sogenannten trophoneurotischen Ulzera, z. B. Mal perforant, Ulzera der nervösen Lepra usw. erwiesen ist.

Die Kombination der verschiedenen pathogenen Bedingungen ist sehr gewöhnlich.

Ätiologie. Im allgemeinen kann man sagen, daß alle die Haut schädigenden Agentien durch energische und andauernde Einwirkung Ulzerationen erzeugen und unterhalten können. Man unterscheidet mechanische, physikalische, chemische und parasitäre Ursachen.

Ulzerationen können infolge von wiederholten **Traumen** durch Handwerkszeug, Fußbekleidung, schlecht sitzende Verbände oder Apparate entstehen. Ihre Lokalisation und ihre Form sind oft charakteristisch. Ein besonderer Fall der traumatischen Ulzeration ist die **Fontanelle** („Cautère"), welche unsere Vorfahren zu Heilzwecken, durch Einführung einer Erbse mit oder ohne „Zugmittel", anzulegen und zu unterhalten pflegten.

Die **artefiziellen Ulzera**, welche sich Simulanten und Selbstverstümmler beibringen und die früher dem angeblichen hysterischen Pemphigus zugerechnet wurden (X, 136), entziehen sich jeder zusammenfassenden Beschreibung, denn die zu ihrer Erzeugung angewandten Mittel sind ebenso verschiedenartig wie die dabei entstehenden Läsionen.

Einrisse, Rhagaden, Fissuren oder **Schrunden** zählt man gewöhnlich zu den Ulzerationen, obgleich sie nicht durch Substanzverlust entstehen; es sind vielmehr lineare Wunden traumatischen Ursprunges *(entstehen doch aber auch durch entzündliche Prozesse, welche die Elastizität der Haut verändern und daher bei den normalen Bewegungen z. B. des Mundes oder beim Zurückziehen des Präputiums etc. zu Rissen führen).*

Man findet sie an den Extremitäten, an den Händen und Füßen als Komplikationen einer Hyperkeratose, oder in der Umgebung der natürlichen Ostien, an den Lippen, besonders bei skrofulösen Kindern, an den Brustwarzen der Ammen, sehr häufig am Anus usw. Unter dem Einfluß von Bewegungen spaltet sich die hyperkeratotische oder mazerierte, manchmal sogar ekzematisierte Epidermis und der Einriß dehnt sich bis in die Kutis aus. Die Ränder der Fissuren sind steil, der Grund lebhaft gerötet, manchmal blutig. Die Schmerzen sind oft sehr intensiv; die Heilung kann ohne Narbenbildung erfolgen.

Die Schmerzen der Risse und Schrunden behandelt man mit lokal anästhetisierenden Mitteln (Kokain, *Anästhesin, Propäsin* und ähnlichen). Häufig sind oberflächliche Ätzungen mit Silbernitrat von Nutzen. Man verwendet auch Kataplasmen und erweichende Verbände oder Pasten und Firnisse, denen keratoplastische Substanzen beigemengt sind *(mit großem Vorteil oft Salizyl-*

seifenpflaster, speziell den sehr geschmeidigen Trikoplast [Beiersdorf] oder analog zusammengesetzte auf Mosetig-Battist gestrichene Salben).

Als Ulzerationen, die durch physikalische Einwirkungen entstehen, kann man unter anderem Verbrennungen, Erfrierungen, Röntgenulzcra etc. anführen (**XXIII**).

Verschiedene toxische Substanzen rufen pustulös-ulzeröse oder von Anfang an ulzeröse Läsionen hervor, entweder nach Zuführung per os oder hauptsächlich durch äußere Einwirkung. Beispielsweise gehören hierher die durch Arsen entstandenen Gewerbeulzerationen, welche besonders die Hände, manchmal das Gesicht und die Genitalien der Arbeiter befallen, welche mit Arsen oder seinen Verbindungen umzugehen haben.

Eine Berufskrankheit der Pelzfärber, der sogenannte „**Stieglitz**" (französisch: *Pigeonneau, Rossignol)*, die an den Händen auftritt, ist durch die sorgfältigen Beschreibungen von Brocq und Laubry genauer bekannt geworden. Sie ist charakterisiert durch linsenförmige, meist wenig zahlreiche Ulzerationen, welche die Dorsalseite der Finger und Hände befallen; sie sind rund oder oval und mit einer eingelassenen, schwarzen, adhärenten Kruste bedeckt. Ihre Ränder sind wulstig, rot und steil abfallend. Der Grund des tiefgehenden Ulkus ist uneben. Diese sehr schmerzhafte Affektion heilt recht langsam.

Die wichtigsten Faktoren bei der Entstehung der Ulzerationen sind die Mikroorganismen. Entweder greifen sie allein und primär an, oder sie kombinieren sich mit anderen Agentien. Ich werde hierauf bei Besprechung der ulzerösen Symptomenkomplexe zurückkommen.

Bei den Ulzerationen der Tumoren sind die objektiven Symptome und die Entwickelung so eng mit den sie bedingenden Neoplasmen verbunden, daß es unzweckmäßig wäre, sie getrennt zu beschreiben.

Man muß jedoch daran erinnern, daß ausnahmsweise die Ulzeration so sehr das Neoplasma in den Hintergrund drängt, daß letzteres verkannt werden kann. Selten kommt dies bei den verschiedenen Sarkomen, bei der Mykosis fungoides

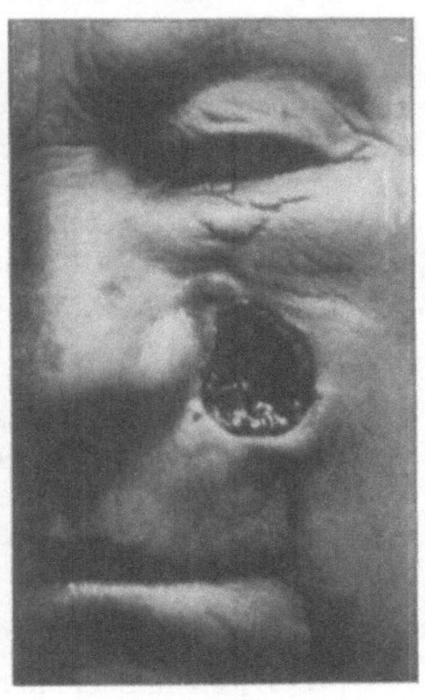

Fig. 57.
Tubuläres Basalzellen-Epitheliom in Form eines Ulcus terebrans.

und dem lobulären Epitheliom vor, sehr häufig dagegen beim Basalzellenepitheliom (Fig. 57), welches in einigen seiner klinischen Formen als Ulcus rodens und Ulcus epitheliomatosum terebrans beschrieben wird (**XXX**, 483-4).

Ulzeröse Dermatosen. Mit spezieller Berücksichtigung ihrer Entwickelung unterscheide ich folgende Gruppen:

A. Die **akuten** ulzerösen Dermatosen entstehen plötzlich auf gesunder Haut, nehmen nie große Dimensionen an, und werden gewöhnlich durch äußere Lokalinfektion verursacht. Ihr Typus ist der weiche Schanker.

B. Die **subakuten** ulzerösen Dermatosen entstehen hauptsächlich durch eine der schweren subakuten Infektionen: Syphilis, Tuberkulose oder Lepra. Die Ulzeration entwickelt sich auf Kosten einer vorausgegangenen Neoplasie.

C. Die **phagedänischen** Ulzera greifen rapid um sich und persistieren lange.

D. Die **chronischen Ulzerationen** oder eigentlichen **Ulzera.** Ihre Pathogenese ist meistens komplex.

E. Die **Ulzerationen der Schleimhäute.** Die oberflächlichen und tiefen Geschwüre der Schleimhäute fasse ich in einem besonderen Abschnitt zusammen, da es für den Leser bequem ist, alles beieinander zu finden, was für die Diagnose der Affektionen des Mundes und der Genitalien wichtig ist. Diese Zusammenstellung wird das ergänzen, was schon in einem früheren Kapitel (**XI**) über diesen Gegenstand gesagt worden ist.

Die **Hautgangrän** ist eine Mortifikation oder Nekrose eines mehr oder weniger ausgedehnten Hautgebietes; die abgestorbene Partie nennt man Schorf ("Escarre oder sphacèle"). Sie ist bald trocken und mumifiziert (trockene Gangrän, Nekrobiose), bald nässend, übelriechend und putrid (feuchte oder wahre Gangrän).

Die Gangrän manifestiert sich zuerst durch eine Verfärbung der Haut. Bei der trockenen Form wird diese gelb, violett oder braun, sinkt unter das normale Niveau, ist kalt, hart und unempfindlich gegen Berührung, Stich und Temperaturunterschiede. Bei der feuchten Gangrän entstehen diese Veränderungen auf der Basis einer eiternden Blase, mit welcher der Prozeß beginnt; oder es entwickeln sich sehr bald auf einer grauen, schieferfarbigen, schwammigen Oberfläche Blasen, häufig mit hämorrhagischem Inhalt.

Manchmal treten als Begleiterscheinungen Taubheitsgefühl, Ameisenkribbeln, Brennen, lanzinierende und reißende, fast unerträgliche Schmerzen auf.

Wenn die Nekrose nicht rasch progredient ist, so umgibt sich der Schorf nach wenigen Tagen mit einem entzündlichen, zuweilen bullösen Hof; dieser vertieft sich dann zu einer Furche, die sich als Demarkationslinie zwischen das abgestorbene und das lebende Gewebe schiebt und mehr oder weniger stark eitert. Der braun oder schwarz gewordene Schorf zieht sich zusammen, wird schließlich abgestoßen und hinterläßt eine dünnen Eiter sezernierende oder wuchernde Ulzeration.

Akute Ulzerationen.

Der **weiche Schanker** ("Chancre mou, Chancre simple oder Chancrelle"), der späterhin vom nosologischen Standpunkte aus noch beschrieben wird (**XXVII**, 435), entwickelt sich sehr rasch; nach zwei bis drei Tagen schon zeigt er seine charakteristischen Merkmale.

Er bildet eine runde, ovale, verhältnismäßig tiefe Ulzeration, von der Größe eines Stecknadelkopfes, einer Linse oder eines 50-Pfennigstückes, selten darüber. Seine Ränder sind senkrecht, steil abfallend oder etwas abgelöst, oft rissig oder gespalten. Der Grund ist rahm- oder graugelb, unregelmäßig und zerfressen. Die Basis ist weich, manchmal teigig, weder pergamentartig noch knorpelig *(im Gegensatz zum Primäraffekt)*. Die Umgebung ist rot und etwas geschwollen.

Das Sekret ist reichlich und ausgesprochen eiterig. Auf Berührung und bei Reibung (z. B. durch Bewegungen) ist der Schanker schmerzhaft. Selten tritt er in der Einzahl auf; gewöhnlich findet man mehrere, die entweder gleichzeitig oder durch sukzessive Autoinokulationen entstanden sind. Ricord sagte deshalb scherzhaft, daß "der Schanker Familiensinn besitze und von seinen Kindern umgeben lebe". In gewissen Fällen, bei Skabies z. B., konnte man mehr als Hundert bei dem gleichen Patienten zählen.

Die benachbarten Lymphdrüsen sind gewöhnlich geschwollen und schmerzhaft, oft mit besonders starker Vergrößerung einer einzelnen Drüse. Diese Adenopathie hat eine ausgesprochene Neigung zu vereitern, sich zu öffnen und sich in ein Ulkus zu verwandeln: „Schankröser Bubo". Die weichen Schanker sind in der großen Mehrzahl der Fälle an einer beliebigen Stelle der Genitalregion lokalisiert. Beim Manne sitzen sie besonders am Präputium, am Sulcus coronarius, an der Haut des Penis oder am Frenulum, welches häufig perforiert und später ganz durchgetrennt wird. Bei der Frau treten sie auf: am Vestibulum, den kleinen Labien, am Frenulum der Schamlippen, an der Vorhaut der Klitoris und am Anus. In dieser letzten Lokalisation kann der Schanker von einer Autoinokulation herrühren und die Form von Keimblättern („en feuillets") annehmen, wobei die ulzerierte Fläche sich faltet, umbiegt, mit beiden ulzerösen Flächen aufeinander legt und der angeschwollene untere Rand nach außen kondylomartig vorspringt.

Die benachbarten Gegenden — die Analfalte, die Innenseite der Oberschenkel, der Schamhügel — sind sehr oft befallen; selten sind die extragenitalen weichen Schanker, kommen aber an den Fingern, wo sie oft nicht erkannt werden, und sogar im Gesicht vor, obgleich man früher das Auftreten eines weichen Schankers am Kopf geleugnet hat.

Die **Diagnose** ist meist leicht zu stellen: auf Grund der charakteristischen Symptome, der Lokalisation, des multiplen Auftretens, der rapiden Entwickelung der Ulzerationen und der schmerzhaften Drüsenschwellung.

Im Zweifelsfalle stehen zwei Verfahren offen, um sich Gewißheit zu verschaffen: 1. der Nachweis des spezifischen Streptobazillus im Eiter; 2. die experimentelle Autoinokulation, die in 48 Stunden ein positives Ergebnis liefert. Man macht die Inokulation in der Gegend des M. deltoideus; fällt sie positiv aus, so zerstört man den Herd möglichst schnell mit der Spitze des glühenden Eisens oder mit Hilfe der schwefelsäurehaltigen Kohlenpaste Ricords.

In allen zweifelhaften Fällen wird man sich dieser zwei Methoden oder wenigstens der Inokulation zur Sicherstellung der Diagnose bedienen müssen, denn die Behandlung des weichen Schankers erfordert viel energischere Maßregeln als die Ulzerationen, welche ihn vortäuschen können; *(ich mache die Autoinokulation nicht mehr, da die bakteriologische Untersuchung fast immer zum Ziele führt und die für das Ulcus molle geeignete Behandlung den „Pseudo-Ulcera mollia" nicht schadet).*

Verschiedene akute Ulzerationen. Chancre mixte. Ein einzelner oder ein einer Gruppe von Ulcera mollia angehörender Schanker kann mit dem Aussehen eines weichen Schankers zugleich einige Merkmale des syphilitischen Schankers, besonders die Härte der Basis und die multiple Lymphdrüsenschwellung aufweisen. In einem solchen Falle hat sich das Virus des weichen Schankers am gleichen Punkte eingenistet, wo ein Ulcus durum bereits entwickelt oder im Inkubationsstadium vorhanden war (Rollet). Diese Fälle sind sehr selten, wegen der Diagnose aber sehr wichtig, da ihre Prognose sowohl wie ihre Therapie davon abhängt. *(Viel häufiger ist die gleichzeitige Infektion mit Ulcus molle und durum, wobei sich zuerst das erstere und dann nach der ihm zukommenden Inkubationszeit das letztere entwickelt.)*

Ulzeröser syphilitischer Schanker. Der Primäraffekt der Lues ist in der Regel eine einfache, harmlos aussehende Erosion.

Bei geschwächten, überangestrengten Personen, bei Alkoholikern oder Diabetikern und außerdem in Lokalisationen, die Reizungen oder Sekundärinfektionen besonders ausgesetzt sind, wird der harte Schanker ausnahmsweise ulzerös, dringt tief in die Kutis ein und greift zerstörend an der Oberfläche und am Grunde um sich. Ein solcher fressender Schanker kann beim Manne das Präputium und selbst die Urethra, beim Weibe eine der kleinen Labien usw. perforieren. Das Ulkus ist schmerzhaft und hat einen unebenen, wuchernden, mit Eiterpfropfen besetzten Grund.

Aber die Induration der Basis ist sehr ausgeprägt *(freilich auch nicht immer)*; die eiterige Sekretion ist *(oft)* weniger stark als beim Ulcus molle, und eine Autoinokulation findet *(im allgemeinen)* nicht statt.

Die **sekundären ulzerösen Syphilide** sind durch ihr disseminiertes Auftreten charakterisiert. Ich werde gleich auf sie zurückkommen.

Der ulzerierte Herpes. Obgleich der Herpes primär in Form von Bläschen auftritt und gewöhnlich nur sehr oberflächliche Erosionen aus diesen entstehen, so können sie doch bei gewissen Terrainverhältnissen und bei falscher Behandlung sich vertiefen und eiterig werden.

Die Differenzierung von einem weichen Schanker ist manchmal sehr schwierig; sie stützt sich auf die polyzyklische Anordnung der Läsionen, auf ihr gleichzeitiges Auftreten, auf das Vorhandensein nicht infizierter herpetischer Elemente in der Umgebung, *(auf das negative Resultat der bakteriologischen Untersuchung)* und vor allem auf die Erfolglosigkeit einer experimentellen Inokulation am Arme.

Das **Ekthyma** besteht aus einer anfänglich bullösen oder pustulösen Effloreszenz, die sekundär ulzeriert (**IX, 118**). Sie entwickelt sich vorzugsweise an den unteren Extremitäten, manchmal am Rumpfe, hat aber keine Prädilektion für die Genitalregion. Die Ränder der Substanzverluste sind abgeschrägt und nicht steil abfallend.

In allen soeben angeführten Fällen, mit Ausnahme des „Chancre mixte", ergibt die Untersuchung des Eiters das Fehlen des Streptobazillus. Die Inokulation ergibt *(entweder gar nichts oder)* eine oberflächliche Impetigopustel, welche die Kutis nicht angreift *(wenn sie oberflächlich genug vorgenommen wird)* und nach höchstens drei bis vier Tagen von selbst abheilt.

Zu erwähnen wären hier noch die nicht übermäßig seltenen und praktisch sehr wichtigen diphtheritischen Ulzerationen und die Pyocyaneus-Geschwüre speziell der kleinen Kinder.

Subakute Ulzerationen.

Syphilis. In der Regel sind die sekundären Erscheinungen „resolutiv", während die tertiären destruktiv sind und Neigung haben zu ulzerieren.

Indessen kommt es zuweilen vor, daß schon bei der ersten Eruption die papulo-krustösen Effloreszenzen unter der sie bedeckenden bräunlichen oder grauen Kruste ulzerieren und gleichzeitig mehr oder weniger große, tiefgreifende Ulzerationen an den Schleimhäuten entstehen *(nach meinen Erfahrungen bleiben die letzteren nicht selten frei)*. Man bezeichnet diese Fälle als Syphilis maligna praecox oder auch (nach meiner Ansicht weniger glücklich) als frühzeitige Tertiärerscheinungen (Tertiarisme précoce). Geschwächte, überangestrengte, durch toxische Einflüsse geschädigte Individuen sind zu dieser Form prädisponiert *(aber auch anscheinend ganz gesunde und kräftige können daran erkranken)*. Man hat zuweilen eine besondere Eigenschaft des Virus beschuldigt *(doch entsteht eine maligne Lues durch Infektion von einer ganz normalen aus)*; die in den Kolonien erworbene Syphilis hat in dieser Beziehung einen schlechten Ruf. *(Die malignen Syphilide enthalten sehr wenig Spirochäten oder diese sind gar nicht zu finden. Die Inokulation auf Affen kann trotzdem positive Resultate geben.)*

Die **sekundären ulzerösen Syphilide** erscheinen in Form eines regellos disseminierten Exanthems, das aus rasch sich bildenden und vergrößernden Ulzerationen besteht. Sie haben eine runde, noch häufiger ovale Gestalt, steil abfallende Ränder und bläuliche Färbung. Ihr Grund ist schüsselförmig und mit blutigem Eiter bedeckt, die Basis weich.   Außer in gewissen Lokalisationen sind sie wenig schmerzhaft.

Durch peripheres Wachstum und das Eintrocknen des abgesonderten Eiters entstehen manchmal austernschalenförmige, in der Mitte verdickte Krusten, die man früher als Rupia syphilitica bezeichnete (Fig. 56).

Die ulzerösen sekundären Syphilide kommen oft *(s. oben)* zusammen mit tiefen Ulzerationen der Schleimhäute vor. Sie treten spärlich oder zahlreich auf und konfluieren stellenweise. Sie heilen schwer und hinterlassen gestrickte, verfärbte und manchmal verstümmelnde Narben, die sehr charakteristisch sind. Gewöhnlich sind sie von rapider Abmagerung, beträchtlicher Kachexie, Albuminurie und Komplikationen von seiten der Lunge und des Verdauungskanales *(und oft von langdauerndem re- und intermittierendem Fieber)* begleitet und können *(in seltenen Fällen)* zum Tode führen.

Die Syphilis maligna praecox ist häufig gegen Quecksilber- und Jodbehandlung allein refraktär. Man muß diese daher kombinieren mit Arsenmedikation, Injektionen hypertonischer Sera, strengen hygienischen Maßregeln und sorgfältiger lokaler Therapie. *(Salvarsan wirkt hier oft ganz besonders günstig, wenngleich auch keineswegs immer für lange Zeit. Am meisten ist es gerade bei diesen Formen in Kombination mit Kalomelinjektionen zu empfehlen.)*

Die **tertiären ulzerösen Syphilide** leiten sich ab vom Tuber, vom Gumma, von einer gummösen Infiltration oder einem sklerotischen Gumma. Alle diese sind, im Gegensatz zu den ulzerösen Erscheinungen der Sekundärperiode, im allgemeinen regionär lokalisiert. Man unterscheidet fünf Haupttypen:

1. Die tubero-ulzerösen, auch als tubero-gummös, *„tubero-serpigino-ulzerös"* bezeichneten Syphilide (Fig. 58) bestehen aus ziemlich umfangreichen kutanen Tubera von der Größe einer Erbse oder Haselnuß, von derber Konsistenz, die fast immer schließlich einer ulzerösen Einschmel-

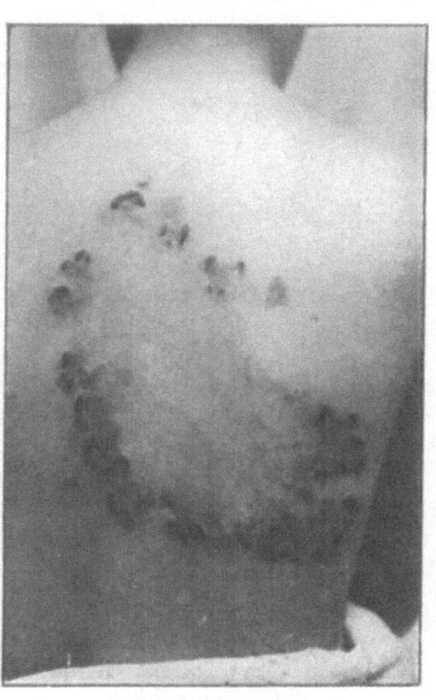

Fig. 58.
Serpiginöse tubero-gummöse
Syphilide.

zung unterliegen. Die Ulzerationen sind meistens in Form eines Buketts, eines Schrotschusses oder Halbmondes gruppiert, entwickeln sich exzentrisch und ordnen sich zu äußerst charakteristischen Herden an. Die vernarbte Fläche ist „gestrickt", weiß, bläulich und graubräunlich gefleckt. An dem polyzyklischen Rande, manchmal nur auf einer Seite des Herdes, entstehen vertiefte, runde oder ebenfalls polyzyklische Ulzerationen, die wie ausgestanzt erscheinen, einen fahlen Eiter absondern oder mit schwarzgrünen, dicken, harten, adhärenten, manchmal austerschalenartigen Krusten bedeckt sind. Die polyzyklische Formation sowohl des ganzen Herdes wie der einzelnen Ulzerationen („Polycyclisme à deux degrés") hat große diagnostische Bedeutung.

2. Die atypischen syphilitischen Ulzerationen haben ein weniger charakteristisches Aussehen. Im allgemeinen läßt sich nicht erkennen, ob sie als Tubera begonnen haben; jedenfalls findet man solche nicht in der Umgebung der schon voll entwickelten Läsion.

Die Ulzeration ist gewöhnlich solitär und hat die Gestalt eines Ovals, einer Bohne, eines Ohrs, *einer Niere* etc. Die Ränder sind oft etwas wulstig und hart und beschreiben ziemlich große regelmäßige Bögen. Der Grund ist wenig vertieft, uneben und zuweilen in der Mitte vernarbt (Fig. 59). *(Wir rechnen auch diese Form gewöhnlich zu den „serpigino-ulzerösen" oder nennen sie, da die Entstehung aus syphilitischer Neubildungsmasse — cf. die wulstigen harten Ränder — an einzelnen Stellen oft nachzuweisen ist, „tubero-serpigino-ulzerös". Allen diesen Formen fehlt im Prinzip der charakteristische „gummöse" Erweichungsprozeß.)*

Der scharfe polyzyklische Rand, die Induration des Walles, die pergamentartige Verhärtung der Basis, die indessen nicht immer leicht zu erkennen ist, und eventuell die Biopsie ermöglichen die Unterscheidung dieser tertiären Ulzera von dem atypischen tuberkulösen Ulkus, das weiterhin noch besprochen wird; sie sind weniger tief ausgehöhlt als die gummösen Ulzera; ihre Form ist gleichmäßiger und ihre Entwickelung ist *meist* rapider als die eines Epithelioms.

3. Die gummöse syphilitische Ulzeration ist ein viel tiefer greifender Prozeß. Ihre Umrisse sind rund oder nierenförmig, die Ränder sind abgehoben, weich oder ödematös (Fig. 60). Die Ulzeration entsteht durch Einschmelzung und Evakuation eines subkutanen, *seltener eines kutanen* Knotens (**XIV**, 184).

4. Die Ausdehnung, Tiefe und Gestalt der ulzerösen gummösen Infiltrationen sind sehr verschieden. Sie können auf die Sehnen, die Gefäße, das Periost und sogar die Knochen übergreifen und schwere Verstümmelungen verursachen (Fig. 61).

5. Unter sklerotisch-gummösen Ulzerationen versteht man Geschwüre, welche sich auf tertiär-syphilitischem sklerotischem oder Narbengewebe entwickeln. Man beobachtet sie vor allem an der Zunge, manchmal auch an den Unterschenkeln oder auf hypertrophischen Syphilomen. Sie entstehen durch eine anfangs trockene oder käsige, später erweichende Nekrose, die zentral oder oberflächlich beginnt. Ihr plötzliches Auftreten, ihre unregelmäßige, zuweilen eckige Form, die brettartige Induration ihrer Basis, die lange Dauer ihrer Heilung charakterisieren sie zur Genüge.

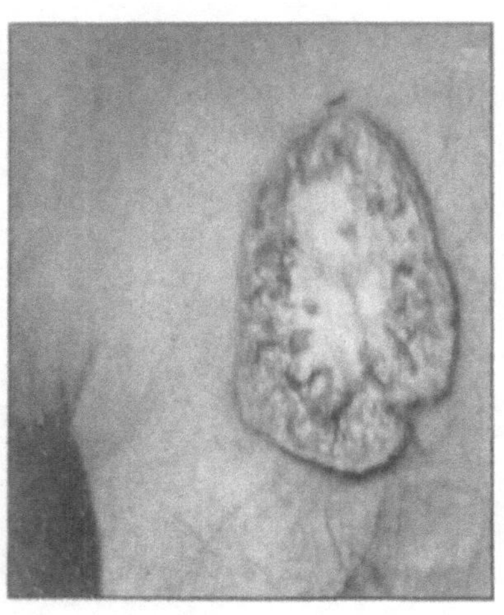

Fig. 59.
Atypische syphilitische Ulzeration am Thorax nahe der rechten Achselhöhle.

Diese verschiedenen Typen tertiärer Ulzerationen sind durch zahlreiche Übergänge untereinander verbunden. Es handelt sich immer um ein spezifisches Infiltrat von wechselnder Derbheit und Tiefe. Früher oder später setzt eine partielle Nekrose und eiterartige Einschmelzung ein, aber der klinische Verlauf ist sehr ungleichmäßig, zuzeiten torpid, dann wieder rasch fortschreitend. Ihre klinischen Eigentümlichkeiten genügen oft zur Feststellung der Diagnose, sogar wenn die Anamnese im Stiche läßt oder andere syphilitische Veränderungen nicht auffindbar sind *(Wassermann, eventuell Biopsie, Tuberkulin).* Diese Symptome sind gewöhnlich dem Einfluß der spezifischen Behandlung sehr zugänglich.

Tuberkulose. Die Ulzerationen, welche durch die Tuberkulose entstehen, sind ebenfalls verschiedener Art.

Tuberkulöses Ulkus. *(Tuberculosis ulcerosa miliaris, die sogenannte „eigentliche“ Haut-, resp. Schleimhaut-Tuberkulose.)* Das typische tuberkulöse Geschwür hat charakteristische Merkmale, an denen es gewöhnlich leicht zu erkennen ist (**XXVII**, 400).

Es entwickelt sich mit Vorliebe an den Lippen oder der Zunge oder an irgend einer Stelle des Mundes oder des Pharynx, häufig auch in der Umgebung des Anus, selten an anderen Körperstellen.

Es hat ovale, polyzyklische oder unregelmäßige Gestalt, verschiedene Ausdehnung (von einigen Millimetern bis 1 oder 2 Zentimeter Durchmesser), guirlandenartige oder ausgezackte Konturen, steil abfallende oder abgehobene

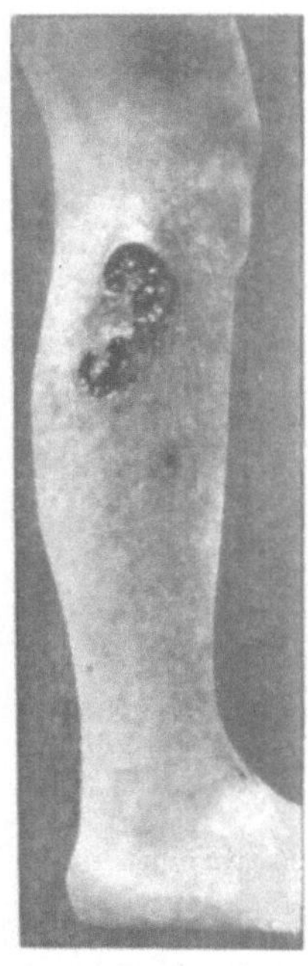

Fig. 60.
Syphilitische gummöse
Ulzeration.

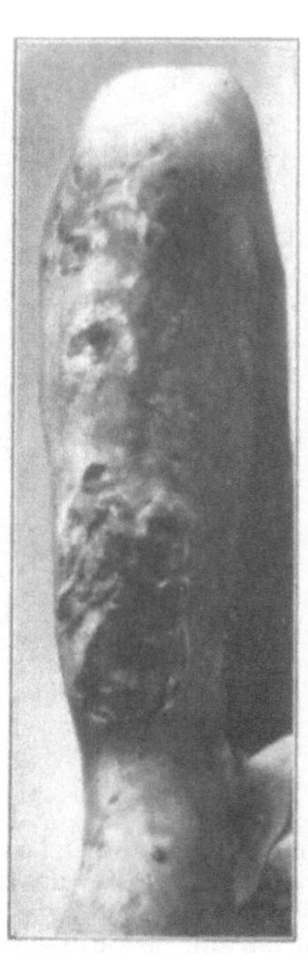

Fig. 61.
Syphilitische gummöse Infiltration, stellenweise tief ulzeriert. Die 54 jährige Patientin hatte die gleichen Läsionen an den Oberschenkeln, am Thorax und am Hals. Heilung trat nach 2 Monaten durch Kalomelinjektionen ein.

Ränder, violette oder livide Färbung, unebenen, aufgeworfenen, granulösen Grund, der mit punktförmigen Blutungen wie besät, oft auch mit grauem Detritus teilweise bedeckt ist. Das tuberkulöse Ulkus ist *(fast)* immer oberflächlich. Auf dem Grunde oder an der Peripherie findet man *(aber keineswegs immer)* in wechselnder Zahl die punktförmigen oder stecknadelkopfgroßen gelben Körner (Grains jaunes) Trélats *(oder graue Knötchen oder Fleckchen oder miliare graue Ulzerationen).*

Das Sekret ist dünneiterig und selten reichlich. Die Basis ist weich, wenig infiltriert. Die korrespondierenden Drüsen sind oft geschwollen. Das Ulkus ist stets auf Druck empfindlich und kann sogar furchtbare Schmerzen

verursachen, wenn es Zerrungen und Reibungen ausgesetzt ist. Die äußerst
langsame Entwickelung dehnt sich über Wochen und Monate aus, ohne Neigung
zu spontaner Narbenbildung zu zeigen.

Die pathologische Anatomie dieses Ulkus ist noch charakteristischer als
sein klinisches Aussehen (Fig. 62). *(Ich habe aber bei dieser Form öfter, nur
oder fast nur, Lymphoidzellentuberkel und viel uncharakteristische Entzündung
mit sehr reichlichen Bazillen gefunden.)*

Ausnahmsweise sieht man bei einer schnell verlaufenden Phthisis im
Munde tuberkulöse Ulzera entstehen, die sich in wenigen Tagen ausbreiten:
Akute Phthise des Mundes.

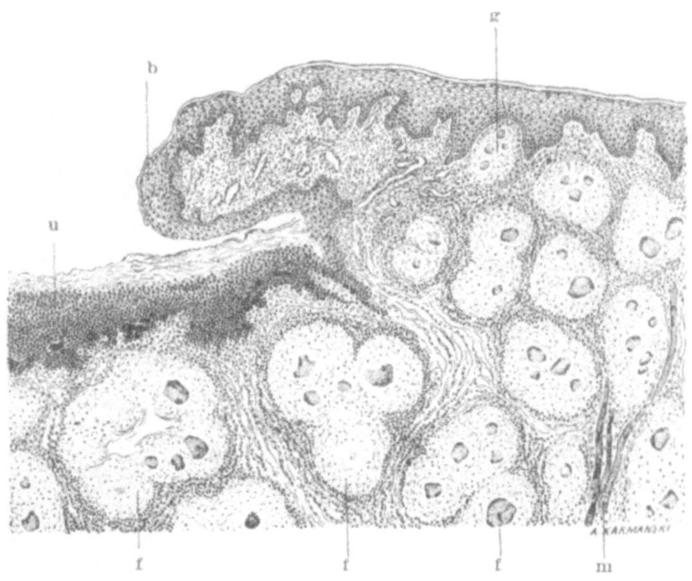

Fig. 62.

Histologie des tuberkulösen Ulkus der Zunge.　(Schnitt durch den Rand
des Ulkus, Vergrößerung 40:1.)

b abgelöster Rand des Ulkus; u Grund des Ulkus, auf dem man eine fibrinöse Schicht
sieht, welche ein eiterig infiltriertes Gewebe bedeckt; ff isolierte oder konfluierte tuberkulöse Knötchen, welche gewöhnlich aus einer oder mehreren zentralen Riesenzellen, einer
Anhäufung epithelioider Zellen und einer äußeren Zone von Lymphozyten und Plasmazellen zusammengesetzt sind. Keines dieser Knötchen ist in unmittelbarer Verbindung
mit der Ulzeration; g Tuberkelknötchen, das sich in einer Papille entwickelt hat. Seine
Größenzunahme oder seine Konfluenz mit anderen benachbarten Knötchen gibt zur Entstehung eines gelben Knötchens Trélats Anlaß; m quergestreifte Muskelfasern der
Zunge.

Manchmal nimmt das Ulkus rhagadiformen Charakter an, indem es
sich entlang einer Falte ausdehnt und dadurch einer Fissur ähnlich wird, deren
einer Teil unregelmäßig ulzerös ist. Dies beobachtet man an den Mundwinkeln, der medianen Furche der Lippen, an den seitlichen Rändern oder
der Spitze der Zunge oder an Stellen, die durch kariöse Zähne irritiert werden.
Auch an den radiär verlaufenden Analfalten können solche Ulzera auftreten
und sich einerseits auf das Rektum, andererseits auf die Haut einer Hinter-
backe ausdehnen.

Die ulzeröse wuchernde Form, welche ebenfalls nicht selten ist,
entsteht aus der Kombination des Ulkus mit einem Prozeß, der dem der
wuchernden oder verrukösen Tuberkulose analog ist. Die verhornten oder

von Hornsubstanz freien, papillomatösen Erhebungen entwickeln sich auf dem zyanotischen Grunde des Ulkusrandes. Diese Form sieht man vorzugsweise an den Lippen und am Anus.

Die Diagnose des tuberkulösen Ulkus ist gewöhnlich nicht schwer. Die traumatischen Ulzerationen heilen bei zweckmäßiger Behandlung rasch ab. Das Ulcus molle tritt nur ausnahmsweise außerhalb der genito-analen Region auf, eitert stark, entwickelt sich schnell und ist autoinokulabel. *(Ducreysche Bazillen!)* Die syphilitischen Ulzera sind weniger unregelmäßig und induriert, können aber bei der Diagnose ernstliche Schwierigkeiten machen. *(Wassermann!)* Bei Verdacht eines ulzerösen Epithelioms ist eine Biopsie notwendig. *Man muß auch an die Möglichkeiten von Kombinationen (speziell von Lues und Tuberkulose) denken.*

Sollten übrigens weder die klinischen Merkmale des Ulkus noch die Nebenumstände zur Diagnose genügen, so muß diese durch die Untersuchung im Laboratorium gesichert werden. In dem Material, das man dem Grunde oder noch besser dem Rande des Ulkus entnimmt, sind Bazillen enthalten; man muß jedoch das Gewebe so energisch mit der Kürette abkratzen, daß eine geringe Blutung entsteht. Ebenso muß eine Biopsie ziemlich tief gehen. Manchmal kann eine Verimpfung auf Meerschweinchen notwendig werden.

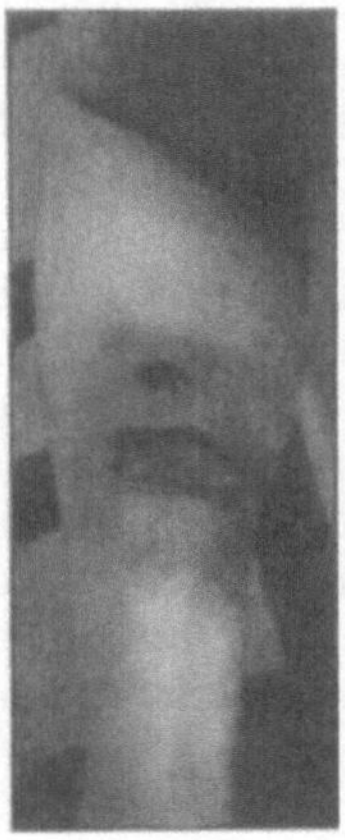

Lupöse Ulzerationen. Gleichviel ob die Geschwürsbildung auf einem Lupus spät einsetzt oder sich von Anfang an (als Lupus exedens) entwickelt, immer wird die Ulzeration, wie besonders Du Castel gezeigt hat, mit bestimmten Kennzeichen sich präsentieren.

Die Ränder sind sanft geneigt; die angrenzende Haut ist bläulich oder braungelb verfärbt, gespannt, infiltriert, mehr oder weniger durchscheinend, weich, geschwollen oder mit weichen Wucherungen besetzt. Die Form des Ulkus ist oval oder rund, ziemlich regelmäßig. Der Grund ist ein wenig vertieft, grau und speckig, oder blaßrot oder bräunlich, zuweilen wuchernd; er blutet leicht, hat eine schwammige Konsistenz und reißt leicht ein.

Die Basis ist der Sitz einer weichen, nicht plastischen Infiltration, die öfter frei beweglich, als an dem darunterliegenden Gewebe adhärent ist.

Das Sekret ist trüb und dünneiterig; es trocknet zu adhärenten, dünnen, graugelben, eingesenkten, selten austernschalenartigen Krusten ein.

Die Ausbreitung ist bald oberflächlich (serpiginöser Lupus), bald tief (Lupus terebrans) oder geht nach allen Richtungen (Lupus vorax).

Ulzeröse Tuberkulide. Auf die winzigen grübchenförmigen Ulzerationen der papulonekrotischen Tuberkulide hier einzugehen, scheint überflüssig; wohl aber müssen die manchmal ausgedehnten Ulzerationen des Erythema induratum an dieser Stelle erwähnt werden. Sie sind recht tief, haben verschieden geformte Ränder, grauen oder höckerigen und geröteten Grund und weithin indurierte Basis. Diese Symptome, sowie die violette Färbung der Umgebung

Fig. 63.

Großes ulzeriertes Tuberkulid der Wadengegend bei einer jungen Frau, bei der außerdem noch skrofulo-tuberkulöse Gummata und papulonekrotische Tuberkulide vorhanden waren. Heilung erfolgte in 6 Wochen durch Ruhe, zweckmäßige Körperpflege, Tuberkulin-Einspritzungen und aseptische Verbände.

und die Lokalisation an den Unterschenkeln geben dem Krankheitsbild ein charakteristisches Aussehen (Fig. 63). *(Die „Ulcera cruris tuberculosa" können sich aus Knoten von Erythème induré entwickeln, aber auch vorkommen, ohne daß solche beobachtet wurden; die Tierversuche ergaben in mehreren meiner Fälle positive Resultate.)*

Zuweilen treten sie zusammen mit ulzerierten gummösen Tuberkuliden auf, die man klinisch von den skrofulotuberkulösen Gummata nicht unterscheiden kann (**XIV**, 185).

Als **atypische tuberkulöse Ulzera** beschreibe ich eine klinische, nicht sehr seltene, diagnostisch immer schwierige Form.

Es handelt sich um runde, ovale oder polyzyklische Ulzera von der Größe eines Zweimarkstückes bis zu der eines Handtellers, die an einer beliebigen Körperstelle auftreten können. Ich habe sie auf der Schulter, auf der Brust, in den Leistenbeugen, auf den Oberschenkeln, am Fußgelenk etc. beobachtet. Die Ränder sind oft zum Teil sanft geneigt, zum Teil steil abfallend, oder auch unterminiert, dunkelrot oder violett, der Grund grau oder lebhaft gerötet und wuchernd. Die gelben Körner fehlen. Die Basis ist leicht infiltriert, nicht induriert. Die Entwickelung ist torpid und sehr langsam.

Die Diagnose schwankt zwischen einem ulzerösen tertiären Syphilid, einem atypischen tuberkulösen Ulkus und einem ulzerösen Tuberkulid. Zuweilen geben sogar Laboratoriumsmethoden kein entscheidendes Resultat. Man findet weder in dem abgeschabten Material noch in den Schnitten Tuberkelbazillen und die Verimpfung auf Meerschweinchen ist negativ. Andererseits hat eine Quecksilberbehandlung wenig oder gar keinen Erfolg. Einige Male erhielt ich eine deutlich positive Tuberkulinreaktion. Jetzt muß man in solchen Fällen nach Sporotrichon- oder anderen Myzelpilzen und Blastomyzeten suchen.

Lepra. Die Ulzerationen der Lepra sind nach ihrem Aussehen, ihrer Entwickelung und Pathogenese verschieden (**XXVII**, 426 u. 429).

Vor allem muß man die **ulzerierten Leprome** unterscheiden, die sowohl aus kutanen wie aus subkutanen Knoten sich entwickeln. Man beobachtet sie, besonders in Lepragegenden, in schweren Fällen bei schlecht gepflegten und ungenügend behandelten Patienten, die in schmutzigen Verhältnissen leben. Die Ulzeration entsteht durch eine partielle Einschmelzung des bazillenhaltigen Infiltrates und nimmt infolge von Gefäßläsionen und Sekundärinfektionen an Umfang zu. Reste des Infiltrates finden sich in der Umgebung und an der Basis des Ulkus. Diese lepromatösen Geschwüre verursachen schwere Verstümmelungen.

Außerdem bilden sich bei der nervösen und gemischten Form der Lepra häufig **trophoneurotische Ulzerationen.**

Sie treten auf im Anschluß an *oder zugleich mit* dem leprösen Pemphigus *oder selbst statt der Blasen,* sind anfangs sehr oberflächlich, bedecken sich dann mit rupioiden Krusten und sind sehr hartnäckig. Später gehen sie in die Tiefe, behalten aber ihre regelmäßige Gestalt, ihre steil abfallenden Ränder und ihren speckigen Grund. Sie sind hyper- oder anästhetisch. Bestehen außer der Anästhesie keine anderen Symptome, so sind diese Ulzera charakteristisch für die sogenannte „Lepra lazarina". Verschiedene *(aber nur sehr wenige!)* Autoren haben in diesen Ulzera, während ihres Anfangsstadiums, Bazillen gefunden.

Rotz (Malleus). Die Ulzerationen, welche aus den Rotz-Abszessen oder -Knoten (**XXVII**, 432) entstehen, haben zuweilen ein ziemlich charakteristisches Aussehen, können aber auch tuberkulösen, syphilitischen oder epitheliomatösen Geschwüren täuschend ähnlich sein.

Als charakteristisch kann man betrachten: die unregelmäßige Form, die lividen, violetten, unterminierten und wie „von Mäusen angenagten" Ränder, den sehr unregelmäßigen, buchtigen Grund, die Weichheit der Basis und die Indolenz; dazu kommen noch an der Peripherie fluktuierende Knoten oder kleine Abszesse.

Der Rotz ist vorwiegend in der Mitte des Gesichtes lokalisiert und zerstört hier die Oberlippe, die Nase und die Wangen; er dringt auch in die Knochen ein und verursacht erhebliche Verstümmelungen. Die Entwickelung ist langsam und unregelmäßig fortschreitend. Der Ausgang ist in der Regel letal.

Die Diagnose des Rotzes ist, wenn der Verdacht rege geworden ist, durch Kultur und Tierimpfung sicher zu stellen.

Mykosen. Die Ulzerationen der Sporotrichose, der Blastomykose, der Aktinomykose, des Madurafußes (**XXVIII**) entstehen aus gummösen Knoten oder zuweilen aus tubero-ulzerösen und ekthymato-pustulösen kutanen Effloreszenzen, in deren Eiter die spezifischen Parasiten durch mikroskopische Untersuchung oder *(bei der Sporotrichose nur)* durch die Kultur aufgefunden werden.

Phagedänische Geschwüre.

Gewisse Ulzerationen sind charakterisiert durch eine stark ausgeprägte Neigung, sich kontinuierlich oder mehr schubweise, an der Oberfläche oder in der Tiefe auszubreiten. Solche Geschwüre, die in ihrem Verlauf akut, in ihrer Dauer chronisch sind, nennt man phagedänisch.

Man ist jetzt ziemlich allgemein der Ansicht, daß der phagedänische Charakter (Phagedänismus) einer Ulzeration auf gewissen Mischinfektionen beruht. A priori würde man es für wahrscheinlich halten, daß die Sekundärinfektion spezifisch und immer die gleiche sei, welcher Natur auch die ursprüngliche Veränderung war; jedoch haben die bakteriologischen Untersuchungen bis jetzt diese Hypothese nicht bestätigt.

Außerdem muß man dem Terrain einen gewissen Einfluß auf die Entstehung des Phagedänismus zuschreiben, denn er befällt vor allem geschwächte, überarbeitete, dekrepide und durch toxische Einflüsse geschädigte Individuen *(manchmal aber auch recht kräftige Patienten, so daß man dann wohl wesentlich an eine Art von spezifischer Überempfindlichkeit gegen bestimmte Infektionserreger denken muß).*

Unter Berücksichtigung der ursprünglichen Läsion unterscheidet man drei Formen:

Der **phagedänische weiche Schanker** ist der häufigste. Er entsteht auf einem weichen Schanker oder dem ihn begleitenden Bubo. Die Ulzeration schreitet rasch vorwärts und hat eine unregelmäßige Form. Ihr diphtheroider Grund ist mehr oder minder tief ausgehöhlt und uneben; die Ränder sind geschwollen, violett und unterminiert und bedecken eiterige Taschen und Buchten. Stellenweise können sich Schorfe entwickeln.

In wenigen Wochen oder Monaten dehnt sich das Geschwür über große Strecken aus und kann die Glans, einen Teil des Penis oder der Vulva zerstören; die Schenkel, die Glutäalgegend, den Rücken oder das Abdomen befallen und die Muskeln, die Sehnen, die großen Gefäße etc. bloßlegen; solche Fälle pflegt man „terebrant" zu nennen. Serpiginös heißt die Ulzeration, wenn sie auf einer Stelle vernarbt, während sie an anderen fortschreitet; sie kann monatelang persistieren.

Während seiner ganzen Dauer kann man mit dem Eiter des phagedänischen Ulcus molle, durch Übertragung, z. B. auf den Arm, einen Inokulationsschanker erzeugen. Man befürchtet wohl bei diesem Versuch einen neuen phagedänischen Herd hervorzurufen, was ich aber nie beobachtet habe.

Der **phagedänische harte Schanker** ist viel seltener. Der Primäraffekt wird geschwürig oder sogar gangränös, nimmt eine violettrote oder graue Farbe an, dehnt sich an der Oberfläche oder besonders in die Tiefe aus, perforiert die Urethra etc.

(Die Ätiologie der phagedänischen Geschwüre ist noch sehr dubiös. Zum Teil sind sie augenscheinlich gar nicht venerisch, sondern nach neueren Untersuchungen dem früheren Hospitalbrand entsprechend und auf die Plaut-Vincentsche Symbiose von fusiformen Bazillen und Spirochäten, zum Teil auf eine spezielle Empfindlichkeit des Individuums zurückzuführen, so z. B. die phagedänischen Geschwüre, welche manchmal die maligne Syphilis einleiten.)

Der **tertiäre Phagedänismus,** eine Komplikation der tubero-ulzerösen Syphilide oder der Gummata tritt verschieden auf.

Er kann oberflächlich oder tiefgreifend, strahlenförmig oder serpiginös oder unregelmäßig sein. Die Ränder sind oft deutlich bogenförmig, steil abfallend oder abgeflacht und von bläulicher Farbe; der mehr oder weniger ausgehöhlte Grund ist grau und mit dünnem Eiter und Detritus bedeckt.

Die Prädilektionsstellen sind die mittlere Partie des Gesichtes, der Hals und die Genitalien. Die Ulzeration kann mit foudroyanter Geschwindigkeit schreckliche Verstümmelungen hervorrufen, z. B. die Nase, die Wange, den Oberkiefer, die Nasenmuscheln, den harten Gaumen zerstören und mitten im Gesicht eine tiefe Höhlung verursachen. Im Pharynx und an den Genitalien kann die Verheerung ebenso ausgedehnt sein. Am Rumpf und an den Extremitäten hat man oft beobachtet, daß das phagedänische Geschwür die großen Gefäße und die Nerven bloßlegt, ohne sie anzugreifen.

Der Verlauf des Prozesses ist regellos und kann sich über Monate und Jahre ausdehnen. Oft entstehen partielle Narbenbildungen und häßliche Verstümmelungen. Der letale Ausgang, durch Hämorrhagie oder Septikämie, ist selten.

Das phagedänische Ulkus der Tropen wird später beschrieben werden.

Therapie. Bei den phagedänischen Geschwüren auf syphilitischer Basis ist vor allem die Behandlung mit Quecksilber in seinen wirksamsten Formen unumgänglich notwendig: intravenöse Injektionen, lösliche *(gelöste)* oder *(besonders)* Kalomeleinspritzungen *(vor allem wird man gerade in solchen Fällen jetzt auch Salvarsan benutzen).*

Häufig hat man mit Quecksilber allein oder in Verbindung mit Jodpräparaten in starken Dosen keinen Erfolg. In solchen Fällen ist es angezeigt, roborierende Mittel anzuwenden: Lebertran, Arsen, Injektionen von hypertonischem Serum, von Seewasser oder Tierserum; der Kranke muß außerdem durch Überernährung gekräftigt werden. Manchmal ist nur eine Luftveränderung, ein Landaufenthalt imstande, einem hartnäckigen Phagedänismus Einhalt zu gebieten.

In jedem Falle wird man sehr sorgfältig lokal behandeln: häufige Umschläge mit Wasserstoffsuperoxyd, Jod-Jodkaliumlösung, Kaliumpermanganat, oder Labarraquescher Lösung. Waschungen, Spülungen oder *(langdauernde)* lokale Bäder mit einer schwach antiseptischen, aber möglichst heißen Lösung sind sehr zu empfehlen. Man hat auch mit wechselndem Erfolg alle möglichen Puder *(vor allem Jodoform und Kampfer),* medikamentöse Betupfungen und Ätzmittel versucht; Kauterisation mit dem rotglühenden Kauter wird von manchen Autoren als sehr wirksam empfohlen.

Eigentliche Ulzera.

Ulcus cruris. Das Unterschenkelgeschwür — auch als Ulcus varicosum oder simplex bezeichnet — ist ein Symptomenkomplex, an dessen Entstehung die verschiedensten Umstände beteiligt sind.

Es tritt mit Vorliebe an der Innenseite der unteren Hälfte des Unterschenkels oberhalb des Malleolus, etwas häufiger am linken Beine, auf. Isoliert oder zuweilen multipel, und dann zur Konfluenz neigend, hat es eine ovale, viellappige oder polyzyklische Gestalt und kann einen Durchmesser von 15 bis 20 cm erreichen. Der Grund ist lebhaft rot oder bläulich, granulierend, blutig oder bei mangelnder Pflege mit grauem Detritus, dünnem und übelriechendem Eiter bedeckt. Die Ränder sind adhärent, leicht geneigt oder steil abfallend, sogar unterminiert, manchmal dick und schwielig. Das Sekret ist sehr verschieden; wenn der Kranke das Bett hütet, ist es spärlich und sero-purulent.

Die Sensibilität ist auf dem Ulkus und in seiner Umgebung meistens vermindert und verlangsamt; besonders die Temperatur-, aber auch die Schmerz- und Tastempfindung ist abgeschwächt.

Die Umgebung des Ulkus kann, abgesehen von Rötung, auf mehr oder minder große Strecken normal sein; doch ist dies nur selten der Fall. Gewöhnlich zeigt das benachbarte und darunterliegende Gewebe die verschiedenartigsten Veränderungen, die bedingt sind einesteils von den Ursachen, welche das Terrain für das Ulkus vorbereitet haben, andererseits von den sekundären Infektionen, unsauberen Verbänden usw. Dazu gehören: die V a r i z e n, die gleich besprochen werden sollen; das v a r i k ö s e E k z e m, das häufig zirkumskript ist und trocken, schuppend, rissig (craquelé), krustös, nässend, intensiv gerötet, impetiginisiert usw. sein kann; die P i g m e n t i e r u n g, deren Ockerfarbe von wiederholten intrakutanen Hämorrhagien herrührt; die mehr oder minder akuten, oder abgeschwächten und rezidivierenden L y m p h a n g i t i d e n; das Ö d e m, das zuweilen weich und plastisch, aber häufiger hart und elephantiastisch ist; die s c h w i e l i g e B e s c h a f f e n h e i t mit Hypertrophie oder im Gegenteil die s k l e r o t i s c h e A t r o p h i e. Diese letzteren Veränderungen bedürfen einer kurzen Beschreibung.

Ein Ulkus, das S c h w i e l e n b i l d u n g aufweist, hat verdickte, infiltrierte, erhabene Ränder von knorpeliger oder brettartiger Konsistenz; sie fallen nach beiden Seiten ab; nach der Seite des Geschwürs ist die abfallende Partie sehr steil, oft blaß und mit grauem Detritus bedeckt. Die Induration erstreckt sich unter das Ulkus, und mehr oder weniger weit über den Unterschenkel und den Fuß; sie betrifft nicht allein die Haut, sondern auch alle darunter liegenden Gewebe bis auf die Knochen. Diese schwieligen Ulzera sind torpid, hartnäckig, zur Vergrößerung geneigt und schwer heilbar.

Die fibröse Induration kann in ein hypertrophisches, s e k u n d ä r e l e p h a n t i a s t i s c h e s S t a d i u m übergehen, das durch entzündliche Veränderungen der Lymph- und Blutgefäße und der Nerven bedingt ist. Der Umfang des Gliedes kann enorm werden; es entstehen Deformierungen mit Wulstbildung über den Knöcheln und Anschwellung des Fußrückens und der Zehen, auf die ich bei Besprechung der Elephantiasis zurückkommen werde (**XVIII**, 254). Die Oberfläche ist glatt oder hyperkeratotisch, am häufigsten papillomatös und verrukös.

In anderen Fällen ist die Haut in der Umgebung des Ulkus in einem Zustand diffuser oder netzförmiger s k l e r o t i s c h e r A t r o p h i e dünn, glatt, gespannt und nicht faltbar, weiß, braun oder bläulich. Häufig geht diese Dermatosklerose der Entwickelung des Ulkus voran (**XVII**, 248).

Die Inguinaldrüsen sind häufig geschwollen; die Sehnenreflexe können fehlen; manchmal besteht ein geringer Grad von Muskelatrophie.

Die Fußnägel sind häufig glanzlos, opak, streifig oder sogar ausgesprochen onychogryphotisch. Hypertrophie *(oder auch Verlust)* der Lanugohaare und Hyperhidrosis sind nicht selten.

Diese Nebenerscheinungen bestehen oft auf beiden Unterschenkeln, obgleich das Ulcus cruris häufiger nur auf einer Seite vorhanden ist.

Die Varizen, welche stets *(oder fast stets)* an beiden unteren Extremitäten vorhanden sind, bilden nur selten grobe subkutane Stränge. Diese prädisponieren weniger für das Ulkus als die tiefliegenden, kaum sichtbaren Varizen, die nur durch sorgfältige Palpation oder bei aufrechter Stellung des Kranken zu erkennen sind. Sie verursachen schon vor dem Entstehen des Ulkus Teleangiektasien und herdförmige, netzartige oder eine Narbe umgebende Pigmentierungen. Sie führen leicht zu Ekzemen, zu Ödemen (besonders am Abend), zu Krämpfen, Jucken und einem Gefühl von Schwere in dem befallenen Gliede.

Das Ulkus kann in verschiedener Weise entstehen und seinen Ausgang nehmen z. B. von einer Wunde, einer Blutung, einem kleinen traumatischen Schorf, einer Venenzerreißung, einem phlebitischen Herd, einem Ekzem, einer Impetigo- oder Ekthymapustel. Alle diese Läsionen, welche unter normalen Ernährungsverhältnissen rasch verheilen würden, werden verschleppt und infiziert und wachsen unter der sie bedeckenden Kruste in die Tiefe und in der Fläche.

Nur ausnahmsweise entwickelt sich das Beingeschwür auf einem Herd von spontaner Gangrän wie in dem nebenstehend abgebildeten Falle (Fig. 64).

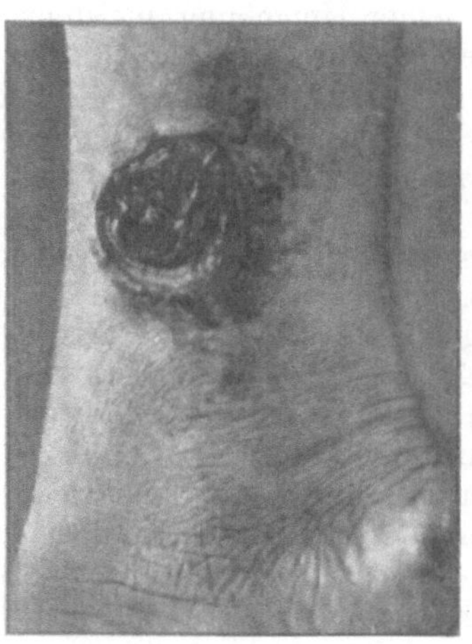

Fig. 64.

Ulcus cruris, mit gangränösem Beginn auf der Innenseite der Knöchelgegend des rechten Beines.

Ätiologie. Man findet das Ulcus cruris hauptsächlich zwischen dem 35. und 60. Lebensjahre, etwas häufiger bei Männern und anstrengenden Berufsarten, die vieles Stehen erfordern, *und bei Frauen, die oft geboren haben; im allgemeinen in den ärmeren Schichten der Bevölkerung viel häufiger als in den besser situierten.* Gewöhnlich leiden die Kranken an atheromatösen und sklerotischen Gefäßveränderungen, speziell der Nieren *(oft auch an Fettsucht).*

Die Vorstellung von Verneuil, daß die tiefen Varizen bei der Entstehung der Ulcera cruris eine Rolle spielen, wurde später ergänzt durch die Annahme, daß Neuritiden daran beteiligt sind, die ihrerseits (nach Quénu) durch die Varizen bedingt seien. Auch Arterienentzündungen werden von Manchen mit dem Auftreten der Ulzera in Verbindung gebracht. Das gleichzeitige Vorhandensein der verschiedenen Störungen, die auf Stoffwechselerkrankungen („Arthritisme") zurückzuführen sind, ist nicht ungewöhnlich *(wie bei der Häufigkeit dieser Störungen ganz natürlich).*

Es ist begreiflich, daß diese allgemeinen und lokalen Veränderungen die Heilung der eben angeführten unbedeutenden Läsionen verhindern. Dazu kommt noch, daß auf dem in seiner Ernährung und Widerstandsfähigkeit geschädigten Terrain sich Bakterien ansiedeln; diese Infektionen sind es, welche die entscheidende Rolle spielen bei dem ulzerösen Prozeß, den rezidivierenden Lymphangitiden und ihrer Folgeerscheinung: der Dermatosklerose.

Unter den zahllosen verschiedenartigen Mikroorganismen, die auf den Ulzera wuchern, scheint als hauptsächlicher Krankheitserreger am häufigsten der Streptokokkus in Betracht zu kommen, so daß Sabouraud sagen konnte, das Ulcus cruris sei ein „chronischer Streptokokkenschanker". Diese lokale Streptokokkeninfektion ist in ihrer Dauer ganz unbeschränkt und kann während langer Zeit latent sein. *(Neben den Streptokokken, deren Bedeutung Sabouraud später geringer eingeschätzt zu haben scheint, die aber das dem Ulkus häufig vorangehende Ekthyma bedingen, ist namentlich auch der Pyocyaneus sehr häufig; ob er dabei eine pathogene Bedeutung hat, ist noch fraglich.)*

Unter besonderen Verhältnissen können gewiß auch andere weniger banale Parasiten zur Entwickelung eines Symptomenkomplexes Veranlassung geben, der mit dem des Ulcus cruris identisch ist.

So hat man schon lange beobachtet, daß typische Ulcera cruris bei Patienten, die sicher an Lues erkrankt sind oder deren syphilitische Infektion übersehen wurde, durch Quecksilberbehandlung heilen.

Neuerdings hat man Fälle, deren Aussehen dem der gewöhnlichen Ulcera cruris ähnlich schien, durch experimentelle Verimpfung als tuberkulös erkannt. In welchem Verhältnis diese spezifischen Infektionen beteiligt sind, ist noch nicht bekannt. *(In meinem Material sind die syphilitischen Ulcera cruris ziemlich spärlich, da nur wenige Fälle die Wassermannsche Reaktion geben.)*

Diagnose. Die Schwierigkeit bei der Diagnose besteht nicht so sehr in der Erkennung des Symptomenkomplexes des Ulcus cruris, als vielmehr darin, festzustellen, welchen Anteil an der Entstehung einerseits die lokalen und allgemeinen prädisponierenden Faktoren, andererseits die banalen und die spezifischen Infektionen haben.

Das einfache Ekthyma unterscheidet sich durch die Multiplizität seiner Elemente, deren akut entzündlichen Charakter und Entwickelung.

Die ulzerösen Syphilide und syphilitischen Gummata sind gewöhnlich multipel und doppelseitig und vorzugsweise an der Außenseite der Unterschenkel lokalisiert. Die ersteren sind oft bogenförmig gruppiert. Die Gummata entstehen aus Knoten und sind nach Eintritt der Ulzeration durch die runde Form und die unterminierten Ränder charakterisiert.

Die sogenannten tuberkulösen Ulzera entstehen im Anschluß an Knochenveränderungen, an skrofulo-tuberkulöse Gummata, oder an fungöse oder lupöse Tuberkulosen, die man an ihren besonderen Merkmalen erkennt *(gelegentlich auch auf hämatogenem Wege)*.

Die ulzerierten Tuberkulide kommen fast nur bei jugendlichen Individuen vor.

Auf varikösem und sklerotischem Terrain können übrigens diese Affektionen ihr spezifisches Aussehen verlieren.

Therapie. Die vorgeschlagenen Medikamente und chirurgischen Methoden sind kaum zu zählen. Das dringendste Erfordernis ist Bettruhe und leichte Hochlagerung des Fußes. Lokale *(sehr langdauernde)* Bäder, „Sprays", aseptische oder schwach antiseptische feuchte Verbände *(H₂O₂, Kal. hyperman-ganic., essigsaure Tonerde)* dienen dazu, die Entzündung zu beruhigen und das Ulkus zu reinigen. Starke Antiseptika sind eher schädlich.

Nach Verminderung der Suppuration und eingetretener Besserung bemüht man sich, die Granulationen anzuregen. Zu diesem Zweck verwendet man trockene Verbände mit indifferenten oder schwach stimulierenden Pudern, wie

Aristol, die Peroxyde, Ferrum subcarbonicum *(Jodoform, Vioform, Crurin, Ichthargan)* etc.; oder leichte und in Pausen vorgenommene Ätzungen mit Höllenstein. Die früher viel gebrauchte Styraxsalbe *und ebenso die bekannte Schwarzsalbe (Argentum nitricum, Perubalsam und Unguentum Zinci), ferner Scharlachrot, Protargolsalben etc.* haben nicht zu verkennende stimulierende Eigenschaften.

Man kann auch zu den modernen Verfahren greifen: Lichtbäder, Radiotherapie, Hochfrequenzströme oder überhitzte Luft, die zuweilen günstige Erfolge erzielen.

Dachziegelartig übereinandergreifende Verbände mit Heftpflasterstreifen oder rotem Pflaster, oder *(das Ulkus nach unten und oben weit überragende)* Kompressionsverbände, die nicht sehr oft zu erneuern sind, mit Watte oder *(dem für diese Fälle unschätzbaren)* Zinkleim *(diese Verbände können, wenn sie richtig angelegt sind, wochenlang liegen)* oder mit Gummibinden, ermöglichen es dem Kranken einigermaßen, seinem Berufe nachzugehen. Sind die Ulzera am Überhäuten, so ist es empfehlenswert, den Verband nicht zu oft zu lösen.

Bei Gelegenheit wird man sich daran erinnern, daß öfters unerwartete Besserung eintritt nach einer Allgemeinbehandlung mit Quecksilbereinspritzungen (speziell Kalomel), auch in Fällen, bei denen eine Diagnose auf Syphilis nicht gestellt werden kann *(außer durch die Wassermannsche Reaktion, die man immer vornehmen sollte!).*

Die chirurgischen Methoden, die verschiedenen Hauttransplantationsverfahren, die Umschneidung, strahlenförmige Entspannungsschnitte usw. erwähne ich nur. In einzelnen unheilbaren Fällen von schwieligen, das ganze Bein umfassenden, Ulzera ist eine Amputation nicht zu umgehen.

Nach Abheilung des Ulkus muß man Alles tun, um ein Rezidiv zu verhindern. Wickelverbände, Gummistrümpfe, Massage, lokale und allgemeine Pflege wirken vorbeugend. Ionisierung, in Verbindung mit Radiotherapie, leistet in gewissen Fällen große Dienste.

Das phagedänische Ulkus der Tropen. In den Tropen beider Hemisphären gibt es Ulzerationen, deren Natur noch unbekannt ist und die man als tropische Ulzera, oder nach ihrem Ursprungsorte als: Ulkus von Annam, Mozambique oder Madagaskar bezeichnet.

Es ist mehr als wahrscheinlich, daß dieser Symptomenkomplex Formen in sich schließt, die durchaus nicht zusammengehören, und daß oft ulzeröse Syphilide, phagedänische Schanker, variköse Geschwüre etc. dazu gerechnet werden.

Das tropische Geschwür ist gewöhnlich an den unteren Extremitäten, nicht selten an den Händen, ausnahmsweise an den Schultern und am Mons Veneris, aber nie anderswo lokalisiert.

Man beschreibt eine atonische Form: auf dem Grunde des zuweilen sehr ausgedehnten Substanzverlustes sieht man eine graue, diphtheroide oder mit dünnem Eiter bedeckte, serpiginöse Fläche. Die Heilung dauert lange und noch nach mehreren Jahren sind Rezidive häufig.

Die rapid verlaufende oder phagedänische und gangränöse Form ist ausgedehnt oder tiefgreifend und entwickelt sich in akuten, manchmal von Fieber begleiteten Schüben. Das Ulkus ist mit einem weichen, übelriechendem Schorf bedeckt; es wühlt tiefe Löcher, eröffnet die Sehnenscheiden und Gelenke, legt die Knochen bloß, verursacht Lymphgefäß- und Nervenentzündungen und führt zu Verstümmelungen und entstellenden Narben. Nach einer gewissen Zeit kann es atonisch werden.

Bei beiden Formen beobachtet man Hitzegefühl und manchmal unerträgliche Schmerzen.

Das Tropengeschwür findet sich bei überarbeiteten, kränklichen, durch Intoxikationen, Malaria etc. geschwächten Individuen, besonders bei Personen, die barfuß im Wasser arbeiten, wie z. B. bei der Kultur der Reisfelder.

Der Ausgangspunkt ist eine Exkoriation oder eine Wunde, ein Moskitostich oder Blutegelbiß, eine Ekthymapustel, ein ulzeröses Syphilid oder irgend eine Verletzung, welche den Infektionserregern als Eingangspforte dienen kann.

Als Ursache hat man verschiedene Bakterien und Mischinfektionen angeschuldigt (siehe die Spezialwerke). Le Dantec und Vincent sind der Ansicht, daß das tropische Ulkus zur Nosokomialgangrän gehöre.

Zur Behandlung muß man zuerst das Ulkus reinigen und ordentlich verbinden. Kauterisationen mit dem Pacquelin oder verschiedenen chemischen Ätzmitteln sind sehr zweckmäßig. Da antiseptische Verbände oft die Heilung zu verzögern scheinen, so wird man später vorzugsweise aseptische Okklusionsverbände, oder solche mit indifferenten Pudern verwenden. Die atonischen Ulzera reagieren gut auf heiße aseptische Applikationen und auf Skarifikationen.

Jedenfalls wird man dem Patienten Bettruhe verordnen und den Allgemeinzustand durch geeignete Mittel heben. In schweren Fällen muß man eine Amputation vornehmen.

Für die Prophylaxis muß man im Auge behalten, daß in den Tropen jede Wunde, auch die unscheinbarste, nicht vernachlässigt werden darf, sondern sorgfältig zu verbinden ist.

Mal perforant nennt man kleine Ulzerationen, die sich langsam entwickeln und mit „trophischen Störungen" zusammenzuhängen scheinen.

Man trifft sie bei Erwachsenen und bei alten Leuten, häufiger bei Männern, besonders im Verlaufe einer Tabes, manchmal bei Diabetes, Syringomyelie, Lepra und Polyneuritis. Es gibt Fälle, in welchen keine dieser Krankheiten nachzuweisen ist und deren Ätiologie ganz dunkel bleibt *(oder bei Arteriosklerose [Fehlen des Fußpulses!]. Gelegentlich sind sie augenscheinlich rein lokal, durch eine Knochenaffektion, einen Abszeß etc. bedingt. Im Röntgenbild zeigen sich die Knochen oft verändert).*

Das Ulcus perforans der Fußsohlen, das von Nélaton studiert wurde, sitzt vorzugsweise unter dem Capitulum des 1. oder 5. Mittelfußknochens, an der Ferse, oder an einer anderen Stelle, welche dem Druck ausgesetzt ist. Manchmal sind mehrere Ulzera auch an beiden Füßen vorhanden.

Die Affektion beginnt gewöhnlich in Form eines kleinen Schorfes oder einer runden, hyperkeratotischen, schmerzhaften Schwiele, unter der sich immer wieder eine Blase bildet. Unter der Kruste oder dem Hornbelag zeigt sich bald ein rundes Ulkus mit wucherndem oder torpidem Grunde und steilabfallenden Rändern, die von einem hyperkeratotischen Wall umgeben sind. Das Ulkus höhlt sich mehr oder minder tief aus und kann bis auf die Sehnen, die Gelenke und sogar die Knochen dringen.

Die Läsion ist auf starken Druck schmerzhaft, kann aber in einem Umkreis von wechselnder Größe gegen Stich vollständig unempfindlich sein. Die Fälle von Mal perforant, die an den Fingern, am Fußrücken, an der Nase, im Munde *(bei Tabes)* und an Amputionsstümpfen vorkommen, sind Seltenheiten. Sie stellen sich als Substanzverluste dar, die traumatischen Geschwüren ähnlich sind, treten aber spontan und häufig symmetrisch ohne jede Entzündungserscheinung auf, sind indolent und anästhetisch und von unbeschränkter Dauer. *(Die Anästhesie und „trophische" Einflüsse spielen eine im Einzelnen noch nicht zu differenzierende Rolle bei der Pathogenese.)* Die Behandlung des Mal perforant der Plantae erfordert vor allem Bettruhe; weiterhin legt man feuchte Verbände an oder verbindet mit Salizylpflaster. Später trägt man die Hornmassen ab und kratzt das Ulkus aus oder kauterisiert es und wendet alsdann Substanzen an, welche die Narbenbildung fördern. Rezidive kommen meistens vor. *(Man muß sie durch Schutz vor Druckwirkung, geeignetes Schuhwerk, Hühneraugenringe, Verbände zu verhindern suchen.)*

In schweren Fällen wird man chirurgisch eingreifen.

Ulzerationen der Schleimhäute.

Vom diagnostischen Standpunkte würde ein Vergleich der verschiedenen Ulzerationen der Schleimhäute das größte Interesse bieten. Aber das Gebiet ist so umfangreich, daß ich mich beschränken muß.

Daher sollen hier — unter Ausschluß des Isthmus des Pharynx und dementsprechend der Anginen — nur die Schleimhäute des Mundes und der Genitalien besprochen werden.

Dagegen werde ich die Bezeichnung „Ulzeration“ insofern im weitesten Sinne anwenden, als ich in diese Gruppe sowohl die alleroberflächlichsten epithelialen Abschürfungen, wie auch die tiefgreifendsten Geschwüre aufnehmen werde. Doch ist es beinahe unmöglich, das Thema vollständig zu erschöpfen.

Schleimhaut des Mundes. Bei den Ulzerationen des Mundes muß man sorgfältigst alle ihre charakteristischen Erscheinungen berücksichtigen und zwar besonders die Tiefe, den Zustand der Oberfläche, die Form, die Basis, die Zahl, die Lokalisation und die Entwickelung der Geschwüre. Selbstverständlich wird die Diagnose durch die allgemeine Untersuchung des Kranken gewöhnlich wesentlich erleichtert.

1. **„Trockene Erosionen“ der Zunge oder glatte Herde** (d. h. ihrer Papillen beraubte). Wenn solche Effloreszenzen länger bestehen und nicht durch eine Stomatitis, eine akute Infektionskrankheit oder Magenstörung veranlaßt sind, so muß man in Betracht ziehen: die syphilitischen „Plaques lisses“ Fourniers (**XI**, 156); die sklerotische Glossitis (ibidem); die leichte Form der Leukoplakie (S. 152); oder die Glossitis marginata (S. 158); außerdem existieren noch andere Veränderungen von ähnlichem Aussehen, deren Ursprung nicht immer festzustellen ist (S. 158).

2. **Nässende und diphtheroide Erosionen.** Alle Bläschen und Blasen der Schleimhäute verwandeln sich durch Mazeration und Abstoßung des abgehobenen Epithels sehr rasch in Erosionen, die sich häufig mit einer Pseudomembran bedecken.

Der Herpes der Mundschleimhaut (**VIII**, 105) ist durch runde, mikrozyklische, häufig gruppierte oder konfluente, ziemlich schmerzhafte und kurz bestehende Erosionen charakterisiert. Bei manchen Individuen rezidiviert er wiederholt.

Der Zoster buccalis (äußerst selten) ist einseitig und nicht rezidivierend.

Die artefiziellen Blasen, die durch Verbrennungen entstehen, beispielsweise durch eine Zigarre, sind oft von unregelmäßiger Form und auf Grund ihrer Lokalisation leicht zu erkennen.

Die Hydroa und die Duhringsche Krankheit sind ungefähr in der Hälfte der Fälle von Munderscheinungen begleitet *(nach meiner Erfahrung die letztere sehr viel seltener)*, die an der Innenseite der Wangen und der

Lippen, am Gaumen und manchmal an der Zunge und am Isthmus faucium auftreten, und zwar in Form von runden oder konfluierenden, sehr schmerzhaften Erosionen von lebhaft roter Farbe, teilweise mit einem membranösen oder diphtheroiden Belag bedeckt. Das gleichzeitig verhandene Hautexanthem klärt uns über die Natur der Munderscheinungen auf.

Der chronische Pemphigus ist dagegen fast immer im Munde lokalisiert, oft ganz im Beginn und während mehrerer Wochen als einzige Manifestation.

Bei den wenigen von mir beobachteten Fällen waren an den Gaumenbögen, im Pharynx, auf den Wangen und später an den Lippen und den Zungenrändern graue oder dünneitrige, leicht zerreibliche *(manchmal aber auch recht fest zusammenhängende)* Pseudomembranen zu sehen, die unregelmäßig geformte, langsam fortschreitende, teilweise ulzerierte und blutende Erosionen bedeckten. Man mußte an Diphtherie, Vincentsche Angina, medikamentöse Stomatitis oder sogar an Syphilide denken. Die Läsionen waren unerträglich schmerzhaft, sehr übelriechend, die Drüsen geschwollen; der Allgemeinzustand war stark angegriffen, mit geringem Fieber, aber rapider Abmagerung.

Die Diagnose, welche durch diese Befunde und das Vorhandensein einer leichten bullösen Erhebung am Rande der Erosionen mit ziemlicher Wahrscheinlichkeit zu stellen war, wurde durch das Auftreten von Blasen an den Genitalien und den Fingern bestätigt.

Der Tod tritt bei dieser Erkrankung trotz aller Behandlung fast regelmäßig ein.

Die häufigsten und wichtigsten Erosionen und Ulzerationen des Mundes sind die syphilitischen Plaques der Schleimhäute. Eine zusammenfassende Beschreibung bringe ich später (**XXIX**, 452). Es ist nicht gerechtfertigt, die Diagnose einer Syphilis ausschließlich auf die Beobachtung einiger Läsionen zu basieren, welche das Aussehen von „Plaques muqueuses" darbieten, denn für sich allein sind sie nicht charakteristisch (A. Fournier); es müssen gleichzeitig andere Erscheinungen resp. Reste von solchen oder sichere anamnestische Angaben zu konstatieren sein *(Spirochäten-Untersuchung und Wassermannsche Reaktion!)*.

Der syphilitische Schanker auf der Zunge ist gewöhnlich erodiert. Man beobachtet ihn auf der äußersten Spitze, in Form einer rhagadiformen Erosion, oder auf dem vorderen Drittel des Rückens der Zunge in Gestalt eines linsenförmigen oder ovalen, rosafarbenen oder grauen, isolierten und indolenten erodierten Fleckes. Bei genauer Untersuchung läßt sich die pergamentartige Induration der Basis feststellen. Die frühzeitig sich entwickelnde Schwellung der benachbarten Drüsen ist viel größer, als der primären Läsion zu entsprechen scheint. Sie sind schmerzlos und nicht akut entzündlich; häufig lenken sie zuerst die Aufmerksamkeit auf sich und veranlassen eine Untersuchung nach dem Primäraffekt. Am Zahnfleisch besteht der Schanker in einer halbkreisförmigen Erosion.

Die Diphtherie des Mundes ist selten primär, sondern gewöhnlich eine Folgeerscheinung der diphtheritischen Angina. Sie besteht aus unregelmäßigen, flachen Plaques mit festanhaftenden Pseudomembranen, die an den Lippen und der Innenfläche der Wangen lokalisiert sind. Man findet den Löfflerschen Bazillus rein oder in Verbindung mit anderen Organismen.

Die diphtheroiden Stomatitiden sind bei Kindern häufig; die Pseudomembran ist hier weniger fest zusammenhängend. Pyogene Kokken scheinen häufig die Ursache zu sein. Die Impetigo buccalis (impetiginöse Mundentzündung nach Sevestre und Gastou), die ich schon besprochen habe (**IX**, 117), ist die am besten charakterisierte Form.

Der Soor („Muguet") ist nicht ulzerös *(oder erodiert)*, kann aber mit einer diphtheroiden Erosion verwechselt werden. Er präsentiert sich in Form eines reinweißen oder rahmartigen, adhärenten Belages auf erythematöser Basis; wird er abgehoben, so blutet die Schleimhaut. Man findet den Soor bei kachektischen Individuen und bei kleinen Kindern, die an Verdauungsstörungen leiden. In Gestalt ganz kleiner, späterhin zu zackigen, unregelmäßigen Herden konfluierender Erhebungen findet man ihn auf der Zunge, auf den Wangen und manchmal am Isthmus. Bei mikroskopischer Untersuchung zeigt es sich, daß der Belag aus epithelialen Trümmern und sehr reichlichen Fäden des Oidium albicans besteht. *Auch die bei Neugeborenen und viel seltener bei Erwachsenen vorkommende gonorrhoische Stomatitis wäre hier zu erwähnen.*

3. Ulzerationen. Bei Kindern, die an Keuchhusten erkrankt sind, kann am Frenulum der Zunge eine Ulzeration vorhanden sein, welche von der Reibung an den Zähnen herrührt und durch ihre Lokalisation als diagnostisches Hilfsmittel dienen kann.

Andere einfache Ulzera, besonders traumatischen Ursprungs, findet man bei Personen jeden Alters an den Rändern der Zunge, oder manchmal an der Innenfläche der Wangen und Lippen, wenn sie mit rauhen oder spitzen Stellen der Zähne, die durch Karies etc. entstanden sind, in Berührung kommen *(oder nach Bissen z. B. bei Epileptikern)*. Diese schmerzhaften Ulzerationen sind vertieft, unregelmäßig und an der Basis ödematös *(manchmal auch recht derb)*. Die Drüsen sind gewöhnlich normal. Die Heilung tritt spontan ein, wenn man die rauhen Kanten abgeschliffen oder den Zahn entfernt und die eiternden Stellen des Zahnfleisches desinfiziert hat.

Die gewöhnlichen Aphthen entwickeln sich aus grauen Bläschen. Es sind punktförmige, höchstens linsengroße, vollständig runde, gelbliche Ulzerationen *(oder vielmehr Erosionen)*, die von einem charakteristischen karminroten Saum umgeben sind. Sie verursachen ein sehr schmerzhaftes, brennendes Gefühl. Sie treten in jedem Alter, immer nur in geringer Zahl, auf, rezidivieren aber bei Dyspeptikern und Nervösen infolge von Diätfehlern, Überanstrengung oder Irritationen der Mundschleimhaut. *(In ihrer rezidivierenden, manchmal familiären Form hat man sie auch als „neurotische Ulzerationen" bezeichnet.)* Während der Herpes nicht selten gleichzeitig auftritt, sind andere entzündliche Komplikationen nur ausnahmsweise zu beobachten.

Man ist noch nicht darüber einig, welche Beziehungen bestehen zwischen den gewöhnlichen Aphthen und der Maul- und Klauenseuche (Fièvre aphteuse) einer ansteckenden Rinderkrankheit, die, wie es scheint, durch die Milch auf den Menschen übertragen werden kann.

Die ulzero-membranöse Stomatitis (Rilliet und Barthez, und Bergeron), welche man gewöhnlich mit der Stomatitis und Angina Vincenti identifiziert, scheint meistens von einer Mischinfektion mit den fusiformen Bazillen und Spirillen herzurühren.

Man beobachtet sie besonders bei schwächlichen oder überangestrengten Kindern und jugendlichen Individuen. Nach einer kurzen fieberhaften Periode mit Unwohlsein und lokalem Mißbehagen entwickeln sich Speichelfluß, Foetor ex ore, und Schmerzen.

Bei Untersuchung des Mundes findet man das Zahnfleisch geschwollen und exulzeriert. An den Wangen, hauptsächlich in der Umgebung des letzten unteren Mahlzahnes, aber auch auf der ganzen Innenfläche der Wangen und der Unterlippe bilden sich runde Geschwüre oder ein guirlandenförmiger ulzerierter Streifen. Die Veränderungen greifen manchmal auf die Ränder der Zunge, den harten und weichen Gaumen, seltener auf die Mandeln über. Sie haben eine deutliche Neigung einseitig zu bleiben oder wenigstens auf einer Seite zu prädominieren.

Die wesentlichen Merkmale sind folgende: der Grund der Ulzerationen ist grau oder von violettroter Farbe und gewöhnlich von breiigem, jauchigem oder gangränösem Detritus bedeckt; die Ränder sind steil, die Basis nicht induriert. Das Zahnfleisch ist oft ulzeriert und gelockert. Es bestehen lebhafte Schmerzen, Behinderung im Kauen, reichlicher Speichelfluß und ein eigentümlicher widerlicher Geruch. Die submaxillaren Drüsen sind vergrößert und schmerzhaft; das Gesicht ist blaß, der Ausdruck abgespannt; der Appetit fehlt vollständig.

Die Krankheit kann sich über Wochen und Monate hinschleppen; bei geeigneter Pflege tritt Heilung in 8 bis 14 Tagen ein; die Prognose ist also günstig.

Der syphilitische Schanker des Mundes ist im Gegensatz zu dem der Tonsillen sehr selten ulzerös.

Die sekundären ulzerösen Syphilide sind Erscheinungen der Syphilis maligna praecox *(fehlen aber oft bei dieser und kommen auch bei sonst benignen Formen vor)* und zeichnen sich aus durch die Schärfe ihrer kreisförmigen Konturen, ihre Tiefe und ihre rasche Entwickelung.

Die ulzerösen Gummata der Zunge (**XIV**, 185) und die sklerogummösen Ulzerationen (S. 198) habe ich schon besprochen.

Die auf einer Leukoplakie sich entwickelnden Ulzerationen verdienen besondere Erwähnung. Auf leukoplakischen Herden der Zunge, der Wangen und der Lippen trifft man häufig, nicht nur mehr oder weniger lange bestehende Fissuren, sondern auch eigentümliche Geschwüre.

Ihre Form ist unregelmäßig, häufig eckig. Die lebhaft gerötete, ebene oder feinwarzige Oberfläche kann sich plateauartig bis zum Niveau der Ränder erheben, ist aber von ihnen durch eine tiefe, sehr schmale, sie rings umfassende Furche getrennt, die durch Auseinanderfalten sichtbar wird.

Diese Ulzerationen, welche der Behandlung hartnäckig Widerstand leisten und häufig rezidivieren, sind deshalb bedenklich, weil sie eine epitheliomatöse Entwickelung befürchten lassen. Doch wirkt der Umstand, daß ihre Basis nicht stärker induriert ist als die benachbarten sklerotischen Partien, wieder beruhigend.

Zur Heilung muß man oft Kalomeleinspritzungen oder lokale Injektionen mit schwachen Quecksilberlösungen machen *(oder Salvarsan geben)*. Eine gute Mundpflege ist erste Bedingung. Die Ulzera durch Ätzmittel zu reizen, ist unvorsichtig.

Das trophische Ulkus, „Mal perforant" des Mundes, wird nur höchst selten, vor allem bei Tabikern, beobachtet und tritt dann mit seinen gewöhnlichen Symptomen am Rande des Zahnfleisches und am harten Gaumen auf.

Das tuberkulöse Ulkus ist schon genügend beschrieben worden (S. 199). Die Zunge und die Lippen gehören zu seinen Prädilektionsstellen.

Ich gehe nicht auf die sehr verschiedenartigen Ulzerationen ein, die sich im Munde gelegentlich bei einer urämischen oder diabetischen Stomatitis, beim Skorbut oder bei anderen schwächenden Krankheiten oder schweren Infektionen entwickeln.

Die merkurielle Stomatitis kann Ulzerationen verschiedenen Grades veranlassen.

Bei den leichten Formen sind sie oberflächlich und unregelmäßig und mit einem weißen schmierigen Belag bedeckt. Sie sitzen am Halse des hinteren Mahlzahnes und in seiner unmittelbaren Umgebung, am Halse der unteren Schneidezähne und manchmal an den Zungenrändern. Sie sind begleitet von reichlichem Speichelfluß, diffuser dickflüssiger Exsudation und von einem charakteristischen, fötiden Geruch.

Bei den schweren Formen hat man tiefe und gangränöse, sogar bis auf die Knochen gehende Ulzerationen der Wangen und des Zahnfleisches beobachtet. Zuweilen tritt eine wirkliche Gangrän der Zunge auf.

Das Noma oder die Gangrän des Mundes war früher bei zwei- bis vierjährigen Kindern, besonders im Anschluß an Masern, aber auch nach Abdominaltyphus eine häufige, zuweilen epidemische Erkrankung, die aber jetzt infolge verbesserter hygienischer Verhältnisse eine Seltenheit geworden ist. *Sie wird auf Grund bakteriologischer Befunde mit der Nosokomialgangrän (Plaut-Vincentsche Symbiose s. ob.) identifiziert.*

Sie beginnt mit einer livid verfärbten Schwellung der Wange, an deren Innenfläche man eine oder mehrere Blasen auf blassem oder grauem brandigem Schorfe sieht. Nach seiner Abstoßung hinterbleibt eine Ulzeration mit zackigen Rändern, mit jauchigem, unregelmäßigem und äußerst übelriechendem Grunde. Das Geschwür dehnt sich rapid aus, vertieft sich und kann die Wange perforieren. Die Zähne fallen aus und die Knochen werden nekrotisch. In $^4/_5$ der Fälle endigt die Krankheit nach 8 bis 14 Tagen mit dem Tode.

In den Kolonien beobachtet man zu Zeiten von Hungersnot bei den verwahrlosten Eingeborenen Fälle von ausgedehnter Gangrän der Lippen und der Wangen, die an Noma erinnern, aber wahrscheinlich auf andere phagedänische Infektionen zurückzuführen sind.

4. **Ulzeröse Neoplasien.** Bei den tubero-ulzerösen Syphiliden oder dem viel selteneren ulzerierten Lupus der Mundschleimhaut läßt sich leicht feststellen, daß die Ulzerationen nicht primär sind, sondern auf einem neoplastischen Herd entstehen, dessen Beschaffenheit ich oben beschrieben habe (S. 197 und 201). Die Syphilide sind meistens multipel, rund, steil umrandet und an der Basis verhältnismäßig derb; der ulzerierte Lupus ist unregelmäßig, weniger tiefgreifend und hat weiche Ränder.

Das Epitheliom der Mundhöhle gehört in den meisten Fällen dem lobulären Typus an; ich habe aber mehrere Fälle von Basalzellenkrebs gesehen.

In der großen Mehrzahl der Fälle ist das Epitheliom an der Zunge oder auch an den Lippen lokalisiert, manchmal an den Wangen, im Pharynx, am Gaumen, am Zahnfleisch und auf dem Boden der Mundhöhle. Es beginnt in papillärer Gestalt, oder in einer Fissur, wie ich sie bei der Leukoplakie beschrieben habe, oder auch von Anfang an als scheibenförmige Erhebung. Rasch entsteht eine Erosion, die sich zu einer Ulzeration vertieft. Charakteristisch für das epitheliomatöse Geschwür sind: seine meistens unregelmäßigen Konturen; sein unebener, wuchernder, jauchiger, leicht blutender und manchmal mit kleinen gelblichen oder grauen Fleckchen besäter Grund; die wulstigen, ausgebuchteten oder überhängenden Ränder beim lobulären Epitheliom, die steilen beim Basalzellenkrebs; die stets indurierte, geschwulstartige Basis; die frühzeitige Adenopathie mit schlechter Prognose bei der lobulären, die spät *oder garnicht* auftretende Drüsenschwellung bei der tubulären Form.

Das aktinomykotische Ulkus der Schleimhaut hat die gleichen Charaktere wie auf der Haut (**XXVIII**). Man kann in ihm die gelben Körner finden.

Andere Tumoren, besonders das als Epulis bezeichnete Sarkom, und sogar benigne Neoplasmen, können gelegentlich ulzerieren.

Therapie der Ulzerationen des Mundes. Eine sorgfältige Mundpflege wird im allgemeinen viel zur Verhütung von Ulzerationen der Mundschleimhaut beitragen. Die prophylaktische Behandlung, die dem Zahnarzt übertragen wird, besteht darin, die Zähne und das Zahnfleisch in Stand zu setzen: durch mechanische Entfernung des Zahnsteins, durch Behandlung oder Plombieren der kariösen Zähne, durch Entfernung der Zahnstümpfe und durch Ätzung des fungösen oder gelockerten Zahnfleisches. Regelmäßiges Bürsten der Zähne mit Pulvern oder Pasten oder seifenhaltigen Zahnmitteln *(Spülen mit adstringierenden desinfizierenden Mundwässern (H₂O₂ — Perhydrol — Kal. hypermanganicum, Tinct. Myrrhae, Ratanhae, Gallarum etc. etc., [Pebeco-] Kali chloricum-Zahnpaste, Pergenol-Tabletten etc.)* werden den guten Zustand erhalten.

Diese Maßregeln sind unbedingt durchzuführen bei Syphilitikern im Beginn einer Quecksilberkur, bei Rekonvaleszenten und bei Personen, die zu Herpes, Aphthen etc. neigen. Der Genuß von starken alkoholischen Getränken, irritierenden Speisen und Tabak ist zu vermeiden.

Über die eigentliche Behandlung kann ich hier nur einen Überblick geben. Die Erosionen, die opalinen Plaques der Schleimhäute und die Aphthen werden günstig beeinflußt durch oberflächliche, alle zwei bis drei Tage vorzunehmende Ätzungen mit Höllenstein, durch Applikationen von Steresol, durch Mundspülungen mit verdünntem Wasserstoffsuperoxyd oder Lösungen von chlorsaurem Kalium. Bei lebhafter Irritation wird man sich mit erweichenden Mundwässern begnügen. Bei Soor werden reinigende Auswischungen mit einem Wattebausch und alkalische oder boraxhaltige Spülungen ausreichen.

Die Ulzerationen der ulzeromembranösen Stomatitis werden lokal behandelt durch Betupfungen mit Jodtinktur, Chlorkalk in Substanz, oder Methylenblau in Pulverform. Gewöhnlich wird man eine Mixtur mit chlorsaurem Natrium (zwei Gramm täglich in Mixtura gummosa) verordnen. Dieselbe Lokalbehandlung eignet sich für die syphilitischen Ulzera. *(Sehr vorteilhaft auch Argentum nitricum und nachher 10°/₀ Chromsäure, nach Boeck.)*

Die Schleimhäute der Geschlechtsorgane. Die meisten Erosionen oder Ulzerationen, welche sich im Munde finden, können auch die Schleimhäute resp. die schleimhautähnliche Hautbedeckung an den Genitalorganen beider Geschlechter befallen.

Dies ist besonders der Fall beim Herpes, welcher hier häufig vorkommt, bei syphilitischen Erscheinungen jeder Art und bei der Hydroa. Aphthen, Impetigo, Soor und Diphtherie sind selten. Dagegen lokalisieren sich hier verschiedene Dermatosen, welche den Mund verschonen: Ekzem, Psoriasis, Ekzematide, *Skabies in Form von Gängen oder derben Knötchen mit und ohne Krusten*, und außerdem einige eigentümliche Erosionen und Ulzerationen.

Die traumatischen Erosionen, die beim Koitus, durch Abschürfungen mit den Fingernägeln, bei Notzucht usw. entstehen, haben oft eine unregelmäßige oder eine charakteristische Rissform. Kommt keine Komplikation hinzu, so tritt auffallend rasche Heilung ein.

Den weichen Schanker habe ich schon ausführlich beschrieben (S. 203).

Die Gonorrhöe verursacht beim Manne eine mehr oder weniger akute diffuse Balanoposthitis, zuweilen verbunden mit einer Paraphimosis, und an der Basis der Glans und im Sulcus coronarius banale oder follikuläre Erosionen. Die Gangrän des Präputium ist dabei sehr selten.

Bei der Frau ist die gonorrhoische *resp. meist „paragonorrhoische", d. h. nicht durch Invasion der Gonokokken in die Schleimhaut, sondern nur durch den Reiz des Sekrets bedingte*, Entzündung der Vulva häufig begleitet von kleinen follikulären paraurethralen Ulzerationen *(Gonorrhöe der paraurethralen Gänge etc.)*, von einer manchmal ulzerierenden Entzündung des Ausführungsganges der **Bartholinischen Drüse**, und schließlich von gonorrhoischen Erosionen, die sich besonders außen vor den Carunculae hymenales lokalisieren und eine düsterrote Färbung, granuläre Oberfläche und scharfe oder zackige Ränder haben. Diese häufigen und sehr hartnäckigen Läsionen ermöglichen gelegentlich auf den ersten Blick *(aber doch nie mit absoluter Sicherheit)* die Diagnose einer Gonorrhöe, die man eventuell dem Arzte zu verheimlichen suchte. *Aber auch umfangreiche gonorrhoische Ulzerationen kommen, freilich nur sehr selten, vor.*

Der Diabetes veranlaßt nicht nur die Entstehung von ekzematösen und erythematösen *(gelegentlich vegetierenden)* Balanititiden und Vulvitiden *(in denen man manchmal Hefepilze findet)* (**XXIII**, 347), sondern auch Fissuren und Ulzerationen von wechselndem Aussehen, die syphilitische Veränderungen und selbst Gangrän vortäuschen können.

Die Balanoposthitis erosiva circinata bildet ausgedehnte *(sehr oberflächlich)* erodierte, polyzyklische Bogen mit weißgerändertem Saum. Die Dauer der leicht zu Rezidiven neigenden *nur unter dem Präputium lokalisierten, eine dünne übelriechende Flüssigkeit sezernierenden* Affektion beträgt ungefähr einen Monat *(bei geeigneter Behandlung aber viel weniger).* Berdal und Bataille führten die Erkrankung auf Spirillen zurück; Queyrat sieht in ihr eine besondere Lokalisation der Vincentschen Stomatitis mit fusiformen und spirillären Organismen; *Scherber u. a. haben ihren Übergang in Ulzerationen vom Charakter der Nosokomialgangrän beobachtet. Analoge Affektionen kommen augenscheinlich auch bei Frauen vor.* Sie werden alle gleich behandelt; *meist genügen Reinigung mit Borlösung u. ä., und Einpudern mit Bismuth. subnitricum, Xeroform etc.*

Der syphilitische Schanker, die verschiedenen Arten der sekundären Syphilide oder Schleimhautplaques und die tertiären Syphilide der Genitalien entsprechen der Beschreibung, welche ich früher von diesen Erscheinungen gegeben habe.

Infolge einer exogenen oder Autoinokulation kann auch die Tuberkulose als tuberkulöses Ulkus oder ulzerierter Lupus in diesen Gegenden auftreten, freilich nur sehr selten.

Unter der von Huguier (1848) eingeführten Bezeichnung des „Esthiomène" versteht man, auch jetzt noch zuweilen, einen Symptomenkomplex, der durch chronische Ulzerationen der Vulva, verbunden mit Elephantiasis der benachbarten Partien, charakterisiert ist.

Das mehr oder minder tiefe, oft indolente Ulkus *(in der Ein- oder in der Mehrzahl)* ist an einem beliebigen Punkte der Vulva, vorzugsweise am Introitus vaginae lokalisiert. Die manchmal enorme Hypertrophie erstreckt sich auf die kleinen Labien, die Klitoris, die großen Labien, die Perinealgegend usw.

Es ist mehr als wahrscheinlich, daß die *(ursprüngliche)* Natur des Ulkus in verschiedenen Fällen eine ganz verschiedene ist, und daß es sich dabei handeln kann: um tuberkulöse oder lupöse Ulzera (Bernutz, Ficquet), um weiche Schanker, die ihre Virulenz verloren haben (Jacobi), um ulzerierte tertiäre Syphilide oder sogar um Epitheliome, die auf Grund lokaler Ursachen und besonders Mangel an Reinlichkeit sich infizieren und zur Entstehung eines sklerosierenden, entzündlichen Ödems Veranlassung geben. Es können auch banale Wunden oder Exkoriationen, die sekundär infiziert werden, zur Entstehung dieses klinischen Typus führen (**XVIII**, 255). *Dieser als Ulcus chronicum elephantiasticum vulvae bezeichnete, viele Analogien mit dem Ulcus cruris aufweisende Prozeß, kommt vorzugsweise bei Prostituierten, besonders nach Zerstörung oder Exstirpation der inguinalen Drüsen oft in Kombination mit analogen Rektalulzera vor.*

Therapie der Ulzerationen der Genitalien. Bei allen Formen der Balanoposthitis ist äußerste Reinlichkeit von größter Bedeutung. Verhindern die Entzündung oder die Heftigkeit der Schmerzen das Zurückziehen der Vorhaut zum Zweck der Waschungen, so wird man den weichen Gummiansatz einer Spritze unter das Präputium führen und anfangs mit reichlichen Wassermengen lauwarme Reinigungsspülungen und dann mit Argentum nitricum (1 : 100) oder verdünntem Wasserstoffsuperoxyd antiseptische Injektionen machen.

Die freigelegten Erosionen oder Ulzerationen werden je nachdem durch Betupfungen mit Höllenstein *(der aber leicht täuschende Indurationen bedingt)*, Jodtinktur etc., durch indifferente, mineralische nicht zersetzliche oder antiseptische Puder, durch gewöhnliche Salben oder Kühlsalben behandelt.

Bei der Frau wird man Waschungen in geeigneter Weise vornehmen lassen. Die gegenseitige Reibung der sich berührenden Partien wird man zweckmäßig durch Tampons oder Watteeinlagen, die mit Borsäurelösung getränkt sind, durch reichliches Pudern oder Salbenapplikationen verhindern.

Bei den schweren gangränös zerfallenden Ulzerationen der Genitalien, welche mit der Nosokomialgangrän identisch zu sein scheinen, sind breite Eröffnung, Reinigung mit Wasserstoffsuperoxyd, langdauernde Bäder, Jodoformierung, Verbände mit Perubalsam, Kampferspiritus etc. am meisten zu empfehlen.

Selbstverständlich wird man die nötigen Anweisungen zur Vermeidung von Ansteckungen geben.

Hautgangrän.

Für sämtliche Formen kutaner Gangrän kommen einer oder mehrere der folgenden drei pathogenen Mechanismen in Betracht: 1. Ausfall oder schwere Störung der Nahrungszufuhr; 2. tiefgreifende Veränderungen der trophischen Nerven; 3. nekrotisierende Infektionen.

Für didaktische Zwecke ist es bequem, die Gangrän in drei Gruppen zu teilen und zwar in direkte, indirekte und infektiöse Formen. *Außerdem unterscheiden wir nach dem pathologischen Prozeß eine trockene und eine feuchte Gangrän, oder Nekrose und Gangrän.*

A. Unmittelbare, direkte Gangrän. Die Nekrose scheint bei dieser Form dadurch zu entstehen, daß eine Verletzung unmittelbar auf die Haut eingewirkt hat.

Die traumatische Gangrän infolge schwerer Quetschwunden oder Zertrümmerungen gehört in das Gebiet der Chirurgie. Langdauernde Kompression z. B. durch einen zu eng angelegten Gipsverband *(aber auch von innen her durch Geschwülste)* kann zur Schorfbildung oder zu einer von vornherein als solche entstehenden Ulzeration führen. Das Liegen allein kann die gleiche Wirkung (Dekubitus) haben an den Druckstellen (am Kreuzbein, an den Trochanteren, den Fersen, den Schulterblättern) bei Kranken, deren Ernährung durch eine Allgemeinerkrankung oder eine Krankheit des Nervensystems (Myelitis, Hemiplegie etc.) schwer alteriert ist.

Physikalische Ursachen, wie Verbrennungen, Erfrierungen, der Kontakt mit den Elektroden des Gleichstroms, die Funken der Hochfrequenzströme, Röntgenstrahlen erzeugen an den verletzten Stellen gangränöse Herde.

Viele Chemikalien, die Ätzmittel, besonders die starken Alkalien und Säuren, gewisse Salze, das Sublimat, das Chlorzink etc. haben dieselbe Wirkung.

Die Karbolgangrän verdient wegen ihrer relativen Häufigkeit und ihres schleichenden Verlaufes besondere Beachtung. Da jegliche Schmerzempfindung fehlt, so wird der Kranke beim Eintritt der Mortifikation nicht gewarnt. Schon mehrere Male ist es vorgekommen, daß vollständiger Verlust der Finger eintrat durch den Verband eines Panaritiums mit Phenollösung, sogar in einer Konzentration, die im allgemeinen für ungefährlich gilt *(namentlich wenn das Phenol nicht vollständig gelöst ist)*.

Bei direkter Gangrän wirkt der schädigende Faktor gewöhnlich unmittelbar auf die Gewebe und verursacht gleichzeitig eine Stase oder Thrombose in den Blutkapillaren.

Eine etwa vorhandene Infektion ist als Sekundärerscheinung aufzufassen.

B. Der mittelbaren, indirekten Gangrän liegt eine Zirkulationsstörung, eine Alteration der Blutbeschaffenheit oder der trophischen Nerven zugrunde.

Zirkulationsstörungen sind in der großen Mehrzahl der Fälle beteiligt. Nur selten handelt es sich um Läsionen in dem vielfach anastomosierenden Netz der Venen, fast immer sind die Arterien erkrankt; eine Kompression, eine Embolie, vor allem eine Thrombose infolge von akuter oder chronischer Arteriitis, zuweilen auch ein Krampf der Gefäße, verursachen verschiedene Formen progredienter Gangrän der Extremitäten. *(Herzschwäche begünstigt alle Formen der Gangrän.)*

Vor allem lokalisiert sie sich an den Füßen und befällt zuerst eine oder mehrere Zehen, indem sie gleichzeitig die Haut und die tiefen Gewebe, sogar die Knochen angreift. Sie gehört daher nicht in das Gebiet der Dermatologie.

Ich erwähne hier nur die hauptsächlichen Formen: die senile Gangrän; die Gangrän nach der Arteriitis obliterans Friedländers (Fig. 65); die Gangrän infolge syphilitischer Arterienentzündung; die Gangrän bei der Raynaudschen Krankheit. An letztere kann man die seltenen Fälle von Gangrän bei progressiver Sklerodermie anreihen.

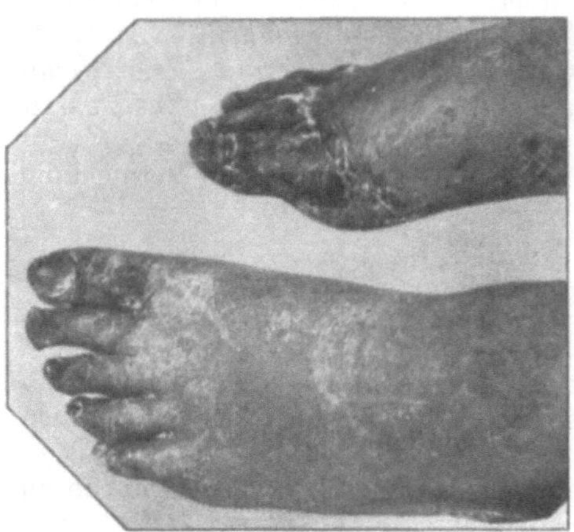

Fig. 65.
Trockene symmetrische Gangrän
der Zehen.

Die Blutveränderungen, welche Gangrän erzeugen, sind toxischer oder autotoxischer Natur.

Im Mittelalter verursachte das Mutterkorn (Secale cornutum) Epidemien, bei denen zu den Allgemeinsymptomen des Ergotismus Ameisenkribbeln, lebhafte Schmerzen und verstümmelnde Gangrän der Extremitäten hinzutraten. Bei der Verwendung dieses Arzneimittels ist daher Vorsicht geboten.

Kohlenoxyd, Chloralhydrat, Arsenik, Jodpräparate, Antipyrin, *Orthoform* können zuweilen gangränöse Exantheme veranlassen.

Die Brightsche Krankheit und besonders auch der Diabetes haben analoge Wirkung; Arteriitiden und Neuritiden können eine Rolle spielen. Ein leichtes Trauma oder eine zufällig sich entwickelnde kutane Affektion können die Gelegenheitsursache abgeben.

Die **diabetische Gangrän** ruft manchmal eine Nekrose „en masse" hervor, indem sie ein ganzes Glied, einen distalen Körperteil, die Geschlechtsorgane in toto zerstört.

In anderen Fällen handelt es sich um disseminierte gangränöse Herde, denen Blasenbildung vorangeht. Bei dieser progressiv sich ausdehnenden Form — die Kaposi als Gangraena bullosa serpiginosa bezeichnete — kann in der Mitte Heilung eintreten, während an der Peripherie ein bullöser Wall die Ausbreitung beweist. Der Verlauf ist rapid oder sehr schleppend. Die Prognose ist im allgemeinen nicht sehr bedenklich. Man nimmt als Ursache eine lokale Streptokokkeninfektion an. Wenn eine Gangrän bei Diabetikern sich als Sekundärerscheinung im Anschluß an suppurative oder ekzematöse Läsionen einstellt, so können die Reaktionserscheinungen abgeschwächt sein, obgleich dann die Situation sehr ernst ist.

Die Behandlung der diabetischen Gangrän muß vor allem den Allgemeinzustand und speziell die Glykämie berücksichtigen. Lokale Anwendung antiseptischer Mittel erweist sich oft schädlich. Mit überhitzter Luft haben wir in verschiedenen Fällen ausgezeichnete Resultate erhalten; zuweilen muß chirurgisch eingegriffen werden.

Nervenstörungen verschiedener Art können gangränöse Erkrankungen veranlassen.

Das Auftreten des akuten Dekubitus bei Myelitiden, Paraplegien und Hemiplegien ist schon erwähnt worden. Im Verlaufe von Tabes, Syringomyelie und Polyneuritiden hat man verschieden lokalisierte Ulzera und gangränöse Herde beobachtet und sie als trophische Störungen angesehen *(vgl. auch den gangränösen Zoster).*

Die angebliche hysterische Gangrän beruht auf Simulation oder diagnostischen Irrtümern (X, 136).

C. Gangränöse Infektionen. A priori scheint es logisch, zwei Gruppen aufzustellen:

1. Die sekundär infektiösen Gangränformen, bei welchen die nekrotisierenden Keime von außen kommen und sich auf einer vorher bestehenden kutanen Läsion einnisten (z. B. auf Wunden, Ekthyma, Furunkeln, Erysipel, Pemphigus, Varizellen, Zoster, Syphiliden, weichen Schankern etc.); 2. die primär infektiöse Gangrän, die durch eine Embolie in der Haut entsteht.

Jedoch ist die klinische Unterscheidung nicht immer leicht. Hier werden nur die Fälle, welche der zweiten Gruppe anzugehören scheinen, besprochen werden.

Multiple Gangrän der Kinder. Dieser ziemlich seltene klinische Typus umfaßt sicher ganz verschiedene Formen. Man hat ihn beschrieben als: multiple kachektische Hautgangrän (O. Simon und Eichhoff); gangränöse Dermatitis der Kinder; gangränöse Varizellen; gangränöses Ekthyma; gangränöse Urtikaria usw.

Man beobachtet diese Erkrankung bei ganz kleinen Kindern, vor allem weiblichen Geschlechtes, und besonders bei geschwächten oder von einem Exanthem (Varizellen, Vaccine, Morbilli), oder Pseudoexanthem (Purpura, polymorphem Erythem) befallenen Kindern.

In wenigen Tagen entsteht ein mehr oder weniger reichliches Exanthem von erythematösen, urtikariellen oder hämorrhagischen Flecken, oder es entwickeln sich Blasen mit rötlichem serösem Inhalt oder Pusteln, die sich vergrößern und vermehren. Ihr Mittelpunkt wird sehr bald schwarz.

Der manchmal unter einer Kruste verborgene Schorf breitet sich mehr oder weniger weit aus, umgibt sich dann mit einer eiternden Furche, löst sich ab und hinterläßt eine steil abfallende oder schalenartig ausgehöhlte Ulzeration mit dünneitrig belegtem Grunde. Durch Konfluenz mehrerer Geschwüre entstehen Herde mit guirlandenartigen Konturen.

Außerdem sind zuweilen Knoten, Ödeme und Abszesse vorhanden.

Die Eruption ist vor allem am unteren Teil des Rumpfes und an den Schenkeln lokalisiert, außerdem am Hals und am behaarten Kopf, kann aber auch disseminiert sein.

Oft beobachtet man Allgemeinerscheinungen, heftiges Fieber, Verdauungsstörungen, Entkräftung, Konvulsionen und viszerale Komplikationen, die zum Tode führen. Die Mortalität beträgt 50 %. In günstigen Fällen geht die Heilung rasch von statten.

Man hat zahlreiche pyogene Kokken und Bazillen als Krankheitserreger vermutet *(Streptokokken, Pyocyaneus, Proteus)*. In dem von Veillon und J. Hallé sorgfältig untersuchten Falle wurde ein Bacillus ramosus als Erreger gefunden; es ist wahrscheinlich, daß auch andere Mikroben, besonders anaërobe, ähnliche Symptome hervorrufen können. *(Analoge Erscheinungen scheinen auch bei Tuberkulose — auf Grund hochgradiger Überempfindlichkeit? — vorzukommen.)*

Multiple Gangrän der Erwachsenen. Hier ist nicht der Ort, die gangränösen Erscheinungen zu besprechen, welche in Verbindung mit Abszessen und Phlegmonen im Verlauf von schweren epidemischen infektiösen Erkrankungen, vorgeschrittenen Kachexien oder schweren Krankheiten des Nervensystems gelegentlich in Form multipler Herde auftreten. Es handelt sich um septische Embolien anaërober Mikroben, um wirkliche Metastasen, die von einem brandigen Herde, einem Dekubitus, oder einer beliebigen gangränösen Stelle, besonders in den Lungen, ausgehen.

Man findet aber auch bei ganz gesunden oder etwas entkräfteten jugendlichen Individuen gangränöse Eruptionen, die denen der Kinder vollständig analog sind *(zum Teil aber doch sehr verschieden erscheinen)*. Sie beginnen in gleicher Weise, haben dieselben Allgemeinsymptome und entwickeln sich in sukzessiven Schüben.

Doutrelepont, Hallopeau, Carle, Brocq *(Kaposi, „Zoster gangraenosus atypicus")* u. a. haben Fälle veröffentlicht. Der Erkrankung ging oft ein Trauma, z. B. eine Verbrennung, voraus. Die Kontagiosität scheint wahrscheinlich (Demme). *Gerade in solchen Fällen ist die Frage der Selbstverletzung — Hysterie — und des Nerveneinflusses (Kreibich) noch strittig.* (S. 136; 334).

Gangrène foudroyante der Genitalien. A. Fournier hat uns mit einer seltenen Form von Gangrän bekannt gemacht, die besonders bei jugendlichen Erwachsenen beobachtet wird, schwere Verstümmelungen und manchmal den Tod verursacht.

Infolge einer meistens nur oberflächlichen Exkoriation entwickelt sich plötzlich mit gleichzeitigem Schüttelfrost, heftigem Fieber etc., aber ohne Paraphimose, ein enormes rötliches Ödem an Penis und Skrotum. Nach 24 oder 36 Stunden sieht man am Penis, der das Aussehen eines Glockenklöppels angenommen hat, gangränöse, violette, schwarze oder weißliche Herde, welche die Haut des Penis, oft das Skrotum, zuweilen die Corpora cavernosa zerstören. In ungefähr einer Woche geht der Prozeß zurück.

Im Serum hat man einen sehr virulenten Streptokokkus gefunden. Es handelt sich wahrscheinlich um ein gangränöses Erysipel.

Therapie. Bei jeder Hautgangrän besteht die Lokalbehandlung in Ruhigstellung und peinlicher Sauberhaltung durch feuchte, aseptische, oder verdünntes Wasserstoffsuperoxyd enthaltende Verbände *(und langdauernde Bäder)*. Starke Antiseptika werden oft schlecht ertragen und wirken schädlich; zu empfehlen sind Betupfungen mit „Eau d'Alibour", mit Lösungen von Kalium permanganic., Methylenblau oder Naphtholkampfer. Oft wirken aseptische oder schwach antiseptische Puder (Chinarinde, Eisensubkarbonat, Zink-peroxyd, Dermatol, *Jodoform*) günstig.

Man darf die den Verhältnissen anzupassende und auch noch nach der Heilung durchzuführende Allgemeinbehandlung nicht vernachlässigen.

In manchen Fällen wird ein chirurgischer Eingriff nicht zu umgehen sein.

Kapitel XVI.

Pigmentanomalien (Dyschromien).

Hautpigmente. Die menschliche Haut ist normalerweise überall pigmentiert. In dieser Beziehung bestehen nur graduelle Unterschiede zwischen der weißen und den farbigen Rassen, zwischen den verschiedenen Körpergegenden und zwischen Individuen der gleichen Rasse.

Das physiologische Hautpigment besteht aus unendlich kleinen, braunen oder schwarzen Körnchen von Melanin, einer organischen Substanz, die kein Eisen, aber *(nicht immer?)* Schwefel in wechselndem Verhältnis enthält. Die melanotischen Granula liegen in der Basalschicht der Epidermis und außerdem, wenn die Pigmentation sehr ausgesprochen ist, in gewissen Zellen des Papillarkörpers. Die Färbung der Haare und der Gefäßhaut des Auges (Chorioidea) beruht ebenfalls auf dem Vorhandensein des Melanins.

Bei pathologischen Zuständen trifft man zwei andere Pigmente an: 1. das ockerfarbige, oder Hämosiderin, welches die chemischen Reaktionen des Eisens gibt, sich aus Blutextravasaten bildet und sich nur in der Kutis ablagert; und 2. das Pigment des Sumpffiebers, das der Melanodermie bei Malaria eigentümlich ist.

Mit Ausnahme der Fälle, die ich speziell anführen werde, beruhen die Pigmentanomalien auf einem wechselnden Gehalt an Melanin.

Dyschromien *(= Pigmentanomalien)*. Mit diesem Namen bezeichnet man pathologische Veränderungen der Hautfarbe, die entweder von einer Anhäufung oder einem Mangel des Pigmentes herrühren. Sie verschwinden nicht durch den Druck des Fingers und widerstehen allen Abwaschungen; gewöhnlich persistieren sie sehr lange, manchmal sogar während des ganzen Lebens.

Am häufigsten handelt es sich um zirkumskripte Hyperpigmentierung. Zirkumskripte Hyperchromien nennt man Pigmentflecke, diffuse Melanodermien.

Hypochromie und Achromie *(Verminderung oder vollständiger Mangel des Pigments)* kommen seltener vor. Ist letztere kongenital, so bezeichnet man sie als Albinismus; sie kann lokal oder generalisiert sein. Der komplette Albinismus *(„Kakerlaken")*, bei dem der Pigmentschwund der Haut und ihren Anhangsgebilden mehr oder minder vollständig ist, ist eine schwere Degenerationserscheinung, die beim Menschen nur ganz ausnahmsweise auftritt. Der Albino hat eine wachsartige Haut, weiße oder ganz hellblonde Haare und eine rötliche oder bläuliche Iris. *Der partielle Albinismus (kongenitale Leukopathie) stellt das Umgekehrte der Pigmentnävi dar („Naevi achromiques"); er ist oft halbseitig, anscheinend an ein Nervengebiet gebunden, manchmal auch familiär.*

Die erworbene Hypochromie bezeichnet man als Leukodermie; sie tritt gewöhnlich als Sekundärerscheinung einer lokalen Veränderung auf. Oft ist eine Hyperpigmentierung des Nachbargebietes damit verbunden, wodurch die

Leukomelanodermie der Vitiligo und anderer analoger Affektionen zustande kommt.

Die Ursachen der Dyschromie sind außerordentlich verschieden und ihre Pathogenese ist durchaus noch nicht aufgeklärt. Von den Ursachen wirken die einen lokal, die anderen sind allgemeiner Natur wie Intoxikationen, Infektionen, Blutveränderungen und Nervenstörungen.

In beiden Fällen kann die Pigmentierung die Form mehr oder minder zirkumskripter Flecke oder diffuser Herde aufweisen. Die generalisierten Melanodermien sind immer auf eine Allgemeinstörung zurückzuführen. Bei den Leukomelanodermien hält man gewöhnlich eine Nervenstörung für notwendig.

Für die Diagnose wird man bei einer Pigmentanomalie festzustellen suchen: 1. ob sie sekundär, also infolge eines anderen Krankheitsprozesses auftritt (Maculae), oder primär, das heißt anscheinend „essentiell" ist; 2. ob sie allein, ohne eine andere Veränderung der Haut, oder in Verbindung mit einer anderen Dermatose vorhanden ist; 3. ob sie zirkumskript (Pigmentflecken) oder diffus (Melanodermien), generalisiert oder regionär ist.

Nach diesem Schema habe ich die Symptomenkomplexe der Pigmentanomalien gruppiert. Daran schließt sich ein Abschnitt über Vitiligo und andere Leukomelanodermien.

Obgleich es sich dabei nicht um Störungen der Pigmentverteilung handelt, sondern um Fremdkörper, widme ich doch der Vollständigkeit halber auch den Tätowierungen und der Argyrosis einige Zeilen.

Artefizielle und sekundäre Dyschromien.

Artefizielle Pigmentierungen. Jede kutane Irritation, besonders wenn sie etwas kräftig ist oder länger dauert, kann eine lokale Pigmentierung veranlassen. Gewisse Individuen sind offenbar dazu prädisponiert; Blutstauung, wie z. B. bei den Varizen der Unterschenkel, begünstigt die Entstehung.

Bald ist die Pigmentierung die *anscheinend* unmittelbare und einzige Folge der Irritation, bald ist sie eine Folgeerscheinung einer Hyperämie oder sogar eines bullösen, ekzematösen oder ähnlichen Prozesses. In diesem letzteren Falle rechne ich sie zu der Gruppe der „Maculae".

Mechanische Agentien, die Reibung der Kleider, des Korsetts, der Schuhe, von Verbänden und fortgesetztes Kratzen bei juckenden Krankheiten rufen Hyperchromien hervor, die durch ihre Lokalisation und Anordnung häufig charakteristisch sind.

Unter den durch physikalische Agentien entstehenden Pigmentationen erwähne ich die Verfärbung („Hâle" = Sonnenbräunung), die durch Einwirkung des Sonnenlichtes, Aufenthalt im Freien, elektrisches Licht und Röntgenstrahlen sich bildet. Die unter dem Einfluß der Wärme entstehende Pigmentierung des Gesichtes, der Vorderarme und des Rumpfes findet sich bei Schmieden, Glasbläsern, Bäckern usw.; bei Höckerinnen sieht man sie an den Oberschenkeln, infolge ihrer Gewohnheit, sich auf ihre Fußwärmer zu setzen. *Sie kommen auch, in eigentümlich netzförmiger (der indirekten Gefäßversorgung der Haut entsprechender) Form, nach heißen Umschlägen etc. vor.*

Viele Chemikalien können auch ohne kaustische Wirkung sehr hartnäckige Pigmentierungen verursachen; daran muß man denken, um sich nicht eventuell Vorwürfen auszusetzen. Diese Nebenwirkung macht sich geltend bei fast allen hautreizenden und ableitenden Mitteln, besonders bei Senfpflastern, Chloroform, Methylchlorid, Jodtinktur usw. Durch Chrysarobin entsteht gewöhnlich ein broncefarbiges Erythem, das *(für einige Zeit)* eine ausgedehnte braune Pigmentierung hinterläßt, von der sich die abgeheilten psoriatischen Herde weiß abheben.

Die **Behandlung** künstlicher Pigmentierungen besteht in der Beseitigung der Grundursache und in der Verwendung der Lokalmittel, die ich bei Besprechung des Chloasma erwähnen werde S. 225.

Maculae. Ich habe seit langer Zeit diese Bezeichnung, die für gewöhnlich als gleichbedeutend mit dem Wort: Flecke (Taches) Verwendung findet, für die Verfärbungen reserviert, welche eine große Anzahl krankhafter Prozesse auf der Haut hinterläßt, ohne daß es dabei zu Narbenbildung kommt.

In Ermangelung fortlaufender Beobachtung oder ungenauer Anamnese geben die Maculae zu zahlreichen diagnostischen Irrtümern Veranlassung.

Sie bilden sich im Anschluß an Exkoriationen, an erythematöse, vesikulöse, ekzematöse und bullöse Hautläsionen, wie Verbrennungen, Applikationen blasenziehender Mittel, an die eiternden Blasen der Impetigo *(cf. meine Bemerkung, S. 118)* an die oberflächlichen Follikulitiden, an die zahlreichen Läsionen bei Skabies, an Papeln jeder Art usw.

Sie bestehen aus einer lokalen, häufig scharf umschriebenen Pigmentierung oder manchmal aus Herden mit zentraler Hypochromie und pigmentiertem Hof. Öfters schuppen sie im Anfang, haben aber später eine vollständig normale Oberfläche.

Man muß sich davor hüten, die Maculae, welche niemals dauernden Bestand haben und deren Epidermis eine normale Struktur aufweist, mit den Narben zu verwechseln, die stets persistieren.

Die Lokalisation, die Ausdehnung, die Anordnung der Maculae geben oft wertvolle Aufschlüsse über die Dermatose, die sie veranlaßt hat. Die Neigung zu Pigmenthypertrophie, welche syphilitische Papeln jeder Art bei gewissen Individuen aufweisen, ist seit langer Zeit bekannt. Diese „Syphilides nigricantes" (A. Fournier) bringen die Kranken manchmal zur Verzweiflung.

Eine besondere Gruppe pigmentierter Maculae hämorrhagischen Ursprungs, bei denen das Pigment aus Hämosiderin besteht, setzt sich zusammen aus den braunen Flecken, welche nach den Blutungen von Traumen, Purpura, Urtikaria haemorrhagica, varikösem Ekzem zurückbleiben.

Unter der Bezeichnung der **pigmentierten Dermatose der Unterschenkel** („Dermite jaune d'ocre") hat man die großen, mehr oder weniger scharf umschriebenen, gleichmäßig braunen oder punktierten Flecke beschrieben, die man häufig an den Unterschenkeln von Individuen beobachtet, die an Arteriosklerose, Varizen, Diabetes, Brightscher Krankheit etc. leiden. Sie entwickeln sich aus wiederholten, minimen, interstitiellen Hämorrhagien und bleiben unbeschränkt lange bestehen. *(Hierher gehören zum Teil die Symptome der sogenannten „Stauungsdermatose".)*

Dermatosen mit Pigmentanomalien.

Hier muß zuerst betont werden, daß sich bei verschiedenen Hauterkrankungen eine schwarze oder dunkle Verfärbung der Haut findet, die nichts mit Pigment zu tun hat, da sie ausschließlich auf einer anomalen Färbung der Hornschicht beruht und durch energisches Kratzen die Farbe entfernt wird.

Dies ist der Fall bei vielen Hyperkeratosen und Keratodermien, bei der schwarzen Ichthyosis, bei der „Psorospermosis follicularis", bei gewissen sich

schwarzfärbenden Seborrhöen, bei Pityriasis versicolor, bei den Karatés und
in geringerem Grade bei der Kerosis.

Andere Dermatosen stellen geradezu Pigmentanomalien dar oder können
zu solchen führen.

Die Flecke des Antipyrinexanthems (**XXIII**, 343) und der Lepra sind
gewöhnlich erythemato-pigmentär.

Weiter unten (S. 230) werde ich verschiedene Exantheme erwähnen, die
von einer Art „Pigmentataxie" begleitet sein können, wie z. B. der Lichen.

Die Pigmentierungen bilden auch ein wesentliches Symptom bei der
Acanthosis nigricans (**XII**, 166); beim Xeroderma pigmentosum und verschiedenen analogen kutanen Dystrophien; bei der Recklinghausenschen Krankheit
(**XXX**, 474) und bei der Urticaria pigmentosa (**XXX**, 497) *(ferner bei Prurigo Hebrae, Lichen Vidal, bei Morphinisten etc.)*

Schließlich erinnere ich noch an die pigmentführenden Tumoren:
die malignen wie die Nävokarzinome und die pigmentierten Sarkome, oder
die benignen wie die pigmentierten Nävi.

In dieser ganzen Gruppe ist die Pigmentanomalie nur von untergeordneter
Bedeutung; für die Diagnose, Prognose und Behandlung gibt die ursprüngliche
Erkrankung mit ihren charakteristischen Symptomen, welche die Pigment-
anomalie erklären, den Ausschlag.

Pigment-Flecke.

Die **Epheliden** („Taches de rousseur", Sommersprossen), welche einige
Dermatologen mit Unrecht zu den Lentigines rechnen, sind kleine pigmentierte,
linsenförmige, rundliche oder ovale, seltener unregelmäßige Flecke von
hellgelber, bräunlicher oder Milchkaffee-Farbe, ganz flach, glatt und nicht
schuppend. Sie sind mehr oder weniger zahlreich, aber konfluieren nicht
resp. selten. Sie sind symmetrisch und mit Vorliebe im Gesicht lokalisiert:
auf der Nase, den oberen Partien der Wangen und der Stirn. Sie finden
sich auch an den Händen und Vorderarmen, seltener auf den Schultern, den
Armen, den Unterschenkeln, der Glutäal- und Genitalregion. Sie sind nicht
bei der Geburt vorhanden, sondern erscheinen in den Kinder- oder Jugend-
jahren, ganz besonders bei Personen mit blonden und rötlichen Haaren, bei
anämischen oder lymphatischen *(sehr oft aber auch bei ganz gesunden)*
Individuen.

Wie ihr Name andeutet, hat man geglaubt, das Sonnenlicht rufe sie
hervor, und tatsächlich treten sie im Frühjahr und Sommer stärker hervor als
im Winter. Aber in manchen Familien sind sie deutlich hereditär oder atavistisch
und sie entwickeln sich auch an bedeckten Körpergegenden. Man reiht sie
am richtigsten den Nävi an.

Histologisch findet man nur eine abnorme Vermehrung des Pigmentes
in den Basalzellen der Epidermis und Pigmentzellen im Papillarkörper.

Chloasma. Das Chloasma uterinum besteht aus ausgedehnten, manchmal zu Herden konfluierenden Flecken von unregelmäßiger Form. Ihre Farbe
ist gelblich, braun oder auch noch dunkler; sie sind fast stets symmetrisch
und bevorzugen die Stirne, die Schläfen, die seitlichen Partien der Wangen,
seltener die Augenlider, das Kinn und andere Körpergegenden. Die scharfe
Begrenzung des Chloasma unterscheidet es vom Sonnenbrand und von den
durch Hitze entstandenen Pigmentationen.

Es entwickelt sich gewöhnlich während der Schwangerschaft (Masque
des femmes enceintes) und persistiert bis zum Wiederauftreten der Men-

struation oder häufig während des ganzen Lebens. Gleichzeitig mit dem Chloasma, oder auch wenn dieses fehlt, tritt, besonders bei brünetten Frauen, eine Pigmentierung ein: an der Linea alba, am Warzenhof, an der Vulva. Verschiedene Erkrankungen, Metritiden, Salpingitiden, Dysmenorrhoe etc., können identische Pigmentierungen hervorrufen, *(die aber auch ohne nachweisbare Ursache und ähnlich selbst beim Manne vorkommen).*

Es ist wahrscheinlich, daß eine Irritation des Bauch-Sympathikus wie bei der Addisonschen Krankheit, für seine Entstehung von Bedeutung ist.

Die Behandlung des Chloasma, ebenso wie die der Epheliden und der artefiziellen Pigmentationen, gibt fast nie ein befriedigendes Resultat. Bei den dazu prädisponierten Personen wird man zweckmäßig der Prophylaxe besondere Aufmerksamkeit schenken, d. h. alle kutanen Irritationen, speziell die Lichtwirkung, vermeiden, *Schleier tragen, eventuell wenn die Lichtwirkung nicht vermeidbar ist, mit Chinin- oder Äskulinpräparaten (Zeozon) einreiben lassen;* uterine und abdominale Leiden, etwa vorhandene Anämie und Lymphatismus sind in üblicher Weise zu behandeln. Von der Verordnung arsenhaltiger Mittel, welche Hyperpigmentierung veranlassen, wird man absehen.

Lokal verschreibt man sogenannte bleichende Waschungen; für die Nacht macht man Applikationen von rotem oder Vigopflaster, von salizylhaltigen Kalomelpasten *(weißen Präzipitatsalben, Resorzinpasten)* oder auch Wasserstoffsuperoxydcreme *(oder kurz dauernde Applikationen von Natronsuperoxydseife oder Sublimatpinselungen).* Die Exfoliation mittelst Schälpasten erzielt oft eine Entfärbung der hyperpigmentierten Flächen, aber meist nur vorübergehend.

Disseminierte Pigmentflecke. Die eben besprochenen Epheliden und das Chloasma sind regionäre Affektionen.

Bei zerstreut auftretenden, braun oder gelb gefärbten Flecken oder bei einem einzelnen solchen Fleck muß man vor allem an sekundär auftretende, artefizielle pigmentierte Maculae denken, weiter auch an Pigmentnävi (**XXX**), an die Recklinghausensche Krankheit, bei welcher unvollständige, ausschließlich pigmentäre Formen vorkommen, und endlich an die Möglichkeit, daß bei mehreren, auf allgemeinen Ursachen beruhenden, Melanodermien zirkumskripte Pigmentationen beobachtet werden.

Die blauen Flecke, **Maculae caeruleae (Taches bleues,** ombrées), welche durch den Biß des Phthirius inguinalis (Morpio, Filzlaus) entstehen, haben eine eigentümliche Schieferfarbe. (**XXV, 366**).

Ihre Form ist unregelmäßig, ihr Umfang etwa der einer Linse; die Epidermis ist gar nicht verändert. Sie verursachen keinen Juckreiz und sind nur ephemer *(bestehen doch aber oft viele Tage);* sie sitzen in wechselnder Zahl am Abdomen, an den Oberschenkeln, am Rücken und manchmal auf der Brust. Die Untersuchungen von Duguet haben bewiesen, daß die Flecke durch die lokale Wirkung des Giftes der Parasiten entstehen *(auf welche Weise ist noch nicht klar gestellt).*

Diffuse Dyschromien und Melanodermien.

Die diffusen Pigmentierungen sind generalisiert oder, was häufiger der Fall ist, regionär, oder wenigstens regionär besonders stark entwickelt. Sie entstehen durch chronische Infektionen (Tuberkulose, Syphilis, Lepra), durch Intoxikationen (Arsenik, Phthiriasis), durch Blutveränderungen, *durch Krebskachexie, bei Pellagra etc.* oder durch Nervenstörungen. Manchmal tritt eine Leukodermie in Verbindung mit Hyperpigmentierung auf.

Addison und tuberkulöse Melanodermien. Bei der Addisonschen Krankheit tritt die Bronzefärbung der Haut häufig erst spät auf, kann aber auch den anderen Symptomen, der Entkräftung, den Verdauungsstörungen und Lendenschmerzen um mehrere Jahre vorangehen.

Die diffuse rotbraune *(graubraune)* Pigmentierung befällt zuerst und am stärksten die Genitalien, den Warzenhof, die Beugefalten, die unbedeckten Körperstellen (Gesicht, Hände, *resp. Handrücken)* und alte oder frische Narben. Jacquet hat gezeigt, daß eine lokale Irritation eine bis dahin latente Neigung zur Pigmentierung auslösen kann. Auf den hyperpigmentierten Flächen können ausgesparte Flecke vorhanden sein, die wie leukodermatisch aussehen.

Gewöhnlich geht die Pigmentation auch auf die Mundschleimhaut über, wo an den Wangen, den Lippen, der Zunge, dem Zahnfleisch und dem Gaumen fahlgelbe oder braune, scharf oder unscharf begrenzte Flecke vorhanden sein können.

Die Veränderungen an der Haut und den Schleimhäuten bestehen aus einer Anhäufung von Melanin im Epithel und im Bindegewebe.

Man hat neuerdings festgestellt, daß die Melanodermie der Addisonschen Krankheit weniger an die Veränderung der Glandulae suprarenales selbst gebunden ist, als vielmehr an eine Läsion oder Irritation der perikapsulären sympathischen Nerven, welche die Verteilung des Pigmentes zu regulieren scheinen *(cf. die neuesten Arbeiten über chromaffines System, Beziehungen der Pigmentbildung zu Fermenten etc.).* Ich glaube, daß der Pigmentierung bei Acanthosis nigricans, bei Chloasma und vielleicht bei den pigmentierten Syphiliden eine analoge Pathogenese zugrunde liegt.

Die bei Tuberkulösen besonders bei tuberkulöser Peritonitis oder Enteritis auftretende Melanodermie ist seit langer Zeit bekannt.

Sie besteht aus einer schwärzlichen oder bräunlichen Färbung der Genitalien, des Abdomens und manchmal des Halses und entwickelt sich offenbar unter den gleichen Umständen wie bei der eigentlichen Addisonschen Krankheit. Sie unterscheidet sich von ihr gewöhnlich nur durch eine geringere Ausbreitung, besonders über die unbedeckten Körperstellen.

Pigmentierte Syphilide. Außer den oben beschriebenen postexanthematischen pigmentierten Maculae und den später zu besprechenden tertiären Leukomelanodermien ruft die Syphilis sehr häufig eine wirklich charakteristische areoläre Melanodermie des Halses hervor, die zu ihren verräterischsten Symptomen gerechnet werden muß.

Dieses areoläre pigmentierte Syphilid ist viel häufiger bei der Frau wie beim Manne. Es erscheint vom zweiten oder dritten Monat an, oder im Laufe des ersten Jahres, selten nach dem zweiten Jahre und bleibt unbestimmte Zeit *(im Durchschnitt 5—14 Monate)* bestehen.

Es besteht aus einer grauen oder bräunlichen, mehr oder weniger dunkeln, unscharf begrenzten Hyperpigmentierung, die mit weißen, scharf begrenzten Inseln oder Flecken besät ist, deren Größe von der einer Linse bis zu der eines Markstückes schwankt. Das Ganze bildet ein weitmaschiges Netz, das gewöhnlich an den seitlichen Partien des Halses stärker hervortritt. Dieses „Halsband der Venus" (Collier de Venus) kann sich auch auf der Brust, den Weichen etc. lokalisieren *(besonders gern an der Vorderseite der Achselhöhlen, an den Genitalien, aber auch als weit ausgebreitetes Exanthem).* In einigen Fällen findet man pigmentierte Maculae im Zentrum einzelner weißer Areolen.

Die Pathogenese der areolären Syphilide ist noch strittig. Nach der Ansicht der einen Partei ist die Pigmentierung die primäre und einzige Erscheinung und die scheinbare Entfärbung der Maschen ist nur eine Kontrastwirkung. Andere Autoren hingegen glauben, daß es sich um wirklich leukodermatische

Flecken handelt, die sekundär nach einer oft kaum sichtbaren Eruption erscheinen und sich erst später mit einer hyperpigmentierten Zone umgeben *(noch andere führen die Entfärbung auf Nervenwirkung zurück).*

Es ist sehr wahrscheinlich, daß beide Erklärungen zu Recht bestehen und daß das pigmentierte Netz je nach dem bald auf die eine, bald auf die andere Weise zustande kommt. *(Die Beobachtung, daß Leukodermflecke im Anschluß an Roseolen und besonders an Papeln auftreten, ist doch so häufig zu machen, daß die postexanthematische Entstehung des Leukoderms mir immer noch am wahrscheinlichsten erscheint.)*

Diese Dyschromie ist beinahe pathognomonisch, doch gibt es einzelne authentische Beobachtungen areolärer Pigmentbildung des gleichen Typus bei Tuberkulose und bei Chlorose *(vor allem aber bei vulgärer Psoriasis).*

Umgekehrt hat man bei sekundärer Syphilis Pigmentbildungen beobachtet, die denen des Chloasma analog sind, also einem anderen Typus angehören. Die syphilitischen Hyperpigmentationen werden von der spezifischen Behandlung kaum irgendwie beeinflußt.

Lepröse Dyschromien. Die ursprünglichen erythemato-pigmentären Flecke, der lepröse Pemphigus, die Tubera, die leprösen Infiltrate und Ulzera hinterlassen oft hyperpigmentierte oder ausgesprochen farblose Flecke, oder Leukomelanodermien, die durch eine Kombination dieser zwei entgegengesetzten Prozesse entstehen.

Man beobachtet z. B. weiße, ringförmige, bandförmige oder diffuse Flecke mit pigmentiertem Rand, oder dunkle Flächen, die mit farblosen Flecken übersät sind.

Alle diese verschiedenen Erscheinungen, die man früher als Melas, Leuke, Morphaea alba et nigra, Vitiligo gravior bezeichnete, sind gewöhnlich anästhetisch.

Die Pigmentverteilung wechselt. Man kann fast immer den Hansenschen Bazillus mikroskopisch in den Schnitten nachweisen *(wenn auch bei den „nicht-tuberösen" Formen in minimaler Menge).*

Dyschromien bei Nervenerkrankungen. Bei den organischen Erkrankungen des Nervensystems sind die Pigmentveränderungen meistens wenig ausgesprochen.

Bei der Hemiplegie, den Gehirntumoren, der Kinderlähmung, der progressiven Muskelatrophie, der Syringomyelie, der Tabes, den peripheren Neuritiden etc. hat man in Verbindung mit anderen trophischen Störungen leichte Veränderungen der Hautfärbung, seltener eine Vitiligo beschrieben. Die gleichen Beobachtungen hat man bei den depressiven und melancholischen Geisteskrankheiten gemacht.

Aber in dem Grenzgebiet der Nervenpathologie, bei den Krankheiten, die symptomatisch den Nervenkrankheiten nahestehen, sind im Gegenteil die Dyschromien reichlich vorhanden.

Bei der Raynaudschen Krankheit, beim Myxödem, bei der Basedowschen Krankheit sind sie häufig; bei letzterer kommt die Vitiligo sogar recht oft vor.

Bei der Sklerodermie in ihren verschiedenen Formen, die man allerdings nicht einfach als Nervenerkrankung bezeichnen kann, und bei der ihr in gewisser Beziehung verwandten Hemiatrophia facialis, ist die Hyperpigmentation ein fast konstantes Symptom. Man beobachtet eine mehr oder weniger dunkle, diffuse, areoläre oder fleckenförmige Pigmentation, die gleich im Anfang oder erst später auftritt. Sie befällt das sklerotische Gebiet, die angrenzenden Partien oder größere Hautflächen. Eine Entfärbung der sklerotischen Herde oder Gegenden tritt nicht selten auf.

15*

Dyschromien bei Blutveränderungen und Kachexien. Es mag genügen, wenn ich hier die Hypochromie kurz erwähne, welche man bei Chlorose, bei den chlorotisch-anämischen Zuständen, bei der perniziösen Anämie, bei den Leuk- ämien und bei karzinomatöser Kachexie finden kann.

Umgekehrt beobachtet man nicht selten bei diesen Krankheiten verschie- dene diffuse, regionäre oder areoläre Melanodermien. Die Melanodermie des „Diabète bronzé" mit oder ohne Entwickelung einer pigmentierten hyper- trophischen Zirrhose ist generalisiert, verschont aber fast ausnahmslos die Schleimhäute. Sie besteht aus einer Infiltration mit dem ockerfarbigen (auch als Rubigin bezeichneten) Pigment in die Kutis. *(Hier wäre auch die Ochronose mit ihrer Knorpelverfärbung zu nennen.)*

Bei der Malaria-Kachexie ist die Färbung schmutzig- oder aschgrau oder graugelb, diffus und gleichmäßig verbreitet. Das dieser Erkrankung eigentümliche Pigment entstammt den Malariaparasiten, wird der Kutis durch das Blut (Melanämie) zugeführt und scheidet sich hier zugleich mit dem aus dem Blute herrührenden Hämosiderin ab.

Arsendyschromien. Die Arsenmelanodermie kann durch alle Arsen- präparate und bei beliebiger Form der Anwendung, bei Personen jeden Alters und beider Geschlechter entstehen. Zuweilen genügen selbst minimale Dosen, aber gewöhnlich ist für die Pigmentation eine länger dauernde Resorption notwendig, die aus therapeutischen Gründen, bei bestimmten Berufen oder akzidentell erfolgen kann.

Die Pigmentation kann zwei Formen annehmen, die sich manchmal kom- binieren: 1. die einer diffusen Hyperpigmentierung von normal gefärbten Bezirken, von Narben oder von Hautregionen, die einem Druck ausgesetzt sind; oder 2. die Form pigmentierter Flecke, die sich ausdehnen und kon- fluieren. *(Speziell Psoriasis und Lichen planus heilen unter Arsenbehand- lung mit besonders starker Pigmentierung ab.)*

Die Farbe ist eisengrau, bronze oder sogar schwarz. Die unbedeckten Körperstellen bleiben relativ frei, ebenso, mit ganz seltenen Ausnahmen, die Schleimhäute.

Melanodermia e pediculosi oder Phthiriasis. Bei verkommenen, obdach- losen Individuen, Lumpensammlern etc., die in schmutziger Umgebung und ohne Pflege leben, die allerlei Ungeziefer preisgegeben sind und deren Kleider Pedi- culi corporis in unglaublicher Zahl beherbergen (**XXV**, 366) beobachtet man eine Pigmentierung der Haut, die den Namen „Vagabonds disease" vollauf verdient.

Die Pigmentation ist schmutzig braun und infolge der Exkoriationen, Krusten und Narben wie marmoriert. Sie ist besonders stark am Rücken, am Nacken, an den Schultern, an der Gürtelgegend und an den Oberschenkeln, kann sich aber über die ganze Körperfläche, sogar über das Gesicht und die Ex- tremitäten ausdehnen.

Thibierge hat gezeigt, und ich konnte die *(auch in dem Berner Material nicht sehr seltene)* Tatsache öfter bestätigen, daß die Pigmentierung sich sogar auf der Mundschleimhaut vorfindet in Form von Flecken, die denen bei der Addisonschen Krankheit ähnlich sind.

Die Hyperchromie hat man auf Kratzeffekte, Blutextravasationen, und auf Lokalwirkung des Giftes der Pediculi zurückgeführt. Die Generalisation und die gelegentliche Lokalisation im Munde zeigen, daß die Giftwirkung sich auf den ganzen Körper bezieht. Dafür sprechen auch der asthenische, häufig sehr kachektiche Zustand, *die Glykosurie und Albuminurie,* und die Ver-

dauungsstörungen der Patienten, die auch dazu beitragen, daß es in gewissen
Fällen schwierig ist, diese Melanodermie von der Addisonschen Krankheit
zu differenzieren.

Vitiligo.

Die Vitiligo ist eine Dyschromie, die sich durch das Auftreten von
weißen, farblosen oder sehr schwach gefärbten, scharf begrenzten Flecken aus-
zeichnet, die *manchmal* von einer mehr oder weniger ausgedehnten, hyperpigmentierten Zone umgeben sind. Die Anomalie ist nicht kongenital.

Außer der Farbenveränderung zeigt die Haut keinerlei Abweichung ihrer
Konsistenz, Funktion oder sonstigen Eigenschaften.

Die vitiliginösen Flecke haben eine milchweiße oder elfenbeinartige
Farbe, einen matten Glanz, eine meistens runde, ovale oder mehrfach gelappte
Form und scharfe, leicht wellige *(nach außen konvexe)* Kodnturen. Bald sind
sie nur in geringer Zahl, bald so reichlich vorhanden, daß sie einen großen
Teil der Hautoberfläche bedecken (Fig. 66).

Die Hyperchromie der Umgebung, die
braun oder grau verfärbt ist, ist gewöhnlich am Rande der Flecke am stärksten
ausgeprägt, *kann aber auch fehlen resp. nur
vorgetäuscht sein.* Diese Anordnung ruft
den Eindruck hervor, als ob das Pigment
von den farblosen Stellen zurückgedrängt
wäre. An der Peripherie der hyperpigmentierten Zone ist der Übergang zur normalen
Färbung allmählich und unmerklich, nur
selten durch eine scharfe Grenzlinie markiert. Die Haare im Bereiche der weißen
Flecke sind entweder normal oder vollständig entfärbt *(Poliosis circumscripta).*
Schmerzen, Jucken oder nachweisbare Anästhesie fehlen.

Die Lokalisation ist sehr verschieden, ziemlich häufig mehr weniger symmetrisch. Die Affektion kann überall auf-

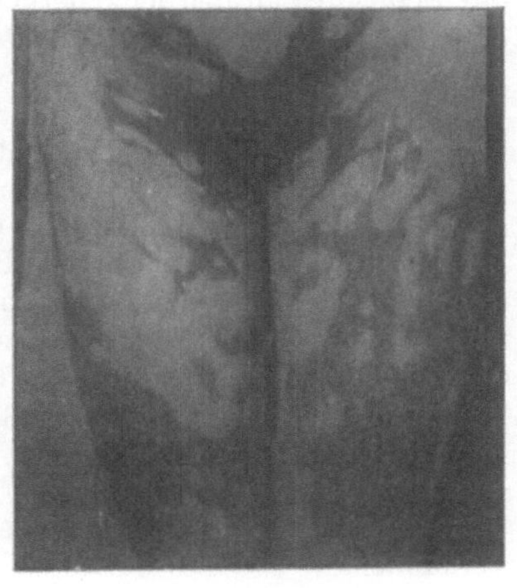

Fig. 66.
Vitiligo.

treten, bevorzugt aber die Handrücken, die Handgelenke und Vorderarme,
das Gesicht und den Hals, die Genitalien und die angrenzenden Regionen.
Die Schleimhäute bleiben immer verschont.

Die Entwickelung der Krankheit ist regellos; sie kann plötzlich auftreten oder öfter sich unbemerkt einschleichen. Ebenso geht auch ihre Ausbreitung schubweise oder ganz allmählich und kaum wahrnehmbar vor sich.
Die Dyschromie bleibt manchmal nahezu stationär, mit Intensitätsschwankungen
je nach der Jahreszeit; häufiger jedoch dehnen sich die weißen Flecken aus
und konfluieren zu Herden und können sich sogar generalisieren. Gleichzeitig
schwächt sich die Hypochromie *(scheinbar?)* ab; vollständige Heilung findet
selten statt.

Die Ätiologie ist unbekannt. Die heranwachsende Jugend und das
weibliche Geschlecht scheinen eine gewisse Prädisposition zu besitzen. Oft
hat man beobachtet, daß sie bei Individuen auftritt, die eine Nervenerschütterung oder Gemütserregung durchgemacht haben. *Selten ist die Disposition
hereditär.* Wiederholte Traumen sind offenbar imstande sie auszulösen, denn

die Vitiligo kommt nicht selten an Stellen vor, die Reibungen, z. B. durch ein Bruchband, ausgesetzt sind.

Außerdem sieht man zu oft, als daß es auf einem Zufall beruhen könnte, eine Vitiligo auftreten in Verbindung mit einer Alopecia areata, mit zirkumskripten pruriginösen Erkrankungen, mit einem Lichen planus *(und Vidal)*, mit Sklerodermien und mit verschiedenen Nervenleiden, besonders Tabes und Basedowscher Krankheit.

Neuerdings hat man die relative Häufigkeit der Syphilis bei den an Vitiligo Erkrankten betont; doch würde es zu weit gehen, wollte man die Existenz einer syphilitischen Vitiligo annehmen, oder voraussetzen, daß jede Vitiligo durch Lues entsteht. *(In meinem Material habe ich einen Zusammenhang nicht konstatieren können.) Interessant ist die geringere Reizbarkeit der vitiliginösen Hautstellen gegen verschiedene Hautreize, ihr relatives Freibleiben bei manchen Dermatosen, während das Erythema oder Eczema solare sich oft nur oder besonders stark auf ihnen lokalisiert.*

Die pathologische Anatomie zeigt einen fast vollständigen Schwund des Pigmentes an den leukodermatischen, und im Gegensatz dazu *(manchmal)* einen gesteigerten Pigmentgehalt der Epidermis und der Kutis an den umgebenden dunkeln Stellen; über die Pathogenese gibt sie uns keine Auskunft.

Die Diagnose bietet in den allermeisten Fällen keine Schwierigkeit. Eine auch nur oberflächliche Untersuchung genügt, um eine Verwechslung zu vermeiden: mit der Pityriasis versicolor und mit den verschiedenen eben besprochenen, zirkumskripten oder diffusen Pigmentierungen, die keine farblosen Flecke aufweisen. Die hellen Herde, welche man bei den pigmentierten Syphiliden des Halses und gelegentlich bei verschiedenen Melanodermien findet, sind gewöhnlich ausgesparte gesunde Hautflächen und keine Leukodermien. Bei den Syphiliden sind sie übrigens schon durch ihre Lokalisation charakterisiert.

Auf die einzige wirkliche Schwierigkeit bei Stellung der Diagnose stößt man bei der Lepra, in deren Verlauf man zuweilen eine Kombination pigmentierter Herde und farbloser Flecken beobachtet, die als Vitiligo gravior bezeichnet wird. In diesem Falle sind jedoch deutliche Sensibilitätsstörungen vorhanden.

In gewissen Familien unserer Länder und noch häufiger bei den farbigen Rassen hat man kongenitale Leukomelanodermien oder Fälle von partiellem Albinismus beobachtet; die Dyschromie ist in diesen Fällen vollständig unveränderlich und manchmal symmetrisch. Die Pigmentanomalien der „Elsterneger" (Nègres pies) sind wahrscheinlich zum Teil als solche Erscheinungen, zum Teil als Vitiligo oder als Lepra aufzufassen.

Die Therapie der Vitiligo gibt gewöhnlich keine befriedigenden Resultate. Scheint eine syphilitische Erkrankung vorzuliegen oder besteht gleichzeitig eine Tabes, so wird man mit Quecksilber behandeln, mit dem ich in einem Falle einen bemerkenswerten Erfolg erzielt habe. Bei Anwendung von Arsen ist eine Steigerung der Hyperpigmentation zu befürchten. In den meisten Fällen muß man sich damit begnügen, die allgemeine Körperpflege des Patienten zu überwachen, beruhigende oder stärkende hydrotherapeutische und elektrische Behandlungsverfahren anzuwenden. Verschiedene organotherapeutische Mittel können indiziert sein. Die hyperpigmentierten Zonen können durch die üblichen entfärbenden Agentien behandelt werden.

Die sekundären Leukodermien und Leukomelanodermien unterscheiden sich von der Vitiligo wesentlich dadurch, daß die Verfärbung nicht allein auftritt, sondern von anderen Prozessen oder einer Veränderung der Dicke, der Konsistenz oder der Struktur der Haut begleitet ist.

Eine **Eruption** und Pigmentveränderungen treten zusammen auf: beim Lichen planus und hypertrophicus, bei der zirkumskripten Prurigo etc.

Eine **Sklerose** oder **Atrophie** der Haut begleitet die Pigmentanomalie: bei den leukodermatischen Flecken der zirkumskripten Sklerodermie (auch **Morphaea nostras** genannt), die von einem lilafarbigen Ring (**Lilac ring**) eingefaßt sind; bei der **leprösen Morphaea**, die anästhetisch ist und den Leprabazillus enthält; bei den **herdförmigen kutanen Atrophien**, denen häufig ein erythematöses Stadium vorangeht; beim **Lichen planus atrophicus**, der anfangs papulös ist; bei den sklerotischen **Radiodermatitiden**, die von Teleangiektasien durchzogen sind.

Narben verschiedenen Ursprungs, ebenso wie die **Schwangerschaftsstriae** sind zuweilen pigmentiert oder leukodermatisch und im letzteren Falle von einer hyperpigmentierten Zone umgeben.

Besonders häufig tritt diese Pigmentanomalie bei den Narben der tertiären Syphilide auf. Unter dem Namen der **syphilitischen Leukomelanodermien** hat man (A. Fournier, Gémy) außergewöhnliche Fälle beschrieben, bei denen durch das Auftreten schwarzer oder weißer, runder, polyzyklischer Flecken inmitten pigmentierter Herde die Haut wie marmoriert aussieht, so daß sie von weitem eine Vitiligo vortäuscht.

Tätowierungen und Argyrosis.

Mit dem Namen **Tätowierung** bezeichnet man Flecke oder Zeichnungen, die unbegrenzt lange persistieren und durch absichtliche Einführung von unlöslichen Farbpartikeln in die Kutis entstanden sind.

Die mehr oder minder künstlerischen Tätowierungen oder Schriftzeichen werden mit Kienruß oder Chinesischer Tusche ausgeführt, wenn eine blaue Farbe gewünscht wird, mit Zinnober, wenn die Zeichnung rot sein soll. Die farbigen Pulver werden durch Verwendung von Bündeln feiner, dicht nebeneinander stehender Nadeln in die Haut gebracht. Gewöhnlich sieht man die Tätowierungen bei Matrosen, Kolonialsoldaten, Prostituierten und ihren Zuhältern, aber auch zuweilen, infolge Geschmacksverirrung, bei Angehörigen der besser situierten Stände.

Die **Schießpulverflecke**, die durch das Eindringen von Kohlenpartikeln bei einem in der Nähe abgegebenen Schuß entstehen, haben eine charakteristische Anordnung.

Bei gewissen Handwerkern, bei Steinhauern, Feilenhauern, Steinklopfern, Bergleuten, *Müllern* etc., dringen kleine Partikel von Stahl, Flint, Kohle usw. in die Kutis und veranlassen dadurch eine Art von **Berufstätowierung**.

Unrichtig ausgeführte Elektrolyse mit verrosteten Stahlnadeln kann ebenfalls **siderotische** Punkte hinterlassen.

Argyrosis. Die Argyrie ist eine schieferfarbige Verfärbung der Haut mit bläulichen Reflexen, die sich bei solchen Personen entwickelt, welche Silbernitrat oder andere Silbersalze (in Pillenform) während längerer Zeit einnehmen. Sie ist generalisiert, tritt aber am Gesicht, an den Händen und den Gelenkbeugen viel stärker hervor. Die Verfärbung kann auch auf die Schleimhäute übergehen.

Die Silberpartikel, welche aus dem Blut in Form von Körnern niedergeschlagen werden, imprägnieren vor allem die elastischen Fasern und die Kapillaren und verschonen die zelligen Elemente.

An der Schleimhaut des Mundes, der Konjunktiva und der Vulva kann man zuweilen eine fleckenförmige **lokale Argyrie** beobachten, die durch energische Höllensteinätzungen hervorgerufen wurde.

Um die Tätowierungen zum Verschwinden zu bringen, was aber recht schwer ist, kann man verschiedene Ätzmittel anwenden. Variot empfiehlt eine Wiederholung der Tätowierung mit konzentrierter Tanninlösung, worauf man die Fläche mit einem Höllensteinstift überstreicht. Es bildet sich ein trockener Schorf, der, wenn er tief genug ist, die Tätowierung ablöst. Ich habe auch mit Erfolg Skarifikationen ausgeführt, denen ich eine Ätzung mit reinem Phenol folgen ließ *(auch CO_2-Schnee ist mit Vorteil verwendet worden).*

Kapitel XVII.

Kutane Atrophie, Sklerose und Dystrophie[1]).

Da Atrophie und Sklerose zwei Ausdrücke sind, die oft miteinander verwechselt werden, sollen die Krankheitserscheinungen, bei denen sie vorkommen, gleichzeitig besprochen werden. Die Verwirrung beruht auf verschiedenen Ursachen. Die eine besteht darin, daß die Sklerose oft in Atrophie übergeht. Der Hauptgrund ist jedoch darin zu suchen, daß jedes der beiden Worte eine doppelte Bedeutung hat: eine allgemein gebräuchliche und eine besonders durch die Histologie enger begrenzte. Aber diese beiden Bedeutungen decken sich nicht immer, vielmehr hat man es häufig mit einer Sklerose in histologischem Sinne zu tun, während die klinische Untersuchung eine Atrophie vermuten läßt.

Die kutane Atrophie, in der üblichen Bedeutung des Wortes, ist durch eine Abnahme der Dicke der Haut charakterisiert; im engeren Sinne stellt sie eine Verminderung der Konsistenz der Kutis dar, die daher rührt, daß gewisse Grundbestandteile ihres Gewebes, insbesondere die elastischen Elemente, mehr oder weniger vollständig verschwinden. Die atrophische Haut ist daher geschmeidiger, leichter zu falten und oft dünner als die normale. Manchmal kommt es vor, daß gewisse Striae verdickt zu sein scheinen. Das beruht auf ihrer Lockerung *(durch die normale Elastizität der Umgebung werden die lockeren Stellen gleichsam herausgedrängt)* und der Infiltration mit Plasma. Doch ist die Haut auch an solchen Stellen weich, leicht einzudrücken und zu falten.

Die kutane Sklerose stellt sich meistens als eine Vermehrung der Konsistenz der Haut dar; wenigstens ist dies die Vorstellung, welche sich gewöhnlich mit diesem Wort verbindet. Im präziseren histologischen Sinne ist die Sklerose aber eine Verdichtung der Haut. Die sklerotische Haut kann verdünnt sein und dann als atrophisch imponieren; da sie sogar leicht faltbar sein kann, z. B. bei gewissen Narben, so wird dadurch der Verwechslung noch mehr Vorschub geleistet. Gewöhnlich ist die Haut normal oder abnorm dick, und dann derb, schwer zu falten, nicht eindrückbar und oft an den darunter liegenden Schichten adhärent.

Obgleich also die „Atrophodermie" und die „Dermatosklerose", streng genommen, verschiedene und bis zu einem gewissen Grade entgegengesetzte Zustände bilden, verbinden sie sich oft im klinischen Bilde oder folgen aufeinander. Es ist dies ein Grund, die Symptomenkomplexe, in denen sie auftreten, im gleichen Abschnitt zu besprechen.

---

[1]) Bei der Abfassung dieses Kapitels durfte ich mich der Mitarbeiterschaft meines Freundes Herrn Dr. Civatte erfreuen. Darier.

Außerdem kommen Hautveränderungen vor, die man nur mit der Bezeichnung **kutane Dystrophien** belegen kann. Die Haut ist in diesen Fällen bald verdünnt, bald angeschwollen; ihre Konsistenz ist gewöhnlich vermindert. Sie bilden eine natürliche Gruppe, die sich logischerweise hier anreiht.

Die **Pathogenese** dieser Atrophien, Sklerosen und Dystrophien ist noch sehr wenig aufgeklärt und jedenfalls nicht eindeutig. Bald sind sie die Folge und die Überbleibsel eines mehr oder weniger ausgesprochenen oder nur andeutungsweise vorhanden gewesenen **entzündlichen** Prozesses; bald sind sie **kongenital** und dann wirkliche Mißbildungen; bald verhalten sie sich wie **Degenerationserscheinungen**, wie sie durch das Alter oder infolge von wiederholten exogenen oder endogenen Irritationen entstehen; oder endlich scheinen sie **idiopathischen** Ursprungs zu sein, was weiter nichts besagt, als daß wir über ihre Ursache und Entwickelung gänzlich im unklaren sind.

Manchmal besteht ein Zusammenhang zwischen der Dermatose und gewissen Störungen des Allgemeinbefindens, in anderen Fällen fehlen diese aber vollständig.

Sklerotische und atrophische Dermatosen. Die Gründe, weshalb diese zusammen abzuhandeln sind, weil es nämlich unmöglich ist, beide Gruppen praktisch auseinander zu halten, habe ich eben dargelegt.

Meine Aufgabe besteht nicht darin, hier die Krankheiten, vom allgemein pathologischen Standpunkte aus, streng logisch zu gruppieren, sondern klinische Bilder zu zeichnen, wie sie der Wirklichkeit am meisten entsprechen.

Die Atrophien und Sklerosen sind **deuteropathisch** oder **idiopathisch.**

1. Die gewöhnlich diffusen, sekundären Formen mit oder ohne sklerotische Retraktion der Haut, wie sie im Anschluß an verschiedene schwere Dermatosen auftreten (Pityriasis rubra [Hebra], „maligne Herpetiden", kongenitaler Pemphigus, gewisse Fälle von Pemphigus foliaceus) erwähne ich hier nur. Die Atrophie ist hier nichts als eine Folgeerscheinung und die Dermatosen, bei denen sie auftritt, sind schon anderweitig beschrieben worden (**VI, X**).

2. Andere ebenfalls sekundäre Sklerosen scheinen im Gegenteil einer besonderen Erörterung zu bedürfen; sie sind ebenfalls Folgeerscheinungen, persistieren aber lange nach der Krankheit, die sie verursacht hat, so daß sie sogar dazu dienen können, eine retrospektive Diagnose zu stellen. Nach dieser Auffassung kommt solchen Erscheinungen — nämlich den **Narben** — eine gewisse Selbständigkeit zu.

3. Ihnen zur Seite stelle ich die **Striae**, eine zusammengewürfelte Gruppe sowohl primärer wie sekundärer Atrophien verschiedener Pathogenese. Einige von ihnen sind, vom pathogenetischen Standpunkte aus betrachtet, kaum etwas anderes als Narben; aber sie stellen Narben dar, die im eigentlichen Sinne des Wortes atrophisch sind, anstatt wie die gewöhnlichen Narben sklerotisch zu sein.

4. Dann werde ich die **idiopathischen Atrophien** beschreiben. Sie bilden keine künstliche Gruppe, welche ihre scheinbare Selbständigkeit einzig unserer Unkenntnis ihrer Ursachen verdankt; es handelt sich vielmehr um Dermatosen oder vielleicht um eine Dermatose, welche wie die Striae die charakteristischen Eigenschaften der eigentlichen Atrophie aufweist, die aber im vorliegenden Falle eine entzündliche ist. Diese Dermatose oder Dermatosen sind überdies jedenfalls primär und ihre Entwickelung ist im großen und ganzen immer dieselbe.

5. Die kongenitalen Atrophien sind sehr selten und manchmal hereditär und nichts anderes als Nävi *(resp. angeborene Defektbildungen).* Ich lasse sie hier beiseite.

6. Schließlich bespreche ich die diffusen und zirkumskripten Sklerodermien, die Sklerosen im eigentlichen Sinne des Wortes, die wir zur Zeit noch als idiopathisch bezeichnen müssen.

7. In einem weiteren Abschnitt vereinige ich mehrere regionäre Dermatosklerosen, die charakterisiert sind durch ihre Läsionen, eine Kombination von Atrophie und Sklerose, ihre konstante Lokalisation, ihre Entwickelung und, eine Form wenigstens, durch ihre Ätiologie.

Kutane Dystrophien. Unter dieser Bezeichnung beschreibe ich kurz das Xeroderma pigmentosum, die senile Degeneration und die präsenile Dystrophie, die deutliche Ähnlichkeit mit den ersterwähnten hat; schließlich zwei seltene Degenerationen: das Pseudoxanthom und das Kolloidmilium.

Narben.

Eine Narbe besteht aus einer Gewebsneubildung, die einen Substanzverlust ersetzt oder nach einem entzündlichen Prozeß sich eingestellt hat. Das neue Gewebe ist immer fibrös. Die vernarbte Haut ist niemals vollwertig, da ihr das elastische Gewebe *(sehr oft allerdings nur in den frischen Narben),* die glatten Muskelfasern, die Lanugohaare und die Hautdrüsen, oft sogar der Papillarkörper fehlen. Man kann daher sagen, daß eine Narbe gleichzeitig eine deuteropathische Dermatosklerose und eine kutane Atrophie ist, selbst dann, wenn die Narbe Wucherungserscheinungen zeigt. Eine Narbe wird als schön bezeichnet, wenn sie glatt, flach oder wenig eingesunken, hellrot oder weiß, geschmeidig und auf dem darunterliegenden Gewebe frei beweglich ist; als häßlich, wenn sie höckerig, vorspringend oder von retrahierten Strängen durchzogen ist; als keloidartig, wenn sie der Sitz einer fibrösen, emporragenden und derben Hypertrophie ist (**XXX**, 490).

Die ganz oberflächlichen Narben weisen nur eine minimale Depression, einen schwachen Glanz und eine Veränderung der Hautfelderung *(sowie eine Erweiterung der Follikeltrichter)* auf, Abweichungen, die bei den einfachen Maculae fehlen (**XVI**, 223).

Die etwas dickeren Narben sind anfangs hellrot, später weiß oder pigmentiert, manchmal schuppend. Sie fühlen sich derb an und sind immer weniger dehnbar und elastisch als die gesunde Haut. Ihre Begrenzung ist gewöhnlich scharf; zuweilen sind sie auf Druck empfindlich oder sogar spontan schmerzhaft. *Wegen ihrer verminderten Elastizität reißen Narben manchmal ein, es bilden sich auf ihnen durch leichte mechanische Läsionen (oft hämorrhagische) Blasen oder Geschwüre.*

Die Entstehungsweise der Narben ist außerordentlich mannigfaltig. Nach dieser Hinsicht kann man sie in drei Gruppen einteilen:

1. Die Narben, die nach einem artefiziellen Substanzverlust, einem Trauma, einer Verwundung, einer zufälligen Wunde oder einer chirurgischen Inzision, einer Ätzung, einer Verbrennung usw. entstehen; ich halte mich bei diesen nicht auf.

2. Solche, welche von einer beliebigen Ulzeration herrühren.

3. Solche, die ohne bemerkbaren Substanzverlust, durch einen interstitiellen pathologischen Prozeß entstehen, dessen Heilung zu einer Sklerose mit auffälliger Veränderung der Struktur der Kutis Veranlassung gegeben hat.

Zwischen den Narben dieser Art und den Erscheinungen, die ich als narbige Atrophien bezeichne, ist es tatsächlich unmöglich, eine scharfe Grenze zu ziehen.

Obwohl keine Narbe an und für sich unbedingt pathognomonisch ist, kann man doch häufig aus ihr die wahrscheinliche Ursache der Narbenbildung diagnostizieren; diese Stigmata sind um so wertvoller, da sie dauernden Bestand haben.

Bei der Bewertung der semiologischen Bedeutung der Narben hat man folgende Punkte in erster Linie zu berücksichtigen: ihre Ausdehnung und ihre Zahl (Variola, Akne), ihre Form (Syphilis, Tuberkulose), ihre Lokalisation (Bubonen, kalte Abszesse, Schanker, Lupus usw.), ihre Tiefe (Ulzeration) und sogar ihre Färbung (Favus, Syphilis etc.). Man darf jedoch nicht vergessen, daß verschiedene Nebenumstände, hinzutretende Infektionen, mangelhafte Verbände und ungünstige Verhältnisse des Terrains im allgemeinen oder der Lokalisation der Narben im besonderen, den Charakter der letzteren beeinflussen können.

Unter den pustulösen und ulzerösen Affektionen, welche Narben hinterlassen, nenne ich die Variola, das Ekthyma, die pustulöse und die nekrotische Akne, den Furunkel, den Anthrax, den ulzerösen Zoster, den weichen Schanker. Die Multiplizität dieser Narben, ihre geringe Ausbreitung, ihre Lokalisation charakterisieren sie mehr oder weniger scharf.

Alle syphilitischen, tuberkulösen, leprösen Tubera hinterlassen unbedingt Narben, was wir schon bei der Definition dieser Effloreszenzen berücksichtigt haben, die als „nicht resorbierbar" bezeichnet werden. *(Doch können speziell die syphilitischen Tubera, wenn sie oberflächlich sind oder frühzeitig spezifisch behandelt werden, ohne Narbe oder narbige Atrophie heilen.)*

Der Einfachheit halber fasse ich die Merkmale der Narben, welche diese drei schweren Infektionen verursachen, kurz zusammen, ohne Rücksicht auf die ursprüngliche Läsion.

Bei der **Syphilis** hinterläßt der Schanker eine Narbe, nur wenn er ulzeriert war, was ungefähr in der Hälfte der Fälle vorkommt.

Die ulzerösen Frühsyphilide können die Hautoberfläche mit mehr oder weniger tiefen, flachen oder gestrickten Narben, häufig mit pigmentiertem Rande, übersäen.

Die Narben der ulzerösen oder gummösen tertiären Syphilide gelten als charakteristisch wegen ihres weißen und glatten Aussehens und der peripheren Pigmentzone. In Wirklichkeit sind es vor allem ihre Form und ihre Gruppierung, denen man eine gewisse diagnostische Bedeutung beimessen kann. Sie haben gewöhnlich scharfe, regelmäßige, kreis- oder halbkreisförmige Konturen oder setzen sich aus bogenförmig aneinandergereihten Scheiben oder aus polyzyklischen, nierenförmigen Herden zusammen. Die Narben der tuberösen Syphilide haben häufig eine unregelmäßige, gestrickte, violette oder bräunliche Oberfläche, die mit weißen sternförmigen Figuren durchsetzt ist.

Das Vorhandensein von runden, sehr oberflächlichen Narben an der Glutäalgegend, oder von fissurierten Narben an den Lippen, kann für die Diagnose der kongenitalen Syphilis beigezogen werden; aber bei Abwesenheit anderer Stigmata ist ihre Bedeutung sehr gering. *(Die langen feinen Streifen, die von den Lippen, seltener auch von der Nasenwurzel nach der Stirn radiär ausstrahlen — Parrotschen Streifen — sind aber doch recht charakteristisch.)*

Die Narben der ulzerierten Knochen-, Gelenk- oder Drüsen**tuberkulose,** sowie der tuberkulösen Gummata und Ulzera sind häufig charakterisiert durch die Unregelmäßigkeit ihrer Konturen, die bogenförmig oder unregelmäßig zerfressen sind und durch die Unebenheit ihrer Oberfläche mit retrahierten Streifen, Vorsprüngen und Brücken. Diese letzteren bestehen aus ganz dünnen, nur an ihren Enden befestigten Strängen, die sich durch eine darunter geschobene Nadel emporheben lassen und unter denen sich, durch Staubpartikel schwarz gefärbte, verhornte Epidermis anhäuft *(„Narbenkomedonen")*. M. E. sind diese Gebilde für die Diagnose einer tuberkulösen Narbe von wirklicher Bedeutung.

Der **Lupus** hinterläßt je nach seiner Form ganz verschiedenartige Narben: flache, weiße und glatte, bei der sich spontan zurückbildenden erythematoiden; dickere, oft rötliche, manchmal häßliche und keloidartige Narben bei den tiefgreifenden Formen. Sie können schwere Deformationen der Orifizien des Gesichtes verursachen, wie z. B. Ektropion, Verengerung oder Atresie der Nasenlöcher und des Mundes, Verwachsung der Finger und der Zehen (Fig. 107, S. 408), Kontrakturen der Gelenke usw. Häufig rezidivieren in diesen Narben die pathognomonischen Lupusknötchen.

Die **Lepra** bildet sehr verschiedenartige Narben: sie sind oberflächlich oder tief, geschmeidig oder stark sklerotisch, vorspringend oder eingesunken und entstehen im Anschluß an Blasen, an Lepride und vor allem an Tubera und Infiltrate. Man bezeichnet sie oft als lepröse Morphoea. Sie sind weiß oder manchmal stark pigmentiert und durch ihre Anästhesie charakterisiert. Außer diesen Formen existieren noch die tiefen Narben der leprösen Ulzera und die diffuse Dermatosklerose der distalen Körperteile bei der Lepra mutilans.

Die **vegetierenden Dermatosen**, wie die Orientbeule, die Framboesie, der Pemphigus vegetans, die Jod- und Bromeruptionen etc. hinterlassen ebenfalls unregelmäßige und am Rande pigmentierte Narben; ebenso natürlich auch die Ulzera jeder Art, Phagedänismus, Gangrän usw.; die danach sich bildenden Narben entsprechen in ihrer Ausdehnung, Anordnung und Tiefe den ursprünglichen Läsionen.

Dasselbe gilt auch für die **Tumoren**, die zur Narbenbildung Veranlassung geben können, z. B. benigne Tumoren, wie gewisse mollusziforme Nävi oder sich involvierende Angiome, und maligne epitheliomatöse Tumoren. So bildet sich auch bei den ulzerierten oder nicht-ulzerierten metastatischen Karzinomen der Haut, die früher als „Scirrhus" bezeichnet wurden, eine fibröse Verdichtung, die genau das Aussehen einer Sclerodermia lardacea hat. Bei der flachen, narbenbildenden Form der kutanen Basalzellen-Epitheliome sieht man häufig, daß das Zentrum des Herdes sklerotisch wird und die epitheliale Neubildung nur an den Rändern in Form eines perlenartigen Bandes vorhanden ist (**XXX**, 483).

Andererseits darf man nicht vergessen, daß die Narben zum Ausgangspunkt für Epitheliome werden können, die gewöhnlich dem spinozellulären Typus angehören.

Die Feststellung des Ursprungs der Narben wird häufig wesentlich unterstützt durch die Anamnese und die vollständige Untersuchung des Patienten *(Wassermannsche Reaktion!)*.

Narbige Atrophien. Außer den bisher beschriebenen unregelmäßigen und auffallenden Narben darf man die mehr diskreten, meistens makulösen Läsionen nicht übersehen, welche das Aussehen besitzen, welches man gewöhnlich als atrophisch bezeichnet, und die daher narbige Atrophien genannt werden.

Die narbige Atrophie, gewöhnlich in Form weißer, flacher, haarloser, mehr oder weniger indurierter Herde, bildet den Ausgang des Lupus erythematodes discoides (**XXVII**, 417), der verschiedenen zum Verlust der Haare führenden **Follikulitiden** (**XIX**, 277), des sich spontan involvierenden **tuberkulösen Lupus** (**XXVII**, 403), der **tuberösen Syphilide**, der **nicht ulzerierten Leprome**.

Der **Lichen planus atrophicus** ist ebenfalls durch narbige Atrophie charakterisiert (**VII**, 95). *(Die Keratosis pilaris hinterläßt feine weißliche Grübchen.)*

Verschiedene bullöse Affektionen, insbesondere der **Pemphigus congenitalis** (**X**, 135), der **lepröse Pemphigus** (**XXVII**, 426), seltener die **Duhringsche Krankheit**, hinterlassen oft pigmentierte oder violette, unscharf begrenzte Flecke oder Herde von verdünnter Haut.

Man beobachtet auch kleine atrophische und leukodermatische, mit Pigmentierungen kombinierte Flecke bei verschiedenen Dystrophien, wie z. B. dem **Xeroderma pigmentosum**, der **senilen Degeneration** etc.

Der **Favus** erzeugt sehr oft große, glatte, haarlose, narbige Flächen, die durch ihre meistens blaßrote Farbe charakterisiert, *oft aber auch ganz weiß* sind.

Schließlich wäre noch die **Radiodermatitis** zu erwähnen, die auch ohne Ulzeration weiße, narbige, von Teleangiektasien durchzogene Atrophien mit unscharfen Rändern erzeugen kann.

Die Tatsache, daß gewisse erythematöse Dermatosen in narbige Atrophie übergehen, hat **Unna** veranlaßt, seine Gruppe der **Ulerytheme** ($o\dot{v}\lambda\dot{\eta}$ = Narbe) aufzustellen, welche ein **U. centrifugum** (= Lupus erythematodes), **ophryogenes** und **sykosiforme** (**XIX**, 277) umfaßt.

Diese Neigung zur Atrophie ist vielleicht auch gewissen **tuberkulösen Erythemen** eigentümlich. **Heuß** *(und andere vor ihm und nach ihm)* haben gezeigt, daß einer kutanen Atrophie Keloide vorangehen *(?)* oder folgen können. Schließlich hat man auch einzelne Fälle von Erythem, Urtikaria oder Purpura beobachtet, die in narbige Atrophie übergingen. Man hat diese fälschlicherweise mit der idiopathischen makulösen Atrophie (S. 241) in Zusammenhang gebracht.

Die **Diagnose** des Ursprungs und des Charakters dieser narbigen Atrophien stützt sich gewöhnlich auf ihre Form, ihre Dimensionen, ihre Zahl und ihre Lokalisation. Manchmal kann man die ursprünglichen Läsionen entweder in der Umgebung der Flecke oder anderswo nachweisen oder man hatte Gelegenheit, die Entwickelung zu verfolgen.

Hat man also einen atrophischen oder sklerotischen Fleck vor sich, so wird man in erster Linie an eine **Narbe** denken und ihrer Entstehung nachgehen; handelt es sich nicht um eine Narbe im eigentlichen Sinne des Wortes, so kann, zweitens, eine **narbige Atrophie** in Frage kommen; bezüglich ihrer Entstehung wird man die eben beschriebenen, zahlreichen und mannigfaltigen Prozesse berücksichtigen, aus denen eine Läsion dieser Art sich entwickeln kann; kann man alle erwähnten Prozesse ausschließen, so wird man, drittens, mit Recht eine **idiopathische makulöse Atrophie** vermuten.

Die **pathologische Anatomie** der Narben ist verschieden je nach der Tiefe und der Natur der Läsionen, durch welche sie entstanden sind. Eine Heilung geht ohne Narbenbildung vor sich, wenn keine Verletzung der Kutis oder wenigstens des Papillarkörpers stattgefunden hat *(doch kann sich, nach meinen Erfahrungen, ein sich innerhalb des Papillarkörpers haltender Substanzverlust, ohne eine Spur zu hinterlassen, zurückbilden (S. 190). Ja, es gibt Narben, die nur makroskopisch, nicht aber histologisch als solche zu erkennen sind).*

Im allgemeinen haben sie folgende Struktur: die Epidermis ist mehr oder weniger dick, häufig parakeratotisch *(nach unseren Befunden häufig hyperkeratotisch)*, oder glatt oder es gehen von ihrer Unterseite einige unregelmäßige

Vorsprünge aus; sie bedeckt ein dichtes fibröses Gewebe, das aus Bindegewebs-
bündeln besteht, die der Oberfläche parallel verlaufen, und der elastischen
Fasern oder wenigstens *(was viel häufiger ist)* eines regelmäßigen elastischen
Netzwerkes entbehrt.

Die Papillen und der ganze Papillarkörper fehlen *(nach meinen Befunden sehr oft keineswegs)*. In den Spalten des fibrösen Gewebes persistieren
(in jüngeren Narben) stets Züge embryonaler oder Plasmazellen und häufig
zahlreiche Mastzellen. Die Gefäße, welche verhältnismäßig wenig zahlreich
aber unterhalb der Epidermis oft erweitert sind, verlaufen sehr verschieden
und nicht in Übereinstimmung mit der normalen Anordnung. Ziemlich
häufig finden sich in den der Epidermis benachbarten Bindegewebsspalten, im
Hof oder in der Umgebung der Narbe, Pigmentanhäufungen; seltener beobachtet
man sie in der Epidermis selbst.

Die Lanugohaare und die Haar- und Talgdrüsenfollikel, ebenso wie auch
die Schweißdrüsen fehlen *(in den tiefen Narben)* oder verwandeln sich
manchmal in Miliumkysten.

Therapie. Die Narben können mit der Zeit geschmeidig werden und eine
beinahe normale Farbe annehmen, verschwinden aber niemals vollständig.

Die prophylaktische Behandlung häßlicher Narben besteht in der Anlegung
passender Verbände. Plastische Operationen, epidermoidale (nach Reverdin)
oder kutan-epidermoidale (nach Thiersch) Transplantationen können bei ausgedehnten Substanzverlusten indiziert sein.

Gestatten es die Umstände, so wird man eventuell mit Vorteil eine entstellende Narbe exzidieren, um sie durch eine lineare, weniger auffallende zu
ersetzen. Lokale Massage *(„Pulvis cutifricius" Unna)*, Skarifikationen,
Quecksilberpflaster oder Radiotherapie können eine häßliche Narbe zuweilen
verbessern. Die Injektionen von Thiosinamin oder Fibrolysin, die man versucht
hat, sind nicht ohne Gefahr und geben nur wenig dauernde Erfolge; bei Besprechung der Keloide werde ich auf sie zurückkommen (**XXX**, 491).

Striae.

Die französische Bezeichnung „Vergetures" für Striae rührt her von dem
Vergleich mit den Striemen, welche Peitschen- oder Rutenhiebe auf der Haut
verursachen. Man nennt sie auch Striae atrophicae, (gravidarum),
distensae oder lineare Atrophien etc.

In ihrer typischen Form sind die Striae kutane Atrophien von länglicher
Gestalt. Sie sind erhaben, flach oder eingezogen, immer weich und eindrückbar
und scheinen auf einer abnormen Ausdehnung der Haut zu beruhen; sie persistieren unbeschränkt lange *(werden aber oft allmählich sehr unscheinbar)*.

Auf die „runden Striae" gehe ich später ein.

Die linearen Striae sind einen bis mehrere Zentimeter lang und zwei bis
zehn oder mehr Millimeter breit; sie haben eine spindelförmige, längliche, häufig
wellige Gestalt. Ihre im frischen Stadium livide oder bläuliche Farbe geht später
in eine perlmutterartig-weiße Nüance über; manchmal sind sie im Gegenteil
bräunlich. Ihre Ränder sind scharf, die Oberfläche ist glatt oder gefältelt,
oder rautenförmig gefeldert. Bei der Berührung hat man ein Gefühl der
Weichheit, der Leere; man hat den Eindruck als ob eine stark verdünnte Haut
auf einem weichen und beweglichen Gewebe aufliegt.

Fast immer sind sie multipel und gewöhnlich symmetrisch und können
sich an verschiedenen Körpergegenden entwickeln, namentlich am Abdomen,
aber auch an den Oberschenkeln, der Nierengegend, über den Knien, in den

Weichen, über den Mammae, in der Glutäalgegend usw. Ibre Anordnung entspricht in der Regel den sogenannten Spaltungsrichtungen der Haut; sie verlaufen senkrecht zur Richtung der maximalen Spannung, durch die sie entstanden sind. Gewöhnlich sind sie vertikal am Bauch, über den Trochantern und den Musculi deltoidei, transversal in der Hüft- und Lendengegend und über den Kniescheiben, strahlenförmig an den Mammae.

Die Striae sind viel häufiger bei der Frau, auch abgesehen von der Gravidität (36 Fälle auf 100 geschlechtsreife Frauen, gegen 6 auf 100 beim Manne, nach Schultze); immerhin ist die Schwangerschaft die gewöhnlichste Ursache.

Man beobachtet sie bei $^9/_{10}$ schwangerer Frauen; einzelne allerdings bleiben selbst nach 10 oder 15 Geburten frei davon.

Als weitere häufige Veranlassungen wären unter anderem Fettsucht und Abdominaltyphus anzuführen.

In dem Bestreben, diese Läsionen mechanisch, nämlich durch die allmähliche oder plötzliche Dehnung der Haut zu erklären, die offenbar an ihrer Pathogenese beteiligt ist, aber sie nicht ausschließlich bedingt, hat man den Einfluß des Wachstums, voluminöser Tumoren, von Traumen, von Anasarkas als Ursache beschuldigt.

Aber es besteht kein Zweifel, daß außer der Streckwirkung noch ein anderes, unbekanntes Moment eine Rolle spielt. Tatsächlich können die Striae bei starkem Aszites oder umfangreicher Hernien ganz fehlen, und weiter ist es wenig wahrscheinlich, daß es sich bei Fettansatz und selbst rapidem Wachstum um eine wirkliche Dehnung der Haut handelt. Die Striae entwickeln sich sogar im Anschluß an Abmagerung, bei Abdominaltyphus, bei Tuberkulose, bei anderen schweren Infektionskrankheiten und gewissen Nervenstörungen. *(Sie kommen aber unter letzteren Bedingungen am häufigsten, wenn nicht ausschließlich, bei jugendlichen Individuen in der stärksten Wachstumsperiode besonders an den Knien vor, so daß man in diesen Fällen das Wachstum bei ruhiger oder gezwungener Körperlage neben der allgemeinen Schädigung der Widerstandsfähigkeit der Haut beschuldigen kann. Freilich haben augenscheinlich toxische Einflüsse gerade auf die elastischen Fasern einen besonderen Einfluß — vgl. die Degeneration der elastischen Fasern bei Bence-Jonesscher Albuminurie nach Br. Bloch, ihre Inkrustation mit Kalk bei Kalkmetastasen in meinem Fall, die Arteriosklerose etc.)* Diese Umstände weisen unzweifelhaft auf eine spezielle Prädisposition oder eine trophische Störung hin.

Die pathologische Anatomie der Striae erklärt ihren klinischen Charakter zur Genüge. Die Epidermis und der Papillarkörper sind verstrichen *(oder stark gefaltet)*; die Bindegewebsbündel der Kutis sind parallel gestellt und atrophisch.

Die Hauptveränderung besteht in dem Verschwinden des elastischen Netzes, dessen Reste zusammengezogen und auf beiden Seiten zusammengerollt sind. Diesen Befund erklären Troisier und Menetrier durch den mechanischen Vorgang der Zerreißung des elastischen Netzes, während Unna eine Degeneration und Umwandlung in Elacin annimmt *(die aber nach meinen Erfahrungen nur sehr selten nachzuweisen ist).*

Die Striae zeigen keine Neigung zum Verschwinden und keine Behandlung kann sie mit Sicherheit beseitigen; indessen können allgemeine Körperpflege, Hydrotherapie und kräftigende Mittel sie weniger auffällig machen. Es ist zweifelhaft, ob Verbände, Schwangerschaftsgürtel etc. als Präventivmaßregeln wirksam sind, doch ist man nicht berechtigt, ihre Anwendung zu widerraten.

Die **Vergetures rondes** werden auch als Maculae atrophicae oder postsyphilitische Vergetures bezeichnet. *(Der französische Ausdruck

ist eine „Contradictio in adjecto"; im Deutschen ist es wohl aus diesem Ge-
fühl heraus vermieden worden, von „runden Striae" zu sprechen. Wir sagen
gewöhnlich „Maculae atrophicae", trotzdem „Atrophie" eigentlich zu viel
besagt, da bei dieser ganzen Gruppe wesentlich nur die elastischen Fasern
zerstört sind. Ich habe für alle Hautveränderungen, bei denen durch den
wie immer bedingten Verlust des elastischen Gewebes die eigentümliche
Weichheit der Haut zustande kommt, den Ausdruck „Anetodermie" vor-
geschlagen. Dazu würden dann aber sowohl die postsyphilitischen als die
nach Erythemen, Purpura etc. auftretenden und auch die sogenannten
idiopathischen Veränderungen [s. u.] gehören.)

Abgesehen von ihrer Gestalt ist das Aussehen dieser Läsionen vollständig
dem der übrigen Striae analog: es sind vorspringende, wie welke oder knitterige
Flecke von lila oder weißer Färbung und sehr weicher und nachgiebiger Konsistenz. Ihre Form ist rund oder oval, ihr Umfang punktförmig oder linsengroß;
sie sind gewöhnlich in großer Zahl unregelmäßig über die Weichen, die Brust,
den Rücken und die Schultern zerstreut.

Daß zwischen dem Auftreten der Maculae atrophicae und der Lues ein
Zusammenhang besteht, ist sicher; sie erscheinen in der Sekundärperiode, zuweilen gleichzeitig mit einer Eruption papulöser Syphilide oder einem pigmentierten Syphilid des Halses. Manchmal kann man ihre Entwickelung nach
oder unter lentikulären Papeln verfolgen. Doch kommt es auch vor, daß
die vorherige Existenz von Effloreszenzen an den atrophischen Stellen nicht
beobachtet werden konnte und vom Patienten ausdrücklich geleugnet wird.

Die histologische Struktur ist die der linearen Atrophien und die Behandlung ebenso wirkungslos wie bei diesen.

Idiopathische Atrophien.

In den letzten Jahren ist die Aufmerksamkeit auf eine Gruppe von sehr
eigentümlichen Dermatosen gelenkt worden, bei denen die Atrophie das Hauptmerkmal bildet. Es läßt sich noch nicht feststellen, ob die Gruppe wirklich
einheitlich ist, denn sie umfaßt nur ganz vereinzelte Fälle, die von verschiedenen
Autoren unter verschiedenen Bezeichungen veröffentlicht worden sind.

Vom morphologischen Standpunkte kann man diese idiopathischen
Atrophien in zwei Klassen unterbringen, ohne über ihre gegenseitige Verwandtschaft zu präjudizieren.

1. **Die diffusen idiopathischen Atrophien** entsprechen wahrscheinlich
der Dermatitis atrophicans Kaposis. Die ersten Beobachtungen stammen
von Buchwald, Touton und Pospelow. Ein Jahrzehnt später hat F. J.
Pick einen Typus dieser Affektion unter dem Namen Erythromelie beschrieben und Herxheimer hat zusammen mit Hartmann unter dem
Namen Acrodermatitis chronica atrophicans weitere Untersuchungen
veröffentlicht.

Es ist durchaus nicht sicher, daß die Arbeiten der eben angeführten Autoren
und einiger neuerer Beobachter sich auf eine und dieselbe Krankheitsform
beziehen; darüber wird uns erst die Zukunft Aufklärung bringen. Der folgende
klinische Typus scheint jedoch deutlich abgegrenzt zu sein.

Die **Erythromelie** Picks oder Acrodermatitis chronica atrophicans
Herxheimers beginnt an den vorspringenden Körperteilen, besonders an der
Dorsalseite der Hände und Füße, an den Streckseiten der Ellbogen und Kniee.
Sie scheint manchmal von der Peripherie nach dem Zentrum fortzuschreiten,
beschränkt sich aber gewöhnlich auf die eben angeführten Körpergegenden

oder prädominiert deutlich an ihnen. Die Oberschenkel und Arme sind selten, die Schultern und Hüften nur ganz ausnahmsweise befallen.

Die Veränderung besteht in einer Atrophie, die von Anfang an auftreten oder manchmal im Anschlusse an ein gerötetes, derbes, ödematöses Infiltrat sich entwickeln kann. Von den Händen und Füßen greift diese sklerödematöse Infiltration, welche die Finger und Zehen verunstaltet und ihre Bewegungen behindert, auf die Vorderarme und Unterschenkel über. Diese Ausbreitung erfolgt häufig in Form eines präkubitalen oder prätibialen Streifen mit Rötung der Umgebung.

Die primäre oder nach dem entzündlichen Stadium sich einstellende Atrophie ist von intensiver oder blaßroter Färbung, breitet sich langsam aus und ist persistent. Die verdünnte *(größtenteils haarlose, leicht schuppende)* Haut läßt sich wie Seidenpapier fälteln; das Netzwerk der Venen und die Sehnen scheinen deutlich durch. Die Haut fühlt sich weich an, wie feuchtes Waschleder *(resp. durch das Fehlen der Hautsekretionen oft auffallend trocken)*.

Histologisch erkennt man neben der Verminderung *resp. dem Fehlen* des elastischen Gewebes ein zelliges, vorwiegend aber ödematöses Infiltrat.

Die Erythromelie befällt Männer reiferen Alters häufiger als Frauen. Sie dauert jahrelang. Ihr endgültiger Verlauf ist noch wenig bekannt; vielleicht tritt bei einzelnen Fällen Heilung ein.

Ist sie nur an den Händen und Füßen lokalisiert, so kann sie mit dem erythematösen Stadium der Pellagra verwechselt werden; in der diffusen, ausgedehnten Form hat sie Ähnlichkeit mit der senilen Atrophie. Das Vorhandensein eines entzündlichen, ödematösen Infiltrates an gewissen Stellen wird Irrtümer vermeiden lassen. Die Rötung und Atrophie unterscheiden die Erythromelie von der beginnenden Sklerodermie, bei der die Finger ebenfalls steif und infiltriert sind; *doch kann auch bei unzweifelhafter Sklerodermie an einzelnen Stellen das typische Krankheitsbild der ,,diffusen idiopathischen Atrophie'' eintreten, so daß die Beziehungen beider Affektionen mit Recht viel diskutiert sind. Zu den idiopathischen Atrophien gehört wohl auch die Blepharochalasis, ein in leichteren Graden recht häufiger Zustand von Erschlaffung und Atrophie eventuell mit Rötung an den oberen Augenlidern.*

2. **Makulöse idiopathische Atrophien.** Diese zweite Gruppe wurde ungefähr gleichzeitig mit der vorhergehenden, aber mit noch größerer Zurückhaltung aufgestellt. Schon früher waren einige Fälle von zyanotischen Maculae (Besnier und Fournier) und von herdförmiger erythematöser Atrophie mit peripherem Fortschreiten bekannt geworden; aber erst nachdem Jadassohn seinen Fall von erythematöser Anetodermie oder Atrophia maculosa cutis veröffentlicht hatte, hat dieser klinische Typus wissenschaftliche Anerkennung gefunden. Galewski, Nielsen, Heuß und andere haben Fälle berichtet und auch der von Thibierge beobachtete Fall schließt sich dieser Gruppe in gewisser Beziehung an. Aber die Fälle von Pellizzari (urtikarielles Erythem), von Balzer (atrophierendes, polymorphes Erythem), von Hallopeau (chronische Urtikaria mit Narbenbildung), von Pospelow (Purpura atrophicans), von Nikolsky u. a. müssen nach Heuß von der Gruppe der idiopathischen makulösen Atrophien ausgeschlossen und in der Gruppe der narbigen Atrophien (S. 237) untergebracht werden.

Zurzeit überwiegt wohl die Anschauung, daß die makulöse Atrophie nur eine besondere, i. e. zirkumskripte Form der idiopathischen Atrophie bildet. Gewisse Beobachtungen, die wir hauptsächlich Herxheimer und Thimm verdanken, scheinen Übergänge zwischen den beiden Gruppen darzustellen.

Die objektiven Unterschiede sind indessen sehr auffällig, wie aus folgender Beschreibung hervorgeht:

Makulöse Atrophie oder erythematöse Anetodermie Jadassohns. Es handelt sich um eine disseminierte Eruption mehr oder weniger reichlicher atrophischer Flecken, die zuweilen an der Streckseite der Extremitäten, an den Weichen und am Rücken stärker auftreten. Meistens sind sie nummulär und rund, manchmal unregelmäßig und sogar streifenförmig; ihre Färbung ist rotviolett bis perlmutterartig weiß. Die Konturen sind deutlich abgegrenzt durch die Verschiedenheit der Farbe und die Einsenkung der Haut; bei der geringsten Bewegung fältelt sich die Epidermis an ihrer Oberfläche. Die Herde haben eine eigentümlich teigige und geschmeidige Konsistenz; bei der Berührung erhält man den Eindruck von ausgehöhlten Vertiefungen in der Kutis. Jadassohn glaubt festgestellt zu haben, daß die Effloreszenz anfangs eine den syphilitischen analoge kutane Papel ist; andere haben beobachtet, daß die Atrophie sich gleich im Beginn einstellt. Die Flecke dehnen sich während mehreren Wochen oder Monaten langsam aus; manchmal deutet ein hellroter Hof die Zone der Ausbreitung an. Man behauptet, daß manche Flecke vollständig verschwinden können.

Fast alle bekannt gewordenen Fälle hat man bei noch jugendlichen, meistens *(?)* mit Tuberkulose behafteten, weiblichen Individuen beobachtet. *Mehrfach hat man die Affektion mit dem Lupus erythematodes in Beziehung gebracht.*

Man muß die Maculae atrophicae unterscheiden von den Narben und narbigen Atrophien. Bei der Recklinghausenschen Krankheit habe ich identisch *resp. mehr bläulich* aussehende Flecken beobachtet, deren wahre Natur nur durch die histologische Untersuchung erkannt wurde.

Sklerodermien.

In der Klasse der sklerotischen Dermatosen, die sehr umfangreich ist, bilden die Sklerodermien eine eigene Gruppe, die anscheinend idiopathische, d. h. ihrem Wesen nach vollständig unbekannte Affektionen umfaßt. Sie zerfallen in vier Kategorien:

Das Sklerem der Neugeborenen. Bei einem neugeborenen, scheinbar gesunden Kinde sieht man nach einigen Stunden oder auch noch nach zehn Tagen oder sogar später, eine fortschreitende Erstarrung der Hautdecken einsetzen: das Sklerem.

Die sehr seltene Erkrankung beginnt an der Hinterseite der unteren Extremitäten und dehnt sich auf die Lenden, den Rücken und den ganzen Körper aus; sie kann auch im Gesicht beginnen.

Die weißgelbe, livid oder lila verfärbte Haut läßt sich nicht wie beim Ödem mit dem Finger eindrücken, sondern ist starr und kann nicht in Falten gelegt werden. Die Bewegungen sind behindert, das Kind kann nicht mehr die Brust nehmen; die Abmagerung ist rapid, die Atmung beeinträchtigt, der Puls verlangsamt und oft tritt in drei bis vier Tagen, fast immer unter Herabgehen der Temperatur oder mit Konvulsionen, der Tod ein. *Zu unterscheiden ist das Sklerödem und das Fettsklerem, zwei augenscheinlich verschiedene Zustände noch unklarer Ätiologie und Pathogenese — bei dem ersteren scheinen Infektionen (besonders Streptokokken) eine Rolle zu spielen.*

Diese Krankheit, welche ein infektiöser Prozeß unbekannter Natur zu sein scheint, ist vollständig verschieden von der kongenitalen generalisierten kutanen Atrophie, welche man bei Kindern von Alkoholikern, Tuberkulösen und Syphilitischen antrifft. Die Haut ist bei letzterer verdünnt, glatt, des Panniculus adiposus beraubt und leicht verletzbar. Das Sklerem hat ebensowenig gemein mit der Ichthyosis foetalis, bei der die Haut rot, gespannt und von einem Schuppenpanzer bedeckt ist.

Die Behandlung besteht in Wärmezufuhr (Couveuse) und wenn nötig, in künstlicher Ernährung mit der Sonde. Nach Einreibungen mit grauer Salbe sind Heilungen beobachtet worden *(von mir auch nach Streptokokkenserum)*.

Generalisierte Sklerodermie. Diese Krankheit, welche man auch als ödematöse Sklerodermie oder Sklerem der Erwachsenen oder „Sclérémie" (Besnier) bezeichnet, präsentiert sich in zwei Formen:

Die akute Form beginnt plötzlich und verläuft rasch. Der Kranke hat ein Gefühl von Steifheit und Behinderung der Beweglichkeit des Rumpfes und der Glieder; die Atmung wird beschwerlich, die Haut verdickt und diffus verhärtet. Diese Form ist sehr selten und endet häufig innerhalb einiger Wochen, höchstens weniger Monate letal *(soll aber auch verhältnismäßig schnell abheilen können)*.

Die langsam verlaufende Form ist weniger außergewöhnlich. Ihr gehen Prodromalerscheinungen voraus: allgemeine Gesundheitsstörungen, Abmagerung, Fieberanfälle, Neuralgien und Gelenksschmerzen, Steifheit der Glieder, Hitze- und Juckgefühl an verschiedenen Teilen des Körpers, manchmal verbunden mit Erythem oder lokaler Anämie, Ödem, Sekretionsstörungen, Hyperidrosis etc.

Im sklerotisch-ödematösen Stadium verdickt sich die Haut des ganzen Körpers oder ausgedehnter Partien. Es bildet sich ein nicht wegdrückbares Ödem von speckartiger Konsistenz; die Haut wird an den tiefliegenden Geweben adhärent, derb und gespannt, so daß sie sich nicht mehr falten läßt. Sie ist weißlichgelb, mit braunen, grauen oder lila Flecken übersät. Das Gesicht wird marmorartig, starr, seine Falten verschwinden, die Bewegungen der Augenlider, der Stirn, der Lippen werden unmöglich. Die Sprache und die Ernährung sind behindert. Die Induration des Halses und der Brust hemmen die Atmung und häufig den Schluckakt. Die Extremitäten sind steif oder sogar unbeweglich, die proximalen Abschnitte in höherem Maße als die distalen. Die Grenzen sind stets unscharf.

Das sklerotisch-atrophische Stadium folgt allmählich dem vorhergehenden. Gewöhnlich nach einigen Monaten wird die Haut fibrös und *haarlos*, zieht sich zusammen und adhäriert an den Muskeln und Knochen. Das subkutane Gewebe verschwindet, sogar die Muskeln werden sklerotisch; die Bewegungen werden mehr und mehr durch fibröse Stränge eingeschränkt. Die Schleimhäute können befallen werden. Die Kranken fühlen sich infolge des sie einschließenden Panzers außerordentlich belästigt und klagen über andauerndes Kältegefühl; die Sensibilität bleibt erhalten.

Die Entwickelung ist langsam und geht schubweise mit Remissionen vor sich. Der Tod tritt meistens durch Kachexie oder Komplikationen von seiten der Lungen, des Verdauungskanals oder der Nieren ein.

Die progressive Sklerodermie, Sklerodaktylie beginnt an den oberen Extremitäten, selten im Gesicht; sie ist systematisiert, symmetrisch und progressiv.

Die ersten Symptome bestehen in Nerven- und Gefäßstörungen, Erstarrung der Glieder, Kältegefühl, Krämpfen, stechenden Schmerzen, lokaler Asphyxie und Anämie; diese Symptome treten anfallsweise auf wie bei der Raynaudschen Krankheit oder bleiben dauernd bestehen. Manchmal beobachtet man Hyperidrosis oder pemphigoide Blasen; auch Asphyxie der Nase und der Ohren, und Parästhesien im Gesicht kommen vor. Diese Erscheinungen können monate- und jahrelang dauern.

Im Stadium der vollen Entwickelung sind die Finger spitz zulaufend und die verdünnte Haut adhäriert an den Knochen. Sie erscheinen hart und trocken und lassen sich weder beugen noch strecken; ihre Farbe ist grau oder schwach bräunlich. Der Prozeß beginnt an den letzten Phalangen *(die nach meinen Beobachtungen besonders stark verkürzt werden)* und dehnt sich auf die Fingerwurzeln, die Hände, die Vorderarme usw. aus. Die Finger verwandeln sich in starre, spindelförmige Stäbchen. Es können sich torpide Ulzera oder Gangrän an ihnen entwickeln oder die Knochen können resorbiert werden, so daß Verstümmelungen wie bei der Lepra entstehen. Die Nägel sind emporgehoben, verdünnt oder onychogryphotisch. Die Subkutis, die Muskeln, die Sehnen beteiligen sich an der sklerotischen Induration, so daß es zu einer wahren Mumifizierung kommt.

Vollständig analoge, aber gewöhnlich weniger ausgesprochene Veränderungen entwickeln sich an den unteren Extremitäten (Fig. 67). Die Zehen weichen nach außen ab. Ulzerationen und ein gewisser Grad von plantarer Keratodermie sind nicht selten.

Das Gesicht ist noch charakteristischer als bei der generalisierten Sklerodermie. Die Runzeln und Falten sind verwischt, die Züge „wie gefroren" und unbeweglich. Die Ohren sind steif, die Nase spitz, die Lippen verdünnt und gespannt, die Augenlider können sich nicht mehr vollständig schließen. Kau- und Schluckbewegungen sind gehemmt, die Zunge kann atrophisch werden. Bei einem Patienten beobachtete ich Aphonie durch Übergreifen des Prozesses auf den Larynx. Schließlich wird der Hals, die Brust und der ganze Thorax befallen, und in geringerem Grade die Oberschenkel und das Abdomen.

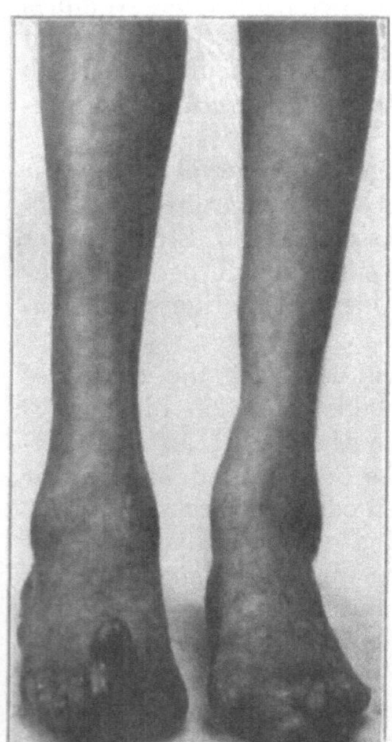

Fig. 67.
Progressive Sklerodermie.

Anomale Pigmentationen, die häufig frühzeitig auftreten, gehören zum Krankheitsbild; bald sind sie diffus, aber auf die sklerotischen Partien beschränkt, häufiger noch sind sie weiter ausgedehnt, gefleckt, marmoriert, netzförmig (XVI, 227).

Die Entwickelung ist langsam und durch Remissionen unterbrochen. Der Tod, der plötzlich eintreten kann, erfolgt durch Komplikationen oder Kachexie.

Es gibt atypische Fälle, die mit Sklerödem beginnen und von Erythem begleitet sind. Man hat auch gleichzeitiges Auftreten von „Sclerodermie en plaques" mit Sklerodaktylie beobachtet. Die Diagnose der klinischen Form kann einige Schwierigkeiten machen wegen dieser Übergänge, welche übrigens die Zusammenfassung aller Sklerodermien in eine Gruppe rechtfertigen. *(Auch die sehr seltene Poikilodermie Jacobis scheint mir zu den atypischen Sklerodermien zu gehören. Nicht sicher ist auch die Zugehörigkeit des Sklerödems der Erwachsenen [Buschke u. a.] mit seiner nicht bis an die Oberfläche reichenden Schwellung, das nach akuten Er-krankungen, Durchnässungen etc. auftritt.)*

Die Differentialdiagnose gegenüber der Raynaudschen Krankheit ist anfangs manchmal unmöglich; aber bei ihr kommt es nicht zu wirklicher Sklerose. Die Nervenlepra ist durch Anästhesie, Muskelatrophie und Schwellung der Nerven charakterisiert. Bei der Syringomyelie findet sich Dissoziation der Sensibilität und keine wahre Sklerose. Verwechselungen mit Arthritis progressiva deformans beruhen auf Beobachtungsfehlern; die Steifheit und Verbildung der Finger rühren dabei nicht von einer Veränderung der Haut her, denn diese ist zwar verdünnt, bleibt aber beweglich. Eine Kombination beider ist übrigens schon beobachtet worden. Die bei der Sklerodermie häufig vorkommenden Pigmentationen darf man nicht außer acht lassen, um eine Verwechselung mit anderen Melanodermien zu vermeiden.

Partielle Sklerodermien. Die zirkumskripten sklerotischen Veränderungen können in scharf begrenzten Herden, Streifen oder Ringen angeordnet sein.

Die Sklerodermie en plaques wird auch als Morphaea nostras bezeichnet. Ihre Herde unterscheiden sich von den Narben durch ihr spontanes und primäres Auftreten und durch ihre Entwickelung; gegenüber den Maculae atrophicae zeichnen sie sich durch ihren sklerotischen Charakter aus.

Eine Morphaea beginnt als mehr oder minder stark verdickter und indurierter Fleck von lila oder violetter Färbung, der sich allmählich vergrößert. Nach einigen Wochen oder Monaten blaßt das Zentrum ab und verhärtet sich in toto, oft durch Konfluenz der zuerst isolierten sklerotischen Punkte. Je nachdem der Herd flach, infiltriert oder höckerig ist, unterscheidet man eine Morphaea alba plana, lardacea und tuberosa, aber der Typus kann sich im Verlaufe der Entwickelung ändern. Die Induration kann sich bei der pergamentartigen (kartenblattähnlichen) Sklerodermie auf die Dicke einer Visitenkarte beschränken. *(Auch zu dem White spots disease und dem Lichen albus bestehen noch nicht abgeklärte Beziehungen.)*

Die Herde haben eine verschiedene Ausdehnung von 1—20 Zentimeter und darüber, eine ovale oder unregelmäßige Gestalt mit konvexen oder ausgebuchteten Rändern, eine glänzendweiße, perlmutterartige, bläuliche oder wachsähnliche Farbe. Manchmal sind sie fleckig pigmentiert oder von Teleangiektasien marmoriert, zuweilen schuppen sie groblamellös. Ihr Hauptmerkmal besteht darin, daß sie meistens von einer mehrere Millimeter breiten, malvenfarbigen, violetten oder schwarzbraunen Zone umsäumt sind: dem sogenannten „lilac ring". Die Konsistenz der Plaques ist derb, sogar holzartig; es gelingt nicht, sie zu falten. Mit dem darunterliegenden Gewebe, den Knochen und Muskeln sind sie *(manchmal)* eng verbunden.

Auf den Herden fallen die Haare aus, die Hautsekretionen werden unterdrückt; die Sensibilität ist proportional der Entwickelung der Sklerose vermindert. Im Beginn hat man Prickeln und Juckreiz beobachtet.

In der Ein- oder Mehrzahl, manchmal symmetrisch, können die Plaques der Morphaea beliebige Körperstellen befallen. Auch im Gesicht sind sie nicht selten. Am behaarten Kopf darf man sie nicht mit den Narben des Lupus erythematodes, an der Brust nicht mit der Skirrhusform des Karzinoms verwechseln. Man sieht sie auch am Abdomen, häufig an den Extremitäten und sogar an der Mundschleimhaut, wo sie die Gestalt weißer, harter Flecken annehmen, die sich durch ihre Retraktion von der Leukoplakie unterscheiden.

Die sklerodermatischen Plaques machen eine bestimmte Entwickelung durch. Nachdem sie während mitunter sehr langer Zeit stationär geblieben sind, können sie sich ausdehnen oder an den einer Reibung ausgesetzten Stellen in hartnäckige Ulzera verwandeln. Meistens bilden sie sich schließlich zurück: der lilafarbige Saum verschwindet, der Umfang des Herdes nimmt ab, das Zentrum wird schlaff und geschmeidig, und bedeckt sich mit oberflächlichen Teleangiektasien. Es bleibt also eine lokale Atrophie, eine sogenannte **atrophische Morphaea**. Man behauptet sogar, daß die Veränderungen spurlos verschwinden können. *(Wiederholt habe ich nur leichte Pigmentierungen zurückbleiben sehen.)*

„**Sclérodermie en bandes.**" Statt Plaques kann die Sklerose 2—5 cm breite Streifen mit breiteren und engeren Stellen bilden. Ihre Länge ist verschieden; sie können sich vom vorspringenden Rand der Augenhöhle bis zur großen Fontanelle *(„en coup de sabre")*, von der Schulter bis zur Hand, vom Becken bis zur Ferse erstrecken. Der sklerotische Streifen ist vorspringend oder rinnenförmig vertieft und kann die Bewegungen behindern. Der „lilac ring" ist selten vollständig.

Ringförmige Sklerodermien. Ausnahmsweise hat man beobachtet, daß eine Sklerodermie einen ring- oder halbkreisförmigen Streifen um einen Finger oder eine Extremität zieht. Die Einschnürung kann peripherwärts ein Ödem oder eine Elephantiasis bedingen.

Mit Recht trennt man zwei andere Affektionen, die analoge Erscheinungen hervorrufen, von der ringförmigen Sklerodermie.

Die eine ist die Krankheit, die als **Aïnhum** oder **spontane Amputation der Zehen** bezeichnet wird. Sie ist bei mehreren farbigen Rassen endemisch, beginnt meistens an der fünften Zehe, die abgeschnürt und schließlich vom Körper abgetrennt wird. *(Mehrfach hat man behauptet, daß der Aïnhum eine Form der Lepra sei.)*

Die andere Affektion — die sogenannte **kongenitale Amputation** — beobachtet man bei allen Rassen. Sie befällt die Extremitäten an beliebiger Stelle und wird einer intrauterinen Umschnürung durch „amniotische Fäden" zugeschrieben. Bei der Geburt nur angedeutet, kann die Lostrennung sich in einigen Wochen oder Jahren vollenden.

Pathologische Anatomie. Die Veränderungen bei den verschiedenen Formen der Sklerodermie bestehen in einer Verdichtung, einem teilweisen Schwund oder zuweilen einer *(homogenisierenden)* Degeneration des Bindegewebes; das elastische Netz bleibt erhalten und ist, infolge der Annäherung der einzelnen Fasern, scheinbar verstärkt.

Man weiß nicht, ob diese Fundamentalveränderung stets durch den gleichen Vorgang entsteht. Bei frischen Fällen von generalisierter und herdförmiger Sklerodermie habe ich eine vorwiegend perivaskuläre subakute Entzündung und eine Bindegewebsneubildung ohne elastisches Netzwerk festgestellt.

Die glatten Muskeln können hypertrophiert sein. Die Gefäße sind fast immer von einer Endo- und Periarteriitis und Phlebosklerose befallen; die peripheren Nerven sind wenig beteiligt oder haben eine verdickte Scheide.

Der Papillarkörper ist abgeflacht und verwischt, die Epidermis ist häufig atrophisch, die Hornschicht verdickt. Die Follikel und Drüsen verschwinden. Man hat auch Sklerose der Subkutis und der Muskeln, Entzündung des Periosts und Rarefizierung der Knochensubstanz beschrieben. Im zentralen Nervensystem hat man verschiedene Veränderungen gefunden, deren Bedeutung zweifelhaft ist.

Ätiologie und Pathogenese. Die Sklerodermien treten häufiger beim weiblichen Geschlecht auf, die diffusen Formen besonders im Alter von 20 bis 40 Jahren, die partiellen in jedem Alter.

Erkältungen, Menstruationsstörungen, Überanstrengung, lebhafte Gemütsbewegungen, Infektionen werden für die generalisierte Form, ebenso wie Traumen für die lokale als ätiologisch wichtige Momente angeführt. Es scheint, daß verschiedene Infektionen eine Rolle spielen können, besonders der akute Rheumatismus, der Abdominaltyphus etc., vielleicht auch Tuberkulose und Syphilis. Die Vorstellungen über die Ätiologie sind also noch sehr unbestimmt.

Die Pathogenese ist ebenso unsicher. Gefäßveränderungen sind jedenfalls beteiligt. Eine trophoneurotische, *nach anderen eine angioneurotische* Störung ist wahrscheinlich. *(Gelegentlich Lokalisation im Ausbreitungsgebiet eines Nerven oder metameral, dabei eventuell weitere Nervensymptome.)* Die Fälle, bei denen im Verlaufe oder infolge einer Basedowschen Krankheit Sklerodermien auftraten, haben zu der Ansicht geführt, daß die Schilddrüse von Einfluß auf die Entstehung der Sklerodermie sei. Vielleicht steht die Erkrankung, je nach der Form der einzelnen Fälle, in gewissen, aber im einzelnen Fall verschiedenen Beziehungen zu infektiösen oder autotoxischen Einwirkungen oder zu Läsionen der Nerven oder Gefäße.

Therapie. Fast alle inneren Arzneimittel sind bei der diffusen Sklerodermie versucht worden; man wird je nach den Indikationen des einzelnen Falles vorgehen, da es kein Spezifikum gibt. Salizylpräparate schienen mir, *Ichthyol, Jod, Arsen, Thiosinamin, resp. Fibrolysin, anderen* wirksam. Neuerdings hat man von der vorsichtigen und andauernden Administration der Schilddrüsenpräparate Erfolge gesehen, die aber leider unbeständig sind *(und die bei meinem Material — trotz der Häufigkeit der Thyreoidea-Erkrankungen! — ganz fehlten).*

Außer sorgfältiger Körperpflege wird man mit Vorteil anwenden können: Hydrotherapie, kontinuierliche elektrische Ströme, elektrische, *heiße, Sand-,* CO_2-Bäder, Kuren mit schwefelhaltigen, chloridhaltigen, indifferenten oder sehr heißen Mineralquellen und Moorbädern *(systematische Massage, passive und aktive Bewegungen).*

Bei den partiellen Sklerodermien ist die Elektrolyse mit negativem Pol empfehlenswert, wobei die Einstiche, die eine gewisse Fernwirkung haben, weit auseinander gemacht werden; Ionisierung kann vielleicht noch besser wirken. Massage, Salizyl- oder Salolsalben sind manchmal von Vorteil. Das Quecksilberpflaster ist ein „klassisches Mittel".

Regionäre Atrophien und Dermatosklerosen.

Außer den Sklerodermien und den makulösen Atrophien existiert noch eine gewisse Anzahl analoger Krankheitstypen, bei denen die Veränderungen regionär auftreten. Weder bei den deuteropathischen noch bei den idiopathischen Formen kennt man die Beziehungen zu den eben besprochenen Affektionen.

Die sklerotische Atrophie der Haut der distalen Körperteile, welche bei der Raynaudschen Krankheit und der Krankheit von Meleda vorkommt, habe ich schon beschrieben (**XI, 148**).

Die **halbseitige Gesichtsatrophie** („Aplasie lamineuse" oder „Trophonévrose faciale") besteht aus stark ausgesprochener Verdünnung der Haut der einen Gesichtshälfte, ohne Sklerose oder Verwachsung. Die Atrophie erstreckt sich auf die entsprechende Hälfte des harten und weichen Gaumens und manchmal der Zunge.

Die knöchernen Gesichtsvorsprünge schwinden ebenfalls. Die befallene Seite erscheint gealtert und wie weiter zurückliegend. Die Haut ist weiß oder pigmentiert; die Sensibilität ist intakt, aber es besteht Anidrosis und Alopezie.

Diese sehr seltene Affektion beginnt in jugendlichem Alter in Form von Flecken, die sich allmählich ausdehnen. Verschiedene Autoren glauben, daß sie mit der Sklerodermie verwandt sei. Man hat Fälle beschrieben *(auch ich habe einen solchen gesehen)*, bei denen sie gleichzeitig mit der Sklerodermie in großen Herden auftrat.

Kraurosis der Vulva. Die Bezeichnung „Kraurosis", welche bisher ziemlich unbestimmt war, ist neuerdings durch die Untersuchungen von Jayle schärfer präzisiert worden und muß jetzt reserviert bleiben für die progressive sklerotische Atrophie der Kutis und Mukosa der Vulva. Sie führt zu einem Schwund der kleinen Schamlippen, des Präputium und Frenulum der Klitoris, zur Verstreichung der großen Schamlippen und zur Stenose der Vaginalöffnung.

Die befallenen Partien sind weiß oder gerötet; eine Kombination mit Leukoplakie *(und auch mit Karzinom)* ist sehr häufig. Zwei Faktoren spielen bei der Entstehung der Kraurosis eine *(wohl noch nicht definitiv erwiesene)* Rolle: die Syphilis und die sklerotische Atrophie der Ovarien oder die Kastration *(in meinen Fällen war langbestehender Juckreiz vorhanden, von dem ich es zweifelhaft lassen muß, ob er schon ein Symptom der Krankheit war oder zu dieser disponiert hat. Analogien kommen auch am Präputium vor — cf. Leukoplakie XI, 152). Therapie: nach meist nicht genügend wirksamer medikamentöser oder physikalischer Behandlung (juckenlindernde und erweichende Salben, heiße Waschungen, ultraviolette oder Röntgenstrahlen) die nicht zu lange aufzuschiebende Exstirpation).*

Dermatosklerose der Unterschenkel. Bei vielen Erwachsenen und bei alten Leuten entwickeln sich an der Haut der Unterschenkel sehr polymorphe pathologische Veränderungen, die aber doch zusammengehören und in eine sklerotische Atrophie oder in eine elephantiastische Pachydermie übergehen können.

Bei der Ätiologie ist das Geschlecht nicht von großer Bedeutung; aber das Alter von 30—45 Jahren, anstrengende Berufsarten, die andauerndes Stehen erfordern, wiederholte Schwangerschaften, Verletzungen usw. scheinen zu der Affektion zu prädisponieren; einen Einfluß von Syphilis und Tuberkulose hat man neuerdings nachzuweisen versucht. Die wesentlichen Vorbedingungen scheinen Arteriosklerose und vor allem Varizen zu bilden. Gewöhnlich sind beide Unterschenkel, aber in verschiedenem Grade, ergriffen.

Die Varizen, besonders die tiefliegenden und beinahe latenten, haben Stase und ungenügende Ernährung zur Folge; Ödem und durch Blutaustritt entstandene Pigmentierungen beruhen darauf. Das Terrain wird auf diese Weise vorbereitet für Komplikationen (variköses Ekzem, Phlebitiden, Ulzera), welche ihrerseits die Ernährungsstörungen steigern, indem sie Thrombosen hervorrufen und Infektionen, Lymphangitiden usw. den Weg bahnen.

Die dabei entstehende Dermatosklerose ist diffus oder zirkumskript.

Bei der diffusen Form ist der Umfang der Unterschenkel nicht vermehrt; die Haut adhäriert an der Tibia und der Aponeurose, wird hart wie Karton oder Holz und läßt sich nicht mehr emporheben oder falten. Die Färbung der Haut ist graubraun, oder violett und braun gefleckt, mit eingesunkenen weißen Stellen. Die Oberfläche ist glatt, wie mit Kollodium überzogen, oder lamellös schuppend oder wie gesprungen: „craquelée"; zuweilen ist sie mit dicken, braunen, trockenen oder fetten Krusten bedeckt, unter denen sich hellrote, feuchte oder ausgesprochen ekzematöse Flächen finden. Diese Veränderungen umfassen den ganzen Unterschenkel und erstrecken sich bis nahe an das Knie; der Fuß ist gewöhnlich nur ödematös, die Nägel onychogryphotisch.

Bei der zirkumskripten Form bestehen ein oder mehrere indurierte, hellrote oder pigmentierte, im Niveau der Haut befindliche oder etwas eingesunkene und in der Tiefe adhärente Herde. Sie setzen sich in Gestalt dicker knotiger Stränge oft bis in die Subkutis fort. Es handelt sich um sklerotische Herde periphlebitischen Ursprungs, wie *(neben anderen)* Thibierge gezeigt hat.

Diese Dermatosklerose unterscheidet sich von der progressiven Sklerodermie durch ihre Lokalisation; von der Sklerodermie en plaques durch das Fehlen einer scharfen Grenze und eines lilafarbigen Ringes; von den vernarbten Ulzerationen, die oft gleichzeitig auftreten, durch den Mangel eines deutlichen, wulstigen Randes, der letztere charakterisiert.

Die Wirksamkeit der Therapie hängt von dem Grade und dem Alter der Läsionen ab. Bettruhe und Hochlagerung der Unterschenkel, Reinlichkeit und geeignete Verbände, bewirken eine fortschreitende, häufig erhebliche Besserung, die durch Massage und Radiotherapie noch gefördert wird. Aber trotz Anwendung von Wickelverbänden und Gummistrümpfen entstehen bei der geringsten Anstrengung Rezidive.

Kutane Dystrophien.

Xeroderma pigmentosum. Diese zuerst von Kaposi beschriebene Erkrankung hat u. a. auch noch folgende Namen erhalten: Melanosis lenticularis progressiva (Pick), Atrophoderma pigmentosum (R. Crocker), Epitheliomatose pigmentaire (E. Besnier). Sie ist eine Familienkrankheit und kongenitalen Ursprungs, erscheint aber oft *(resp. immer)* erst im Laufe der frühen Kindheit. Heredität ist nicht beobachtet worden. Manchmal sind nur die Kinder gleichen Geschlechtes befallen.

Wesentlich regionär, entwickelt sich das Xeroderma an unbedeckten Körperstellen, am Gesicht, am Hals, an den Händen und den Vorderarmen, manchmal an den Unterschenkeln und den Füßen, seltener am Rumpf.

Im Beginne, gewöhnlich im Sommer *(resp. besonders im Frühjahr, wenn die Kinder zum erstenmal den chemisch wirksamen Strahlen des Sonnenlichtes ausgesetzt wurden)* nach einem Erythema *oder Eczema* solare, bemerkt man, daß die Haut sich mit linsenförmigen, pigmentierten, den Epheliden analogen *und größeren und dunkleren* Flecken bedeckt. Bald wird sie trocken, schuppt feinblätterig ab und bedeckt sich mit Teleangiektasien und weißen atrophischen Flecken. Diese Veränderungen können im Anschluß an impetiginöse Läsionen oder Warzenbildungen, oder spontan entstehen. Die Haut wird atrophisch und zieht sich zusammen, so daß Ektropion, Atresie der Mundöffnung, Schrumpfung der Nase und Ohren etc. sich entwickeln. *Dabei besteht Lichtscheu und Konjunktivitis.*

Das charakteristische scheckige Aussehen wird durch das Vorhandensein atrophischer und hellroter Flecke, sternförmiger Teleangiektasien und pigmentierter Stellen hervorgerufen.

Früher oder später, oft im Alter von 8—10 Jahren, zeigen sich auf dieser Basis verschiedene Neubildungen: bald trockene, warzige Erhebungen, bald rote, weiche, angiomatöse oder sarkomatöse Vorsprünge, oder schließlich *und ganz besonders auf den zunächst einfach warzigen Erhebungen* verschiedenartige, fungöse oder ulzeröse Epitheliome. Diese Tumoren können manchmal abheilen, verursachen jedoch gewöhnlich Verstümmelungen, Drüsenmetastasen und frühzeitigen Tod, meist schon vor dem 12. Lebensjahre; indessen überleben einzelne Kranke das 40. Jahr.

Die pathologische Anatomie gibt wenig Auskunft über die Natur der Krankheit. Man beobachtet Hypertrophie der Epidermis und Atrophie *resp. Degenerationen* der Kutis; die verschiedenen eben angeführten Neoplasmen zeigen ihre charakteristische Struktur; die Epitheliome sind Basalzellen- oder *besonders* Hornperlenkrebse.

Das Xeroderma hat einerseits den Charakter einer kongenitalen Anomalie, von der Art der lentiginösen Nävi, ist aber diffus und regionär; andererseits den einer Degenerationserscheinung, analog den präsenilen und senilen Dystrophien, den Radiodermatitiden und den Arsenvergiftungen. *Nach meiner Auffassung handelt es sich um eine spezifische auch experimentell nachweisbare Empfindlichkeit gegen das Licht. Unzweifelhaft hat die Konsanguinität der Ehen eine statistisch erwiesene Bedeutung (Summation gleichnamiger latenter Debilitäten im Keimplasma bei blutsverwandten Eltern leichter möglich!).*

Die Prognose ist sehr ungünstig, wechselt aber mit der Schwere der Erkrankung und der eingeschlagenen Behandlung.

Die Therapie besteht in erster Linie in Fernhaltung des Sonnenlichtes, z. B. durch Bedeckung der Haut mit *Schleiern und* Schutzpasten, denen man Quecksilberverbindungen zusetzen kann. Zweckmäßiger noch ist die Anlegung einer Maske aus rotem oder Vigoschen Pflaster *(Chininsalben, Äskulinpräparate wie Zeozon- und Ultrazeozonsalbe).*

Man wird in erster Linie Sorge tragen, die auftretenden Neoplasmen *(auch schon die warzigen Bildungen)* so rasch wie möglich zu zerstören, wobei man sich der Kürette, des Bistouri *(ganz vor allem)* der Ätzmittel und der Elektrolyse bedient. Man kann auch zur Radiotherapie greifen und wird sie statt in wiederholten kleinen, zweckmäßiger in kräftigen Dosen zur Anwendung bringen. Innere Mittel scheinen keine Wirkung zu haben.

Senile Degeneration. Die senile Degeneration oder senile Atrophie der Haut, welche im vorgeschrittenen Alter eine konstante Erscheinung ist, beginnt je nach der Lebensweise, dem Allgemeinbefinden und der hereditären Disposition der Individuen, mehr oder weniger bald nach dem 40. Lebensjahre.

Witterungseinflüsse, *vor allem die chemisch wirksamen Lichtstrahlen,* spielen eine gewisse Rolle; daher sind auch die unbedeckten Körperteile (Gesicht, Hals, obere Extremitäten, *besonders Handrücken*), welche diesen Einflüssen am meisten ausgesetzt sind, in erster Linie und in höherem Grade befallen. Vernachlässigung der Körperpflege, Exzesse, Anstrengungen, alle möglichen Erkrankungen disponieren ebenfalls dazu.

Die senile Degeneration besteht in Veränderungen der Dicke und Färbung der Haut, in Trockenheit und in Abnahme des Turgors, die zur Entstehung der Runzeln führen. Man kann zwei Typen, die öfter kombiniert auftreten, unterscheiden.

Die gewöhnliche einfache Atrophie charakterisiert sich durch pergamentartige Verdünnung, gelbliche, *graue* oder rötliche Färbung und Transparenz der Haut, durch welche die Venen, Muskeln und Sehnen durchscheinen. Die Oberfläche ist wie mit Kollodium überzogen oder zeigt das Aussehen einer ichthyosiformen Xerodermie. Häufig bemerkt man gleichzeitig Pigmentflecken, *weiße atrophische Flecke,* Teleangiektasien oder Purpura senilis *(factitia!).* Außer den bereits angeführten Stellen sind die Streckseiten der Gelenke am stärksten befallen.

Bei der zweiten, der kolloiden Form der Atrophie, ist die Haut nicht verdünnt, sondern im Gegenteil zuweilen verdickt und von strohgelber Farbe; ihre Oberfläche ist uneben wie eine Orangenschale. Die Haut ist weich, zu weit und faltig. Diesen Zustand beobachtet man vor allem am Hals, an den Schläfen und dem Kinn *(häufig auch in Narben der verschiedensten Provenienz im Gesicht, an den Hautfalten)*.

Die Histologie zeigt *(im Gesicht sehr oft schon in frühen Jahren)* als Hauptveränderung eine Degeneration der elastischen Fasern. Bei der einfachen Atrophie sind die Fasern basophil geworden (Elacin Unnas); bei der kolloiden Form sind sie außerdem geschwollen und mit der Substanz der Bindegewebsbündel vereinigt (Kollastin und Kollacin Unnas). Die Epidermis ist verdünnt und hyperpigmentiert, die Papillen sind verkürzt, die Blutgefäße dilatiert und von Zellen umgeben. Die Hautdrüsen *und das Unterhautzellgewebe* sind atrophisch.

Beide Typen der senilen Degeneration prädisponieren zur Keratosis senilis (**XI**, 160) und dadurch zur Entwickelung von Epitheliomen.

Die Behandlung muß prophylaktisch sein und besteht in zweckmäßiger Körperpflege *(vor allem in Schutz vor Sonnenlicht)*. Die Gesichtsmassage, welche die Runzeln zum Verschwinden bringen soll, kann während einiger Zeit scheinbar von Nutzen sein, doch tritt später stets eine Verschlimmerung ein.

Präsenile Dystrophie. Bei Personen, welche der Unbill der Witterung ausgesetzt sind, also bei Seeleuten, Kutschern, Landleuten, *vor allem auch Bergbewohnern* etc., beobachtet man im Alter von 25—30 Jahren an den unbedeckten Körperstellen Hautveränderungen, welche denen des Xeroderma, *das man geradezu als „Senilitas praecox" gedeutet hat,* und besonders der senilen Degeneration vollständig analog sind.

Es bestehen: diffuse Atrophie, Pigmentationen, Zyanose, Teleangiektasien und Keratosen; diese Dystrophie geht *(manchmal)* in multiple Epitheliomatose über (Karzinom der „Seemannshaut" Unna; *aber auch „Landmannshaut"*).

Alle Autoren betonen die frappante Ähnlichkeit, welche die von einer chronischen **Radiodermatitis** befallene Haut (**XXIII**, 328) mit der des Xeroderma und der senilen und präsenilen Dystrophien aufweist. Die Analogie erstreckt sich bis auf das ebenfalls häufige Auftreten von epitheliomatösen Komplikationen.

Als **Pseudoxanthoma elasticum** bezeichnet man eine äußerst seltene Erkrankung, die klinisch charakterisiert ist durch eine mit lila vermischte Gelbfärbung, durch Verdickung, Weichheit und Erschlaffung der Haut. Diese Veränderungen sind vorzugsweise in der Umgebung der großen Gelenkbeugen, der Leisten, der Achselhöhlen und an den Ellenbeugen lokalisiert. Um die dystrophischen Herde sind außerdem gelbliche, perifollikuläre, etwas vorspringende Flecken angeordnet.

Histologisch handelt es sich um eine Degeneration des elastischen Gewebes, dessen Fasern anschwellen, wuchern, sich spalten und brüchig werden. Ich habe diese Veränderung als Elastorrhexis bezeichnet.

Die Analogie mit dem Xanthom (**XXX**, 494) ist nur eine scheinbare. Die Affektion, deren Natur unbekannt ist *(in neuester Zeit sind manche Autoren geneigt, sie als einen Tumor, ein „Elastom" anzusehen)*, schreitet langsam weiter und persistiert unbeschränkt lange.

Kolloidmilium. Diese auch als kolloide *(miliare)* Degeneration der Kutis *(„Pseudokolloidmilium")* bezeichnete sehr seltene Dystrophie zeigt sich in Form von gelblichen, durchscheinenden, weichen Erhebungen, die auf den ersten Blick Bläschen ähnlich sehen und disseminiert oder zusammengehäuft das Gesicht, den Hals und die oberen Extremitäten besetzen. Man kann sie mit der Kürette ausschälen.

Balzer hat gezeigt, daß die Effloreszenzen aus kolloidem Gewebe gebildet sind; man hat außerdem die Umwandlung des elastischen Gewebes in Elacin und zuweilen in Kollacin beobachtet.

Sorgfältige Untersuchung genügt, um die Verwechselung des kolloiden Miliums mit den Zysten des gewöhnlichen Miliums, mit den Talg- oder Schweißdrüsenadenomen, den Hidrozystomen, dem Lupus, den kutanen Sarkoiden und der Akne zu vermeiden. *Es kann sich aber auch um feinste spitze und platte Knötchen ohne gelbe Farbe handeln, die nur histologisch zu diagnostizieren sind. Therapeutisch hat sich mir Licht- und CO_2-Behandlung bewährt.*

Kapitel XVIII.

Kutane Hypertrophien.

Als kutane Hypertrophie oder Pachydermie bezeichnet man eine persistierende Verdickung der ganzen Haut, die durch eine interstitielle fibröse Hyperplasie bedingt ist.

Die partiellen Verdickungen, die nur den Papillarkörper oder die Epidermis betreffen, sind schon beschrieben worden (**XI und XII**).

Die bindegewebige oder lipomatöse Hypertrophie der Subkutis allein, ohne Verdickung der Haut, gehört nicht in das Gebiet der Dermatologie.

Die kutane Hypertrophie ist nur ganz ausnahmsweise generalisiert, kann aber sehr ausgedehnt sein und hat regionäre Prädilektionen. Ihre Grenzen sind meistens wenig scharf.

Die pachydermatische Haut weist außer einer Verdickung verschiedenen Grades eine Konsistenzveränderung auf. Meist ist sie fest, derb oder selbst brettartig. Die Haut läßt sich gar nicht oder kaum eindrücken, der Fingerdruck erzeugt keine Delle. Die Verdickung läßt sich durch Massenkompression nur unvollständig beseitigen und man kann wegen der Adhärenz an den darunterliegenden Geweben nur schwer Falten bilden. Zuweilen allerdings ist die Konsistenz etwas weicher und elastisch. Die Struktur der Oberfläche und die Farbe der befallenen Partien sind bei den einzelnen Fällen sehr verschieden.

Es ist von Wichtigkeit, die kutane Hypertrophie gegen drei verwandte, zuweilen mit ihr kombinierte Prozesse abzugrenzen.

Die entzündliche Infiltration im Gewebe rührt von Anhäufungen embryonaler Zellen oder Zellen hämatogenen Ursprungs her. Sie hat entweder die Charaktere einer akuten Entzündung, oder sie ist subakut und dann mehr oder weniger zirkumskript und progressiv oder regressiv verlaufend. In beiden Fällen kann sie jedoch in Hypertrophie übergehen.

Das Ödem besteht aus einem flüssigen, die Haut durchsetzenden Exsudat. Es ist „plastisch", gibt dem Drucke des Fingers in Dellenform nach und geht durch Kompression „en masse" ganz zurück, selbst wenn es chronisch ist. Die Ödeme mechanischen oder dyskrasischen Ursprungs, wie bei Herz- oder Nierenkrankheiten, führen niemals zu Pachydermien, die entzündlichen Ödeme dagegen ziemlich häufig. Daher sind diese letzteren durch unmerkliche Übergänge mit den Pachydermien verbunden, wofür auch der vielgebrauchte Ausdruck „elephantiastische Ödeme" spricht.

Die Tumoren sind heterotope oder hyperplastische, zirkumskripte Neubildungen, nicht einfache Hypertrophien. In vielen Fällen ist es aber ungewiß, in welche Gruppe man diese oder jene Schwellung einreihen soll;

z. B. wird man eine Elephantiasis, die sich auf ein Augenlid oder eine große Schamlippe beschränkt, mit einem Myxom verwechseln können, oder ein variköses Lymphgefäßpaket kann ein Lymphangiom vortäuschen etc.

Hypertrophische Dermatosen. Die typische Form der Pachydermien, deren klinische und anatomische Merkmale der oben gegebenen Definition entsprechen, führt den Namen der Elephantiasis Arabum (im Gegensatz zu der Elephantiasis Graecorum, welche die Lepra bezeichnet) oder kurz **Elephantiasis.**

Ein weiterer Abschnitt umfaßt eine Reihe von Affektionen, die ich unter der Bezeichnung **nicht-elephantiastische Hypertrophien** vereinigt habe. Sie bilden eine sehr heterogene Gruppe, die auch zur Besprechung der Differentialdiagnose der eigentlichen Elephantiasis Gelegenheit geben wird.

Elephantiasis.

Die Elephantiasis ist eine regionäre, kutane Hypertrophie, welche durch ihre Entwickelung und ihre Pathogenese charakterisiert ist.

Zuerst bespreche ich den Symptomenkomplex der Elephantiasis im allgemeinen, ohne Rücksicht auf ihre Entstehung, alsdann die einzelnen klinischen Formen, die durch verschiedene Ursachen bedingt sind.

Der elephantiastische Prozeß beginnt in Gestalt eines Ödems, dessen entzündlicher Charakter bald stark hervortritt, bald kaum bemerkbar ist. Auf der Höhe ihrer Entwickelung weist die Pachydermie, in Verbindung mit einer mehr oder weniger starken Hypertrophie der darunterliegenden Gewebe, alle Symptome auf, die ich soeben beschrieben habe.

Die Krankheit entwickelt sich in wechselnder Ausdehnung, unbeschränkt progressiv und schubweise.

Die Lymphstauung scheint unbestreitbar *(neben der Entzündung und der Blutstauung)* der Hauptfaktor in der Pathogenese dieser Pachydermie zu sein.

Symptome. Die von der Elephantiasis befallenen Körpergegenden sind geschwollen, gespannt und hypertrophisch; ihre normalen Vorsprünge und Vertiefungen sind verwischt; manchmal sind sie von tiefen Furchen durchzogen.

Die untere Extremität z. B., welche *wegen der Ungunst der Zirkulationsverhältnisse* eine *und zwar die wesentlichste* der Prädilektionsstellen der Elephantiasis ist, erhält das Aussehen einer Säule oder eines Elephantenbeines. Die Haut ist enorm verdickt und adhäriert an den tiefer liegenden Geweben. Am Oberschenkel ist die Konsistenz der Anschwellung zwar derb, aber doch noch eindrückbar; nach den Malleolen zu wird sie fester, resistenter und manchmal bretthart.

Ihre Oberfläche kann glatt *(„Elephantiasis glabra“)* und von normaler Farbe oder violett oder bräunlich sein; zuweilen verbirgt sie sich unter lamellösen Schuppen oder einer rissigen hyperkeratotischen Schichte; meistens ist sie von warzigen, mehr oder weniger dicht stehenden rundlichen Exkreszenzen bedeckt. Diese Gebilde sind von wechselnder Größe, vom Umfang eines Hirsekorns bis zu dem eines Kirschkernes, oder papillomatös, zugespitzt oder stumpf und aneinander gedrängt. Bald sind diese Verrukositäten hellrot oder weiß, etwas eindrückbar und durchscheinend wie große Bläschen; in diesem Falle bestehen sie aus Varizen der Lymphgefäße *(Lymphangiektasien)*, aus denen sich nach Eröffnung mit einer Nadel reichlich und längere Zeit hindurch Lymphe ergießt *(Lymphorrhöe)*; bald sind sie

hart, durch gegenseitige Abplattung polygonal und oft mit einem schmutzig-
grauen oder schwärzlichen hyperkeratotischen Belag von trockener oder
fettiger Konsistenz bedeckt. Unter diesen Krusten befindet sich die mazerierte, übelriechende Hornschicht, oder zuweilen eine Ulzeration mit unregelmäßigem Grund und Rand und dünneitriger Sekretion.

An den Beinen ist die Erkrankung ein- oder beiderseitig. Entsteht die
Elephantiasis durch eine lokale Läsion, z. B. durch ein Ulcus cruris (Fig. 68),
so wird die Pachydermie sich hauptsächlich am Fuße, d. h. peripherwärts

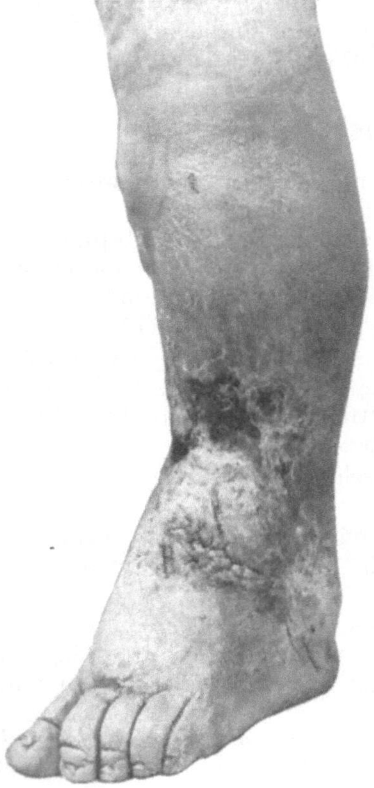

Fig. 68.
Elephantiasis nostras nach
einem Ulcus cruris.

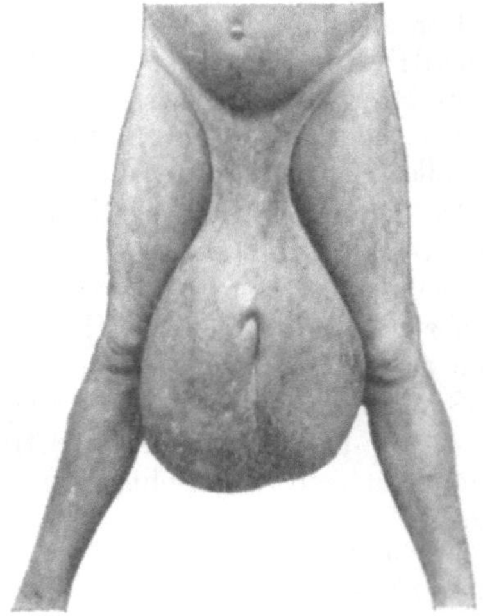

Fig. 69.
Elephantiasis des Skrotum durch Filaria-
infektion. (Araber in Algier.) (Fall und Abbildung von Professor Raynaud in Algier.)

von der Läsion entwickeln. Sind die kausalen Prozesse weiter nach oben
lokalisiert, so grenzt sich die Elephantiasis im Gegenteil oberhalb der Knöchel
als starker Wulst nach Art einer Pumphose („en pantalon d'odalisque") ab,
und der Fuß behält seinen normalen Umfang, oder ist nur auf der Dorsalseite,
hauptsächlich nahe an den Zehen, geschwollen und verrukös.

Die Oberschenkel werden von unten nach oben oder im Anschlusse
an eine Elephantiasis der äußeren Genitalien ergriffen.

Diese letzteren bilden die zweite Prädilektionsstelle der Elephantiasis.
Beim Manne kann die Hypertrophie der Haut des Penis dieses Organ in eine
birnenförmige Masse von 20—40 cm Länge verwandeln. Wird das Skrotum

elephantiastisch, so kann es den Umfang des Kopfes eines Erwachsenen und darüber annehmen (Fig. 69) und den Penis ganz verbergen; die Oberfläche ist glatt oder verrukös.

Als Lymphskrotum bezeichnet man die Elephantiasis des Hodensackes, die von einer starken Entwickelung varikös erweiterter Lymphgefäße begleitet ist.

Beim Weibe nehmen verschiedene Partien der Vulva, vor allem die großen und kleinen Schamlippen oder nur eine oder die andere, einen riesigen Umfang an.   Man könnte an ein Myxom denken (Fig. 70).

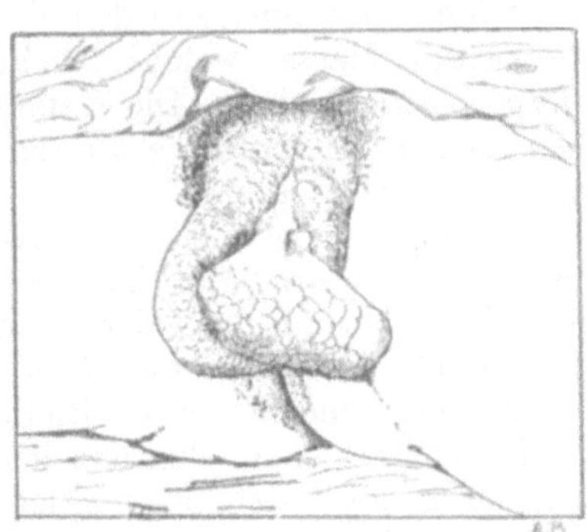

Fig. 70.
Elephantiasis nostras
der Vulva.

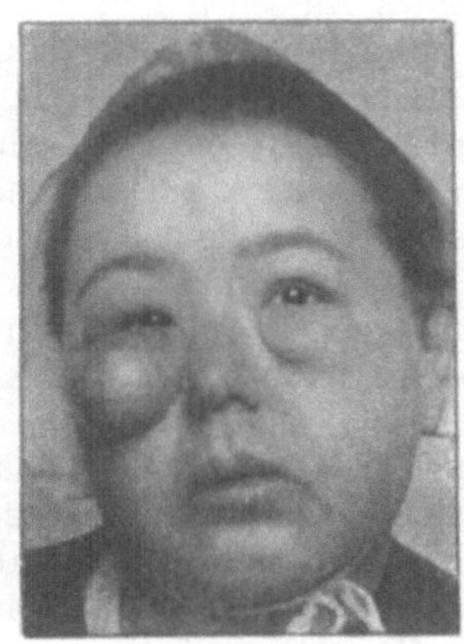

Fig. 71.
Elephantiasis des Gesichtes; elephantiastisches Ödem der Augenlider infolge von rezidivierendem Erysipel.

Der Symptomenkomplex des Esthiomène (XV, 216) kann, wie schon oben ausgeführt, durch verschiedene Ulzerationen der Vulva in Verbindung mit elephantiastischer Hypertrophie zustande kommen.

An den Leisten bedingt die Elephantiasis eine Anschwellung mit starker Erweiterung der Lymphgefäße, die man als „Adéno-lymphocèle" bezeichnet.

Die oberen Extremitäten, die selten allein befallen sind, werden in monströse Wülste umgewandelt, welche an den Ellenbogen und den Handgelenken eingeschnürt sind.

Im Gesicht nimmt die Elephantiasis gewöhnlich die Gestalt einer permanenten Schwellung, eines schwammigen, aber nicht plastischen Ödems an, das meist infolge wiederholter Attacken von Erysipel entsteht. Es kann das ganze Gesicht einnehmen und von Lymphektasien des Mundes begleitet sein. Es kann an dieser oder jener Stelle des Gesichtes, z. B. an den Ohren prädominieren. An den Augenlidern, vor allem an den unteren, können glatte, kugelförmige, pseudomyxomatöse Vorsprünge vorhanden sein (Fig. 71).

An den Lippen, der Nase und dem Kinn tritt die Elephantiasis gewöhnlich im Anschluß an tuberkulöse *(besonders lupöse)* oder lepröse Läsionen und besonders nach sklero-gummösen Syphiliden auf; die dadurch verursachten Entstellungen nennt man Leontiasis *(an den Lippen „Makrocheilie").*

Bei allen Formen der Elephantiasis kommt es häufig vor, daß verschiedene Körpergegenden gleichzeitig oder nacheinander ergriffen werden, z. B. eine untere Extremität und die Genitalien, oder eine untere Extremität zusammen mit einer oberen usw.

An den Grenzen der elephantiastischen Gebiete ist der Übergang zur normalen Haut stets allmählich; die Zwischenzone ist ödematös und weicher.

Die entsprechenden Drüsen sind immer verändert, meist induriert und von einer teigigen Anschwellung umgeben; zuweilen kann man sie nicht abtasten, da sie in ein fibrös-ödematöses Gewebe eingebettet sind.

Pathologische Anatomie. Das elephantiastisch veränderte Gewebe kann zähe sein und dem Messer beim Schneiden starken Widerstand entgegensetzen, oder seine Konsistenz ist einfach derb. Immer hat das Gewebe ein gelatinöses, transparentes Aussehen und ist mit Plasma durchtränkt, das an der Schnittfläche reichlich austritt. Die Kutis, deren Dicke 2—3 cm betragen kann, und die Subkutis, die zwei- oder dreimal so stark ist, bilden zusammen mit den Muskeln, den Aponeurosen usw. eine einzige speckartige Masse, welche bis auf die Knochen reicht, die manchmal ebenfalls hyperplastisch sind.. Die Gefäße, besonders die Venen und Lymphgefäße, bleiben an der Schnittfläche klaffend, wodurch diese ein wurmstichiges oder kavernöses Aussehen erhält.

Mikroskopisch findet sich immer eine Neubildung jungen oder fibrösen Bindegewebes ohne *(oder mit spärlichen)* elastische Fasern, das bald rein interstitiell ist, bald außerdem eine zwischen dem Korium und den stark hypertrophischen Papillen eingelagerte Schicht bildet. Zwischen den Bindegewebsbündeln findet man hyperplastische, manchmal enorm große Bindegewebszellen und überdies Anhäufungen von Leukozyten und Plasmazellen. Die Gefäße haben verdickte Wandungen, sind zellig infiltriert oder sklerotisch; die Muskeln und Drüsen sind atrophisch, das Fettgewebe scheint oft vermehrt.

Mit einem Worte, der entzündliche Charakter der Veränderungen und die Stauung im venösen und lymphatischen System treten deutlich hervor; alle Stützgewebe sind hyperplastisch.

Die Lymphdrüsen sind gewöhnlich sklerotisch, manchmal in ein kavernöses Lymphgewebe oder in fibröse, schalenartige Gebilde verwandelt, die von einer fettigen Degeneration befallen werden. Bei der sekundären Elephantiasis sind die Drüsen häufig degeneriert.

In den großen Venen des elephantiastischen Gebietes habe ich mehrmals Reste einer Phlebitis obliterans gefunden.

Pathogenese. Die wahrscheinlichste Erklärung der elephantiastischen Veränderungen besteht in der Annahme, daß zuerst eine Stauung, vor allem im Lymphgefäßsystem, dann aber auch in den Venen, ein Ödem verursacht, und daß weiter im Anschluß daran oder vielmehr gleichzeitig Reizerscheinungen des Bindegewebes sich geltend machen. Cruveilhier beschuldigte hauptsächlich die Venenveränderungen, Virchow die Drüsenverlegung.

Obgleich man eine Elephantiasis nicht experimentell erzeugen kann, hat man sie manchmal beim Menschen unabsichtlich hervorgerufen durch Exstirpation einer Gruppe eiteriger oder sklerotischer Drüsen oder durch Paraffineinspritzungen, die ein Lymphgefäßnetz obliterierten.

Verschiedene infektiöse oder neoplastische Prozesse können die zur Entwickelung der Elephantiasis nötigen Vorbedingungen schaffen: lokale Tuberkulose, tertiäre Syphilis, Karzinom können eine Elephantiasis zur Folge haben.

Daß die Filarien bei der endemischen Elephantiasis der Tropen eine Rolle spielen, wird nicht mehr bezweifelt, aber ihre Wirkungsweise ist noch nicht mit Sicherheit festgestellt.

Die Beziehung der Elephantiasis nostras zu den Lymphangitiden war längst erkannt, als Achalme und Sabouraud im Verlauf akuter Schübe

Streptokokken im Gewebe nachwiesen. Später wurde gezeigt, daß diese durch andere Mikroorganismen ersetzt werden können.

Bald ist die Infektion exogen und primär, oder tritt als Sekundärerscheinung z. B. ulzeröser Läsionen auf; bald scheint sie endogen und stammt von weit entfernten Herden, oder ist beliebig lange latent („à l'état de microbisme latent") in dem von ihr einmal befallenen Gebiet. Wenn man die lymphatischen und phlebitischen Veränderungen kennt, welche eine Streptokokkeninfektion, besonders das Erysipel erzeugt, so ist man nicht erstaunt, daß sich eine Elephantiasis aus ihnen entwickeln kann.

Therapie. Einen akuten Schub der Erkrankung wird man wie jede Lymphangitis behandeln: durch vollständige Ruhe, Hochlagerung des befallenen Gliedes, feuchte Verbände oder Applikationen von Thiol, Ichthyol etc.

Im torpiden Zustande der Elephantiasis reinigt man die erkrankte Partie von ihren Krusten und schmutzigem Belag durch Bäder, Fomentationen und fette Salben; Ulzera werden desinfiziert und verbunden. Zur Begünstigung der Abschwellung bringt man den befallenen Körperteil in eine hiefür möglichst zweckmäßige Lage und unterstützt die Wirkung durch systematische Massage und durch Kompression mit einem Watteverband oder noch besser mit einer Gummibinde. Man wird eine solche Behandlung vorsichtig, schrittweise und unter fortlaufender genauer Überwachung ausführen. Die so erhaltenen Resultate sind zwar manchmal überraschend günstig, aber doch immer unvollkommen. *Bei Lues (Wassermannsche Reaktion!) spezifische Therapie. Ferner Versuche mit Fibrolysin, Streptokokkenserum oder -Vakzin etc.*

Überwiegt der sklerotische Zustand und ist die Kompression nicht von Erfolg begleitet, so ist der von Moncorvo und Silva da Araujo empfohlene galvanische Strom sehr wertvoll für die Erweichung des indurierten Gewebes. Der negative Pol wird durch ein Bad gebildet, in das man den erkrankten Körperteil eintaucht, oder durch sie umhüllende feuchte Kompressen; der positive Pol wird auf eine gesunde Stelle gelegt; starke Ströme sind notwendig. Ohne Zweifel wird es gelingen, diese Methode durch die Ionentherapie zu vervollkommnen. *Prophylaktisch ist besonders sorgsame Behandlung aller jener zu Elephantiasis führenden Affektionen, speziell der Unterschenkel, der Lymphdrüsenerkrankungen und die Vorbeugung der Streptokokkeninfektionen von Wichtigkeit.*

· Gewisse Formen der tropischen *(aber auch der einheimischen)* Elephantiasis, besonders wenn sie das Skrotum und den Penis befallen, können nur durch ausgedehnte chirurgische Abtragungen wirksam behandelt werden. Bei Filariosis muß der Patient die Gegenden, in denen diese Infektion vorkommt, verlassen.

Die **Elephantiasis nostras** tritt bei Erwachsenen jeden Alters und beider Geschlechter auf.

In einer großen Anzahl von Fällen ist die Eingangspforte des Virus (meistens Streptokokken): eine Exkoriation, eine offene Schwiele, irgend eine Verletzung leicht zu erkennen. Die erste Lymphangitis kann mit sehr heftigen Erscheinungen auftreten, mit ödematöser Rötung und zunehmenden Schmerzen, mit den bekannten roten Streifen, mit Adenopathie und Symptomen fieberhafter Erkrankung. Zuweilen, besonders im Gesicht, besteht ein ausgesprochenes Erysipel.

Nach einigen Tagen gehen alle Erscheinungen zurück; aber immer wieder bilden sich Rezidive, die sich *mehr oder weniger* regelmäßig wiederholen und durch Traumen, Überanstrengungen, Erkältungen, banale Ursachen ausgelöst werden können; oft sind sie weniger heftig und verlaufen chronischer als der erste Anfall *(oft aber auch sehr schnell)*. Die schon nach der ersten Attacke nicht ganz verschwundene Schwellung *(„stabiles Ödem“)* bleibt bestehen und nimmt langsam zu.

Manchmal übersieht man die primäre Verletzung. Die Schübe sind fieberfrei und machen sich nur durch ein Gefühl von Schwere oder zunehmendem Schmerz in dem befallenen Körperteil und durch Arthralgien etc. geltend. Die Lymphangitis tritt in diesem Falle nicht in Erscheinung, obgleich alles darauf schließen läßt, daß eine Verlegung der Lymphgefäße stattgefunden haben muß.

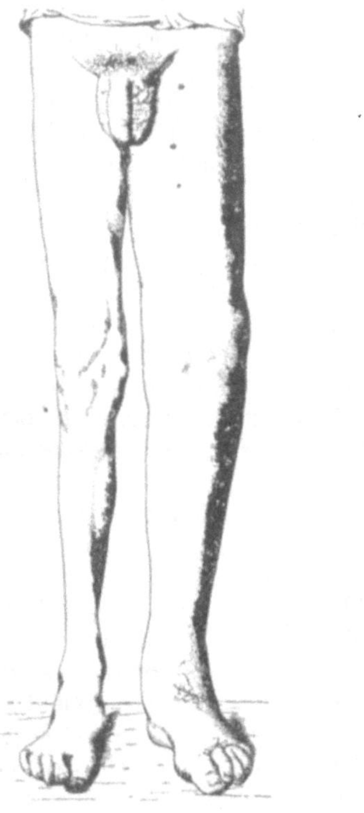

Dies scheint auch bei einer dritten Gruppe der Fall zu sein, bei der die Elephantiasis sich im Anschluß an eine Lymphdrüsenerkrankung entwickelt. Eine tuberkulöse Adenitis, eine karzinomatöse Infiltration, eine durch Syphilis oder Vereiterung *(Ulcus molle)* verursachte Sklerose oder eine Exstirpation der Drüsen können zu einer Elephantiasis der entsprechenden Gegenden führen. Bei Erkrankung der Inguinaldrüsen werden die unteren Extremitäten, die Genitalien oder beide Regionen zugleich ergriffen (Fig. 72); die obere Extremität kann befallen werden z. B. infolge einer karzinomatösen Erkrankung der Axillardrüsen bei Brustkrebs; das Gesicht bei einer submaxillaren Adenitis. Ganz allmählich *(manchmal aber auch schneller)* ohne entzündliche Schübe, entsteht das klinische Bild, wie ich es oben skizziert habe; bei diesen Fällen sind die Varizen der Lymphgefäße, die Lymphozelen und Lymphfisteln besonders häufig und wichtig. *Auch zirkuläre oder multiple Narbenbildungen können in dem gleichen Sinne wie die Lymphdrüsenverlagerungen wirksam sein.*

Die sekundären Formen der Elephantiasis oder die elephantiastischen Zustände sind in den Ländern der gemäßigten Zone weitaus am häufigsten. Hierbei entwickeln sich das sklerotische Ödem und die gewöhnlich verruköse, elephantiastische Pachydermie als eine Komplikation von lokalen Krankheiten.

Man beobachtet sie: im Verlaufe einer kutanen Tuberkulose und besonders bei Lupus der Extremitäten, *aber auch des Gesichts* (elephantiastischer Lupus); bei der tertiären Syphilis, hauptsächlich nach rezidivierenden gummösen Infiltraten an den Extremitäten oder den Genitalien, oder auch in der Umgebung des Mundes *(Makrocheilie)* oder der Nase (syphilitische Leontiasis); bei der Lepra, wenn unheilbare Ulzera vorhanden sind; im Verlaufe eines Ulcus cruris (XV, 205), bei dem sich nicht nur ein schwieliger

Fig. 72.

Elephantiasis nostras der unteren Extremität, mit lymphatischen Varizen am Skrotum und an drei Punkten des Oberschenkels. Bei diesem jungen Manne traten die Veränderungen infolge einer Tuberkulose der Inguinaldrüsen auf.
(Thèse de Guillet, Paris, 1902.)

Wulst, sondern auch monströse Verbildungen (Fig. 68) proximal von der Ulzeration oder der daraus entstandenen Narbe bilden.

Die Pathogenese dieser elephantiastischen Zustände ist oft komplex; es ist daher nicht gerechtfertigt, sie in tuberkulöse, syphilitische etc. Elephantiasisformen einzuteilen. Der spezifische Prozeß ergreift unzweifelhaft die Lymphgefäße und Venen des befallenen Gebietes, aber außerdem sind die benachbarten Drüsen degeneriert oder sklerotisch; schließlich spielt wahrscheinlich, wie mehrfach bakteriologisch nachgewiesen wurde, eine Sekundärinfektion der Ulzeration durch Streptokokken oder andere Mikroben eine Rolle, auch wenn sie sich nicht durch lymphangitische Schübe manifestiert.

Nach einer Lymphangitis, wie sie ein syphilitischer Primäraffekt im Gefolge zu haben pflegt, beobachtet man nicht selten ein derbes Ödem des Präputiums und der Penishaut oder einer großen Labie; aber diese Schwellung geht in vielen Fällen zurück. *(Meist handelt es sich um das sogenannte „Oedema indurativum" oder „scleroticum", das unzweifelhaft auf einer Spirochäten-Lymphangitis beruht und sich unter frühzeitiger spezifischer Therapie gut involviert.)*

Elephantiasis filariosa. Die Elephantiasis kommt in vielen tropischen Ländern außerordentlich häufig vor. Außer den verschiedenen bereits beschriebenen pathogenen Faktoren ist hier ein weiteres wichtiges ätiologisches Moment bei der Entstehung der Elephantiasis und der Lymphangiektasien beteiligt, nämlich eine endemische Helminthiasis, die Filariakrankheit.

Die Filaria sanguinis hominis wurde von Wucherer und Lewis entdeckt und von P. Manson und anderen eingehend studiert. Das Blut der befallenen Individuen enthält, aber gewöhnlich nur nachts (bei der Filaria nocturna) eine große Zahl kleiner beweglicher Würmer, 125—300 μ lang und 7—11 μ breit, die von einer transparenten Hülle umgeben sind: die Embryonen der Filaria (Fig. 73).

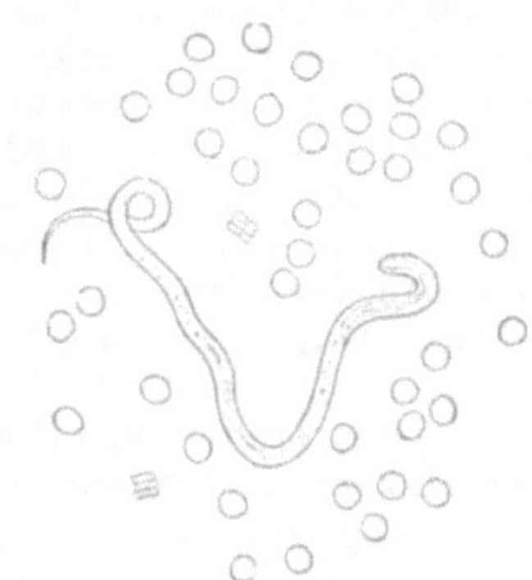

Fig. 73.

Filaria sanguinis hominis umgeben von roten Blutkörperchen. Im lebenden Zustand von Dr. J. Jolly nach einem frischen Präparat gezeichnet. (Vergrößerung 300:1.)

Die Krankheit wird durch Moskitos übertragen, die, indem sie die Kranken stechen, die Embryonen in sich aufnehmen. In den Moskitos machen die letzteren ihre Metamorphosen durch und werden *(speziell mit dem Wasser)* auf andere Individuen übertragen, in deren Körper sie heranwachsen. Diese ausgewachsenen Embryonen sind dann die Nematoden, Würmer von 8—10 cm Länge, die Filarien Bancrofts genannt werden. Sie nisten sich in den erweiterten Lymphgefäßstämmen oder in den Lymphdrüsen ein und beginnen Eier zu legen.

Die ätiologische Bedeutung dieser Parasiten für die Elephantiasis scheint daraus hervorzugehen, daß in diesen Ländern bei den Filariakranken monströse Pachydermien neben anderen Erscheinungen derselben Krankheit bestehen: Chylurie, chylöser Aszites und Hydrozele, Lymphskrotum, Adenolymphozele mit oder ohne Lymphfisteln, filariöse Abszesse usw. Aber man muß zugestehen, daß viele Filariakranke keine Elephantiasis haben, und daß andererseits bei vielen Elephantiasisfällen der Tropen keine Embryonen im Blute zu finden sind.

Es ist wohl möglich, daß die Obturation der großen Lymphgefäßstämme durch ausgewachsene Filarien oder das Eindringen der Embryonen in die Bindegewebsspalten der erkrankten Gegenden für die Entstehung einer Elephantiasis genügen; andererseits ist die Filariaerkrankung vielleicht nur eine zur gewöhnlichen Elephantiasis prädisponierende Ursache.

Wie dem auch sein mag, man findet die filariöse Elephantiasis in den infizierten Ländern bei allen Rassen, bei beiden Geschlechtern, in jedem Alter, aber besonders bei Erwachsenen. In 95 von 100 Fällen sind die unteren Extremitäten oder eine derselben, häufig auch die äußeren Genitalien befallen. Die Krankheit entwickelt sich in lymphangitischen oder erisypelatoiden Schüben, oft mit Fieber (Filarial-fever), Allgemeinsymptomen und Drüsenschwellungen genau wie bei der Elephantiasis nostras. In einem Falle konnte Le Dantec Streptokokken züchten.

Die Elephantiasis der Tropen unterscheidet sich von der Nostrasform im wesentlichen nur graduell, durch die meist übermäßige Entwickelung und die häufige Kombination mit enormen Varizen der Lymphgefäße oder anderen Filariaerscheinungen.

Kongenitale Elephantiasis. Unter dieser Bezeichnung vereinigt man eine Anzahl ganz verschiedenartiger Fälle, bei denen zur Zeit der Geburt oder bald darauf eine mächtige Hypertrophie eines Körperteiles vorhanden ist. Je nach dem Charakter des Falles wird man folgende Krankheiten zu berücksichtigen haben: riesenhaft entwickelte Lipomatosis, Angiome und Lymphangiome, lymphatische Ödeme infolge von Tumoren oder Mißbildungen und oft Neurofibrome oder diffuse Fibromatosis.

Nach Moncorvo, welcher sich mit dieser Frage eingehend beschäftigt hat, gibt es eine wirkliche fötale Elephantiasis, die auf einer intrauterinen Lymphangitis beruht, deren Erreger durch die Plazenta eingedrungen sind. Bei den erkrankten Kindern hat man niemals die Filaria finden können.

Die Hypertrophie kann sich an einer Extremität, an den Augenlidern, auf der Zunge oder an einer beliebigen anderen Körperstelle entwickeln.

Die kongenitale Hypertrophie der Zunge (Makroglossie) ist eine der eigentümlichsten dieser Hypertrophien. Man hat sie bei den einzelnen Fällen in Verbindung gebracht mit einer Hypertrophie des Bindegewebes, speziell der Muskeln, mit kavernösen Angiomen vor allem der Lymphgefäße, oder mit verschiedenen anderen Mißbildungen.

Die ganze Frage ist sehr verwickelt und noch wenig abgeklärt.

Nicht-elephantiastische Hypertrophien.

Nicht jede regionäre oder diffuse Hypertrophie darf als Elephantiasis bezeichnet werden. Während die Diagnose bei Neugeborenen erhebliche Schwierigkeiten machen kann, ist das bei Erwachsenen nur ausnahmsweise der Fall.

Mit einiger Aufmerksamkeit und systematischer Palpation wird man bald erkennen, daß es sich nicht um eine wirkliche Pachydermie handelt: bei den Ödemen, bei der Fettsucht, bei Lipomen, auch wenn sie regionär und symmetrisch auftreten, bei der Adenolipomatosis, bei der Adiposis dolorosa Dercums, bei der Akromegalie usw., die übrigens nicht in den Rahmen dieses Werkes gehören.

Mit der Elephantiasis näher verwandt, obgleich durch ihren klinischen Charakter, ihre anatomische Struktur und ihre Pathogenese von ihr verschieden, sind die folgenden Krankheitstypen:

Neuro-arthritische Pseudoelephantiasis. Die Fälle, auf die sich diese Bezeichnung von Mathieu oder die des „Tropho-oedème de Meige" bezieht, sind schwer zu deuten.

Es handelt sich um ausgedehnte regionäre Ödeme, die ohne nachweisbare Ursache auftreten und chronisch und fibrös werden; manchmal sind die Schwellungen von Anfang an induriert und nicht eindrückbar. Die Lieblingslokalisation dieser Affektion ist symmetrisch an den beiden unteren Extremitäten oder nur an einer. Die Genitalien bleiben verschont, wie auch der Fuß, gelegentlich mit Ausnahme des Fußrückens. Das Tropho-Ödem kann in gleicher Weise die oberen Extremitäten und sogar das Gesicht ergreifen.

Bei flüchtiger Betrachtung hat man den Eindruck einer Elephantiasis, aber die Hautoberfläche bleibt immer glatt, normal gefärbt, ohne Warzenbildung oder lymphatische Varizen, jedoch ist die Haut adhärent, nicht faltbar oder eindrückbar.

Die Krankheit wird oft eingeleitet durch lebhafte neuralgische Schmerzen oder Krämpfe, aber ohne entzündliche Erscheinungen; bei zwei Fällen habe ich eine Steigerung der Sehnenreflexe beobachtet. Gewöhnlich fehlt jedes Symptom einer organischen Erkrankung des Nervensystems. Die Affektion schreitet fort oder bleibt unverändert, dauert aber jedenfalls mehrere Jahre, ohne andere Beschwerden als eine Behinderung der Bewegung zu verursachen; unter dem Einfluß von Massage und Kompression kann eine Besserung eintreten oder die Krankheit sogar verschwinden.

Die anatomischen Veränderungen sind nicht genau festgestellt. Vielleicht muß man diese Affektion den diffusen Hypertrophien anreihen, die gewisse Fälle von infantiler Paralyse oder von Paraplegie begleiten; sie scheint dem folgenden Typus nahe zu stehen.

Neuroarthritische Pseudolipome. Potain, Bucquoy, Mathieu und andere haben unter diesem Namen Schwellungen beschrieben, deren Prädilektionsstellen supra-klavikulär und symmetrisch gelegen sind und die angioneurotische, anfangs plastische, später fibrolipomatöse, unscharf begrenzte Ödeme darstellen. Ihre eigentliche Natur ist unbekannt. *(Manchmal scheinen sie zum Myxödem in Beziehung zu stehen.)*

Dermatolysen. Bei gewissen, meistens kongenitalen, oder bald nach der Geburt sich entwickelnden, immer nur partiellen Mißbildungen ist die Haut verdickt und an einzelnen Körperstellen stark gelockert.

Alibert hat Dermatolysen der Augenlider, des Gesichtes, des Nackens, des Abdomen und der Genitalien unterschieden; man kann sie übrigens auch sonst beobachten, vorzugsweise an den unteren Extremitäten. Die von Mott eingeführte Bezeichnung als „Pachydermocèle", und diejenige Bazins als „Chalazodermie" sind wenig gebräuchlich.

Die gelockerte Haut bildet breite, dicke und schlaffe Falten, die durch ihr Eigengewicht herabgezogen die tiefer gelegenen Körperpartien bedecken und schürzenartig emporgehoben werden können. Die Mehrzahl der Fälle dieser Art kann wahrscheinlich zur Recklinghausenschen Krankheit (XXX, 474) gerechnet werden, deren große Tumoren der „Pachydermozele" entsprechen. Man hat verdickte und nodöse Nervenstränge *(Rankenneurome)* bei ihnen gefunden und mehrere Male hatten die Patienten zugleich kleinere Mollusca.

Die banalen Hautlockerungen infolge von Schwangerschaft, Fettsucht, Alter etc. sind keine eigentlichen „Dermatolysen".

Die **Cutis hyperelastica** (= Cutis laxa) ist eine Mißbildung, bei der die Haut gewisser Regionen *oder auch fast des ganzen Körpers,* ohne überdehnt zu sein oder schlaff herabzuhängen, von teigiger *(sammetartiger)* Konsistenz und außerordentlich dehnbar ist. Nach der Dehnung losgelassen, kehrt sie rasch in die ursprüngliche Lage zurück. Die sogenannten „Kautschukmänner", die sich auf den Messen ausstellen, können z. B. die Haut des Halses bis über die Stirne emporziehen. *(Im physikalischen Sinne handelt es sich dabei um eine allerdings sehr „vollkommene" Elastizität, bei welcher aber eine sehr starke Dehnung durch relativ geringe Kraft zustande kommen kann; weder der Ausdruck „Cutis laxa" noch der „Cutis hyperelastica" ist zutreffend — am einfachsten sagt man wohl „Gummihaut" oder „Gummimensch; der Mechanismus ist anatomisch noch nicht aufgeklärt.)*

Myxödem. Das Myxödem oder die pachydermatische Kachexie ist eine allgemeine Dystrophie, die auf einer Insuffizienz der Schilddrüse beruht.

Man beobachtet die Erkrankung bei verschiedenen Zuständen, vor allem bei Frauen und Erwachsenen (Gull, Ord), oder nach vollständiger Abtragung eines Kropfes (Cachexia strumipriva nach J. Reverdin in Genf und nach Kocher) oder auch bei Kindern (myxödematöser Idiotismus von Bourneville). *(Regionäre Verbreitung speziell in Gebirgsländern, kausale Bedeutung des Wassers durch Tierversuche erwiesen.)*

Die hauptsächlichen Symptome sind allgemeiner Natur: geistige Trägheit, Langsamkeit der Sprache und der Bewegungen, Anorexie, langsamer Puls, Erniedrigung der Temperatur und Kältegefühl; bei Kindern Idiotie und enorme Verlangsamung des Wachstums. Ich gehe auf all das nicht näher ein, da uns hier nur die äußerlichen Symptome beschäftigen: Die Haut ist geschwollen, von wachsweißer Farbe, trocken, schuppig, induriert *(oder vielmehr von einer eigentümlichen festweichen Konsistenz);* der Fingerdruck hinterläßt keine Delle. Die Haare fallen aus, die Schweiß- und Talgsekretion ist unterdrückt.

Das Aussehen ist charakteristisch: das aufgedunsene, vollmondähnliche Gesicht, die herabhängenden Wangen, die breite Nase, die geschwollenen, halboffenstehenden Lippen rufen den Eindruck des Stumpfsinns hervor. Die Mundschleimhaut kann geschwollen und wachsartig sein; an dem verdickten Halse kann man die Schilddrüse nicht abtasten. Ein analoger Zustand besteht am Rumpfe und besonders an den Extremitäten, die ein pseudoelephantiastisches Aussehen haben können.

Der Hypothyreoidismus der Menopause, der häufig auftritt, bedingt eine stark abgeschwächte Form des Myxödems.

Beim Myxödem ist die Schilddrüse atrophisch, degeneriert oder sklerotisch. Die histologische Veränderung der Haut besteht aus einer fibrösen Wucherung mit Hypertrophie der Fettschicht. Ich glaube nicht, daß man seit Ord „eine Infiltration des Gewebes mit einer dem Muzin analogen Substanz" gesehen hat. Man hat aber Anhäufungen entzündlicher Zellen beobachtet (Virchow), die ich bei dem experimentellen Myxödem der Tiere ebenfalls gefunden habe, eine Einschmelzung mit Degeneration der Bindegewebsbündel und eine Degeneration der elastischen Fasern wie bei den senilen Veränderungen. *(Die histologischen Veränderungen der myxödematösen Haut bedürfen erneuerten Studiums.)*

Die Behandlung mit Schilddrüsenpräparaten ist angezeigt und gibt auffallend günstige Resultate, muß aber andauernd fortgesetzt *(oder immer wiederholt)* werden. *(In neuester Zeit ersetzt man die interne Schilddrüsenbehandlung häufig durch Implantation der Schilddrüsen.)*

Rhinosklerom. Diese von Hebra und Kaposi beschriebene progressive Hypertrophie tritt speziell an der Nase und der Oberlippe auf und ist in gewissen Ländern (z. B. Österreich, Ungarn, Südwestrußland etc.) endemisch; sie hat einen bakteriellen Ursprung.

Die Veränderungen beginnen gewöhnlich an der Schleimhaut oder Haut des Septum narium und an der Oberlippe in Gestalt derber roter *(oder häufig ganz blasser)* Erhebungen, die mit glatter, gespannter Epidermis überzogen sind und zu einem knorpelharten, keloidähnlichen Tumor konfluieren.

Die Affektion greift über auf die beiden Nasenhöhlen, die sich verstopfen *(während sich die äußere Nase verbreitert)*, auf das Gaumensegel, dessen Uvula sich retrahiert, auf den Pharynx und Larynx, die sich verengern, und sogar auf die Trachea, *ferner auf die Tube, den Tränenkanal, die Stirn etc.*

Die Entwickelung ist sehr langsam und führt nach 20 oder mehr Jahren durch Lungenkomplikationen zum Tode. Sie befällt junge und alte Individuen, hauptsächlich Angehörige der ärmeren Klassen.

Als Erreger gelten die Kapselbazillen von Frisch, die mit dem Pneumobazillus Friedländers sehr nahe verwandt, wenn nicht identisch sind *(?)*. Man findet sie rein in den Lymphdrüsen, welche nach Rona häufig geschwollen sind.

Die Läsionen bestehen in einer zelligen Infiltration, die zu Bindegewebssklerose führt. Man findet in ihr große hyaline *(augenscheinlich von den Plasmazellen abstammende)* Zellen *(„Mikuliczsche Zellen)*, deren *eigentümliche schleimige Degeneration* von den einen auf eine Veränderung der Zellen, von anderen auf eine Degeneration der Bazillen selbst zurückgeführt werden. *(Wir rechnen das Rhinosklerom zu den spezifischen infektiösen Granulationsgeschwülsten.)*

Die chirurgische Behandlung kann gewöhnlich das Auftreten von Rezidiven nicht verhindern; lokale Ätzmittel und interstitielle Einspritzungen sind unzuverlässig. Die Radiotherapie, welche *(auch mir)* schon ermutigende Resultate geliefert hat, ist zu empfehlen.

Rhinophyma und Acne hypertrophica. Die Nase ist manchmal der Sitz einer pseudoelephantiastischen Hypertrophie *(Pfundnase)*, die zu besonderen Erkrankungsformen dieser Körperregion führt. Die dabei entstehenden Mißbildungen sind ohne Bedeutung quoad vitam, aber infolge der Entstellung für die Patienten sehr lästig.

Diese Hypertrophien der Nase sind beim Manne häufiger als bei der Frau und beginnen *(meist)* erst gegen das 50. Lebensjahr. Sie befallen nur stark an Kerosis leidende Individuen, *oft solche*, welche in ihrer Jugend eine Akne hatten; oft erscheinen sie als Komplikationen der Rosacea (I, 18). Ihre Entwickelung ist progressiv und sehr langsam.

Man unterscheidet zwei Formen, die zuweilen kombiniert vorkommen:

Bei der einen Form sind besonders die Drüsen beteiligt; es ist dies die hypertrophische Akne nach Vidal und Leloir. Die Haut ist verdickt, aber von normaler Farbe; die Talgdrüsen sind trichterförmig erweitert. Man kann die Spitze einer Sonde in sie einführen und eine reichliche Menge übelriechender und wurmförmiger Talgmassen auspressen.

Bei der fibrösen angiektatischen Form — Rhinophyma — ist die Oberfläche blaurot verfärbt, aufgetrieben, von großen varikösen Venen durchzogen, von Talgdrüsenöffnungen und Pusteln siebartig durchlöchert.

Bei beiden Formen ist die Nase entweder gleichmäßig in ihrem Umfang vergrößert, oder mit kugeligen Vorsprüngen oder mit gestielten Tumoren bedeckt, die von der Nasenspitze oder von den Nasenöffnungen herabhängen und die Größe eines Eies und darüber haben können, so daß sie sich bis zum Kinn erstrecken. Ihre Konsistenz ist weich, ungleichmäßig, gelatinös.

Die Wangen sind manchmal von einer analogen Wucherung ergriffen. Die Grenzen sind unscharf.

Die Veränderungen der hypertrophischen Akne bestehen aus einer mächtigen Hypertrophie der Talgdrüsen mit ampullenartiger Erweiterung ihrer Ausführungsgänge. Beim Rhinophyma prädominiert im Gegenteil eine Hyperplasie des Bindegewebes und des Blut- und Lymphgefäßnetzes. Man beobachtet stets disseminierte Herde zelliger Infiltrate *(mit vielen Plasma- und einzelnen Riesenzellen)*. Komplikation mit Epitheliom ist mehrfach beobachtet worden.

Die Behandlung, die wegen des unästhetischen Charakters dieser Affektionen verlangt wird, wird im Anfang aus Applikationen von Ichthyol und stark schwefelhaltigen Mixturen bestehen, die in Verbindung mit Massage und Expression, *sowie Hitzeeinwirkung* den Zustand der befallenen Partien günstig beeinflussen können.

Es ist zweckmäßig, sofort durch Skarifikationen mit dem Galvanokauter oder mit der Elektrolyse energisch vorzugehen.

Ist die Hypertrophie beträchtlich, so gibt die Dekortikation mit dem Thermokauter oder dem Bistouri ausgezeichnete Resultate. Es ist wichtig, die Exzision nicht zu tief vorzunehmen *(Transplantationen sind überflüssig, da die Überhäutung von den restierenden Talgdrüsenausführungsgängen ausgezeichnet und schnell vor sich geht)*. Rezidive sind nicht beschrieben worden. *Sehr vorteilhaft wirkt auch die Vereisung mit CO_2-Schnee.*

Kapitel XIX.

Follikulosen.

Die dermatologischen Elementarformen, welche ich in diesem ersten Abschnitt noch zu besprechen habe, haben die Eigentümlichkeit, daß sie nicht durch den Krankheitsprozeß als solchen, sondern durch seine Lokalisation charakterisiert sind.

Als Follikulosen bezeichne ich die Dermatosen, welche ausschließlich oder mit auffälliger Vorliebe die Haartalgfollikel befallen.

Die sich dabei entwickelnden Symptomenkomplexe haben durch diese Lokalisation eine gewisse Familienähnlichkeit. Es bereitet selbst einem Anfänger *(meist)* keine Schwierigkeit, zu erkennen ob eine Hauterkrankung an die Follikel gebunden ist oder nicht; viel weniger leicht ist es, bei einer Follikulose den pathologischen Prozeß zu bestimmen, der ihr zugrunde liegt.

Die Haar- und Talgdrüsenfollikel. Der Haarbalg ist eine Einstülpung der Epidermis, auf deren Grunde sich eine Papille erhebt. Auf der Papille sitzt das von ihr gebildete Haar. Ein von der Einstülpung sich seitlich abzweigendes Divertikulum, die Talgdrüse, sezerniert eine fettige Masse, das Sebum.

Die Follikel, die vom Epithel abstammen, senken sich in die Kutis ein und erreichen mit ihrem äußersten Ende bisweilen die Subkutis. Sie sind von einer fibrösen Tasche umhüllt, an deren Wand sich gewöhnlich ein glatter Muskel, der Arrector pili, inseriert. Für den Dermatologen besitzen zwei Details der Struktur des Follikels ein besonderes Interesse:

Erstens die Verschiedenheit im Bau des Follikels oberhalb und unterhalb der Einmündung der Talgdrüse. Während die umgestülpte Epidermis in ihrem unteren Teil verschiedene Veränderungen durchgemacht hat, durch welche sie sich in die epithelialen Hüllen des Haares umwandelt, bewahrt sie in dem äußeren kürzeren Teil denselben Charakter wie an der Hautoberfläche.

Diese oberflächliche Strecke, verschiedentlich auch als Follikelhals, Ostium folliculare, Porus oder Haarbalgtrichter bezeichnet, nimmt an den pathologischen Veränderungen der äußeren Epidermis teil.

Der Follikeltrichter ist überdies wiederholten Traumen durch Reiben und Kratzen besonders ausgesetzt, weil das ihn durchsetzende Haar als Hebelarm wirkt.

Schließlich ist er ein Rezeptakulum zur Aufnahme von Staub, irritierenden Substanzen gewerblichen, pathologischen oder therapeutischen Ursprungs und besonders von pathogenen oder saprophytischen Mikroorganismen, für die er einen Schlupfwinkel bildet. Daher konnte man mit vollem Recht sagen, daß der Haarbalgtrichter die schwache Stelle des Epidermispanzers sei.

Die andere bemerkenswerte Tatsache besteht darin, daß der Follikel von Blutgefäßen und Nerven besonders reichlich umgeben ist; darauf beruht es, daß hier entzündliche Erscheinungen sich leicht entwickeln und besonders heftig verlaufen.

Die Haarbälge sind über die ganze Hautoberfläche verteilt, mit Ausnahme der Palmae und Plantae, der Nägel und der Übergänge von der Schleimhaut zur äußeren Haut. Ihre Zahl und Größe wechselt je nach der Körpergegend. Es ist daher ein Sprachmißbrauch, wenn man die mit dünnen Lanugohaaren bedeckten Körperstellen als haarlos („glabre") bezeichnet, im Gegensatz zu den mit voll ausgebildeten Haaren versehenen Regionen.

Follikulosen. Die Erkrankungen der Follikel, welche ich unter dieser Bezeichnung zusammenfasse, sind sehr zahlreich und verschiedenartig. Bald handelt es sich um die Lokalisation einer Dermatose, die auch an anderen Stellen vorkommt, bald um Krankheitszustände, die den Follikeln eigentümlich sind.

Im ersten Falle kann die Lokalisation am Follikel sozusagen zufällig sein, ohne daß sie der Dermatose einen besonderen Stempel aufdrückt. Dies ist der Fall z. B. bei der Purpura, der Psoriasis, dem weichen Schanker etc., wenn diese die Follikel befallen. Dabei brauche ich mich nicht aufzuhalten, *trotzdem die follikulären Ulcera mollia, aber auch die zeitweise ausschließlich an den Follikeln lokalisierte Psoriasis und Pityriasis versicolor nicht selten gerade deswegen verkannt werden.* Im zweiten Falle ist die Dermatose vorzugsweise an den Follikeln lokalisiert und das klinische Bild dadurch wesentlich verändert. Erkrankungen dieser Art (follikuläre Pyodermien, follikuläre Syphilide etc.) müssen notwendigerweise in diesem Abschnitt besprochen werden.

Aber diese Tatsachen geben keine Grundlage für eine befriedigende Einteilung.

Das gleiche wäre zu sagen von einer Einteilung der follikulären Erkrankungen in akute, subakute, chronische und nicht entzündliche Formen.

Eine Gruppierung der Follikulosen, die den klinischen Tatsachen am besten zu entsprechen scheint, dürfte folgende sein:

1. Die eiternden akuten Follikulitiden.

2. Die follikulären Komplikationen der Kerosis, d. h. die Seborrhöe und die verschiedenen Formen der Akne.

3. Die Follikulitiden, welche zum Verlust der Haare führen.

4. Die subakuten Follikulitiden, zu welchen die follikulären Lokalisationen der Ekzematide, der Syphilide und der Tuberkulide gehören.

5. Die Pityriasis rubra pilaris, die man neuerdings der vorhergehenden Gruppe anzureihen geneigt ist.

6. Die follikulären Keratosen.

7. Die „Psorospermosis follicularis", die eine besondere Verhornungsanomalie („Dyskeratose") ist.

Eiternde akute Follikulitiden.

Mit Bezug auf ihre Erreger zerfallen diese Follikulitiden in zwei Gruppen: die einen sind rein pyogenen Ursprungs, d. h. sie entstehen durch eine primäre Infektion mit den banalen Eiterkokken *(besonders aureus)*, während die anderen auf Trichophytonpilze zurückzuführen sind.

Sie präsentieren sich in Gestalt mehr oder weniger oberflächlicher oder tiefliegender Pusteln von wechselnder Größe, die von einem entzündlichen Hof umgeben und im Zentrum von einem Haar durchbohrt sind.

Die Impetigo Bockhart oder Impetigo staphylogenes (**IX**, 117), die oben besprochen wurde, nimmt mit Vorliebe die Form oberflächlicher und intraepidermidaler, in den Follikelöffnungen lokalisierter Pusteln an; ich brauche hier nicht auf sie zurückzukommen.

Ziemlich häufig wird die oberflächliche Eiterung begleitet oder kompliziert durch die Entstehung eines tiefer im Follikel gelegenen winzigen Abszesses, der durch das Eindringen der pyogenen Mikroorganismen entsteht (Fig. 104, S. 391). Ein solcher Vorgang wird besonders häufig bei der unter dem alten Namen Sykosis bekannten Follikulitis beobachtet, welche die mit Borstenhaaren besetzten Regionen befällt; sie tritt in einer pyogenen und einer trichophytischen Form auf.

Der Furunkel und der Karbunkel sind staphylogene Perifollikulitiden die *(meist)* gleich im Beginn in die Tiefe greifen, eine ausgedehnte Entzündung veranlassen, und in einer partiellen Nekrose mit gleichzeitiger Eiterung endigen. Die von Anfang an bestehende Lokalisation am Follikel ist manchmal sehr augenfällig, in anderen Fällen weniger deutlich. Auch hier verweise ich auf das Kapitel über die Pyodermien (**XXVI**, 393—396).

Die Akne ist häufig pustulös, aber die Entzündung tritt an einem schon vorher alterierten Follikel auf; von ihr wird im folgenden Kapitel die Rede sein.

Es gibt schließlich eiternde Follikulitiden, die nicht durch Eiterkokken, sondern durch eine kutane Trichophytoninfektion entstehen. Ich werde sie unter der Bezeichnung der gruppierten follikulären Trichophytien beschreiben.

Sykosis simplex. Die staphylogenen eiternden akuten Follikulitiden der behaarten Regionen, besonders des Bartes, bilden einen Symptomenkomplex, der im Gegensatz zur trichophytischen Sykosis gewöhnlich mit dem Namen der Sykosis simplex, vera *(vulgaris)* oder *(sehr ungeeignet)* non-parasitaria belegt wird. Außer am Schnurrbart und am Bart findet man die Sykosis simplex *resp. ihre analogen Prozesse* in der Schamgegend und in den Achselhöhlen bei beiden Geschlechtern und am behaarten Kopf der Kinder.

Die peripilären, gleich im Beginn oder erst später tiefsitzenden Pusteln sind regellos disseminiert oder zusammengedrängt. Manchmal bilden sich anfangs follikuläre Papeln, tuberöse Vorsprünge oder mehr oder weniger tiefgreifende, weiche Infiltrationen, die ein Gefühl der Spannung, der Hitze oder stechender Schmerzen verursachen und erst sekundär in Eiterung übergehen; oft allerdings suppurieren sie primär und frühzeitig. Die befallenen Regionen bedecken sich mit gelblichen oder bräunlichen Krusten, unter denen die Haut rot, erodiert und verdickt ist. Aus den erweiterten Follikelöffnungen quillt auf Druck Eiter hervor.

Lange bevor die Haare spontan ausfallen, können sie ohne Mühe und ohne Schmerzempfindung mit einer Pinzette oder mit den Fingern ausgezogen werden. Ihre Wurzel ist von einer gelatinösen, durchscheinenden oder opaken

Masse umgeben, welche die durch die eiterige Infiltration veränderte epitheliale Wurzelscheide darstellt. Dieses Phänomen, welches für die tiefliegenden follikulären Prozesse charakteristisch ist, fehlt bei der ostio-follikulären Impetigo und läßt daran denken, daß die Papille durch Eiterung zerstört und die Alopezie eine bleibende sein könnte, was jedoch gewöhnlich nicht der Fall ist.

Die Sykosis simplex, die im Anschluß an eine Impetigo, einen Furunkel, ein Panaritium, einen Schnupfen *(ein Ekzem)* oder eine Infektion beim Rasieren auftritt, dehnt sich ganz allmählich aus und wird durch die Hände oder durch Toilettengegenstände auf entfernte Körpergegenden verschleppt. Fügt man noch hinzu, daß die tiefe, intrakutane Lage des Prozesses den therapeutischen Agentien den Zutritt zu dem Krankheitsherde erschwert, so erklärt sich hieraus ihr rebellischer, oft chronischer und häufig rezidivierender Charakter. Eine Sykosis des Bartes kann tatsächlich oft mehrere Monate oder sogar Jahre lang bestehen.

Entsprechend ihrer Lokalisation kann man mehrere klinische Formen der Affektion unterscheiden:

Die Sykosis des Bartes (Mentagra nach Alibert) ist gewöhnlich symmetrisch und befällt die untere Partie der Wangen, von wo sie sich aufwärts gegen die Schläfe und abwärts auf die Zungenbeingegend, manchmal bis an das Kinn ausdehnt.

Die Sykosis des Schnurrbartes ist oft, ehe sie doppelseitig auftritt, unter einem der Nasenlöcher lokalisiert und steht so gut wie immer in Beziehung zu einer Erkrankung resp. Infektion der entsprechenden Nasenhöhle. Sie führt in Form eines chronischen Schnupfens, eines schleimigen oder mukopurulenten Ausflusses aus der Nase gewöhnlich gleichzeitig zu einer Follikulitis der Nasenhöhlen und durch Ausbreitung der Infektion nach oben zu Blepharadenitis und phlyktänulärer Konjunktivitis. Die parasitäre Sykosis ist in dieser Lokalisation außerordentlich selten.

Bei strumösen *(skrofulösen)*, surmenierten oder durch Krankheit geschwächten Individuen *(aber auch bei sonst Gesunden auf Grund einer nicht näher zu definierenden [lokalen?] Disposition)*, bei denen die Eiterung ein besonders günstiges Terrain findet und eine fast unbeschränkte Dauer hat, können Backen- und Schnurrbart in ihrer ganzen Ausdehnung befallen werden.

An der Schamgegend und in den Achselhöhlen entwickeln sich die eiternden Follikulitiden besonders infolge von Unsauberkeit und mangelnder Körperpflege, manchmal nach einer Skabies. Die Follikulitiden stellen sich oft auch im Anschluß an ein seborrhoisches oder artefizielles Ekzem ein, was auch am Bart vorkommt.

Das sogenannte Eczema pilare ist nichts anderes als ein Ekzem der behaarten Körpergegenden, das durch peripiläre Impetiginisation oder durch staphylogene Follikulitiden kompliziert ist.

Am behaarten Kopf beobachtet man die Follikulitiden besonders bei Kindern im schulpflichtigen Alter; gewöhnlich entstehen sie infolge von Pediculosis und Traumen aller Art. Rasch und reichlich können die eiterigen Follikulitiden auf irgend einer Partie des Kapillitiums oder auf dem ganzen behaarten Kopf aufschießen infolge einer Epilation mit der Pinzette, nach einer Pinselung mit Jodtinktur *(Teer etc.)* oder einer Pflasterapplikation etc.

Die Behandlung der Sykosis simplex ist oft schwierig. Vor allem muß die Diagnose durch den mikroskopischen Nachweis des Fehlens der Trichophytiepilze sichergestellt werden.

In der Regel sieht man vom Rasieren ab, läßt die Haare mit der Schere kurz abschneiden, reinigt die krustösen Flächen mit Sprays und feuchten Verbänden, epiliert die leicht entfernbaren Haare, drückt die Pusteln aus und betupft sie mehrmals täglich mit Wasserstoffsuperoxyd, Eau d'Alibour oder resorzinhaltigem Alkohol.

Anfangs werden Stärkekataplasmen besser ertragen als Salben oder Pasten mit Kalomel, gelbem Präzipitat, Ichthyol, Schwefel *(Salizylsäure, auch als Seifenpflaster, Resorzin)* etc., die erst später indiziert sind. *Besser als Salben wirken oft Abtupfungen mit antiseptischen Lösungen in Spiritus mit etwas Glyzerinzusatz und nachträgliches Einreiben mit Schwefelpuder (Sulfur praecipit., Zinc. oxyd., Ac. boric. āā) oder mit schwefelhaltigen Schüttelmixturen.* Man wird alsdann zweckmäßigerweise alle Haare der erkrankten Partien durch Epilation oder *(am besten)* Radiotherapie entfernen. *(Die letztere wirkt aber oft auch, wenn sie in schwächeren, nicht epilierenden Dosen angewendet wird.)*

Am Schlusse der Behandlung sucht man durch Anwendung von Quecksilberpflastern, durch Skarifikationen und Röntgenstrahlen die Indurationen zum Verschwinden zu bringen. Man wird dabei das Allgemeinbefinden zu heben und den Kranken zu kräftigen suchen. Bierhefe, Fermente, *Staphylokokken-Vakzine*, Arsenik, Schwefelpräparate werden hiebei gute Dienste leisten können.

Es ist selbstverständlich, daß man von Anfang an alles tun wird, um die pyogenen Infektionsherde zum Erlöschen zu bringen und besonders bei einer Sykosis des Schnurrbartes einen chronischen Schnupfen zu heilen. *Auch nach Abheilung ist Desinfektion der Haut und Nasenbehandlung noch längere Zeit fortzuführen.*

Trichophytäre Follikulitiden. Die Trichophytonpilze, welche die eiterigen Follikulitiden hervorrufen, sind *(unmittelbar oder mittelbar)* tierischen Ursprungs; es sind Ektothrixarten, d. h. Pilze, die in der Scheide der Haare und gar nicht, oder sehr wenig im Innern der Haare wuchern. Sie befallen Erwachsene mehr als Kinder *(in meinem Material sind aus äußeren Gründen Kinder, besonders Knaben, recht häufig erkrankt)* (XXV, 379).

Man kann mehrere klinische Formen dieser trichophytären Follikulitiden beschreiben:

Die trichophytäre (= parasitäre) Sykosis des Bartes beruht in der Mehrzahl der Fälle auf einer Infektion mit dem Trichophyton gypseum („Trichophyton à cultures blanches du cheval"), das stark eiterbildend ist.

Es entstehen peripiläre Pusteln mit ziemlich lebhaft entzündlicher Zone und rasch anschwellender Basis. Die Pusteln drängen sich zusammen zu roten, erhabenen, tuberösen, derben oder sogar indurierten Herden, aus denen auf Druck aus zahlreichen Öffnungen Eiter austritt; zuweilen bilden sich eiterige Unterwühlungen.

Diese Herde breiten sich peripherisch allmählich aus und greifen auf entfernte Stellen über. Die Haare in der Mitte des Herdes folgen leicht dem Zug der Pinzette; sie tragen keine Wurzelscheiden und sind abgestorben; man muß die am Rande stehenden Haare, welche mit der Wurzelscheide ausgehen, aufsuchen, in denen man ohne Schwierigkeit das sporentragende Myzel im Mikroskop nachweisen kann.

Die Herde kommen vorzugsweise am unteren Teile der Wangen, am Kinn, manchmal an den Schläfen oder in der Zungenbeingegend vor; häufig sind sie asymmetrisch; nur ein einziges Mal habe ich die äußerst seltene Lokalisation im Schnurrbart beobachtet. Die parasitäre Sykosis beobachtet man vor allem bei Kutschern, Stallknechten, Pferdeschlächtern, Tierärzten und Hufschmieden.

Daß die Trichophytie des Bartes auch andere Formen annehmen kann, z. B. von mehr trockenen, wenig eiternden Papeln oder Knoten, von roten, mit weißen Schuppen oder trockenen Hornkegeln bedeckten Kreisen oder Kreisbögen, aus denen kurz abgebrochene Haare hervorragen, die an Keratosis pilaris erinnern, ist zweifellos durch die Mannigfaltigkeit der Trichophytonarten zu erklären, denn man hat ein von Vögeln stammendes Trichophyton mit rosafarbiger Kultur, eine gelbgefärbte Art, ein Trichophyton acuminatum, violaceum etc. aufgefunden.

Als **Kerion Celsi** bezeichnet man die *(besonders)* durch das Trichophyton gypseum bedingten Herde, welche den eben beschriebenen vollständig analog sind, aber auf der behaarten Kopfhaut von Kindern oder Erwachsenen lokalisiert sind.

Gewöhnlich handelt es sich um einen oder mehrere münzengroße *(bis Fünffrankstück und größer)*, deutlich erhabene, rundliche Herde mit scharfen Rändern von lebhaft roter Farbe; die Haare sind ausgefallen oder leicht zu entfernen. Darauf finden sich in großer Zahl kleine, weiße Pusteln, die sich auf Druck entleeren.

Die Folliculitis agminata — oder „Folliculite conglomérée en placards" Leloirs — ist die gleiche Erkrankung an unbehaarten Körpergegenden.

Man beobachtet sie in jedem Alter, an den Handgelenken, den Vorderarmen und dem Halse.

Der rote, mit einer Makrone vergleichbare Herd ist mit einer Kruste oder dickem Eiter bedeckt; entfernt man den Belag, so erscheint die mit erweiterten Follikelöffnungen siebartig besäte Fläche. Es können mehrere Herde verschiedenen Alters vorhanden sein, die sich rapid in wenigen Tagen entwickeln.

Die Sporen und Fragmente des Myzels sind oft nur schwierig im Eiter zu finden; auch Leloir hatte die Natur dieser Affektion verkannt. Wie das Kerion, so dauert diese Erkrankung Wochen und Monate oder unbeschränkt lange, obgleich sie auch spontan abheilen kann *und meist — wegen der durch die tiefe Trichophyton-Infektion jedenfalls sehr oft zustandekommenden Überempfindlichkeit, resp. Immunität — in Wochen oder einigen Monaten auch ohne oder unter indifferenter Behandlung abheilt.*

Die vereiterten trichophytären Follikulitiden hinterlassen in der Regel haarlose Narben *(die sich aber nach meinen Erfahrungen besonders am behaarten Kopf oft wieder recht gut, wenngleich nicht vollständig, mit Haaren bedecken).* .

Außerdem gibt es noch zwei bisher wenig beachtete Formen von follikulärer Trichophytie. Einmal hinterlassen oberflächliche squamöse oder vesikulöse Trichophytieherde der „unbehaarten" Haut bei ihrer Abheilung oft für einige Zeit kleine papulöse oder papulo-vesikulöse follikuläre Effloreszenzen, in denen es gelegentlich einmal gelingt, Pilze zu finden, wenn diese von der Oberfläche schon verschwunden sind. Dann aber gibt es nach unseren Erfahrungen recht häufig bei Kerion Celsi der Kinder disseminierte oder gruppierte über den Rumpf verbreitete follikuläre Knötchen, die sich ziemlich plötzlich entwickeln und einige Tage oder Wochen bestehen bleiben, keine oder nur höchst selten vereinzelte Pilze enthalten, gelegentlich deutlich spinulös sind und sehr viel Ähnlichkeit mit dem Lichen scrofulosorum haben. Ich habe die allgemein pathologisch sehr interessante Affektion als Lichen trichophyticus oder Trichophytia lichenoides disseminata bezeichnet. Analoge Dinge kommen nach Einreibung von Trichophytiekulturen oder Trichophytien bei spezifisch überempfindlicher Haut vor — es handelt sich hier augenscheinlich um Überempfindlichkeitsreaktionen bei schon entwickelter wenn auch noch nicht vollständiger Immunität.

Die Diagnose der eiterigen follikulären Trichophytien kann man zuweilen schon auf Grund der klinischen Symptome stellen, wird sie jedoch immer durch die mikroskopische Untersuchung und wenn möglich durch die Kultur der Pilze bestätigen. Die Pyokokkenfollikulitiden, sogar die agminierte Form, bilden keine so scharf umschriebenen runden Herde und sind viel mehr disseminiert. Der Furunkel und der Karbunkel weisen ein stärkeres und ausgedehnteres entzündliches Ödem auf und sind viel schmerzhafter.

Die Behandlung besteht in jedem Falle in peinlicher Epilation des Herdes selbst und einer ihn umgebenden ca. 1 Zentimeter breiten Zone; da die Haare nicht abbrechen, kann man die Radiotherapie entbehren und die Entfernung der Haare mit der Pinzette vornehmen. Man macht alsdann erweichende oder antiseptische Applikationen und Betupfungen mit Naphtholkampfer bis zur Beruhigung der entzündlichen Symptome. Es ist manchmal notwendig die tieferliegenden Follikelabszesse mit dem Galvanokauter zu eröffnen. Schließlich pinselt man die erkrankten Flächen jeden zweiten Tag reichlich mit Jodtinktur oder verbindet sie mit Jodvaselin. *Die häufig sehr stark entzündlichen Fälle von tiefer Trichophytie meines Materials heilen meist ohne Epilation auf feuchte Verbände mit Liquor aluminii acetici u. ä. Bei den bei uns sehr seltenen refraktären Fällen kann man versuchen, die dabei spontanerweise ausbleibende oder unzureichende Überempfindlichkeit, resp. Immunität durch Einimpfung einer anderen eine tiefe Infektion bedingenden Trichophyton-Art zu provozieren (Br. Blochs „moderne Ableitungstherapie“).*

Die Seborrhöe.

Das Wort Seborrhoea bedeutet Ausfließen von Sebum und wurde von Fuchs (1840) eingeführt, um damit die Acne sebacea von Biett, den „flux sébacé“ von Rayer und die Steatorrhoea von Erasmus Wilson zu bezeichnen.

Wie ich schon früher ausgeführt habe, ist nach meiner Ansicht die Seborrhöe eine der hauptsächlichsten Manifestationen eines allgemeinen Krankheitszustandes, den ich Kerosis genannt habe (XI, 138).

Die zurzeit über die Bedeutung des Wortes „Seborrhöe“ noch herrschende Verwirrung rührt besonders daher, daß die verschiedenen Autoren diesen Begriff unlogischerweise derart erweitert haben, daß sie ihn auf alle anderen Erscheinungen der Kerosis, ja mit Hebra sogar auf die Pityriasis simplex ausgedehnt haben; dies geht zur Genüge aus der gebräuchlichen Anwendung so ungeeigneter Ausdrücke wie Seborrhoea sicca (für Pityriasis simplex), Ekzema seborrhoicum (für Ekzematide) usw. hervor.

Die Seborrhöe ist eine Steigerung der Talgdrüsensekretion. Man kann eine fettige Seborrhöe *(gewöhnlich als S. sicca bezeichnet)* und eine ölige oder flüssige Seborrhöe *(S. oleosa, Fluxus sebaceus)* unterscheiden; aber es existieren zahlreiche Zwischenformen.

Die fettige Form der Seborrhöe ist charakterisiert durch die Erweiterung der Haarbalgtrichter, besonders derjenigen, welche mit den größten Talgdrüsen in Verbindung stehen. In den Ausführungsgängen sammelt sich eine Masse an, die aus Hornzellen, Fett und Bakterien besteht und das Sebum bildet.

Bald überwiegen die Hornzellen, gruppieren sich konzentrisch und bilden den seborrhoischen Schlauch („Utricule“ oder „Coccon séborrhéique“) Sabourauds; ist die Hyperkeratose noch stärker, so entsteht der Komedo der Akne.

Bald verbindet sich das Fett mit den Hornzellen zu einer teigigen, weißlichen, nach Buttersäure riechenden Masse, die man durch Druck zwischen zwei Fingernägeln in Form eines wurmähnlichen Gebildes, des sog. seborrhoischen Fadens, herauspressen kann.

Um sich davon zu überzeugen, daß man es tatsächlich mit der Seborrhöe und nicht z. B. mit einer Keratosis follicularis sicca zu tun hat, muß man feststellen, ob man wirklich aus den erweiterten Follikelöffnungen die fragliche fettige Substanz auspressen kann, indem man entweder, wie eben erwähnt, die Haut zwischen zwei Fingernägeln zusammendrückt, oder sie kräftig mit einer Glasplatte oder einem stumpfen Skalpell abschabt. Die dabei erhaltene Substanz muß fettig sein; die „Coccons" oder Fäden müssen sich leicht zerdrücken lassen. Im Mikroskop erkennt man Fetttröpfchen, Hornzellen oder Trümmer von solchen. Färbt man das Präparat mit einer Anilinfarbe, vorzugsweise mit Thionin, so sieht man unzählige Bakterien.

Es ist das Verdienst Sabourauds, gezeigt zu haben, daß die Mikroben, welche in solchen Scharen in den Produkten der fettigen Seborrhöe vorkommen, ausschließlich einer Art, dem „Mikrobazillus der Seborrhöe", angehören. Er ist sehr klein und hat die Gestalt eines Fäßchens oder eines oft etwas gekrümmten Stäbchens; er ist schwer zu züchten. Hallé und Civatte haben in meinem Laboratorium nachgewiesen, daß er in anaerober Kultur viel leichter und reichlicher gedeiht. Dieser Bazillus war schon von Unna und Hodara gesehen und von ihnen für den Erreger der Akne gehalten worden.

Für Sabouraud war sein überreichliches Auftreten in Reinkultur beweisend für seine pathogene Rolle; die Seborrhöe wäre darnach also eine parasitäre Krankheit. Diese Theorie ist aber kaum annehmbar, denn es ist viel wahrscheinlicher, daß der weit verbreitete Mikrobazillus sich überall einnistet, wo er leben kann, und daß sein Wachstum eine Sekundärerscheinung der Seborrhöe ist.

Die Seborrhoea oleosa oder der Fluxus sebaceus offenbart sich in seiner schwächeren Form in dem fettigen und glänzenden Zustand der Haut, die ein aufgedrücktes Papier mit Fett imprägniert; in den stärker entwickelten Graden sieht man geradezu Öltröpfchen auf der Haut. Fast immer besteht gleichzeitig eine fettige Seborrhöe. Es ist sehr schwierig zu entscheiden, ob das flüssige Fett wirklich von den Talgdrüsen und nicht von den Schweißdrüsen herrührt, in anderen Worten, ob es sich nicht um eine Hyperidrosis oleosa handelt (**XXII**, 318).

Die gewöhnliche Ausdehnung der Seborrhöe ist geringer als die Autoren annehmen, die sie mit der Kerosis verwechseln. Ihre Prädilektionsstelle ist in der Mitte des Gesichtes, auf den Nasenflügeln und in den Nasolabialfalten; weniger häufig ist sie im Gesicht und am Scheitel, ziemlich selten am Thorax und an den Genitalien, nur ganz ausnahmsweise an den anderen kerotischen Körpergegenden. Die Seborrhoea oleosa findet sich im Gesicht, am behaarten Kopf und manchmal am Thorax.

Die Ätiologie der Seborrhöe ist die gleiche wie die der Kerosis. Man beobachtet sie fast nie vor der Pubertät. Ihre Beziehungen zur geschlechtlichen Entwickelung, zu Erkrankungen der Geschlechts- und Verdauungsorgane sind nicht zu verkennen.

Die Behandlung ist dieselbe wie bei der Kerosis. Lokal verwendet man Einseifungen und entfettende ätherische oder andere Waschungen, Schwefel-, Kampfer- etc. Applikationen. Systematische Massage der Haut bewirkt Entleerung der retinierten Massen; es ist aber schädlich, sie zu übertreiben.

Die verschiedenen Formen der Akne.

Seit Willan wurde der Ausdruck Akne auf alle Eruptionen angewandt, von denen man glaubte, daß sie auf einer Erkrankung der Talgdrüsen beruhen. Durch ein beigefügtes Adjektiv präzisierte man das klinische Aussehen, die nähere Ursache oder den wahrscheinlichen Charakter der Affektion.

Gegen diesen Sprachmißbrauch, der Verwirrungen anrichtete, machte sich später eine Reaktion geltend.

Die Acne sebacea oder oleosa nennt man jetzt Seborrhöe; die Acne sebacea concreta ist die Keratosis senilis; die Acne miliaris oder das Milium ist eine Form der epidermidalen Kysten; die Acne varioliformis Bazins oder das Molluscum contagiosum ist ein epithelialer Tumor; die Acne rosacea habe ich mit den chronischen Erythemen und ihre Komplikation, die Acne hypertrophica, bei den hypertrophischen Dermatosen besprochen; die Acné cornée ist eine hyperkeratotische Follikulose; die Acne decalvans eine zur Alopezie führende Follikulose; die Acne cachecticorum ist eine Form der Tuberkulide, wie die Acne syphilitica eine solche der Syphilide.

Als Typen der wirklichen Akneerkrankung bleiben schließlich nur die Acne vulgaris s. juvenilis oder polymorphe Akne und daneben einige ihr verwandte Formen.

Die **Acne vulgaris oder juvenilis** bildet eine sehr häufige Komplikation der Kerosis, besonders der Kerosis mit Seborrhöe und manifestiert sich in Form einer follikulären, regionär lokalisierten Eruption, die vor allem bei jugendlichen Individuen auftritt.

Sie ist nicht durch eine einzelne Grundeffloreszenz charakterisiert, sondern durch polymorphe Effloreszenzen, die auseinander hervorgehen: Komedonen, papulopustulöse Knötchen, oberflächliche oder tiefe follikuläre Pusteln, indurierte Abszesse, Krusten und Narben.

Neben den Fällen, bei denen sich alle diese Elemente entwickeln, haben zahlreiche Personen eine abortive Form der Akne mit einigen Komedonen und (von Zeit zu Zeit) einer pustulösen Papel.

Der Komedo *(„Mitesser")* ist eine kleine Hornmasse mit braunem oder schwarzem Ende, vom Umfange einer Stecknadelspitze bis zu dem eines Hirsekorns; er ist in eine erweiterte Follikelöffnung eingelassen und sieht einem Pulverkorn ähnlich. Durch Druck zwischen zwei Fingernägeln kann man ihn herauspressen in Form einer gelblichen festen Masse mit schwarzer Spitze, einem weißen, fettigen Faden, der einem Würmchen mit schwarzem Kopfe ähnlich sieht. Man findet gelegentlich „Doppelkomedonen", d. h. Komedonen, die dicht beieinander stehen und an ihrem unteren Ende verschmelzen.

Der Komedo entsteht durch eine Hyperkeratose der Follikelmündung; er hat die Gestalt einer von konzentrischen Hornlamellen gebildeten Tonne. Seine Außenfläche ist gefärbt, nicht durch eine Ablagerung von Staub, sondern durch Oxydation des Keratins; die abgeschlossene Höhlung enthält Sebum und eine Unzahl Mikrobazillen *(im Gesicht oft auch den Demodex folliculorum).* Er verhindert mehr oder minder den Austritt des Talges, der darunter zurückgehalten wird.

Die anfangs schwach entwickelten und kaum von den seborrhoischen Schläuchen zu unterscheidenden, später umfangreicheren Komedonen treten in wechselnder Zahl vorzugsweise im Gesicht, speziell an der Nase, den Wangen und den Schläfen, auch auf dem Rücken, der Brust und den Schultern, seltener an anderen Körpergegenden auf.

Treten sie vereinzelt auf, so bilden sie die **Acne punctata**, im Volksmunde als „Points noirs" (schwarze Punkte) bezeichnet.

Ein geringer Grad von Rötung und Schwellung um einige Komedonen charakterisiert die **papulöse Akne**. Meist wird die Entzündung etwas lebhafter und die zugespitzte rote Erhebung, von Stecknadelkopf- bis Erbsengröße, wird an der Spitze in zwei bis drei Tagen durch Eiterbildung weiß. Der Eiter kann sich nach außen ergießen oder zu einer Kruste eintrocknen, während sich die Papel abflacht, in einen rotbraunen Flecken verwandelt und eine winzige Narbe hinterläßt. Diese **oberflächliche pustulöse Akne** ist mehr oder weniger disseminiert oder konfluierend und befällt das Gesicht und den Thorax.

Die Pusteln entwickeln sich nahezu ohne Schmerzgefühl, kaum mit etwas Juckreiz.

Wenn die pustulösen Papeln die Größe einer dicken Erbse oder einer Bohne und eine violette Färbung haben, hart und schmerzhaft sind, und wenn die Vereiterung langsam einsetzt, aber tiefgreifend und reichlich ist, so handelt es sich um eine sogenannte **knotenförmige oder indurierte Akne**. Als **phlegmonös** bezeichnet man die Form, bei der düsterrote und fluktuierende Erhebungen durch kutane oder subkutane Akneabszesse bedingt sind, *die an mehreren Stellen perforieren, „Ölzysten" bilden und selbst tuberkulösen Abszessen (Skrofulodermen) sehr ähnlich sein können*. Oft treten diese verschiedenen Arten in verschiedenem Zahlenverhältnis gleichzeitig bei demselben Kranken auf (**polymorphe Akne**). In schweren Fällen können Gesicht, Brust und Rücken mit Effloreszenzen in allen Stadien so vollständig bedeckt sein, daß fast gar nichts von gesunder Haut zu sehen ist. Manchmal beschränkt sich die Eruption auf eine dieser Körpergegenden. *Die schweren Formen hinterlassen natürlich starke Narbenbildungen; bei disponierten Individuen können von Akne-Effloreszenzen, auch von leichten, Keloide ausgehen.*

Die Topographie der Akne ist eine ganz besondere: sie überschreitet fast niemals die Gürtelgegend, die oberen zwei Drittel der Arme oder die Haargrenzen, die sie stets respektiert.

Die Eruption erneuert sich durch fortwährende Schübe frischer Effloreszenzen; der Verlauf ist kontinuierlich, aber mit periodischen Exazerbationen im Frühjahr, zur Zeit der Menstruation und nach Diätfehlern.

Ätiologie und Pathogenese. Für die Entstehung der Krankheit ist das Vorhandensein der Kerosis die Conditio sine qua non; die Aknekranken leiden stets an Seborrhöe, Pityriasis simplex, manchmal an Ekzematiden. Die Prädisposition des Terrains besteht **vor** dem Auftreten und **nach** dem Erlöschen der Akne.

Die Krankheit beginnt bei beiden Geschlechtern um die Zeit der Geschlechtsreife, ist am stärksten entwickelt im Alter von 16 und 18 Jahren und geht *(meist)* zwischen dem 22. und 30. Lebensjahre zurück. Nicht selten folgen ihr nach: die Rosacea (Couperose), die Kahlköpfigkeit, die Ekzematide.

Die Ursachen der Kerosis prädisponieren also auch zur Akne: vor allem Molimina menstrualia, sexuelle Erregungen und funktionelle oder organische Störungen des Geschlechtsapparates. Man hat sehr häufig beobachtet, daß bei Mädchen und jungen Frauen Beziehungen bestehen zwischen der am Kinn lokalisierten Akne und Störungen der Ovarien und des Uterus.

Verdauungsstörungen, unrichtige Diät, Dyspepsie, habituelle Obstipation spielen ebenfalls eine wichtige Rolle *(die letztere nach meinen auch statistisch belegten Erfahrungen die größte, resp. die einzige wirklich statistisch nachweisbare)*.

Eine blasse Hautfarbe, „lymphátische" oder „arthritische" Konstitution finden sich oft bei Aknekranken, besonders bei solchen, die hereditär mit Kerosis behaftet sind.

Es kann beinahe als sicher angesehen werden, daß die die Eruption auslösende Ursache, welche die Seborrhöe in eine Akne umwandelt, eine lokale bakterielle Infektion ist.

Für den Komedo ist der Nachweis noch nicht gelungen, obwohl Sabouraud gezeigt hat, daß er zahllose Seborrhöebazillen (die früheren Aknebazillen Unnas und Hodaras) enthält und daß sich in seiner Umgebung gewöhnlich der Flaschenbazillus und Kokken vorfinden.

Die Aknepustel enthält dagegen fast immer verschiedene Staphylokokken, zuweilen in reichlicher Menge; nur ausnahmsweise ist sie steril.

Die Gutartigkeit dieser Eiterung, ihre Indolenz, ihre langsame Entwickelung lassen darauf schließen, daß es sich nicht um den gewöhnlichen Eiterkokkus, einen virulenten Staphylokokkus wie den aureus handelt, sondern wahrscheinlicher um den in grauer Kultur wachsenden Staphylokokkus, den polymorphen Kokkus von Cedercreutz, oder einen analogen Organismus *(doch ergaben Kulturen meist den Staphylococcus albus).*

Die Aknepustel ist also eine Follikulitis oder Perifollikulitis, welche durch eine mäßig virulente Infektion eines durch einen Komedo verstopften Follikels entsteht. Der durch die eindringenden Leukozyten entstandene Abszeß ist primär innerhalb des Follikels unter dem Komedo lokalisiert, zerstört aber die Wandung wenigstens teilweise und invadiert das perifollikuläre Gewebe mehr oder weniger tief (Fig. 104). *Daher hinterlassen selbst kleine Akneknötchen und -Pusteln so oft weiße perifollikuläre Flecke mit feinen horizontal verlaufenden elastischen Fasern.* Die Talgdrüse spielt dabei nur eine ganz nebensächliche Rolle.

Therapie. Lokal- und Allgemeinbehandlung sind notwendig.

Lokal wird man zur peinlichen Reinhaltung der Haut Bäder, heiße Seifen- *(Marmorseife!)* oder Alkoholwaschungen vornehmen. Anfangs verdünnter Kampferspiritus, kampfer- und schwefelhaltige Waschwässer, schweflige Säure- oder Quecksilbersalz-Lösungen, oder solche mit Chlorammonium, geben weit bessere Resultate als Salben jeder Art; manchmal sind Ungt. Glycerini, Kühlsalben oder Pasten angezeigt.

Man muß zuerst vorsichtig vorgehen, da in manchen Fällen die Haut der Aknepatienten außerordentlich empfindlich ist; andere Fälle dagegen erfordern eine sehr energische Behandlung. Nach Schälkuren habe ich schon nahezu vollständige und dauernde Heilung gesehen. *(Ich finde es im allgemeinen vorteilhafter, statt brüsker Abschälung Schwefel, Resorzin etc. in schwachen, aber systematisch ansteigenden Dosen zu geben.)*

Nach der Abseifung soll man von Zeit zu Zeit vor Anwendung des Waschmittels die Komedonen ausdrücken, entweder durch systematische Massage oder mit einem Taschenuhrenschlüssel oder mit einem Komedonenquetscher; auch wird man die oberflächlichen Aknepusteln mit einer ausgeglühten Nadel öffnen. Man darf jedoch diese Manipulationen nicht übertreiben, da bei manchen Patienten dadurch Verschlimmerung eintritt.

In Fällen von indurierter oder phlegmonöser Akne kann man mit dem Galvano- oder Thermokauter die Eiterherde entleeren und die beginnenden Effloreszenzen unterdrücken. Die Radiotherapie, welche als letztes Hilfsmittel zur Anwendung kommt, erzielt zuweilen wertvolle, aber unbeständige Resultate *(nach meinen Erfahrungen die relativ besten — schwache Dosen!).*

Die interne Behandlung muß vor allem die allgemeine Körperpflege berücksichtigen. Die Diät ist strengstens zu beaufsichtigen: man verbietet den

Genuß von Stimulantien, von Konserven jeder Art, von fermentierenden Nahrungsmitteln, von überreichlichen Mengen von Fleisch *(ohne daß man aber in vielen Fällen von dieser strengen Diät deutliche Erfolge sieht)*. Man macht die Patienten aufmerksam auf den günstigen Einfluß regelmäßiger Mahlzeiten, sorgfältigen Kauens, guter Zahnpflege und regelmäßigen Stuhlgangs. Dieser ist eventuell durch Abführmittel zu regulieren. Störungen des Genitalapparates und der Harnwege müssen soviel wie möglich behoben werden. Gymnastische Übungen, Abreibungen, Massage fördern die Zirkulation.

Je nach der speziellen Indikation wird man zu folgenden Medikamenten greifen: Arsenpräparate, Lebertran, Eisenpräparate, Ichthyol, Bierhefe und Milchsäurefermente; diese letzteren sind manchmal von ausgezeichneter Wirkung, zuweilen vollständig unwirksam. *Das gleiche gilt wohl auch von der Vaccintherapie (Staphylokokken und „Aknebazillen")*.

Arznei- und Gewerbeakne. Diese Formen der Akne sind der Acne juvenilis nahe verwandt und würden, falls dies noch nötig wäre, die Bedeutung der Ingesta und äußerer Reize für die Entstehung der Erkrankung beweisen.

Die jodwasserstoffsauren und in geringerem Grade die bromwasserstoffsauren Salze rufen besonders bei gewissen Individuen, entweder von Anfang an oder *(meist)* nach längerem Gebrauch, eine sogenannte Jod- resp. Bromakne hervor, die sich von der gewöhnlichen Akne *manchmal* durch das Alter der Befallenen, das akute Auftreten und den entzündlichen, indurierten und nodösen Charakter ihrer Effloreszenzen unterscheiden. Sie sind hauptsächlich im Gesicht und am Rücken lokalisiert und treten *(gelegentlich)* in Verbindung mit anderen Symptomen des Jodismus und Bromismus auf (**XXIII**, 344).

Die verschiedenen Teersorten, ganz besonders das Oleum cadinum, *ferner manche mineralische (Schmier-) Öle* verursachen bei Personen, welche sie verarbeiten oder aus therapeutischen Gründen auf die Haut bringen (z. B. bei Psoriasis) eine Eruption von rotbraunen pustulösen Papeln, die im Zentrum einen Komedo tragen *können* und der Akne sehr ähnlich sind. Sie sind häufig an der Außenfläche der Extremitäten lokalisiert.

Die Chlorakne hat ganz den Charakter der Acne juvenilis, aber in ungemein verstärktem Grade; man hat sie bei Arbeitern beobachtet, die den bei der elektrolytischen Darstellung des Chlors entstehenden Dämpfen ausgesetzt sind *(aber auch in anderen Fabriken; die Ursache ist noch nicht klar)*.

Die **Acne necrotica** Boeck (Acne pilaris Bazin, varioliformis Hebra, frontalis, rodens etc.) ist eine Affektion der Erwachsenen und der alten Leute.

Die Effloreszenzen sind flache pustulöse Papeln von der Größe eines Stecknadelkopfes bis zu der einer halben dicken Erbse. Sie beginnen in Form hellroter Erhebungen, die in der Mitte *(keineswegs immer)* von einem Lanugohaar durchbohrt und mit einem *(meist nicht auffindbaren)* nur kurze Zeit bestehenden pustulösen Bläschen bedeckt sind, das sich rasch in eine gelbe *(bis bräunliche)* Kruste verwandelt. Diese Kruste ist wie eine Linse in die Kutis eingesenkt und hinterläßt nach ihrer oft späten Abstoßung eine deprimierte, dauernde Narbe.

Der Ausschlag, der in kontinuierlichen oder intermittierenden Schüben auftritt, ist an der Stirne, an der Grenze des behaarten Kopfes, auf den er oft übergreift, an den Schläfen, an den Ohrmuscheln, manchmal an der Nase und den Nasenwinkeln, selten auf der Mitte des Rückens und der Brust lokalisiert. Die Effloreszenzen sind gruppiert oder disseminiert. Die erkrankten Gegenden werden siebartig mit Narben besetzt. Unbehandelt dauert die Krankheit jahrelang oder erlischt überhaupt nie.

Histologisch findet man ein pustulöses Bläschen, das auf einer linsengroßen trockenen Nekrose aufsitzt, welche die Epidermis und einen Teil der Kutis umfaßt; in der Umgebung ist nur eine geringe entzündliche Reaktion.

Die Acne necrotica unterscheidet sich von den sekundären krustösen Syphiliden durch ihren nekrotischen Charakter und ihre Narben, von den tubero-krustösen Syphiliden durch das Fehlen der Induration und die disseminierte Anordnung der Effloreszenzen.

Sabouraud sieht den Staphylococcus aureus *(in Kombination mit dem „Seborrhöebazillus")* als Krankheitserreger an; wahrscheinlich handelt es sich indessen um eine noch unbekannte Mischinfektion. Die Kerosis und die Seborrhöe bilden das prädisponierende Terrain.

Eine zweckmäßige Behandlung führt innerhalb zwei bis drei Wochen sicher zur Heilung. Hiezu genügen Abseifungen und die Anwendung stark schwefelhaltiger Teersalben *(oder auch nur Schwefelsalben);* interne Medikation ist überflüssig. *Rezidive kommen oft vor und deswegen ist es vorteilhaft, den Patienten prophylaktisch ab und zu vorzunehmende Einreibungen mit Schwefelsalben zu empfehlen.*

Keloidakne (Acné chéloïdienne) *(Dermatitis papillaris capillitii Kaposi, Folliculitis nuchae sclerotisans).* Diese ganz eigentümliche Affektion tritt *(fast)* nur an der Nackenhaargrenze auf.

Sie beginnt mit Bildung von zugespitzten, papulösen, eventuell vereiternden Follikulitiden vom Umfang eines Hirsekorns bis zu dem eines Hanfsamens. Die Effloreszenzen sind anfangs disseminiert, vermehren sich später, gruppieren sich und konfluieren schließlich zu einem Streifen, der entlang der Haargrenze des Hinterkopfes verläuft.

Diese Follikulitiden zeichnen sich aus durch ihren anfänglich subakuten entzündlichen Charakter, ihre starke Induration und ihre spätere Entwickelung, die zur Bildung bindegewebiger Exkreszenzen führt. Durch Konfluenz dieser Elemente entsteht ein 10 bis 16 cm langer fingerdicker keloidartiger *unregelmäßig höckeriger* Wulst, der an der unteren Seite narbig, an der oberen mit büschelförmig vereinigten Haaren dicht besetzt ist. Zieht man die Haare aus, so ist man erstaunt darüber, wie tief sie implantiert sind.

Die Dauer der Erkrankung ist unbegrenzt und kann sich über 15, 20 und mehr Jahre erstrecken; der Wulst schreitet langsam nach oben in der Richtung der Okzipitalregion vorwärts und hinterläßt eine bleibende Narbe.

Die histologische Untersuchung läßt erkennen, daß die *chronische, mit Plasma- und Riesenzellenbildung verlaufende* Entzündung des Follikels zu Hypertrophie und Bildung von fibrösem Gewebe führt. Die Natur des Prozesses ist ebensowenig bekannt wie der vermutlich vorhandene spezifische bakterielle Erreger *(man findet auch hier den Staphylococcus aureus).* Es besteht immer gleichzeitig eine Kerosis.

Das Aknekeloid leistet der Behandlung hartnäckig Widerstand. Antiseptische Waschmittel, Jodapplikationen, Quecksilberpflaster, schwefel-, naphthol- oder teerhaltige Salben genügen selten.

Ausgezeichnete Resultate erzielt man mit Radiotherapie, oder besser noch mit folgendem Verfahren: mit der feinen Spitze des Thermokauters zerstört man alle eiternden Follikel. Alsdann wird der keloidartige Wulst wiederholt tief skarifiziert oder tief mit dem glühenden Eisen ausgebrannt; acht bis zehn Tage später beginnt die öfter zu wiederholende Radiotherapie. Man unterstützt die Behandlung mit den oben erwähnten lokalen Mitteln und erreicht dadurch die Abheilung des Prozesses.

Chirurgische Abtragung ist zwecklos, da sie *manchmal* von Rezidiven gefolgt ist.

Narbenbildende, Haarschwund verursachende Follikulitiden.

Die Gruppe dieser Erkrankungen, die man auch als „Acnés decalvantes" bezeichnet, ist nicht scharf abgegrenzt und die Krankheitsformen, die sie umfaßt, sind noch nicht genügend charakterisiert.

Alle tiefgreifenden Follikulitiden können eine persistierende Atrophie des Follikels und damit Haarschwund verursachen; der Favus, die Keratosis pilaris, die Sykosis, die verschiedenen Formen der Akne, die Syphilide gehören dazu. Aber diejenigen Erkrankungen, welche ich jetzt im Auge habe, sind entzündlich, torpid, progressiv, hartnäckig, oft zirkumskript und hinterlassen notwendigerweise ein wahres Narbengewebe: sie führen zu narbigen Alopezien.

Die Pseudo-Pelade Brocqs ist die ausgeprägteste Form dieser Gruppe.

Sie ist charakterisiert durch haarlose, weiße oder kaum rötliche, narbige Plaques von unregelmäßiger Form, die sich ganz unvermerkt auf dem behaarten Kopfe und manchmal im Barte jugendlicher oder erwachsener Personen, hauptsächlich beim Manne, einstellen. Die Herde sind klein und anfangs multipel; sie konfluieren später zu polyzyklischen oder eckigen Plaques, die häufig Vorsprünge oder kleine Inseln aufweisen. Sie sind vollständig haarlos mit scharf umschriebenen Grenzen. Weder Flaum noch abgebrochene Haare sind vorhanden.

Die Krankheit entwickelt sich sehr langsam. Um einzelne am Rande des behaarten Kopfes stehende Haare bildet sich gleichzeitig mit einer leichten Keratose der Follikelöffnungen ein rosafarbiger Hof. Diese Haare fallen aus, ohne wieder ersetzt zu werden. Sie lassen sich auch leicht ausziehen ohne abzubrechen und haben meist eine glasige, geschwollene Wurzelscheide. Die Narbenbildung schreitet weiter. Trotzdem wahrscheinlich ein spezifischer Parasit — Bakterium oder Pilz — vorhanden ist, ist der Nachweis eines solchen im Haare oder im Follikel bis jetzt stets mißlungen. Die mikroskopische Untersuchung ergibt, daß die Follikel von Rundzellen und meistens herdförmig zerstreuten Plasmazellen umgeben und die Gefäße erweitert sind. Es ist sicher, daß die „Pseudopelade" als eine Follikulitis zu betrachten ist, obgleich die Entzündungserscheinungen der Follikel klinisch kaum wahrnehmbar sind und viel weniger hervortreten als bei den folgenden Formen.

Von der Area Celsi unterscheidet sie sich sehr stark (**XX, 295**). Viel größer ist die Analogie mit den Favusnarben, so daß meiner Ansicht nach die Krankheit besser als „Alopécie pseudofavique" bezeichnet würde; aber niemals finden sich Skutula oder gelbe Krusten, die narbige Haut ist weniger rot und das Achorion fehlt. Mit dem Lupus erythematodes ist die „Pseudopelade" vielleicht verwandt; Koinzidenz beider Krankheiten habe ich gelegentlich schon beobachtet. Trotzdem muß man betonen, daß ersterer nicht in so zahlreichen Herden auftritt und sich in Form stark geröteter und hyperkeratotischer Flecke ausbreitet.

Man verordnet lokale Behandlung mit Quecksilber-, Schwefel- oder Teerpräparaten, obschon sie wenig Erfolg verspricht.

Die **Folliculitis decalvans** Quinquauds, Acné décalvante Lalliers, unterscheidet sich von der vorhergehenden Form nur durch das Vorhandensein einiger stecknadelkopf- oder erbsengroßer, disseminierter, eiteriger Follikulitiden im Bereiche der Invasionszone.

Die **lupoide Sykosis** Brocqs, die lupoide Akne amerikanischer Autoren, das Ulerythema sycosiforme Unnas ist im Barte, vor allem an den

Wangen, *sehr viel seltener im Capillitium*, lokalisiert (Fig. 74). Sie verursacht gruppierte, follikuläre Pusteln mit entzündlicher Rötung und *gelegentlich recht diffuser aber oberflächlicher* Infiltration der Haut.

Sie unterscheidet sich von der gewöhnlichen Sykosis durch ihre Neigung zu schleichender und regelmäßiger Ausbreitung und durch die rote, glatte, narbige Alopezie, die häufig ein keloidartiges Aussehen hat. *Dem Lupus vulgaris („lupoid"!) kann sie durch die zentrale Vernarbung und kolloide Degenerationsherde in der Narbe ähnlich sehen.* Die Herde, einer bis höchstens drei, werden im Laufe der Jahre handtellergroß.

Follikulitiden, welche die Lanugohaare zerstören, wurden von Arnozan und Dubreuilh beschrieben; sie sind sehr selten. Sie treten an den Ober- und Unterschenkeln, seltener an anderen Stellen auf und sind entweder mit der eben beschriebenen Erkrankung oder mit den papulo-nekrotischen Tuberkuliden nahe verwandt.

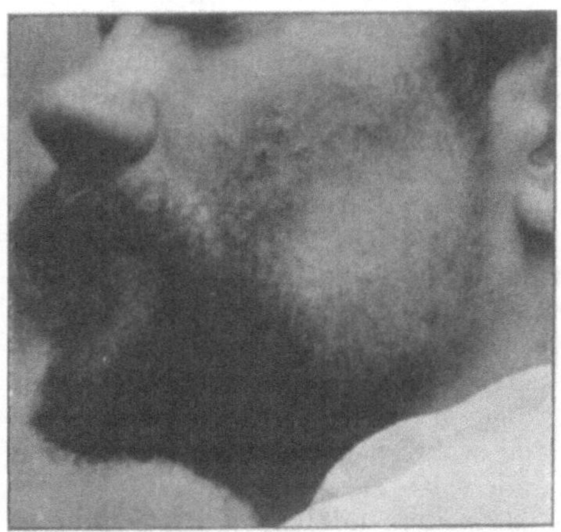

Fig. 74.
Lupoide Sykosis.

Therapie. Sublimathaltige Waschungen, Applikationen von Quecksilberpflaster, in Verbindung mit Epilation, womöglich mit Radiotherapie, sind die wirksamsten Mittel zur Bekämpfung der lupoiden Sykosis und analoger Affektionen.

Subakute Follikulitiden.

Diese Gruppe von erythematösen Follikulitiden zeigt eine akute oder vielmehr subakute Entwickelung, die weder regelmäßig zur Eiterung, noch notwendigerweise zu Haarverlust führt.

Follikuläre Ekzematide. Ich belege mit diesem Namen die peripilären Seborrhoide anderer Autoren.

Die akute Form tritt besonders bei stark kerotischen Männern, vorzugsweise im Beginne der heißen Jahreszeit auf, in Form kleiner, roter, zugespitzter, follikulärer Papeln, die sich am Rücken, an den Schultern oder an der Vorderseite des Rumpfes zu einem oder mehreren Herden zusammenschaaren. Der Herd vergrößert sich durch Erkrankung aller benachbarten Follikel, während im Zentrum die Eruption erlischt und eine gelbe, etwas schuppende Hornschicht zurückbleibt. Die Entwickelung ist anfangs rapid; in ein bis zwei Wochen ist die erkrankte Fläche handtellergroß; später ist der Verlauf schleppend.

Man hat ganz besonders die subakute Form dieser Affektion beschrieben. Sie ist charakterisiert durch kleine, gelblichrote oder rotviolette, perifollikuläre, kaum papulöse Flecke, die zu 10—30 gruppenförmig beieinander stehen. Sie werden allmählich mehr erhaben und bedecken sich mit einem gelblichen Schüppchen oder Krüstchen (Fig. 75). Die Konfluenz dieser Läsionen kann zur Entstehung figurierter Ekzematide führen.

Ihre Prädilektionsstelle ist übrigens dieselbe wie die der letzteren (V, 59), die der follikulären Eruption vorausgehen können. Diese ist auch an den Extremitäten, den Ober- und Unterschenkeln, den Handgelenken, den Vorderarmen etc. häufig. Es besteht nur ein sehr schwacher Juckreiz.

Die Behandlung durch Schwefelbäder, durch schwefel- oder ichthyolhaltige Pasten ist bei der akuten Form sehr wirksam; bei den torpiden Formen muß sie länger fortgesetzt werden. *Ich verwende dabei am liebsten ganz schwache Chrysarobinzinkpasten (1:3000—1000).*

Das **Eczema folliculorum** Malcolm Morris' und Unnas ist, wie ich glaube, nur eine seltene Abart der vorhergehenden Affektion.

Es handelt sich um nicht-eiternde, in kleinen geröteten Herden zusammengedrängte Follikulitiden, die sich über den Rumpf und besonders die Extremitäten verteilen, sich stark ausbreiten und zu generalisierter Ekzembildung neigen. Das Jucken ist manchmal ziemlich heftig und provoziert Kratzen. Diese Form leistet der Behandlung hartnäckigeren Widerstand. *(Ich habe in typischen Fällen der von mir als Folliculitis agminata non-suppurativa bezeichneten, durch die Derbheit der Knötchen und das Fehlen diffuser Hauterkrankung ausgezeichneten Krankheit so starke und tiefe perifollikuläre Entzündung gesehen, daß ich sie schon deswegen abseits stellen mußte.)*

Follikuläre Syphilide. Eine Form der papulösen sekundären Syphilide (**VII,** 98), tritt in Gestalt kleiner Knötchen auf, die man als miliare, granuläre, lichenoide oder akneiforme *oder peripiläre* Syphilide bezeichnet. *(Speziell bei den lichenoiden Syphiliden muß man noch eine dem Lichen planus und eine dem Lichen acuminatus entsprechende Form unterscheiden. Nur die letztere gehört hierher.)*

Sie entstehen durch eine Lokalisation des syphilitischen Infiltrates um und unter den Haarbalgfollikeln; gewöhnlich scheint diese Lokalisierung veranlaßt zu sein durch eine vorangehende Veränderung an den Follikeln, eine Kerosis oder eine Keratosis pilaris.

Die follikulären Syphilide zeigen sich meistens 4—18 Monate nach dem

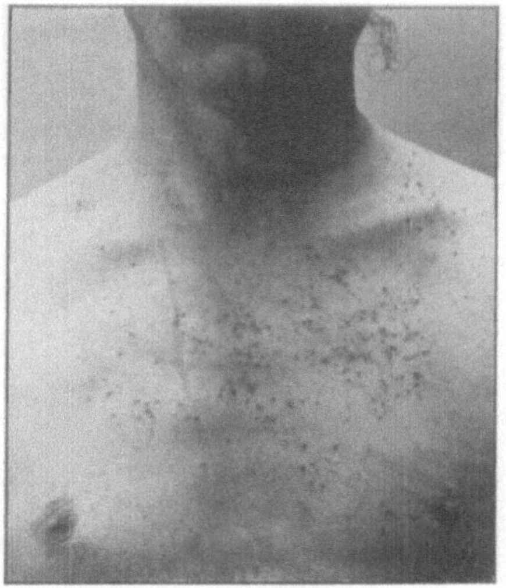

Fig. 75.
Subakute follikuläre Ekzematide.

Primäraffekt, gehören also zu den Sekundärerscheinungen, aber nicht zu den allerfrühesten. Man unterscheidet eine papulosquamöse, eine papulopustulöse und sogar eine vesikulöse Form. Die Eruption ist disseminiert, besteht aber sehr häufig aus kleinen Gruppen zusammengedrängter Elemente (Fig. 76). Die Lieblingslokalisation ist am Rumpfe, auf dem Rücken, an den Weichen und den Lenden; das Exanthem befällt auch die Extremitäten.

Bei der **papulo-squamösen Form** handelt es sich um miliare, kleine, schmutzigrote, zugespitzte Erhebungen, die von einer trockenen Schuppe bedeckt sind. Die Schuppe ist in die Follikelmündung eingelassen und läßt sich nur schwierig abheben. Die Hauptmerkmale dieser Effloreszenzen sind ihre Derbheit (sie fühlen sich körnig an) und ihre verhältnismäßig langsame Entwickelung; sie bestehen mehrere Wochen unverändert.

Die **papulo-pustulöse Form** kann für sich allein oder gleichzeitig neben der vorhergehenden auftreten; sie ist oft sehr diffus und reichlich. Die düsterrote perifollikuläre Erhebung ist viel größer als bei der schuppenden Form und kann sogar linsengroß werden; sie wird überragt von einem pustulösen Bläschen, dessen flüssiger Inhalt immer viel weniger reichlich ist, als man annimmt. Unter dem Bläschen oder unter seinem rasch zur Kruste eingetrockneten Inhalt sieht man eine erweiterte, manchmal erodierte Follikelmündung.

Je nach der Formation und dem Aussehen der papulösen Pusteln oder Bläschen hat man sie als akneiforme, varizelliforme, herpetiforme, varioliforme Syphilide (A. Fournier) bezeichnet. Es bestehen Übergänge zwischen dieser Form und den papulokrustösen oder -ulzerösen Syphiliden.

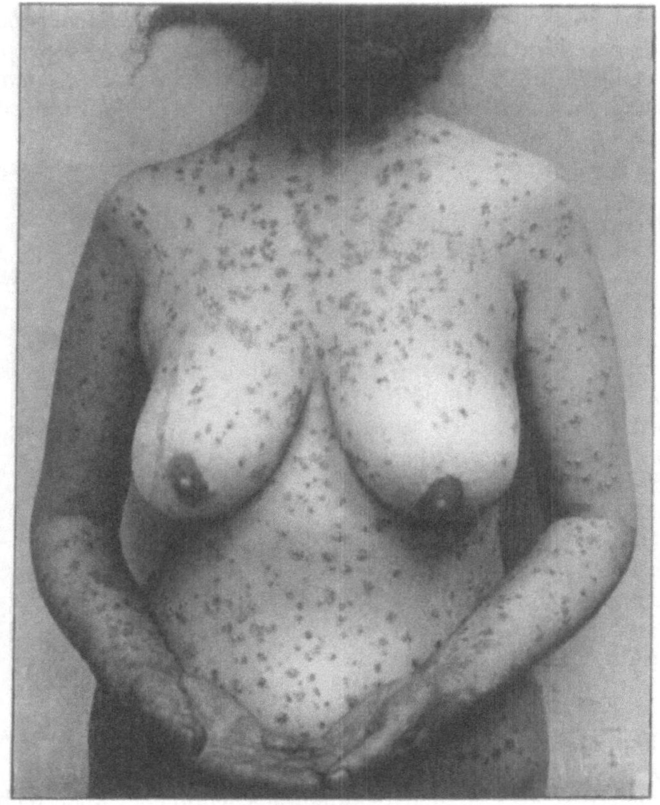

Fig. 76.
Follikuläre Syphilide der papulo-squamösen Form.   Im Gesicht war die
Eruption ausgesprochen lentikulär.

Diese squamösen oder pustulösen Syphilide können in gewissen Fällen in Ringen angeordnet sein oder sich in Haufen von 15—50 Elementen zusammenscharen, oder sich um eine stärkere lentikuläre oder krustöse Papel gruppieren. Diese zusammengedrängten Effloreszenzen sind für die Syphilis äußerst charakteristisch und werden als „Syphilides en bouquets" oder „Syphilides en corymbes" (korymbiforme Syphilide) bezeichnet. *Besonders charakteristisch ist die unregelmäßige Gruppierung kleinerer in ihrer Entwickelung nie die zentrale „Mutter"-Effloreszenz erreichender Papeln, die von ihr noch durch eine intermediäre ganz normale Zone getrennt sein können; der zentrale Herd ist schon in Rückbildung begriffen, wenn*

*die peripherischen auftreten. All das deutet, ebenso wie die analoge Grup-
pierung von makulösen Herden um eine Papel, von Tubera um ein Gumma
auf die Bedeutung der lokalen unvollständigen Immunisierung für die Entwickelung solcher Herde hin.*

Alle follikulären Syphilide leisten der Behandlung hartnäckigen Widerstand; sie dauern sechs Wochen und darüber, hinterlassen gewöhnlich bräunliche Maculae und rezidivieren leicht. Man muß sich davor hüten, sie mit der
Keratosis pilaris, der Pityriasis rubra pilaris, den follikulären Ekzematiden,
aber auch mit der Akne und den *lichenoiden und* papulo-nekrotischen Tuberkuliden zu verwechseln. *Histologisch enthalten sie sehr häufig Riesenzellen
und selbst ausgebildete Tuberkel. Man hat vielfach betont, daß sie speziell
bei kachektischen, skrofulösen resp. tuberkulösen Individuen auftreten.*

Follikuläre Tuberkulide. Die Tuberkulide mit kleinen lichenoiden
Effloreszenzen (Lichen scrofulosorum) sind ziemlich häufig perifollikulär, besonders wenn sie der zugespitzten Form angehören (**VII**, 100).

Die papulonekrotischen Tuberkulide (**XXVII**, 414) scheinen häufig
so deutlich in Beziehung zu stehen zu den Follikeln, daß Barthélemy sie zuerst
unter den Namen Folliklis und Acnitis beschrieben hat. Die histologische
Untersuchung hat in dieser Hinsicht den klinischen Eindruck *nach meinen
Erfahrungen nur manchmal* bestätigt. Man könnte sie daher unter die
Follikulosen einreihen; jedenfalls muß man sie stets bei der Differentialdiagnose follikulärer Affektionen berücksichtigen.

Ihre follikuläre Lokalisation ist indessen tatsächlich nur akzidentell,
was daraus hervorgeht, daß diese Tuberkulide sehr häufig die Handteller
befallen, wo die Follikel fehlen.

Neuere Arbeiten versuchen zu beweisen, daß die Pityriasis rubra
pilaris, die ich nachstehend beschreibe, vielleicht zu den Tuberkuliden gehört.

Pityriasis rubra pilaris.

Devergie, E. Besnier und Richaud haben unter dieser Bezeichnung
eine Dermatose beschrieben, die sich trotz mancher Analogien von der Psoriasis,
von der eigentlichen Pityriasis rubra *(Hebra)* und vom Lichen planus unterscheidet. Hebra und Kaposi haben diese Erkrankung unter dem Namen
Lichen ruber acuminatus beschrieben. Auf dem internationalen Kongreß
in Paris (1889) hat man erkannt, daß es sich um ein und denselben Krankheitstypus handelt. *(So einfach liegen die Dinge meines Erachtens nicht.
Es gibt noch immer Fälle, die dem Lichen ruber acuminatus mehr entsprechen als der Pityriasis rubra pilaris (schlechtes Allgemeinbefinden,
starkes Jucken, Arsenerfolg, stärkere entzündliche Infiltration). Ich glaube
vielmehr, daß unter den Hebraschen Fällen vorhanden waren: akuminierte
Fälle von ,,Lichen ruber" und solche von Pityriasis rubra pilaris.)*

Die charakteristische Effloreszenz der Pityriasis rubra pilaris ist eine
kleine schuppende follikuläre Papel. Sie ist lebhaft oder schmutzigrot
oder rosafarben, manchmal im Anfange farblos. Die Effloreszenz ist erhaben
und konisch, mit abgestumpfter Spitze; diese trägt eine Follikelmündung,
die durch eine weiße, trockene, adhärente Schuppe ausgefüllt ist. Die Schuppe
umhüllt ein oder mehrere, häufig atrophische und zusammengerollte Lanugohaare. Diese follikulären Papeln sind trocken, werden niemals vesikulös oder
pustulös; sie sind stecknadelkopf- bis hirsekorngroß, fühlen sich derb an, haben
infolge ihrer Gruppierung ein körniges Aussehen und geben beim Darüber-
streichen mit der Hand das Gefühl eines Reibeisens.

Im Anfang isoliert, nehmen die Papeln später an Zahl zu und drängen sich zusammen. Die dazwischen liegende Haut rötet sich und es entstehen verdickte Flecke, Plaques oder ausgedehntere Herde von rotgelber Farbe, die mit pityriasi- oder psoriasiformen Schuppen bedeckt sind, manchmal körnig aussehen, mit kleinsten Hornkegeln besetzt oder gefeldert und lichenifiziert sind. Ihre Ränder sind in der Regel zerfressen, unregelmäßig und von charakteristischen peripilären Papeln umgeben.

Die Eruption ist gewöhnlich ausgesprochen symmetrisch. Bei den vollentwickelten Fällen ist die Anordnung ziemlich konstant und die erkrankten Stellen sehen typisch aus: am behaarten Kopf besteht eine Pityriasis mit reichlicher weißer Schuppenbildung; die Haare fallen nicht aus; im Gesicht finden sich keine Hornkegel, aber eine diffuse schuppende Rötung mit Spannung der Haut, sogar mit Ektropion; oder es finden sich neben einem gipsähnlichen Belag fettige Krusten an den Augenbrauen und den Nasenwinkeln; an den Ellenbogen und an den Knien sind gerötete Herde mit dicken, adhärenten, höckerigen Schuppen vorhanden mit weniger scharfer Begrenzung als bei der Psoriasis.

Die Dorsalseite der Phalangen ist noch mehr als die letzterwähnten Regionen von der Pityriasis pilaris bevorzugt; man findet hier bald rote zu Herden vereinigte Papeln, bald nur schwärzliche Hornkegel in den Follikelmündungen; diese Veränderungen sind fast pathognomonisch. Die Nägel sind gestreift (wie das Mark der Binsen).

Die Palmae und Plantae sind düsterrot verfärbt; ihre Hornschicht ist verdickt, trocken, manchmal schuppend, in den Falten fissuriert; der Übergang zur gesunden Haut ist allmählich.

Die Extremitäten und häufig auch der Rumpf sind der Sitz zugespitzter, mehr oder weniger gruppenförmig angeordneter Papeln und verdickter, schuppender Herde von verschiedenen Dimensionen. Große Strecken oder fast die ganze Oberfläche des Körper können damit bedeckt sein, aber immer bleiben wenigstens einige Stellen verschont. Die gesunden Partien sind eckig und von konkaven Linien begrenzt. Die Kranken beklagen sich meistens über ein Gefühl der Spannung und manchmal über Jucken und Brennen.

Die Entwickelung der Pityriasis rubra pilaris ist sehr verschieden. Im Anfang und noch während Monaten und Jahren sind oft nur die Palmar- und Plantarregionen oder die Ellenbogen und die Knie oder auch die Dorsalseiten der Phalangen und der behaarte Kopf befallen. Man sieht daher häufig unvollständig entwickelte Formen, „Cass frustes". Manchmal sind am Rumpfe oder an den Extremitäten gruppierte follikuläre Papeln die einzigen Symptome, die man entdecken kann.

Gewöhnlich sind die mehr oder weniger lang dauernden Perioden der Ausbreitung und Konfluenz von langen Pausen unterbrochen. Man beobachtet aber auch plötzliche Schübe wie bei einer Erythrodermia exfoliativa.

Die histologischen Veränderungen bestehen im wesentlichen in einer lamellösen Hyperkeratose des Follikeltrichters, die von Hornkegeln gebildet wird, welche ein wohl erhaltenes, oder atrophisches, oder kurz abgebrochenes Lanugohaar einhüllen. Das Stratum granulosum persistiert und ist sogar manchmal hypertrophisch. Das Stratum mucosum ist verdünnt oder ein wenig verdickt, oft gespannt. In dem hyperämischen Papillarkörper findet man eine zellige Infiltration von verschiedener Stärke; nicht selten *(meist)* ist sie wenig reichlich und diffus. In diesem Befunde erinnert nichts an den Lichen oder die Psoriasis.

Die Ätiologie der Erkrankung ist vollständig in Dunkel gehüllt. Man weiß nur, daß sie in jedem, vorzugsweise in jugendlichem Alter beginnen kann und das männliche Geschlecht etwas häufiger befällt. Im Dezember 1906 hat Milian die Ansicht ausgesprochen, daß die Krankheit tuberkulöser Natur sei und sich hierbei auf folgende Befunde gestützt: 1. auf die Häufigkeit der Tuberkulose bei den Patienten; 2. auf das Vorkommen von Übergangsformen von Lichen scrofulosorum, richtigen Tuberkuliden und der Pityriasis rubra pilaris; 3. auf die positive Tuberkulinreaktion, die man bei den Patienten erhält. Seither sind verschiedene Fälle veröffentlicht worden, welche diese Ansicht bestätigen; da aber auch andere Fälle bekannt geworden sind, so muß die Frage noch offen gelassen werden: sub judice lis est. *(Meine persönliche Erfahrung spricht gegen die Annahme der Beziehungen der Pityriasis rubra pilaris zur Tuberkulose; das statistische Material ad 1. reicht nicht aus; die Übergangsfälle sind nur scheinbare; die positive Tuberkulin-Reaktion, soweit sie nicht in loco morbi nach subkutaner Injektion auftritt, beweist nichts.)*

Einstweilen wäre also die Pityriasis rubra pilaris als ein perifollikuläres Tuberkulid zu betrachten, das dem Lichen scrofulosorum nahe steht und der Pityriasis rubra Hebra - Jadassohn verwandt ist.

Die Diagnose ist häufig sehr leicht; sie kann gelegentlich mit anderen peripilären Dermatosen oder mit den Erythrodermien, mit der Psoriasis oder dem Lichen planus verwechselt werden.

Die klassische Behandlung war bisher die der Psoriasis: Bäder und Abseifungen, fetthaltige Salben, lokale Reduktionsmittel, Quecksilberpflaster, innerlich Arsen und Roborantia. Die neueren Vorstellungen über die Natur der Erkrankung geben Veranlassung, eine zweckmäßige Lebensweise, Aufenthalt im Freien, kräftige Ernährung, Lebertran etc. zu empfehlen. Milian fiel die deutliche Besserung auf, die nach Tuberkulineinspritzungen sich einstellte. *Röntgentherapie wäre zu versuchen.*

Follikuläre Keratosen.

Bei den Follikulosen dieser Gattung tritt der entzündliche Charakter vollständig zurück; man kann einzelne unter ihnen vielleicht als kongenitale Anomalien auffassen.

Keratosis pilaris simplex. Diese außerordentlich häufige Erkrankung wird auch als Lichen pilaris (Bazin), Cacotrophia folliculorum (T. Fox), Ichthyosis anserina der Skrofulösen, Xerodermia pilaris bezeichnet. Fast ein Drittel aller Individuen beider Geschlechter ist von ihr in mehr oder weniger starkem Grade befallen; sie ist in vielen sonst gesunden Familien hereditär.

Dieser Umstand läßt die Beziehungen dieser Affektion zur Skrofulose als zweifelhaft erscheinen. Ihre Beziehungen zur Ichthyosis, die fast immer von einer ostio-follikulären Keratose begleitet ist, sind dagegen evident.

Die Keratosis pilaris erscheint gegen das zweite oder dritte Lebensjahr, ist am stärksten entwickelt zwischen 15 und 20 Jahren und verschwindet in reiferem Alter. Die leichten Fälle sind die zahlreichsten.

Sie befällt gewöhnlich die Außenfläche der Arme und der Oberschenkel, oft auch die Waden, die Unterschenkel, die Vorderarme, Knie und Ellenbogen, die Gürtelgegend und die Hüften. Die fettreichen und feuchten Körpergegenden bleiben verschont.

Die Symptome bestehen in Trockenheit und einem reibeisenähnlichen Zustand der Haut, der durch die mehr oder minder stark ausgeprägten spitzen, papulösen Erhebungen verursacht wird. Diese kommen dadurch zustande, daß die Follikelmündung durch einen grauen, adhärenten Hornkegel ausgefüllt wird, in dem das atrophische Lanugohaar spiralförmig zusammengerollt ist. In den schwächeren Formen ist die Färbung der Haut normal, in den stärkeren sind die follikulären Effloreszenzen rot oder violett: Keratosis pilaris rubra.

Mit der Zeit verschwinden die gekräuselten Lanugohaare, die Erhebungen flachen ab und verwandeln sich in punktförmige Narben.

Diese Mißbildung ist zwar embryonalen Ursprungs, wie die Nävi, macht jedoch eine Entwickelung durch, die zu einer vollständigen Atrophie der befallenen Follikel und ihrer Talgdrüse führt und eine Alopezie veranlaßt.

Therapie. Der Arzt wird öfter von Mädchen und jungen Frauen wegen dieser Affektion zu Rate gezogen. Innerlich verordnet man die gleichen Mittel wie bei der Ichthyosis. Lokal wird man die Anwendung von Bimsstein und alkoholischen Einreibungen vermeiden, dagegen die Haut beständig mit einer fetten Substanz, einer seifenhaltigen Salbe oder Ungt. Glycerini mit Salizylsäurezusatz einstreichen *(auch Schwefel und Resorzin erschienen mir erfolgreich)*; von Zeit zu Zeit nimmt man eine Reinigung mit grüner Seife vor.

Keratosis pilaris rubra atrophicans faciei. Diese *(in meinem Material in leichteren Graden keineswegs)* seltene Affektion — von Wilson als Folliculitis rubra, von Unna *(Tänzer)* als Ulerythema ophryogenes bezeichnet — hat Brocq *(besonders eingehend)* bearbeitet und ihre Beziehung zur Keratosis pilaris simplex klargestellt. Sie findet sich bei jungen Leuten oder Erwachsenen, vorzugsweise männlichen Geschlechtes *und ist durch alle möglichen Übergangsformen mit der Keratosis pilaris simplex verbunden.*

Die Affektion ist an den Augenbrauen, besonders an ihrem äußeren Drittel, an der unteren Partie der Stirne und in der Gegend der Parotis, *an den seitlichen Partien des Halses,* selten anderswo *(doch aber oft auch an den Lokalisationsstellen der vorher beschriebenen Form)* lokalisiert. Sie ist charakterisiert durch eine diffuse Rötung mit feinkörniger Oberfläche, die durch die spitz vorspringenden Haarfollikelmündungen entsteht, aus denen vereinzelte umgebogene Lanugohaare hervorragen. Später sind die befallenen Flächen kahl und der Bart besonders wächst nur sehr spärlich. Außerdem beobachtet man feine narbige Flecken, die manchmal netzförmig miteinander anastomosieren.

Die Neigung zur Atrophie ist also viel ausgesprochener als bei der Keratosis simplex. Brocq hat darauf hingewiesen, daß zwischen dieser Keratosis pilaris rubra faciei und der moniliformen Aplasie ein näherer Zusammenhang besteht; die beiden Affektionen können nebeneinander bestehen.

Bei dieser sehr rebellischen Erkrankung tritt bei wiederholter Anwendung von grüner Seife Besserung ein; auch das rote Pflaster ist wirksam. Man kann auch dicht nebeneinander stehende Skarifikationen ausführen *oder CO_2-Schnee anwenden.*

Lichen spinulosus. Unter diesem Namen hat man, vor allem in England, Dermatosen unbekannter und wahrscheinlich verschiedener Ätiologie beschrieben.

Ihr charakteristisches Symptom bilden fadenförmige, mehr oder weniger lange, trockene, verhornte Vorsprünge, die sich aus den ebenfalls leicht erhabenen Haarbalgmündungen erheben; sie haben eine normale oder etwas rötliche Farbe.

Die Läsion findet sich bei jungen Individuen diffus zerstreut im Gesicht, am Hals, an den Extremitäten oder am Gesäß (Acné cornée der französischen Autoren); oder sie ist am Rumpfe und an den Glutäi in zirkumskripten Herden angeordnet (Acné kératique de Tenneson); oder sie kann schließlich bei kleinen Kindern auftreten und große Flächen bedecken (Lichen spinulosus, R. Crocker und Adamson).

Die Dauer der Krankheit ist verschieden; öfters verschwindet sie spontan in wenigen Wochen oder Monaten. In einem Falle traf ich zahlreiche Exemplare von Demodex in den erkrankten Follikeln. *(Spinulöse lichenoide Formen kommen auch beim Lichen scrofulosorum [s. u.], bei lichenoiden Syphiliden, vor allem aber bei den lichenoiden Trichophytien vor.)*

Ichthyosis follicularis. Dieser Ausdruck, sowie der der Keratosis follicularis wurde von verschiedenen Autoren auf einige gegenwärtig noch nicht genauer klassifizierbare Dermatosen angewandt, die zum Teil der „Psorospermosis follicularis", aber ohne ihre Dyskeratose, zum Teil den hyperkeratotischen Nävi der Follikelmündungen ähnlich sind. Brooke hat eine familiäre und kontagiöse *wahrscheinlich aber auch nur auf kongenitaler Anlage beruhende* Form beschrieben. *Diese Affektionen gehören augenscheinlich zu den kongenitalen Verhornungsanomalien, kombinieren sich auch mit Leukokeratose, Pachyonychien, Hyperidrosis palmaris und plantaris, Blasenbildungen etc.*

Bei der Differentialdiagnose dieser verschiedenen follikulären Keratosen wird man sich erinnern, daß der Lichen planus ausnahmsweise die Form spitzer Papeln annehmen kann, daß es bei der Pityriasis rubra pilaris zahlreiche, ganz lokal auftretende, unvollständig entwickelte Fälle gibt, daß der Lichen scrofulosorum manchmal Effloreszenzen hat, welche den Lichen spinulosus nachahmen, und daß schließlich die follikulären Syphilide zuweilen diskret und sehr polymorph sind.

Dariersche Dermatose („Psorospermosis follicularis vegetans")[1].

Diese symmetrisch und regionär auftretende chronische Dermatose ist klinisch durch papulöse, oft follikuläre Krusten, anatomisch durch eine eigentümliche Störung des Verhornungsprozesses charakterisiert.

Die Bezeichnung als Psorospermosis follicularis vegetans, die ich ihr (1889) beigelegt hatte, beruhte auf einer irrtümlichen Deutung der Körperchen, welche man in der Epidermis findet; ich hielt sie damals für Psorospermien oder Coccidien, d. h. Parasiten von der Art der Protozoen. Es ist jetzt erwiesen, daß es sich tatsächlich um Epidermiszellen handelt, deren Verhornung abnorm verlaufen ist. Die Krankheit ist also lediglich eine Dyskeratose.

Da die Veränderungen fast immer *(resp. sehr oft)* an den Follikeln zu finden sind und eine Analogie mit den anderen follikulären Keratosen besteht, so habe ich die Beschreibung der Erkrankung den übrigen Follikulosen angereiht.

Die Ätiologie der Psorospermose ist unbekannt; die ziemlich seltene Krankheit scheint häufiger bei Männern vorzukommen. Mehrmals *(nach unseren Zusammenstellungen in etwa der Hälfte der Fälle)* hat man sie bei zwei Gliedern derselben Familie angetroffen; für ihre Kontagiosität lassen sich keine Daten beibringen. *Nach meiner Auffassung gehört sie am ehesten*

---

[1] *Im Original ist die Krankheit unter dem hier in Parenthese beigefügten Namen beschrieben. Da aber Darier selbst die Psorospermien-Natur der von ihm gefundenen „Corps ronds" und „Grains" nicht aufrecht erhalten hat, ist es im Prinzip nicht richtig, den auf deren falsche Deutung begründeten Namen zu konservieren. Der Autor hat das auch wohl nur getan, um nicht selbst von „Darierscher Dermatose" zu sprechen. Das letztere tut jetzt aber sonst alle Welt, und es ist vollberechtigt, da Darier das größte Verdienst um die Kenntnis dieser Krankheit hat, und ein ihr bisher rätselhaftes Wesen bezeichnender Name zurzeit kaum gefunden werden kann.*

in die Gruppe der kongenitalen Verhornungsanomalien. Sie kann kom-
biniert mit solchen bei dem gleichen Individuum oder in der gleichen Familie
vorkommen.

Die typische Effloreszenz ist eine mit einer graubraunen Kruste bedeckte Papel, die stecknadelkopf- bis linsengroß sein kann. Hebt man das
harte und verhornte, vorspringende oder abgeflachte, ziemlich fest haftende
Krüstchen ab, so sieht man, daß es in eine trichterförmige Depression mit erhabenen Rändern eingelassen war. In die Tiefe entsendet das Krüstchen eine
weiche, gelbliche, talgartige Verlängerung. Die Depression ist die erweiterte
Mündung eines Haartalgfollikels.

Im Beginn fällt den Kranken die schmutzige Färbung und der rauhe Zustand der befallenen Stelle auf, später konfluieren die Krusten zu verrukösen
Herden.

In den Leistenbeugen, den Achselhöhlen und allen feuchten Körper-
gegenden können sich ausnahmsweise rötliche, kugelige oder kraterförmige
Wucherungen bilden, die zu fungoiden Anhäufungen zusammentreten und
einen widerlichen Geruch verbreiten. *Subjektive Erscheinungen fehlen meist.*
Die Eruption tritt symmetrisch über weite Gebiete ausgebreitet auf.
Die Prädilektionsstellen sind das Gesicht, besonders die Schläfengegend und die
Nasenwinkel, der behaarte Kopf, der sich mit Krusten bedeckt und ein zer-

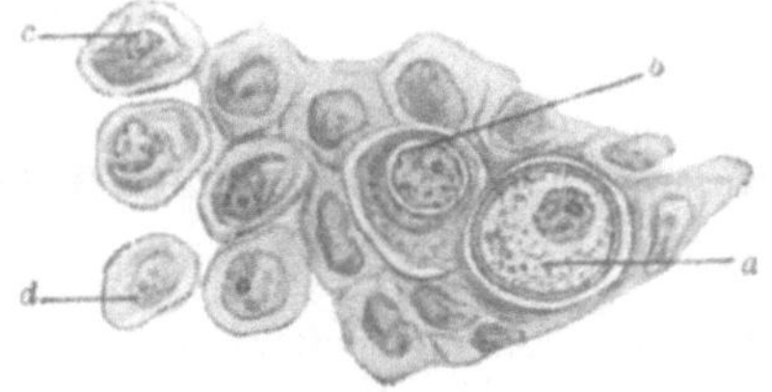

Fig. 77.

„Corps ronds“ und „Grains“ der Darierschen Dermatose (Vergrößerung 65 : 1).
a und b Corps ronds: Malpighische Zellen, die von einer Membran umgeben sind
und Keratohyalingranulationen und einen Kern enthalten; c und d Grains: kernhaltige dyskeratotische Zellen, die ihre Entwickelung vollendet haben.

fressenes Aussehen annimmt, aber nicht kahl wird, die Ohrmuscheln, die
Prästernalgegend und die Rückenfurche, die Gürtelregion, die Perigenital-
gegend und die großen Gelenkbeugen, schließlich der ganze Rumpf und die
Außenfläche der Extremitäten. *Doch sind „Formes frustes“ mit Lokalisation*
z. B. nur an den Händen oder in ganz vereinzelten Gruppen am Körper
nicht übermäßig selten.

Auf den Handrücken sieht man oft Verrucae planae *(resp. ihnen klinisch*
ähnliche, aber unzweifelhaft zu der Darierschen Krankheit gehörende
Effloreszenzen) und auf den Palmae und Plantae eine Art von Porokeratose,
die aus gelblichen, durchscheinenden Punkten besteht. Die Nägel sind gestreift
und brüchig. Die Zunge kann zottig sein.

Die Krankheit beginnt in der Hälfte der Fälle zwischen dem 8. und 16.
Lebensjahr, tritt häufig aber auch viel später auf. Die Schläfe und das Gesicht
oder auch die Leistengegend werden zuerst befallen. Sie nimmt rasch ohne
anderweitige Störungen zu und verharrt dann unverändert *(kann aber auch*
z. B. während der Gravidität exazerbieren und wieder zurückgehen).

Die pathologische Anatomie ist charakteristisch. Die verdickte
Hornschicht der Epidermis ist an den krustösen Stellen mit einer großen Zahl
kernhaltiger verhornter Körner („Grains“) vermischt. Das Stratum granu-

losum ist unregelmäßig verdickt. Das Stratum mucosum ist gewöhnlich infolge
einer fibrinös-schleimigen Einschmelzung gespalten *(und zwar in seinen unteren
Schichten)*; man findet in ihm, ebenso wie im Stratum granulosum runde
Körperchen („Corps ronds"), welche von einer stark lichtbrechenden, verhornten Membran gebildet werden, in der ein kernhaltiges Protoplasma und
zuweilen Keratohyalin enthalten sind (Fig. 77). Unter der Kruste oder an
den Rändern des durch sie verstopften Follikels, dessen tiefere Partien keine
Veränderungen zeigen, beobachtet man eine erhebliche Hypertrophie der
Papillen, die mit ihrer Basalzellenschicht bedeckt sind. *In der Kutis mehr
oder weniger ausgesprochene Entzündungserscheinungen.*

Der mikroskopische Nachweis der „Grains" in den Krusten, und der
„Corps ronds" in den darunterliegenden Schichten bietet keine Schwierig-
keit und bestätigt *(wenn auch nicht mit voller Sicherheit)* die klinische
Diagnose.

Ohne die Psorospermose vollständig zur Heilung bringen zu können,
gelingt es den Zustand der Kranken wesentlich zu verbessern durch Bäder
und Abseifungen, und durch Einreibungen mit Salben, denen anfangs kerato-
lytische, später reduzierende Mittel zugesetzt werden *(ferner durch Pacquelini-
sierung und Röntgenbestrahlung)*.

<h2 style="text-align:center">Kapitel XX.</h2>

<h1 style="text-align:center">Trichosen.</h1>

Als Trichosen (von $\vartheta\varrho\iota\xi$, $\tau\varrho\iota\chi\grave{o}\varsigma$ = Haar) bezeichne ich die Krankheiten *resp. Anomalien* der Haare.

Die Haare sind filiforme verhornte Gebilde, deren Wurzeln sich in
die Haarbälge einsenken; sie sind ein Ausscheidungsprodukt der Endpapillen
dieser Bälge, welche sie an ihrem verdickten Ende, dem sogenannten Bulbus
(Haarzwiebel), bedecken. Dieser Bulbus ist ausgehöhlt, so lange das
Haar im Wachsen begriffen ist; er schließt und füllt sich, wenn das Haar
seinen Entwickelungsgang durchgemacht hat und für den Ausfall reif ist. Ist
ein Haar ausgerissen worden oder ausgefallen, ohne daß dabei eine Zerstörung
des tieferen Teils des Follikels stattgefunden hat, so wird es in der Regel durch
ein neues ersetzt, welches sich in einem Divertikel des ursprünglichen Follikels
bildet.

Die Struktur der Haare ist sehr einfach. Sie bestehen aus länglichen,
verhornten, mehr oder weniger pigmentierten Zellen, welche die Rinde des
Haares bilden, aus einem äußeren Oberhäutchen und einem zentralen Markkanal,
der fehlen kann.

Zu den **Trichosen** sind zu rechnen: 1. die Hypertrichosen; 2. die
kongenitalen oder erworbenen Hypotrichosen oder Alopezien; 3. die dystrophischen Trichosen; 4. die parasitären Erkrankungen der Haare.

Logischerweise gehört die Mehrzahl der Trichosen zu den Follikulosen.
Tatsächlich weist eine gesteigerte Haarentwickelung oder eine Alopezie auf
eine trophische Störung der Haarpapille hin. Bei den Dermatomykosen
greifen die Parasiten gleichzeitig die Wurzel und die Scheiden des Haares an.
Aber diese Läsion des Follikels tritt nicht hervor; augenfällig ist aber die Mißbildung, das Ausfallen, das Fehlen oder die Veränderung der Haare. Daher
widme ich, dem Plane dieses Werkes entsprechend, den Trichosen ein eigenes
Kapitel.

Hypertrichosen.

Die Hypertrichosis ist eine Anomalie, die in einer verstärkten Produktion *(resp. Anlage)* von Haaren besteht, die kräftiger entwickelt, zahlreicher und dunkler gefärbt sind als der befallenen Region, dem Alter und

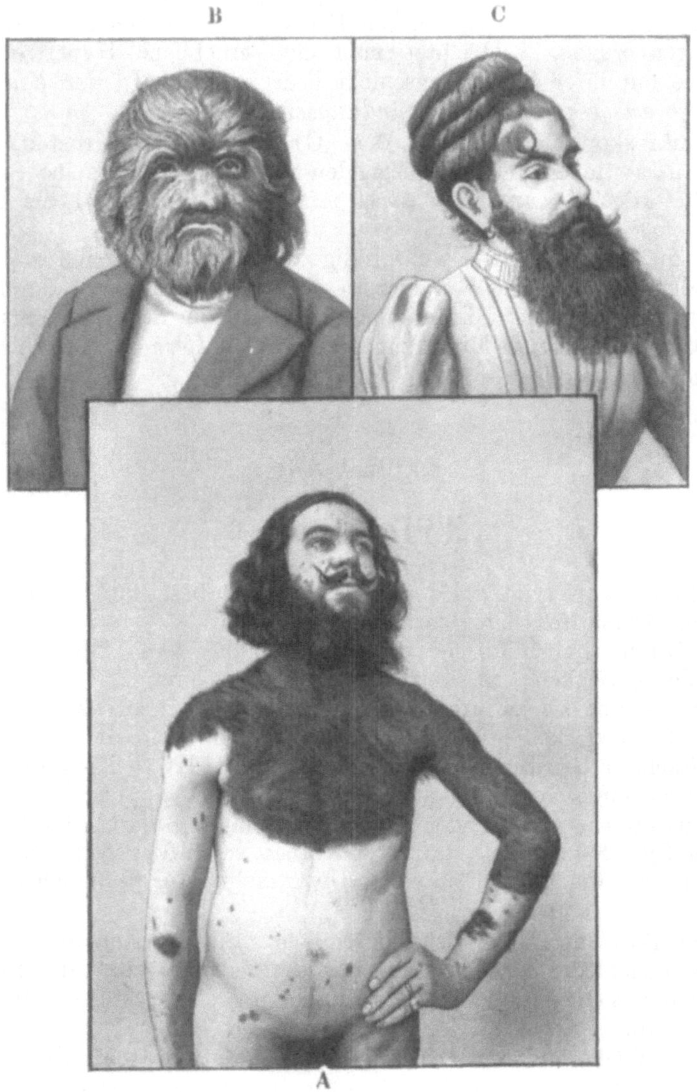

Fig. 78.
Drei Typen der Hypertrichose. A. Naevi pilosi; B. Hypertrichosis foetalis; C. eigentliche Hypertrichosis von männlichem Typus.

dem Geschlecht des Individuums entspricht. Das Wesen dieser Mißbildung ist nicht immer gleichartig, zuweilen begleitet sie eine kongenitale Hyperkeratose.

Wie schon Virchow betont hat, müssen die reinen Fälle in drei Kategorien eingereiht werden, zwischen denen übrigens Übergangsformen vorkommen:

1. Die **Naevi pilosi** sind sehr häufig; oft multipel, klein und linsenförmig, können sie auch sehr ausgedehnt sein und dann große Flächen bedecken (Fig. 78 A). Selbst wenn sie nicht verrukös sind, ist die Haut mit Nävuszellen infiltriert und gewöhnlich pigmentiert. Die hypertrichotischen Nävi sind scharf umschrieben. Ihre Symmetrie ist unvollkommen. Sie können sich auch nach der Geburt entwickeln.

2. Die **fötale Hypertrichose** — oder *embryonale* lanuginöse Pseudo-hypertrichose Bonnets, *Trichostasis promammatica primitiva* — bedingt das Haarkleid der „Hommes chiens" (Hunde- *Haar-, oder Wald*menschen) und besteht in einer abnormen Persistenz der fötalen Lanugohaare, die außerdem hypertrophieren. Sie ist symmetrisch, nimmt mit dem Alter zu und befällt Körpergegenden, die selbst bei Menschen mit überstarkem Haarwuchs nur schwach behaart sind, wie Stirn und Nase. Die Haare sind wollig, weich und gelockt. Solche Menschen *(die Anomalie ist familiär beobachtet worden)* haben gewöhnlich schwere Zahnanomalien, und deswegen hat Virchow diese Form als Hypertrichose der Edentaten bezeichnet (Fig. 78 B).

3. Die **eigentliche Hypertrichose** muß bei beiden Geschlechtern getrennt betrachtet werden.

Beim Manne ist sie nur eine Steigerung des an und für sich sehr verschiedenen Normalzustandes. Sie offenbart sich eigentlich erst zur Zeit der Pubertät, die verfrüht eintreten kann. Während die Bart- und die anderen behaarten Körpergegenden sich mit reichlichem Haarwuchs bedecken, tritt gleichzeitig an der Brust, dem Rücken und den Extremitäten eine symmetrische, abnorm starke, beinahe affenähnliche Behaarung auf. Zuweilen entwickelt sich am Sakrum *(oder überhaupt längs der Wirbelsäule) mit und ohne nachweisbare Spina bifida* eine hypertrichotische Stelle und bildet hier einen Haarstummel, den die Alten als ein Attribut der Faune bezeichneten. Die männliche Hypertrichose ist ziemlich oft hereditär oder atavistisch. Man beobachtet sie nicht selten bei Tuberkulösen. *Die senile Hypertrichose betrifft speziell Nase und Ohrläppchen.*

Bei der Frau ist es die Hypertrichose des männlichen Typus, welche den Dermatologen am meisten interessiert.

Es handelt sich meistens um Mädchen oder junge Frauen, bei denen nach Eintritt der Pubertät zuerst ein störender Flaum, später ein gesteigertes Wachstum der Lanugohaare an der Oberlippe, dem Kinn oder den Wangen, seltener in der ganzen Bartregion auftritt. Die Zahl dieser Haare beträgt oft 15—20 Tausend (Fig. 76 C). Manchmal sind die Brust, die Mammae oder die Extremitäten der Sitz dieser Hypertrichosen.

Nicht selten hat man Gelegenheit zu beobachten, daß sie bei jungen Mädchen zur Ursache einer wirklich krankhaften Zwangsvorstellung werden, die man als Trichomanie bezeichnet und die oft zu Schwermutsanfällen führt, selbst wenn der Flaum kaum auffällig ist.

Viel häufiger ist das Auftreten von dicken Haaren am Kinn und an der Oberlippe bei Frauen im Alter von 30—40 Jahren oder besonders zur Zeit des Klimakteriums.

Diese Mißbildung ist manchmal hereditär; oft steigern *(was aber schwer zu beweisen ist, trotzdem es der allgemeinen Anschauung entspricht)* lokale Reizungen, der Gebrauch von Depilatorien oder des Rasiermessers, vor allem die Epilation mit der Zilienpinzette, die natürliche Veranlagung. Andererseits ist nicht daran zu zweifeln, daß zwischen der Hypertrichose des männlichen Typus und den geschlechtlichen Funktionen in manchen Fällen ein Zusammenhang besteht. Das wird bewiesen einerseits durch die Fälle von Hypertrichose, bei denen die Menstruation und die sexuelle Entwickelung ver-

früht einsetzen, und andererseits durch die Hypertrichose zur Zeit der Menopause, *durch die relative Häufigkeit bei sterilen Frauen, durch die Koinzidenz mit Genitalanomalien.* Lesser hat ein sechsjähriges Mädchen untersucht, das seit drei Jahren menstruierte, dessen Mammae wie bei einer Erwachsenen entwickelt waren und dessen Behaarung stärker war als die eines
dreißigjährigen Mannes.

Bei beiden Geschlechtern können fortgesetzte lokale Irritationen (z. B.
durch Verbände, durch chirurgische Tätigkeit), Kratzwirkungen, Licht-
therapie usw. regionäre Hypertrichosen hervorrufen. Es gibt auch Fälle,
die auf Kerosis zurückzuführen *(resp. dieser Anomalie koordiniert)* sind.

Therapie. Eine Behandlung der Hypertrichose kommt nur bei jungen
Mädchen und Frauen in Frage. In erster Linie wird man empfehlen, alle lokalen
Irritationen und vor allem die Epilation zu vermeiden. Zu stark hervortretende
Flaumhaare wird man, nach vorangegangener Entfettung, mit starkem Wasser-
stoffsuperoxyd bleichen.

Sind die Haare wirklich sehr dick, so bleibt kein anderer Ausweg übrig,
als die Epilation mittelst der Elektrolyse vorzunehmen. Diese ist radikal,
und relativ wenig schmerzhaft und hinterläßt, richtig ausgeführt, kaum sichtbare Narben, sie ist aber sehr mühsam, wenn die Haare einigermaßen zahlreich
sind. Bezüglich der Technik verweise ich auf Spezialwerke, besonders auf
die von Brocq, der sich mit dieser Frage eingehend beschäftigt hat.

Die Radiotherapie, welche so oft von den Kranken gefordert wird, kann
zur Zeit nicht empfohlen werden; überdies ist ihre epilierende Wirkung,
ausgenommen am behaarten Kopfe, sehr unsicher. Sie verursacht sehr entstellende Pigmentierungen oder unheilbare Röntgen-Dermatitiden; nach verschiedenen Zwischenräumen wachsen die Haare stets *(außer wenn die Haut
durch übermäßige Anwendung der Röntgenstrahlen in einen ganz atrophischen sehr häßlichen Zustand gebracht worden ist)* nach und zuweilen
sogar in verstärktem Maße.

Die Alopezien.

Der Ausdruck Alopezie (von $\dot{\alpha}\lambda\dot{\omega}\pi\eta\xi$ = Fuchs) wird auf das Ausfallen
der Haare, Lanugo- oder Langhaare (Defluvium), *resp. auf den sie veran-
lassenden Prozeß*, auf die entstandenen haarlosen Stellen, und in gleicher
Weise sogar auf den kongenitalen Mangel an Haaren angewandt.

Die **kongenitalen Alopezien** *(besser Atrichien und „Hypotrichien")* sind
sehr selten und häufig familiär; sie sind diffus oder regionär, ausnahmsweise
zirkumskript.

Die Atrichie resp. Hypotrichie kann essentiell, d. h. für sich allein
vorhanden sein, oder in Verbindung mit näviformen Gebilden, kongenitaler
Hyperkeratosis, Keratosis pilaris, Monilethrix, mehr oder weniger stark ausgesprochener kutaner Atrophie usw. auftreten.

Die **akquirierten Alopezien** lassen sich in zwei Klassen einteilen, je nachdem sie diffus und regionär, oder zirkumskript sind. Ihre Lieblingslokalisation ist der behaarte Kopf; die nachstehenden Angaben beziehen
sich daher speziell auf diese Region, wenn nichts anderes bemerkt ist.

Regionäre und diffuse Alopezien.

Gewisse **traumatische Alopezien** sind diffus. Die Haare können durch
Zufall, aus therapeutischen oder Simulationsgründen ausgerissen worden sein.
Als Trichotillomanie bezeichnet man die krankhafte Neigung oder schlechte

Gewohnheit mancher Individuen, sich die Haare dieser oder jener Körpergegend fortgesetzt auszureißen.

Kontusionen und Verletzungen erzeugen eigentlich nur zirkumskripte Alopezien. Reiben des Kopfes auf dem Kissen, insbesondere im Niveau der Hinterhaupts- und Scheitelhöcker bei gewissen schwächlichen oder hydrokephalischen Kindern, Reiben von Kämmen oder Hüten am Scheitel der Frauen, der Kleider an den Handgelenken und Unterschenkeln, Kratzen bei Pruritus, *bei Neurodermitiden (speziell an den Augenbrauen)* — all das bewirkt mechanisch, d. h. also im weiteren Sinne traumatisch, Usur und Ausfallen der Haare.

Die *durch Krankheitszustände bedingten* („**pathologischen**") **Alopezien** sind weitaus die häufigsten. Es wäre logisch und a priori anscheinend nicht besonders schwierig, zwei Gruppen aufzustellen, je nachdem der Haarausfall von einer **lokalen Affektion** herrührt oder durch eine **Störung des Allgemeinbefindens**, wie z. B. eine infektiöse, dyskrasische oder kachektische Erkrankung veranlaßt wird.

Manchmal ist die lokale Affektion augenfällig. So führen das Ekzem der behaarten Körpergegenden, die exfoliativen Erythrodermien, die ausgedehnten Trichophytien zu einer diffusen Alopezie. Ich sehe von der Besprechung dieser Gruppe ab, denn ihre Diagnose bereitet keine Schwierigkeit und ihre Behandlung fällt mit der der ursprünglichen Erkrankung zusammen.

In anderen Fällen scheint der behaarte Kopf nicht erkrankt zu sein und die Untersuchung ergibt dann, daß eine der noch zu erwähnenden Allgemeinerkrankungen vorliegt.

Aber in der großen Mehrzahl der Fälle entdeckt man auf der an diffuser Alopezie erkrankten Haut nur unbedeutende oder banale Veränderungen, wie z. B. eine Pityriasis, eine Seborrhöe und dergleichen, die man vielleicht nur mit Zögern als ätiologisch wichtig ansehen wird. Sie werden von manchen Autoren nur als nebensächlich und unwichtig, von anderen aber als die eigentliche Ursache der Alopezie angesehen. Ich für meinen Teil glaube, daß diese verschiedenen Affektionen und die Alopezie einander nicht untergeordnet sind, sondern sich in gleicher Weise von der Kerosis herleiten.

Kerotische Alopezie und Calvities. Ich bezeichne als **Kerosis** (**XI**, 138) eine kutane Dystrophie, welche außerordentlich häufig ist und sich durch einen Komplex von Erscheinungen kundgibt, unter denen besonders hervortreten: Pityriasis simplex, Seborrhöe, Hyperidrosis, Ernährungsstörungen des Haarsystems, Hypertrichosis oder Alopezie. In den einzelnen Fällen können eines oder mehrere dieser Symptome vorherrschen.

Es ist gebräuchlich, die nachstehend aufgeführten Formen als besondere Krankheitstypen zu betrachten und getrennt zu beschreiben: die Alopezie mit Seborrhöe (**seborrhoische Alopezie**), mit Pityriasis (**Alopecia pityrodes**, oder „Alopécie pityriasique", „pelliculaire", oder „furfuracée") und die anscheinend essentielle Alopezie (**Alopecia senilis**, präsenilis und Calvities).

Aber diese Formen sind nur unscharf gegeneinander abgegrenzt, *vielleicht weil sie sich, trotzdem sie an sich verschieden sein können, vielfach miteinander kombinieren; speziell gilt das von den Formen, welche nicht seborrhoisch („kerotisch"), sondern wirklich rein senil resp. präsenil, anscheinend von vornherein atrophisierend sind. Der Kompression der Gefäße durch den Zug des Musc. epicranius wird für alle diese Formen speziell wegen ihrer Lokalisation Bedeutung zugeschrieben;* man kann sie alle in einer Beschreibung vereinigen und wenige Worte genügen, um die verschiedenen klinischen Formen der kerotischen Alopezie zu charakterisieren.

An ihrer Prädilektionsstelle, dem behaarten Kopfe, ist die kerotische Alopezie diffus, aber regionär und progressiv. Sie beginnt am Scheitel, an der Tonsurstelle und an den seitlichen Partien der Stirne. Sie wird immer deutlicher, breitet sich aber mit äußerst verschiedener Schnelligkeit aus. Sie kann zum Stillstand kommen und bei jungen Leuten und geeigneter Behandlung sogar etwas zum Rückgang gebracht werden. Aber oft schreitet sie unerbittlich fort und entblößt den ganzen Vertex. Ziemlich lange verschont der Prozeß eine median gelegene Insel über der Stirne und fast immer bleiben dauernd behaart die Temporal- und die unteren Occipitalregionen, d. h. ein halbkreisförmiger Kranz von Haaren erstreckt sich über die Nackengegend von einer Schläfe zur anderen.

Ehe die Haare abgestoßen werden, werden ihre Papillen atrophisch und verschwinden; alsdann geben die Haare dem leichten Zug der Bürste etc. nach oder fallen einige Tage später spontan aus. Der Haarausfall kann kontinuierlich oder schubweise in wechselnder Menge erfolgen. Obgleich in dieser Hinsicht große individuelle Unterschiede oder solche bezüglich des Alters, der Jahreszeit, der Lebensweise usw. bestehen, kann man doch sagen, daß der behaarte Kopf, wenn er regelmäßig 30—40 Haare täglich verliert, sicherlich dem Kahlwerden entgegengeht; oft ist der tägliche Haarausfall noch weit größer.

Die ausgefallenen Haare sind anfangs gesund und von normalem Kaliber und werden stets ersetzt; aber die Haare der später folgenden Generationen werden immer dünner, bis sie nur noch einen feinen Flaum bilden, der schließlich auch noch verschwinden kann.

Der Prozeß hat alsdann sein Ende erreicht: die Calvities (Calvities hippocratica) ist vollständig. Die Haut des Schädels wird weiß, glatt, glänzend, elfenbeinartig, scheint atrophisch oder wenigstens etwas verdünnt.

Im Verlaufe der Erkrankung entwickelt sich auf dem behaarten Kopf fast immer eine Pityriasis mit fetten Schuppen, Seborrhöe und Hyperidrosis und zeitweise kann es auf mehr oder minder umschriebenen und figurierten Flächen zur Bildung von krustösen Schuppen mit Jucken kommen. In der Tat sind auf dem behaarten Kopfe kerotischer Individuen Ekzematide keine Seltenheit und können auch bei Kahlköpfigen, welche die Kopfpflege vernachlässigen, wieder auftreten.

Formen der Alopezie. Ich kann hier nur wiederholen, daß die verschiedenen Formen der kerotischen Alopezie nur unscharf voneinander abgegrenzt sind. Nach den in der Literatur niedergelegten Beschreibungen würde die seborrhoische Alopezie frühzeitig und rasch sich entwickeln, ausgesprochen regionär lokalisiert sein und starken Haarschwund verursachen; die pityriasiforme Alopezie, welche der „fettigen Pityriasis" eigentümlich ist, wäre diffus und immer unvollständig, während die Pityriasis sicca nach Sabouraud überhaupt keinen Haarschwund zur Folge hat; die senile Alopezie würde auf der Atrophie der Kutis beruhen und keine Beziehungen zur Seborrhöe oder zur Pityriasis haben; ihr langsam fortschreitender Verlauf ist unaufhaltsam. Die Alopecia praematura ist oft familiär, kann schon gegen das 20. Lebensjahr beginnen und schon vor dem 25. zur Kahlköpfigkeit führen; sie tritt aber so verschiedenartig auf, daß man sich über ihre Pathogenese noch nicht einigen konnte.

Beim weiblichen Geschlecht, besonders bei Mädchen und jungen Frauen, beobachtet man sehr häufig einen wiederholt periodisch, manchmal gleichzeitig mit dem Wechsel der Jahreszeiten auftretenden, reichlichen Haarausfall mit mehr oder weniger starker Pityriasis. Nur ausnahmsweise aber entsteht dabei eine Calvities; diese sieht man eher bei älteren Frauen, bei denen sie an den Schläfen sowie am Scheitel lokalisiert ist.

Die kerotische Alopezie des Bartes, des Schnurrbartes, der Augenbrauen und Wimpern ist weit seltener, und in der Regel eine Begleiterscheinung der fettigen Pityriasis und noch häufiger der Ekzematide dieser Regionen; sie ist unvollständig und immer vorübergehend. Es ist bekannt, daß Kahlköpfige gewöhnlich einen starken und schönen Bartwuchs haben. Am Rumpf und besonders auf der Brust verursacht die Kerosis im Gegensatz dazu häufig dauernden Haarschwund, wobei einzelne disseminierte starke Haare persistieren.

Ätiologie. Da ich an anderer Stelle die Ursachen der Kerosis besprochen habe, so kann ich mich hier kurz fassen. Ich betone nur, daß geistige Überanstrengung, Nachtarbeiten, ungenügende Ernährung und zum Teil auch ungeeignete Haarpflege, zu schwere und schlecht ventilierte Kopfbedeckungen, Mißbrauch von kosmetischen Mitteln usw. zu progressiver Alopezie zu prädisponieren scheinen.

Sehr häufig vereinigt sich mit diesen banalen Ursachen irgend einer der nachstehend besprochenen pathologischen Zustände (Anämie, Dyspepsie etc.), so daß die differentialdiagnostische Unterscheidung der kerotischen Alopezie von der temporären Alopezie der Allgemeinerkrankungen oft äußerst schwierig ist. *Sehr oft wirkt auch Verschlechterung des Allgemeinzustandes auf eine Seborrhöe verstärkend ein und steigert zugleich (ob dadurch?) den Haarausfall.* Man wird daher mit der Prognose vorsichtigerweise sehr zurückhaltend sein.

Therapie. Nachdem man für die Körperpflege sowie den allgemeinen Gesundheitszustand die nötigen Verordnungen gegeben hat, wird man anhaltend und systematisch die Kerosis durch Reduktionsmittel, Schwefelverbindungen, teerhaltige Waschmittel, Quecksilberpräparate usw. zu beeinflussen suchen. Später wird man die verschiedenen stimulierenden Haarwässer („Lotions excitantes", siehe Anhang) verschreiben können. Durch diese Mittel gelingt es sehr häufig, den Fortschritt der Krankheit zu hemmen oder wenigstens den endlichen Ausgang hinauszuschieben. Ist die Kalvities voll entwickelt, so können, wie ich beobachtet habe, bei Patienten, die sich energisch und anhaltend behandeln, einzelne kräftige Haare auf der kahlen Fläche erscheinen; da sie aber vereinzelt bleiben, so ist das ästhetische Resultat kaum befriedigend.

Alopezien bei Allgemeinerkrankungen. Bei einer großen Anzahl akuter Infektionskrankheiten (Abdominaltyphus, Erysipel, Pneumonie, Influenza, akute Exantheme, Erythrodermien etc.) tritt während der Rekonvaleszenz oder einige Wochen *(meist 2—3 Monate)* nachher eine diffuse, akute Alopezie auf. Dieselbe Erscheinung sieht man auch nach Entbindungen, schweren Verletzungen *(Operationen)* und heftigen Gemütserschütterungen. *Außer dem Absterben der Haare während des Fiebers kommt auch eine Verdünnung derselben vor, die sich noch lange Zeit nachweisen läßt. Bei den die Kopfhaut selbst befallenden akuten Dermatosen (Erysipel etc.) tritt der Haarausfall sehr schnell ein.*

Der Haarschwund ist in diesen Fällen bald nur wenig auffallend, bald so reichlich, daß die Haare büschelweise ausfallen und in wenigen Tagen die Kahlheit beinahe vollständig sein kann: das Defluvium capillitii der Alten. Die Alopezie kann auch die Lanugohaare betreffen.

Sind auf dem behaarten Kopf Schuppen nicht vorhanden, so ist es zwecklos, die noch vorhandenen Haare zu schneiden; eines der stimulierenden

Waschmittel genügt zur Behandlung; der Haarwuchs wird sich in voller Stärke wieder einstellen.

Die **syphilitische Alopezie** kann *(zum Teil)* als ein Spezialfall dieser Gruppe betrachtet werden. Sie entwickelt sich mit großer Häufigkeit zwischen dem dritten bis fünfzehnten Monat nach der Infektion und beginnt oft schleichend. Oft ist der Haarschwund begleitet von einer Pityriasis, aber Exanthem oder Krusten sind nicht immer vorhanden.

Bald handelt es sich um ein einfaches Schütterwerden der Behaarung *(wie bei anderen Allgemeinerkrankungen auch)*, bald um eine Alopezie in Form lichter Flecken („Alopécie en clairières"), die beinahe pathognomonisch ist *(und auch in ihrer Pathogenese augenscheinlich mit dem Leukoderm übereinstimmt, d. h. nach meiner Auffassung auf latent gebliebene oder — viel seltener — manifest gewordene lokalisierte syphilitische Infiltrationsherde zu beziehen ist). Diese „areoläre Alopezie" befällt vorzugsweise die Schläfen und den Hinterkopf; sie ist selten so stark, daß fast alle Haare ausgehen; die Tatsache, daß die einzelnen „Areolen" nicht vollständig haarlos, sondern nur haararm werden, gibt dieser Alopezie ihr charakteristisches Aussehen.* Das gleichzeitige Auftreten eines Pigment-Syphilids *(Leukoderms)* am Hals ist keine Seltenheit.

Man wird sich davor hüten müssen, diese syphilitische Alopezie zu verwechseln mit der Form, die bei Pyodermien (S. 295) auftritt, oder mit der Area Celsi, deren Herde, selbst wenn sie zahlreich vorhanden sind, gewöhnlich vollständiger enthaart und schärfer umschrieben sind. Die syphilitische Alopezie kann auch die Lanugohaare des Körpers, den Bart, *die Cilien* und vor allem die seitlichen Partien der Augenbrauen befallen. Die Haare wachsen stets nach, denn die „Syphilis macht keine Kahlköpfe" (A. Fournier).

Bei allen Alopezien infektiösen Ursprungs scheinen die Toxine gleichsam eine Lähmung der Haarpapillen zu verursachen, die sich mit derjenigen vergleichen läßt, welche die Matrix der Nägel unter den gleichen Umständen befällt. Die Papillen zahlreicher Haare werden hiebei gleichzeitig atrophisch. Es ist dies also eine Art pathologischer Mauserung. Thalliumsalze, *Abrin*, *verschiedene Toxine etc.* verursachen eine vollständige Alopezie, die in jeder Beziehung den infektiösen Alopezien analog ist.

Chronische Erkrankungen wie Anämie, Diabetes, Krebs, Myxödem, *Basedow, Epilepsie*, Mykosis fungoides und Lymphodermien, Erkrankungen des Uterus und der Ovarien und die Kastration beim Weibe, Darm- und Leberleiden, *die verschiedensten Intoxikationen*, noch häufiger die Tuberkulose, haben progressive, diffuse, chronische Alopezien im Gefolge, deren Ursache nicht übersehen werden darf. Bei der Lepra fallen alle Haare des Gesichtes, sowie des Körpers aus, während das Kapillitium *(oft)* verschont bleibt. *Auch bei Psychosen leidet das Haarwachstum, bei den zirkulären Formen nur im depressiven Stadium.*

Die zirkumskripten Alopezien.

Bei einer zirkumskripten nicht-kongenitalen Alopezie hat man zuerst zu entscheiden, ob sie narbig ist oder nicht.

Bei der **narbigen Alopezie** sind die Oberfläche, die Felderung, der Glanz, die Farbe, die Konsistenz der Haut, manchmal ihre Adhärenz an den darunterliegenden Schichten verändert; die Haarfollikel sind vollständig verschwunden *(gelegentlich aber auch nur erweitert)*; niemals findet man atrophische, dünne oder flaumartige Haare; sind noch einzelne von ihnen vorhanden, so haben sie ihre normale Beschaffenheit.

Die narbige Alopezie kann durch eine Wunde, eine Verbrennung, *einen Abszeß, einen Furunkel, einen Zoster* oder eine Verätzung entstehen; sie kann als Folgeerscheinung eines Favus, einer „Pseudo-pelade", einer Acne decalvans *und necrotica, eines Lichen Vidal,* eines ulzerösen tertiären Syphilides, eines Lupus erythematodes, einer Sklerodermie, *eines Kerion Celsi, einer Dermatitis papillaris capillitii, sehr selten eines Lupus vulgaris* auftreten. Der Haarverlust ist dauernd. Die lokale Untersuchung und die Anamnese geben über den Ursprung Aufschluß.

Bei einer nicht durch Narbenbildung entstandenen Alopezie denkt man von vornherein an eine Alopecia areata. Man muß vor allem feststellen, daß es sich weder um eine traumatische Alopezie oder um eine absichtlich vorgenommene Epilation handelt, wie man sie in Schulen oder Kasernen *und bei Hysterischen* beobachtet, noch auch um eine aktive Dermatose, wie z. B. ein Ekzem, ein Ekzematid, eine Impetigo usw., die leicht zu erkennen wären.

Man muß wissen, daß die Impetigines, die Furunkel und die Eiterungen überhaupt, gewöhnlich haarlose, scharf begrenzte, runde Flecke hinterlassen, von der Größe eines 20 Pfennig- bis zu der eines 5 Markstückes. Auf diesen Stellen verzögert sich der anfangs aus Flaumhaaren, später erst aus normalen Haaren bestehende Nachwuchs häufig um mehrere Monate. Diese post-impetiginösen, besser als pyodermatische Alopezien zu bezeichnenden Haarverluste, welche auf einer lokalen Alteration des Haarbodens durch die Toxinwirkung der Eiterkokken beruhen, sind bei Kindern nicht selten und werden oft für eine Alopecia areata gehalten. Sie sind charakterisiert durch eine zentrale Macula *(einen bräunlichen oder rötlichen Fleck), oder eine wirkliche Narbe* und die Anamnese. Behandlung mit einer der stimulierenden Waschwässer wird sie *(soweit sie eben nicht narbig sind)* bald zum Verschwinden bringen. *Zirkumskripte Alopezie kommt auch über Tumoren (Atheromen) vor.*

Die **Alopecia areata** („Pelade", *Area Celsi*) ist die wichtigste der zirkumskripten, zu Haarausfall führenden Dermatosen; eine generalisierte *(resp. sich generalisierende)* Form wird als Alopecia totalis oder decalvans („Pelade décalvante"), *„Area Celsi maligna"* bezeichnet.

Die Alopecia areata ist charakterisiert durch das Vorhandensein haarloser, scharf umschriebener, runder oder ovalärer Flecke oder Herde, von wechselnder Zahl und Größe, die besonders am behaarten Kopf und im Bart auftreten.

Die Flecke erscheinen unmerklich, weil meist ohne besondere Reizempfindung. Der Haarschwund erfolgt rapid und büschelweise; nach einigen Tagen schreitet er dann langsam zentrifugal oder an einer Seite des Kreises weiter. Er hat sich im Stillen vorbereitet; die Haare fallen mit vollem Bulbus aus, viele mit atrophischer Wurzel. An der Peripherie des Herdes *(nicht selten aber im Anfang auch auf der ganzen Fläche)* und, wenn eine Neigung zur Ausbreitung vorhanden ist, sogar in einiger Entfernung von der eigentlichen Plaque, findet man abgebrochene, atrophische Area-Celsi-Haare („Cheveux peladiques").

Diese *(bis zu einem gewissen Grade)* charakteristischen Haare, welche bei manchen Fällen am Kopfe zahlreich („Pelades à cheveux fragiles" Besnier), im Barte immer sehr selten sind, haben eine Länge von zwei bis sechs Millimeter und ein pinselförmig verdicktes Ende. Sie sind bis zur Mitte oder an den äußeren zwei Dritteln dunkel gefärbt; nach der Wurzel zu, die leicht geschwollen ist, stark verdünnt, spitz zulaufend und farblos. Ihre Form ist also die einer Keule oder eines Ausrufungszeichen. Da sie sehr locker sitzen, so kann man sie, ohne daß sie abbrechen, sehr leicht mit der Pinzette entfernen.

Frisch entstandene Herde sind oft rötlich gefärbt, etwas ödematös und wegen der erweiterten Haarfollikelmündungen, welche die seborrhoischen Ausgüsse (Sabouraud) enthalten, siebähnlich.

Nach einiger Zeit sinkt der Herd ein, wird elfenbeinweiß, vollständig glatt, geschmeidig und läßt sich leicht falten *(„Hypotonie")*. Dieses Stadium nannte Bazin: „Pelade achromateuse".

Ist ein Herd in Heilung begriffen, so bedeckt er sich mit anfangs dünnen, blassen, wenig festhaftenden Flaumhaaren, die durch kräftigere Haare derselben Art und schließlich durch normale Haare ersetzt werden. Die neuen Haare sind dicker und dunkler als die früheren; manchmal sind sie weiß *(bleiben das aber nach meiner Erfahrung fast nur bei älteren Individuen und auch bei diesen keineswegs immer)*. Dieser Nachwuchs erfolgt bald zentral und zentrifugal, bald zentripetal.

Die Herde können in verschiedener Zahl an einer beliebigen Stelle des behaarten Kopfes, am häufigsten vielleicht in der Scheitelgegend, am Okziput oder auf den Seitenflächen lokalisiert sein. Man findet sie auch im Bart, vorzugsweise auf beiden Seiten des Kinns, seltener an den Augenbrauen und Wimpern und anderen behaarten Körperstellen. Man hat bei gewissen Individuen eine Neigung zu symmetrischem, bei anderen zu regionärem Auftreten beobachtet.

Es können verschiedene Varietäten unterschieden werden: eine Form mit kleinen, multiplen Flecken, die an die Alopecia areolaris („en clairières") erinnert; eine Form mit einem ausgedehnten Herd, der sich kranzförmig von der Stirne und den Schläfen über den Nacken hinweg rings um den Kopf zieht: die Ophiasis des Celsus, oder nach Sabouraud „Pelade en couronne". Sie tritt in der Kindheit auf und ist besonders hartnäckig, wie dies übrigens bei allen Formen der Fall ist, welche den Rand des behaarten Kopfes befallen.

Die Alopecia decalvans *(„maligna")* ist die schwerste Form. Sie beginnt *(meist aber nicht immer)* wie die gewöhnliche Form in Gestalt eines oder mehrerer Herde, die oft recht ausgedehnt sind und während einiger Tage oder sogar Monate unverändert bleiben. Dann beginnt plötzlich der Prozeß sich auszubreiten und befällt in wenigen Tagen beinahe den ganzen behaarten Kopf, das Gesicht und den Körper, verschont aber manchmal einen kleinen Büschel oder einige Inselchen. Bei dieser Form entwickeln sich manchmal eine Art Erschlaffung der Haut, die leicht faltbar wird, eine Erscheinung, die Jacquet als Hypotonie bezeichnet, und Nagelveränderungen, auf die ich später zurückkomme. Außerdem hat man auf den haarlosen Stellen leichte Sensibilitätsstörungen (Unterempfindlichkeit, Kältegefühl etc.) beobachtet.

Der Verlauf der Alopecia areata ist sehr verschieden. Die leichten Fälle heilen in zwei bis sechs Monaten. Rückfälle, Auftreten neuer Herde vor Abheilung der ersten, und Rezidive in jedem Stadium sind außerordentlich häufig; nur ausnahmsweise *(nach meinen Erfahrungen nicht selten)* bleiben solche aus. In manchen Fällen tritt der Haarausfall immer wieder von neuem auf. Die Alopecia decalvans dauert ein bis vier Jahre und heilt bei jungen Individuen *(manchmal)* gut, bei älteren nur unvollständig *oder gar nicht*.

Ätiologie und Pathogenese. Bis vor kurzem hielt man ziemlich allgemein *(wenigstens in Frankreich)* die Alopecia areata für eine parasitäre und kontagiöse Erkrankung oder nahm zum mindesten an, daß es eine ansteckende

Form gebe. Die Berichte über Epidemien in Schulen und Kasernen, welche man zur Stütze der eben erwähnten Ansicht vorbrachte, haben sich als haltlos erwiesen, seit eine genaue Kontrolle es ermöglicht hat, festzustellen, daß es sich stets um ein zufälliges Zusammentreffen sporadischer Fälle mit narbigen Alopezien und verschiedenen „Pseudo-Areae" und sogar um Trichophytien handelte. Jacquet gebührt das Verdienst, stets für die nichtkontagiöse Natur der Krankheit eingetreten zu sein; die vielen Tausende von Inokulationsversuchen an sich selbst oder an mit Area Celsi behafteten und daher prädisponierten Individuen haben kein einziges positives Resultat ergeben. *Daß die Krankheit nicht eine im gewöhnlichen Sinne kontagiöse ist, muß man ohne weiteres zugeben. Und doch habe ich ganz vereinzelte Fälle gesehen, bei denen ich auch ohne nachweisbare Familiendisposition an einen Zusammenhang glauben mußte. Auf der anderen Seite gibt es aber Fälle, in denen nach menschlichem Ermessen eine Kontagion geradezu ausgeschlossen erscheint. En- und Epidemien sind nie wirklich festgestellt worden.*

Sabouraud hat die gewöhnliche Alopezie mit der Seborrhöe in Verbindung gebracht, die er, ohne mit dieser Meinung durchzudringen, für eine parasitäre Erkrankung hält.

Die nervöse Theorie stützt sich auf die Versuche von Max Joseph, dem es gelang, durch Durchschneiden der Okzipitalnerven eine *(vermeintliche)* Alopecia areata bei Katzen zu erzeugen; auf einige Beobachtungen von neuritischen Alopezien beim Menschen; auf das nicht seltene Zusammentreffen der Alopezie mit Neuralgien, Kopfschmerzen oder mit Vitiligo *(Basedow!)* und auf den Einfluß, den eine „Störung im Gleichgewichtszustand des Nervensystems" auf das Erscheinen einer Alopezie ausübt. *Alle diese Fälle beweisen doch aber nur, daß der Area Celsi ähnliche — oft aber z. B. nach Nervenverletzungen doch schon klinisch durch ihre Form von ihr differente — zirkumskripte Alopezien auf dem Nervenweg entstehen können.*

Die dystrophische Theorie von Jacquet schreibt den prädisponierenden Einfluß bald einer komplexen organischen Schädigung, die sich durch *(sehr wenig beweiskräftige)* Urinanalysen erkennen läßt, bald einer hereditären Veranlagung zu. *Familiäre Disposition spielt eine gewisse, in meinem Material aber keine sehr große Rolle. Die histologisch zu konstatierenden entzündlichen Veränderungen sprechen mehr im Sinne der infektiösen Ätiologie, ebenso die in einzelnen Fällen vorhandenen Lymphdrüsenschwellungen.* Auf dem so vorbereiteten Terrain wird der Ausbruch einer Alopezie angeregt und unterhalten durch lokale peripherische oder viszerale oder zentrale „Irritationen". Von den Reizwirkungen, welche den „peladogenen Reflex" auslösen können, sind die, welche von den Zähnen ausgehen, die häufigsten. Sehr oft kann man die Erkrankung auf den Durchbruch von Zähnen, speziell der Weisheitszähne, auf kariöse Zähne, auf Zahnfleischentzündungen, auf schlecht passende falsche Gebisse usw. zurückführen. Es besteht sogar ein gewisser Zusammenhang zwischen der Lokalisation der befallenen Areae und dem Ausgangspunkte des Reizes. Sehr wesentliche therapeutische Indikationen beruhen auf dieser Anschauung, *die aber vielfach nicht bestätigt werden konnte.*

Therapie. Seitdem man weiß, daß diese Alopezie niemals und in keiner Weise ansteckend ist *(s. ob.)*, hat die Prophylaxe dieser Affektion eine ganz andere Richtung eingeschlagen. Es hat keinen Zweck mehr, die Patienten zu isolieren, sie von Volksansammlungen, wie z. B. in Schulen, Kasernen, Werkstätten usw. fernzuhalten, ihnen einen Gesundheitsausweis zu verweigern. *Auch ich halte all das bei der praktisch so gut wie fehlenden Ansteckungsfähigkeit jedenfalls der allermeisten Fälle für überflüssig.* Ebensowenig kann

man Barbiere oder Friseure, Kopfbedeckungen, Kissen, Kleiderständer etc.
beschuldigen, eine Krankheit übertragen zu haben, die *in praxi beinahe* nie
übertragbar ist.

Die Behandlung der Alopecia areata und die Prophylaxe der Rückfälle
oder Rezidive wird daher rein individuell sein. Die Untersuchung muß feststellen, welche Faktoren die allgemeine und nervöse trophische Störung verursachen und welche Umstände die Lokalisation der Erkrankung bestimmen.

In erster Linie wird man sein Augenmerk darauf richten, Überanstrengungen, Verdauungsstörungen, Anämien, ungeeignete Körperpflege etc. zu vermeiden oder zu beheben. Man wird den Patienten Aufenthalt im Freien, auf
dem Lande oder im Gebirge empfehlen. Angezeigt sind weiter auch trockene
oder Alkoholabreibungen am ganzen Körper und hydrotherapeutische Maßnahmen in ihren verschiedenen zur Stärkung oder Beruhigung dienenden
Formen.

Gleichviel ob der Kranke an Kopfschmerzen, Neuralgien oder Kongestionen
leidet oder nicht, stets wird es unumgänglich notwendig sein, den schlechten
Zustand der Zähne und des Zahnfleisches zu verbessern. Auf dieser Maßnahme
muß man bestehen. Ich habe selbst, ebenso wie Jacquet, eine beträchtliche
Zahl von Fällen gesehen, die, nachdem sie jeder lokalen Behandlung wider-
standen hatten, mit bemerkenswerter Schnelligkeit von selbst in Heilung übergingen, so bald die Zähne in Ordnung gebracht waren. Zuweilen kann der
„Reiz" von den Ohren, der Nase oder dem Pharynx ausgehen.

Die Lokalbehandlung besteht in Erzeugung einer Irritation von
genügender aber nicht übertriebener Stärke, an den haarlosen Stellen. Die
Irritation kann durch mechanische Mittel (Massage, Kneten, Bürsten,
jeden zweiten Tag oder öfter) erzielt werden; beginnt der Nachwuchs sich zu
zeigen, so wird man sich erinnern, daß die Epilation von allen Irritantien am
unmittelbarsten auf die Haarpapillen wirkt. Die chemische Reizung kann
herbeigeführt werden durch Anwendung von Mixturen, die Jod, Essigsäure,
Ammoniak, Chloroform, Alkohol oder andere Stimulantien und kongestion-
erzeugende Mittel enthalten. Die Applikationen werden täglich oder in größeren
Pausen gemacht. Ein blasenziehendes Mittel, besonders in flüssiger Form angewandt, kann den Haarwuchs sehr stark und plötzlich anregen. Auch physikalische Irritantien, wie Faradisation, Hochfrequenzströme usw. können zur
Verwendung kommen. Ich habe in meiner Klinik bei Fällen der „Pelade
décalvante" eklatante Regeneration des Haarwuchses nach Radiotherapie gesehen. Die Dosen müssen natürlich geringer sein als zur Erzeugung eines
Haarausfalls nötig sind. Man wird zwei bis drei Holzknechteinheiten alle
15 oder 20 Tage geben. *Von sehr vielen Autoren wird in den letzten Jahren
das ultraviolette Licht (Quarzlampe) ganz besonders gerühmt.*

Die Salben und Pflaster, welche den Patienten zuweilen empfohlen werden,
haben keine besondere Wirkung. *Die Wirkung von Chrysarobin und Pyrogallussäure, in Lösungen oder Salben in allmählich steigenden Konzentrationen, ist aber nach anderer und meiner Erfahrung unbestreitbar. Den
ganzen Kopf lasse ich mit ganz schwachen Lösungen der gleichen Substanzen in Alkohol und Chloroform einreiben.* Man wird zweckmäßigerweise
die ganze Kopfhaut zu beeinflussen suchen und etwa vorhandene Begleiterscheinungen wie Pityriasis, Seborrhöe usw. in Behandlung nehmen.

Um die lokale Pflege bei Fällen mit ausgedehnten oder zahlreichen Herden
zu erleichtern, wird man die noch vorhandenen Haare kurz schneiden oder rasieren
lassen. In diesem Falle wird das Tragen einer Perücke notwendig sein, wenn
der Kranke seinen Zustand verbergen will. Wenn die Plaques weniger ausgedehnt sind, lassen sie sich durch Schwärzen mit gebranntem Kork maskieren.

Dystrophische Trichosen.

Leukotrichie und Canities. Der kongenitale Pigmentmangel der Haare wird als Leukotrichie bezeichnet. Bei dem sehr seltenen Albinismus ist sie generalisiert und die Haare haben den Charakter der Lanugo; sie kann auch partiell und auf einen Haarbüschel beschränkt sein und sich in dieser Form vererben *(Poliosis)*.

Die Canities ist ein Pigmentmangel, der nicht angeboren ist; die Haare ergrauen allmählich und werden schließlich ganz weiß.

Das Ergrauen und Weißwerden der Haare ist von einem bestimmten Alter an ein physiologischer Vorgang; der Zeitpunkt seines Eintritts ist je nach der Rasse, der Familie und den individuellen Lebensverhältnissen sehr verschieden, so daß man bei dem einzelnen Fall von einer senilen oder präsenilen Canities sprechen kann.

Die Verteilung und Entwickelung der weißen Haare am Kopf, im Bart und an den anderen behaarten Körpergegenden ist so mannigfaltig, daß sie einer zusammenfassenden Beschreibung nicht zugänglich ist. Es läßt sich nur sagen, daß die Canities in ihrem Wesen diffus und progressiv ist.

Die pathologische Canities, die ebenfalls mehr oder weniger ausgedehnt und diffus sein kann, beobachtet man im Verlauf von verschiedenen Nervenerkrankungen oder Kachexien, *ferner bei Vitiligo*.

Von den in großer Zahl berichteten Fällen, bei denen das Ergrauen infolge eines heftigen Schreckens plötzlich (über Nacht z. B.) auftrat, scheinen einige glaubwürdig zu sein, *werden aber doch immer und immer wieder bestritten*. Parry sah bei einem Sepoy, der vor die Mündung einer Kanone gebunden war, die Haare in einer halben Stunde weiß werden (?).

Mitunter stellt sich eine, oft nur vorübergehende, partielle Canities ein nach einer durch eine Alopecia areata, ein Erysipel etc. entstandenen Kahlheit.

Der Prozeß der Entfärbung ist noch nicht aufgeklärt. Nur selten werden die Haare, an der Wurzel oder am freien Ende beginnend, allmählich weiß. Man hat Fälle von ringförmiger Canities (Ringelhaare, Pili annulati) beschrieben, bei denen weiße und gefärbte Segmente alternieren. Gewöhnlich ist das Erbleichen vollständig, progressiv und für ein bestimmtes Haar mehr oder weniger rasch.

Das Eindringen von Luft zwischen die Zellen der Haare genügt nicht, um ihr Weißwerden zu erklären; es fehlt nicht nur die Neubildung des Pigments, sondern dieses wird auch zerstört, entweder durch besondere pigmentophage Phagozyten, wie Metchnikoff behauptet, oder wahrscheinlicher durch Abbau an Ort und Stelle.

Die Behandlung der Canities ist beinahe illusorisch. Durch interne Medikation und allgemeine Körperpflege kann man nur hoffen den Stoffwechsel zu heben. Stimulierende Applikationen, Erhitzen der Kopfhaut, angeblich auch Epilation der ersten weißen Haare können das Eintreten des Ergrauens verzögern (?).

Tatsächlich besteht der einzige Ausweg darin, die Haare zu färben und manche sehen sich aus beruflichen *(und anderen)* Gründen dazu gezwungen, zu diesem Hilfsmittel zu greifen. Mit Ausnahme von gebranntem Kork, von Henna, das je nach der Art seiner Verwendung, eine rote, blonde oder bräunliche Färbung erzeugt und von Wasserstoffsuperoxyd, das rötliche Töne hervorbringt und die noch gefärbten Haare bleicht, kann man alle anderen Färbemittel als schädlich betrachten. Zahlreiche Mittel sind durchaus gefährlich und ganz speziell diejenigen aus Paraphenylendiamin (**XXIII**, 337); die unschädlichsten sind vielleicht diejenigen, die Silbernitrat und Pyrogallussäure enthalten. Spezialwerke geben zahlreiche Rezepte.

Trichorrhexis nodosa. Mit diesem Namen bezeichnet man eine Affektion, die am Barte des Mannes und an den Kopf- und Schamhaaren des Weibes sehr häufig auftritt und in einer lokalisierten Zersplitterung *und Auftreibung* der Haare besteht, deren Fibrillen sich in Gestalt zweier ineinander steckender Besen zerklüften. Dadurch entstehen weiße Knotenbildungen, an denen das Haar leicht abknickt und abbricht; sie sind besonders gegen das freie Ende zu ziemlich zahlreich und verkürzen die Haare.

Lange Zeit hat man diese Affektion als parasitär und ansteckend betrachtet. Sabouraud hat das Phänomen an fast allen alten Rasierpinseln beobachtet und bewiesen, daß die Trichorrhexis traumatischen Ursprungs ist und auf eine übermäßige Entfettung und Schädigung der äußeren Schichte der Haare durch allzuhäufige Waschungen und Abseifungen zurückzuführen ist. Um der Erscheinung entgegenzuwirken, muß man daher die Haare über der Bruchstelle abschneiden und sie beständig einfetten. *Doch genügt die Erklärung Sabourauds kaum für alle Fälle und immer wieder wird die parasitäre und ansteckende Natur der Trichorrhexis allerdings ohne wirklich zwingende Beweise behauptet. Mir haben Einreibungen mit schwachen Pyrogallolsalben oder mit schwachem, Rizinusöl enthaltendem, Pyrogallolalkohol manchmal günstige Resultate ergeben.*

Die **Trichoptilose** *(Trichoschisis)* ist eine Längsspaltung der langgetragenen Kopf- oder Barthaare, die sich am freien Ende gabeln. Schwere konstitutionelle Schwächezustände und chronische Krankheiten prädisponieren dazu, *doch kommt sie sehr häufig bei ganz gesunden Individuen vor.* Die Affektion scheint auf einer übermäßigen Trockenheit der Haare zu beruhen. Die Behandlung ist dieselbe wie bei der Trichorrhexis.

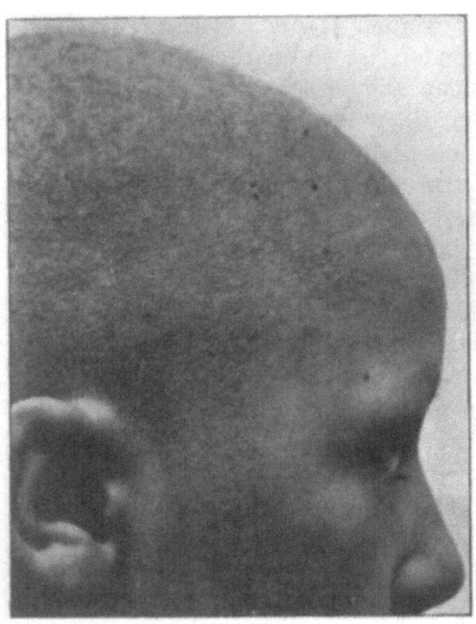

Fig. 79.
Monilethrix bei einem 9 Jahre alten Kinde. Der behaarte Kopf, die Gegend der Parotis und der Augenbrauen.

Monilethrix oder **moniliforme** Aplasie (Aplasia pilorum intermittens) ist eine kongenitale, hereditäre und familiäre, seltene, der Keratosis pilaris und der Ichthyosis verwandte Dystrophie (Fig. 79).

Bei dieser eigentümlichen Erkrankung sind die Haare abwechselnd und in regelmäßigen Abständen *von ca. 1 mm* eingeschnürt und spindelförmig aufgetrieben, trocken, brüchig, aufgerollt und gewöhnlich sehr kurz. Sie brechen gewöhnlich im Niveau der Einschnürung ab; die verdickten Stellen sind stärker pigmentiert (Fig. 80). *Dabei finden sich komedonenartige Bildungen mit zahlreichen Haarspindeln und Keratosis pilaris.*

Zur Erklärung der Entstehung dieser Anomalie muß man annehmen, daß die haarbildende Papille abwechselnd eine Dilatation und Atrophie durchmacht, die sich in mehrtägigen, regelmäßigen Perioden zu wiederholen scheinen. Die Follikel bilden oft zugespitzte Erhebungen, die manchmal schließlich durch eine minimale Narbe ersetzt werden. Vorzugsweise ist der behaarte Kopf befallen; er wird gewöhnlich ganz kahl. Hallopeau hat gezeigt, daß das ganze Haarsystem ergriffen sein kann.

Die Behandlung ist die gleiche wie bei der Keratosis pilaris.

Parasitäre Trichosen.

Man kann zwei Gruppen parasitärer Erkrankungen der Haare unterscheiden: A. Die Dermatomykosen *resp. Epidermidomykosen (s. u.), die in Frankreich, speziell wenn sie den behaarten Kopf befallen, als Teignes (Tineae) bezeichnet werden,* bei denen die Parasiten die Wurzeln der Haare angreifen, den Follikel und die oberflächliche Epithelbekleidung invadieren. B. Die Trichomykosen, bei denen nur der Haarschaft befallen ist.

Epidermidomykosen (Dermatomykosen, Teignes, Tineae). Die Bezeichnung „Teignes" muß heutzutage für eine Gruppe parasitärer Dermatosen des behaarten Kopfes reserviert werden, die durch Mucedineen (nacktsporige Schimmelpilze) entstehen. Sie haben nicht nur für die Dermatologen, sondern für alle Ärzte großes praktisches Interesse.

Diese Krankheiten sind schleichend in ihrem Beginn, häufig schwierig zu erkennen, von sprichwörtlicher Hartnäckigkeit, nicht leicht zu behandeln und äußerst kontagiös, und aus diesen Gründen von großer sozialer Bedeutung.

Man kennt drei Arten: 1. die durch den Favuspilz veranlaßte („Teigne favique"), 2. die Mikrosporien („Teigne microsporique"), und 3. die Trichophytien („Teigne trichophytique"). Die zwei letzteren kann man unter dem Namen Tinea tonsurans zusammenfassen. In einem

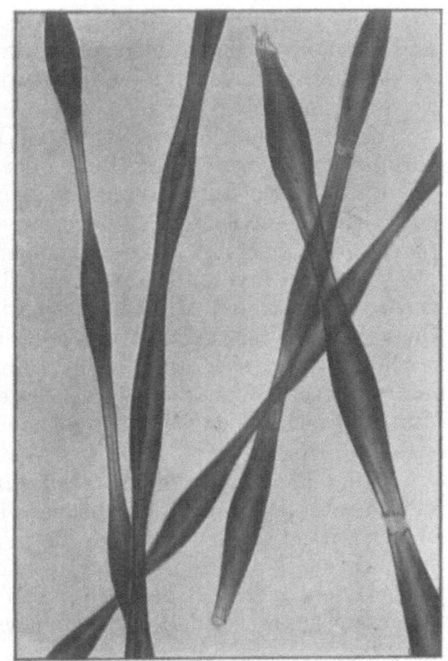

Fig. 80.

Monilethrix. Aussehen der Haare unter dem Mikroskop.

späteren Abschnitt werde ich diese verschiedenen Parasiten im Zusammenhang besprechen (**XXV**).

Eine Ansteckung findet nur bei Kindern statt, ohne daß man den Grund dafür anzugeben wüßte. Das Alter ist das einzige Moment, das eine natürliche Immunität bedingt. *Die spontane Ausheilung der Kinder-Dermatomykosen des Capillitium sowie ihr Fehlen bei Erwachsenen muß mit der bei der Pubertät sich einstellenden biochemischen Änderung des Hautorgans zusammenhängen.* Jede Tinea entsteht entweder durch unmittelbare Infektion oder durch mittelbare Übertragung durch Toilettengegenstände, Kämme, Bürsten, Haarschneideapparate, Scheren, Handtücher, Verwechslung von Kopfbedeckungen usw. Die Ansteckung zwischen den Kindern einer Familie ist sehr häufig. Man beobachtet förmliche Epidemien in Schulen, resp. überall, wo

Kinder zusammen sind und ein nichterkannter Fall einer solchen Krankheit eingeschleppt worden ist.

Favus („Tinea favosa"). Der behaarte Kopf ist die bevorzugte Lokalisation des Favus. Anfangs wuchert das Achorion nur auf der Oberfläche, in der Hornschicht und verursacht rote und schuppende Flecke. In diesem Stadium bleibt die Krankheit meistens unbemerkt. Auf der Höhe der Entwickelung ist die Bildung von Skutulis charakteristisch: Favus scutularis („à godets)". Man bezeichnet ihn als Favus urceolaris, wenn die Skutula isoliert, regelmäßig, im Zentrum von einem Haare durchbohrt und von schön schwefelgelber Farbe sind; als Favus squarrosus, wenn die Skutula konfluieren, eine unregelmäßige Form haben und durch eingetrockneten Eiter zu schuppigen, staubigen, grauen Krustenmassen vereinigt sind. *Wäscht man solche Herde mit Alkohol, so tritt oft die gelbe Farbe deutlicher hervor.*

Die Flecke oder Herde haben eine sehr verschiedene Ausdehnung und sind oft mehr als handtellergroß. Der behaarte Kopf kann vollständig ergriffen werden, unter Verschonung eines etwa 1 cm breiten Randes, der merkwürdigerweise immer unberührt bleibt.

Entfernt man die Skutula (**XXIII**, 374) mit der Kürette, so findet man darunter eine glatte Vertiefung oder eine eiterige Ulzeràtion, jedenfalls eine subakute kutane Entzündung mit Neigung zu Narbenbildung. Auf den älteren Favusherden sieht man Skutula und Krusten, vermischt mit glatten, roten *(oder schon weißen)*, unregelmäßigen Narben.

Auf den favösen Plaques sind die Haare teilweise ausgefallen; die noch vorhandenen treten büschelweise zwischen den Spalten der Krusten hervor. Diese Haare sind glanzlos, verfärbt und sehen Werg ähnlich. Sie sind selten brüchig, lassen sich aber leicht samt ihrer Wurzel ausziehen, die von einer geschwollenen, feuchten, weißen oder hyalinen Epithelscheide umhüllt ist. Mikroskopisch ist das Myzel wenigstens in den untersten Partien des Schaftes leicht zu sehen.

Sind die Haare einmal *(seit längerer Zeit)* ausgefallen, so wachsen sie nicht nach. Der Favus des behaarten Kopfes führt mehr oder weniger rapid zu einer narbigen Alopezie, die in Flecken oder netzförmig angeordnet und durch ihre glatte, firnißartige, rote und scharf umschriebene Oberfläche charakterisiert ist; hier und da persistieren einzelstehende oder zu kleinen Gruppen vereinigte gekräuselte Haare von normaler Stärke und Länge.

Bei anderen Formen des Favus finden sich keine Skutula.

Der pityriasiforme Favus bildet scharf umschriebene Flecke, die mit trockenen, grauen Schuppen bedeckt sind; die mikroskopische Untersuchung der spärlichen und glanzlosen Haare ermöglicht die diagnostische Unterscheidung von der Psoriasis oder dem Ekzem.

Bei der impetiginösen Form des Favus sieht man hauptsächlich Krusten, welche die Haare verkleben und in denen zahllose Pediculi eingenistet sind. Die Erkrankung besteht nach der Angabe der Patienten seit Jahren; nach Entfernung der Krusten sieht man eine rötliche haarlose Fläche. Nach einiger Zeit entwickeln sich an der Basis der glanzlosen, mit Mycelien durchwucherten Haare Skutula.

Die alopezische Form erinnert sehr stark an die pseudofavöse Alopezie (**XIX**, 277). Krusten und Schuppen sind kaum vorhanden, wohl aber Flecke oder Inselchen von narbiger Alopezie. In der Umgebung finden sich leicht papulöse Follikulitide; die mikroskopische Untersuchung der Haare ist nötig, um die Diagnose zu stellen.

Die Mikrosporien. Die Tinea tonsurans mit kleinen Sporen oder „Teigne de Gruby-Sabouraud" ist bei vier bis zehnjährigen Kindern, besonders bei Knaben, häufig; sie ist sehr ansteckend. *In manchen Ländern ist sie gar nicht, in anderen nur selten zu beobachten — augenscheinlich ist der Grad der Kontagiosität ganz auffallend verschieden.* Ohne Behandlung heilt sie gegen das 15. Lebensjahr spontan aus.

Sie ist von weitem zu erkennen an den runden oder ovalen, großen oder mittelgroßen, scharf umschriebenen Plaques, die ein staubiges Aussehen haben und mit grauen, blätterigen Schuppen bedeckt sind, aus denen nur wenige gesunde, aber zahlreiche kurzabgebrochene Haare hervorragen. Diese Haare sind etwa drei bis fünf Millimeter lang, glanzlos und aschgrau, und sind alle nach einer Richtung geneigt.

Ganz ausnahmsweise besteht nur ein einziger Herd; gewöhnlich sind es deren vier bis zehn. Die jüngeren sind linsen- oder münzengroß, die älteren können fünf bis sechs oder mehr Zentimeter im Durchmesser haben. Man kann daher mit einiger Berechtigung sagen: „große Herde, kleine Sporen". Außerhalb der eigentlichen Herde findet man niemals disseminierte kranke Haare. Aber es kann vorkommen, daß der behaarte Kopf vollständig ergriffen ist.

Faßt man die Haare eines Mikrosporieherdes zwischen Daumen und Zeigefinger oder mit einer Zilienpinzette, so lassen sich leicht und schmerzlos einige abreißen, denn sie brechen knapp unterhalb der Hautoberfläche ab.

Untersucht man sie mit der Lupe, so sieht man, daß sie von einer vier bis fünf Millimeter langen, mattweißen Scheide umgeben sind. Läßt man 40-prozentige Kalilauge auf die Haare einwirken, so erkennt man mit dem Mikroskop, daß diese Scheide aus einer dicken und regelmäßigen Schichte runder oder polyedrischer, etwas ungleicher, 2—4 μ großer Sporen besteht. Das Haar gleicht in seinem Aussehen also einem Stäbchen, das mit Leim überzogen und dann in feinem Sande gerollt wurde. Die Sporen scheinen gewöhnlich nicht von Myzelfäden begleitet zu sein; sie ordnen sich nicht kettenförmig an und sind ausgesprochen außerhalb des Haares gelegen („ektothrix") (Fig. 81).

Eine genaue Untersuchung des seiner mosaikähnlichen Sporenscheide entkleideten Haares läßt indessen dünne Myzelfäden mit weit auseinanderstehenden Septen erkennen,

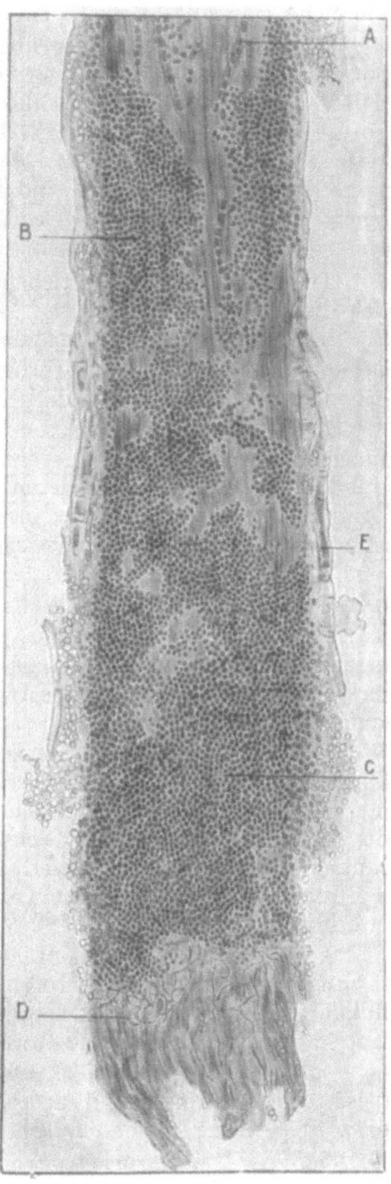

Fig. 81.
Wurzelende eines von Mikrosporon lanosum befallenen Haares (Vergrößerung 260 : 1). In B und C Hülle aus Mikrosporonpilzen. Bei A sieht man die darunterliegenden Myzelfäden. D Fransen aus Myzelfäden (nach Adamson). E Epidermiszellen der Kutikula oder des Follikels (Abbildung von Sabouraud entlehnt).

die sich von oben nach unten durch Dichotomie vermehren und deren Zweige
an die Oberfläche treten und vielleicht Sporen erzeugen. Am unteren Ende
des nahe am Bulbus abgebrochenen Mikrosporiehaares, sieht man zuweilen
zahlreiche verästelte Myzelfäden, welche die „Frange d'Adamson" bilden.

Das Vorhandensein der abgebrochenen Haare unterscheidet die kleinsporige Tinea tonsurans klinisch von der meist diffus auftretenden Pityriasis
capitis, von der Psoriasis des behaarten Kopfes und von der Form des
trockenen Ekzems, welche Alibert als „Teigne amiantacée" (= asbestartige Tinea) bezeichnete. Bei diesen verschiedenen Affektionen behalten die
Haare ihre normale Länge, sind fest und lassen sich ohne abzubrechen ausziehen. Die Unterschiede zwischen der Mikrosporie und der Trichophytie des
behaarten Kopfes sind aus dem nachstehenden zu entnehmen.

Trichophytie („Tinea trichophytica"). Die Tinea tonsurans trichophytica
oder die Tinea mit großen Sporen, befällt ebenfalls nur Kinder, kann
aber bis in das 20ste Lebensjahr und ausnahmsweise noch länger dauern.
Sie kommt in Paris gegenwärtig 2 mal so häufig vor als die Mikrosporie,
besonders bei Mädchen.

Im Gegensatz zur letzteren tritt sie in Gestalt zahlreicher, kleiner, disseminierter Herde auf, die aus einzelnen erkrankten Haaren bestehen. Diese
punktförmigen Herde konfluieren und können größere Plaques von beliebiger
Form bilden, auf denen aber meistens eine große Zahl gesunder Haare persistiert, welche die kranken verbergen.

Diese Krankheit hat also weniger in die Augen springende Symptome
und kann der Beobachtung leicht entgehen.

Man muß zwei Hauptarten, zwei klinische Typen unterscheiden, die durch
verschiedene Trichophyton-Spezies verursacht werden. Ihre unterscheidenden
Merkmale sind nach Sabouraud, dem ich diese Beschreibung entlehne, folgende:

1. Die kranken Haare vermischt mit zahlreichen, langen und gesunden
Haaren, sind grau, in der Höhe von zwei bis vier Millimeter abgebrochen, nach
allen Richtungen geneigt, wie sich sträubend. Die Epidermis ist mit trockenen
oder fetten, ziemlich dicken Schuppen bedeckt, in welchen die gewundenen
kranken Haare enthalten sind. Es handelt sich bei diesem Typus um das
Trichophyton mit kraterförmiger Kultur (kurz als Trichophyton
crateriforme bezeichnet).

2. Die zwischen gesunde Haare eingestreuten Krankheitsherde sind wie besät mit schwarzen, Pulverkörnern ähnlichen Punkten; manchmal finden sich
follikuläre Erhebungen wie bei der Keratosis pilaris. Kranke Haare ragen
nicht hervor; sie sind in die Hornschicht eingeschlossen, im Niveau der Oberfläche abgebrochen oder stecken zusammengerollt in der Mündung des Follikels. Diese Formen sind bedingt durch das Trichophyton mit zugespitzter Kultur (Trichophyton acuminatum).

Man darf nicht beliebige, mit den Fingern ausgerissene Haare für die
mikroskopische Untersuchung verwenden, da dies zu Täuschungen führen würde.
Man muß die Stümpfe der Haare aufsuchen und sie mit einer feinen Pinzette
oder einer Nadel entfernen. Diese kranken Haare sind angefüllt mit Sporen,
die viel dicker sind als die des Mikrosporon. Sie sind in die Haarsubstanz
selbst eingedrungen, gehören also zu den Endothrix-Formen (Fig. 82).

Sind die Sporen quadratisch und bleiben sie in Reihen oder Bändern
fest zusammengehalten, ist also das Myzel resistent, so hat man es mit
Trichophyton crateriforme zu tun. Sind die Sporen rund oder oval und
trennen sie sich leicht voneinander, ist das Myzel zart und gleicht das Haar
einem Sack voll Nüsse, so ist es das Trichophyton acuminatum. Nach

neueren Untersuchungen von Sabouraud (Archives de parasitologie, T. XII, 1908, S. 40), sind diese mikroskopischen Unterschiede nicht absolut konstant und es muß zur definitiven Charakterisierung das Kulturverfahren angewandt werden.

Die Tinea trichophytica wird viel eher übersehen als mit anderen Affektionen verwechselt. Häufig ist es ein Herd eines Herpes circinatus, ist es eine Trichophytie der unbehaarten Haut bei einem kleinen Patienten oder seiner Umgebung, welcher die Aufmerksamkeit des Arztes erregt, oder es kann auch eine diffuse Alopezie vorhanden sein, die von einigen Schüppchen auf der Kopfhaut begleitet ist.

Bei jeder Pityriasis mit multiplen Flecken, bei allen trockenen Ekzemen, die am behaarten Kopfe eines Kindes lokalisiert sind, muß man aufmerksam und genau nach abgebrochenen oder in die Hornschicht eingeschlossenen Haaren suchen, und wenn man die nötige Übung besitzt, wird der Nachweis häufig gelingen. *In meinem sonst reichlichen Material von Dermatomykosen fehlen diese Formen am behaarten Kopf vollständig.*

Es ist wohl überflüssig, daran zu erinnern, daß die abgebrochenen Haare der Alopecia areata, die gerade, keulenförmig und an der Basis verdünnt sind und ohne abzubrechen sich epilieren lassen, keinerlei Ähnlichkeit mit den Trichophytiehaaren haben.

Therapie der Dermatomykosen des behaarten Kopfes. Eine Allgemeinbehandlung ist nicht nötig, obgleich die Heilung rascher eintritt, wenn der Allgemeinzustand gut ist und die Patienten sich in günstiger hygienischer Umgebung, auf dem Lande, in der Nähe des Meeres etc. aufhalten.

Die Prophylaxe verlangt eine sofortige, strenge Isolierung der Kranken, besonders von anderen Kindern. Die Favösen sind für jedermann gefährlich; die an Mikrosporie oder Trichophytie Erkrankten infizieren Erwachsene nur mit der leicht heilbaren Form des „Herpes circinatus" *(Trichophytia superficialis circinosa* S. 379). Man wird darauf bestehen, daß alle Patienten, auch wenn sie in einer besonders für sie reservierten Schule, wie im Hospital Saint-Louis, vereinigt sind, trotzdem beständig den Kopf bedeckt halten und sorgsam gepflegt werden. *Wenn die Kinderköpfe sehr sorgfältig verbunden und die Verbände aufs genaueste kontrolliert werden, dann kann man die Kinder selbst in die Schule gehen lassen.*

Für die Behandlung müssen die Haare alle acht bis zehn Tage kurz geschoren werden.

Die weiteren Indikationen bestehen in der Feststellung aller erkrankten Stellen, in der Entfernung oder Zerstörung der Parasiten durch geeignete Mittel und in dem Schutz der gesunden Partien gegen die Infektion.

Bei der Tinea tonsurans ist es zweckmäßig, nach einer Seifenwaschung

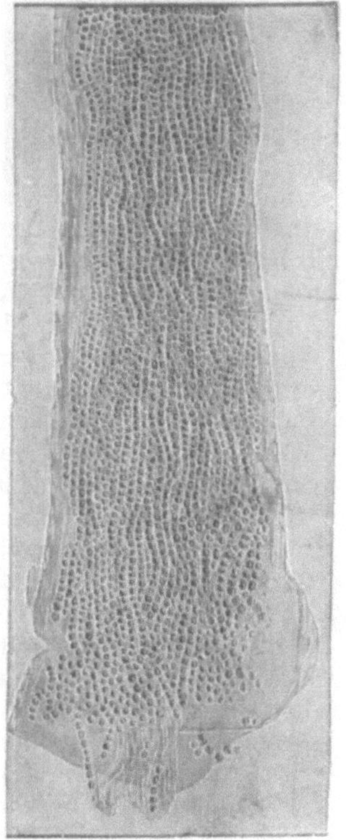

Fig. 82.
Ein von Trichophyton crateriforme befallenes Haar. Die Myzelfäden bestehen aus viereckigen Abschnitten, welche das bandförmige Myzelium bilden. (Abbildung von Sabouraud entlehnt.
(Vergrößerung 260 : 1.)

den behaarten Kopf vollständig mit verdünnter *frischer* Jodtinktur (1 Teil auf
3 Teile Alkohol) zu bepinseln; dadurch werden die ergriffenen Stellen deutlich
sichtbar und Autoinfektionen der gesunden Partien verhindert. Die Abseifung
und Einpinselung nimmt man täglich oder jeden zweiten Tag vor.

Hat man eine Einrichtung für Radiotherapie, so ist die Epilation
mit Röntgenstrahlen, welche die Follikel vollständig von ihrem Inhalt befreit,
die Methode der Wahl. Sabouraud hat gezeigt, daß man mit diesem Verfahren die Erkrankung in verhältnismäßig kurzer Zeit, d. h. in ungefähr vier bis
sechs Monaten, statt wie bei den alten Methoden in zwei oder drei Jahren,
zur Ausheilung bringen kann. Man setzt alle erkrankten Stellen nacheinander
der Wirkung der Strahlen aus und läßt in einer Sitzung eine für die Erzeugung
des Haarausfalls ausreichende Dosis applizieren. Sind die Stellen sehr zahlreich und disseminiert, so ist es nötig, den ganzen behaarten Kopf zu behandeln,
was zwölf Sitzungen erfordert, die am gleichen Tage oder innerhalb zwei Tagen
auszuführen sind. Man muß Sorge tragen, die behandelten Stellen abzudecken,
damit ein Streifen weder der Behandlung entgeht, noch eine doppelte Dosis
erhält. *Beides ist keineswegs immer leicht zu erreichen. Andere machen
lieber Totalbestrahlungen, — unter jeder Bedingung gehört gerade zu der
Röntgenepilation der Kopfhaut eine besonders ausgebildete Technik und
große Vorsicht.* Vom 15. bis 20. Tage werden sämtliche Haare samt ihren
Wurzeln abgestoßen, *resp. werden durch einen Zinkleimverband leicht entfernt.* Nach einem Monat verbleiben weder Haare noch Parasiten und das Kind
ist nicht mehr ansteckend. Der Nachwuchs beginnt nach $2\frac{1}{2}$ Monaten und
ist fünf Monate nach der Sitzung vollständig. *Man soll noch viele Wochen
nach der Bestrahlung den ganzen Kopf mit verdünnter Jodtinktur einpinseln.*

Steht eine Röntgenausrüstung nicht zur Verfügung, so muß um jeden
Herd eine acht Millimeter breite Zone mit der Pinzette epiliert und dadurch
ein Schutzwall hergestellt werden; auf den Herden selbst epiliert man, so
gut es gehen will, die leider brüchigen Haare. Diese Epilationen werden alle
10 bis 14 Tage wiederholt. Außerdem müssen die Herde täglich mit verdünnter
Jodtinktur (1 : 4) eingepinselt und mit Jodvaselin oder einer Chrysarobinsalbe
eingerieben werden. Man macht mit Zinkleim oder Heftpflaster einen Okklusivverband. Man kann die Herde auch alle 14 Tage mit einem Krotonölstift, der
mit Kakaobutter hergestellt ist, einreiben. Diese letztere Lokalbehandlung
ruft Follikulitiden hervor, welche die mit Parasiten infizierten Haare zum Ausfallen bringen, aber auch zu Narbenbildungen Veranlassung geben können.
Die Wirkung ist genau zu überwachen und die Entzündung durch feuchte Umschläge zu beruhigen. Man setzt die Behandlung bis zur Heilung fort. Ohne
Radiotherapie dauert eine richtig behandelte Mikrosporie ungefähr 18 Monate,
sehr oft aber zwei bis vier Jahre; wenn der Arzt sie nicht selbst hervorgerufen
hat, bleiben niemals Narben zurück.

Die Prognose der trichophytären Tinea ist weniger günstig, wenn die
Zahl der erkrankten Stellen sehr groß ist, da ihre Aufsuchung sehr mühsam ist;
spontan heilt sie nicht vor dem 18. bis 22. Lebensjahre. Mit geeigneter Behandlung kann innerhalb eines Jahres Heilung erzielt werden. Oft leisten,
besonders bei den Trichophytien, zwei oder drei Follikel hartnäckigen Widerstand; in diesem Falle hat man das Recht, sie durch Elektrolyse mit dem
Galvanokauter oder durch Applikation eines, mit einer Nadel eingeführten,
kleinen Tröpfchens von Krotonöl zu zerstören. Monatlich vorgenommene
mikroskopische Untersuchungen müssen wiederholt ein negatives Resultat
geben, wenn man von Heilung sprechen will.

Beim Favus muß man zuerst die Krusten und Skutula durch feuchte
Umschläge oder Anlegung einer Kautschukhaube *(oder Verbände mit Salizyl-*

salbe) ablösen und häutige Abseifungen vornehmen. Ist der Kopf gereinigt, so nimmt man eine Epilation vor, entweder mit Röntgenstrahlen oder, was hierbei zweckmäßiger ist, mit der Pinzette. *(Mit manchen anderen ziehe ich auch beim Favus die Röntgenepilation vor, wenngleich die Resultate nicht so günstige sind wie bei der Mikrosporie.)* Die Pinzetten-Epilation ist jeden Monat zu wiederholen. In der Zwischenzeit macht man tägliche Einpinselungen mit verdünnter Jodtinktur oder Karbolglyzerin. Auch verschiedene Salben mit Schwefel, Teer, Kupferoleat, Quecksilbersalzen etc. sind empfohlen worden, bieten aber keine besonderen Vorteile.

Die Behandlung des Favus mit Epilation, wie sie B a z i n vorgeschlagen hat, beansprucht wenigstens sechs bis acht Monate, und manchmal mehr als ein Jahr. Die Heilung kann nicht als sicher angesehen werden, bis drei Monate nach der letzten Epilation verflossen sind, ohne daß wieder ein Skutulum aufgetreten wäre *(mikroskopische Kontrolle der Haare!)*; da auch dann noch Rezidive nicht auszuschließen sind, muß der Patient noch mindestens sechs Monate überwacht werden.

Trichomykosen sind parasitäre Erkrankungen der Haare, die den Schaft, aber nicht die Wurzel oder den Follikel der Haare befallen. Man kennt zwei Arten:

Die **gewöhnliche Trichomykosis** oder L e p o t h r i x von W i l s o n oder P i e d r a n o s t r a s *[? s. u.] oder Trichomykosis palmellina)* kommt in allen Länder vor. Sie befällt die Achselhöhlen und die Genitalien. Die Haare werden glanzlos, rauh, wie mit Knoten besetzt *oder mit klebrigen Scheiden überzogen* und nehmen eine gelbe oder rötliche Färbung an, sind aber nicht brüchig. Häufig besteht an der befallenen Region Hyperidrosis und Chromidrosis *(?)*.

Mit dem Mikroskop erkennt man an den Haaren stark adhärente, körnige Ablagerungen, die eine unregelmäßige Scheide, eine Art r a u h e r R i n d e oder voneinander getrennter Knötchen bilden (Fig. 83).

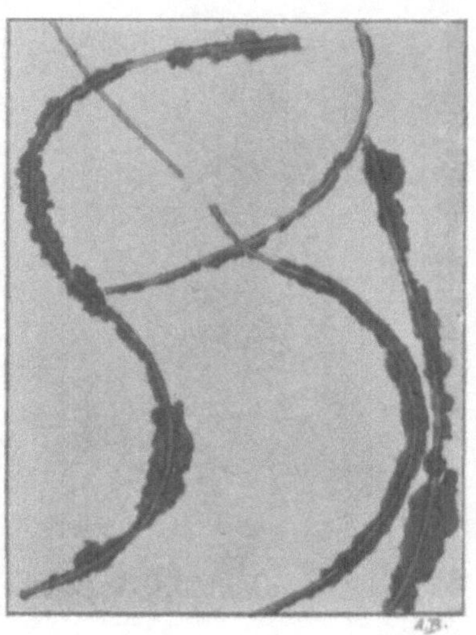

Fig. 83.
Gewöhnliche Trichomykosis; Haare der Achselhöhle (schwache Vergrößerung).

Sie bestehen aus Zooglöen von Kokken, die in einem sehr festen Stroma vereinigt auf der erodierten Kutikula der Haare befestigt sind. C o l o m b i n i gelang es, den Parasiten zu züchten und zu verimpfen.

Seifenwaschungen, antiseptische Waschmittel oder Salben *(speziell mit Pyrogallol)* genügen für die Behandlung; wenn nötig, wird man die Haare zuerst rasieren.

Die **Piedra** oder T r i c h o m y k o s i s n o d u l a r i s e x o t i c a ist eine parasitäre Erkrankung der Kopfhaare oder des Bartes, bei welcher sich regellos angeordnete Knötchen bilden, die das Haar beim Betasten rauh erscheinen lassen; J u h e l R e n o y hat 23 solcher Knoten an einem 60 Zentimeter langen Haar gezählt. Die runden, spindelförmigen oder einseitige Schalen bildenden Knötchen sind weißlich, außerordentlich hart und adhärent; sie machen die Haare nicht brüchig (Fig. 84).

Die Knoten bestehen aus ziemlich großen Sporen, die unter der Kutikula des Haares haufenweise zusammengeklebt sind. Sie gehören einer oder verschiedenen Trichosporonarten an. Man beobachtet diese Erkrankung in Kolumbien, auf der Balkanhalbinsel und ausnahmsweise im westlichen Europa (*„Piedra nostras"*).

Kapitel XXI.

Onychosen.

Der Nagel ist eine Hornplatte, der durch eine Verhornung besonderer Art entsteht. Diese eigentümliche Keratinisation findet beim Menschen nur am Grunde einer tiefen Depression der Epidermis auf der Dorsalseite der Endphalangen statt.

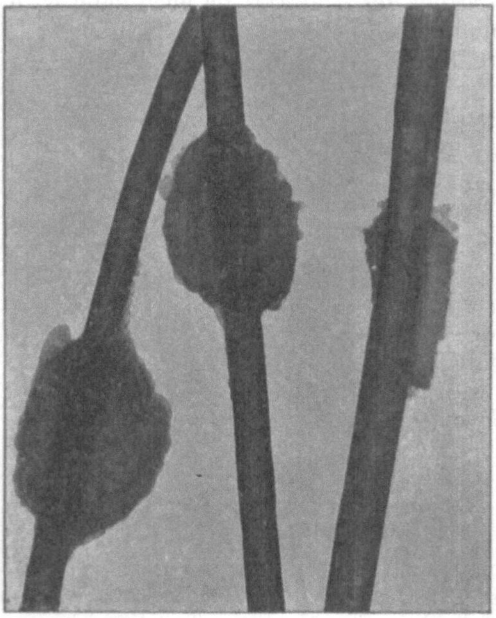

Die besonders auf dem Transversalschnitt konvex gekrümmt erscheinende Nagelplatte ist mit ihrer Wurzel in die, eine Kerbe oder einen Falz bildende, epidermidale Depression eingelassen. Die Nagelwurzel ist auf Kosten der unterenFläche schräg abgeschnitten und dieser schräge Rand entspricht genau dem eingestülpten Teil der Epidermis, welcher die Nagelsubstanz bildet und als Matrix unguis bezeichnet wird (Fig. 85).

Die durch die Matrix gebildete Nagelplatte wächst in der Richtung des Finger- oder Zehenendes. Hat der Nagel sich von dem oberen Nagelwall freigemacht, d. h. unter diesem Wall sich vorgeschoben, so liegt der Nagelkörper auf dem Nagelbett und schiebt sich mit seinen Rändern unter die seitlichen Nagelwälle. Sein vorderer Rand

Fig. 84.

Piedra; Knoten, welche die Haare mehr oder minder vollständig umschließen.

ist frei und tritt über den subungualen Falz hervor.

Das Wachstum des Nagels, welches ungefähr *(mindestens)* drei Millimeter im Monat beträgt, ist abhängig von der Tätigkeit der Matrix unguis. Jede Schädigung dieser Matrix gibt sich durch eine Unterbrechung des Wachstums zu erkennen. Hatte die Veränderung nur temporären Charakter, so wird die Wachstumsstörung durch einen Querstreifen auf der Nagelplatte angedeutet; ist die Läsion von bleibendem Einfluß, so resultiert Atrophie des Nagels. Partielle Läsionen der Matrix bewirken das Auftreten eines Fleckes, wenn sie vorübergehend sind, eines Längsstreifens oder -bandes oder giebelartiger Knickungen, wenn sie dauernd einwirken. Die Dicke des Nagels scheint vom Grad der Neigung der Matrix abzuhängen.

Das Nagelbett hat nur einen sehr geringen Einfluß auf die Bildung des Nagels, welcher an seinem freien Ende kaum dicker ist als an der Wurzel, doch

spielen pathologische Veränderungen des Nagelbettes immerhin eine gewisse
Rolle bei den Onychosen.

Onychosen. Die Erkrankungen der Nägel oder Onychosen *(Onychien)*
beruhen also auf pathologischen Zuständen der Matrix und zu einem geringen
Teil auf solchen des Nagelbettes; als Onyxis bezeichnet man ihre entzündlichen Formen.

Zusammen mit den Onychien werden gewöhnlich die Perionychien
beschrieben, das heißt die Entzündungen des oberen und seitlichen Nagelwalles,
die klinisch kaum von jenen zu trennen sind.

Die Onychosen sind sehr häufige Krankheiten. Sie sind zurückzuführen
1. auf kongenitale Mißbildungen; 2. auf lokal einwirkende Ursachen, Traumen oder parasitäre Affektionen (Onychomykosen); 3. auf
das Übergreifen verschiedener Dermatosen auf die Nagelmatrix; 4. auf
die Rückwirkung einer Allgemeinerkrankung; 5. auf trophische Nervenstörungen.

Diese verschiedenartigen Ursachen und vielleicht noch andere Einflüsse
unbekannter Natur rufen die mannigfaltigsten Veränderungen hervor. Man
muß jedoch betonen, daß zwischen einer bestimmten Ursache und ihrer in die
Erscheinung tretenden Wirkung kein unmittelbarer Zusammenhang besteht;
identische oder analoge Ursachen können ganz verschiedene Veränderungen
hervorrufen und umgekehrt können verschiedene Ursachen die gleichen klinischen Symptome bedingen.

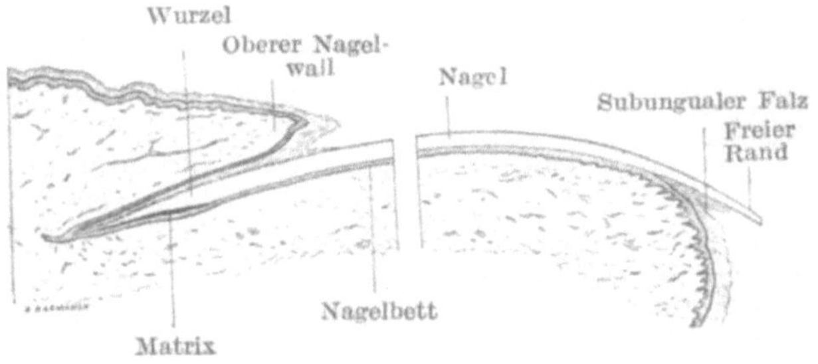

Fig. 85.

N a g e l des Zeigefingers eines neugeborenen Kindes; Längsschnitt (Vergrößerung 13:1).
Das mittlere Drittel des Schnittes ist in der Zeichnung weggelassen.

Mit Rücksicht auf die Schwierigkeit von Biopsien und wegen der nur selten
vorgenommenen Leichenuntersuchungen ist die pathologische Anatomie
der Onychosen sehr unvollständig aufgeklärt.

Ihre Diagnose ist oft sehr schwierig. Handelt es sich nicht um eine der
seltenen, an und für sich charakteristischen Läsionen oder ist die Natur der
Erkrankung nicht durch das Vorhandensein anderer Hauterscheinungen aufgeklärt, so kann die Diagnose unentschieden bleiben. Trotz des ausgezeichneten Werkes von Heller und zahlreicher Spezialarbeiten ist dieses Gebiet
noch immer zum Teil in Dunkel gehüllt.

Kongenitale Mißbildungen. An den Händen und Füßen können einer
oder mehrere Nägel vollständig fehlen *(Anonychie)*; manchmal sind sie
durch einfache Ansammlungen von Hornsubstanz ersetzt (epidermidaler
Nagel); oder sie sind atrophisch, dünn, konkav, schüsselförmig vertieft
(Koilonychie). Sie können hypertrophisch (Skleronychie), verdickt,
schwärzlich, rauh, transversal gekrümmt, krallenartig (Onychogryphose),
oder schalenartig, längsgestreift, oder wellig sein *(ferner „idiopathischer*

Nagelwechsel", Leukonychie — s. u. — Beteiligung an Mißbildungen der Finger etc.)

Diese Mißbildungen sind häufig familiär, vererben sich durch mehrere Generationen und treten zuweilen in Verbindung mit Haaranomalien oder anderen hereditären Bildungsstörungen auf *(z. B. auch mit solchen der Haut, verschiedenen Keratosen etc. — Vgl. die Pachyonychie: subunguale Hyperkeratose und Verdickung und starke transversale Krümmung der Nagelplatte bei Keratosis follicularis).* Man darf nicht übersehen, daß Mißbildungen hereditären Ursprungs, ebenso wie die Nävi, auch erst in der späteren Kindheit oder sogar noch später auftreten können.

Eine mikroskopische Untersuchung wird vor einer Verwechslung dieser unregelmäßig verdickten Nägel mit Onychomykosen schützen.

Traumatische Onychosen. Verletzungen, Blutaustritte, abgerissene Nägel, Fremdkörper unter dem Nagel, traumatische Onychien und Perionychien, eingewachsener Nagel usw. gehören in das Gebiet der Chirurgie.

Die Onychophagie, die schlechte und oft unbewußte Angewohnheit die Nägel abzubeißen, ist gewöhnlich mit anderen Stigmata der Degeneration oder mit nervösen Störungen verbunden. Man beobachtet sie bei Kindern beider Geschlechter und sogar bei Erwachsenen. Zum Teil beruht sie auf Heredität, oft wohl auch auf einem gewissen Nachahmungstrieb. In manchen Schulen sind mehr als ein Drittel der Kinder Onychophagen.

Die abgenagten Nägel haben keinen freien Rand mehr und sind zuweilen bis auf kurze Querstümpfe reduziert, über denen sich die Fingerkuppen wie in Wülsten erheben. Diese unsaubere Gewohnheit kann durch Ingestion von pathogenen Keimen, die unter den Nägeln beherbergt werden, gefährlich werden. Zwangsmaßregeln oder körperliche Züchtigung sind selten erfolgreich; man muß durch Psychotherapie einzuwirken suchen.

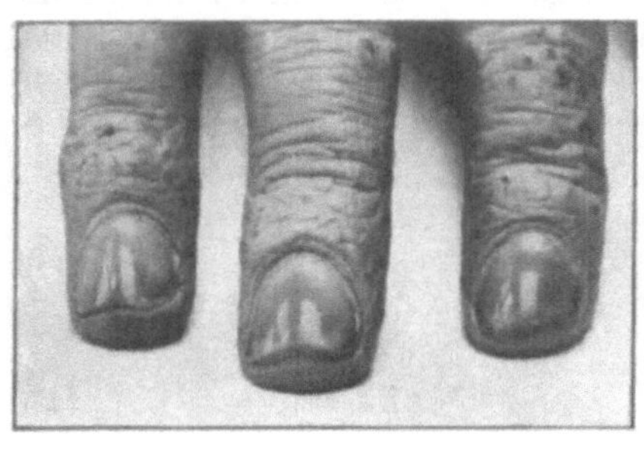

Fig. 86.

Abnützung *(Usur)* der Nägel bei einem Falle von Prurigo vulgaris, mit Ekzematisation.

Die Abnützung *(Usur)* der Nägel, mit der artefizielle Färbung verbunden sein kann, findet man bei einer großen Anzahl manueller beruflicher Tätigkeiten *(sehr oft mit Ekzemen, z. B. bei Konditoren, Wäscherinnen, Köchinnen etc.). Dunkelfärbung durch Sublimat.*

Beim chronischen Pruritus und bei der Prurigo kann durch Abnützung der freie Nagelrand konkav und die Oberfläche spiegelglatt *(besonders häufig nur das letztere) und selbst abgebogen werden* (Fig. 86); diese Erscheinung ist für den Dermatologen ein Beweis, daß der Patient die Gewohnheit hat sich zu kratzen, selbst wenn dieser sich dessen nicht bewußt ist oder es zu verheimlichen sucht.

Traumatisch sind wohl auch die bekannten Niet- oder Neidnägel („Envies") zu erklären, die leicht zu Infektionen Anlaß geben, und sorgfältig abgeschnitten und mit Kollodium überzogen werden müssen.

Onychomykosen. Die Veränderungen, welche das Achorion und die Trichophytonpilze (**XXV**) an den Nägeln bedingen, unterscheiden sich nur wenig voneinander. Die Diagnose stützt sich vor allem auf das Vorhandensein der Erkrankung an anderen Körperstellen *(die aber fehlen kann)* und auf die mikroskopische Untersuchung.

Die favöse Onychomykose ist selten und fast immer sekundär nach einem Favus des behaarten Kopfes oder des unbehaarten Körpers. Sie beginnt am subungualen Falz oder an den seitlichen Rändern in Form anfangs grauer, später gelblicher Flecken, die man durch den transparenten Nagel hindurch sieht. Die Flecke nehmen an Größe zu, drücken die Nagelplatte empor, die zuletzt trüb wird, sich verdickt und spaltet, stellenweise anschwillt, sich loslöst und abblättert. Es bleiben schließlich nur faserige Reste und Späne. Gewöhnlich sind die Mehrzahl der Fingernägel, nur ausnahmsweise die Zehen befallen.

Die trichophytischen Onychomykosen sind gewöhnlich durch Trichophytonarten tierischen Ursprungs veranlaßt. Sie sind beim Erwachsenen häufiger als beim Kinde und treten oft zusammen mit einer Trichophytie des Bartes oder der unbehaarten Haut auf. Gewöhnlich sind regellos mehrere Nägel befallen. Die Läsionen beginnen am freien Rande oder an den Seitenrändern des Nagels als graue Flecke, die weniger gelb sind als beim Favus. Man hat auch schon beobachtet, daß sie zuerst an der Wurzel vorhanden sind. Das Nagelbett und der Nagel selbst werden sehr rasch verdickt und streifig wie Binsenmark. Die mittlere und hintere Partie der äußeren Nagelplatte leistet eine Zeitlang Widerstand, wird aber schließlich ganz erodiert, schwammig, zerfasert, höckerig, schmutzig und mehr oder weniger brüchig.

Die Onychomykosen sind indolent. Sie können spontan abheilen, dauern aber gewöhnlich sehr lange (vier oder fünf, manchmal auch 20 Jahre und darüber) und sind gegen Behandlung sehr rebellisch.

Die mikroskopische Untersuchung des abgefeilten Nagelstaubes, der auf einem Objektträger mit 40prozentiger Kalilauge erhitzt wurde, zeigt Myzelelemente, die beim Favus kürzer und unregelmäßiger sind als bei der Trichophytie. Es ist aber schwierig, sie zu unterscheiden. Die Kultur der Nageltrichophytien mißlingt häufig, ohne daß sich ein Grund dafür angeben läßt.

Für die medikamentöse Behandlung feilt man die Fläche der Nagelplatte soviel wie möglich ab. Alsdann macht man täglich — während Monaten — feuchte Verbände mit Lugol-Gramscher Jod-Jodkaliumlösung, und zieht darüber, ohne den Finger einzuschnüren, einen Gummifingerling. Man kann auch Pflaster oder verschiedene Salben mit reduzierenden oder antiseptischen Substanzen verwenden.

Die rascher zum Ziele führende chirurgische Behandlung besteht in Abnahme des Nagels unter *(lokaler)* Anästhesie. Jod-Jodkaliumapplikationen verhindern die Reinfektion des neuen Nagels. *Auch Röntgen-Therapie wird empfohlen.*

Von tierischen Parasiten kommen die „Scabies norvegica“ und die Sarcopsylla penetrans in Frage.

Onychosen, als Komplikationen anderer Dermatosen. Es kommen pyogene Onychien vor, die gewöhnlich durch eine Mischinfektion mit Staphylo- und Streptokokken entstehen; man könnte sie auch als impetiginöse Onychie bezeichnen (Fig. 87); speziell Sabouraud hat sie beschrieben. Er fand sie vorwiegend bei Kindern und jungen Leuten, aber auch bei Erwachsenen, an einem oder mehreren Nägeln der Finger oder Zehen.

Die pyogene Onychie folgt gewöhnlich auf eine Impetigo oder besonders ein Panaritium und überdauert diese Erscheinungen, da sie viel langsamer verläuft. Sie beginnt in Form eines winzigen Abszesses unter dem Nagelwinkel. Die Abszesse vertrocknen oft ohne sich zu öffnen, vermehren sich im Nagelbett und lösen zum Teil den Nagel ab, der unregelmäßig, höckerig und brüchig werden kann, wenn der Prozeß sich auf die Matrix ausdehnt. Diese Onychie ist immer von einer **Perionychie** begleitet, d. h. von einer Rötung, Schwellung und sogar Pustelbildung des oberen und seitlichen Nagelwalls.

Die Behandlung besteht aus lokalen Bädern mit „Alibour"-Wasser und feuchten Umschlägen; später macht man Verbände mit Pasten aus gelbem Hg-Präzipitat oder verschiedenen Teersorten. Unter geeigneter Behandlung heilt die Affektion ziemlich leicht.

Das **Ekzem der Nägel** ist häufig; es ist gewöhnlich von einem Ekzem der Finger oder der Zehen und von einer Perionychie begleitet. Die Läsionen sind außerordentlich polymorph. Man findet Ablösung der Nägel mit Rötung und subunguale Abschuppung, Bildung von Längs- und Querfurchen, Verdickung, Punktierung, Erosion und verschiedenartige Deformationen *(auch Koilonychie)*. Die Behandlung ist die des Ekzems.

Die **psoriasiformen Ekzematide** und die **Psoriasis** verursachen grübchenförmige, wie von Stichelungen herrührende Erosionen *(Grübchen- oder Tüpfelnägel)*, die an die Oberfläche eines Fingerhutes erinnern *(durch kleine Entzündungsherde in der Matrix bedingt?)*, auch transversale oder

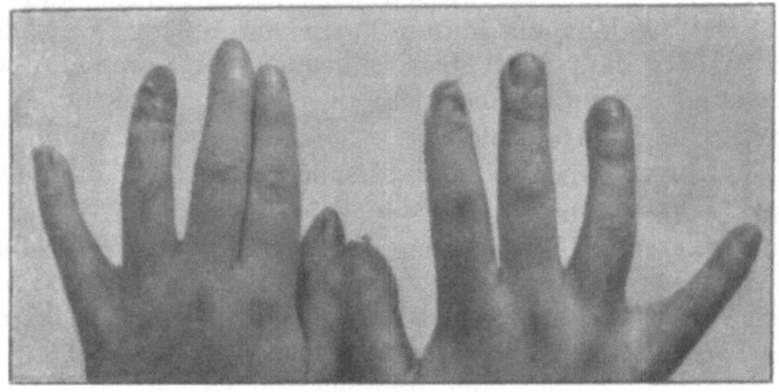

Fig. 87.

Pyogene Onychie und Perionychie des rechten Zeigefingers und des linken Ringfingers. Die Erkrankung (bei einem 10jährigen Mädchen) besteht ein Jahr.

longitudinale Streifungen, oder auch vom freien, *speziell vom seitlichen* Rande her eine Ablösung des Nagels.

Man wird eine Diagnose auf Ekzem oder Psoriasis des Nagels mit Sicherheit nur dann stellen können, wenn man die entsprechenden Effloreszenzen auf der Haut findet. *Sowohl die Grübchen als die peripheren Abhebungen der Nagelplatte sind bei der Psoriasis viel häufiger als bei den psoriasiformen Ekzemen; namentlich die ersteren sind gern mit einer Psoriasis der Palmae und der Finger kombiniert, kommen aber auch bei den dysidrotischen Ekzemen vor. Die Nagelveränderungen können der Dermatose vorausgehen und längere Zeit isoliert bestehen.*

Die Behandlung der psoriatischen Onychose ist sehr mühsam. Man kann Salben mit Pyrogallussäure oder Chrysarobin (in zwei- bis fünf- oder zehnprozentiger Stärke) verwenden. Ich ziehe vor, die Nägel mit einer Äther- oder Chloroform- (oder auch Traumatizin-) Lösung dieser Substanzen oder mit irgend einer Teerlösung zu bepinseln und sie dann mit Pflaster *oder Kollodium* zu bedecken *(auch Röntgenbehandlung!)*.

Bei der **Pityriasis rubra pilaris** ist der Nagel verdickt, wie Binsenmark, gestreift, glanzlos und gelblich; die Verdickung rührt von einer sehr harten, obwohl porösen Hyperkeratose des Nagelbettes her, die sich mit der Nagelplatte verbindet.

Bei der **Alopecia areata**, besonders den ausgedehnten und generalisierten Formen, sind Veränderungen der Nägel häufig; diese bestehen in Trockenheit, weißer Längsstreifung, Punktierung („Ongle grêlé" = verhagelter Nagel), Spaltenbildung (Onychorrhexis), Brüchigkeit und Einkerbungen.

Bei den schweren primären **Erythrodermien** lösen sich die Nägel mehr oder weniger vollständig ab *(„Onycholysis totalis" oder „partialis")* und der neu gebildete Nagel schiebt sich unter den Rand des alten. Diese Unterbrechung in der Nagelbildung sieht man auch nach Quetschungen, bei der syphilitischen Onychie etc.

Beim **chronischen und hereditären Pemphigus**, sowie bei der **Foliaceus-Form**, und bei den schweren Fällen der **Duhring**schen **Krankheit** (Fig. 88) sind die Nägel gewöhnlich, aber in sehr verschiedener Weise verändert. Der Nagel kann ausfallen, ohne ersetzt zu werden; in diesem Falle glätten sich die Nagelwälle und das Nagelbett vollständig aus; oder der Nagel löst sich von vorn nach hinten ab, teilt sich, wird atrophisch oder onychogryphotisch.

Bei der **Darier**schen Dermatose sind die Nägel längsgestreift, kanneliert und brüchig.

Die berufliche chronische **Radiodermatitis** verursacht schwere Nagelschädigungen: Zerfaserung, Brüchigkeit, Abblätterung oder vollständige Atrophie.

Von Tumoren sind als praktisch wichtigste die Verrucae durae (am Falz und unter dem freien Rand — sehr schmerzhaft) und der Clavus subungualis zu erwähnen.

Onychosen bei Allgemeinerkrankungen. Alle schweren, aber selbst leichte fieberhafte Erkrankungen, die akuten Exantheme, der Abdominaltyphus, die Pneumonie, die Anginen, die Epididymitis etc., schwere Verletzungen *(Knochenbrüche)* oder Operationen, Nervenshock, Entbindung, *Intoxikationen (z. B. Arsen), ja selbst veränderte Lebensweise (z. B. vegetarische Diät)* können zur Entstehung einer transversalen oder vielmehr bogenförmigen Furche *(Beausche Streifen)* oder Wulstbildung an den Nägeln führen. Alle oder nur einzelne Nägel, vor allem die der Daumen, sind in verschiedenem Grade in dieser Weise verändert.

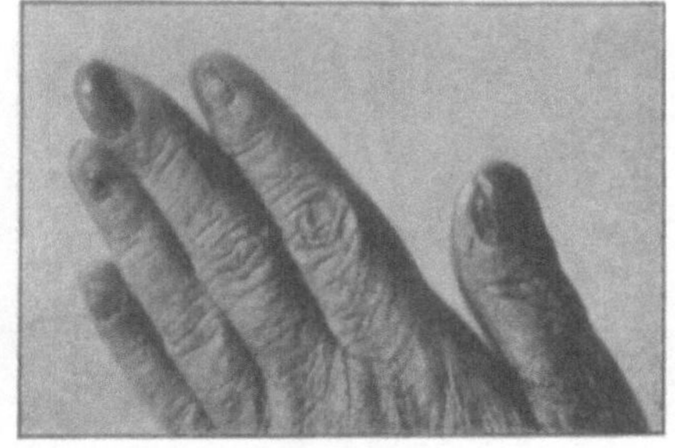

Fig. 88.

Nagelveränderungen bei einem schweren Fall der **Duhring**schen **Dermatitis**. Definitiver Verlust des Nagels am Zeigefinger; Atrophie am kleinen und Ringfinger; Ablösung, Onychauxis und Onychogryphose am Daumen und Mittelfinger.

Diese Furche entsteht infolge einer Unterbrechung oder momentanen Störung des Wachstums; sie tritt einige Wochen nach der sie verursachenden Störung unter dem oberen Nagelwall hervor und schreitet in dem Maße, wie der Nagel wächst, d. h. etwa 3 mm im Monat gegen das freie Nagelende hin vor. Den Kliniker weist sie auf eine vor kurzem stattgehabte Gesundheitsstörung hin.

Auch die chronischen, infektiösen oder dyskrasischen Krankheiten können die Bildung der Nägel beeinflussen und **Atrophien, Koilonychie, Spaltenbildung (Schizonychie)**, einfache Hypertrophie sogenannte **Onychauxis**, oder **Onychogryphose** verursachen.

Daß die Erkrankungen der Pleura und der Lungen, *sowie des Herzens* eine stärkere Wölbung und Verbreiterung der Nägel *resp. der Endphalangen* („**hippokratischer Nagel**", „*Trommelschlägelfinger*") hervorrufen, ist bekannt. *Im Alter werden die Nägel mit aus feinen Erhebungen zusammen-*

gesetzten Längsstreifen versehen. Ich erwähne hier ferner noch die Blutungen im Nagelbett bei allen möglichen hämorrhagischen Krankheiten, die Zerstörungen bei Gangrän, den Abfall bei Diabetes etc.

Syphilitische Onychie. Die auf sekundärer Syphilis beruhenden Nagelveränderungen müssen wegen ihrer Mannigfaltigkeit und großen Bedeutung speziell erwähnt werden; es handelt sich um Onychien mit oder ohne Perionychie. Fournier hat verschiedene Formen beschrieben:

Der Nagel kann Sprünge („Onyxis craquelé", Fournier; Scabrities unguium syphilitica) zeigen und am freien Ende brüchig sein; sich von vorn nach hinten loslösen (Onychoschisis), mit indolenter Rötung und Abschuppung des Nagelbettes und manchmal Verlust des Nagels; oder beträchtlich hypertrophisch (Pachyonychie), verdickt, gestreift und schwärzlich sein, ohne Formveränderung im allgemeinen; oder ulzeriert (Helkonychie); im letzteren Falle tritt der gewöhnlich ovaläre und kraterförmige Substanzverlust mit aufblätterndem Rande an der Lunula auf und legt die Matrix oder das Nagelbett mit ihrer grauroten Färbung bloß.

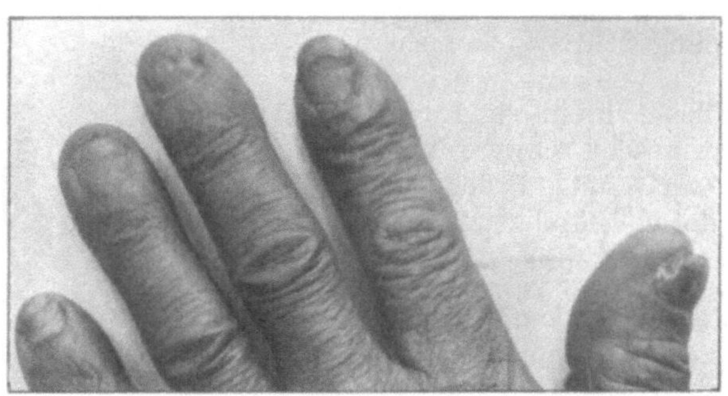

Fig. 89.

Die Perionychie wird als schuppend oder hornig bezeichnet, wenn sich eine squamöse Papel auf einem der periungualen Wälle bildet; als entzündlich, wenn eine tiefrote, hartnäckige Schwellung vorhanden ist; als ulzerös, wenn sich auf den periungualen Wällen ein meistens halbkreisförmiger Substanzverlust mit zackigen Rändern und mit dünnem Eiter belegten Grunde entwickelt. *(Das ist eine Form der „Onychia maligna"; eine andere gehört zur Tuberkulose.)* Die Fingerspitze ist geschwollen, gerötet und der Nagel fällt gewöhnlich ab. Mehrere Finger oder Zehen sind oft gleichzeitig erkrankt.

Diese sypnilitischen Onychien und Perionychien (Fig. 89) sind *(meist)* wenig schmerzhaft, entwickeln sich langsam und neigen zu Rezidiven; sie können auch in der Tertiärperiode wieder auftreten und der Behandlung hartnäckig Widerstand leisten. Analoge oder andere mehr banale Nagelveränderungen trifft man bei der kongenitalen Syphilis *(auch Hyperkeratosis subungualis)*.

Dystrophische und auf nervöser Basis beruhende Onychosen. Viele Nervenkrankheiten ziehen auch die Nägel in Mitleidenschaft, besonders traumatische Neuritiden, Syringomyelie, die Morvansche *(und die Raynaudsche)* Krankheit, Tabes, Hemiplegie, Sklerodermie etc. Vielleicht üben auch die Allgemeinerkrankungen *(s. ob.)* ihre Wirkung durch Vermittelung des Nervensystems aus.

Die Formen, welche diese Veränderungen annehmen können, sind äußerst mannigfaltig: einfaches Abfallen, Atrophie, Ablösung, Brüchigkeit, Deformierung, Verdickung etc.

Alle Nagelveränderungen mit unbekannter Ätiologie und Pathogenese werden daher gern auf trophische Störungen zurückgeführt.

Bei folgenden Formen habe ich mich dieser Ansicht angeschlossen.

Leukonychie. Es gibt zwei Arten der Weißfärbung der Nägel: die eine, die punktförmig, *sehr viel seltener streifig* auftritt, ist bei Kindern und Heranwachsenden eine häufige Erscheinung und unter dem Namen „Flores unguium" oder Mendacia *(„giftspots")* bekannt. Sie ist charakterisiert durch reichlicher oder spärlicher disseminierte, kleine Flecke, die manchmal reihenförmig in Serien angeordnet sind, in der Gegend der Lunula erscheinen und mit dem Nagelwachstum fortschreiten. Sie entstehen wahrscheinlich durch leichte Verletzungen der Matrix; man beschuldigt aber auch nervöse Störungen, Autointoxikationen etc. Die andere Form, die totale Leukonychie *(auch mit größerer Weichheit)* kann kongenital und sogar hereditär sein; häufig ist sie akquiriert und entwickelt sich nach einer schweren Erkrankung, einer Neuritis etc. *Auch eine Leukonychia striata mit alternierenden weißen und normalen, transversalen Streifen gibt es.*

Die weiße Färbung des Nagels entsteht bei beiden Formen durch Eindringen feiner Luftbläschen zwischen die wahrscheinlich nicht normal verhornten Zellen der Nagelsubstanz.

Man wird *(um das weitere Auftreten der weißen Flecke zu verhindern)* empfehlen, Verletzungen der Matrix zu vermeiden, wie sie z. B. durch zu energisches Zurückschieben der den hinteren Nagelrand bedeckenden Epidermis *(und das Abschneiden des hinteren Falzes mit dem Messer)* vorkommen können. *(Dadurch können auch schwerere Störungen im Nagelwachstum zustande kommen.)* Man kann die Nägel mit einer alkoholischen Lösung von Eosin färben.

Auch graue bis schwarze Verfärbungen der Nagelplatte kommen ohne sichtbaren Grund oder bei Psoriasis und Lichen planus vor.

Onychogryphosis. Virchow hat mit diesem Namen eine Deformation des Nagels bezeichnet, die sich in einer zuweilen enormen, äußerst harten Verdickung des Nagels kundgibt. Gleichzeitig verändert sich die Wachstumsrichtung des Nagels, der sich emporhebt und umbiegt. Ist die Onychogryphose nur schwach entwickelt, so nimmt der Nagel das Aussehen einer grauen oder bräunlichen sehr harten Kralle an, die transversal und von vorn nach hinten umgebogen ist und durch die Hyperkeratose des Nagelbettes emporgehoben wird.

Bei stärkerer Onychogryphose ist der Nagel vollständig mißgestaltet, konvex, gekrümmt und einem Widderhorne ähnlich, und fast vertikal dem Nagelbette aufliegend. Er ist bräunlich und gleichzeitig von longitudinalen und welligen transversalen Streifen durchzogen; diese letzteren deuten die Veränderung der Richtung der Matrixebene an. Der Nagel wächst langsam, aber da seine steinharte Konsistenz das Schneiden hindert, erreicht er oft eine Länge von drei bis vier Zentimetern; ausnahmsweise wird er auch zehn oder zwölf Zentimeter lang. Es ist begreiflich, daß er durch diese Längenzunahme sehr beschwerlich fällt.

Die Onychogryphose tritt besonders an den Zehen, in erster Linie an der großen, zuweilen auch an den benachbarten Zehen auf (Fig. 90). Sie ist sehr viel seltener an den Fingern, wo ich sie aber doch mehrere Male beobachtet habe. Die von Virchow über die Pathogenese aufgestellte Theorie, welche eine Reizung der Matrix durch den Druck der Fußbekleidung supponiert, ist daher nicht annehmbar. Die von Unna beobachteten entzündlichen Veränderungen des Nagelbettes sind vielleicht sekundärer Natur. Es scheint, daß eine Hyperkeratose des Nagelbettes den Nagel emporgehoben und zurückgedrängt hat; dieser wächst dann langsamer, wird aber dicker. *Dabei findet sich auch Hyperplasie der Papillen des Nagelbettes (Heller).*

Diese Dystrophie des Nagels tritt besonders in reiferem oder vorgerücktem Alter auf; sie ist an varikösen Extremitäten, die ulzeriert oder elephantiastisch sind, fast ausnahmslos vorhanden; sie zeigt sich auch in Verbindung mit chronischem Rheumatismus, Arteriosklerose, Neuritiden, Lepra etc., *überhaupt bei längere Zeit bettlägerigen Patienten, ferner nach Traumen, bei Hallux valgus.*

Die palliative Behandlung beschränkt sich darauf, die Nägel abzufeilen, abzusägen oder auszureißen, sie *mit Kalilauge, Kaliseife, starkem Salicylpflaster zu erweichen;* um das Nachwachsen zu verhindern, muß man die Matrix ausschneiden.

Onychorrhexis. Dubreuilh bezeichnet mit diesem Namen eine Erkrankung der Nägel, die durch Bildung von longitudinalen Streifen und Brüchigkeit charakterisiert ist.

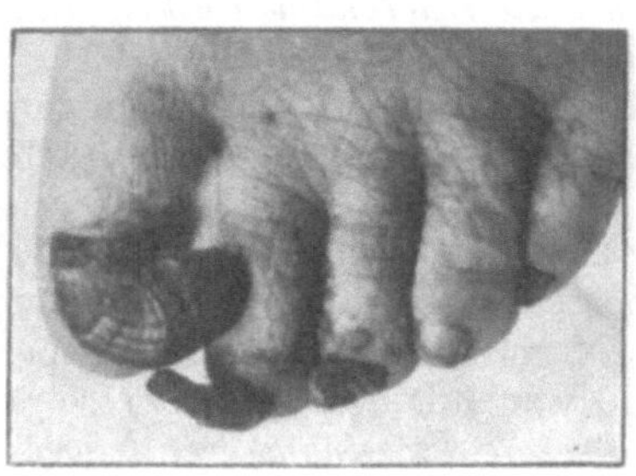

Fig. 90.
Onychogryphose der drei ersten Zehen.

In ausgesprochenen Fällen ist der Nagel matt, gespalten, rauh, verdünnt und brüchig. Es können einzelne oder alle Nägel befallen sein. Die Erkrankung kann schon in der Kindheit auftreten oder sich im Anschluß an Nervenstörungen, an Lichen planus, Alopezie etc. entwickeln. Um den bei den Fissuren auftretenden Schmerzen vorzubeugen, kann man die Nägel mit Kollodium bestreichen.

Onychoschisis. Diese Bezeichnung kann für die Ablösung ($\sigma\chi\iota\zeta\varepsilon\iota\nu$ = trennen) der Nägel, die nicht mehr auf dem Nagelbett festhaften, Verwendung finden. Man trifft diese Läsion bei den verschiedenen oben erwähnten Erkrankungen; mitunter schließt sie sich offenbar an Nervenstörungen an, die bei der Behandlung zu bekämpfen sind.

Hier wäre auch noch die **Skleronychie** *(sehr harte, rauhe, verdickte, undurchsichtige Nägel) und die* **Hapalonychie** *(sehr dünne, weiche Nägel), sowie die* **Hyperkeratosis subungualis** *zu erwähnen: Krümelige Hornmassen, die vom freien Rande nach der Lunula zu die Nagelplatte in die Höhe heben — augenscheinlich mit mannigfaltiger Ätiologie.*

Kapitel XXII.

Hidrosen.

Als Hidrosen ($\dot{\iota}\delta\varrho\omega\varsigma$ = Schweiß) kann man die funktionellen Störungen der Schweißsekretion und die primären organischen Veränderungen der Schweißdrüsen bezeichnen.

Die Schweißdrüsen sind röhrenförmige epitheliale Gebilde; ihr tiefer oder sezernierender Teil ist zu einem Knäuel zusammengeballt, *in dem aber oft auch die untersten Teile des Ausführungsganges vorhanden sind,* und in die tieferen Schichten des Koriums oder die oberen Lagen der Subkutis eingebettet. Der nach oben verlaufende ausführende Teil, der sogenannte Schweißdrüsenausführungsgang, durchsetzt die Kutis geradlinig und windet sich spiralig durch die Epidermis. An der Oberfläche erfolgt die Ausmündung des Kanales durch den schiefgerichteten Schweißporus. Die Gestalt dieses Porus und des Schweißdrüsenausführungsganges und noch mehr die Stromrichtung der Flüssigkeit widersetzen sich dem Eindringen von Staubteilchen und Mikroben; tatsächlich finden Infektionen der Haut äußerst selten auf diesem Wege statt, *wenigstens beim Erwachsenen und auch bei diesem abgesehen von den Achselhöhlenschweißdrüsen; bei kleinen Kindern sind staphylogene Schweißdrüsenausführungsganginfektionen recht häufig (s. u).*

Die Schweißdrüsen sind in wechselnder Zahl über das ganze Integument verbreitet, besonders zahlreich an den Palmae und Plantae. In den Achselhöhlen und der Anogenitalgegend haben sie eine besondere Form; ihr sezernierender Teil hat hier ein sehr stark erweitertes Lumen und dient als Schweißbehälter.

Der Schweiß ist eine wässerige Flüssigkeit, deren Geruch je nach der Körperstelle wechselt. Die gewöhnlich sauere Reaktion geht bei reichlicher Absonderung *oft* in eine alkalische über; in den Achselhöhlen und der Leistenregion ist die Reaktion *(resp. manchmal)* normalerweise alkalisch.

Die Menge des ausgeschiedenen Schweißes unterliegt in einem bestimmten Zeitabschnitt starken Schwankungen und wird beeinflußt durch die Temperatur, körperliche Bewegung oder Ruhe, die Quantität der Getränke, die Tätigkeit des Nervensystems und auch durch gewisse pathologische Zustände und einige Arzneimittel. Man schätzt seine durchschnittliche Menge auf ungefähr einen Liter in 24 Stunden.

Im Normalzustande verdunstet der Schweiß entsprechend seiner Produktion. Weder diese Perspiratio insensibilis, noch die reichliche Schweißabsonderung haben *im allgemeinen* die Bedeutung einer Exkretion *(gelegentlich Ausscheidung größerer Mengen von Harnstoff und Harnsäure und von Medikamenten)*, aber sie bilden einen wichtigen Faktor bei der Regulierung der Körpertemperatur. Eine andere Funktion des Schweißes besteht darin, die Hornschicht feucht und geschmeidig zu erhalten, sowohl durch seinen Wassergehalt, wie auch durch das in ihm enthaltene emulgierte Fett.

Hidrosen. Dieser Abschnitt umfaßt nur wenig, was für den Dermatologen von besonderem Interesse ist. Man muß die Funktionsstörungen der Schweißdrüsen von ihren organischen Erkrankungen unterscheiden:

1. Die Störungen der Schweißabsonderung oder die funktionellen Hidrosen gehören zum großen Teil in das Gebiet der allgemeinen Medizin.

2. Die organischen Veränderungen oder die organischen Hidrosen sind im ganzen selten.

Von diesen letzteren werden die Hidrokystome und die Hidradenome bei den Tumoren beschrieben; die Porokeratosen oder punktförmigen Keratosen, die man ohne genügende Belege für Keratosen der Schweißporen gehalten hat, habe ich bei den Keratodermien (**XI**, 149) besprochen. Die Dysidrosis und die Miliaria *(sc. rubra)* haben ebenfalls keinen bestimmten Zusammenhang mit den Schweißdrüsen. Ich habe daher nur die Sudamina hier zu besprechen.

Funktionelle Hidrosen.

Diese Anomalien können sich auf die Menge, den Geruch oder die Farbe des Schweißes erstrecken.

Anidrosis. Es ist zweifelhaft, ob die Schweißsekretion vollständig fehlen kann. Sie ist aber sehr vermindert bei Diabetikern, Myxödematösen, Kachektischen, Ichthyotischen und bei senil degenerierter Haut. Die Schweißsekretion setzt bei verschiedenen chronischen Erythrodermien, auf Psoriasisherden und bei einer großen Anzahl anderer Eruptionen vorübergehend aus.

Hyperidrosis. Die Menge des ausgeschiedenen Schweißes ist so starken individuellen Schwankungen unterworfen, daß eine Hyperidrosis immer nur relativ ist.

In unser Gebiet gehören nicht die reichlichen Schweißabsonderungen, welche auftreten im Verlaufe oder beim Rückgang fieberhafter Zustände, bei akutem Rheumatismus, bei der profusen (sogenannten „kritischen") Schweißbildung des Abdominaltyphus, der Pneumonie, der Influenza, der Septikämien, *der Rhachitis* etc. Auch die Schweißausbrüche der Phthisiker, der Gichtischen und *im Shock, bei Collaps*, in der Agone gehören nicht in unser Gebiet.

Bei einer ganzen Anzahl von organischen oder funktionellen Nervenkrankheiten, bei der Hemiplegie, der Tabes, den Neuritiden, den Verletzungen des Sympathikus, der Neurasthenie, der Basedowschen Krankheit, *der Epilepsie* etc. beobachtet man generalisierte oder partielle, andauernde oder krisenförmige, profuse Schweißabsonderungen. Man neigt daher zu der Annahme, daß die sogenannten essentiellen Hyperidrosen nervösen Ursprungs sind. Man beobachtet sie überdies vorzugsweise bei leicht erregbaren Individuen, bei Fettsüchtigen und bei manchen an Autointoxikationen Leidenden. Die Patienten schwitzen beständig oder bei der geringsten Anstrengung oder Erregung, so daß der Schweiß die Hautoberfläche feucht hält oder in reichlichen Tropfen von ihr rinnt. Gewöhnlich entsteht in den Hautfalten dabei eine Mazeration der Epidermis.

Die Hyperidrosis ist generalisiert oder häufiger partiell und wird im letzteren Fall Ephidrosis genannt. Man kann z. B. Gesichtsephidrosen beobachten, die halbseitig, auf einzelnen Partien *(z. B. nur auf der Nase)* oder über das ganze Gesicht verbreitet *oder auch gekreuzt* auftreten, *mit oder ohne nachweisbare sonstige Nervenaffektion (z. B. Migräne)*. In solchen Fällen kann die Absonderung als eine Reflexwirkung ausgelöst werden, beim Kauen oder bei gewissen Reizungen der Geschmacksnerven, z. B. durch Schokolade oder Essig.

Es ist bekannt, daß die Kahlköpfigen gewöhnlich am behaarten Kopf und im Gesicht stark schwitzen; ich glaube, daß diese Hyperidrosis im Zusammenhange mit der Kerosis (**XI**, 138) und ihren zahlreichen Ursachen steht.

Es kommt vor, daß der Schweiß der Kerotischen so stark mit emulgiertem Fett durchsetzt ist, daß Kissen, Hüte oder Papier damit imbibiert werden; man bezeichnet solche Fälle als Hyperidrosis oleosa. Wahrscheinlich handelt es sich um eine Kombination der Hyperidrosis mit der öligen Seborrhöe (**XIX**, 271).

Die eigentümliche Affektion, welche Jadassohn (1901) unter dem Namen der **Granulosis rubra nasi** beschrieben hat, scheint *fast* stets mit einer Hyperidrosis verbunden zu sein und ist wahrscheinlich eine Folgeerscheinung von ihr. Sie tritt *fast immer* bei Kindern auf, *geht meist im höheren Alter zurück, hinterläßt manchmal Hidrokystome, kann familiär auftreten und mit peripherer Asphyxie kombiniert sein;* sie ist charakterisiert durch hell-

*(bis dunkel-)*rote, miliäre, kleine Papeln auf kaltem, bläulichem Grunde. Diese Veränderungen sind auf der Nase, manchmal auch an den Lippen oder dem Kinn lokalisiert.

Die Extremitäten, *speziell Palmae und Plantae (an den letzteren oft bei Plattfuß)* sind bei manchen Individuen beständig feucht oder selbst naß von Schweiß. *Bei anderen tritt der Schweiß speziell bei Nervenerregung ein.* Handelt es sich um die Hände, so kann die Ausübung verschiedener Berufsarten unmöglich sein; an den Füßen mazeriert der übermäßige Schweiß die Epidermis, macht die Haut leicht verletzbar, stört beim Gehen und wird oft übelriechend. Die hyperidrotischen Extremitäten sind selten heiß und hyperämisch, gewöhnlich kalt, akroasphyktisch und weich oder auch von wachsweißer Farbe.

Auch die Hyperidrosis der Gelenkfalten, vor allem der Achselhöhlen, ist sehr häufig; viele Fettsüchtige, Gichtkranke, Rheumatiker oder Nervenleidende werden davon belästigt. *Sie gibt eine Disposition zu intertriginösen Ekzemen, Furunkeln etc.* In den Achselhöhlen können bei Hyperidrosis leicht Lepothrix (**XX**, 307) und Chromidrosis sich einstellen.

Alle Dermatologen kennen die **Hyperidrosis nudorum,** den Schweiß, der bei der Entblößung eines Patienten vor einem Auditorium von den Achselhöhlen herabrinnt. Dabei handelt es sich mehr um einen exkretorischen als um einen sekretorischen Reflex; unter dem Einfluß der Kälte und der Erregung kontrahieren sich die glatten Muskelfasern der großen Schweißdrüsen der Achselhöhle und entleeren ihren Inhalt.

Die Therapie der Hyperidrosen besteht vor allem in einer Regelung der Lebensweise *und der Kleidung (wollene Unterkleider, keine undurchlässigen Schweißblätter etc.)* der Kranken *und in einer Behandlung der eventuell zugrunde liegenden Krankheit.* Lokal empfiehlt man heiße oder laue Bäder, spirituöse Abreibungen z. B. mit Zusatz von Kampfer, Jod oder Tannin, Applikationen von Ichthyol oder verschiedenen Pudern (Salizylsäure, Tannoform etc.). *Einpinselungen mit Chromsäure (1—10⁰/₀), mit roher Salzsäure dürfen nur mit großer Vorsicht gemacht werden.* Formol in allen seinen Formen ist gefährlich *(wohl aber nur bei unvorsichtiger Verwendung und bei manchen Individuen).* Atropin kann nur vorübergehende Erleichterung verschaffen. Arsenik, ebenso wie Hydrotherapie sind oft indiziert. *Kampfersäure, Agaricin sind eventuell zu versuchen.*

Als **Bromidrosis** bezeichnet man den übelriechenden Schweiß, der besonders an den Füßen, manchmal auch an den Achselhöhlen und den Leistenbeugen sich entwickelt; er ist außerordentlich lästig.

Gewöhnlich, aber nicht immer, ist die Bromidrosis eine Komplikation der Hyperidrosis. Zuweilen können im Schweiß übermäßige Mengen von Fettsäuren oder ammoniakalischen Verbindungen ausgeschieden werden; aber gewöhnlich beruht der üble Geruch auf sekundär eintretenden Zersetzungen.

Bei übelriechendem Fußschweiß muß man auf peinliche Reinlichkeit, häufigen Wechsel der Strümpfe und das Tragen von Schuhen achten, welche die Verdunstung nicht behindern. Der Patient muß zweimal täglich ein Fußbad nehmen und dann Abreibungen machen mit alkoholischen Lösungen von Kampfer, Naphthol, Salizyl oder Tannin. Man kann auch mit einer Lösung von Kaliumpermanganat (1 oder 2 auf 1000) oder von Eisenchlorid in Glyzerin (75 und 25) einpinseln. Zwischen die Zehen legt man Gaze und streut auf die Füße und in die Strümpfe Talkum mit einem Zusatz von Salizylsäure (2:100), von Weinsteinsäure (3:100), von Bismuthum subnitricum (40:100), oder Gomenol (1:100). Die Waschmittel oder Puder mit

Formol, Aniodol, Lysoform, dürfen nur mit Vorsicht verwendet werden *(ebenso die Röntgentherapie)*.

Die **Chromidrosis** oder der farbige Schweiß ist von Le Roy de Méricourt *u. a.* mehrfach bearbeitet worden, ohne daß es gelungen wäre, die Frage vollständig aufzuklären. Viele der veröffentlichten Fälle sind zweifelhaft oder beruhen auf Simulation; doch gibt es auch authentische Beobachtungen.

Der gefärbte Schweiß tritt stets regionär oder sogar auf sehr beschränkten Gebieten *(untere Augenlider)* auf; seine Farbe ist blau, rot, schwarz, manchmal gelb, grün etc. Am häufigsten entsteht die Färbung durch Oxydation eines im Schweiß enthaltenen Chromogens bei der Berührung mit der Luft; der entstandene Farbstoff lagert sich dann als Pulver auf der Haut ab *(Indigo)*.

Die Blaufärbung scheint durch Pyozyanin veranlaßt zu sein und kann gleichzeitig mit blaugefärbtem Eiter auftreten; auch Indikan kann sie verursachen. Die Rotfärbung ist viel häufiger, besonders an den Achselhöhlen; sie scheint bakteriellen Ursprungs zu sein und ist oft mit Lepothrix verbunden. Man hat auch trockene Erythridrosen mit festhaftendem Pigment beschrieben. Der Fall von Melanidrose an den Augenlidern, den R. Blanchard vor kurzem bei einem 13jährigen Knaben beobachtete, stellt das Vorkommen dieser Form außer Frage. Das schwarze Pigment, welches sich in der Umgebung der Schweißporen ausgeschieden hatte, wurde von Maillard untersucht, der fand, daß es dem Pigment der Chorioidea ähnlich sei.

Bei der **Hämatidrosis** nimmt man an, daß Blut aus den Kapillaren durch die Schweißporen auf die intakte Haut gelangen kann. Diese Vorstellung liegt der Bezeichnung des Phänomens zugrunde. Die Mehrzahl der von den alten Autoren berichteten Fälle von Blutschwitzen unter dem Einfluß einer starken seelischen Beängstigung gehört zweifellos ins Reich der Fabel. Möglicherweise kommen Fälle von Hämatidrosis tatsächlich vor bei schweren Infektionen, bei neuropathischen Individuen, bei Purpura oder als eine Form von vikariierender Menstruation. Mir sind authentische Fälle nicht bekannt.

Organische Hidrosen.

Bei einer großen Zahl von Hauterkrankungen sind mit den sie umgebenden Geweben gleichzeitig oder sekundär auch die Schweißdrüsen affiziert. Die primären und idiopathischen Läsionen der Schweißdrüsen und ihrer Ausführungsgänge gehören dagegen zu den Seltenheiten.

Schon oben habe ich darauf hingewiesen, daß bei der Dysidrosis (**IV**, 54) die Schweißdrüsen nicht beteiligt sind und daß die Miliaria rubra und alba (**IV**, 56), obgleich sie wegen der Zustände, bei denen sie gewöhnlich auftritt, als „Éruption sudorale" *(resp. als Sudamina)* bezeichnet wird, tatsächlich eine miliare Impetigo *(resp. ein kleinpapulöses Ekzem)* ist, ohne konstante Beziehung zu den Schweißdrüsen.

Ich füge hier noch hinzu, daß bei der Hidradenitis — die nach Verneuil disseminiert sein kann, sich aber vor allem in der Achselhöhle, am Anus und im äußeren Gehörkanal lokalisiert — der Zusammenhang mit den Schweißdrüsen durchaus nicht sichergestellt ist (**XXVI**, 397).

Als Sudamina oder Miliaria cristallina bezeichnet man eine Affektion, die charakterisiert ist durch winzig kleine bullöse Erhebungen der Hornschicht, die eine wasserklare Flüssigkeit enthalten, und deren Basis keinerlei Entzündungserscheinungen aufweist. *Die Miliaria cristallina kann auch durch Ansammlung von Hornzellen in der Blase weißlich werden; dabei* *bleibt die Reaktion des Inhalts aber sauer, im Gegensatz zur miliaren Pustelbildung der Miliaria rubra,, bei welcher der Inhalt alkalisch ist.*

Ihr durchschnittliches Volumen ist das eines Grieskorns. In sehr wechselnder Zahl sind sie disseminiert, gruppiert oder sogar zu kleinen Bullae konfluierend, am Rumpf, vor allem an den Weichen und am Abdomen, außerdem aber auch an den Beugeseiten der Extremitäten lokalisiert. Sie erscheinen plötzlich, ohne Jucken, alle auf einmal oder in sukzessiven Schüben. Ihr Bestand ist ephemer; sie vertrocknen, die Epidermis schuppt etwas ab und alles kehrt zur Norm zurück. Es kommt ausnahmsweise vor, daß infolge einer Sekundärinfektion eine miliare Impetigo entsteht, wobei sich der Bläscheninhalt trübt und die Basis sich leicht rötet.

Man beobachtet die Sudamina bei schweren fieberhaften Erkrankungen, wie beim Abdominaltyphus, bei akutem Rheumatismus, bei Scharlach, beim Einsetzen der Krise bei der Pneumonie oder als präagonale Erscheinung. Man trifft sie auch *besonders im Sommer* unter Okklusivverbänden und bei keratoplastischen Behandlungen *(z. B. auch bei der Chrysarobintherapie der Psoriasis).*

Die Effloreszenz ist, wie J. Renaut gezeigt hat, ein in der Hornschicht oder unmittelbar darunter lokalisiertes Bläschen, das mit einem Schweißdrüsenausführungsgang in Verbindung steht. Man kann sich ihre Entstehung so vorstellen, daß infolge einer plötzlichen Schweißabsonderung, nach einer vorübergehenden Anidrosis oder gesteigerten Verhornung, *(resp. mangelhaften Abstoßung der Hornschüppchen),* die Hornschicht mechanisch auseinandergedrängt wird. Der Bläscheninhalt ist daher wahrscheinlich Schweiß, dessen Reaktion von verschiedenen Beobachtern bald alkalisch oder neutral, bald sauer *(von mir immer sauer)* gefunden wurde.

Irgendwelche Bedeutung oder prognostischen Wert besitzt diese unbedeutende Affektion nicht.

Zu den ,,Hidroses" in Dariers Sinne gehören auch die multiplen Abszesse der kleinen Kinder und die mit ihnen sehr häufig zugleich vorkommenden kleinen Pusteln, welch letztere in den Schweißporen lokalisierte Eiteransammlungen darstellen (cf. S. 391, 394).

Zweiter Teil.

Nosologie der Dermatosen.

———

Kapitel XXIII.

Artefizielle Dermatitiden.

Unter artefiziellen Dermatitiden versteht man die Entzündungen der Haut infolge der schädigenden Einwirkung mechanischer, physikalischer oder chemischer Ursachen.

Ihr klinischer Charakter ist außerordentlich verschieden; sie können fast alle dermatologischen Elementarformen aufweisen, die im ersten Teil dieses Werkes besprochen wurden, speziell häufig die des Erythems, der Urtikaria, der Purpura, des Ekzems, der Blasen, der Gangrän etc.

Die Intensität der Veränderungen, ihre Ausdehnung an der Oberfläche oder nach der Tiefe, ihr mehr oder weniger rapides oder allmähliches Auftreten, ihre vorübergehende oder längere Dauer sind abhängig einerseits von der Natur des kausalen Agens, andererseits von dem Terrain.

Eine bestimmte Ursache kann an und für sich mehr oder weniger schädigend, ihre Wirkung mehr oder weniger heftig oder dauernd sein.

Das Hautterrain zeigt seinerseits individuelle und regionäre Verschiedenheiten bezüglich seiner Empfindlichkeit und Reaktionsart. Der Einfluß der Individualität des Patienten oder die sogenannte krankhafte Prädisposition ist gering anzuschlagen oder kommt fast gar nicht in Betracht bei Dermatitiden, die auf mechanischer oder physikalischer Ursache beruhen. *Doch ist sie auch für viele dieser Fälle (z. B. Sonnenerytheme) von ausschlaggebender Bedeutung.* Sie spielt aber jedenfalls die Hauptrolle bei der Pathogenese vieler Dermatitiden chemischen Ursprungs, bei den Toxidermien. Ich werde bei den letzteren ausführlich darauf zurückkommen.

Man muß wissen, daß bei den artefiziellen Dermatitiden zwischen Wirkung und Ursache eine absolute und konstante Proportion nicht besteht. Daraus leiten sich zwei Folgerungen ab:

Dasselbe schädigende Agens kann je nach dem Fall vollständig verschiedene Eruptionen provozieren: Seine Stärke, sein Angriffsmodus und noch andere Umstände, vor allem aber die individuelle Prädisposition modifizieren in weitgehendem Maße die Wirkungen der gleichen Ursache. So kann, um schon hier ein Beispiel anzuführen, die Resorption eines Jodsalzes je nachdem ein Erythem, eine Urtikaria, eine Purpura, Blasen oder Pusteln verursachen.

Umgekehrt können Dermatitiden von identischem Aussehen auf ganz differente Schädigungen zurückzuführen sein. Eine bullöse Dermatitis z. B. kann entstanden sein durch eine Verbrennung, durch Applikation einer blasenziehenden oder ätzenden Substanz oder durch Absorption von Arzneimitteln, wie Jodsalzen oder Antipyrin. Dies ist auch kaum anders zu erwarten, denn gegenüber der fast unbegrenzten Zahl schädlicher Substanzen ist die Zahl der Reaktionsmöglichkeiten der Haut nur beschränkt.

Bei dieser oder jener kutanen Veränderung ist es daher für den Kliniker oft schwierig, die Ursache zu diagnostizieren. Gerade diese Schwierigkeit macht die außerordentlich zahlreichen Fälle artefizieller Dermatitiden so interessant.

Ich werde hier besprechen: 1. die Dermatitiden durch mechanische Einwirkungen; 2. die Dermatitiden, denen physikalische Ursachen zugrunde liegen; 3. die Dermatitiden, die chemischen Ursprungs sind oder zu sein scheinen und die man als Toxidermien bezeichnen kann; je nachdem sie auf äußere oder innere Einwirkung hin entstehen, teile ich sie in zwei Unterabteilungen.

Der Beschreibung dieser letzteren Formen werde ich eine Übersicht über autotoxische Dermatosen anschließen, die zwar nicht artefiziell sind, aber doch als Toxidermien gelten können.

Dermatitiden mechanischen Ursprungs.

Traumen aller Art, wenn sie nur leichten Grades sind, können zur Entstehung von Erythemen (I) Veranlassung geben; sind sie erheblicher, so verursachen sie eine Kontusion, eine Wunde etc., kurz gesagt, chirurgische Krankheiten.

Ins Gebiet der Dermatologie gehören: das traumatische Ekzem (IV, 38), die Exkoriationen durch Kratzen und die epidermidale Hypertrophie, die man als Lichenifikation bezeichnet; von letzterer wird die Rede sein im Kapitel über den Pruritus (XXIV, 355); gewisse traumatische Alopezien (XX, 290); außerdem die Veränderungen infolge wiederholter oder andauernder Druckwirkungen.

Ein starker und anhaltender Druck, wie ein schlecht sitzender Gipsverband ihn auf irgend eine Stelle der Hautoberfläche ausüben kann, erzeugt anfangs ein Erythem, später eine Blasenbildung, schließlich eine Ulzeration oder sogar Gangrän.

Wiederholter Druck auf eine dicke Hornschicht, wie er während eines längeren Marsches durch derbe Schuhe am Fuß oder durch Handhabung eines Werkzeuges oder beliebigen Instrumentes auf die Hand ausgeübt wird, erzeugt bullöse Erhebungen, sogenannte „Ampoules traumatiques" (traumatische Blasen), die bei Soldaten, Bergsteigern, Bootleuten, Turnern etc. häufig zu beobachten sind.

Kontinuierliche *resp. in kurzen Intervallen fortdauernd wechselnde, reibende* Einwirkung derselben Faktoren führt zur Entwickelung von Schwielen und Hühneraugen.

Kallus (Schwiele; „Durillon"). Die Schwiele ist eine traumatische chronische Dermatitis mit Verdickung der Kutis und Hyperkeratose. *Doch können die Entzündungserscheinungen auch im klinischen Bild vollständig zurücktreten.*

Man beobachtet Schwielenbildung: an den Händen von Arbeitern (Erdarbeitern, Schmieden, Schneidern, *Melkern* etc.), bei denen man häufig aus der Lokalisation auf den Beruf schließen kann; an den Füßen, besonders in der Fußgelenksgegend, an den Knöcheln; ferner am Vorsprung des Kopfes des ersten Mittelfußknochens bei Fällen von Hallux valgus, wo sie zur Bildung von Leichdornen führen; an den Sitzbeinen der Reiter; an Amputationsstümpfen. Ein Kallus kann überall entstehen.

Er bildet einen gelben oder bräunlichen, runden oder ovalen Vorsprung von wechselnder Ausdehnung, mit sanft abfallenden Rändern; er ist dick und derb. Der Kallus ist das Produkt einer Abwehrreaktion der Haut und, wenigstens so lange keine Entzündung besteht, weder auf Druck noch spontan schmerzhaft. Ist letzteres der Fall („Durillon forcé" Chassaignacs) so kann sich unter der verdickten Epidermis eine Blase bilden; infiziert sich diese, so kann der subepidermidale Abszeß eine Lymphangitis mit Fieber verursachen, wodurch der Kranke genötigt wird, das Bett zu hüten.

Die einzige Behandlung eines einfachen Kallus besteht in Beseitigung der Ursache. Ist Entzündung eingetreten, so wird man feuchte Umschläge und Ruhe empfehlen.

Der **Klavus (Hühnerauge)** ist eine lokale, traumatische Hyperkeratose mit Entzündung und nachfolgender Atrophie der Haut; *für die letztere kommt der Druck wohl mehr in Frage als die jedenfalls sehr unbedeutende Entzündung*; er bildet sich fast nur an den Füßen, und zwar an den Stellen, welche kontinuierlich bei schlecht sitzendem Schuhwerk dem Druck *(oder der andauernden Reibung resp. Pression über einem starkgewölbten Knochenvorsprung)* ausgesetzt sind. Das Hühnerauge sitzt vor allem auf dem Vorsprunge der Interphalangealgelenke der Zehen, besonders an der kleinen Zehe, oder auf dem Vorsprunge der Metatarsalknochen; manchmal kommt es auch an der Fußsohle vor. Seine Größe schwankt zwischen der einer Linse und der einer kleinen Bohne. Ein Hühnerauge ist immer schmerzhaft, spontan bei feuchter Witterung oder auf Druck, wenn es nicht abgetragen ist.

Der Klavus unterscheidet sich vom Kallus durch die viel stärkere Dicke der Hornschicht, die als glatte oder schuppige Prominenz emporragt und nach der Tiefe zu in die Kutis eindringt, welche trichterförmig vertieft, entzündet oder atrophisch ist. Im Zentrum der Hornmasse ist oft eine markartige, weiße, weichere Partie, die aus unvollständig verhornten Zellen besteht. Unter dem Klavus ist das Stratum Malpighii verdünnt und die Papillen sind ausgeglichen. Zuweilen steigt im Zentrum eine Papille mit erweiterten Gefäßen in die Hornmasse empor. Die sogenannte „Wurzel" des Hühnerauges ist in Wirklichkeit nicht vorhanden, und ihre angebliche Entfernung ist nur eine Phantasie der Fußspezialisten *resp. sie graben als „Wurzel" die verhornte zentrale Partie aus.*

Als „Rebhuhnauge", „Oeil de perdrix", bezeichnen die Franzosen ein zwischen den Zehen sitzendes Hühnerauge, das durch Mazeration erweicht ist.

Man darf den Klavus nicht mit einer Warze an der Planta (**XII**, 165) oder mit einem Mal perforant (**XV**, 209) verwechseln.

Die Hühneraugen bilden ein ungefährliches, aber zuweilen sehr schmerzhaftes Gebrechen, das die daran Leidenden mit Unrecht für zu unbedeutend halten, als daß sie einen Arzt damit belästigen dürften. Unbehandelt und durch Druck irritiert können sie zu einer Entzündung, einer Blase oder einem Abszeß Veranlassung geben. Ungeschickt ausgeschnitten, verursachen sie oft eine Lymphangitis *(ja selbst Sepsis)*.

Die gewöhnliche Behandlung besteht darin, mit dem Rasiermesser regelmäßig die hyperkeratotische Schichte abzutragen, ehe sie wieder wuchert und schmerzhaft wird; außerdem wird man Sorge tragen, Druckwirkungen fernzuhalten, *z. B. auch durch Hühneraugenringe.* Man kann auch die Hornmasse durch Keratolytika erweichen, z. B. mit Pflaster oder Kollodium, die Salizylsäure enthalten (*„Cornina" von Beiersdorf, Salizyl-Milch-säure-Kollodium etc.)*; nach einem heißen Bad läßt sich dann das Hühnerauge entfernen. *Auch Radium und Mesothorium sind nach meinen Erfahrungen gut zu verwenden.* Wird die Behandlung nicht mit großer Ausdauer fort-gesetzt, so sind Rezidive zu befürchten. *Lange bestehende Hühneraugen scheinen selbst „sublata causa" nicht zu verschwinden.*

Dermatitiden nach physikalischen Einwirkungen.

Wird die Haut der Wirkung von Hitze, Kälte, Sonnen-, Röntgen- oder elektrischen Strahlen zu lange ausgesetzt, so wird sie geschädigt, und es kann eine ganze Reihe von Läsionen — vom Erythem bis zur Gangrän — durch sie hervorgerufen werden. Pyogene Infektionen treten oft komplizierend hinzu.

Die **Verbrennungen** entstehen durch Einwirkung brennender, glühender oder erhitzter Körper, die fest, flüssig oder gasförmig sein können; man zählt zu den Verbrennungen oft auch die Veränderungen nach starker Lichteinwirkung, durch Elektrizität oder Ätzmittel.

Man unterscheidet drei Grade der Verbrennung: Im ersten Grade bestehen die Läsionen in einem Erythem (Erythema a calore), mit lebhaftem Schmerz, Hitze und Schwellung. In einigen Tagen ist nach etwas Abschuppung alles verschwunden.

Der zweite Grad ist durch Bildung von Blasen charakterisiert. Diese entwickeln sich entweder unmittelbar, indem durch Verdampfung des Plasma im Stratum Malpighii die Hornschichte emporgehoben wird und eine gewisse Menge Serum zuströmt, oder sekundär in einigen Stunden, oberfläch-lich oder tiefer (X, 122). Der Inhalt der sehr verschieden grossen Blasen ist zitronengelb, flüssig oder gallertartig. Der Schmerz ist intensiv. Wenn sich aus den geplatzten Blasen die Flüssigkeit entleert hat, erscheint unter der Blasendecke eine glänzende, lebhaft rote Fläche; andere Blasen werden schlaff und vertrocknen zu Krusten, wieder andere infizieren sich und vereitern. In letzterem Falle kann eine Narbe zurückbleiben. In ein bis zwei Wochen tritt Heilung ein.

Beim dritten Grad findet Verschorfung, Gerinnung und Nekrose der Kutis und zuweilen der darunterliegenden Gewebe statt. Die Blasen erscheinen nur an den Rändern des Schorfes, der gelblich oder braun, trocken und empfindungslos ist. Der Schmerz kann wegen der Zerstörung der Nervenendigungen geringer sein als bei einer Verbrennung zweiten Grades. Der Verlauf entspricht dem einer nicht-progredienten Gangrän (**XV, 194**); seine Dauer wechselt je nach der Tiefe und Ausdehnung der Verbrennung, und je nach der Lokalisation und den hinzukommenden Komplikationen. Die Narben sind oft häßlich.

Sehr ausgebreitete Verbrennungen, wie sie bei Kindern vorkommen, die in einen Kessel heißen Wassers gefallen sind, oder wie ich sie nach dem Brande der Pulvermühle von Puteaux gesehen habe, bei dem die unglück-lichen Arbeiterinnen, mit Ausnahme der durch das Korsett geschützten Stellen, vom Kopf bis zu den Füßen verbrannt waren, sind von schweren Allgemein-symptomen begleitet. Schüttelfrost, Fieber oder vielmehr Herabsetzung der Innentemperatur, Kollaps oder Delirien, Erbrechen von Blut, blutiger Stuhl, Albuminurie, Lungenkomplikationen, beruhen in solchen Fällen zum größten Teile auf der durch Hitzeeinwirkung verursachten Veränderung des Blutes in den kutanen Gefäßen, zum Teil auch auf Nervenshock oder hinzutretenden In-fektionen *oder auf einer Intoxikation durch die in der verbrannten Haut gebildeten Giftstoffe. Verbrennungen von über* ¹/₃ *der Körperoberfläche führen meist zum Tode.*

Die **Behandlung** der Verbrennungen besteht vor allem in Reinigung der Haut, Entleerung der Blasen, ohne ihre Decke dabei zu entfernen, und Anlegung eines peinlich sauberen Okklusivverbandes; eventuell wird man zuerst die Kleider durch Aufschneiden entfernen müssen.

Von den unzähligen Lokalmitteln, die empfohlen wurden, und zu denen sogar geriebene rohe Kartoffeln und Johannisbeergelée gehören, die übrigens tatsächlich schmerzlindernd wirken, wird man dem Kalkwasserleinölliniment oder vielleicht noch mehr dem Vasolanolin oder Naftalan den Vorzug geben. Man bedeckt die Brandwunde mit sterilisierten Kompressen, die man mit diesen Präparaten bestrichen hat und legt darüber eine dicke Watteschicht. Besteht keine Eiterung, so wechselt man die Verbände möglichst selten. Das Ichthyol, thiolhaltiges Glyzerin, die von J. Lucas Championnière vorgeschlagene Salbe sind ebenfalls empfehlenswert *(ferner Bardelebens „Brandbinden", Vioformsalben, feuchte Verbände etc. etc.).* Die Pikrinsäure, die eine Zeitlang viel gebraucht wurde, ist manchmal gefährlich. Um Sekundärinfektionen zu verhüten, sind Bepinselungen mit Jodtinktur mit darauffolgendem Watteverband sehr zu empfehlen. Bei ausgedehnten Verbrennungen wirkt am besten das kontinuierliche Bad *(wird aber von meinen Patienten meist auch nicht lange vertragen).* Selbstverständlich wird man den qualvolle Schmerzen leidenden Patienten Morphiuminjektionen nicht verweigern. *Besonders wichtig ist natürlich die Allgemeinbehandlung (Herzmittel, Flüssigkeitszufuhr, eventuell Transfusionen [Adrenalin], Darminfusionen, Klystiere etc. etc. Auch die Exzision des verbrannten Gewebes in Narkose ist zur Verhinderung der Resorption der giftigen Stoffe empfohlen worden.*

Erfrierungen. Die Veränderungen, welche durch intensive Kälteeinwirkung entstehen, unterscheiden sich nach verschiedener Richtung von denen, die durch hohe Hitzegrade erzeugt werden. Um eine schädliche Wirkung auszuüben, bedarf die Kälte längerer Zeit. Die unmittelbar auftretenden Schmerzen sind fast gleich Null und der Patient verspürt nur ein lästiges Gefühl der Erstarrung; sobald aber die Zirkulation wieder einsetzt, macht sich ein unerträgliches Jucken und Brennen geltend. Fast immer sind es die peripherischen Körperteile, welche von einer Erfrierung befallen werden: Füße, Hände, Ohren, Nase.

Beim ersten Grade der Erfrierung ist die betroffene Gegend anfangs leichenblaß verfärbt, später intensiv hyperämisch. Der zweite und dritte Grad, die Blasen- und Schorfbildung, bestehen gewöhnlich gleichzeitig; die Veränderungen sind an der Peripherie, an den Zehen- und Fingerspitzen, am stärksten entwickelt. Die Haut ist anfangs wachsfarben, ohne Empfindung und Lebensäußerung; erst nach einigen Tagen läßt sich die Ausdehnung der Kälteeinwirkung auf die Gewebe beurteilen.

Man darf die erfrorenen Partien nur Schritt für Schritt erwärmen, am zweckmäßigsten durch Frottieren mit Schnee; man wird sie ganz allmählich einhüllen und die Temperatur der Umgebung recht langsam erhöhen. Der Verlauf und die Behandlung sind alsdann dieselben wie bei jeder anderen Gangrän. Man wird nach Möglichkeit konservativ vorgehen und chirurgisch nur eingreifen, um einen Sequester zu entfernen. Die Erfrierungen können zu schweren Verstümmelungen führen.

Die **Frostbeulen** habe ich früher beschrieben (**I,** 15).

Radiodermatitiden. Die Röntgenstrahlen *(ähnlich wirken auch Radium, Mesothorium etc.)* lösen zwar im Moment ihrer Applikation keinerlei Empfindungen aus, können aber eine ganze Reihe kutaner Veränderungen erzeugen, deren schwerste Formen sehr ernst sein können. Da aber individuelle Idiosynkrasien gegen die Wirkungen der Strahlen nicht zu existieren scheinen *(resp. die meiner Überzeugung nach unzweifelhaft vorhandenen Differenzen in der Empfindlichkeit für die gewöhnlich gegebenen Dosen keine Rolle spielen)*, so lassen sich diese Unfälle stets und sicher *(?)* vermeiden. Die Erscheinungen sind ausschließlich von der Stärke der applizierten Dosis, *aber auch von der Qualität der Strahlen* abhängig. *(Die weichen Strahlen wirken viel oberflächlicher.)* Es ist daher von der größten Bedeutung, daß die Radiologen alle Meßinstrumente anwenden, die zu einer Röntgeneinrichtung gehören; daß sie die Eigentümlichkeiten und die Leistungsfähigkeit ihrer Apparate genau kennen, und daß sie, unter Vermeidung jedes Fehlers, die Distanz zwischen Antikathode und Haut ebenso wie die Bestrahlungszeit berücksichtigen.

Die durch Überdosierung entstandenen und die professionellen Dermatitiden, denen die Röntgenologen ausgesetzt sind, werden getrennt zu beschreiben sein.

Radiodermatitis durch Überdosierung. Die kutanen Reaktionen nach Röntgenbestrahlungen treten erst nach einer Latenz- oder Inkubationsperiode von 8—20, gewöhnlich 15—17 Tagen in Erscheinung. Die leichte Rötung, welche am Tage der Beleuchtung oder am Tage darauf sich zuweilen zeigt, *(die sogenannte „Frühreaktion“, welche gelegentlich auch recht stark sein kann)* wird auf die leuchtenden Strahlen *[oder die Röntgenstrahlen selbst]* zurückgeführt. Die Erscheinung ist keineswegs aussergewöhnlich und nicht notwendigerweise von ungünstiger Bedeutung. *(In meiner Praxis hat sie nie eine Schädigung ausser vorübergehender Pigmentierung zur Folge gehabt.)*

Die Alopezie des behaarten Kopfes läßt sich mit einer Dosis von 5 H *(= Sabouraud-Noirés „Erythemdosis“ = 10 X Kienboeck)* regelmäßig erzielen und Sabouraud wurde es durch diese Gleichmäßigkeit der Wirkung ermöglicht, die radiotherapeutische Behandlung der Dermatomykosen des behaarten Kopfes durchzuführen (**XX**, 306). Im Gesicht und an anderen Regionen ist der Haarausfall unregelmäßig und oft mit Pigmentbildung und Atrophie der Haut kompliziert.

Gibt man mehr als 5 H bei einer Sitzung oder überschreitet man die Dosis tolerata, die erfahrungsgemäß ein und derselben Körperstelle in wiederholten Sitzungen appliziert werden darf, so hat man eine Reihe schädlicher Folgen zu gewärtigen. In dieser Beziehung darf man nicht vergessen, daß die Röntgenstrahlen eine kumulative Wirkung haben, obwohl mit der Zeit eine Abschwächung stattfindet, die von den verschiedenen Autoren verschieden eingeschätzt wird, die man aber auf $1\frac{1}{2}$ H pro Woche ansetzen kann und daß außerdem gewisse Regionen besonders empfindlich sind, speziell die Hand- und Fußrücken, der Nasenrücken und die Stirne, vielleicht überhaupt die Stellen, an denen die Haut einer knöchernen Unterlage aufliegt.

Das Erythem, der erste Grad der Radiodermatitis, anfangs kleinfleckig und blaßrot, wird später gleichmäßig dunkel- oder violettrot und verursacht lebhaftes Jucken und Desquamation. Es dauert einige Tage oder eine Woche selten länger.

Dem Erythem folgt gewöhnlich eine Pigmentierung, die monatelang bestehen kann und deren Grad individuell sehr verschieden ist.

Nach einer intensiveren Bestrahlung können auf dem erythematösen Grunde disseminierte, gruppierte oder konfluierende Blasen auftreten, die häufig die Vorläufer einer Ulzeration oder Schorfbildung sind.

Die Ulzeration entwickelt sich gewöhnlich auf dem Grunde einer vereiterten Blase. Die Ulzerationsfläche ist düster rot, glatt oder leicht granulös;

die Ränder sind sanft geneigt; Konfiguration und Ausdehnung sind sehr verschieden, das seröse Exsudat unbedeutend. Brennende, reißende, stechende, häufig sehr intensive Schmerzen, hindern den Patienten am Schlafen und verursachen ihm große Qualen. Der Verlauf eines solchen Ulkus ist schleppend: anfangs fortschreitend, alsdann langsam regressiv; oft besteht es mehrere Monate. Ich habe die Beobachtung gemacht, daß es manchmal wie ein oberflächliches Epitheliom aussehen kann; zur Diagnose ist dann eine Biopsie notwendig.

Die **Schorfbildung** entwickelt sich primär oder unter einer Blase oder in der Umgebung einer Ulzeration. Der Schorf ist anfangs weiß, später braun oder schwarz. Er kann sich auf die Kutis beschränken, oder die Subkutis, die Sehnen, die Aponeurosen, i. e. alle tieferliegenden Gewebe durchsetzen. Er verursacht entsetzliche, weithin ausstrahlende Schmerzen von neuritischem Charakter. Der Verlauf ist sehr schleppend; die Demarkation und die Abstoßung setzen spät ein. Rückfälle, Bildung neuer Schorfe an der Peripherie oder unter den alten sind nicht selten. Die Heilung nimmt Monate *(ja selbst Jahre)* in Anspruch. Man kann mehrere Monate oder Jahre (in einem Falle sogar 11 Jahre) nach der Vernarbung Rezidive in situ auftreten sehen. Diese sehr schweren Erscheinungen, welche auf zu langer Bestrahlung infolge *(jetzt)* schwer verständlicher Versehen beruhen, gehören heutzutage zu den Seltenheiten.

Die durch die Ulzerationen und Schorfe entstandenen **Narben** dehnen sich noch über deren Ränder aus und können zu schweren Verstümmelungen führen.

Die **sklerotische Atrophie**, welche sich im Anschluß an ein einfaches Erythem oder an eine Blasenbildung entwickeln kann, hat ein beinahe pathognomonisches Aussehen. Sie stellt einen unscharf begrenzten, reinweißen oder gelblichen Fleck oder Herd dar, der mit geschlängelten oder verzweigten Teleangiektasien besät ist. Die Haut, welche zuweilen fleckig pigmentiert ist, hat eine derbe Konsistenz, ist mehr oder weniger adhärent und läßt sich nur schwer falten. Auffallend ist die Ähnlichkeit einerseits mit der herdförmigen Sklerodermie, welche aber schärfer begrenzt ist, andererseits mit dem Xeroderma pigmentosum und mit der senilen Degeneration, die aber diffus und in bestimmten Gegenden lokalisiert sind (**XVII**, 249/250).

Professionelle Radiodermatitis. Wenn die Radiologen nicht beständig die weitgehendsten Vorsichtsmaßregeln beobachten, so setzen sie sich der Gefahr einer diffusen, schleichenden, chronischen und progressiven Radiodermatitis aus, die so schwer werden kann, daß sie zum Tode führt. Natürlich werden vor allem die Hände, manchmal das Gesicht betroffen. Im Beginn werden die Finger zyanotisch; die Epidermis trocknet ein und schuppt ab; die Haut schwillt an, wird rissig und zieht sich von den Nägeln zurück, die selbst gestreift, kannelliert und brüchig werden, sich spalten und abblättern. Der Patient hat das Gefühl einer beständigen Konstriktion.

Anfänglich erinnert das Aussehen an Pernionen oder Dysidrosis, später an ekzematisierte Formen der Prurigo; aber die Kombination von Atrophie, Teleangiektasien, warzigen Gebilden etc. verleiht andererseits dem Krankheitsbild eine Ähnlichkeit mit dem Xeroderma pigmentosum.

Die Entstehung von **Epitheliomen**, die zuerst papilläre, später lobuläre Form annehmen, kommt bei diesen chronischen Radiodermatitiden nicht sehr selten vor. Man kann nicht einfach sagen, daß die Röntgenstrahlen den Krebs hervorrufen; aber ihre kumulative Wirkung führt zur Entstehung einer kutanen Dystrophie, welche das Epitheliom ebenso bevorzugt wie das Terrain einer senilen oder durch Arsen bedingten oder xerodermatischen Dystrophie oder von

Narben im allgemeinen. *All das kommt aber auch bei kurativen Röntgenbestrahlungen, wenn sie — selbst in schwachen Dosen — zu häufig wiederholt werden (cf. z. B. das in den ersten Zeiten der Röntgenbehandlung
häufiger aufgetretene Lupuskarzinom) vor.*

Therapie. Sie wird vor allem natürlich prophylaktisch sein müssen. Das
Erythem und die Blasen, werden wie Verbrennungen behandelt. Gegen Pigmentbildungen kann man Wasserstoffsuperoxyd- oder Naphtholsalben empfehlen. Die Ulzera und Schorfbildungen werden mit lauwarmen Zerstäubungen,
mit Watteokklusivverbänden und den in analogen Fällen gebräuchlichen Mitteln
behandelt. Lokale, rote oder blaue Lichtbäder *(Anästhesin, Propäsin etc.)*
scheinen zuweilen die Schmerzen zu lindern. Mit einigem Erfolg hat man
statische Bäder, Hochfrequenzströme und Duschen mit überhitzter Luft,
speziell bei den Ulzerationen auch CO_2-Schnee, angewandt.

Toxidermien.

Die Zahl der Substanzen aller Art, welche die Haut schädigen können,
ist so groß und ihre Wirkung so mannigfaltig, daß man diesem Thema ein
besonderes Buch widmen könnte, ohne es zu erschöpfen. Ich beschränke
mich hier darauf, die Tatsachen anzuführen, welche für die Praxis am meisten
Bedeutung haben.

Ätiologie. Bei der Ätiologie der Toxidermien spielen nicht nur die
Gifte, die übrigens durch eine Definition nicht abzugrenzen sind, eine Rolle,
sondern auch unzählige Arzneimittel, die sich Dank den Errungenschaften der
Chemie täglich vermehren, ebenso wie auch viele Substanzen, die in der Industrie,
in der Haushaltung, für die Körperpflege etc. Verwendung finden; dazu kommt
schließlich eine Anzahl von Nahrungsmitteln und Getränken.

Je nachdem die schädliche Substanz durch äußere Anwendung auf die
Haut gewirkt hat, oder per os oder sonst wie zur Absorption kam, unterscheidet
man: einerseits äußere Toxidermien oder (nach Bazin) unmittelbar
entstandene Eruptionen; andererseits innere Toxidermien oder indirekt provozierte oder (nach Bazin) „pathogenetische".

In letzterem Falle ist es gewöhnlich die Schleimhaut des Verdauungsapparates, die als Eingangspforte dient; ausnahmsweise kann die Aufnahme
auch durch die Schleimhaut des Urogenitalapparates, der Atmungsorgane oder
sogar der Konjunktiva stattfinden. Schließlich kann die Substanz auch subkutan eingeführt werden, wie dies in der Therapie immer gebräuchlicher wird;
die Serumexantheme bilden eine interessante hierhergehörige Gruppe.

Symptome und Diagnose. Drei Fragen sind hier zu beantworten: 1. liegt
eine Toxidermie vor? 2. ist sie äußeren oder inneren Ursprungs? 3. durch
welche Substanz ist sie verursacht?

1. Da den Toxidermien im allgemeinen keinerlei Symptome zukommen,
die an und für sich charakteristisch sind, so wird der Arzt es sich zweckmäßigerweise zur Regel machen, bei jeder Dermatose, deren Diagnose nicht sofort zu
stellen ist, an die Möglichkeit einer artefiziellen Hauterkrankung zu denken
und nach dieser Richtung zu forschen Es wäre falsch zu glauben, daß bei
den Toxidermien das Exanthem die ganze Erkrankung darstellt; es treten
im Gegenteil sehr häufig Begleitsymptome auf. Außer den Schmerzempfindungen, dem Gefühl der Hitze, der Spannung und vor allem dem Juckreiz
kommen auch allgemeine Störungen vor: Unbehagen, Aufregung, Kopfschmerzen,
Schlaflosigkeit, verschiedene Verdauungsstörungen, blasse oder gelbliche Hautfarbe etc. Fieber kann sich dazugesellen, ist aber gewöhnlich nicht intensiv
und nur vorübergehend, kann jedoch ausnahmsweise sehr hoch sein.

Die Toxidermien inneren Ursprungs sind in gewissen Fällen von Enanthemen der Schleimhäute des Mundes, des Pharynx, der Nase, der Konjunktivae, der Genitalien, manchmal sogar von einem Ödem des Larynx begleitet.
Dies kommt besonders bei Jodismus, Quecksilberexanthem etc. vor. Daher
kann die Differentialdiagnose gewisser Toxidermien gegenüber den akuten
Exanthemen und verschiedenen Infektionen, die von den Schleimhäuten ausgehen, sehr schwierig sein.

2. Mitunter läßt es sich auf den ersten Blick entscheiden, ob eine Toxidermie durch eine von außen oder von innen wirkende Ursache veranlaßt
wurde; der Charakter des Exanthems, seine topographische Verteilung, seine
Lokalisation oder Generalisation bieten in dieser Hinsicht wertvolle Anhaltspunkte. Aber in anderen Fällen läßt sich die Entscheidung nicht ohne weiteres
treffen. Es kann ja auch vorkommen, daß eine auf die Haut gebrachte Substanz gleichzeitig lokal und durch Absorption wirkt. Die Abgrenzung zwischen
den äußeren und inneren Toxidermien ist daher keine absolute.

3. Bei der Feststellung des schädlichen Agens ist es wesentlich, folgende
Gesichtspunkte im Auge zu behalten.

Von den verschiedenen Exanthemen, welche eine und dieselbe Substanz
provozieren kann, sind die einen spezifisch und für die sie veranlassenden
Stoffe in hohem Grade charakteristisch (z. B. gewisse Brom- und Antipyrineruptionen, die Arsenkeratose); andere sind weniger scharf individualisiert
und berechtigen nur zu Vermutungen (Jod- und Bromakne); und wieder
andere schließlich sind banal und entstehen durch ganz verschiedenartige
Substanzen (z. B. die Urtikaria).

Häufig kann man beobachten, daß ein bestimmtes Individuum auf eine
gewisse Substanz immer in identischer Weise und mit derselben Exanthemform
reagiert und daß zwischen der Intensität der Reaktion und der verabreichten
Dosis kein Verhältnis zu bestehen scheint.

Sehr oft reagiert die gleiche Person auf verschiedene Substanzen mit denselben Exanthemformen. In solchem Falle scheint es, als ob gleichsam der
„Patient das Exanthem erzeugt“, und die schädigende Substanz nur
die Gelegenheitsursache bildet, welche die latente Disposition in Erscheinung
treten läßt oder sozusagen auslöst. Man kann ihre Wirkung mit der des Fingers
vergleichen, der den Hahn eines geladenen Gewehres entspannt. Die Formen
dieser artefiziellen Exantheme, welche unter dem Einfluß verschiedener Ursachen zum Ausbruch kommen, sind notwendigerweise banalen Charakters.

Pathogenese. Hier sind zu berücksichtigen 1. die Bedingungen, unter
denen gewisse Substanzen schädigende Wirkungen ausüben; 2. der Mechanismus ihrer Wirkung.

1. Die Bedingungen der Schädlichkeit. Die Natur einer Substanz, ihre chemischen Eigenschaften erklären sehr oft ihre Wirkung auf die
Haut; dies ist der Fall bei den Ätzmitteln, bei den energisch wirkenden Reduktions- und Oxydationsmitteln etc.

Andere Substanzen haben eigentümliche biologische Wirkungen und in
diesem Falle muß man sich eben mit der Phrase begnügen: Quia est in eis
quaedam virtus...; die Vesikantien und Rubefazientien gehören zu dieser
Gruppe.

Unter der Voraussetzung, daß Dosis, Konzentration und Dauer der Einwirkung ausreichen, üben die Substanzen dieser ersten Kategorie ohne Ausnahme auf jedes Integument und ohne spezielle Prädisposition eine Wirkung
aus. Die dabei entstehenden Dermatitiden sind äußere Toxidermien infolge
unmittelbarer Berührung: man kann sie als traumatische Toxidermien
oder chemische Dermatitiden bezeichnen. Die durch Schwefelsäure,

Krotonöl etc. verursachten Veränderungen sind Beispiele dieser Gruppe *(bei der doch aber die individuelle Empfindlichkeit ebenfalls eine Rolle spielt)*.

Andere, von außen oder innen bedingte, Toxidermien werden durch Substanzen veranlaßt, deren chemische und allgemein biologische Eigenschaften diese ihre Wirkung nicht erklären; dieselbe macht sich übrigens nur inkonstant, mehr wie zufällig und ausnahmsweise, geltend, so daß man gezwungen ist, diese ungewöhnliche Reaktion dem besonderen Zustand des Terrains, der individuellen Intoleranz oder Empfindlichkeit zuzuschreiben.

Tatsächlich gibt es keine scharfe Grenze zwischen den Substanzen, die gleichmäßig auf alle Individuen einwirken (Kalium causticum), solchen, die bei vielen Personen (Karbolsäure), und schließlich denen, die nur ausnahmsweise wirken (Jodoform).

Immer aber, wenn es sich um einen inkonstanten, aus den Eigenschaften des einwirkenden Agens, aus dessen Menge und Einwirkungsdauer nicht zu erklärenden Effekt handelt, muß man annehmen, daß er durch die Intervention eines persönlichen Koeffizienten, einer besonderen Empfindlichkeit oder einer eigentümlichen Reaktionsfähigkeit, i. e. infolge der „Prädisposition" zustande kommt.

Prädisposition und Idiosynkrasie.

Die Frage der krankhaften Prädisposition, welche mit der der Immunität verknüpft ist, hat eine Bedeutung, deren Würdigung die Grenzen dieses Buches überschreitet. In früheren Kapiteln habe ich häufig Gelegenheit gefunden auf den Einfluß der Prädisposition hinzuweisen; da dieser aber bei den Toxidermien besonders deutlich zutage tritt, so gehe ich hier näher darauf ein.

Vor allem muß man, im Anschluß an Jadassohn, festhalten, daß der Ausdruck Prädisposition auf zwei Erscheinungen angewandt wird, welche bis zu einem gewissen Grad von einander verschieden sind.

1. Die gesteigerte Empfindlichkeit oder Überempfindlichkeit. Sie bewirkt, daß ein gewisses Individuum auf eine minimale Dosis reagiert, die weit geringer ist als die, welche sonst schädlich wirkt, die Form der Reaktion indessen ist nicht außergewöhnlich. Man hat behauptet, daß bei der Überempfindlichkeit die Größe der Dosis des schädigenden Agens keine Rolle spiele, aber diese Ansicht ist offenbar eine Übertreibung, *resp. beruht darauf, daß die Dosis oder Konzentration, die bei dem einzelnen Individuum zur Reaktion führt, sehr verschieden ist.*

2. Die idiosynkrasische Intoleranz. Bei ihr werden bei einem Individuum Schädigungen durch eine bestimmte Substanz erzeugt, gegen die normale Menschen in jeder Dosis unempfindlich sind.

Es ist nicht immer möglich zu beurteilen, welche dieser Erscheinungen in einem bestimmten Falle vorliegt; außerdem existieren Zwischenstufen zwischen diesen zwei Formen der Prädisposition.

Im allgemeinen *(französischen)* Sprachgebrauch wendet man den Ausdruck Prädisposition auf eine Empfindlichkeit an, deren Ursache man in einer Störung des Allgemeinzustandes sieht, während bei der Idiosynkrasie die Ursache der Intoleranz vollständig in Dunkel gehüllt ist.

Die eigentliche Natur der Prädisposition ist *(wenigstens für viele Fälle)* noch nicht erkannt. Die klinische Erfahrung zeigt uns, daß sie allgemein sein kann, d. h. daß die Haut gegen alle Reizmittel empfindlich ist; oder spezifisch, wenn die Intoleranz nur gegenüber einer einzelnen Substanz oder einer Gruppe von Substanzen sich äußert; absolut oder relativ, d. h. mehr oder weniger unabhängig von der Größe der Dosis und der Eingangspforte.

Es kommt vor, daß ein Arzneimittel vertragen wird, wenn es per os oder subkutan eingeführt wird, während es bei äußerlicher Applikation schädlich wirkt; dies ist gewöhnlich der Fall beim Quecksilber und regelmäßig beim Jodoform. Man muß berücksichtigen, daß die nach Resorption zur Wirkung kommenden Gifte in schwächerer Konzentration zu der Haut gelangen, um so mehr, da die Leber einen großen Teil zurückhält.

Die Prädisposition ist kongenital, zuweilen sogar familiär, oder sie ist erworben *und zwar entweder durch einmaligen oder wiederholten Gebrauch des Mittels oder unabhängig davon.* Endlich ist sie permanent oder temporär und kann öfter rezidivieren.

Die Ursachen der Intoleranz sind *(meist)* unaufgeklärt, häufig multipel und unentwirrbar.

Oft liegt eine Allgemeinstörung zugrunde, die auf eine Infektionskrankheit, eine körperliche oder geistige Überanstrengung, auf ein physiologisches Phänomen wie die Menstruation, die Gravidität, die Menopause etc. zurückzuführen ist.

Eine lokale Irritation oder Infektion kann zu einer Toxidermie prädisponieren, wie die Seborrhöe und die gewöhnliche Akne zu einer Jod-, Brom- oder Teerakne, wie die Karies der Zähne und die Gingivitis zu merkurieller Stomatitis.

Bereits bestehende oder durch das toxische Agens selbst erzeugte Verdauungsstörungen begünstigen den Ausbruch von Toxidermien. Motilitäts-, Sekretions- und Fermentationsstörungen oder andere Veränderungen können zur Resorption abnormer Stoffwechselprodukte oder zu einer Reaktion dieser Produkte mit Arzneimitteln führen. Bei den Brom- und Jodexanthemen z. B. scheinen Verdauungsstörungen mitzuwirken.

In anderen Fällen beschuldigt man eine Insuffizienz der entgiftenden Funktion der Leber oder der ausscheidenden der Nieren; oder man nimmt an, daß Herz- und Gefäßstörungen oder solche des Nervensystems entweder die Haut sensibilisieren, oder das Terrain für diese oder jene Eruptionsform und ihre Lokalisation vorbereiten.

In gewissen Fällen kann die idiosynkrasische Intoleranz unter allmählicher und fortlaufender Anwendung der in Frage kommenden Substanz zurückgehen; es entsteht eine Gewöhnung oder Mithridatisation *oder es ist nach einmal überstandener Eruption für kürzere oder längere Zeit eine Immunität vorhanden, die selbst lokal beschränkt sein kann.* Man kann annehmen, daß die Widerstandsfähigkeit der Haut hierbei zugenommen hat oder daß die Ausscheidung leichter vonstatten geht. Der umgekehrte Vorgang spielt sich ab bei gewissen Substanzen, welche im Organismus sich aufspeichern können, in ihm zurückgehalten werden. Eine Kumulation ist bekannt bei Digitalis, Jod *(wenig)*, Brom *(stark)*, Arsen, Chloral etc.; sie erklärt aber das Phänomen der Idiosynkrasie nur unvollständig.

Viel häufiger jedoch entwickelt sich ein Zustand, welcher der von Ch. Richet experimentell erzeugten und von ihm als Anaphylaxie bezeichneten Erscheinung entspricht. Er versteht darunter eine zunehmende Empfindlichkeit gegen die Wirkung gewisser Gifte; diese zeigt sich jedoch erst nach einer Periode der Inkubation und nicht wie bei der Kumulation sogleich *(nachdem das Gift eine gewisse Konzentrationshöhe im Organismus erreicht hat).* Man beobachtet dieses Phänomen unter folgenden Bedingungen:

Injiziert man dem Versuchstier (z. B. einem Hunde) eine Dosis des Aktiniengiftes, die nicht ausreicht, um das Tier zu töten, so erholt es sich wieder; die gleiche Menge einige Tage später eingespritzt bleibt ohne Wirkung, aber vier bis acht Wochen später verursacht schon eine 10- bis 20 mal geringere Dosis schwere, sogar tödlich verlaufende Erscheinungen.

Die Anaphylaxie entsteht vor allem nach parenteraler Einführung von Toxalbuminen *resp. sehr verschiedenen „körperfremden" Eiweißstoffen*, jedoch nach neueren Erfahrungen auch unter anderen Bedingungen *(doch ist das Entstehen von im eigentlichen Sinne anaphylaktischen Phänomenen durch nicht-eiweißartige Substanzen sehr stark bestritten; die Übertragung der Anaphylaxie auf Tiere [passive A.] mit dem Serum überempfindlicher Menschen ist bisher mit Sicherheit nur bei einer Idiosynkrasie gegen Schweinefleisch gelungen).*

Klinische Fälle, bei denen man nach dem ersten Auftreten einer Toxidermie eine Überempfindlichkeit beobachtet, sind durchaus nicht selten. Es ist dies keine Anaphylaxie im eigentlichen Sinne, aber eine ihr *(wenigstens klinisch)* nahe stehende Erscheinung. Ein Individuum, das gewöhnlich ohne Nachteil diese oder jene Substanz (extern oder intern) verträgt, kann durch eben diese Substanz, unter dem Einfluß einer der oben angeführten Störungen von einem Erythem, einer Urtikaria oder einem Ekzem befallen werden. Von dieser Zeit an ist das Individuum *(permanent oder temporär)* überempfindlich und die kleinste Menge des schädlichen Agens oder vielleicht verschiedener *(mehr oder weniger nahe verwandter)* anderer Agentien kann bei ihm eine Exazerbation des Exanthems oder einen Wiederausbruch hervorrufen.

Es ist keineswegs notwendig, daß der pathogenetische Mechanismus der Toxidermien einheitlich und stets identisch sei; es ist das sogar unwahrscheinlich.

Bei einer Toxidermie, die durch äußere Einwirkung zustande kommt, ist die Erklärung nicht schwierig: es handelt sich um eine Art lokalen chemischen Traumas. Man hat zu berücksichtigen, daß eine schädliche Substanz, um eine Reaktion zu veranlassen, die nichtreaktionsfähige Hornschicht passieren muß. Bekanntlich findet eine deutliche kutane Absorption nur statt bei flüchtigen Substanzen (ätherischen Ölen, Jod, Quecksilber etc.), bei gewissen Fettkörpern und bei den keratolytischen Substanzen (Salizylsäure). Indessen ist es erwiesen, daß unter gewissen Umständen Jodkalium, Antipyrin und einzelne Alkaloide eindringen können. Außerdem bildet die geringste Verletzung der Hornschicht eine Eingangspforte.

Viele Substanzen rufen sowohl bei innerlicher wie bei äußerlicher Anwendung Eruptionen hervor; man wird hiebei zu der Annahme gedrängt, daß infolge einer Idiosynkrasie die schädliche Wirkung auf die Elemente der Haut selbst ausgeübt wirkt. Man kann darüber erstaunt sein, wie hochgradig die kutane Sensibilität gesteigert sein muß, damit unter dem Einfluß der unendlich kleinen Menge, die einem bestimmten Hautgebiet durch die Blutzirkulation zugeführt wird, eine Reaktion zustande kommt; aber die Beobachtungen an äußerlich bedingten Toxidermien lassen uns diese Überempfindlichkeit begreiflich erscheinen.

Es ist höchst auffällig, daß diese Prädisposition oft auf ein bestimmtes Terrain beschränkt und streng lokalisiert ist, obgleich nichts das vorauszusehen gestattet; das Beispiel der lokalisierten Antipyrinexantheme zwingt uns, diese Tatsache anzuerkennen.

Wie ich schon bei den Erythemen erwähnt habe, spielt möglicherweise das vasomotorische oder trophische *(?)* Nervensystem eine Rolle bei der Lokalisierung der intern bedingten Toxidermien, deren metamere Anordnung verschiedentlich beschrieben wurde. Aber der entzündliche Charakter der großen Mehrzahl der toxidermischen Läsionen schließt die Vorstellung einer rein nervösen Pathogenese dieser Erkrankungen aus *(unter der Voraussetzung, daß man an der Vorstellung festhält, daß Entzündungen nicht auf rein nervösem Wege zustande kommen können cf. S. 220, 136).*

Bei jeder nicht streng lokalisierten Toxidermie *(die Fälle abgerechnet, in denen durch äußere Übertragung des schädlichen Agens eine Ausbreitung der Eruption zustande kommt)* übernimmt unzweifelhaft die Blutzirkulation den Transport des schädigenden Agens entweder zu den Nervenzentren oder zur Haut. In einigen Ausnahmefällen ist das Blut sogar morphologisch verändert; E. Hoffmann hat bei Quecksilberexanthemen *(was ich wiederholt bestätigen konnte)* und Leredde bei Jodausschlägen Eosinophilie beobachtet. Man ist häufig geneigt, die Toxidermien als das Resultat einer Ausscheidung oder eines Ausscheidungsversuches des Giftes durch die Haut zu betrachten. Es ist jedoch bekannt, daß die „reinigende" resp. exkretorische Funktion, welche man der Haut früher zuschrieb, tatsächlich nur in sehr beschränktem Maße, wenn überhaupt, besteht. Es ist nicht bewiesen, daß bei den durch Jod oder Brom veranlaßten Eruptionen die veränderte Haut eine größere Menge des Metalloides enthält als die benachbarte gesunde Haut; außerdem wäre selbst ein solcher Nachweis nicht entscheidend. Wie dies die genauen Analysen von A. Gautier wieder bestätigt haben, enthalten die Epidermis und ihre Anhangsgebilde, die Haare und Nägel, eine verhältnismäßig so große Menge von Arsen, daß man die epidermidalen Strukturen als normale Eliminationspforten dieses Giftes ansehen muß; aber das ist der Fall, gleichviel ob Hautveränderungen vorhanden sind oder nicht.

Unsere tatsächlichen Kenntnisse lassen sich summarisch dahin zusammenfassen, daß bei manchen Individuen die Berührung gewisser Hautelemente mit bestimmten Substanzen eine entzündungserregende Ursache für letztere bildet.

In Anbetracht der Inkubationsperiode, die man bei den durch Toxine und Serum verursachten Erythemen ebenso wie bei der Anaphylaxie beobachtet, ist es nicht unwahrscheinlich, daß die schädlichen Substanzen nicht unmittelbar wirken, sondern vielmehr durch die Produkte einer von ihnen angeregten Sekretion des Organismus, an deren molekularer Zusammensetzung diese Substanzen sich vielleicht beteiligen *(doch sind, wie erwähnt, die anaphylaktischen Erscheinungen mit den medikamentösen keineswegs unmittelbar zu analogisieren und bei einer großen Zahl der letzteren fehlt die Inkubationszeit).*

Bei gewissen Toxidermien kompliziert sich der pathogenetische Mechanismus durch die infolge des Juckens provozierten Kratzeffekte oder durch Sekundärinfektion mit Eiterkokken. So enthalten z. B. die Jod-, Brom- oder Teerakne, die durch Thapsia entstehende Eruption, und die nach Quecksilber- oder Pflasterapplikationen auftretende Miliaria alba, so regelmäßig und reichlich Staphylokokken, daß man sie als beinahe obligat mitwirkende Faktoren des Prozesses betrachten kann. *(Doch sind nach meinen Erfahrungen speziell die Quecksilberpusteln sehr häufig im Beginn und selbst nach längerer Zeit steril.)*

Die ekzematösen und bullösen Toxidermien gewähren ebenfalls diesen Erregern Einlaß, wodurch eine ursprünglich toxische Eruption sich generalisieren und chronisch werden kann.

Toxidermien durch äußere Ursachen.

Dieser Abschnitt umfaßt verschiedene Kategorien von Fällen, je nachdem die Eruption entsteht: a. durch schlecht ertragene medikamentöse Applikationen: äußerliche medikamentöse Exantheme; b. durch ableitende oder ätzende Mittel: absichtlich erzeugte Dermatitiden; c. durch Substanzen, mit denen der Patient in seinem Berufe in Berührung kommt: Gewerbedermatitiden; d. durch pflanzliche oder tierische Gifte: Dermatitides e venenis; e. durch Applikationen, die zum Zwecke der Simulation gemacht wurden: simulierte Exantheme.

Das morphologische Aussehen, welches diese verschiedenen Toxidermien darbieten, ist im ersten Teile dieses Werkes hinreichend beschrieben worden. Folgende Gruppen sind daran beteiligt: die Erytheme (I, 9), die Urtikaria (II, 24), das Ekzem (IV, 38 und 50), die Pusteln (IX, 112), die Blasen (X, 122), die Ulzerationen (XV, 193), die Gangrän (XV, 217), die Dyschromien (XVI, 222), die Follikulosen (XIX, 275).

a. Medikamentöse Eruptionen äußeren Ursprunges.

Zahllose therapeutisch verwendete Substanzen können Läsionen und Reaktionen veranlassen, welche vom Arzte nicht beabsichtigt waren. Selbst das Wasser, das rein oder mit Zusätzen an sich reizloser Substanzen zu Dauerbädern, feuchten Umschlägen etc. verwendet wird, mazeriert die Epidermis und prädisponiert diese dadurch zu pyogenen Infektionen. Die als „Poussée" bezeichnete Eruption, die so häufig in den meisten Badeorten *(nach meinen Erfahrungen am häufigsten im Leukerbad)* beobachtet wird, ist großenteils dem Wasser zuzuschreiben. Ebenso wirken Kataplasmen, besonders wenn das Öl des Leinsamenmehles ranzig ist und dadurch irritiert. Übermäßige Abseifungen, alkalische oder schwefelhaltige Bäder können Trockenheit der Haut, Rötung, Abschuppung und Blasenbildung veranlassen.

Die Mehrzahl der Fette oder Harze, welche bei der Pflasterbereitung benützt werden, ist imstande, durch Mazeration die Epidermis zu reizen und Eruptionen zu erzeugen, in denen Eiterkokken gedeihen.

Die Antiseptika, sogar die schwächsten wie Borsäure, Borax etc., können gelegentlich reizen. Einige Mittel dieser Gruppe verdienen spezielle Erwähnung:

Die reine Karbolsäure ist ein Ätzmittel, das einen weißen Schorf erzeugt, ohne daß dabei eine entzündliche Reaktion entsteht; schlecht zubereitete *(d. h. nicht vollständig klare)* starke oder sogar schwache Lösungen verursachen oft ein Erythem („Erythème phéniqué"); manchmal Blasenbildung mit Ödem, „Eczéma phéniqué" und sogar *(namentlich in feuchten Verbänden)* Gangrän (XV, 217).

Die vom Publikum bei Kontusionen so gern angewandte Arnikatinktur wirkt oft ausgesprochen ekzematisierend.

Das Formalin (Formaldehyd) härtet die Epidermis, die rissig wird und abschuppt, wobei gleichzeitig eine manchmal nekrotisierende Dermatitis entsteht. *Dabei spielt eine häufig sich allmählich entwickelnde und dann lange anhaltende Überempfindlichkeit eine große Rolle.*

Das Salol, eine Verbindung von Karbol- und Salizylsäure, ist ebenso wie seine Bestandteile häufig die Ursache von persistierenden und fortschreitenden, erythematösen und blasenbildenden Dermatitiden. Als Zusatz zu Zahnmitteln *(Odol!)* oder Schnupfpulvern veranlaßt es an den Lippen und Nasenlöchern kreisförmig ausgebreitete Ekzeme, die von unbeschränkter Dauer sein können, wenn man ihre wirkliche Ursache nicht auffindet.

Das Jodoform ist bei gewissen, mit einer Idiosynkrasie behafteten Individuen besonders gefährlich. Bringt man auf eine Wunde auch nur eine minimale Menge des Jodoforms, so wird die benachbarte Haut intensiv rot und bedeckt sich mit kleinen konfluierenden Bläschen. Diese Dermatitis ist besonders am Gesicht und den Genitalien von einem erysipelatoiden oder pseudophlegmonösen Ödem begleitet; sie kann sich sogar *(durch Verbreitung der Substanz oder sogar der Dämpfe)* generalisieren. Die Eruption geht schließlich in Schuppenbildung oder Eiterung über. Heilung tritt erst nach zwei bis drei Wochen ein. Man hat Fälle mit Allgemeinstörungen, mit Wahnsinnsausbrüchen und sogar mit letalem Ausgang beobachtet. *Doch sind diese internen Folgen der Jodoformvergiftung auf Resorption des Mittels zurückzuführen, während die Dermatitis nur auf unmittelbare Berührung der Epidermis (nicht der Schleimhäute und nicht der Kutis) zurückzuführen sind. Mit der Einschränkung des Jodoformgebrauches bei Höhlenwunden sind die eigentlichen Vergiftungen sehr selten geworden; die Jodoformdermatitiden, die auf einer besonderen Empfindlichkeit der Haut gegen die Methingruppe und sämtliche vom Methan abgeleiteten Kohlenwasserstoffradikale beruhen (Br. Bloch), kommen noch immer weiter vor.*

Die Ersatzmittel des Jodoforms: Jodol, Aristol, Europhen, Airol etc. sind kaum weniger schädlich; *doch sind die durch sie bedingten Dermatitiden seltener.* Das Orthoform kann ebenfalls eine erysipelatoide Dermatitis *und schwere gangränöse Ulzerationen* erzeugen.

Das Quecksilber und seine Salze verursachen, bei äußerlicher Anwendung noch häufiger als bei der Einführung per os oder durch Injektion, bei den hierzu prädisponierten Personen Exantheme („Hydrargyrie cutanée"). Bei den Quecksilberschmierkuren kommt allerdings noch die mechanische Wirkung des Reibens und die Natur des Exzipiens hinzu; aber die Hauterscheinungen treten oft auch auf nach einer einmaligen Einreibung von grauer Salbe gegen Phthirii oder nach Verbänden mit Sublimat, Jod- oder Cyanquecksilber, nach Auflegen eines Hg-Pflasters und sogar nach Kalomelanwendung in Form von Streupulver.

Sie bestehen anfänglich in einer intensiven Rötung mit Brennen oder Juckreiz; auf der entzündeten Fläche bilden sich zahlreiche miliare oder noch kleinere Vesikulo-Pusteln oder kleine hämorrhagische Flecke. Das Exanthem breitet sich aus und hat dann das Aussehen des auf internem Wege entstandenen Quecksilberausschlages (S. 344); *doch ist es mehr auf gewisse Körpergegenden (Genitalien, Hände, Gesicht, Gelenkbeugen, beschränkt und verbreitet sich „springend" von einer Gegend zur anderen (durch äußere Übertragung!); andere Hg-Intoxikations-Symptome fehlen dabei meist.* Im Anschluß an die merkuriellen Intoxikations-Symptome fehlen dabei meist. Im Anschluß an die merkuriellen Erytheme entwickelt sich häufig eine mehr oder weniger dunkle und persistente Pigmentation.

Die in der Dermatotherapie viel gebrauchten sogenannten Reduktionsmittel sind alle imstande in verschiedenem Grade Dermatitiden zu erzeugen, was sich erklärt aus der ihnen eigentümlichen chemischen Wirkung, die zuweilen durch eine Überempfindlichkeit des Kranken unterstützt wird. Der Schwefel, die Sulfide, das Resorzin, das Naphthol sind gewöhnlich nur in übermäßiger Konzentration schädlich. Die Pyrogallussäure färbt die Haut schwarz; sie kann ein Erythem mit starker Schwellung und sogar Schorfbildung verursachen.

Das Chrysarobin, wenn es durch die Alkaleszenz des Schweißes löslich gemacht wird, veranlaßt eine mehr oder weniger ausgedehnte braune oder violette Rotfärbung mit Juckreiz, und mitunter ein pseudophlegmonöses Infiltrat. Diese Erscheinungen bleiben mehrere Wochen bestehen. Das bronzefarbige Chrysarobinerythem (**XVI**, 222) ist charakteristisch. In die Augen gebracht erregt das Medikament eine heftige Konjunktivitis mit Schwellung der Augenlider *und selbst mit Kornealgeschwüren.*

Die verschiedenen Teersorten, besonders des Oleum cadinum, können eine erythematöse oder bläschenförmige Dermatitis bedingen. Ihr andauernder Gebrauch führt zu einer Hyperkeratose. Bei gewissen Individuen bilden sich außerdem Follikulitiden, derbe papulöse Erhebungen, in deren Mittelpunkt ein brauner, zuletzt vereiternder Komedo *resp. ein einem solchen ähnliches*

Gebilde sich befindet. Diese Teerakne entwickelt sich vorzugsweise an behaarten Körperstellen und besonders an den unteren Extremitäten; sie ist hartnäckig und kann mehrere Wochen dauern (**XIX**, 275).

Die Oxydationsmittel sind verhältnismäßig wenig schädlich. Immerhin können Kalium permanganicum in starker Lösung oder in Pulverform, sehr konzentriertes Wasserstoffsuperoxyd und die Peroxyde, die Hornschicht verändern und Rötung und Bläschenbildung herbeiführen. Die als harmlos angepriesene Pikrinsäure kann, selbst wenn sie genau nach Vorschrift angewandt wird, ein Erythem mit Ödem und ekzematösen Bläschen verursachen.

Die Haar- und Bartfärbemittel enthalten als Grundsubstanz gewöhnlich Silbernitrat, Quecksilbersalze, Pyrogallol oder Wasserstoffsuperoxyd; ein besonders schädlicher Bestandteil ist das Paraphenylendiamin. Wenige Stunden nach der ersten Applikation oder sehr oft erst nach einer Monate und Jahre dauernden Periode vollkommener Toleranz tritt plötzlich an der oberen Partie des Gesichtes und den Augenlidern eine ödematöse und sehr heftig juckende Rötung auf; sie überzieht rasch das ganze Gesicht, den Hals und manchmal die Schultern und Hände. Ist die Reaktion intensiv, so bedeckt sich die erythematöse Fläche mit Bläschen, die später platzen und zu Exsudat- und Krustenbildung Anlaß geben (**IV**, 50). Das Ödem verschwindet gewöhnlich in einigen Tagen, aber die Abschuppung dauert etwas länger. Sind die Kopf- oder Barthaare künstlich gefärbt, so läßt sich ein an diesen Regionen auftretendes akutes Ekzem leicht auf seine Ursache zurückführen.

Die Therapie der medikamentösen Dermatitiden äußeren Ursprungs bedingt in erster Linie die Entfernung etwa noch vorhandener Spuren der schädlichen Substanz und womöglich ein vollständiges Aussetzen der Behandlung mit dem schädigenden oder einem analogen Heilmittel.

Man wird alsdann, wie bei der Therapie der Erytheme, der Ekzeme etc. angegeben, die dem jeweiligen Grade und der Lokalisation der Läsionen angepaßten Umschläge, Waschmittel, Zerstäubungen, Puder, erweichende Verbände usw. zur Anwendung bringen.

Es scheint mir, als ob die interne Behandlung mit Kalksalzen oder Ichthyol manchmal einigen Nutzen gebracht habe.

Wenn man, wie nicht selten, im Zweifel ist, welche Substanz eine Dermatitis hervorgerufen hat, prüft man die Empfindlichkeit des Patienten, indem man eine Spur des verdächtigen Agens auf die leicht aufgeschabte Haut aufbringt, mit Gaze und Pflaster deckt und 12—24 Stunden später nachsieht, ob eine Dermatitis entstanden ist. Diese bleibt dann durch das Pflaster streng lokalisiert, also unschädlich („funktionelle Prüfung").

b. Absichtlich erzeugte Dermatitiden.

Es mag genügen, hier die allgemein bekannten Reaktionen anzuführen, welche die gebräuchlichen Ableitungsmittel, die Rubefazientien und Vesikantien, erzeugen: Senfpflaster, heißes Wasser, Chloroform, Terpentinöl, Ammoniak, Chloräthyl und Chlormethyl, Jodtinktur, Jodwatte und analoge Präparate, Spanischfliegenpflaster oder -Tinktur etc.

Bei gewissen Individuen hinterläßt ihre Verwendung eine sehr unangenehme persistierende Pigmentbildung. Besonders bei Kindern und Personen mit sehr empfindlicher Haut kann eine zu intensive oder zu lang andauernde Wirkung zur Bildung von Schorfen oder Ulzera mit häßlichen Narben führen. Alte Jodtinktur, welche Jodwasserstoffsäure *resp.* *Äthyljodid* enthalten kann, wirkt ätzend. Da die vesikulösen Pusteln, welche durch Thapsia, Krotonöl

und Tartarus stibiatus entstehen, häufig Narben hinterlassen, so muß man bei
der Verwendung dieser Substanzen sehr vorsichtig sein.

Sobald die Epidermis verletzt ist, steht den pyogenen Kokkeninfektionen
der Weg offen; man muß daher vor Anwendung eines energischen Ableitungs-
mittels stets für gehörige Asepsis sorgen und nachher geeignete Verbände anlegen.

c. Gewerbedermatitiden.

Sie umfassen eine ganze Reihe verschiedener Exanthemformen, vom
akuten Erythem oder der lichenoiden Verdickung der Haut mit Rhagadenbildung
bis zu den verschiedenen Graden der Ver-
brennung. Aber vor allem ist das sogenannte Gewerbeekzem (**IV**, 50) häufig
(Fig. 91), und außerdem kommen dabei die
Pyodermien in der Form der Impetigines,
der Follikulitiden, der Lymphangitiden etc.
sehr oft vor.

Die Lokalisation der gewerblichen
Exantheme hängt davon ab, welche Körpergegend mit den schädlichen Substanzen in
Berührung kommt. Die Erkrankung beginnt daher vorzugsweise an den Händen,
besonders an ihrer Dorsalseite oder vielleicht noch häufiger an den Interdigitalfalten; die Nägel sind oft bei den länger-
dauernden Formen abgescheuert, losgelöst
oder von Rinnen durchzogen, rissig und
getüpfelt. Weiterhin greift der Ausschlag
auf die Handgelenke und Vorderarme über.
Das Gesicht und der Hals werden von
Anfang an oder erst später befallen. Die
bedeckten Partien (Skrotum, Leistenbeugen,
Achselhöhlen) werden ergriffen, wenn irritierende Staubpartikel, Flüssigkeiten oder
Gase die Kleider imprägnieren *oder mit
den Händen übertragen werden.*

Die Entwickelung wechselt je nach
der Ursache, der Form und der Stärke der
Eruption und nach den persönlichen Umständen. Man sieht Gewerbeekzeme sich
dauernd festsetzen und unaufhörlich rezidivieren, so daß man den Eindruck bekommt,
als ob das chemische Trauma nur die Gelegenheitsursache gewesen sei, um ein
„diathetisches" Ekzem auszulösen.

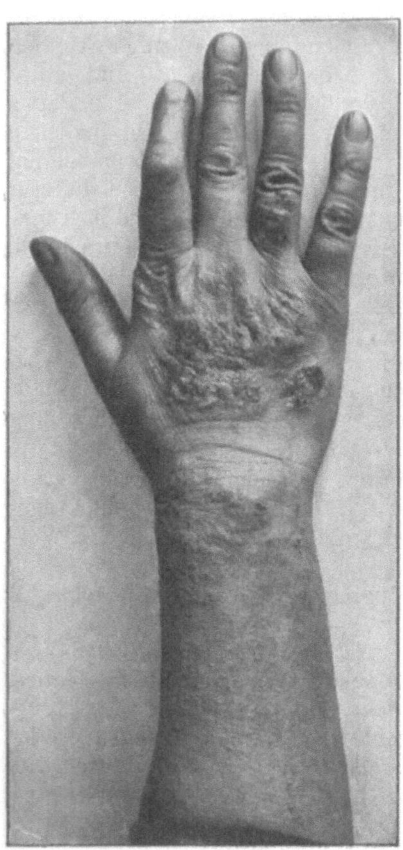

Fig. 91.
Gewerbe-Ekzem der Wäscherinnen.

Da ich den Arzneiexanthemen einen besonderen Abschnitt gewidmet habe,
so kann ich mich hier kurz fassen bezüglich der Hauterkrankungen der Arbeiter
in chemischen Fabriken (Chinin etc.), der Photographen (Alkalien und
Reduktionsmittel, Amidophenol, Metol etc.) und der Chirurgen; bei letzteren
prädisponieren der energische Gebrauch von Seife und Bürste zu Schädigungen
durch die verschiedenen Antiseptika.

Die Wäscherinnen, Köche und Geschirrwascher haben gewöhnlich
an den Handtellern eine glatte, glänzende, rote, parkettähnliche Haut; über

mäßige Verwendung von Kaliseife, Waschsoda, Kaliumhypochloritlösung verursachen bei ihnen sehr häufig ein artefizielles Ekzem, das sich an den Händen und Fingern entwickelt.

Die Maurer und Gipser haben in den gleichen Regionen eine verdickte, manchmal rissige Epidermis und leiden an Ekzematisierung der Finger, Hände und Handgelenke mit Pyodermien und Lymphangitiden; die Verarbeitung verschiedener Zemente scheint hiebei besonders mitzuwirken.

Die Spezereihändler kommen mit mancherlei irritierenden Substanzen in Berührung und haben zuweilen, besonders im Winter, ekzematiforme oder lichenoide Läsionen, verbunden mit Ödemen und Fissuren, die man als „Krätze der Spezereihändler" bezeichnet, ein Ausdruck, der ziemlich treffend die Lokalisation und das Aussehen dieses Exanthems charakterisiert.

Die Tischler, Maler und Handwerker, die mit Firnissen, flüchtigen Ölen und speziell Terpentinöl zu tun haben, sind erythematösen, bläschenförmigen und ödematösen Hautausschlägen unterworfen, die vollständig das Aussehen des akuten *(oder chronischen)* Ekzems oder der „Dysidrosis" haben. *Ähnliche Eruptionen kommen auch bei Holzfällern vor.*

Zuckersieder, Konditoren usw., die beständig mit Zucker zu tun haben, leiden häufig an *Ekzemen*, Impetigo, Panaritien und Pyodermien.

Bei einer ganzen Reihe von Gewerben schließlich verursachen entweder die zur Verwendung kommenden Substanzen selbst oder ihre Zersetzungsprodukte eine mehr oder weniger banale, zu Sekundärinfektionen neigende Dermatitis. Als hierher gehörig kann man betrachten: die durch Teer, Petroleum oder Paraffin bedingten akneiformen Follikulitiden, die Pyodermien der Lederzurichter, der Gerber, der Steinhauer, die verschiedenen Hautausschläge der Mechaniker, Maschinisten, Heizer etc., die mit unreinen oder ranzigen Ölen in Berührung kommen, den Pruritus der Bäcker *(„Bäckerkrätze")* usw.

Durch ihre Ursache und ihre Erscheinungen ganz eigentümliche Gewerbedermatosen beobachtet man bei Arbeitern, die mit Schilfrohr[1]) zu tun haben, bei Flachsspinnern und bei Hanfröstern, bei Wollspinnern und -knüpfern, bei Abspulern von Seidenkokons („Mal de bassines"), bei Arbeitern in Chlorfabriken (Chlorakne), bei Gärtnern („giftige" Pflanzen).

Therapie. Bei jeder Gewerbedermatitis wird man vor allem darauf bedacht sein, durch lokale Bäder oder durch feuchte Verbände die Haut zu reinigen; während der ganzen akuten Periode werden diese mehr oder weniger oft wiederholten Applikationen fortgesetzt. Selten wird man zu einer chemischen Neutralisation oder zu Lösungsmitteln, die selbst gefährlich sein können, seine Zuflucht nehmen. *Vorsichtige Reinigung mit Öl, Ungu. leniens, Benzin ist oft angezeigt.* Die Lokalbehandlung richtet sich, wie gewöhnlich, nicht nach der Ursache, sondern nach dem Charakter der Läsion (Erythem, Verbrennung, Ekzematisation, Pyodermie).

Die Allgemeinbehandlung und vor allem hygienische Maßregeln sind nicht zu vernachlässigen.

Die Schwierigkeit bei den Gewerbedermatosen besteht in der Vermeidung der Rezidive. Oft wird es mit etwas Vorsicht gelingen, durch Reinlichkeit, durch Schutz der gefährdeten Regionen und durch Veränderung der Lebensführung dem Patienten die Wiederaufnahme seines Berufs zu ermöglichen und die Krankheit zu vermeiden, die ihn nach einer ersten Attacke ernstlicher bedroht. Wenn eine sehr ausgesprochene und dauernde Prädisposition besteht, so kann zuweilen ein Berufswechsel nötig sein.

---

[1]) Arundo Donax, eine Schilfart der Provence, wird zu Decken verarbeitet; es kommt auf ihr ein Rost (Puccinia) vor. (Z.)

d. Dermatitides e venenis.

Zahlreiche einheimische oder exotische Pflanzen verursachen bei Individuen, die mit ihnen in Berührung kommen, nicht allein eine flüchtige Urtikaria, wie sie z. B. die Brennessel erzeugt, sondern hartnäckige Dermatosen von erythematösem, vesikulösem oder bullösem Charakter mit Ödem, intensivem Pruritus und mitunter Fiebererscheinungen.

Der Ausschlag tritt bald nach der Berührung auf; er kann sich ausdehnen und generalisieren. Wenn die Berufsart des Patienten oder die von ihm gegebene Anamnese den Arzt nicht auf die richtige Spur führen und daher die Ätiologie der Erkrankung verkannt wird, so können die Erscheinungen sehr hartnäckig andauern und rezidivieren. Eine nicht geringe Zahl von Affektionen, die zu bestimmten Jahreszeiten im Gesicht und an den Händen auftreten, sind auf Berührungen mit Pflanzen zurückzuführen; man muß immer daran denken und auf solche Dinge fahnden.

Zu den Pflanzen, die am häufigsten eine Dermatose verursachen, gehören: Daphne mezereum, verschiedene Euphorbien, Rhus toxicodendron und ihm verwandte Arten, Primula obconica und einige ähnliche Pflanzen unserer Gewächshäuser, Arnica montana, Klematis- und Scillaarten, Colchicum autumnale, Thuja, gewisse Chrysanthemen etc. Zahlreiche Gewerbeexantheme, die durch Verarbeitung von Flachs, Chinarinde, Vanille, bitteren Orangen etc. entstehen, sind ebenfalls pflanzlichen Ursprungs. *Hierher gehören auch die durch Kardol (Anakardium) und Satinholz bedingten Dermatitiden.*

Viele Tiere verschiedener Gattungen können Hautausschläge erzeugen, wenn man mit ihnen in Berührung kommt, z. B. Medusen, Aktinien, Nonnen und andere Raupenarten, spanische Fliegen etc. Von den Parasiten wird noch besonders die Rede sein (**XXIV**).

Die Stiche der Skorpionen und vieler Hymenopteren, der Bienen, Wespen, Hummeln und Hornissen haben eine giftige Wirkung. Wird man von einem dieser Insekten gestochen, so verspürt man sofort einen äußerst lebhaften Schmerz und bald darauf stellt sich eine urtikarielle Rötung ein, mit beträchtlichem Ödem; schließlich kann sich noch ein lokalisiertes oder disseminiertes, bullöses oder vesikulöses Exanthem entwickeln. Ein Stich auf der Zunge oder im Pharynx hat schon zum Tode geführt. Außer Fällen dieser Art beobachtet man zuweilen beunruhigende Symptome, die entweder durch die große Zahl der Stiche oder vielleicht durch eine besondere Giftempfindlichkeit, *vielleicht auch durch Stich in eine Hautvene* zu erklären sind. Das Gift der Hymenopteren ist nach den Untersuchungen von Phisalix und Calmette analog dem der Schlangen. Es kann u. a. folgende Symptome hervorrufen: Schwindel, Erbrechen, Atmungsstörungen, schwachen Puls, Fieber, kalten Schweiß, Ohnmachten, Konvulsionen. Gewöhnlich ist nach einigen Tagen das Befinden wieder normal. *Immunisierungserscheinungen sind bei Imkern beobachtet worden.*

Die Behandlung der Eruptionen, die durch Berührung mit Pflanzen oder Tieren veranlaßt werden, besteht in der Entfernung der Ursache und in der Anlegung von Verbänden, die dem Charakter der Symptome entsprechen.

Gegen Stiche giftiger Insekten empfiehlt man starke Salzlösung, verdünntes Ammoniak, Kaliumpermanganatlösung, Einreibungen mit verschiedenen frischen Kräutern, besonders Petersilie. Ist der Stachel in der Wunde geblieben, so wird man ihn entfernen. Calmette hat vorzügliche Resultate durch Applikation von unterchlorigsaurem Kalk (1:60) oder Kali (1:100) erzielt.

e. Simulierte Exantheme.

Man beobachtet sie bei Bettlern, Gefangenen, Soldaten und bei hysterischen Individuen *(mit Hautanästhesien — oft bei solchen Personen, die einmal eine Verletzung erlitten haben und deswegen ins Spital gekommen sind)* (X, 136). Um die Hauterscheinungen hervorzurufen, welche dazu bestimmt sind, Mitleid oder Interesse zu erregen oder sich schwerer Arbeit zu entziehen *(„Desiderium nosocomiale")*, verwenden die Simulanten meistens Arzneimittel oder giftige Pflanzen, oder verbrennen sich. Das Vorgehen ist verschieden je nach der Intelligenz des Individuums und den ihm zur Verfügung stehenden Mitteln.

Die Veränderungen können wechseln von einer einfachen Verfärbung der Haut bis zu ekzematoiden, erysipelatoiden, pemphigoiden Exanthemen, ja sogar schorfähnlichen Bildungen *und tiefen Ulzerationen*. Ihre Konfiguration, Gruppierung und Entwickelung machen selbstverständlich eine gemeinschaftliche Beschreibung unmöglich. Häufig ist es ihr bizarres Aussehen, das Verdacht erregt; winkelige oder geometrische Figuren sind nicht selten. Mitunter findet man Spuren der angewandten Substanz.

Die Lokalisation der Läsionen ist immer im Bereich der Hände des Patienten. Anamnese und Untersuchung sind oft ergebnislos; die Kranken leugnen sogar angesichts der augenscheinlichen Tatsachen. Ein nicht entfernbarer Okklusivverband unterdrückt die Krankheitserscheinungen oder bedingt eine Änderung ihrer Lokalisation. Will der Kranke sich nicht heilen lassen, so werden Rezidive kaum zu vermeiden sein. *Bei plötzlicher Untersuchung der Effekten der Spitalpatienten findet man manchmal die „Materia peccans". Die einmal sicher überführten Simulanten geben wenigstens diese Form der Simulation meist auf.*

Toxidermien inneren Ursprunges.

Sie lassen sich einteilen in Arznei-, Serum-, alimentäre und autotoxische Exantheme.

a. Arzneiexantheme inneren Ursprungs.

Es ist nicht wohl möglich eine vollständige Liste der Arzneimittel aufzustellen, die Exantheme verursachen können; manche haben eine solche Nebenwirkung ziemlich häufig, andere nur ausnahmsweise.

Man kann weniger die Art ihrer Anwendung, die verabreichte Dosis oder Verunreinigungen des Medikamentes anschuldigen als die Idiosynkrasie.

Die Form des Exanthems wechselt nicht nur nach der verwendeten Substanz, sondern auch nach der Empfindlichkeit des Individuums.

Ich führe zunächst die banalen Effloreszenzenformen und ihre gewöhnlichen Ursachen an und beschreibe dann die besonders charakteristischen Ausschläge.

Das herdförmige Erythem, das urtikarielle Erythem und die medikamentöse Roseola (I, 8) sind die gewöhnlichsten Exanthemformen. Die Eruption ist am Rumpf, im Gesicht, an den Innenflächen der Extremitäten lokalisiert, mehr oder minder reichlich und ausgedehnt, oft stark juckend. Sie kann begleitet sein von einem Enanthem, einer Konjunktivitis, einer erythematösen Angina, aber nicht wie bei Masern von einer Laryngitis, Tracheitis oder Bronchitis. Fieber und Diarrhöe sind selten.

Die Eruption beginnt früher oder später, meist jedoch sehr bald nach der Absorption. Sie kann schubweise auftreten oder allmählich fortschreiten;

ihren Höhepunkt erreicht sie in zwei bis drei Tagen. Nicht selten vergrößern sich die Herde des mehr oder minder urtikariellen Erythems wie ein Ölfleck, während das Zentrum schon in Abheilung begriffen ist; daraus entwickeln sich die kreisbogenartigen oder zirzinären Formen. In wenigen Tagen verschwindet die Eruption ohne abzuschuppen oder „Maculae" zu hinterlassen.

Die toxidermischen Erytheme entstehen hauptsächlich durch folgende Substanzen: Chinin, Antipyrin, Morphium, Balsamica, Chloralhydrat, jod- und bromwasserstoffsaure Salze, Digitalis, Salizyl-, Bor-, Benzoesäure, Antimon- und Arsenpräparate, Exalgin etc.

Das skarlatinoide Erythem ist weniger häufig; es befällt hauptsächlich die Weichen und die großen Gelenkfalten, kann sich aber über den ganzen Körper ausdehnen und von einer mehr oder weniger starken und andauernden lamellösen Abschuppung begleitet sein; das klinische Bild ist alsdann das einer primären akuten Erythrodermie (**VI**, 78). Rezidive sind nicht selten. Diese Form beobachtet man vor allem nach der Verabreichung von Quecksilberpräparaten, Chinin, Chloral, Opium, Nux vomica, Belladonna, Salizylsäure, Ipecacuanha, Antipyrin, Sulfonal, benzoesauren Salzen etc.

Die Urtikaria (**II**), die ebenso häufig ist wie die Erytheme, kombiniert sich oft mit diesen; sie kann veranlaßt werden durch balsamische Mittel, Chinin, Morphium, Hyoscyamus, Antipyrin, Arsen, Jodide, Bromide, Chloral, Santonin.

Die Purpura kommt seltener vor; ich habe eine Liste der Arzneimittel, die sie erzeugen können (**III**, 29), schon angegeben.

Die bullösen Eruptionen (**X**, 124) entstehen öfters nach Jodiden, Bromiden, Antipyrin, Arsenik, Chinin, Salizylsäure, Antimon, Akonit etc. Ihr Aussehen ist manchmal das eines bullösen Erythems (Fig. 93), einer Hydroa oder einer Duhringschen Dermatitis.

Eitrige Follikulitiden mit akutem oder schleppendem Verlauf können durch die gleichen Substanzen veranlaßt werden.

Es gibt, streng genommen, keine Ekzemform, die auf eine Ingestion von Arzneimitteln zurückzuführen ist, *(bei Jod und Arsen glaube ich typische Ekzeme beobachtet zu haben)*; aber ein bereits vorhandenes Ekzem kann sich durch verschiedene der eben aufgezählten Substanzen (vorzugsweise durch Jod- und Arsenpräparate) verschlimmern. Besteht eine Ekzematose, so kann unter dem Einfluß zahlreicher Arzneimittel, wie nach einem Diätfehler, ein neuer Schub sich entwickeln.

Pigmentflecken entstehen mitunter durch den inneren Gebrauch von Antipyrin, von Arsenik, vielleicht auch noch von anderen Substanzen.

Gangrän in Form gangränöser Eruptionen oder einer Gangrän der iostalen Körperteile ist beobachtet worden nach Secale cornutum, Kohlendxyd, Antipyrin, Arsenik, Jodiden und Chloral.

Thalliumsalze können eine vollständige Alopezie bedingen.

Belladonna, Morphium, Kokain, Nux vomica, Akonit können einen Pruritus ohne Exanthem verursachen.

Man sieht, wie verschiedenartig und oft banal in ihrem Aussehen die kutanen Manifestationen durch innerlichen Gebrauch von Arzneimitteln sein können; ein und dasselbe Medikament kann sehr verschiedene Wirkungen haben. Häufig vermutet man eine Toxidermie auf Grund des Aussehens, des plötzlichen Auftretens und der Polymorphie eines Exanthems; der Mangel der gewöhnlichen Symptome der Krankheiten, welche der Ausschlag nachahmt, das wiederholte Auftreten unter analogen Bedingungen sind weitere Verdachtsmomente, die eventuell durch eine sorgfältige und eingehende Untersuchung *(eventuell auch durch ein vorsichtiges, mit Zustimmung des Patienten vorgenommenes Experiment)* bestätigt werden.

Die folgenden Eruptionen sind weniger banal; ihr Charakter läßt oft auf ihren Ursprung schließen; einige sind sogar beinahe spezifisch.

Balsamerytheme. Kopaiva, Kubeben, Sandel- und Terpentinöl verursachen klein- oder großfleckige, oft urtikarielle und umschriebene, heftig juckende, lebhaft gerötete Erytheme, die besonders an der Streckseite der großen Gelenke oder an der oberen Partie des Rumpfes entstehen und sich mehr oder weniger ausbreiten. Ihre Häufigkeit hat stark abgenommen, seitdem man allgemein bei der Behandlung der Gonorrhöe von der Verwendung der Balsamika absieht, ein Umstand, der für die toxische Natur dieser Exantheme spricht, im Gegensatz zur Annahme eines infektiösen Ursprunges.

Antipyripide. Zu den Substanzen, die verschiedene Erytheme, Urtikaria, *zirkumskripte Ödeme,* Purpura etc., erzeugen können, gehört, wie schon erwähnt, auch das Antipyrin. Ganz ausnahmsweise kann die Eruption eine syphilitische Roseola (A. Fournier) vortäuschen, obwohl sie etwas dunkler rot ist und nicht so lange persistiert.

Antipyrin bedingt auch **persistente erythemato-pigmentierte Herde**, die von Brocq eingehend untersucht wurden und beinahe pathognomonisch sind. Bei den ersten Schüben in einem oder wenigen Exemplaren auftretend, nehmen sie bei fortgesetzter Anwendung des Mittels *(oft)* an Zahl zu (Fig. 92); die Herde sind regellos disseminiert und an beliebiger Stelle lokalisiert; sie sind rund oder oval, von der Größe einer Münze bis zu der einer Hand, von düster roter Farbe, scharf begrenzt, schwach urtikariell und ziemlich lebhaft brennend. Nach einigen Tagen nimmt die Rötung ab und es entsteht eine ganz feine oder lamellöse Schuppung; aber die braune oder sogar schwarze Pigmentierung verschwindet erst im Laufe der Zeit. Nimmt der Patient wieder Antipyrin, so werden die alten Flecken nach einigen Stunden oder sogar schon nach 20 Minuten von neuem hyperämisch und zugleich entstehen *(manchmal)* neue, regellos verteilte Herde, welche die gleiche Entwickelung durchmachen. Sie sind wegen ihrer scharfen Abgrenzung, ihrer Pigmentierung und ihres „fixen" Charakters leicht zu erkennen.

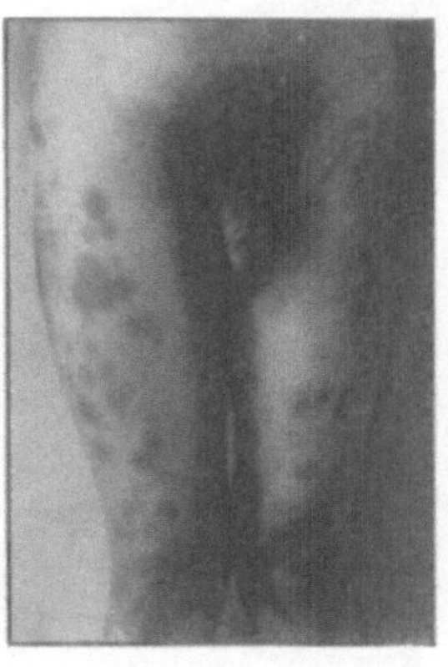

Fig. 92.
Antipyrinide. Auffallend profuses Auftreten erythematöser, pigmentierter Flecken.

Manchmal entwickeln sich auf einzelnen Flecken oder Herden, *besonders am Mund und an den Genitalien* Blasen oder Bläschen *oder es treten hier nur solche auf.* Man hat auch beobachtet, daß nach Antipyringebrauch lokalisierte Ödeme oder foudroyante Gangrän der Genitalien sich entwickeln. *Auch die dem Antipyrin ähnlichen Mittel (abgesehen von denen, die wirklich Antipyrin enthalten, wie Migränin und Salipyrin) können verschiedene Exantheme bedingen; so Phenazetin, Pyramidon, Antifebrin, Salizylpräparate, ebenso auch die Schlafmittel (Sulfonal, Veronal, Luminal), die Opiate etc.*

Jodausschläge. Das Jodkalium, aber auch alle anderen Jodide und jodhaltigen Präparate können diffuse Erytheme, Urtikaria, Purpura oder sogar Gangrän verursachen. Man kennt auch nach Jodgebrauch entstandene, *manchmal sehr schmerzhafte* Knotenbildungen, die denen des Erythema nodosum oder Gummen analog sind, *sich aber von den ersteren durch die weniger konstante Lokalisation, von den letzteren durch das Fehlen der Erweichung unterscheiden.*

Eine besonders charakteristische Jod- oder Jodkaliumeruption ist der Jodpemphigus (X, 125), den man zweckmäßiger je nach seinem Aussehen, als bullöses (Fig. 93), ekthymatöses oder vegetierendes Jodexanthem bezeichnen würde.

Gibt man das Mittel weiter, so werden die Läsionen stets ulzerös und wuchernd, nehmen einen großen Umfang an und invadieren oft die Schleimhäute; gleichzeitig treten Allgemeinstörungen, Diarrhöe, Albuminurie und Kachexie auf. Es kann zu Verstümmelungen und selbst zum Exitus kommen.

Die sehr häufige Jodakne entwickelt sich fast ausschließlich bei kerotischen Individuen und befällt die gleichen Regionen wie die gewöhnliche Akne; sie unterscheidet sich von ihr durch ihren *stärker* entzündlichen Charakter, den größeren Umfang ihrer Pustulo-Papeln, ihre düster rote Färbung und ihre *oft* tiefgreifende Induration. Manche Effloreszenzen haben ausgesprochen karbunkelähnlichen Charakter *(„Jododerma tuberosum")*.

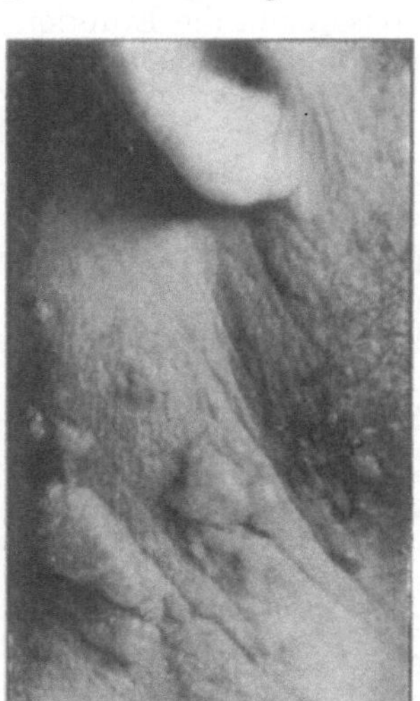

Fig. 93.
Bullöser Jodausschlag am Halse, der am Tage nach der Einnahme einer Jodkaliumlösung auftrat.

Bromexantheme. Von den Bromverbindungen ist es besonders das Bromkalium, welches die spezifischen Exanthemformen erzeugt. Dies rührt wohl daher, daß es in starken Dosen und längere Zeit genommen wird, z. B. von Epileptikern.

Die Bromakne ist der Jodakne ganz analog, wie auch die ekthymatösen und wuchernden Bromexantheme denselben Formen der Jodausschläge gleichen.

Das wuchernde papulo-tuberöse Bromexanthem *(„Bromoderma tuberosum")* wird seltener beobachtet, ist aber pathognomonisch. Es besteht aus einer nummulären oder größeren Erhebung, mit krustöser, warzenartiger oder papillomatöser, violettroter, auffallend weicher Oberfläche, die sich wie nasser Sammet anfühlt. Der scharf begrenzte Herd ist von einem subepidermidal eiternden Wulst umrandet; er dehnt sich täglich um einige Millimeter weiter aus und konfluiert mit benachbarten Effloreszenzen. Die wuchernden Bromexantheme treten vornehmlich im Gesicht und besonders an der Nase oder an den Unterschenkeln *(am häufigsten!)*, in der Glutäalgegend, aber auch an anderen Körperstellen auf.

Ihre Weichheit und ihre rasch fortschreitende Entwickelung unterscheiden sie von der papillomatösen oder fungösen Tuberkulose, den wuchernden Syphiliden und dem Pemphigus vegetans. Nach Pasini sollen die kutanen Läsionen dadurch entstehen, daß infolge einer Hypochlorhydrie im Magen Brom in Freiheit gesetzt wird.

Quecksilberexantheme („Hydrargyrie"). Das Quecksilber und alle seine Verbindungen ohne Ausnahme können Hauterscheinungen veranlassen; es ist dabei gleichgültig, ob sie per os eingeführt, im dampfförmigen Zustand eingeatmet, oder in die Venen, das subkutane Gewebe oder in eine mit einer Mukosa ausgekleideten Körperhöhle injiziert werden. Besteht eine besondere Idiosynkrasie, so genügen ganz minimale Dosen für das Zustandekommen des Ausschlages. Diese Idiosynkrasie ist im Verhältnis zu der großen

Zahl der Patienten, die Quecksilber in irgend einer Form anwenden, sehr selten *(ziemlich häufig aber d i e gegen äußere Anwendung);* man versäume indessen nie, diese Möglichkeit in Betracht zu ziehen. Alley und Bazin haben drei Grade der Quecksilberexantheme beschrieben:

Bei der **benignen Form** beschränken sich die Erscheinungen auf eine Rötung, besonders an der Leistenbeuge und der Innenseite der Oberschenkel, *(manchmal)* mit einigen kleinen Bläschen.

Bei dem **mittleren Grade** ist das Erythem intensiv und befällt die großen Gelenkbeugen, die Leistenbeugen, die Achselhöhlen, sowie die Palmae und Plantae. Die rote, manchmal mit hämorrhagischen Punkten besetzte Fläche ist reichlich mit kleinen Vesikulo-Pusteln besät, die denen der Miliaria alba analog sind. Der Juckreiz und das Hitzegefühl sind unerträglich; es können Fieber, Verdauungsstörungen und Albuminurie vorhanden sein. Den Krusten folgt Nässen, später mehr oder weniger anhaltende lamellöse Schuppung. Das klinische Bild ist vollständig das einer akuten oder subakuten primären Erythrodermie (**VI.** 78); man wird daher bei dieser Exanthemform stets an eine Quecksilberwirkung denken müssen.

Die **maligne Form** zeigt neben Schwellung des Gesichtes und der distalen Körperteile große Blasen, Abszesse, Adenitiden, Angina und Gangrän; sie kann zum Tode führen. Die Desquamation erfolgt in großen Lamellen.

Arsenikexantheme. Außer den Ulzerationen der Haut und der Schleimhäute, die man bei der gewerblichen Arsenvergiftung beobachtet, entstehen auch nach der medikamentösen Verabreichung des Arsens Erytheme, *besonders an Palmae und Plantae selbst mit Übergang in Blasenbildung und als Vorläufer der Keratosen,* Urtikaria, Purpura, Bullae etc. Hutchinson *(und viele andere)* haben das häufige Vorkommen von Zoster bei Kranken, die Arsen erhalten, beobachtet. *Auch das Salvarsan und, wie es scheint, noch mehr das Neosalvarsan bedingen Arzneiexantheme (abgesehen vom Zoster) in Form erythematöser Flecke, generalisierter squamöser Erythrodermien etc.*

Charakteristischer sind die fleckenförmigen oder diffusen **Pigmentbildungen** (**XVI,** 228) und die **Arsenkeratosen** (**XI,** 148); letztere habe ich zusammen mit einem dystrophischen Zustand beobachtet, der stark an das Xeroderma pigmentosum oder an die senile Degeneration erinnerte und zur Entstehung von multiplen Epitheliomen (**Arsenkarzinomen, XXX,** 486) Veranlassung gab.

Therapie. Bei allen Formen der Arzneiexantheme besteht die erste und wesentlichste Bedingung zur Einleitung einer erfolgreichen Behandlung darin, die schädliche Substanz ausfindig zu machen und ihre weitere Verwendung zu verhindern. Ist die letztere unvermeidlich, so wird man das Mittel erst nach langer Pause und äußerst vorsichtig in kleinen Dosen geben, wobei man zugleich die Form des Medikamentes und die Art seiner Verabreichung ändert. *Gelegentlich gelingt es, den Patienten durch allmählich steigende Dosen an das Mittel zu „gewöhnen"; manchmal ist er auch durch ein einmaliges Überstehen der Eruption wie immunisiert.* Bettruhe, Abführmittel, reichliche Zufuhr von Flüssigkeiten (besonders Milch, die mit dem Mineralwasser von Vichy oder Vals vermischt wird) und ausgiebige Darmspülungen können die Behandlung unterstützen.

Manche Arzneiexantheme *(speziell Brom-, Arsen- und Hg-Exantheme)* persistieren sehr hartnäckig nach Aussetzen des schädlichen Mittels, was man nicht übersehen darf. Der Gebrauch von korrigierenden Verbindungen oder sogenannter Gegengifte ist nicht zu empfehlen. *Gegen die Jodödeme wirkt manchmal Antipyrin (auch prophylaktisch).* Die kutanen Veränderungen behandelt man ihrem Charakter entsprechend. *Gegen die schweren Bromexantheme wird Hg-Pflaster empfohlen, ferner As intern und reichliche Zufuhr von ClNa.*

b. Die Serumerytheme,

die schon oben (I, 11) besprochen wurden, erwähne ich hier nur der Vollständigkeit wegen. *Ebenso bedürfen die Vakzineausschläge (Roseolen und Pusteln — Vaccine generalisata) der Beachtung.*

c. Alimentäre Exantheme.

Entsteht nach diesem oder jenem Nahrungsmittel oder Getränk eine kutane Eruption, so ist es oft sehr schwer festzustellen, inwieweit daran die tatsächliche Giftigkeit der fraglichen Substanz, die Idiosynkrasie des befallenen Individuums oder die bei einer solchen Gelegenheit zutage tretende Autointoxikation Schuld tragen.

Alle Nahrungsmittel und Getränke, deren Genuß man z. B. den an Urtikaria, Pruritus oder Ekzem leidenden Kranken im allgemeinen zu verbieten pflegt, können gelegentlich bei dazu prädisponierten Individuen einen akuten Ausbruch hervorrufen oder die Erscheinungen einer präexistierenden Dermatose steigern (cf. Therapeutische Notizen § 12).

Als toxisch, d. h. als für die Mehrzahl der Menschen schädlich, gelten verdorbene Fisch- und Fleischspeisen, besonders Schweinefleisch, zu lange gelagertes Wildpret, gewisse Fleischextrakte, verdorbene oder kranke Muscheln, in Fäulnis übergegangene Pilze, auch die sonst gewöhnlich genießbaren Arten.

Die Eruption tritt meistens bald nach dem Genuß auf und ist von wechselnder Dauer. Es entwickeln sich verschiedene Formen von Urtikaria, urtikarielle, skarlatinoide oder polymorphe Erytheme, Purpura, bullöse Exantheme etc.

Mehr oder weniger schwere Allgemeinstörungen, wie Fieber, Erbrechen, choleraartige Diarrhöe, verschiedene nervöse Störungen begleiten gewöhnlich die Hauterscheinungen.

Die Behandlung muß in erster Linie die Entleerung des Verdauungstraktus mit allen Mitteln anstreben; alsdann wird der Patient auf strenge Diät oder noch besser während einiger Zeit auf ausschließliche Milchnahrung gesetzt. Die Nervenstörungen ebenso wie die kutanen Erscheinungen wird man symptomatisch behandeln.

Auch auf die Pellagra muß hier noch einmal hingewiesen werden (cf. S. 14).

d. Autotoxische Exantheme.

Obgleich diese Eruptionen nicht artefizieller Natur sind, kann man sie doch als Toxidermien betrachten und daher an dieser Stelle einreihen.

Heutzutage wird niemand daran denken, eine zusammenfassende Beschreibung der kutanen Erscheinungen des Arthritismus geben zu wollen; einige Autoren machen zwar den Versuch, die vage Vorstellung der Diathese, welche in diesem Ausdruck lag, durch den Begriff der chronischen Autointoxikation zu ersetzen; trotzdem gehören die Arthritiden von Bazin nur mehr der Geschichte an.

Ebensowenig ist es möglich, klinische Bilder aufzustellen von den kutanen Erscheinungen der Gicht, der Urämie oder Niereninsuffizienz, der Funktionsstörungen der Leber, der Cholämie, der gastro - intestinalen Störungen, *der Gravidität* etc.; ein Versuch dieser Art würde an der allzu großen Zahl unbekannter Faktoren scheitern. Bei Besprechung der verschiedenen Formen des Erythems, der Urtikaria, der Purpura, des Ekzems, des Lichen, des Pruritus und der Prurigo, der Akne, habe ich darauf hingewiesen, wie wenig die Beziehung dieser Dermatosen zu den allgemeinen Ernährungsstörungen aufgeklärt ist. Einzig die Hauterscheinungen der Diabetiker oder die „Diabetiden" sind einer zusammenfassenden Betrachtung zugänglich.

Sie lassen sich in zwei Gruppen einteilen: die der einen kann man als interne Toxidermien und als nur mit der Veränderung des Terrains zusammenhängend betrachten; dies ist der Fall beim Pruritus, bei der chronischen Urtikaria, dem Ekzem, der Purpura, der Gangrän, dem Xanthom der Diabetiker. Bei den Erscheinungen der zweiten Gruppe tritt noch ein äußerer Faktor hinzu: bei der Impetigo, dem Ekthyma, den Follikulitiden, den Furunkeln und den Karbunkeln ist es die Infektion mit Eiterkokken, bei den Diabetiden der Genitalien die Irritation durch den zuckerhaltigen Urin.

Nur die Formen der letzten Gruppe beschäftigen uns hier. Sie können das erste Symptom sein, das unsere Aufmerksamkeit auf die Glykosurie lenkt und zur Diagnose dieser Erkrankung führt. Bei ungenügender Reinlichkeit, besonders bei Frauen, irritiert der zuckerhaltige Urin die Epidermis und die beschmutzte Haut bildet ein ausgezeichnetes Kulturmedium für Hefen und Eitererreger. Es entwickeln sich dadurch: Juckreiz, chronisches Erythem und Ekzem, das ödematös und nässend, akut, hartnäckig oder rezidivierend, *auffallend scharf begrenzt* ist. Bei Frauen dehnt sich ein diabetisches Ekzem der Vulva oft auf die Oberschenkel, das Perineum, die Leistenbeugen und das Abdomen aus. Beim Manne sind die Glans und vor allem das Präputium gerötet, geschwollen, rissig und erodiert; mit der Zeit wird das Orificium praeputiale fibrös induriert, stenotisch und zeigt radiäre Fissuren, ein sehr charakteristisches Bild. *Auch weisse hefepilzhaltige Beläge, und papillomatöse Wucherungen kommen vor.*

Bei beiden Geschlechtern können Erysipel oder Gangrän als Komplikationen auftreten.

Die Behandlung muß durch Diät, hygienische Maßregeln und wenn nötig durch Antipyrin oder seine Analoga die Glykosurie herabzusetzen suchen. Peinlichste Reinlichkeit ist absolute Bedingung; man wird häufig schwach antiseptische oder adstringierende Waschungen vornehmen und indifferente Puder auftragen. Pinselungen mit Silbernitratlösungen (1 : 100) sind oft von Nutzen. Man vermeide, wenn irgend möglich, die Zirkumzision, die unter den gegebenen Verhältnissen nicht ungefährlich ist.

Kapitel XXIV.

Neurodermatosen — Pruritus- und Prurigo-Erkrankungen.

Der Pruritus oder das Jucken ist eine eigentümliche Empfindung, die zum Kratzen reizt; sie ist ebenso undefinierbar wie die Geschmacks- oder Tastempfindung. Es ist dabei *wenigstens bei unseren heutigen noch sehr beschränkten Kenntnissen von der „Physiologie des Juckens"* nebensächlich, ob die Empfindung in den einzelnen Fällen mehr einem Gefühl des Stechens, Prickelns, Ameisenkribbelns, Kriechens oder des Insektenlaufens auf der Haut ähnlich ist, stets ist der Ausdruck Jucken („Démangeaison") jedermann verständlich und auf alle diese verschiedenen Formen anwendbar.

Die Pathogenese *dieser Parästhesie* ist in ihrem eigentlichen Wesen noch vollständig dunkel. Zur Erklärung der bei gewissen Krankheiten beobachteten Dissoziation der Sensibilität nehmen die Physiologen an, daß spezielle Organe, Nerven oder Nervenendigungen für die verschiedenen Arten dieser Sensibilität existieren, von denen einzelne übrigens nur auf der Haut oder den benachbarten Schleimhäuten vorkommen, wie das Tastgefühl und die Empfindungen von Druck, Schmerz, Kälte und Hitze. Man hat vermutet, daß dies auch beim Pruritus der Fall sein könne. Aber weder die anatomische noch die experimentelle Untersuchung haben diese Hypothese bestätigt.

Es ist wahrscheinlich, daß die Juckempfindung durch die gewöhnlichen sensiblen Nerven vermittelt wird; Jacquet schreibt sie den sympathischen Nerven zu. Das Jucken ist verursacht entweder durch eine besondere Eigenschaft des Reizmittels: provozierter Pruritus; oder durch kutane Veränderungen verschiedener Art: sekundärer Pruritus; oder auch durch eine besondere Disposition des Individuums, die manchmal durch lokale Umstände ausgelöst wird: primärer Pruritus. Oft finden sich verschiedene dieser Formen vereinigt.

Die beinahe unvermeidliche Folge des Juckens ist das Kratzen. Wenn die Haut dabei unverändert bleibt oder nur banale traumatische Veränderungen entstehen, so bezeichnet man die fragliche Dermatose als Pruritus, selbst wenn durch mehr oder weniger ausgedehnte Sekundärinfektionen Komplikationen sich entwickeln. Man fügt dieses oder jenes Beiwort hinzu, um damit auf die Pathogenese oder die klinische Form des Pruritus hinzuweisen.

Entstehen aber durch das Kratzen gewisse besondere Reaktionsformen auf der Haut (Strofulus- oder Prurigopapeln oder Lichenisation), so erhält die Dermatose den Namen „Prurigo", von der ebenfalls verschiedene Formen bekannt sind.

Die Unterscheidung zwischen dem Pruritus und der Prurigo beruht also, nach meiner Auffassung, auf einer ohne weiteres nachweisbaren morphologischen Erscheinung: dem Vorhandensein oder dem Fehlen der eigentümlichen Papeln, die ich schon früher beschrieben habe (VII, 96) oder der Lichenisation. Tatsächlich ist diese Unterscheidung von geringer Bedeutung, da man nicht selten beobachtet, daß ein Pruritus mit der Zeit sich in eine Prurigo verwandelt. *Es ist aber m. E. noch keineswegs bewiesen, daß die morphologischen Veränderungen im Sinne der Prurigo und Lichenifikation wirklich nur oder wesentlich durch die Abwehrbewegungen bedingt sind. Eine theoretische Erörterung dieser Fragen würde hier viel zu weit führen. Für die Praxis ist Dariers Standpunkt sehr gut zu gebrauchen. Er entspricht auch im wesentlichen deren Darstellung in den deutschen Lehrbüchern, nur daß man in den letzteren im allgemeinen an der Beschränkung des Namens „Prurigo" auf die Hebrasche Krankheit festhält und die anderen „Prurigines" mit den ja auch von Darier angeführten spezielleren Namen bezeichnet.*

Unter der Bezeichnung „**Neurodermatosen**" faßt man die Formen des Pruritus und der Prurigo zusammen, die weder provoziert noch sekundär sind, sondern bei denen das Jucken als primäre und essentielle Erscheinung auftritt *(oder aufzutreten scheint)*. Es ist mit einer Nervenstörung übrigens unbekannten Charakters verbunden, welche *(vielleicht)* die unmittelbare Ursache der kutanen Manifestationen darstellt.

Provozierter Pruritus. Gewisse Hautreize haben, wie allgemein bekannt, eine juckenerregende Wirkung. Viele Parasiten (Läuse, Wanzen, Acari, Erntemilben, Oxyuren), ihr Kriechen auf der Haut oder ihr Biß, das Stechen der Brennesselhaare oder der Haare der Prozessionsraupen (Nonnen), zahlreiche vegetabilische, tierische oder chemische Substanzen, lösen in stärkerem oder schwächerem Grade bei allen Personen einen Juckreiz aus.

Man kann also mit Hebra den Pruritus unter diesen Bedingungen eine physiologische Erscheinung nennen.

In diesen Fällen ist das Kratzen eine Abwehrbewegung, welche, reflektorisch und manchmal unbewußt ausgeführt, die für das Individuum vorteilhafte Wirkung haben kann, das schädliche Agens zu entfernen.

Unsauberkeit ebenso wie übertriebener Gebrauch von Seife kann gleichfalls hartnäckiges Jucken veranlassen. Diese Form des Pruritus ist bezüglich ihrer Intensität und ihrer Dauer abhängig von einem „persönlichen Koeffizienten". Der letztere wechselt mit dem Alter, dem Temperament, dem körperlichen Zustand oder dem Reaktionsvermögen des Kranken, mit seinen hygienischen Gewohnheiten und eventuell mit dem Vorhandensein einer diathetischen Belastung. Außerdem kann er sich ändern durch Suggestion oder Autosuggestion: viele Leute empfinden das Bedürfnis sich zu kratzen, wenn sie nur von Läusen oder Wanzen reden hören! Das Unbehagen kann sich bis zu einer Zwangsvorstellung, einer Neurose oder Manie steigern, die man als Parasitophobie oder Dermatophobie bezeichnet. Umgekehrt wird der „persönliche Koeffizient" durch Gewöhnung oder fieberhafte Erkrankungen etc. herabgesetzt.

Sekundäre Formen des Pruritus. Viele Dermatosen äußeren oder inneren Ursprungs sind gewöhnlich oder zuweilen von Pruritus begleitet.

Tritt er gleichzeitig mit der Eruption oder nach ihr auf, so ist die Erklärung verhältnismäßig einfach.

Geht er ihr aber zeitlich voran, so muß man sich die Frage vorlegen, ob der präeruptive Pruritus die Wirkung noch nicht bemerkbarer histologischer Veränderungen oder eine gleichzeitige oder vorangehende Wirkung derselben Ursache, welche kurze Zeit nachher auch die Eruption veranlaßt, oder schließlich, ob er nicht selbst die provozierende Ursache der Dermatose ist und zwar, weil er zum Kratzen führt; nach dieser letzten Auffassung wäre es ein primärer Pruritus. Die Beantwortung dieser Frage im einzelnen Falle bildet eine der Hauptschwierigkeiten in der Frage der Pruritus- und Prurigo-Erkrankungen.

Es würde keinen Zweck haben, sich eingehend über das Jucken bei den einzelnen Dermatosen zu verbreiten, da dieses Symptom und seine Besonderheiten bei den verschiedenen Hauterkrankungen bereits beschrieben worden sind. Ich erwähne nur, daß zu den am stärksten juckenden Dermatosen zu rechnen sind: die Skabies und andere parasitäre Dermatosen, die Urtikaria, das Ekzem, gewisse Arzneiexantheme, der Lichen planus, die Dermatitis Duhring, gewisse Erythrodermien und die Mykosis fungoides.

Es wäre noch hervorzuheben, daß bei den pruriginösen Dermatosen durch Kratzen *resp. Reiben* Lichenifikationen entstehen können, und daß man dann von sekundären Prurigines sprechen kann.

Andererseits gibt es viele Hautkrankheiten, die fast niemals jucken; hierher gehören insbesondere die Syphilide, die Psoriasis *(s. d.)*, der Lupus, die Lepra, die Tumoren.

Primärer Pruritus.

Als primären Pruritus bezeichnet man die Juckempfindung, die sich auf eine manifeste äußere Ursache nicht zurückführen läßt.

Obgleich die Haut gesund ist, kann sie jucken und zwar manchmal unerträglich. Streng genommen gehört dieser Pruritus nicht zu den Dermatosen; da aber Hautsymptome vorhanden sind, so wird der Dermatologe zu Rat gezogen, obgleich der Sitz der Erkrankung anderswo zu suchen ist.

Der primäre Pruritus kann diffus und sogar generalisiert oder lokalisiert sein; ich muß von vornherein betonen, daß eine innere und allgemeine Ursache in Form einer regionären oder partiellen Störung manifest werden kann.

Die Pathogenese des primären Pruritus, den man auch als essentiellen oder als durch innere Ursachen veranlaßten bezeichnet, hat zu allen Zeiten den Scharfsinn der Ärzte beschäftigt. Den Ergebnissen der positiven Wissenschaft vorgreifend, hat man angenommen, daß er bald durch eine Schädigung des „internen Milieu", durch Intoxikationen, durch Autointoxikationen oder Ernährungsstörungen zustande komme: dyskrasischer Pruritus; bald im Zusammenhange stehe mit einer Nervenstörung oder sogar mit einer Neurose: nervöser Pruritus. Die Unterscheidung zwischen diesen zwei pathogenetischen Mechanismen ist oft nicht leicht; sie stützt sich überdies nur auf Hypothesen.

Die Autointoxikation ist offenbar von Bedeutung für den Pruritus bei Ikterus, Diabetes, Urämie, Dyspepsien, welcher analog ist den toxischen Pruritusformen, die durch Morphium, Belladonna, Kaffee- und Wurstvergiftung, *Tabakmißbrauch* etc. veranlaßt werden. Damit aber ein Juckgefühl ausgelöst wird, muß das Gift notwendigerweise an irgend einem zentralen oder peripheren Punkte des Nervensystems angreifen; mit kühner Redewendung hat man gesagt, der Patient „kratzt auf der Haut seine Hirnwindungen". So wäre dieser dyskrasische Pruritus zwar toxischen Ursprungs, aber nervös durch seinen Entstehungsmechanismus.

Andererseits kann zweifellos ein Pruritus auch nur infolge einer Nervenstörung entstehen; den Beweis dafür sehen wir in den Fällen von Pruritus, die auf Aufregung oder Nachahmungstrieb beruhen, von Pruritus bei Tabes oder bei bestimmten Neurosen, wie bei Neurasthenie und Chorea und von reflektorischem Pruritus. Man hat sogar behauptet, daß ein Pruritus, der weder auf eine äußere Ursache noch auf ein exogenes oder endogenes Gift zurückzuführen ist, als eine autonome Neurose zu betrachten sei. Dieser Vorstellung verleiht Brocq durch die von ihm eingeführte Bezeichnung „Névrodermie" Ausdruck.

Nach Jacquet, der dem Studium der Empfindungsstörungen der Haut seine besondere Aufmerksamkeit gewidmet hat, wäre der Pruritus nur eine Steigerung der normalen Hautsensationen. Die Summe der Empfindungen, die wir durch das Integument wahrnehmen, bildet im physiologischen Zustand ein harmonisches Ganze, das man als Eudermie bezeichnen kann; wird dieses Gleichgewicht z. B. durch geistige Überarbeitung oder durch dieses oder jenes Nahrungsmittel gestört, so kommt der Pruritus zum Ausbruch.

Ätiologie. Die Ursachen des primären Pruritus sind unendlich mannigfaltig und der verschiedensten Art.

Als allgemeine und prädisponierende Ursachen lassen sich anführen: die Rasse, das kosmische und soziale Milieu (J. White behauptet, daß in den Vereinigten Staaten der Pruritus eine „nationale" Krankheitsform darstelle; in unseren Ländern sind besonders die Israeliten stark davon befallen); nervöse oder arthritische Vererbung von Eltern, die an zu reichliche Nahrungszufuhr sich gewöhnt hatten, durch toxische Einflüsse angegriffen, gichtisch oder diabetisch waren; das Lebensalter der größten Aktivität bei beiden Geschlechtern (vom 20. bis 40. Jahre).

Als begünstigende oder auslösende Umstände treten hinzu: geistige Überarbeitung, Präokkupation Nachtwachen, Sorgen, sexuelle Exzesse, Kälte oder Hitze: gewisse Pruritusformen sind an die Jahreszeiten gebunden, wie z. B. Duhring einen Pruritus hiemalis beschrieben hat, der oft eine Prurigo ist (361); Bazin hat bei den Gewerben, in denen an offenem Feuer gearbeitet wird, einen Pruritus a calore beobachtet; die hygrometrischen und barometrischen Veränderungen werden von gewissen Prurituskranken schlecht vertragen.

Der gleichen Gruppe schließen sich an: Diätfehler, zu reichliche Tafelfreuden, besonders zu viel Fleisch, Gewürze, Stimulantien, wie Kaffee, Tee, Kakao, Alkoholika; schlechter Zustand der Zähne und des Zahnfleisches und habituelle Verstopfung, die zu Autointoxikationen Anlaß geben; der Gebrauch gewisser Arzneimittel, die einen toxischen Pruritus verursachen, wie z. B. Belladonna, Arsen, Morphium, Opium, Kokain etc.

Die diathetischen oder dyskrasischen Formen des Pruritus entspringen oft Ernährungsstörungen, funktionellen Störungen oder organischen Veränderungen der Viszera. So sind an ihrer Entstehung beteiligt: der Diabetes, die Gicht, die Fettsucht, Funktionsstörungen der Leber mit oder ohne Cholämie und oft gar nicht im Verhältnis zur Stärke des Ikterus, Cholesterinämie, Urämie, Pyelonephritis, Zirkulationsstörungen, Krebs, Tuberkulose, Prostatahypertrophie etc.

Die Nervenstörungen, die von Pruritus begleitet sind, beruhen weniger auf Organveränderungen (wie Hemiplegie, Hirntumoren, allgemeine Paralyse und Tabes [Milian]) als vielmehr auf Funktionsstörungen. Den nervösen Pruritus beobachtet man häufig bei entgleisten Individuen, bei verkannten Erfindern, bei (infolge von Arbeit oder Spiel) Überangestrengten, nach einer heftigen Gemütsbewegung, *bei Hysterischen und Geisteskranken.* Die Depression steigert sich durch das fortwährende Jucken und durch Schlaflosigkeit und führt zu Neurasthenie, zu Melancholie und mitunter zu Selbstmord. Als reflektorische *(oder in neuester Zeit vielmehr als autotoxische)* Formen von Pruritus hat man die Juckerscheinungen betrachtet, welche in Beziehung stehen zur Gravidität, zu Menstruationsstörungen, zu Krankheiten des Uterus und der Ovarien, der Prostata und der Blase.

Den hämatogenen Pruritus sieht man nicht selten bei Leukämien, der Lymphocythämie oder der myelogenen Leukämie; er kann dabei sogar das erste Symptom sein.

Die Gelegenheitsursachen sind solche, die einen latenten Pruritus auslösen und eine Krise zum Ausbruch bringen. Gewöhnlich wird der Moment des abendlichen Auskleidens von den Pruritus-Patienten besonders gefürchtet, da er die Veranlassung eines wahren Paroxysmus sein kann; dabei läßt sich nicht sagen, ob die Kälte, die Berührung mit der Luft oder das Nachlassen der Kompression *durch die Kleider etc.* an diesem plötzlichen Juckreiz Schuld trägt. Selbst viele gesunde Personen kratzen sich beim Auskleiden, besonders die Mehrzahl der Frauen, nachdem sie das Korsett, den Gürtel und die Strumpfbänder abgelegt haben.

Die Krisen können auch durch ein Bad, rasches Gehen, Kälte oder Hitze, an sich einwandfreie Speisen, *bestimmte Unterkleider* verursacht werden. Gewisse Personen werden plötzlich nach diesem oder jenem Nahrungsmittel oder Getränk, noch vor jeder tatsächlichen Absorption und wie durch Reflexwirkung von einem Juckreiz befallen; als besonders schädlich in diesem Sinne gelten saure Früchte, Krustazeen und Muscheln, Käse, Gewürze, alkoholische Getränke, Tee, Kaffee etc. etc.

Oft entstehen jedoch die Krisen spontan, sogar während des Schlafes und scheinen von einer „Entladung der Nerven" herzurühren. Einige besonders von Jacquet betonte Regeln beherrschen im allgemeinen die Ätiologie des Pruritus:

1. Die inneren und äußeren, prädisponierenden und Gelegenheitsursachen kombinieren sich oft und wirken kumulativ: prurigene Summation.

2. Ein vorausgegangener Pruritus begünstigt einen weiteren; es scheint als ob jede organische Zelle mehr oder weniger andauernd die Erinnerung an eine erlittene Erregung vermittelst eines lokalisierten Erinnerungsvermögens aufspeichert: prurigene Mnemodermie.

3. Die angehäufte „sensitive Energie" kann entweder fixiert bleiben oder sich auf andere Stellen übertragen und sich umbilden: sensitive Metastase.

Symptome. Das essentiell subjektive Symptom des Juckens äußert sich objektiv nur durch das Kratzen.

Wie es alle möglichen Grade der Juckempfindung gibt, vom leichten Mißbehagen, das man mühelos abschüttelt, bis zum gebieterischen, unerbittlichen Drang, dem man mit allem Heroismus nicht widerstehen kann, ebenso gibt es auch alle erdenklichen Abstufungen des Kratzens. Ein minimaler Juckreiz begnügt sich mit einer einfachen Berührung mit der Fingerspitze; eine heftige Krisis erheischt ein energisches Kratzen mit den Nägeln, mit einem rauhen Tuch, mit einer Bürste, mit irgend einem Werkzeug, das der Patient als Striegel gebraucht; manchmal kann Hitze- oder Kälte-Applikation denselben Zweck erfüllen *(s. aber unten S. 353, wo mit Recht hervorgehoben wird, daß die Art der Abwehrbewegung mit dem Grad des Juckens nicht übereinstimmt)*.

Indessen ist es unmöglich eine Gleichung aufzustellen zwischen der Intensität des Pruritus und der des Kratzens, da individuelle oder der Krankheit eigentümliche Faktoren mitspielen.

Jedem, der eine ausgeprägte Krisis von Pruritus zu beobachten Gelegenheit hatte, bleibt sie in dauernder Erinnerung. Anfangs sucht der Kranke sich zu beherrschen, allmählich gibt er dem Bedürfnis zu kratzen nach, das sich unaufhörlich steigert und dessen Befriedigung von einem Gefühl der Wollust begleitet ist. Bald verliert er alle Selbstbeherrschung, er ist blaß, verzweifelt, von seinen Qualen in Anspruch genommen, reißt sich die Haut auf, bis sie blutet; wie von blinder Wut besessen, peinigt er sich selbst. Manchmal läßt, erst wenn die Haut bloßgelegt ist und von Blut trieft, der Anfall nach, die Beruhigung tritt ein und die Krisis ist beendet. Der Kranke ist erschöpft und wie beschämt. Sowohl der Vergleich mit einer epileptischen Krisis wie der Ausdruck „kutaner Onanismus" sind vollständig berechtigt.

Man wüßte nicht anzugeben, warum das sogar bis zu diesem Übermaß gesteigerte Kratzen Erleichterung verschafft; aber alle Prurituskranken versichern, daß sie den brennenden Schmerz der Exkoriationen dem quälenden Jucken vorziehen.

Die Krisen dauern gewöhnlich 5—15 Minuten, manchmal eine Stunde oder noch länger; ihre Häufigkeit und ihre Intervalle sind ganz regellos.

Dieser Pruritus kann diffus und sogar generalisiert sein; häufiger ist er partiell, regionär, auf eine mehr oder weniger ausgedehnte Hautpartie beschränkt. Aber ein diffuser Pruritus neigt zuweilen dazu, sich nach einer gewissen Zeit zu lokalisieren und umgekehrt sieht man, daß ein regionärer Pruritus später irradiiert und diffus wird.

Es ist eine auffällige Erscheinung, daß ein ursprünglich durch eine lokale Ursache entstandener, örtlich begrenzter Pruritus auf Grund einer internen oder allgemeinen Störung in situ rezidivieren kann durch den Einfluß der oben erwähnten Mnemodermie; so kann ein Pruritus der Analgegend, der anfänglich durch Oxyuren oder Hämorrhoiden provoziert wurde, bei Gelegenheit eines Diätfehlers oder einer Überanstrengung wieder in Erscheinung treten.

Von den Folgen des Kratzens sind die einen unmittelbare, die andern entwickeln sich erst später. Das Trauma erzeugt zuerst eine Kongestion, mit lokaler Hitze und mehr oder weniger starker interstitieller Exsudatbildung, d. h. ein einfaches oder urtikarielles Erythem. Ich glaube, daß es auch ganz selbständig eine ekzematöse Reaktion, das traumatische Ekzem (**IV**, 38), erregen kann.

Energischeres Kratzen verursacht lineare Exkoriationen, die augenscheinlich den Kratzstrichen der Nägel folgen, was ihren Ursprung beweist, selbst wenn der Patient es leugnet. Oft sind die Exkoriationen punktförmig und an den follikulären Erhebungen lokalisiert. Dies rührt daher, daß die hyperämischen und durch den Krampf der Musculi arrectores emporgehobenen Follikel über das allgemeine Hautniveau hervorragten. Diese mit einem blutigen oder serösen Krüstchen bedeckten exkoriierten follikulären Papeln dürfen nicht mit den Papeln der Prurigo verwechselt werden.

Von den später auftretenden Wirkungen des Kratzens, haben diejenigen, welche in Papelbildung oder Lichenifikation bestehen, einen besonderen Charakter, auf Grund dessen der betreffende Pruritus den Prurigines anzureihen ist.

Die anderen Veränderungen sind banaler Natur: sie bestehen in Pyodermien, die bedingt sind durch Sekundärinfektionen mit Eiterkokken, denen die Traumen den Weg gebahnt haben. Selbst wenn keine Eiterung vorhanden ist, werden die benachbarten Drüsen infolge des chronischen Kratzens hypertrophisch *(durch den Import entzündungserregenden Zerfallmaterials aus der Haut).* Mehr oder weniger diffuse Pigmentbildung *und ein durch das Reiben („Polieren") bedingter auffallender Glanz der Fingernägel* kommen ebenfalls häufig vor.

Mit Rücksicht auf die Kratzeffekte kann man nach dem Vorschlage von Jadassohn die juckenden Hautkrankheiten in zwei Kategorien einteilen: Bei denen der ersten Gruppe reißen die Nägel des Patienten alles, was über die Haut emporragt, weg, dringen sogar in die Epidermis ein und lösen ganze Fetzen ab: diese Formen, welche Besnier als „Prurits biopsiants" bezeichnet, kommen bei der Krätze, der Pedikulosis *(vestimentorum et capillitii), der Dermatitis herpetiformis, dem Strofulus,* dem Diabetes *(bei dem aber oft Kratzeffekte fehlen)* und der Prurigo Hebrae vor; Pyodermien sind hierbei gewöhnlich. Die Pruritusformen der zweiten Kategorie, obgleich sie heftig genug sind, um Schlaflosigkeit zu verursachen, können durch Reiben, durch Druck etc. ohne Erzeugung von Kratzeffekten kalmiert werden: der Pruritus senilis, der Pruritus beim Lichen planus, *bei der Urticaria, den Pediculi pubis* und bei gewissen Ikteruserkrankungen, gehören zu dieser zweiten Gruppe. Die Gründe dieser Unterschiede sind unbekannt.

Klinische Formen. Es ist schwierig, das Krankheitsbild der Pruritusformen nach ihrer Entstehungsursache zu schematisieren. Hier nur einige allgemeine Bemerkungen.

Der dyskrasische Pruritus, (besonders beim Diabetes und Ikterus), ist häufig generalisiert; er kommt bei älteren Leuten vor, tritt vor allem während der Nacht auf und bedingt tiefe und multiple Exkoriationen.

Der nervöse Pruritus, die Névrodermie Brocqs, ist häufig regionär oder partiell und befällt bei jungen Leuten oder Erwachsenen z. B. die großen Gelenkbeugen, die Streckseiten der Extremitäten usw. Er zeigt starke Neigung zur Lichenifikation und daher zur Verwandlung in eine Prurigo vulgaris.

Die hämatogenen Pruritusformen sind von Veränderungen des Blutes begleitet, die leicht festzustellen sind, wenn man nur daran denkt.

Der Pruritus senilis umfaßte nach der Beschreibung von Willan nahezu alle Pruritusformen der alten Leute. Gegenwärtig wendet man diese Bezeichnung auf einen chronischen, fast immer generalisierten, remittierenden Pruritus an, bei dem die Haut schlaff, trocken, körnig oder glatt, mehr oder weniger senil verändert, aber sehr resistent gegen Kratzen ist. Tatsächlich beobachtet man selbst bei einem intensiven Pruritus senilis weder Exkoriationen, noch Urtikaria, noch Papeln noch Lichenisation. Diese Form ist gegenüber der Behandlung äußerst hartnäckig.

Die lokalisierten Pruritusformen entstehen entweder durch lokale oder allgemeine Ursachen *(Fluor albus, Hämorrhoiden, Darmparasiten, Diabetes, Varizen etc. etc.)*. Oft bewirkt eine allgemeine prurigene Ursache Jucken auf einer vorher irritierten Region oder in der Nähe einer banalen, lokalen Erkrankung. Dem Vorhandensein dieser die Lokalisation bedingenden Zustände („Conditions d'appel"), auf welche der lokale Pruritus hinweist und die oft geheilt werden können, verdanken die lokalisierten Formen des Pruritus ihr Interesse. *Auch einem Zoster kann lokalisiertes Jucken vorausgehen oder folgen.* Nicht selten werden die Herde ekzematös, was zu einer Verwechselung mit den pruriginösen Ekzemen führt; es kann auch eine Umwandlung in eine Prurigo stattfinden.

Der Pruritus der Analgegend, welcher vielleicht die häufigste Form ist, jedenfalls eine der hartnäckigsten und deprimierendsten, ist oft an das Vorhandensein von Oxyuren, Askariden, Hämorrhoiden, Fissuren oder habitueller Obstipation gebunden.

Der Pruritus der Genitalien, der manchmal zusammen mit dem letzterwähnten auftritt, steht oft in Beziehung zu einem Diabetes, einer Zystitis, einer Erkrankung der Prostata, einer Gonorrhöe oder Strikturen der Urethra. Bei Pruritus vulvae muß man nach Affektionen der Vagina, des Uterus oder der Adnexe forschen; er ist nicht selten im Anschluß an die Menopause oder eine Kastration. Er läßt Onanismus vermuten oder kann ihn auch bedingen.

Der Pruritus nasalis und peribuccalis entsteht oft durch einen Schnupfen, eine Läsion des Nasen-Rachenraumes, kariöse Zähne, Gingivitiden infolge mangelnder Reinlichkeit oder schlechtsitzender künstlicher Gebisse. Der Pruritus buccalis kann an den Lippen, den Wangen, sowie auf der Zunge lokalisiert sein; oft kommt er zusammen mit einer Neuralgie, der sogenannten Glossodynie, vor.

Der Pruritus der behaarten Körpergegenden ist gewöhnlich ein Symptom von Parasiten, Kerosis, Pityriasis etc.

Der Pruritus der Palmae und Plantae, den Alibert und Hebra beschrieben haben, ist stets symmetrisch. Er ist selten und kommt bei Geisteskranken und durch toxische Einflüsse angegriffenen Individuen vor. Oft nimmt er die Form brennender Schmerzen an, die sich nachts steigern; Kratzeffekte fehlen. Man muß ihn von der Dysidrosis und dem Ekzem unterscheiden.

Prurigines.

Ich bezeichne als Prurigines diejenigen juckenden Erkrankungen, bei denen das Jucken, welches das primäre Symptom bildet, unter dem Einflusse des Kratzens von besonderen kutanen Reaktionserscheinungen: Lichenisation und Prurigopapeln begleitet ist.

Diese Definition, die nicht mit der aller anderen Autoren übereinstimmt, ist historisch gerechtfertigt und entspricht den Anforderungen der Nosographie.

Willan hat die Prurigo in seine Klasse der Papeln eingereiht, die nach ihm 1. den Strofulus, 2. den Lichen, 3. die Prurigo umfaßte. Cazenave und Canuet gebührt das Verdienst, erkannt zu haben, daß bei der Prurigo das Jucken primär, die Papel sekundär ist. Der ältere Hebra hat von neuem die Behauptung aufgestellt, daß die Prurigo durch eine primär auftretende Papel charakterisiert sei, eine Ansicht, die seither widerlegt wurde. Die neueren Arbeiten, besonders von Brocq und Jacquet, haben festgestellt, daß der Pruritus den Prurigopapeln und der Lichenisation zeitlich vorangeht und daß diese Symptome durch das Kratzen entstehen; diese Ansicht ist *(in Frankreich)* fast allgemein durchgedrungen.

Akzeptiert man die oben gegebene Definition (Prurigo = primärer Pruritus + eigentümliche Papeln oder Lichenisation), so macht die Diagnose der Prurigoerkrankungen keine Schwierigkeit und ihre Beziehungen zu verwandten Dermatosen sind leicht zu verstehen.

Bei den verschiedenen Formen des Pruritus können Kratzeffekte, Pyodermien oder ein Ekzem, aber niemals Lichenisation oder Prurigopapeln beobachtet werden.

Die Urtikaria ist ein Symptomenkomplex, bei dem der Pruritus und das Kratzen von plötzlich auftretenden, rasch verschwindenden Quaddeln begleitet sind. Bei verschiedenen Formen der Prurigo reagiert die Haut, besonders anfangs, in Gestalt urtikarieller Erhebungen; die Ätiologie der chronischen Urtikaria stimmt im großen und ganzen mit der des Pruritus und der Prurigo überein; man muß daher zugestehen, daß diese beiden Gruppen von Dermatosen in gewissem Sinne miteinander verwandt sind.

Das Ekzem, wie es auch entstanden sein mag, kann ein lichenoides Aussehen annehmen und hochgradig pruriginös werden, während andererseits die Prurigines sich häufig ekzematisieren. Die Differentialdiagnose zwischen einem lichenoiden Ekzem und einer ekzematisierten Prurigo, die sich nur auf das frühere Auftreten entweder des Pruritus oder der Eruption und auf die mehr oder weniger starke Ausdehnung des lichenoiden Zustandes stützt, bietet begreiflicherweise oft fast unüberwindliche Schwierigkeiten.

Mehrere andere pruriginöse Dermatosen können im Laufe der Zeit eine Lichenifikation aufweisen. Man kann daher von sekundärer Prurigo sprechen, ebensowohl wie von sekundärem Pruritus, der noch häufiger ist.

Symptome. Ich brauche hier nicht auf das zurückzukommen, was ich über den primären Pruritus, seine Ätiologie, seine Pathogenese und seine klinischen Manifestationen gesagt habe (S. 350).

Die Papeln des Strofulus und der Prurigo sind ebenfalls schon beschrieben (VII, 96).

Ich habe also hier nur die Lichenisation zu besprechen.

Die Lichenisation (Besnier), die Brocq als erster eingehend unter der Bezeichnung Lichenifikation beschrieben hat, ist eine chronische, mehr oder weniger andauernde Veränderung des Aussehens und der Struktur der Haut. Diese ist in ihrer Gesamtheit verdickt; man kann sie als gestreift, runzelig und chagriniert beschreiben, ohne daß jedoch einer dieser Ausdrücke eine genaue Vorstellung von diesem Zustande gibt. Tatsächlich besteht das Charakteristische in einer Verstärkung der feinen Streifen, welche die Haut- oberfläche normalerweise durchfurchen; dadurch entsteht eine netzartige Felderung mit ziemlich regelmäßigen Maschen, die je nach der Lokali- sation mehr oder minder dichtgedrängt und den Schraffierungen der Zeichner ähnlich ist. Die Maschen sind quadratisch, rautenförmig oder polygonal; sie haben eine plane Oberfläche und häufig das Aussehen glatter, glänzender Fazetten, wie eine Mosaik. Manchmal sind sie mit feinen Schuppen bedeckt.

Die lichenisierte Haut ist weniger geschmeidig als die normale; ihre Färbung kann normal sein, ist aber häufiger grau oder bräunlich, manchmal entfärbt.

Ihre histologische Struktur ist weniger verändert, als man erwarten sollte; die Veränderungen bestehen in Akanthose, Verlängerung der Papillen und mäßiger Infiltration des Papillarkörpers.

Die Lichenisation erstreckt sich über Flächen von sehr verschiedener Aus- dehnung; die Ränder der Herde sind diffus und der Übergang in die normale Haut findet stufenweise statt. An den Rändern und an Stellen, die im Be- griffe sind, sich zu lichenifizieren, bemerkt man nur einzelne glänzende, poly- gonale Fazetten, die leicht papulös erscheinen, aber nicht induriert sind.

Die Lichenisation muß man unterscheiden: von Herden des Lichen planus (S. 91, Fig. 22), die durch Konfluenz wirklicher planer Papeln zu- stande kommen und von typischen Papeln umgeben sind; von dem liche- noiden Zustand, den gewisse Ekzeme, Ekzematide und Psoriasis mitunter zeigen, und der charakterisiert ist durch Verdickung und durch Akzentuierung der Falten und Furchen; aber die Haut ist dabei rot, ohne glänzende Fazetten und die Ränder der Herde sind scharf. Das streifige und rauhe Aussehen, das die Haut der Genitokruralregionen bei manchen an Gonorrhöe leidenden Frauen darbietet, ist der Lichenisation sehr ähnlich; die Oberfläche ist aber nach der von Brocq und L. Bernard gegebenen Be- schreibung mehr zottig und sammetartig.

Die Lichenisation kann primär und rein sein, d. h. sich auf einer vorher gesunden Haut unter dem Einflusse von Reiben und Kratzen entwickeln, die durch den Juckreiz provoziert wurden; in dieser Gestalt bildet sie die haupt- sächlichste und für die gewöhnliche diffuse Prurigo besonders charakteristische Veränderung; oder aber die Lichenisation ist kombiniert mit einem Lichen, einem Ekzem, mit Ekzematiden etc. Nach Sabourauds *(aber von mir bisher nicht verifizierter)* Ansicht kann eine typische Lichenisation infolge einer chronischen Streptokokkeninfektion der Haut entstehen.

Da die Lichenisation eine unter dem Einflusse wiederholter Traumen sich entwickelnde Reaktion der Haut ist, kann man sich die Frage vorlegen, weshalb sie sich nicht auf allen der Reibung ausgesetzten Flächen und bei allen sich kratzenden Prurituskranken einstellt? Ich beschränke mich da- rauf, hier die Erklärung anzuführen, welche Brocq dafür gegeben hat: nach ihm verändern gewisse Hautaffektionen die Lebens- und Ernährungs- verhältnisse der Gewebe derartig, daß die Lichenifikation besonders leicht zu- stande kommt, während bei anderen pruriginösen Affektionen die Widerstands- fähigkeit normal oder sogar gesteigert scheint; andererseits haben manche Personen eine individuelle Prädisposition, in dieser oder in jener Weise zu reagieren.

Die gleichen Hypothesen sind auf die Pathogenese der Prurigopapeln anwendbar.

Was die Strofuluspapeln anbetrifft, so ist es zweifelhaft, ob sie Primärerscheinungen sind oder sekundär durch Kratzen hervorgerufen werden;

es scheint mir, als ob sie oft auch an Hautstellen vorkommen, die dem Patienten kaum erreichbar sind.

Klinische Formen. Die Prurigines bilden eine fortlaufende Serie von Krankheitsformen, die sich von den mit der Urtikaria verwandten Fällen bis zu den schweren Dermatosen wie die Prurigo ferox erstreckt. Viele Dermatologen haben den Versuch gemacht, sie einzuteilen, und zwar stets in der Weise, daß sie die ihnen am meisten vertrauten Typen hervorhoben. Die Unterabteilungen der verschiedenen Autoren stimmen untereinander nicht überein und es ist daher sehr schwierig, sich zu orientieren.

Ich werde nur drei Hauptformen beschreiben, ohne die Absicht Alles in ihnen unterzubringen.

Prurigo simplex acuta oder Strofulus. Die Affektion, die Willan und Bateman Strofulus nannten und Vidal als Lichen simplex acutus bezeichnete, hat von Brocq den treffenden Namen Prurigo simplex acuta erhalten, ein Ausdruck, der allgemeine Anerkennung zu finden scheint. Im Ausland braucht man oft die Bezeichnung Urticaria papulosa (auch *Lichen urticatus* S. 23).

Es handelt sich um eine akute und benigne Prurigo, die charakterisiert ist durch eine spezielle, dieser Krankheit eigentümliche, gewöhnlich auf urtikarieller Basis sich entwickelnde Effloreszenz: die Strofuluspapel; eine über den ganzen Körper ausgebreitete Eruption, die in rapiden, sukzessiven oder einander überstürzenden Schüben auftritt; die meist fehlende Lichenisation und Ekzematisierung; eine auf Wochen oder Monate beschränkte Dauer, zuweilen mit Rezidiven; eine im ganzen günstige Prognose.

Ätiologie. Der Strofulus ist in den ersten Lebensjahren außerordentlich häufig; man bezeichnet ihn im Volksmunde als „Feux de dents" „*Zahnpocken*"; später ist er weit seltener zu beobachten. Er ist indessen auch zwischen dem 15. und 25. Lebensjahre nicht gerade außerordentlich selten.

In gewissen Familien besteht offenbar eine Prädisposition. Zwei ätiologische Faktoren hauptsächlich können als auslösende Ursachen gelten: 1. Überernährung oder mangelhafte Ernährung und Verdauungsstörungen, gastrointestinale Gärungen, Obstipation usw.; 2. der Durchbruch der Zähne, der von Nervenstörungen, Schlaflosigkeit und oft auch Verdauungsstörungen begleitet ist. Ich habe darauf hingewiesen, daß die zweite Lebensperiode, in welcher der Strofulus sich zeigt, dem Zeitpunkt des Durchbruchs der Weisheitszähne entspricht. *Doch kommen Strofuluserkrankungen auch bei anscheinend ganz gesunden Kindern keineswegs selten vor.*

Symptome. Plötzlich, bei voller Gesundheit, oder manchmal nach einer leicht fieberhaften Störung des Allgemeinbefindens, die einen oder mehrere Tage anhalten kann, tritt das Exanthem auf.

Es besteht aus urtikariellen Flecken, welche die schon oben (**VII**, 96) beschriebene spezifische Papel anfangs umgeben und selbst maskieren. Mitunter findet man auch einige Urtikariaeffloreszenzen ohne Papelbildung; durch Kratzen lassen sich urtikarielle Erhebungen leicht hervorrufen.

Der Ausschlag tritt an beliebigen Stellen auf, bevorzugt aber anfangs die oberen Extremitäten und den Rumpf, später die unteren Extremitäten, den Hals und das Gesicht; die Palmae und Plantae werden nur selten, *gelegentlich aber in der Form bis linsengrosser wasserheller Blasen* befallen.

Die Eruption entwickelt sich in Schüben von vier bis fünf oder bis 20 Effloreszenzen; sie erneuert sich täglich oder alle zwei oder drei Tage. Die Quaddel dauert nur einige Stunden und verschwindet, während die Papel vier bis zehn Tage persistiert. So kommt es nicht selten vor, daß die Kinder mit Effloreszenzen bedeckt sind, von denen die einen eben im Entstehen begriffen,

die anderen voll entwickelt oder im Rückgang befindlich sind; manchmal
sieht man auch „Maculae", die übrigens nur kurzen Bestand haben.

Die Krankheit erstreckt sich über einen Zeitraum von wechselnder Dauer;
sie kann nur drei Wochen, aber auch bis zu drei Monaten anhalten; bei kleinen
Kindern sind Rezidive sehr häufig. Ungefähr im Alter von drei Jahren erlischt
die Krankheit gewöhnlich; bleibt sie bestehen, so muß man die Entwickelung
einer Prurigo Hebrae befürchten.

Das Juckgefühl ist oft sehr intensiv, doch ist seine Heftigkeit sehr verschieden und Remittenzperioden sind häufig. Gewisse Individuen kratzen sich
so energisch, daß sie sich einzelne Papeln aufreißen; es scheint, als ob das
Kratzen die Entwickelung neuer Papeln veranlaßt, aber mit Bestimmtheit
kann dies nicht behauptet werden. Ekzematisierung und Pyodermien kommen
nur ausnahmsweise vor.

Die Diagnose stützt sich auf das Vorhandensein der typischen Papel,
der ein winziges gelbes linsenförmiges Krüstchen aufsitzt. Oft verwechselt
man den Strofulus bei Kindern mit Urtikaria, Insektenstichen, Schweiß-
frieseln und Arzneiexanthemen; bei jungen Leuten mit Akne, papulösem Erythem und akutem disseminiertem Ekzem. Die seltenen Fälle, bei denen der
Ausschlag deutlich bläschenförmig ist, können Varizellen oder einen Herpes
oder Impetigo-Blasen vortäuschen.

Die Prurigo simplex ist zweifellos nicht genügend bekannt, denn immer
wieder wird sie unter irgend einem neuen Namen beschrieben.

Die Behandlung besteht in Regulierung der Ernährungsverhältnisse
(bei fetten Kindern Einschränkung der Milch und der Kohlenhydrate);
von den oft nötig werdenden Purgier- oder Laxiermitteln ist Kalomel bei
Kindern am meisten zu empfehlen.

Lokal sind essig- oder phenolhaltige und reizlose Waschmittel den oft
schlecht ertragenen Bädern vorzuziehen. *Von den letzteren bevorzuge ich
solche mit Sol. Vlemingkx oder Kal. hypermanganicum.* Mit Zinkpasten
(mit Tumenol-Ammonium, Teer etc.) und sorgfältig angelegten Okklusivverbänden bekämpft man den Pruritus sehr vorteilhaft. *Im Spital verschwinden Strofuluseruptionen manchmal ohne alle Behandlung sehr schnell
(cf. bei Prurigo).*

Prurigo Hebrae. Aus dem Chaos der pruriginösen Erkrankungen hat
Hebra einen Krankheitstypus ausgeschieden, den man mit seinem Namen
bezeichnet; es ist dies eine chronische und *bald leichte (Pr. mitis)*, *bald*
schwere Form, die durch eine besondere Entwickelung und polymorphe, intensive Veränderungen charakterisiert ist. Sie entspricht dem Lichen agrius der
alten Autoren und mehr oder weniger genau dem „Lichen polymorphe
ferox" von Vidal.

Die Krankheit beginnt *oft aber keineswegs immer* im ersten Lebensjahr in Gestalt einer Urtikaria oder *(nach meinen Erfahrungen selten)* eines
Strofulus mit intensiven, rezidivierenden, stark pruriginösen Schüben.

Nach ein bis zwei oder mehr Jahren hat sie das Stadium ihrer vollen
Entwickelung erreicht und das Krankheitsbild ist typisch geworden. Das Kind
wird unaufhörlich durch Jucken gequält, dessen Intensität *manchmal* mit den
Jahreszeiten wechselt. Seine Haut ist bedeckt mit linearen oder papulo-folli-
kulären Exkoriationen, mit Krusten, Narben, diffusen oder regionären Ekzemen und Pyodermien; über große Flächen ist die Haut verdickt, rauh,
pigmentiert und lichenisiert. *Die Haare sind anfangs oft besonders reichlich, später werden sie abgebrochen und gehen auch vollständig verloren.*
Die äußeren Flächen der Extremitäten sind am stärksten befallen, weniger
der Rumpf und das Gesicht; die großen Gelenkbeugen bleiben fast immer ver-

schont. Zu Zeiten finden sich mehr oder weniger umfangreiche meist schnell aufgekratzte Prurigopapeln zwischen der Lichenisation.

An weniger zerkratzten Stellen ist die Haut erdfarbig, oft vom Aussehen der Cutis anserina; die Erhebung der Follikel wird einer dauernden Kontraktion der Musculi arrectores zugeschrieben.

Die Lymphdrüsen der Leistenbeugen und der Achselhöhlen sind immer geschwollen *(sogenannte Prurigobubonen);* diese Schwellung tritt manchmal gleich im Beginn, *aber doch wohl nie vor der ersten Eruption,* in Erscheinung.

Die kleinen Kranken sind oft elend, reizbar und furchtsam; die andauernden Qualen, die sie erdulden und die meistens bestehende Schlaflosigkeit, erklären ihren schwermütigen Charakter. Wenn sie heranwachsen, werden sie durch ihr Leiden zur Einsamkeit verurteilt; sie können weder an Spielen noch am Schulbesuch teilnehmen.

Die Entwickelung der Prurigo ist keine kontinuierliche; Perioden verhältnismäßiger Ruhe folgen auf Schübe mit erneuten Ausbrüchen, die mehrere Monate dauern. Erst zur Zeit der Pubertät oder gegen das 20. bis 25. Lebensjahr nimmt die Krankheit oft ab; ohne Kenntnis der Krankheitsgeschichte könnte man die Erkrankung von diesem Zeitpunkt an für ein chronisches Ekzem oder eine Prurigo vulgaris halten. Die Krankheitssymptome erlöschen *manchmal* im reiferen oder Greisenalter, wenn die Kranken letzteres erreichen.

Ätiologisch von größter Bedeutung sind die oben erwähnten hereditären Dispositionen *(doch ist meist nur ein Kind einer Familie pruriginös)* und während des ersten Lebensjahres vielleicht auch zum Teil die Ernährungsstörungen. *Eosinophilie im Blut und in der Haut ist häufig vorhanden.* Ich habe, ebenso wie andere Autoren, mehrere Male die Prurigo bei asthmatischen Individuen beobachtet. *Nach meinen Erfahrungen ist diese Kombination beim „Lichen Vidal" häufiger.*

Als auslösende Momente spielen unzweifelhaft äußere Einwirkungen eine große Rolle, wie vor allem das spontane Abheilen der Prurigo im Spital (auch bei ganz gleichbleibender Ernährung) beweist (s. u.)

Man kann mehrere Arten dieser Prurigo beschreiben. Beim Typus Hebra - Kaposi nehmen die kutanen Läsionen gegen die unteren Extremitäten hin zu.

Bei dem französischen Typus herrschen sie im Gesicht und an den oberen Extremitäten vor, sind dagegen an den unteren Extremitäten und dem Rumpf weniger entwickelt. *Auffallend ist die verschiedene Verbreitung der Prurigo Hebrae (fast vollständiges Fehlen in Nordamerika!) und ihre Vorliebe für die ärmeren Schichten der Bevölkerung.*

Die Prurigo ferox („Lichen polymorphe ferox de Vidal") ist eine seltene Form, die charakterisiert ist durch Papeln, welche disseminiert oder gruppiert an den Extremitäten, am Rumpfe und sogar im Gesicht auftreten. Sie haben die Größe eines Kirschkernes bis zu der einer halben Haselnuß und sind häufig an der Spitze exkoriiert oder bläschenartig; dagegen ist die Lichenisation zwar stets vorhanden aber nur schwach entwickelt. Das Jucken ist entsetzlich und die sehr hartnäckige Erkrankung ist in ihrer Dauer unbeschränkt.

Möglicherweise gibt es Fälle von Prurigo Hebrae, die erst spät beginnen. Sie sind aber nicht sicher erwiesen und von den schweren Formen der Prurigo vulgaris nicht abzutrennen.

Prurigo vulgaris. Ich verstehe unter dieser Bezeichnung die gewöhnliche Form der Prurigo, d. h. alle die Fälle, welche weder beim Pruritus simplex noch bei der Prurigo simplex acuta noch bei der Prurigo Hebrae unterzubringen sind.

Man unterscheidet 1. eine **diffuse oder generalisierte Form**; sie entspricht zum großen Teil der diathetischen Prurigo **Besniers**, den diffusen Neurodermitiden **Brocqs**, die er neuerdings als „Prurits diffus avec lichénification" bezeichnet hat.

2. Eine **zirkumskripte Form**, die übereinstimmt mit den zirkumskripten Formen des Lichens älterer Autoren, mit dem „Lichen simplex chronicus" **Vidals**, den papulösen Ekzemen **Hebras** und seiner Schüler, der „Dermatitis pruriens lichenoides" **Neißers**, der zirkumskripten Neurodermitis oder dem zirkumskripten Pruritus mit Lichenifikation **Brocqs**.

Die Formen der Prurigo vulgaris sind charakterisiert durch einen primären Pruritus, polymorphe kutane Veränderungen, unter denen die Lichenisation und Ekzematisation die erste Stellung einnehmen, und durch eine gewöhnlich subakute, remittierende Entwickelung.

1. Diffuse Form der Prurigo vulgaris. Ihre Ätiologie ist die des primären Pruritus im allgemeinen; Vererbung, Neurasthenie, Stoffwechsel- und Nervenstörungen, reichlicher Kaffee- und Alkoholgenuß, psychische Ursachen spielen

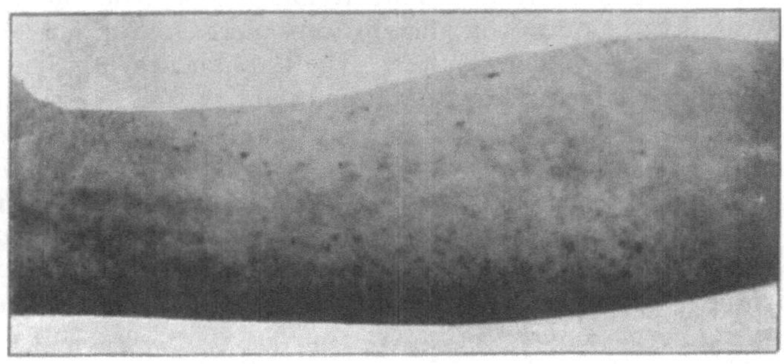

Fig. 94.

Diffuse Prurigo vulgaris; Vorderarm einer 23jährigen Frau, deren 4 Extremitäten ähnliche Veränderungen aufwiesen; diese bestehen aus diffuser Lichenisation mit zahlreichen exkoriierten Papeln und Pigmentbildung (diffuse Neurodermitis mit reiner Lichenisation).

hier offenbar ebenso eine Rolle, wie die als arthritisch bezeichneten diathetischen Störungen der Ernährung.

Sie kann in der Kindheit beginnen, tritt aber besonders zwischen dem 20. und 30. Lebensjahre auf; nach dem 50. kommt sie seltener vor.

Sie entsteht plötzlich, oft nach einer Nervenerschütterung und dauert mehrere Wochen; dann kommen Ruhepausen vor, abwechselnd mit Exazerbationen, die zuweilen mit den Jahreszeiten im Zusammenhang stehen.

Während der Krisen ist der Juckreiz beständig vorhanden, mit abendlichen und unregelmäßig periodischen Steigerungen. Das Kratzen kann anfangs eine Urtikaria oder ein Erythem erzeugen; aber je nach der individuellen Veranlagung führt es mehr oder weniger früh zur Entstehung von unscharf begrenzten, herdförmigen Lichenisationen, die symmetrisch an den vier Extremitäten, dem Thorax und den Weichen, selten im Gesicht lokalisiert sind. *In meinem Material dieser diffusen Neurodermitiden ist das Gesicht relativ oft ergriffen und zwar in Form diffuser Lichenifikation bis zu selbst leontiastischen Bildungen, mit abgeriebenen Augenbrauen, grauer Verfärbung etc. Die Kombination der erwähnten Symptome mit wenig umfangreichen, undeutlichen Papeln, mit diffuser Pigmentierung, mit traumatischem Ekzem,*

Exkoriationen und Pyodermien, bildet ein eben durch seine Mannigfaltigkeit charakteristisches Krankheitsbild (Fig. 94).

Die Krankheit hat eine unbeschränkte Dauer, die sich über Monate und Jahre erstrecken kann; sie kann abheilen und Asthma, Heufieber, Bronchitis oder Darmentzündung können *(anscheinend)* an ihre Stelle treten.

Es gibt zahlreiche Unterarten: die Prurigo tritt in manchen Fällen im Anschluß an einen seit lange bestehenden Pruritus simplex auf; oder ein Ekzem steht im Vordergrund und maskiert mehr oder weniger die anderen Symptome, so daß man vielfach die Diagnose auf chronisches Ekzem stellt; oder kleine, flache Papeln führen zu einer Verwechslung der Prurigo mit dem Lichen planus; schließlich gibt es Fälle mit wenig zahlreichen Herden, die zwischen der diffusen und der zirkumskripten Form stehen.

Als Prurigo hiemalis bezeichnet man eine Form dieser Prurigo, die von Duhring beschrieben wurde, besonders in Nordamerika häufiger vorkommt und durch ihre offenbaren Beziehungen zur kalten Jahreszeit charakterisiert ist. Sie tritt vorzugsweise bei Männern auf. Der Pruritus macht sich jeden Herbst bemerkbar, ist intensiver, wenn die Kälte strenger ist und verschwindet im Frühling. Häufig reichen die ersten Anfälle bis in die Kindheit zurück. Die Krisen treten unter dem Einfluß der Wärme abends und nachts auf oder auch während des Tages. Der Juckreiz ist gewöhnlich an den Unter- oder Oberschenkeln, manchmal auch an den oberen Extremitäten lokalisiert. Bei manchen Individuen besteht nur ein einfacher Pruritus, der sich meistens mit der Zeit zu einer Prurigo entwickelt.

J. Hutchinson hat eine Prurigo aestivalis beschrieben, die Ähnlichkeit mit der vorhergehenden besitzt, aber weniger ausgeprägt ist.

2. Zirkumskripte Prurigo. Die Ätiologie ist die gleiche wie bei der diffusen Form; manchmal existiert ein lokalisierender Einfluß, ein Trauma, eine interne Läsion in der Umgebung etc. Der zirkumskripte Pruritus ist bei Frauen häufiger.

Die Prädilektionsstellen sind: die hintere Partie des Halses *und des Kapillitiums*, der obere Teil der Oberschenkel, die Umgebung der Genitalien und die Analfalte, die Außenfläche der Unterschenkel, die Kniekehlen, *die Ellbeugen*, und die Achselhöhlen; sie kann aber an beliebiger Stelle, einschließlich Palmae und Plantae *und Handrücken* auftreten. Man findet einen einzelnen oder auch zwei oder drei *und mehr* Herde.

Anfangs besteht nur ein intermittierender Juckreiz, der durch Gelegenheitsursachen angeregt wird; später treten deutliche, mehrere Minuten und länger anhaltende *besonders abendliche* Krisen auf, die von heftigem Kratzen begleitet und beim Abklingen von einer beinahe wollüstigen Empfindung gefolgt sind.

Mehr oder minder rasch entwickeln sich die Läsionen der Prurigo, die in diesem Falle ein typisches Aussehen haben; sie bilden die Herde des Lichen simplex chronicus der französischen Schule, *Neurodermitis chronica circumscripta, Dermatitis lichenoides pruriens Neißers (vielfach kurzweg „Lichen Vidal" genannt).*

Ein solcher Herd ist gewöhnlich ovalär, durchschnittlich handgroß, mit drei verschiedenen Zonen: die äußere zwei oder drei Zentimeter breite Zone ist unscharf begrenzt, bräunlich pigmentiert, gefeldert und kaum etwas verdickt. In der mittleren Zone zeigen sich, um die zentrale Zone angeordnet, lentikuläre und halbkugelige Prurigopapeln mit exkoriierter oder glänzender Oberfläche. Die zentrale Zone ist hochgradig lichenifiziert, infiltriert, hyper- oder depigmentiert und je nach der Körpergegend mit schuppender oder mazerierter Epidermis bedeckt; sie ist gegen die Umgebung ziemlich scharf abgesetzt.

Häufig sind die Herde unvollständig; die Zonen, welche die sukzessiven Stadien der Veränderung darstellen, können auf einer Seite oder ganz fehlen; die zentrale Scheibe kann durch mehr oder weniger eng zusammengedrängte Papeln ersetzt sein. *Besonders an den Achselhöhlen kommen aus lauter isolierten ganz blassen follikulären spitz- oder flach-papulösen Effloreszenzen zusammengesetzte Lichen-Vidal-Herde vor. Am Hinterkopf und an den Unterschenkeln können sie außerordentlich derbe Plaques bilden.*

Die Dauer einer zirkumskripten Prurigo schwankt von mehreren Monaten bis zu zwei Jahren und *viel* darüber; Rezidive sind häufig. Mitunter erscheinen einzelne neue Herde, während die alten nicht mehr jucken, sich abflachen und geschmeidig werden; aber die Färbung wird erst viel später ganz normal.

Die Differentialdiagnose muß den Lichen planus, die Ekzematide und die tuberösen Syphilide ausscheiden; dies macht gewöhnlich keine Schwierigkeiten, besonders bei Zuziehung der Anamnese. Das gleichzeitige Vorhandensein einer zirkumskripten Prurigo und einer Vitiligo ist keine Seltenheit. *Doch sind viele so aufgefaßte Fälle dadurch zu erklären, daß die Lichen-Effloreszenzen als solche zu einer schon im Stadium floritionis nachzuweisenden Depigmentierung führen.*

Therapie der Pruritus- und Prurigo-Erkrankungen.

Ehe man die Behandlung eines Pruritus oder einer Prurigo beginnt, muß man eine möglichst präzise Diagnose bezüglich der Form und der wahrscheinlichen Ursache stellen.

Man eliminiert vor allem den durch Parasiten oder äußere Ursachen provozierten Pruritus, welcher eine parasitizide Behandlung oder besondere hygienische Maßnahmen erfordert; dann scheidet man die sekundären Pruritusformen aus, bei denen nicht nur das Symptom, sondern auch die ursprüngliche Krankheit mit ihren Komplikationen behandelt werden muß.

Hat man es mit einem primären Pruritus oder einer Prurigo zu tun, so wird man die Ätiologie zu eruieren suchen und dabei nach toxischen Einflüssen, nach hygienischen Fehlern, nach organischen oder funktionellen Störungen forschen; man wird das Blut, den Urin etc. untersuchen. Außerdem wird man bei der Behandlung alle prädisponierenden oder auslösenden Faktoren, die möglicherweise eine Rolle spielen können, berücksichtigen.

Im allgemeinen wird man eine möglichst einfache Diät (reine Milch- oder Milch- und Pflanzenkost) vorschreiben; auf jeden Fall sind schwer verdauliche oder stimulierende Speisen und Getränke zu vermeiden. Besonderes Gewicht wird man auf gründliches Kauen, auf Reinhaltung und guten Zustand der Zähne und auf Bekämpfung einer etwaigen Obstipation legen.

Das nervöse Element, das jedem Pruritus innewohnt, kann durch allgemeine *vor allem durch eine systematische, psychische* und durch lokale Behandlung beeinflußt werden.

Ruhe und geregelte Lebensweise sind für überangestrengte und aufgeregte Individuen unumgänglich notwendig; die Mehrzahl der Prurituskranken befindet sich wohl während eines Aufenthaltes auf dem Lande, im Gebirge oder am Meer. Man hat beobachtet, daß bei ärmeren Patienten ein Hospitalaufenthalt gewöhnlich eine rasche Besserung herbeiführt, der jedoch beim Austritt ein sofortiger Rückfall folgt. *Nach meinen Erfahrungen trifft das besonders bei der Prurigo Hebrae zu.*   Die Lumbalpunktion, die von Thibierge und Ravaut versucht wurde, bringt mitunter rasche und dauernde Besserung.   *Auch Injektionen von Normalserum, und Aderlaß und nachfolgende Infusion von physiologischer ClNa-Lösung werden neuerdings sehr empfohlen.*

Die Beruhigungsmittel: Bromsalze, Baldrian, Antipyrin und analoge Präparate, Karbolsäure, Salizylate etc. sind wenig wirksam.   *Speziell Antipyrin und Aspirin, eventuell mit Brom, hat sich mir aber bei manchen Formen als recht wirksam erwiesen.*   Guacoextrakt ist sehr unzuverlässig. Am häufigsten wird man Roborantien verschreiben müssen; Lebertran und Arsenik, wenn längere Zeit gebraucht, sind oft *(leider aber nur selten in meinem Material)* von großem Nutzen bei der Prurigo Hebra, bei den Neurodermitiden und der Prurigo vulgaris schwächlicher jüngerer Individuen.

Von den physikalischen Heilmitteln werden die Bäder, selbst mit Zusatz von Kleie, Stärke, Gelatine, Lindenblüten, Essig etc. häufig schlecht vertragen.   Sehr viel bessere Dienste leisten Vollduschen, die temperiert oder kaum etwas wärmer als die Haut sind und mit sanftem Strahl, ohne Druck, in Form sogenannter „Tauduschen" auf die Körperoberfläche geleitet werden. Die Dauer der Applikation kann zwei, drei oder sogar vier Minuten und darüber betragen, täglich oder anfangs zweimal täglich wiederholt.

Elektrizität in Form der statischen Bäder oder noch besser der Hochfrequenzströme kann bei gewissen Formen von Pruritus lindernd wirken.   Bei zirkumskripten Pruritus- und Prurigoformen gibt die Radiotherapie (zwei oder drei Sitzungen mit einer Dosis von drei bis vier H alle 10 bis 14 Tage) oft ausgezeichnete *(leider allerdings auch nicht immer dauernde)* Resultate.

Badekuren in la Bourboule, Néris, Luxeuil, Bagnères-de-Bigorre, Saint-Gervais, Leuk, Ragatz etc. sind je nach dem angestrebten Ziel sehr vorteilhaft; manchmal sind diuretische oder stark schwefelhaltige Quellen indiziert.

Die Lokalbehandlung ist ebenfalls von großer Wichtigkeit.   Man wird sehr heiße oder *(meist mit geringerem Erfolg)* laue Waschungen empfehlen mit einer der antipruriginösen Lösungen (Therapeutische Notizen § 4).   Weiter ist es unbedingt notwendig, die pruriginösen Körperflächen gegen Luftzug und äußere Reizwirkungen zu schützen; man erreicht dies mit Okklusivverbänden oder bequemer durch Applikation von Pflastern, Zinkleim, Pasten, Salben oder Firnissen, *so auch Teertinktur, Coaltar,* je nach der Körpergegend.

Man kann den Pflastern und Pasten mit Vorteil verschiedene Teersorten oder Tumenol oder andere antipruriginöse Mittel (Menthol, Phenol, Kampfer, Chlorhydrat, Säuren etc.) beimischen.   Unguentum Glycerini mit Zusatz von Acidum tartaricum und Einreibungen von Lebertran, rein oder in Salben oder Pflastern, sind ebenfalls manchmal wirksam.

Bei lokalem Pruritus kann man auch durch Kauterisierungen (Argentum, Arsenpflaster, selbst Pacquelin) oder sogar durch größere chirurgische Eingriffe (Exstirpation der Vulva speziell bei Übergang in Kraurosis vulvae, Circumcision) Erfolge erzielen.

Grundbedingung einer erfolgreichen Therapie ist es, sich nicht ausschließlich auf eine dieser Behandlungsarten zu verlassen, sondern sie je nach dem Fall einzeln oder in Verbindung mit anderen zur Anwendung zu bringen; vor allem muß man bemüht sein, den individuellen Ursachen des Pruritus auf die Spur zu kommen und die Behandlung danach einzurichten.

Kapitel XXV.

Parasitäre Dermatosen.

Zahlreiche tierische oder pflanzliche Parasiten können auf der menschlichen Haut leben oder in sie eindringen und sehr polymorphe Affektionen verursachen.

Unter den tierischen Parasiten oder Dermatozoen finden sich Insekten, Milben und Würmer.

Die pflanzlichen Parasiten oder Dermatophyten gehören mit Ausnahme der Schizomyzeten oder Bakterien größtenteils zur Klasse der Muzedineen oder Fadenpilze. In diesem Kapitel bespreche ich nur die in der Epidermis und ihren Adnexen, den Haaren und Nägeln wuchernden, Muzedineen; die durch sie veranlaßten Erkrankungen kann man als Epidermidomykosen bezeichnen. Die eigentlichen Dermatomykosen, die Affektionen, welche durch das Wachstum der Dermatophyten im Korium zustande kommen, werden in Kapitel **XXVIII** abgehandelt.

Die durch Insekten verursachten Dermatosen.

Die Insekten, welche als Parasiten beim Menschen angetroffen werden, leben zum größten Teil auf der Hautoberfläche; es sind Epizoen.

Als **Pedikulosis und Phthiriasis** bezeichnet man die kutanen Veränderungen, welche durch Läuse entstehen.

Die Läuse sind Insekten der Ordnung Apterae, Familie der Pediculi. Sie haben einen birnenförmigen Kopf, der mit einem Saugrüssel und mit Kiefern versehen ist, mit denen sie die Haut erfassen können. Am Thorax sitzen sechs Füße, die in einer beweglichen Kralle endigen; das Abdomen ist nur unscharf vom Thorax getrennt. Die Weibchen, die zahlreicher vorhanden und etwas dicker sind als die Männchen, legen eine große Zahl von Eiern, welche mit einer Chitinscheide überzogen sind und als Nisse bezeichnet werden. Die Jungen gleichen sofort beim Ausschlüpfen ihren Eltern, machen also keine Metamorphosen durch. Drei Spezies von Läusen schmarotzen auf dem Menschen:

1. **Kopfläuse.** Die Pediculi capitis sind ungefähr zwei Millimeter lang, von länglicher Gestalt und grauer *(nach der Menschenrasse verschiedener?)* Farbe. Am Rande der Abdominalsegmente tragen sie schwarze Flecke. Sie kommen am behaarten Kopfe vorzugsweise bei Kindern beider Geschlechter und bei unreinlichen Frauen, selten im Barte des Mannes, vor. In Schulen und Krippen, die von verwahrlosten Kindern frequentiert werden, sind die Läuse endemisch; im 17. und 18. Jahrhundert gediehen sie sogar bei Hofe in den enormen Coiffuren der vornehmen Damen.

Durch ihre Bisse verursachen die Läuse, *(übrigens keineswegs bei allen Individuen)* ein lebhaftes Jucken, das Kratzen und Exkoriationen zur Folge hat. Bei ungenügender Reinlichkeit infizieren sich die Verletzungen und an Stelle einfacher Krusten beobachtet man Impetigines mit gelblichen an den Haaren adhärierenden Krusten, Follikulitiden und Abszesse der behaarten Kopfhaut, Drüsenschwellungen des Nackens und der seitlichen Partien des Halses, Ekzem *und Pyodermien verschiedener Art* am Nacken, an den Ohren, *im Gesicht, an den Fingern, Conjunctivitis eczematosa etc.*

In den Volksschichten, in welchen die Körperpflege vollständig vernachlässigt wird, trifft man zuweilen Individuen, bei denen der Kopf wie mit einer

Kappe bedeckt ist, die aus einem dichtem Haargewirr besteht, das mit zahllosen Nissen besetzt ist und von Läusen wimmelt. Die Haare sind durch Eiterkrusten verklebt und strömen einen ekelerregenden Geruch aus; darunter ist der behaarte Kopf mit Eiter bedeckt. Diese extremen Fälle bezeichnet man als Trichoma oder Weichselzopf *(Plica polonica). Man hat Weichselzöpfe als „Ableitungsmittel" bei inneren Krankheiten geradezu gezüchtet und ihre Beseitigung aus Furcht vor „Rückschlagen auf die edleren Teile" vermieden.*

Die tiefen Follikulitiden und Abszesse können eine fleckförmige narbige Alopezie hinterlassen, die unheilbar ist. *Am Nacken entstehen dem Leukoderm ähnliche Närbchen.* Die Drüseneiterungen am Hals können Anämie, Kachexie und Allgemeininfektionen herbeiführen.

Die Läsionen der Pediculosis capitis zeigen sich zuerst in der Okzipitalregion, wo sie sich am stärksten entwickeln. Ein Pruritus oder eine an dieser Stelle lokalisierte Impetigo müssen den Verdacht auf das Vorhandensein von Läusen erwecken, einerlei welcher Alters- oder Gesellschaftsklasse der Patient angehört. Gelingt es nicht, sie durch Aufheben der Haare zu entdecken, so wird man wenigstens Nisse in Form weißer oder grauer ovaler Körner finden, die mehr oder minder zahlreich an den Haaren festgeklebt sind.

Behandlung. Bei Knaben oder Männern wird man die Haare ganz kurz scheren; bei jungen Frauen kann man dies fast immer vermeiden.

Bestehen keine schwereren Veränderungen, so genügen ein mehrere Stunden lang aufgelegter Verband mit einfacher Vaseline, in welcher die Läuse ersticken, mit Kampferspiritus oder Waschungen mit Sublimatessig (1 : 500), oder Applikationen von Delphinium- oder Insektenpulver *oder eine Kappe mit reinem Petroleum (āā mit Olivenöl) oder Sabadillessig,* um die Läuse und die Nisse zu töten. Um die letzteren zu entfernen, bedient man sich mit Vorteil, nach Entwirrung der Haare, eines engen in heißen Essig getauchten Kammes; der Essig hat *(wenn auch leider nicht in hohem Grade)* die Eigenschaft, die Substanz, durch welche die Chitinscheide der Nisse an den Haaren festgeklebt ist, zu lösen und ermöglicht dadurch deren Entfernung. Sind viele Krusten vorhanden, so erweicht man sie durch Sprays oder feuchte Verbände, ehe man sie durch Abseifungen entfernt; dann macht man Verbände mit Salben, die Schwefel, *Salizylsäure,* Naphthol oder Perubalsam enthalten.

Kleiderläuse. Die Pediculi vestimenti s. corporis sind länger (beinahe drei Millimeter) und haben keine schwarzen Flecken.

Sie leben vorzugsweise in den Kleidungsstücken, die mit der Haut in engere Berührung kommen: Flanellwäsche, Hemden, Beinkleider; man findet sie bei Armen, Vagabunden, Verwahrlosten, die jegliche Reinlichkeit außer acht lassen. Im Gegensatz zu den Kopfläusen sind sie bei Erwachsenen und alten Leuten häufiger als bei Kindern. Die Parasiten und Nisse sind in den Kleiderfalten und den Nähten vorhanden; die Nisse sind meistens in Form dichtgedrängter, perlartiger, gelber Körnerhaufen an die Gewebsfasern angeklebt. Die Fruchtbarkeit der Kleiderlaus ist sprichwörtlich; nach Leuwenhoeck können zwei trächtige Weibchen in zwei Monaten 18 000 Individuen erzeugen.

Der Stich dieser Parasiten verursacht eine urtikarielle, stark juckende Erhebung. Hauptsächlich abends und nachts wird das Jucken und Kratzen besonders heftig. Es scheint als ob bei Individuen, die seit längerer Zeit an Pedikulosis leiden, eine Art von Gewöhnung eintritt; bei ihnen bildet sich kein Ausschlag mehr und der Juckreiz kommt ihnen nicht mehr zum Bewußtsein; aber, wie die streifenförmigen durch die darüberfahrenden Nägel verursachten Exkoriationen beweisen, setzen die Kranken instinktiv das Kratzen fort. Vorzugsweise werden die Schultern und die oberen Partien des Rückens von dieser Pedikulosis befallen, weiterhin auch das Abdomen, die Hüften und die Vorderseiten der Oberschenkel. Das Gesicht, der behaarte Kopf, die Hände und Füße bleiben verschont.

Die Exkoriationen können den Ausgangspunkt für Pyodermien bilden. Eine Pedikulosis, die längere Zeit dauert, führt ferner zu einer eigentümlichen Veränderung der Haut, die charakterisiert ist durch Verdickung, durch trockenes und mehliges Aussehen der Epidermis und vor allem durch eine dunkle Pigmentation: von diesem Grunde heben sich weiße Narben, frische Exkoriationen und zahllose Krusten ab.

Die Melanodermie der Pedikulosis (**XVI**, 228) tritt besonders an den Schultern und am Rücken auf, kann sich aber generalisieren. Man beobachtet die Pigmentation sogar im Munde, was beweist, daß die Kratzeffekte zur Erklärung ihrer Genese nicht genügen.

In solchem Falle hat man die Differentialdiagnose gegenüber der Addisonschen Krankheit zu stellen, bei der die Pigmentation im Munde gewöhnlich vorkommt. Aber die Anordnung der Pigmentierung ist bei der Addisonschen Melanodermie eine andere; das Jucken und die Kratzeffekte fehlen. Die Asthenie und Kachexie haben für die Diagnose weniger Bedeutung, denn man findet sie auch bei der chronischen Pedikulose der Verwahrlosten; letztere nimmt alsdann das Aussehen einer Allgemeinerkrankung, der sogenannten Vagabundenkrankheit, an. Zu entscheiden ob in einem gegebenen Falle beide Krankheiten nebeneinander bestehen, ist oft unmöglich.

Bei der Unterscheidung von den diathetischen Pruritusformen muß man die verschiedene Lokalisation des Juckens berücksichtigen, sich aber vor allem auf das Vorhandensein oder Fehlen der Parasiten und der Nisse stützen.

Die Behandlung besteht in der Desinfektion der Kleider durch Erhitzen im Trockenofen und in der nötigen Reinlichkeit. Steht ein Trockenofen nicht zur Verfügung, so werden Räucherungen mit Zinnober, anhaltender Gebrauch von Insektenpulver, reine Leibwäsche und wiederholte Bäder vielleicht genügen.

Filzläuse. Der Phthirius inguinalis (volkstümlich deutsch Filzlaus, französisch „Morpion" genannt) ist nahezu ebenso breit wie lang, hat eine entfernte Ähnlichkeit mit einer Krabbe und lebt an den behaarten Regionen der Pubes und ihrer Umgebung, wo er sich mit den gekrümmten Krallen der Füße an zwei nahe beieinander stehenden Haaren festklammert. Bei stark behaarten Männern kann er sich über die Oberschenkel, den ganzen Rumpf und den Bart ausbreiten; bei beiden Geschlechtern befällt er die Achselhöhlen; bei Kindern und jungen Frauen kommt es vor, daß er sich an den Wimpern einnistet und eine Blepharitis phthiriasica hervorruft. *Sehr selten ist er auch im Kopfhaar zu finden.*

Gewöhnlich werden die Phthirii beim sexuellen Verkehr übertragen; es kann aber auch eine indirekte Ansteckung durch Waterclosets oder unsaubere Hotelbetten erfolgen. Man hat oft betont, daß dieser Parasit weniger häufig in den unteren Volksschichten vorkommt, bei denen die Körperpflege vernachlässigt wird, als im Mittelstand oder sogar in den wohlhabenden Klassen.

Die Juckempfindungen und die sich anschließenden Kratzeffekte mit ihren Folgen sind individuell sehr verschieden. Bei einem Ekzem, einer Prurigo oder Pyodermie der eben genannten Körperregionen wird man stets an die Phthiriasis denken müssen. *Doch ist es auffallend, wie wenig die Träger der Phthirii, selbst wenn sie, was keineswegs immer der Fall ist, stark über Jucken klagen, sich aufkratzen; daher auch die Seltenheit der auf diese Parasiten zurückzuführenden Pyodermien.* Gleichzeitig mit den Phthirii findet man auch ihre Nisse, die nahe der Basis der Haare festkleben.

Eine eigentümliche Folge des Bisses der Phthirii ist das Auftreten der „Taches bleues" oder „Taches ombrées" (Maculae caeruleae), die man vor allem am Abdomen, an den Lenden und Oberschenkeln beobachtet. Früher als Symptome von Fieber ohne nachweisbare Ursache oder sogar des Abdominaltyphus angesehen, wurden sie von Falot, Mourson und durch die Experimente von Duguet auf ihre wahre Ursache zurückgeführt, *wenn auch nicht wirklich in ihrer Pathogenese aufgeklärt.*

Der klassischen Behandlung durch Einreibungen mit grauer Salbe, die wegen der Gefahr eines Quecksilberexanthems zu verwerfen ist, sind Einreibungen mit einer Salbe aus Kalomel, Naphthol oder Perubalsam vorzuziehen. Auch durch Waschungen mit alkoholischer Sublimatlösung (1 : 500) kommt man zum Ziele. Bei der Phthiriasis der Augenlider empfiehlt Jullien die Parasiten einzeln mit der Pinzette zu entfernen.

Andere saugende Insekten. Flöhe *(Pulices)*. Die verschiedenen Tierarten werden von verschiedenen Spezies von Flöhen heimgesucht. Der Menschenfloh (Pulex irritans) legt seine Eier in den Staub der Fußböden etc. Sein Stich verursacht eine charakteristische Läsion, nämlich einen hämorrhagischen Punkt, der von einer linsengroßen Erythemzone umgeben ist. Das Erythem verschwindet in einigen Stunden, während die zentrale Ekchymose mehrere Tage bestehen bleibt. Bei Kindern und Erwachsenen mit empfindlicher Haut bildet sich anfangs eine urtikarielle Erhebung. *Manche Individuen werden von Flöhen gar nicht gestochen, andere empfinden trotz der Stiche kein Jucken.*

Sind die Flöhe sehr zahlreich, wie z. B. bei Lumpensammlern, so kann die Haut mit winzigen roten Flecken, die denen der Purpura ähnlich sind, dicht besät sein *(„Purpura pulicosa")*.

Die Flöhe können Träger von Keimen schwerer infektiöser Krankheiten sein; man glaubt, daß sie die Pest von der Ratte auf den Menschen übertragen.

Rhynochoprion penetrans oder Sarcopsylla penetrans (Sandfloh, französisch: Chique, Puce pénétrante) kommt im tropischen Amerika und Afrika vor; das Weibchen bohrt sich in die Kutis ein und verursacht, indem sie bis zu Erbsengröße anschwillt, einen furunkuloiden Abszeß.

Die Wanze (Punaise, Cimex lectularius) lebt und vermehrt sich in den Holzteilen der Bettstellen, in den Spalten der Vertäfelungen und der Tapeten. Nachts kommen die Tiere aus ihren Schlupfwinkeln hervor und stechen den Schläfer; sie erzeugen auf der Haut rote, urtikarielle Erhebungen, zuweilen eine ausgedehnte ödematöse Schwellung *(oder selbst Blasen)* und einen brennenden Schmerz.

Stechmücken, Moskitos nennt man eine ganze Reihe von Spezies von Culex, Simulia, Stegomyia, Anopheles etc., die in allen Ländern, besonders den heißen, verbreitet sind. Die Weibchen stechen, vor allem des Nachts, die ihnen zugänglichen Körperteile und verursachen eine besonders infolge von Kratzen ziemlich hartnäckige urtikarielle Schwellung.

Seitdem man weiß, daß diese Insekten als Zwischenwirte und Überträger für den Parasiten der Malaria (Anopheles), des gelben Fiebers (Stegomyia), der Filaria und vielleicht der Lepra fungieren, haben sie erhöhtes Interesse gewonnen. Durch systematische Vernichtung der Moskitos ist es gelungen, ausgedehnte Länderstrecken zu sanieren.

Die Behandlung der Stiche der Flöhe, Wanzen und Stechmücken besteht in Applikation von alkoholischer Menthollösung, karbolhaltigem Essig, verdünntem Ammoniak, von Naftalan und nachher von indifferenten Pudern. Die Prophylaxe, d. h. die Vernichtung der Insekten ist oft mit großen Schwierigkeiten verknüpft.

Dermatosen, die durch Acari entstehen.

Die parasitär beim Menschen vorkommenden Acari sind einerseits wahre Dermatozoen, welche wie die Acarus- oder Sarcoptesarten in der verhornten Epidermis, oder wie der Demodex in den Haarbalgfollikeln sich aufhalten, andererseits Epizoen, wie die Erntemilben, die Holzböcke etc.

Skabies. Die Krätze (Gale) ist eine kontagiöse parasitäre Dermatose, die durch einen Acarus, den Sarcoptes scabiei (Latreille), var. hominis (Mégnin) hervorgerufen wird; sie juckt sehr stark und ist im wesentlichen charakterisiert durch ein spezifisches dermatologisches Element: den Gang (Sillon); dazu kommen noch polymorphe Läsionen, die regionär und symmetrisch angeordnet sind.

Für die Alten war die Krätze, Psora oder Scabies, die mit den Prurigines zusammengeworfen wurde, eine diathetische Krankheit mit Metastasen, die durch Aderlaß und blutreinigende Mittel behandelt wurde. Vergeblich hatten Mouffet (1634), C. Bonomo (1687), Wichmann (1786) den Parasiten beschrieben. Als Erreger der Skabies fand er erst allgemeine Anerkennung, nachdem Renucci, ein korsischer Student, (1834) in der Klinik von Alibert den Acarus öffentlich demonstriert hatte. Renucci hatte seine Kenntnis von der Existenz des Parasiten von den Weibern seines Heimatlandes, von denen er auch das Verfahren der Extraktion gelernt hatte.

Symptome. Die Skabies beobachtet man in allen Schichten der Gesellschaft und in jedem Alter, doch ist sie viel häufiger bei den Prostituierten und bei armen Leuten, die eng zusammenwohnen.

Die Symptome erscheinen nach einer Latenzperiode von zwei Tagen bis zu einem Monat, im Durchschnitt nach zehn Tagen.

Der Ausschlag lokalisiert sich oder prädominiert an gewissen Prädilektionsstellen. Man mache es sich zur Regel, bei allen Patienten, die über nächtliches Jucken klagen, folgende Regionen zu untersuchen: die Hände, besonders die Seitenflächen der Finger, die Handgelenke, besonders an ihrer Ulnarseite, die Ellenbogen, die vordere Wand der Achselhöhle, die Fußknöchel und Fersen; bei Männern die Haut des Penis und die Glans; bei Frauen die Mammae; bei Kindern *und bei Erwachsenen mit sitzender Lebensweise* die Glutäalgegend. Aber die Läsionen können auch alle übrigen Körperflächen befallen, mit Ausnahme des Kopfes, der stets verschont bleibt und des Halses und des Rückens, die gewöhnlich frei sind. Diese Lokalisation ist allein schon charakteristisch.

Die Skabies hat jedoch ein wirklich pathognomonisches Kennzeichen: die Gänge. Es sind dies feine graue Streifen, wie mit der Nadelspitze gezeichnet, mit gekrümmtem oder welligem Verlauf, der nicht den Epidermisfurchen entspricht. Sie haben eine Länge von zwei bis drei oder mehr Millimetern; Dubreuilh hat am Fuß einen vier Zentimeter langen Gang gesehen. Die Gänge stellen „Laufgräben" vor, die sich der Parasit in der Hornschichte der Epidermis aushöhlt. Sie sind oft schwarz punktiert, was von den Austrittstellen der ausgekrochenen jungen Larven herrührt. Ihre gewöhnliche Färbung, die bei Arbeitern und unsauberen Personen dunkler ist, ist zum Teil auf die vom Acarus hinterlassenen Exkremente, zum Teil auf Ablagerung von Schmutz und Staub zurückzuführen. Bei Leuten der besseren Stände sind sie zuweilen weiß. *Die Gänge sind manchmal makroskopisch entzündungsfrei, manchmal sitzen sie auf geröteter und infiltrierter oder selbst vesikulöser Basis.*

Das eine Ende des Ganges, sein Kopf, ist durch eine kleine perlmutterfarbige Erhebung, „l'éminence acarienne de Bazin", angedeutet; es ist dies ein tiefliegendes Bläschen, das sich in der Nähe des Parasiten bildet, *den man manchmal als kleinen weißen Punkt erkennt. Das Eintrittsende des Ganges ist oft durch eine Hornschicht-Exfoliation markiert, den Rest des erwähnten Bläschens.* Man kann den Acarus entfernen, indem man mit einer Nadel die Decke des Ganges aufreißt und mit der Nadelspitze das Tier am blinden Ende des Ganges heraushebt, oder auch indem man den ganzen Gang mit Hilfe einer gekrümmten Schere oder eines Rasiermessers *oder einer Lanzette ganz oberflächlich* exzidiert (Fig. 95). Am leichtesten findet man die Gänge an den Stellen, an denen die Hornschicht dick ist: also an den Fingern, den Handgelenken, *den Handtellern,* den Ellbogen, an den Fersen, *ferner auch am Penis (oft mit deutlicher Infiltration).*

Die anderen Hautveränderungen bei der Skabies sind akzessorisch oder sekundär, von wechselndem Charakter und Umfang. Sie bestehen anfangs aus erythematösen oder urtikariellen Flecken, später aus punkt- oder streifenförmigen, durch das Kratzen verursachten Exkoriationen, aus krustösen miliaren Papeln, aus Bläschen eines dysidrosiformen Ekzems oder aus gewöhnlichen disseminierten oder herdförmigen Ekzemen (skabiöses Ekzem); aus

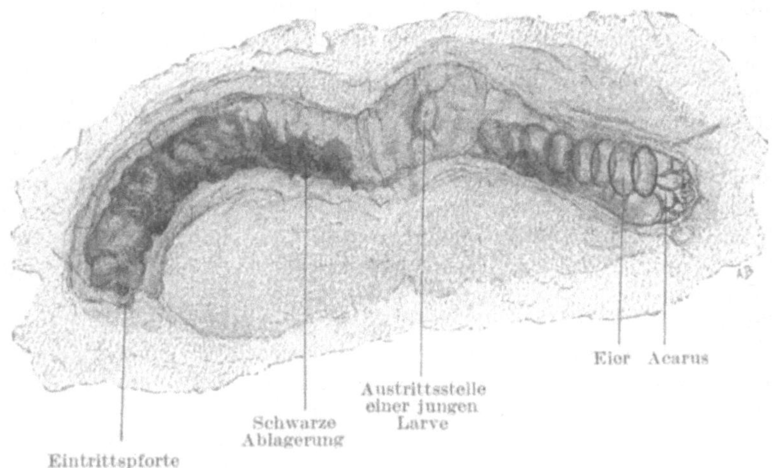

Fig. 95.

Krätzgang. Die Hornschicht, welche den Gang enthält, wurde durch einen Schnitt mit einem Rasiermesser exzidiert; von der Unterseite gezeichnet.
(Vergrößerung 50:1.)

verschiedenartigen *meist durch Staphylo- und Streptokokken bedingten* Pyodermien, Impetigines, Follikulitiden, Ekthyma (skabiöses Ekthyma), vereiternden und zu Krusten vertrockneten Herden, deren Material durch das Kratzen disseminiert und sogar auf das Gesicht übertragen werden kann. Hiezu treten noch Lymphangitiden, Drüsenschwellungen und Phlegmonen. Das Ekzem der Brustwarzen und des Warzenhofes ist bei Frauen *fast* stets veranlaßt durch Skabies oder Gravidität. Der Polymorphismus der skabiösen Hautveränderungen ist eines ihrer hervorstechendsten Kennzeichen.

Das Jucken ist bei der Krätze gewöhnlich fast unerträglich und hauptsächlich durch das Auftreten während der Nacht charakterisiert. Es ist besonders stark zur Zeit, zu der sich die Patienten ins Bett begeben, setzt sich aber bis zum Morgen fort, so daß der Schlaf *oft* vollständig gestört ist. Diese Periode ist die Zeit der Tätigkeit der Acari. Das Jucken ist mehr oder weniger lokalisiert oder selbst generalisiert; bei manchen Individuen ist es unbewußt, sie zerkratzen sich, ohne sich davon Rechenschaft zu geben. Mitunter fehlt der Pruritus, doch ist dies nur sehr selten der Fall.

Ätiologie. Nur das befruchtete Weibchen des Sarcoptes scabiei erzeugt die Gänge und verursacht die Symptome der Krätze. Seine Gestalt ist die eines abgeflachten Ovoides; es mißt $\frac{1}{3}$ oder $\frac{1}{4}$ Millimeter und ist daher mit bloßem Auge als ein opaker weißlicher Punkt sichtbar. Von seinen acht Füßen sind die zwei vorderen Paare mit Haftscheiben, die zwei hinteren mit langen Borsten versehen. Die Männchen, welche sich nicht in den Gängen aufhalten, sind viel seltener und schwieriger aufzufinden und um die Hälfte kleiner; bei ihnen ist das vierte Paar der Füße ebenfalls mit Haftscheiben ausgerüstet.

Die Eier, welche das Weibchen in dem Gange legt, sind 0,16 Millimeter lang und 0,10 Millimeter breit und um so weiter entwickelt, je näher der Eintrittsstelle sie gelagert sind. Sie schlüpfen in fünf oder sechs Tagen aus, und die Larven verlassen die Gänge durch feine Öffnungen, um sich anderswo anzusiedeln.

Die einzige Ursache der Krätze ist die Übertragung des Parasiten. Es besteht weder Immunität noch individuelle Prädisposition. Infolge der Lebensgewohnheiten des Acarus findet die Ansteckung fast ausschließlich nachts statt; dazu muß ein befruchtetes Weibchen *oder weibliche Larven und Männchen* von einem Krätzkranken auf den gesunden Menschen übergehen. Die Übertragung ist sozusagen unvermeidlich bei Personen, die gemeinschaftlich ein Bett benützen, worauf auch die Endemien in Familien zurückzuführen sind. *In den besser situierten Klassen der Bevölkerung kommt daher die Infektion sehr oft durch den sexuellen Verkehr zu stande.* Eine Ansteckung in Hotels durch Bettwäsche, die nicht gewechselt wurde, oder durch Kleider ist möglich, *wenngleich augenscheinlich sehr selten;* nur ganz ausnahmsweise geschieht sie durch Berührung bei Tage und sehr zweifelhaft ist ihr Zustandekommen durch Werkzeuge, Bücher etc.

Prognose. Die Krätze heilt nie spontan. Bei gewissen nervösen Individuen kann sie durch den Pruritus und die Schlaflosigkeit geradezu einen Marasmus veranlassen. Albuminurie ist bei Krätzkranken *(nach manchen in der Literatur vorhandenen Angaben, mit denen aber meine Erfahrungen nicht übereinstimmen)*, nicht selten; man schreibt sie entweder den Toxinen des Acarus oder einer durch die Eitererreger verursachten Nephritis zu.

In einigen Ortschaften von Norwegen, in Italien und der Bretagne war die Skabies eine Zeitlang endemisch; sie dauerte das ganze Leben, rief aber gewöhnlich schwere Störungen nicht hervor.

Im Verlauf fieberhafter Erkrankungen verschwinden die Krätzsymptome in der Regel vollständig, erscheinen aber mit dem Nachlassen des Fiebers wieder.

Diagnose. Die Topographie und der Polymorphismus des Exanthems, der nächtliche Pruritus, die Kontagiosität machen die Diagnose sehr wahrscheinlich; die Gänge oder die Acari *resp. ihre Eier* sind untrügliche Symptome.

Man muß bei allen juckenden Hauterkrankungen an die Möglichkeit einer Skabies denken, ohne Rücksicht auf den Stand des Patienten. Verwechslungen sind möglich mit Strofulus, Prurigines, dysidrotischem Ekzem, Pedikulosis, gewöhnlichen Ekzemen und Pyodermien.

Eine tatsächliche Schwierigkeit besteht in der Zwangsvorstellung, die man als Akarophobie (Furcht vor der Krätze) bezeichnet und die man bei Personen beobachtet, die von der Skabies gesprächsweise gehört haben, vor allem aber bei Individuen, die an der Krätze erkrankt waren und behandelt wurden. Wenn nach der Krätzkur der Juckreiz und das Ekzem fortbestehen, so muß man Bäder und beruhigende Applikationen verordnen und nicht eher die Kur wiederholen, als bis neue Gänge konstatiert worden sind.

Therapie. Zur Heilung der Skabies genügt die Vernichtung des Parasiten und seiner Eier; innere Behandlung ist überflüssig.

Die klassische Krätzkur („la frotte") des Hôpital Saint-Louis ist die schnellste Behandlungsmethode und wird folgendermaßen ausgeführt. Der ganze Körper wird zuerst 20 bis 30 Minuten lang mit grüner Seife energisch eingerieben; die Frottierung wird in einem lauen Bade, in das sich die Patienten zunächst begeben, während einer Stunde fortgesetzt, um alle Milbengänge zu öffnen; unterdessen werden die Kleider im Trockenofen desinfiziert. Dann wird der Körper mit der Salbe von Helmerich - Hardy eingerieben und die Salbe nach 24 Stunden durch ein Vollbad entfernt. Man kann auch weniger reizende Schwefelsalben verwenden, nach den Vorschriften von Bourguignon oder Fournier (Therapeutische Notizen § 10). *Ich benutze nur 30 °/o Schwefelvaseline, weil die alkalischen Salben zu stark reizen und, wenngleich selten, toxisch wirken können.*

Diese Kur darf nicht bei kleinen Kindern, graviden Frauen und Individuen mit sehr empfindlicher Haut oder ausgedehnten Pyodermien angewendet werden. In solchen Fällen muß man zu anderen Mitteln greifen, wie z. B. Perubalsam, Styrax *(beide auch in Verdünnung mit Öl oder Spiritus),* Naphthol usw., die erprobt sind, aber mehrere Tage nacheinander gebraucht werden müssen. *Vom Naphthol bin ich seiner toxischen Eigenschaften wegen ganz zurückgekommen. Mit Perubalsam und Styrax kann man die Skabies auch in 36 Stunden heilen (2—3malige Einreibung).* Ich verschreibe mit gutem Erfolge eine Salbe, deren Zusammensetzung ich in § 10 angebe; man reibt mit ihr, am besten nach einer gründlichen Abseifung, sechs bis acht Tage lang jeden Abend den Körper ein; eine Desinfektion der Kleider ist nicht unbedingt notwendig.

Prophylaktisch ist das gemeinschaftliche Schlafen von Lehrlingen etc. zu vermeiden und die Untersuchung aller Mitglieder des betr. Haushaltes zu verlangen.

Die Tierskabies. Bei der Scabies norvegica oder Borkenkrätze, die von Danielssen und Boeck bei Leprakranken und auch in Deutschland und anderen Ländern beobachtet wurde, können am ganzen Körper, einschließlich des Rückens und Gesichtes dicke, stark erhabene Krusten auftreten. Wahrscheinlich handelt es sich nicht nur um eine lange bestehende gewöhnliche Skabies, sondern um eine besondere Parasitenart, vielleicht, wie Mégnin behauptet hat, um den Sarkoptes des Wolfes.

Die anderen Tierkrätzen, die nicht durch die Species „hominis" verursacht werden, sind sehr selten. Fast immer hat man ausdrücklich auf das Fehlen der Gänge hingewiesen. Es handelt sich um eine miliare oder polymorphe, diffuse und juckende Eruption. Diese abnormalen Krätzen können von der Katze, von Vögeln (Dermanyssus avium), Hunden, Schafen, Ziegen, Kamelen, Schweinen, *Füchsen* etc. abstammen. Sie sind gewöhnlich sehr leicht heilbar *oder heilen auch von selbst.*

Die merkwürdigste und schwerste Form ist die Scabies equina (**VI,** 82), von der ich einen Fall beobachtet habe, der mit dem von Besnier und Mégnin (1892) publizierten nahezu identisch war. Das Aussehen war das einer vollständig generalisierten Pityriasis rubra; die Milben waren zu Tausenden in den Schuppen und Krusten vorhanden.

Andere parasitäre Acari. Der **Demodex folliculorum** ist ein wurmförmiger Acarus, etwa 0,1 bis 0,4 Millimeter lang, an dessen Kephalothorax eine Öffnung zur Nahrungsaufnahme und vier Paare rudimentärer Füße sich befinden; das handschuhfingerförmige Abdomen zeigt feine Querstreifen.

Dieser Parasit bewohnt die Talgfollikel, besonders die Mündungen der großen Talgdrüsen *(vor allem)* des Gesichtes. Man findet zehn bis zwölf Milben (den Kopf nach unten gerichtet) in einem Follikel.

Er gilt als nichtpathogen, verursacht keine Entzündung und spielt jedenfalls keine Rolle bei der Entstehung der Komedonen und der Akne vulgaris. Indessen hat *(neben anderen)* Dubreuilh bei einem Falle von lokalisierter Pigmentation ihm eine gewisse Schuld beigemessen; ich selbst habe ihn so reichlich in den verhornten Erhebungen eines Lichen spinulosus beobachtet, daß ich geneigt war anzunehmen, daß er in diesem Falle an der Pathogenese beteiligt sei.

Gewisse Beobachtungen von Borrel lassen den Verdacht rege werden, daß der Demodex oder analoge Acari bei der Ätiologie der Epitheliome des Gesichtes als Irritantien oder Träger eines Kontagiums mitwirken könnten *(? ? ?)*.

Leptus autumnalis. Rouget oder Aoûtat; *in verschiedenen Gegenden verschieden benannt, z. B. Sendlinger Beiss.* Die Ernte- oder Grasmilbe ist die Larve des Trombidium holosericum, welche auf Pflanzen, besonders Bohnen, wilden Reben und vielen Grasarten vorkommt. Gewisse Landstriche sind beständig von ihnen heimgesucht; sie wird neuerdings in vielen Orten in der Umgebung von Paris endemisch. Im Sommer vermehren sich die Milben stark und befallen die Spaziergänger. Sie setzen sich an den Unter- und Oberschenkeln, der Gürtelgegend und den Achselhöhlen fest, besonders da, wo eine Einschnürung, wie z. B. das Strumpfband oder der Gürtel sie zurückhält. Hier entstehen urtikarielle, heftig juckende Papeln, welche die Befallenen mit den Nägeln zerkratzen. Eine genaue Untersuchung, am besten mit einer Lupe, läßt den Parasiten in Gestalt eines blutroten, 0,25 bis 0,5 Millimeter großen Punktes erkennen. Eine oder zuweilen auch mehrere Milben bohren sich in die Mündungen eines Haarfollikels ein. Im Mikroskop betrachtet haben sie das Aussehen von rot gefärbten Käsemilben.

Die Behandlung des durch sie verursachten sehr unangenehmen Exanthems besteht in Waschungen mit Benzin oder in Applikationen von Perubalsam oder Jodtinktur.

Ixodes. In Europa kommt am häufigsten der Holzbock oder die Zecke (Ixodes ricinus) vor. Er ist ein großer brauner Acarus, der nüchtern drei bis vier Millimeter mißt; sein Körper wird kugelig und stark geschwollen, wenn das Tier sich mit Blut vollgesaugt hat. Er geht auf die Haut von Hunden, Rindern, Vögeln, seltener von Menschen über.

Argas. Der den Ixoden nahe verwandte Argas marginatus (die Saumzecke) hat die Gestalt eines kleinen grauen Schildes. Er ist ein Parasit der Tauben und infiziert die Taubenschläge. Gelegentlich sticht er den Menschen und verursacht ein starkes, sehr schmerzhaftes, phlegmonöses Ödem, manchmal mit Blasenbildung oder generalisierter Urtikaria; zuweilen treten auch Allgemeinstörungen auf: Angstgefühl, Tachykardie, Verdauungsstörungen. Man hat auch andere Spezies des Argas gefunden, die sich in Gehöften, Schulen etc. eingenistet hatten.

Dermatosen, die durch Würmer, Fliegen etc. verursacht werden.

Von den zahlreichen Wurmparasiten des Menschen kommt nur ein einziger tatsächlich in der Haut vor:

Die **Filaria medinensis** (Dragonneau) ist eine Nematode, die man in vielen tropischen Ländern findet, besonders in Westafrika (Guineawurm).

Das ausgewachsene Weibchen ist fadenförmig und 60 bis 80 Zentimeter lang; es befindet sich zusammengerollt in den von ihm verursachten Abszessen, die oft nur in einem Exemplar vorhanden und gewöhnlich an den Füßen oder Unterschenkeln lokalisiert sind.

Die Infektion erfolgt durch Genuß von stagnierendem Wasser, das Embryonen enthält, die in den Zwischenwirt, einen Zyklopen (Manson), eingedrungen sind. Meist erst nach einem Jahr zeigt sich das befruchtete Weibchen in der Haut.

Statt der klassischen Behandlung, d. h. der Extraktion des Wurmes durch Zug und Aufrollen auf ein Stäbchen, einer Methode, bei der das gefährliche Abreißen des Parasiten häufig eintritt, hat man lokale Injektionen von Sublimatlösung (1 : 1000) vorgeschlagen. Der Wurm stirbt danach ab und ist dann leicht zu entfernen.

Die Elephantiasis filariosa (**XVIII**, 259) kann nicht einfach als eine parasitäre Dermatose angesehen werden. Man hat verschiedene Exantheme beschrieben, die durch andere Filariaarten zustande kommen sollen.

Der Pani ghao oder die „sore feet" (= wunde Füße) von Assam und den Vereinigten Staaten wurden auf die Larven des Anchylostomum duodenale zurückgeführt, die in die Haut der Füße oder Unterschenkel eindringen.

Finnenkrankheit. Diese Krankheit, welche in Deutschland weniger selten zu sein scheint als in Frankreich *(?)*, wird beim Menschen, ebenso wie beim Schweine, durch den Cysticercus cellulosae, die Bläschenform der Taenia solium, hervorgerufen. Die Zystizerken präsentieren sich als kirschkerngroße, runde, harte Knötchen, die in mehr oder minder reichlicher Zahl in der Subkutis oder tiefer sitzen und weder Schmerzen noch entzündliche Reaktion verursachen. Sie enthalten eine klare Flüssigkeit und einen mit Haken und Saugnäpfen versehenen Skolex. Die Taenia, deren Eier die Infektion veranlaßt haben, hält sich nicht selten im Darme des Patienten selbst auf oder wird von einer Person seiner Umgebung beherbergt. Die Behandlung geschieht durch Punktierung oder Exstirpation oder noch besser durch Elektrolyse (mit dem positiven Pol) jedes einzelnen Knötchens.

Larva migrans. Man bezeichnet mit diesem Namen den Parasiten einer höchst eigentümlichen Krankheit, die von H. G. Lee (1874 und 1884) unter dem Namen „creeping disease" *(Dermatomyiasis linearis migrans östrosa, Kumberg)* beschrieben wurde. Sie ist charakterisiert durch eine rote, ein bis drei Millimeter breite, unregelmäßig wellenförmige Linie, die Knoten und Schleifen bildet und täglich ein bis zehn Zentimeter weiterschreitet. Man beobachtet sie ziemlich oft in Rußland. Der sehr schwierig zu fassende Parasit ist die ein Millimeter lange, sehr bewegliche Larve eines Gastrophylus, einer Pferdefliege. Der Kopf der Larve ist schwarz. Man heilt die Affektion mit Jodtinktur oder Sublimat.

Hieher gehören u. a. auch: die Myiasis externa muscosa und oestrosa (mit der Dasselbeule), die durch Fliegen bedingt werden (Infiltrate, Abszesse, selbst Gangrän).

Epidermidomykosen.

Die Epidermidomykosen sind rein *oder im wesentlichen* lokale durch Muzedineen (nacktsporige Schimmelpilze) verursachte Krankheiten, die den Allgemeinzustand nicht oder wenig beeinflussen [1]).

---

[1]) *Wir gebrauchen den Namen Dermatomykosen für alle Mycelerkrankungen der Haut, da auch die Epidermidomykosen wenigstens zum Teil kutane Veränderungen bedingen und selbst ihre Pilze in das Bindegewebe gelangen können.*

Von den Fadenpilzen, welche die Benennung **Epidermidophyton** verdienen, zeigen die einen eine Vorliebe für den behaarten Kopf (Tineae **XX,** 301), oder den Bart (Sykosis **XIX,** 266), und die Nägel (Onychomykosen **XXI,** 310). Die gleichen Arten können auch auf der unbehaarten Haut sich ansiedeln; andere invadieren nur diese. Dadurch entstehen die **erythemato - squamösen** (**V**, 76) und die **ekzematiformen** (**IV**, 39) **Mykosen.**

Favus. Man bezeichnet mit diesem Namen eine durch das **Achorion Schönleinii** bedingte Epidermidomykose.

Der Favus, welcher früher mit den Trichophytien als „Porrigo" und „Impetigo" zusammengeworfen wurde, wurde von **Biett** und den **Brüdern Mahon** als besondere Krankheit erkannt. Der von **Schönlein** (1839 in Zürich) entdeckte Parasit wurde später von **Gruby** genau beschrieben und von **Remak** mit seinem jetzigen Namen belegt.

Der Favus unterscheidet sich dadurch von den anderen Epidermidomykosen, daß er besonders auf dem Lande verbreitet ist, nicht auf das Kindesalter beschränkt bleibt, nicht *(oder nach meinen Erfahrungen spät)* spontan abheilt und Krusten und Narben erzeugt.

Die charakteristische Elementarläsion der Affektion ist das **Favusskutulum,** ein schüsselförmiges Gebilde, das zwei bis vier Millimeter Durchmesser und eine entsprechende Dicke hat; sein Farbe ist schwefelgelb, sein Zentrum *(fast)* immer von einem Mark- oder Lanugohaar durchbohrt.

Das Skutulum beginnt in Gestalt einer Anhäufung weißlichen Materiales in den Follikelmündungen und erinnert in seinem Aussehen anfangs an eine kleine Pustel. Diese Ansammlung vergrößert sich, dehnt sich innerhalb der Hornschichte aus, von welcher eine Lage sie eine Zeitlang bedeckt; weiterhin wird sie trocken,

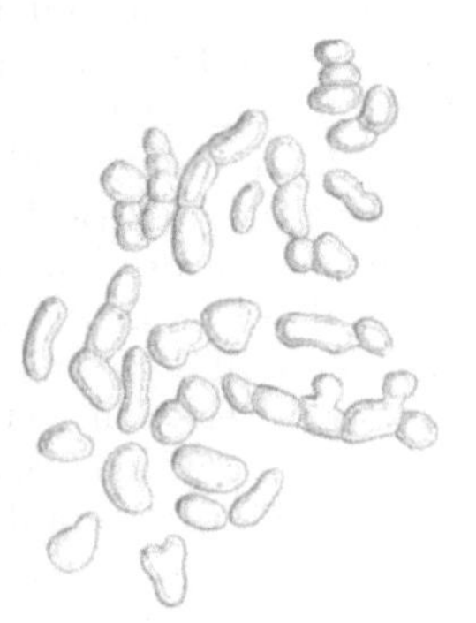

Fig. 96.
Favus; Sporen und lose Myzelglieder. (Vergrößerung 900 : 1.)

deprimiert, gelb und zerreiblich. In drei Wochen hat ein Schüsselchen einen Durchmesser von drei Millimeter errreicht, kann aber noch größer werden. Häufiger konfluieren benachbarte Skutula verschiedener Größe zu einer höckerigen Auflagerung, die man mit einer Honigwabe (**Favus**) verglichen hat; es entströmt ihr ein Geruch wie von Mäusen.

Die Skutulummasse zerbröckelt leicht zu grauem Staub. Untersucht man sie nach Anfeuchtung mit Kalilauge (40 %) oder Ameisensäure mit dem Mikroskop, so sieht man zahlreiche Sporen und kurze Myzelfäden (Fig. 96). Die Myzelsegmente sind 4 bis 15 μ lang, 3 bis 7 μ breit und von unregelmäßiger Gestalt; sie zeigen kurze seitliche Verästelungen und endigen oft in einer Reihe oder einem Büschel kubischer Glieder oder Sporen. Die letzteren sind rundlich, oval oder unregelmäßig und haben ebenfalls einen sehr verschiedenen Durchmesser; sie bestehen wie die Fäden aus einem granulierten Protoplasma und einer schwer zu unterscheidenden Membran. Das Achorion ist charakterisiert durch die Reichlichkeit der Pilzelemente und die Unregelmäßigkeit und Plumpheit seiner Formen.

Auf dem Durchschnitt des Skutulum (Fig. 97), das ganz aus Parasiten besteht, findet man an der Basis dünne, mit nur wenigen Scheidewänden versehene, in der mittleren Schicht dicke, sporentragende Fäden, an der Oberfläche kurze Glieder und Sporen; Hornlamellen können das Ganze bedecken.

Manchmal dringen die Myzelfäden unter dem Skutulum in das Stratum mucosum der Epidermis; in einem einzigen Falle (Malassez) hat man sie bis in die Kutis verfolgen können.

In den Schuppen eines Favusherdes ohne Skutula findet man Myzelfäden mit unregelmäßig verteilten Septen und Sporenmassen, die bei der Trichophytia superficialis circinosa nicht vorkommen.

Die glanzlosen und entfärbten Favushaare sind nicht brüchig wie die Trichophytiehaare, da die Pilze nicht so zahlreich in sie eindringen. Man findet in ihnen eine wechselnde Menge stark gewundener, gedrungener und sporentragender oder feiner und mehr geradliniger Myzelfäden, die aus 12 bis 15 μ langen, spitzwinkelig verzweigten Segmenten bestehen.

Beim favuskranken Nagel sind die Zellen der Nagelsubstanz durch die unregelmäßigen, dünnen oder auch sehr dicken Fäden oder durch die Sporen auseinandergedrängt; hier bietet ihr Aussehen nichts Charakteristisches.

Die Kultur aus der Wurzel eines favösen Haares oder einem Partikel eines Skutulum ergibt auf peptonhaltigem Agarnährboden in drei bis vier

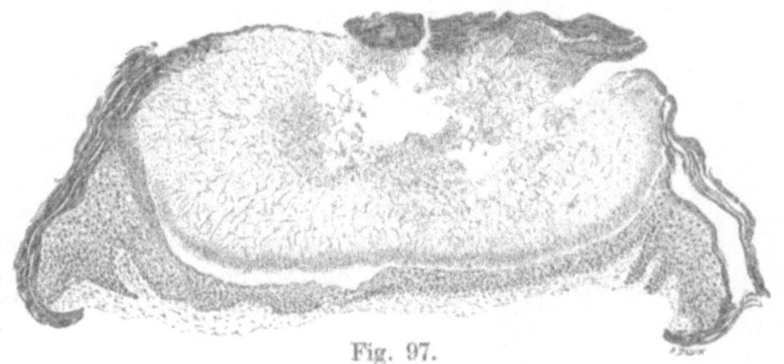

Fig. 97.

Favus; Querschnitt durch ein in die Epidermis eingelassenes Skutulum.
(Vergrößerung 60:1.)

Tagen bei 32⁰ C ein sternförmiges Gebilde aus strahlenartigen weißen Fäden; nach drei Wochen besteht ein unregelmäßiger, 2 bis 4 cm großer Herd, mit welliger, verworfener, glatter oder von spärlichem weißem Flaum bedeckter Oberfläche von graugelblicher Farbe; von der Peripherie gehen verzweigte und knotige Strahlen aus.

Das Achorion Schönleinii gehört botanisch dem Genus Oospora an. Die Arbeiten von Sabrazès und Bodin u. a. haben gezeigt, daß der *gewöhnlich* beim Menschen *speziell am Kopf* vorkommende Favus von dem verschieden ist, welcher das Pferd, das Kalb, den Hund und das Huhn *sowie die Maus* befällt; doch ist ersterer auf Tiere übertragbar.

Man ist zurzeit noch nicht darüber einig, ob der Favus des Menschen nur von einer einzigen Spezies des Achorion herrührt; jedenfalls steht fest, daß die verschiedenen klinischen Formen beim Menschen nicht auf einer Verschiedenheit der Spezies beruhen. *Doch ist speziell der Mäusefavus, der durch einen zwischen dem Achorion und den Trichophytien stehenden Pilz, das Achorion Quinckeanum bedingt ist, wiederholt auch in meiner Klinik beim Menschen gefunden worden und zwar in faviformen und trichophytoiden Herden der unbehaarten Haut. Auf die verschiedenen anderen Favusarten und auf ihre kulturellen Eigenschaften einzugehen ist für den Zweck dieses Lehrbuchs ebenso überflüssig wie bei den Trichophytien.*

Ätiologie. Der Favus ist unzweifelhaft kontagiös, jedoch in geringerem Grade als die Trichophytie. Die Infektion findet eigentlich nur im Alter von

5 bis 14 Jahren statt; aber die Krankheit hat *wenigstens im jugendlichen Alter* fast keine Neigung spontan abzuheilen, kann während des ganzen Lebens dauern und sich in gewissen Familien fortlaufend erhalten, *kommt aber meist nur bei einzelnen Kindern einer Familie vor.* Die Übertragung von Mensch zu Mensch, unmittelbar oder durch Kleidungsstücke, Kopfbedeckungen oder Toilettengegenstände, bildet die Regel. Der tierische Ursprung, z. B. die Infektion durch Mäuse und Katzen, ist selten. Sabrazè's hat in 41 Fällen, Bodin in 100 Fällen von Favus beim Menschen niemals eine bei Tieren vorkommende Spezies des Achorion gefunden; Bodin betrachtet den saprophytischen Ursprung als möglich, aber als große Seltenheit, *doch ist der Mäusefavus an der unbehaarten Haut augenscheinlich in manchen Gegenden (so auch in der Schweiz) keineswegs sehr außergewöhnlich.*

Die Infektion wird begünstigt durch Schmutz und körperliche Vernachlässigung. Die in Paris vorkommenden Fälle sind meistens vom Lande eingeschleppt. In Frankreich nimmt die Krankheit an Häufigkeit ab, in Lyon, im Nordwesten und im Süden trifft man sie noch am häufigsten. In England und Amerika selten, ist der Favus in Holland, Italien und Polen stark verbreitet *und wird von dort in andere Länder importiert.*

Klinische Formen. Die Tinea favosa (**XX**, 301) und die Onychomykosis favosa (**XXI**, 311) sind schon oben beschrieben worden, ebenso die beim Favus auftretende Alopezie und Narbenbildung (**XVII**, 237).

Der Favus der unbehaarten Haut ist nicht besonders selten, jedoch findet man ihn *(wenigstens den durch Achorion Schönleini bedingten)* vor allem bei Individuen, die schon vorher am behaarten Kopf erkrankt waren, so daß er wahrscheinlich meistens durch Autoinokulation entsteht.

Das Gesicht, die Schultern, das Abdomen, die Glutäalgegend, die Außenfläche der Extremitäten können ergriffen werden. Man kennt keinen sicheren Fall von Favus

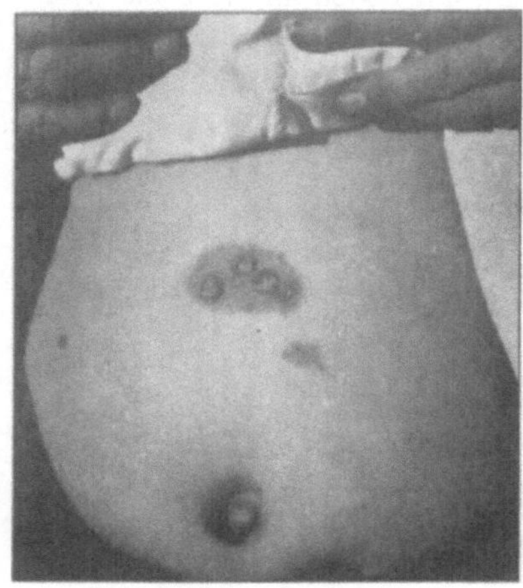

Fig. 98.
Favus der unbehaarten Haut; am Epigastrium des jungen Mädchens sieht man 2 Herde; auf dem einen befinden sich 4 **Skutula**, während der andere ein **Favus herpeticus** ist.

der Schleimhäute; die Veröffentlichung von Kaposi und Kundrat über den letalen Ausgang einer favösen Erkrankung der Schleimhäute des Magens und des Darmes, bei der es zu Geschwürsbildungen in diesen Organen kam, steht noch zur Diskussion.

Es gibt zwei Formen des Favus auf unbehaarten Hautpartien (Fig. 98): 1. die epidermidale, zirzinäre Form (Favus herpeticus, **V**, 77) zeigt große Ähnlichkeit mit der zirzinären (herpetischen) Trichophytie, obwohl ihre Gestalt weniger regelmäßig rund ist; die roten, schuppenden Flecken enthalten in ihrer Epidermis reichlich kurze Myzelglieder, Sporen und unregelmäßige Fäden. 2. Die Form mit Bildung von Skutula besteht gleich von Anfang an als solche oder entwickelt sich aus der vorhergehenden durch das Auftreten von rasch zunehmenden follikulären gelben Punkten. *Es gibt aber beim Kopffavus auch noch pityriasiforme, blaßrote, kleine, leicht schuppende disseminierte Herde von wenig charakteristischem Aussehen (Favus squamosus) am Körper und besonders im Gesicht.*

Therapie. Der Favus des Körpers ist viel leichter zu heilen als der der behaarten Partien. Es genügt die Skutula durch feuchte Verbände zu erweichen, sie mit der Kürette zu entfernen und zwei oder dreimal Jodtinktur aufzutragen. Gewöhnlich hinterbleiben keine Narben, sondern nur einfache Makulae. Rezidive werden durch längere Überwachung des Patienten vermieden.

Trichophytien. In einer ganzen Reihe interessanter Veröffentlichungen, welche Dank den Bemühungen Bazins allgemein anerkannt wurden, hat Gruby die parasitäre Natur der *Dermatomykosen des behaarten Kopfes* (Tineae) bewiesen. (1841 bis 1845.) Fünfzig Jahre lang nahm man an, daß der eine dieser Parasiten, der von Malmsten Trichophyton tonsurans genannte Fadenpilz, die Ursache aller Trichophytieformen, der Tinea (Herpes) tonsurans der Kinder, der Sykosis parasitaria des Mannes, des „Herpes circinatus" und der Onychomykose sei.

Die Frage wurde durch die ausgezeichneten Arbeiten Sabourauds in ein vollständig neues Licht gerückt. Er benützte die bakteriologischen Methoden zum Studium der Tineae und verifizierte einerseits die Resultate von Gruby, fand aber weiter, und diese Befunde wurden von Mibelli, Bodin, C. Fox, M. Morris etc. bestätigt, daß die pathogenen Trichophytonpilze, welche den Menschen und die Tiere befallen, nicht ein und derselben Spezies angehören, sondern eine zahlreiche Familie von Arten bilden, die sich durch ihre Morphologie, den Charakter ihrer Kulturen, ihr Vorkommen und die von ihnen verursachten klinischen Veränderungen voneinander unterscheiden.

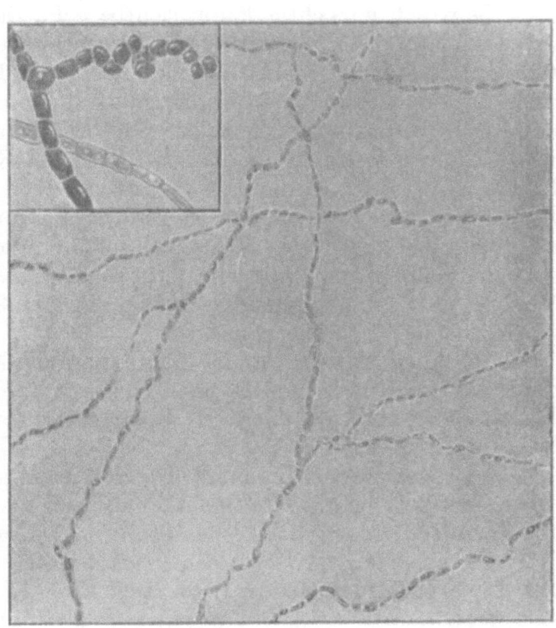

Fig. 99.

Mycelium eines Trichophyton in einer Schuppe einer zirzinären (herpetischen) Trichophytie. Färbung mit Sahlischem Methylenblau. (Vergrößerung 270 : 1 resp. 540 : 1.)

Überdies ist einer der von Gruby bei der „Porrigo decalvans" beschriebenen Parasiten botanisch nicht einmal ein Trichophyton; man bezeichnet ihn als Mikrosporon und die durch ihn verursachte Erkrankung trägt den Namen: kleinsporige Tinea tonsurans Gruby-Sabouraud *(Mikrosporie)*. Von ihr wird später die Rede sein (S. 381).

Trichophytonpilze. Die eigentlichen Trichophytonpilze gehören dem Genus Botrytis, der Familie der Mucedineae an.

In den epidermidalen Produkten haben die Pilze die Gestalt von Myzelfäden und Sporen. Das Mycelium besteht aus langen, leicht gewellten, regelmäßigen, farblosen und durchsichtigen Fäden, die durch Septen abgeteilt sind und sich verzweigen; die Septen stehen meistens sehr dicht (Fig. 99) beieinander. In jeder Kammer bildet sich eine runde, ovale oder würfelförmige Spore; oft bleiben die Sporen zu Schnüren aneinandergereiht.

Zur mikroskopischen Untersuchung der Schuppen, Haare oder Nagelpartikel legt man sie auf einen Objektträger, bringt einen Tropfen einer 40%igen Kalilauge dazu, bedeckt mit einem Deckglas und erhitzt langsam über einer Flamme beinahe zum Kochen. Ameisensäure hellt die Gewebe nach einiger Zeit auch ohne Erwärmen auf. Eine 200- bis 300fache Vergrößerung ist am geeignetsten. Um gefärbte und haltbare Präparate zu erhalten, muß man die Schuppen mit Alkohol und Äther entfetten *oder mit Eisessig erhitzen und antrocknen*, mit Sahlischem Methylenblau, *Cresylechtviolett, nach Weigert, Wälsch etc.* färben und in Balsam einbetten.

Kulturen der Trichophytonpilze erhält man ohne Schwierigkeit auf Agar-Nährböden, denen 1 g Pepton und 4 g Glyzerin oder Zucker auf 100 g Wasser zugesetzt wird.

Man sät vorsichtig kaum sichtbare Partikel von Haaren oder Schuppen aus und läßt die nur mit Watte verschlossenen Reagenzgläser bei Zimmertemperatur stehen. Sehr oft sind die ersten Kulturen von Anfang an rein, ohne daß es notwendig wäre, das zu verimpfende Material vorher mit Alkohol oder Silbernitratlösung zu behandeln, wie von manchen Autoren empfohlen wurde. Vom dritten Tage an wird man die Kultur überimpfen können und hierfür das „Milieu d'épreuve" Sabourauds bevorzugen, da auf diesem Nährboden die verschiedenen Spezies die ihnen eigentümliche, individuelle Physiognomie annehmen. Die Zusammensetzung dieses Nährbodens ist folgende: granuliertes Pepton (Chassaing) 10; rohe Maltose (Chanut) 40; Agar-Agar 18; Wasser 1000. Eine Temperatur von 25 bis 33⁰ ist für die Züchtung am günstigsten.

In diesen Kulturen findet man außer dem Myzel die Fortpflanzungsorgane der Pilze: sporentragende Hyphen meistens in endständigen Trauben, zuweilen Endokonidien und je nach der Spezies mehr oder minder zahlreiche multilokuläre Spindeln.

Die Zahl der bekannten Spezies pathogener Trichophytonpilze überschreitet 20. Das gleichzeitige Vorhandensein von zwei verschiedenen Spezies auf einem Individuum ist bisher noch nie beobachtet worden.

In neuerer Zeit haben die Trichophytien ein besonderes Interesse durch die Unteruchungen von Bloch und Massini u. a. gewonnen. Es hat sich gezeigt, daß besonders durch tiefe Trichophytien eine Überempfindlichkeit der gesamten Haut gegen kutane und vor allem gegen intradermale Trichophytin-Inokulation und eine Immunität zustande kommen kann. Diese Reaktionen haben diagnostische und eventuell auch therapeutische Bedeutung.

Klinische Formen. Die Trichophytonpilze veranlassen je nach ihrer Lokalisation am behaarten Kopf, auf unbehaarter Haut, im Barte oder an den Nägeln *und je nach der Pilzvarietät* verschiedenartige Erkrankungen.

Die Trichophytie des behaarten Kopfes ist oben beschrieben worden (**XX**, 304). Verschiedene Spezies können sie verursachen. Nach Sabouraud sind in Paris von 100 Fällen gegenwärtig 50 auf das Trichophyton crateriforme, 30 auf das Trichophyton acuminatum und die 20 übrigen auf verschiedene Spezies zurückzuführen, unter denen das Trichophyton violaceum vorherrscht. In anderen Ländern ist das Verhältnis jedenfalls ein anderes.

Die Sykosis trichophytica des Bartes, das Kerion Celsi und die Follikulitis agminata (**XIX**, 268) sind follikuläre, entzündliche und sogar suppurative Formen von Trichophytien tierischen Ursprungs. Am häufigsten ist das Trichophyton gypseum des Pferdes, mitunter ein Trichophyton avium mit rosafarbiger Kultur die Ursache. Diese Parasiten sind Ektothrix - Formen, d. h. sie entwickeln sich in den Scheiden der Haare, selten in den Haaren selbst; sie haben pyogene Eigenschaften. Die Ansteckung betrifft Erwachsene noch mehr als Kinder und erfolgt entweder durch unmittelbare Übertragung von einem trichophytiekranken Tiere (Pferd, Hund, Kuh, Geflügel etc.), dessen Erkrankung nicht immer sehr augenfällig ist, oder mittelbar durch Benützung infizierter Gegenstände (Bürsten, Decken etc.). Es ist leicht verständlich, daß diese tierischen Trichophytien auf dem Lande häufiger sind. Die Übertragung kann auch von einem Menschen auf den anderen stattfinden, z. B. durch Rasiermesser. Der Zusammenhang der einzelnen Fälle ist oft schwierig festzustellen.

Was über die Ätiologie der Sykosis gesagt wurde, gilt auch für die **trichophytische Onychomykose (XXI**, 311).

Der sehr ungeeignete Ausdruck **Herpes circinatus** ist heutzutage synonym mit dem der **Trichophytie der unbehaarten Haut,** *sollte aber ganz unterdrückt werden, da er auch noch für einzelne Fälle von Erythema exsudativum multiforme angewendet wird. Man sollte dafür immer Trichophytia superficialis circinosa, squamosa, vesiculosa etc. sagen.* Weiter unten werde ich noch die durch ein Mikrosporon verursachte Form besprechen (S. 381).

Man beobachtet die Krankheit:

1. Bei Kindern, die eine Trichophytie des behaarten Kopfes haben und bei Personen ihrer Umgebung; in diesem Falle handelt es sich um eine der gewöhnlichen Trichophyton-Endothrix-Arten. Nicht selten führt die sehr in die Augen springende epidermidale Manifestation, worauf Besnier zuerst aufmerksam gemacht hat, zur Entdeckung einer bis dahin unbeachteten Erkrankung des Kapillitiums.

2. Bei Personen jeden Alters, deren Kopfhaut gesund ist, die aber beruflich oder aus Liebhaberei häufig mit Tieren umgehen; es liegt hier die Vermutung nahe, daß der Parasit eine für den behaarten Kopf ungefährliche Ektothrixart tierischer Herkunft ist.

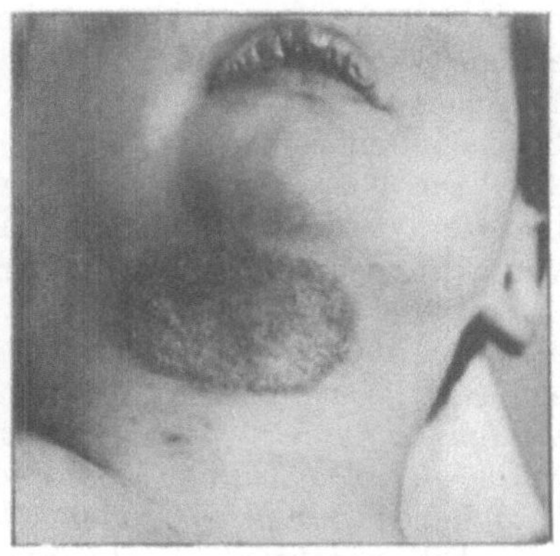

Fig. 100.
Herd eines trichophytischen Herpes circinatus, am Halse eines Kindes.

Ich sehe aber sehr häufig, daß eine oberflächliche Trichophytie der „unbehaarten" Haut im Kapillitium oder im Barte zu tiefer Infiltration und Eiterung (Kerion Celsi resp. Sykosis parasitaria) führt — sei es per contiguitatem, sei es durch Autoinokulation à distance.

Jede Körpergegend kann befallen werden; die Lieblingslokalisation stellen indessen die unbedeckten Körperteile, Gesicht, Hals, Vorderarme, außerdem die Leistengegend dar. Die Lokalisation an den **Palmae** und **Plantae**, an denen die Erkrankung ein besonderes Aussehen annimmt, wurde bei den Keratodermien beschrieben (**XI**, 149).

Die Trichophytie der unbehaarten Partien tritt in Gestalt von **erythematösen, schuppenden Flecken** auf (**V**, 77), die ausgezeichnet sind durch ihre genau kreisförmigen Konturen und ihre scharf umschriebenen *nicht ausgezackten* Ränder (Fig. 100). Dieses Charakteristikum zieht sogleich die Aufmerksamkeit auf sich; nur ganz ausnahmsweise ist die Scheibe unvollständig oder der Kreis nicht geschlossen. Ist die Affektion an den Fingern lokalisiert, so setzt sich der Kreis von einem Finger zum anderen fort, ebenso wie er am Auge, *wo an den Zilien tiefere und eitrige Infiltrationen zustande kommen,* oder am Munde von einem Augenlid zum anderen resp. von einer Lippe zur anderen übergeht. *An den Händen und Füßen gibt es außerordentlich polymorphe, großblasige oder dysidrotische, psoriasiforme etc. Trichophytie-Erkrankungen, die man nur durch den oft schwierigen Pilznachweis diagnostizieren kann (häufig Epidermidophyton inguinale).*

Der Herd ist rosafarben oder rot, im Zentrum häufig bräunlich und mit staubartigen, lamellösen oder krustösen Schuppen bedeckt; *die Schuppenlamellen haften peripherisch an und lassen sich vom Zentrum aus leicht abheben.* Der Fleck ist scharf begrenzt oder durch Abheilung des Zentrums ausgesprochen zirzinär *resp. bei Rezidivieren in dem abgeheilten Zentrum (nach vorübergehender Immunisierung oder Nährmaterialverbrauch) iris- oder kokardenförmig. Nach der Abheilung des flächenhaften epidermidalen Prozesses bleiben manchmal kleine Follikulitiden einige Zeit zurück.*

Ein zweites wertvolles, aber nicht immer *(in meinem Material sogar meist nicht)* vorhandenes Kennzeichen ist die Blasenbildung am Rande des Herdes; die Bläschen können sich über die ganze Effloreszenz erstrecken oder es bestehen mehrere konzentrische Kreise von Bläschen (bis zu sieben auf einem Wachsabguß im Hôpital Saint-Louis). Mitunter ist der Inhalt der Bläschen trübe oder eiterig; die Bläschenbildung entspricht dem beim Ekzem beobachteten Typus (**IV**, 39).

Die Basis der Flecken ist manchmal mehr oder weniger ödematös oder infiltriert. Die Lanugohaare können matt und brüchig oder an ihrer Basis von Schuppen umgeben sein. Der Juckreiz ist von sehr wechselnder Intensität.

Diese Modifikationen sind viel mehr bedingt durch die Art des Erregers als durch individuelle Disposition oder Nebenumstände. Bei der gleichen Person sind ausnahmslos *resp. meist* alle Herde vom gleichen Typus. *Doch werden Differenzen auch bedingt durch die Lokalisation und durch den Zeitpunkt der Entstehung. Autoinokulationen verlaufen oft wegen der bereits begonnenen immunisierenden „Umstimmung" leichter, resp. abortiv.*

Die superfizielle Trichophytie entwickelt sich fast immer sehr rasch; in wenigen Tagen hat ein Herd die Größe eines Zweimarkstückes erreicht; bei manchen Arten können die Ränder täglich einen Millimeter und mehr weiterschreiten. Etwas ältere Herde können Handteller- oder Handgröße erreichen. Sehr häufig sind die Herde multipel und verschiedenen Alters, die jüngeren von einer Reinokulation herrührend. Durch Konfluenz zweier oder mehrerer Elemente entstehen polyzyklische Herde oder Arabesken. Ein beträchtlicher Teil der Haut kann befallen sein.

In den Schuppen zeigt sich der Parasit im Mikroskop in Gestalt bandartiger, leicht gewellter, ziemlich regelmäßiger, oft gegabelter Myzelfäden, die aus kurzen Gliedern zusammengesetzt sind (Fig. 99); man sieht sogar ohne Färbung die sehr nahe aneinander stehenden Septa, welche die quadratischen oder rechteckigen Glieder voneinander trennen, was bei dem Myzel der epidermidalen Mikrosporie nicht der Fall ist.

Als **Ekzema marginatum** hat Hebra eine zirzinäre und scharfrandige parasitäre Dermatose mit landkartenähnlichen Konturen beschrieben, die gewöhnlich in der Leistenbeuge und an der Innenfläche der Oberschenkel, manchmal an den Achselhöhlen, unter den Mammae etc. lokalisiert ist. Sie kommt beim Manne häufiger vor und hat oft eine recht lange Dauer; infolge ihrer Kontagiosität verursacht sie Epidemien in Familien, Werkstätten usw. Sabouraud hat festgestellt, daß ihr Parasit, den er als Epidermidophyton inguinale bezeichnet, eine zitronengelbe, trockene und puderartige, durch Pleomorphismus oft flaumige und weiße Kultur erzeugt, und daß er den Trichophytonpilzen sehr nahe steht, aber die Haare nicht invadiert. *Infektionen mit diesem*

Mikroorganismus kommen mit und ohne gleichzeitige inguinale Lokalisation auch sonst in sehr verschiedener Form vor, besonders häufig zwischen den Fingern und Zehen (s. oben).

Die Diagnose der zirzinären Trichophytie ist oft ohne weiteres klinisch zu stellen; in zweifelhaften Fällen wird sie durch mikroskopische Untersuchung der peripheren Schuppen bestätigt.

Man muß die Krankheit unterscheiden: von den trichophytoiden Herden des gewöhnlichen Ekzems, die weniger regelmäßige Konturen haben und von ausgesprengten Ekzemflecken begleitet sind; von den Ekzematiden, deren Gestalt weniger kreisförmig und deren Entwickelung viel langsamer ist; von der Pityriasis rosea Gibert, die Kaposi stets dem „Herpes tonsurans maculosus" anzugliedern pflegte, die sich aber durch ihre Entwickelung, durch ovaläre Medaillons und das Fehlen von Bläschen unterscheidet; nur der primäre Herd (die „Plaque primitive" Brocqs) kann manchmal eine mikroskopische Untersuchung erforderlich machen.

Die Trichophytie der Gelenkbeugen, das sogenannte Eczema marginatum Hebras, bietet einige besondere Schwierigkeiten bei der Diagnose. Die Intertrigo unterscheidet sich durch ihre unscharfen Ränder. Das Erythrasma ist weniger lebhaft rot und konstanter in seiner Lokalisation. Man muß sich davon überzeugen, ob an den Rändern feine Bläschen vorhanden sind; sie finden sich bei der Epidermidophytie und fehlen beim Erythrasma; das Mycelium des Epidermidophyton ist unendlich viel dicker als das des Mikrosporon minutissimum (conf. Figg. 99 und 103).

Unter gewissen Umständen ist die Differentialdiagnose zu stellen zwischen unseren europäischen kutanen Trichophytien und verschiedenen exotischen Epidermidomykosen (S. 382).

Behandlung. In 10 bis 15 Tagen läßt sich die oberflächliche Trichophytie zur Abheilung bringen: durch Pinselungen mit reiner Jodtinktur, die man in Pausen von zwei bis drei Tagen dreimal wiederholt. Auch tägliche Applikationen von verdünnter Jodtinktur (1:4) oder Jodvaseline (1:100), *Chrysarobinsalbe (1:1000), Sublimat-Benzoe-Tinktur (1:100), β-Naphthol-, Pyrogallolsalben* etc. führen zum Ziel. Diese Methode hat den Gebrauch von Turpethum minerale in Salbenform (1:14) und von Naphtholsalben vollständig verdrängt. *Bei manchen hartnäckigen Formen speziell der Hände und Füße ist Röntgentherapie am wirksamsten.*

Mikrosporie. Das Mikrosporon, der Parasit der „Tinea tonsurans mit kleinen Sporen" (XX, 302), wurde von Gruby entdeckt. Die Kenntnis von der Existenz dieses Parasiten ging dann verloren, aber Sabouraud fand ihn später wieder (1892). Er unterscheidet sich von den Trichophytonpilzen durch seinen mikroskopischen und botanischen Charakter und durch das Aussehen der von ihm verursachten Läsionen. Die Untersuchungen von Adamson, von C. Fox und Blaxall, von Bodin etc. und eine Publikation von Sabouraud (1907) haben unsere Kenntnisse auf diesem Gebiet erweitert und befestigt.

Man weiß seither, daß das zuerst beschriebene Mikrosporon Audouini, welches ²/₃ der Mikrosporiefälle in Paris verursacht, nicht die einzige Spezies ist, die man beim Menschen beobachtet; das andere Drittel der Fälle entsteht durch das Mikrosporon lanosum oder caninum. Ausnahmsweise kommen beim Menschen die Mikrosporonformen des Pferdes, des Hundes, der Katze, das Mikrosporon umbonatum und velveticum, vor.

Die klinische Untersuchung und die Züchtung geschieht wie bei den Trichophytien. Die Kultur ist vom dritten Tage an sichtbar und vom 20. oder 25. Tage an voll entwickelt. Sie zeigt dann ihr charakteristisches Aussehen:

einen kreisförmigen Teppich von weißem Flaum, der sich kaum über den Nährboden erhebt. Die verschiedenen Arten differieren in einzelnen Punkten.

Die mikroskopische Untersuchung der Kultur läßt erkennen, daß die Art der Fortpflanzung derjenigen der Achorion- und Trichophytonpilze verwandt, aber doch von ihr verschieden ist. Man findet birnenförmige Anschwellungen an den Fäden, dicke spindelförmige und in Fächer abgeteilte Konidien, kammförmige Hyphen, Dolden von zylindrischen und ungestielten Konidien usw.

Klinische Formen. Ich habe die Mikrosporie des behaarten Kopfes schon oben (**XX**, 302) beschrieben und das Aussehen der Haare bei dieser Krankheit abgebildet.

Die Mikrosporien entwickeln sich nur selten auf der unbehaarten Haut; doch hat man Gelegenheit, besonders beim Mikrosporon lanosum, sie auch hier lokalisiert zu sehen. Die Veränderungen, die dabei entstehen, kann man als Mikrosporie-Herpes circinatus *(besser Microsporia circinosa)* bezeichnen. Sie bestehen aus zahlreichen oder ausnahmsweise sogar über den ganzen Körper verbreiteten, mehr oder weniger runden, schuppenden, rosafarbigen oder bräunlichen nummulären Flecken; gewöhnlich verlaufen sie ephemer und abortiv.

In den mit Kalilauge behandelten Schuppen der Microsporia capillitii und der epidermidalen Mikrosporie findet man reichliche, gewundene und geschlängelte Fäden, die anscheinend wenig Septen aufweisen und häufig kleine seitliche Protuberanzen tragen. Gefärbt erweist sich das Myzel als in kurzen Abständen durch Septen abgeteilt.

Neuerdings hat man bei Erwachsenen ähnliche Flecke und sogar eine Sykosis mikrosporica des Bartes beschrieben.

Exotische Epidermidomykosen. Tokelau oder **Tinea imbricata.** Diese Dermatose ist auf den Inseln des Stillen Ozeans und in Indochina endemisch und kommt bei Eingeborenen jeden Alters vor.

Die Krankheit hält während des ganzen Lebens an; sie manifestiert sich in Form regelmäßiger, konzentrischer, erythematöser, schuppender Kreise. Die muschelartigen Schuppen adhärieren an ihrem peripheren Teil und sind nach der Mitte zu losgelöst. Die Kreise und die Herde, auf denen sie sitzen, vermehren sich und nehmen an Umfang zu, so daß sie einander unter verschiedenen Winkeln schneiden und die ganze Körperfläche einschließlich des Gesichtes, der Extremitäten und der Nägel mit arabeskenartigen schuppenden Figuren bedecken; der behaarte Kopf bleibt frei. Der Patient hat oberflächliche Ähnlichkeit mit einem Ichthyosiskranken und leidet fortwährend an intensivem Jucken.

In den Schuppen findet sich ein dichtes Netzwerk verästelter und sporentragender Myzelfäden, deren Reinkultur noch nicht gelungen ist. Das Myzel hat Ähnlichkeit sowohl mit den Trichophyton-, wie auch vor allem mit Aspergillusarten (Tribondeau).

Karaté. Die Karatés sind hochgradige parasitäre Dermatosen des zentralen und tropischen Amerika; obgleich seit langer Zeit bekannt, sind sie wissenschaftlich noch unvollständig erforscht. Sie sind charakterisiert durch große schuppende Herde, die sich generalisieren können. Es existieren schwarze, blaue und rote Arten. Nach Montoya gehören die Parasiten botanisch zu den Aspergillus- und nicht zu den Trichophytonpilzen.

Zentralamerikanische Trichophytien. Die verschiedenen, noch nicht näher bestimmten Formen dieser exotischen Trichophytien zeichnen sich aus durch zahlreiche, gerötete und mit Hornschuppen bedeckte, ausgedehnte, manchmal auch generalisierte Herde mit landkartenähnlichen Konturen; die

Nägel sind ergriffen, die Haare bleiben verschont. Die Dauer der Krankheit ist unbestimmt. Bei einem von mir lange beobachteten Falle gehörte das in den Schuppen sehr reichlich vorhandene Myzel, nach Bodin, einem den Trichophyten verwandten Kryptogamen an.

Die Behandlung dieser exotischen Mykosen ist sehr mühsam. Chrysarobin in ein- bis zweiprozentigen Salben oder in Traumatizin hat mir die besten Resultate gegeben.

Die **Pityriasis versicolor** ist eine parasitäre Affektion der Epidermis, die durch gelbe oder braune, leicht schuppende Flecke charakterisiert ist und durch das Mikrosporon furfur hervorgerufen wird.

Die von den alten Autoren mit Pigmentflecken verwechselte Erkrankung wurde von Willan von letzteren abgetrennt und unter dem jetzigen Namen den schuppenden Dermatosen angegliedert. Eichstedt hat den Parasiten gefunden (1846) und Ch. Robin ihm seinen jetzt üblichen Namen gegeben.

Die Pityriasis versicolor tritt in Gestalt scharf umschriebener Flecken auf, deren Farbe variiert von lichtgelb bis dunkelbraun; mitunter mischen sich, *besonders bei frischen oder rezidivierenden Eruptionen,* rötliche Töne bei.

Die Farbe wechselt bei verschiedenen Individuen, auf verschiedenen Körpergegenden und zu verschiedenen Zeiten sogar auf dem gleichen Herde; von dieser Veränderlichkeit rührt die Bezeichnung versicolor her.

Die Flecke sind schwach schuppend, wie mit Mehl bestreut oder ganz glatt. Aber ihr wesentliches Charakteristikum besteht darin, daß die Hornschicht weniger adhärent ist als normalerweise, so daß ein kräftiger Druck des Nagels eine Schuppe ablöst, *meist* ohne Blutung zu erzeugen; „le signe du coup d'ongle" oder das Phänomen des „Hobelspanes" (copeau) ist beinahe pathognomonisch; es kommt dadurch zustande, daß der Parasit die Trennung der superfiziellen Hornschichten von den tieferliegenden ermöglicht.

Die Flecke sind nicht erhaben; ihre Gestalt und ihre Dimensionen schwanken in grossem Umfang. Man sieht *follikuläre* Punkte, Tropfen, Scheiben, Ringe oder Plaques, oder große Herde mit landkartenähnlichen Konturen, die ausgedehnte Flächen des Thorax bedecken können; diese verschiedenen Konfigurationen kann man oft am gleichen Individuum beobachten.

Die Pityriasis versicolor kann an allen Körperstellen mit Ausnahme der Hände und Füsse lokalisiert sein. Die Prädilektionsstellen sind die oberen Partien der vorderen und hinteren Thoraxwand; von hier geht sie auf die Schultern, die Weichen, das Abdomen, die Leistenbeugen, die Arme, seltener auf die Unterschenkel über. Man hat sie ganz ausnahmsweise am Halse und am Kinn (Unna), sowie im Gesicht (Besnier, Payne, Dubreuilh) beobachtet.

Das Wachstum des Parasiten verursacht nur ein ganz schwaches *(meist gar kein)* Jucken und viele Kranke sind sich ihres „Leidens" gar nicht bewußt. Die Dauer der Erkrankung ist unbestimmt, aber immer sehr lang, doch scheint sie spontan abzuheilen, da sie bei alten Leuten *beinahe* nie mehr angetroffen wird. Sie schreitet fort und steigert sich unter dem Einfluß der Schweißbildung und bei mangelnder Reinlichkeit, bleibt aber bei entsprechender Hautpflege stationär.

Das Mikrosporon furfur wuchert ausschließlich in der Hornschichte und verursacht *fast* keine entzündliche Reaktion; es invadiert niemals die Haare. In einer mit dem Nagel losgelösten Schuppe sieht man. nach Aufhellung mit Kalilauge, bei einer 300fachen Vergrößerung zahlreiche Dolden mit 15 bis 30 runden Sporen, die eine doppelte Kontur haben und 20 bis 80 μ messen. Von diesen Anhäufungen gehen strahlenförmige verfilzte Myzelfäden aus, welche die Zwischenräume durchsetzen. Sie sind gekrümmt, kurz, etwas unregelmäßig, wenig verzweigt, gefächert und stellenweise sporenhaltig (Fig. 101).

Die Züchtung des Pilzes bietet eigentümlicherweise große Schwierigkeiten; Nicolle gelang *neben anderen* die Kultur auf Glyzerinagar.

Die Ätiologie beruht natürlich auf Übertragung des Parasiten, aber die Pityriasis versicolor ist nur in sehr geringem Grade kontagiös. Sehr selten stecken Eheleute sich oder ihre Kinder an. Nur mit Mühe konnte Köbner sich selbst und Kaninchen *(?)* inokulieren. Die Inkubation dauert länger als einen Monat.

Diese Epidermidomykose ist bei jugendlichen und erwachsenen Individuen beider Geschlechter sehr häufig; *in ihrer Frequenz aber regionär augenscheinlich sehr verschieden;* bei kleinen Kindern trifft man sie sehr selten; sehr wahrscheinlich bedarf es einer besonderen Disposition *(daher auch die Schwierigkeit der Kultivierung?).* Man hat den Einfluß des tuberkulösen Terrains übertrieben. Die Häufigkeit der Erkrankung bei Phthisikern erklärt sich wahrscheinlich durch ihre Hyperidrosis, ihre Furcht vor Bädern, ihre Gewohnheit Flanellwäsche zu tragen.

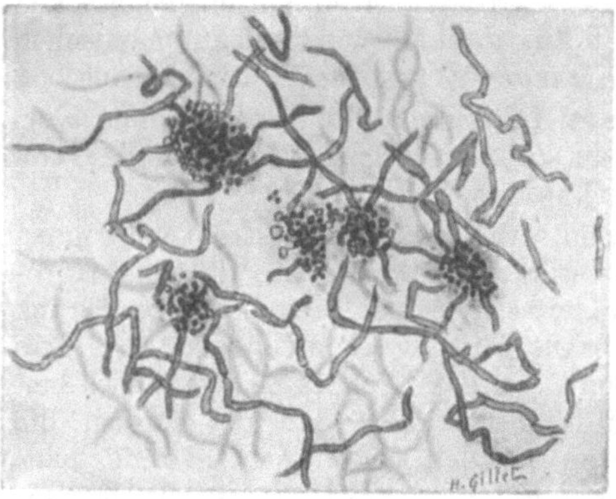

Die Diagnose stützt sich wesentlich auf das Phänomen des „Hobelspans“; die mikroskopische Untersuchung ist fast überflüssig. Wenn man nur daran denkt, dieses Phänomen zu suchen, so wird eine Verwechslung mit Pigmentflecken, Chloasma, pigmentierten Syphiliden, Leukoderm, Ekzematiden usw. ausgeschlossen sein. Die Anordnung gewisser Pigmentflecke der Lepra kann derjenigen der Pityriasis versicolor vollständig analog sein.

Fig. 101.
Mikrosporon furfur in einer Schuppe von Pityriasis versicolor; Färbung mit Sahlischem Methylenblau. (Ver.rößerung 325:1.)

Die Therapie muß bestrebt sein die Hornschicht, welche allein den Parasiten beherbergt, zu entfernen. Bei der Schälkur darf, wegen Gefahr eines Rezidivs, keine Spore zurückbleiben, andererseits muß man eine übermäßige Irritation der behandelten Partien vermeiden. Jodtinktur in gleicher Weise angewandt wie bei der Trichophytia circinosa oder grüne Seife zehn Minuten lang eingerieben, mit nachfolgendem Schwefelbad, *oder ganz schwache Chrysarobinpasten (1:3000—1:1000)* genügen gewöhnlich. Für empfindliche Hautregionen, in den Leistenbeugen und Achselhöhlen wird man Salben mit Naphthol (1:30), mit Schwefel (1:20), oder mit Salizylsäure (1:30) verwenden, dabei aber Abseifungen und Bäder, sowie Desinfektion der Leibwäsche nicht vernachlässigen. *Rezidive sind trotz alledem sehr häufig (Zurückbleiben von Pilzelementen in den Follikeltrichtern oder Reinfektion mit dem wahrscheinlich in der Außenwelt sehr verbreiteten Mikroorganismus?).*

Erythrasma. Diese Epidermidomykose ist bei den Ärzten im allgemeinen weniger bekannt als die Pityriasis versicolor, obgleich sie ebenso häufig ist. Sie ist durch das Mikrosporon minutissimum hervorgerufen und präsentiert sich in Form bräunlicher, rötlich gelber Herde vorzugsweise in den Inguinalfalten.

Das Erythrasma kommt bei erwachsenen und älteren Individuen männlichen Geschlechtes aller Gesellschaftsklassen vor, viel seltener bei Frauen und niemals bei Kindern. Der Anfang wird immer übersehen; fast stets sind sich die Patienten ihrer Erkrankung nicht bewußt und können über deren Beginn keine Auskunft geben. Die subjektiven Symptome sind gleich Null; manchmal bemerkt man nach Schweißausbrüchen ein mäßiges Juckgefühl. Die Entwickelung ist sehr langsam, die Dauer unbestimmt.

Die Lieblingslokalisation dieser Dermatose ist die Inguinalgegend, an der oberen Partie der Innenseite der Oberschenkel (Fig. 102), ebenso wie den entsprechenden Partien der Schamgegend und des Skrotums; das Skrotum kann indessen anscheinend frei bleiben *und tut das nach meinen Erfahrungen sehr oft (Bedeutung der Hautbeschaffenheit für die Infektion!)* Die Lokalisation ist entweder uni- oder bilateral. Ziemlich selten sind die Achselhöhlen befallen, und ausnahmsweise bei korpulenten Individuen die Abdominalfalte, die Falten unter den Mammae, die Nabelgegend und die großen Gelenkbeugen.

Der Hauptherd dieser Hautkrankheit mißt gewöhnlich 5—12 cm in jedem Durchmesser und hat immer scharfe, polyzyklische und gezackte Konturen; außer dem Hauptherde kann man ähnliche Plaques versprengt an den Oberschenkeln, am Abdomen, an den Weichen, den Armen etc. finden. Die Färbung wechselt zu verschiedenen Zeiten von dunkelrot, schmutziggelb bis rötlichbraun. Die Oberfläche ist eben, mehlig, feinschuppend, oft von zarten Falten durchzogen. Sie ist fettig und während der Transpiration feucht.

Manchmal gelingt es mit einer 400-fachen Vergrößerung in den mit Kalilauge behandelten Schuppen den Parasiten zu finden. Dies ist jedoch schwierig und es ist zweckmäßiger, die mit Äther entfetteten Schuppen mit Sahlischem Methylenblau oder mit Carbol-Thionin zu färben (Fig. 103). Der Parasit ist das von Burchardt (1859) entdeckte Mikrosporon minutissimum; der Name stammt von Baerensprung. Es sind sehr feine Fäden, die weniger als 1 μ breit, gewunden und verzweigt sind und an ihren Enden in Sporen zu zerbröckeln scheinen. Diese Fäden sind in größter Menge vorhanden und bilden zwischen den Hornzellen ein förmliches Filzwerk. Es ist mir nicht bekannt, daß es gelungen wäre, das Mikrosporon minutissimum auf künstlichen Nährböden zu züchten.

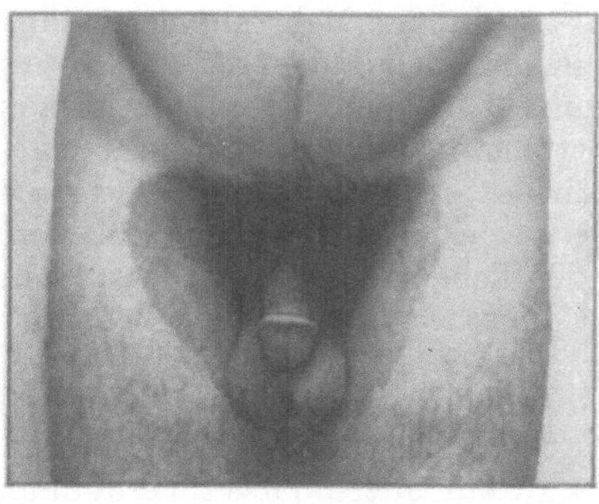

Fig. 102.

Erythrasma. Das von der Epidermidomykose befallene Gebiet war in diesem Falle etwas ausgedehnter als gewöhnlich, und hat daher Ähnlichkeit mit dem Ekzema marginatum von Hebra. Die mikroskopische Untersuchung ergab das Fehlen des Epidermidophyton und das Vorhandensein des Mikrosporon minutissimum.

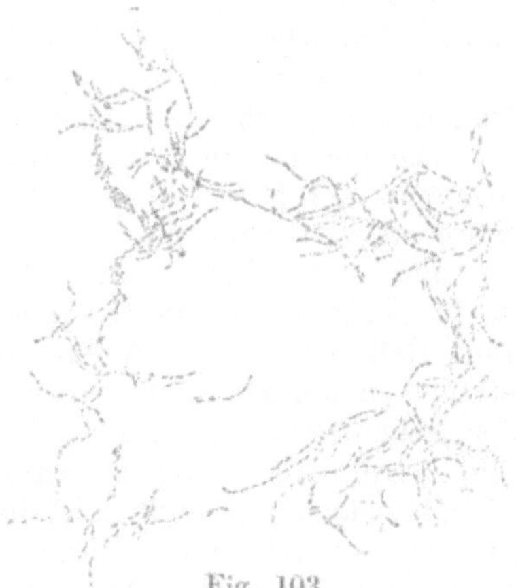

Fig. 103.

Mikrosporon minutissimum in einer Schuppe des Erythrasma. Färbung mit Sahlischem Methylenblau. (Vergrößerung 1000 : 1.)

Die Inokulation auf den Menschen ist Ducrey und Reale mißlungen; das Erythrasma ist sehr wenig kontagiös; nur selten sind Mann und Frau gleichzeitig befallen. Die Übertragung geschieht vielleicht durch Leibwäsche, Klosetts etc.

In der Mehrzahl der Fälle ist die Diagnose ohne weiteres zu stellen; in manchen Fällen ist sie schwierig. Die Intertrigo ist stärker entzündlich und hat keine scharf umrissenen Konturen; das Ekzematid ist selten so streng lokalisiert; die partielle Prurigo juckt sehr stark und ist lichenifiziert. Das Eczema marginatum Hebrae kann ein beinahe identisches Aussehen haben; aber seine verhältnismäßig rasche Entwickelung und seine deutliche Kontagiosität weisen auf diese Diagnose hin, die durch die mikroskopische Untersuchung bestätigt wird.

Die Therapie ist der bei der Pityriasis versicolor analog und stößt auf dieselben Schwierigkeiten. Die Empfindlichkeit der Prädilektionsstellen des Erythrasmas lassen Vorsicht und Schonung geboten erscheinen. Jodtinktur wird nur in zehnfacher Verdünnung angewandt. Pinselungen mit einer Lösung von Kalium permanganicum (1:1000), ebenso der Gebrauch von Schwefel-, Teer- oder Naphtholsalben können erfolgreich sein. In wenigen Wochen scheint Heilung eingetreten zu sein, aber um Rezidive zu vermeiden, bedarf es großer Ausdauer.

Kapitel XXVI.

Infektiöse Dermatosen. — Pyodermien.

In den folgenden Kapiteln (**XXVI** bis **XXIX**) bespreche ich diejenigen ansteckenden Dermatosen, deren parasitäres Agens festgestellt, bekannt und spezifisch oder nahezu spezifisch ist *und die meist wesentlich oder auch die Kutis betreffen*.

Die einen beruhen auf internen Infektionskrankheiten: die tuberkulösen Exantheme, die Syphilide, die Roseolen des Abdominaltyphus etc.

Die anderen beruhen auf einer von außen kommenden Ansteckung: Pyodermien, weicher Schanker, gewisse kutane Tuberkulosen, Orientbeule etc.

Die von mir im folgenden gegebene Übersicht ist weit davon entfernt, die Frage der Rolle der Infektionen bei den Hautkrankheiten erschöpfend zu behandeln.

Bei vielen Exanthemen ist das ursächliche infektiöse Agens noch unbekannt (Beispiel: die akuten Exantheme); oder es ist nicht spezifisch in dem Sinne, daß verschiedene Arten von Mikroben den gleichen Symptomenkomplex veranlassen können (Beispiele: Purpura, multiple Gangrän, Elephantiasis); oder es kann sekundär sein, d. h. eine Komplikation oder Nebenerscheinung bilden (Beispiele: Ekzem, artefizielle Dermatitiden).

In vielen Fällen endlich ist die Rolle eines infektiösen Agens hypothetisch, nur vermutet, oder unvollständig erkannt (Beispiele: polymorphes Erythem, primäre und sekundäre Purpura, primäre Erythrodermien, Warzen, Wucherungen, Pemphigus, Molluscum contagiosum, akute Knotenbildungen).

Nach dem von mir befolgten Plane sind diese verschiedenen Symptomenkomplexe ausschließlich im ersten Abschnitte dieses Buches, welcher der Morphologie gewidmet ist, abgehandelt; hier beschäftigen mich nur die wohl definierten Krankheiten mit bekannter infektiöser Ätiologie.

Diese infektiösen Dermatosen können entsprechend ihrem pathogenetischen Agens wie folgt eingeteilt werden:

1. Infektiöse Dermatosen, die durch Kokken verursacht werden: die **Pyodermien.**

2. Dermatosen, die durch Bazillen entstehen: **bazilläre, infektiöse Dermatosen (XXVII).**

3. Infektiöse Dermatosen, die durch pflanzliche Parasiten veranlaßt werden, welche höher organisiert sind als die Kokken und Bazillen: **Dermatomykosen (XXVIII).**

4. **Infektiöse Dermatosen, die durch Spirochäten (Treponemen, Trypanosomen etc.)** hervorgerufen werden **(XXIX).** Diese Gruppe umfaßt die Syphilis und einige analoge exotische Dermatosen. Die parasitäre Natur der in diesem Kapitel ausnahmsweise untergebrachten Mykosis fungoides ist durchaus hypothetisch.

Pyodermien.

Als Pyodermien bezeichnet man die akuten Entzündungen der Haut, die auf einer Infektion mit den gewöhnlichen Eitererregern, den Eiterkokken, beruhen.

Pyokokken. Die Mikroorganismen, welche die weitaus größte Zahl der kutanen Eiterungen veranlassen, gehören zwei Gruppen an: den Staphylokokken und den Streptokokken. Bei beiden kennt man zahlreiche Varietäten oder Spezies, die nach der Ansicht gewisser Bakteriologen nur Unterarten sind. Diese Varietäten unterscheiden sich voneinander durch ihre Morphologie, die Eigenschaften ihrer Kulturen, ihr Vorkommen und einen Faktor, der für den Kliniker von besonderem Interesse ist, durch ihre Virulenz, *endlich auch durch den verschiedenen Grad ihrer Kontagiosität.*

Die **Staphylokokken** sind Kokken von ziemlich wechselnder Größe, die im Eiter in Gestalt von Diplokokken oder Reihen von drei oder vier Individuen, in den Kulturen in Haufen oder traubenförmigen Gruppen vorhanden sind. Sie lassen sich, am besten bei 37⁰, auf der Mehrzahl der üblichen künstlichen Nährböden leicht züchten und manche produzieren dabei verschiedene Farbstoffe. Nach dieser wechselnden chromogenen Fähigkeit kann man unter denen, die im Eiter vorkommen, unterscheiden: den Staphylococcus aureus, den Staphylococcus albus, den Staphylococcus citreus usw.; sie verflüssigen Gelatine mehr oder minder rasch und haben eine sehr starke Vitalität.

Beinahe alle Staphylokokken sind pyogen: bei den meisten Tieren verursachen sie durch Inokulation subkutane Abszesse, Peritonitis etc.; in die Venen eines Kaninchen injiziert, rufen sie, je nach ihrer Menge und Virulenz, eine rasch zum Tode führende Septikämie, miliare Abszesse der Nieren, Arthritiden, Osteomyelitis, Endokarditis etc. hervor. Rodet hat *nach anderen (Garré, Bockhart)* durch Einreiben von Kulturen auf der menschlichen Haut Follikulitiden, Impetigo, Furunkel etc. erzeugt.

Man hat bis zu zehn Varietäten oder Spezies der Staphylokokken beschreiben können. Eine durch ihr reichliches Vorkommen auf der Haut sehr wichtige Art bezeichnet man als Staphylococcus cutis communis oder polymorphen Kokkus Cedercreutz. Dieser Mikroorganismus, der zweifellos dem Morococcus Unna *resp. der neben den pyogenen Staphylokokken diesem nur morphologisch charakterisierten, von Unna selbst aufgegebenen Begriff* entspricht, findet sich in den Schuppenkrusten der Ekzematide in Gestalt maulbeerähnlicher Haufen. Auf Glyzerinagar bildet er graue porzellanartige Streifen oder Tropfen und strömt einen Geruch von Buttersäure aus; er verflüssigt die Gelatine nicht. Er gilt im allgemeinen nicht als pathogen; durch Inokulation auf die menschliche Haut hat man indessen mit ihm Follikulitiden und Ekzembläschen erzeugen können *(ob mit Reinkulturen?)*.

Die Staphylokokken sind in der Luft, im Staub, im Wasser stark verbreitet; im Munde, an den natürlichen Ostien, ebenso wie auf der Haut sind sie stets vorhanden.

Die **Streptokokken** sind zu mehr oder minder langen Ketten angeordnete Kokken, die häufig zu Diplokokken zusammentreten; die Größe der Körner wechselt. Sie lassen sich auf allen gebräuchlichen Nährböden züchten, bevorzugen jedoch ein anaerobes Milieu; die optimale Temperatur ist 37⁰. Sie verflüssigen die Gelatine nicht und bilden in der Bouillon Flocken; ihre Lebensfähigkeit verlieren sie an der Luft sehr leicht. Um einen Streptokokkus, der mit anderen Kokken vermischt ist, zu isolieren, empfiehlt S a b o u r a u d die erste Kultur in einer Pipette mit Bouillon oder Aszitesbouillon zu machen. *Für klinische Zwecke aber ist es praktischer, nach L e w a n d o w s k y mit sehr fein ausgezogener Platinnadel das zu untersuchende Material zu entnehmen und — ohne Neubeladung der Nadel — hintereinander mehrere feine Striche auf Schrägagar zu machen. Bei dem für die Haut häufigsten Fall (Kombination von Staphylo- und Streptokokken) wachsen dann auf dem oder den ersten Strichen konfluierende große Staphylokokkenkolonien, auf den weiteren Strichen aber zwischen diesen immer spärlicher werdenden und schließlich eventuell ganz verschwindenden die feinen grautransparenten Streptokokkenherdchen, die allerdings durch mikroskopische Untersuchung von ähnlich wachsenden Mikroben aus der Gruppe der Pseudodiphtheriebazillen unterschieden werden müssen. Diese Methode hat auch den Vorteil, daß sie einen Überblick über das zahlenmäßige Verhältnis der Staphylo- und Streptokokken gewährt.*

Die Virulenz der Streptokokken wechselt in weiten Grenzen. Der S t r e p t ok o k k u s d e s E r y s i p e l s, der von F e h l e i s e n entdeckt wurde, der pyogene S t r e p t o k o k k u s von O g s t o n und R o s e n b a c h, derjenige der P u e r p e r a li n f e k t i o n, gehören sicher zur gleichen Gattung. Bei den anderen Varietäten, welche sich durch ihren morphologischen und biologischen Charakter und ihr Vorkommen voneinander unterscheiden, ist die Frage noch unentschieden. *Der S t r e p t o c o c c u s v i r i d a n s oder m i t i o r scheint auf der Haut nur selten vorzukommen (C o l e).*

Impft man ein Kaninchen am Ohre mit einem stark virulenten Streptokokkus, so entsteht eine Septikämie mit tödlichem Ausgang; weniger virulent erzeugt er ein Erysipel, noch schwächer einen Abszeß. Durch intravenöse Inokulation konnte man bei Tieren fast alle die Erscheinungen hervorrufen, die der Streptokokkus beim Menschen verursacht.

Die Streptokokken kommen gewöhnlich in der Luft, im Boden, auf der Haut und in den mit Schleimhaut ausgekleideten Körperhöhlen vor. Auf der Epidermis sind sie weniger häufig als die Staphylokokken *aber immerhin noch recht häufig*; man findet sie aber stets im Munde gesunder Individuen.

Es ist noch nicht festgestellt, welche Beziehungen bestehen zwischen dem pyogenen Streptokokkus und dem des Speichels (V e i l l o n), dem des Scharlachs, den kleinkörnigen Formen, denen, die Gelatine verflüssigen oder Kapseln bilden etc.. Man hat bis zu 46 Arten beschrieben.

Zahlreiche a n d e r e M i k r o o r g a n i s m e n, die aber keine eigentlichen Pyokokken sind, findet man ebenfalls mehr oder minder häufig auf der Haut und an den natürlichen Ostien; es sind dies: verschiedene M i k r o k o k k e n, die B a z i l l e n d e r S e b o r r h ö e, epidermidis, resp. cutis c o m m u n i s, subtilis, fluorescens, der K o l i b a z i l l u s, die F l a s c h e n b a z i l l e n oder die

Sporen Malassez' usw.; eine Sarzine, ein Leptothrix, verschiedene Saccharomyzeten, *Pseudodiphtheriebazillen* etc.

Die Zahl der Keime auf der Haut schwankt je nach den Umständen bedeutend. Auf einem Quadratzentimeter sind im Durchschnitte 40 215; in einem Bade hinterläßt man, nach Remlinger, 85 bis 1212 Millionen. Sie gedeihen vor allem auf feuchten und behaarten Körpergegenden. Sabouraud hat nachgewiesen, daß sie besonders zahlreich in der Umgebung pathologischer Veränderungen aller Art vorkommen. Ihre hauptsächlichen Schlupfwinkel sind außer den Schleimhautorifizien die Follikeltrichter, die gleichzeitig auch den schwachen Punkt des Epidermispanzers bilden (**XIX**).

Man tut wohl, sich jederzeit bewußt zu sein, daß keine Waschung, keine auch noch so peinliche und ausgiebige Desinfektion imstande ist, mit Sicherheit alle Mikroorganismen, welche die Haut beherbergt, zu entfernen oder zu vernichten. Bezüglich der Pyodermien kann man sagen, daß der Keim für ihre Entstehung fast überall vorhanden ist. Immerhin vermehrt ein Mangel an Reinlichkeit, die Berührung mit infizierten Personen, mit schmutzigen Kleidern oder anderen Gegenständen die Gefahr einer Infektion, *wie besonders z. B. die Differenzen in der Häufigkeit der Pyodermien bei der Skabies der Privat- und poliklinischen Patienten beweisen.*

Pathogenese. Vier Punkte sind hierbei beachtenswert: Die Eingangspforte, die Virulenz, die Widerstandsfähigkeit des Terrains und der pathogene Mechanismus.

A. Der Eintritt der pyogenen Mikroorganismen erfolgt in der überwiegenden Mehrzahl der Fälle von außen; nur bei den Pyämien gelangen sie durch die Zirkulation in die Haut und verursachen intra- oder subkutane Abszesse.

Der durch die Hornschicht gebildete Schutzwall kann durch Traumen aller Art verletzt werden, durch Parasiten wie die Akari oder Pedikuli, durch Kratzen bei Juckreiz, ebenso durch Mazeration oder chemische Alterationen der Epidermis, wie sie durch Kataplasmen, Pflaster und starke Antiseptika (Sublimat, Phenol etc.) entstehen. Es steht fest, daß die letzteren im allgemeinen für die Epidermis schädlicher sind, als für die Keime, die sie beherbergt und daß sie dadurch die Ausbreitung der Pyodermien begünstigen. Daher rührt auch das allgemeine Bestreben, die früher gebräuchlichen antiseptischen Verbände durch aseptische zu ersetzen.

Daß die Follikelmündungen *(und in viel geringerem Umfang die Schweißdrüsenausführungsgänge)* so häufig die Eingangspforten der Infektion bilden, beruht einerseits darauf, daß sie gewöhnlich schon vorher von Keimen besetzt sind, andererseits leicht durch Reibung, Bewegung etc. verletzt werden.

Schon bestehende Veränderungen der Epidermis (Ekzematisation, Bläschen, Blasen) bilden ein für die Ansiedelung der Eitererreger wohl vorbereitetes Terrain; Sekundärinfektionen, hinzutretende Eiterungen oder Impetiginisationen sind daher außerordentlich häufig.

Es ist oft schwierig, zu beurteilen, welchen Anteil die ursprüngliche Ursache resp. die Sekundärinfektion an den Veränderungen hat; verschiedene chemische Substanzen und gewisse spezifische Mikroben können in der Tat an und für sich pyogen sein (**IX**, 112—113).

B. Der Grad der Virulenz der Eiterkokken und anderer Parasiten ist nicht allein je nach der Gattung und Art durchaus verschieden, sondern auch bei ein und derselben Art. Manche verhalten sich wie einfache Saprophyten, andere sind hochgradig pathogen. Die Virulenz eines Mikroben kann durch verschiedene Laboratoriumsverfahren abgeschwächt oder gesteigert werden. Klinisch hängt sie von mancherlei, noch nicht genauer festgestellten

Umständen ab: die am besten bekannte Ursache der Zunahme, aber nicht die einzige, ist die Wucherung in einem primären Krankheitsherd; die Wirkung ist dabei vergleichbar mit der Steigerung durch Passage, wie sie die Bakteriologen vornehmen. Sie erklärt auch die Autoinokulationen, die Kontagiosität und die Hartnäckigkeit gewisser pyodermatischer Läsionen. Eine ganze Zahl banaler Mikroorganismen ist vermutlich imstande, unter gewissen Bedingungen pathogene Fähigkeiten zu erlangen.

C. Der Widerstand des Terrains gegen die Eiterkokken ist ebenfalls sehr verschieden. Obgleich gegenüber den Eitererregern weder eine vorübergehende noch eine dauernde Immunität besteht *oder vielmehr nicht mit Sicherheit nachgewiesen ist*, ist offenbar unter gewissen Bedingungen die Empfänglichkeit vermehrt. In der Kindheit und in jugendlichem Alter wirken der sogenannte Lymphatismus oder die skrofulöse Veranlagung, die Abmagerung und Entkräftung als prädisponierende Momente. Bei Erwachsenen erzeugen Überarbeitung, allgemeine Ernährungsstörungen wie *(vor allem)* Diabetes und Kachexie gleichfalls eine Prädisposition zu Pyodermien. Die Wirkungen lokaler Zirkulations- oder Ernährungsstörungen der Haut machen sich z. B. bei varikösen Zuständen der Extremitäten geltend. Diese Umstände begründen nicht allein das häufige Auftreten superfizieller Pyodermien, sondern auch ihre Ausbreitung, ihre Rezidive, ihren hartnäckigen Charakter, und die Neigung zu Komplikationen (Lymphangitiden, Abszesse, Adenitiden) und zur Entstehung schwerer Formen von Allgemeininfektionen mit Staphylokokken oder Streptokokken; diese können bei schwächlichen Kindern und kachektischen Individuen den Tod herbeiführen.

D. Sowohl Staphylokokken wie Streptokokken üben, zweifellos durch ihre Ausscheidungen, eine gefäßerweiternde Wirkung aus und besitzen gegenüber den Leukozyten eine Anziehungskraft, die man als positive Chemotaxis bezeichnet. Unter ihrem Einflusse wird die Haut hyperämisch und die weißen Blutkörperchen strömen zugleich mit einer gewissen Menge Plasma in die Kutis, oder, je nachdem, in die Epidermis aus. Es gibt indessen einige Unterschiede in den Eigenschaften der beiden Gruppen von Eitererregern.

Die Staphylokokken ziehen besonders die Leukozyten an und produzieren einen schwerflüssigen, rahmigen, dicken Eiter, den man früher als „Pus bonum et laudabile" bezeichnete. Die Streptokokken sind im allgemeinen weniger stark pyogen; sie veranlassen vielmehr eine Exsudation von Plasma, die Absonderung eines trüben Serums oder serösen, schlecht gebundenen Eiters. Überdies wirkt der Staphylococcus aureus nekrotisierend, wie dies die Eiterpfropfen des Furunkels und die nekrotischen Massen des Karbunkels erkennen lassen. Mischinfektionen rufen intermediäre Erscheinungen hervor. *Dabei ist aber hervorzuheben, daß auch die verschiedenen Schichten der Haut verschieden reagieren: Auf Streptokokken z. B. die Epidermis mit der Bildung seröser Blasen (Impetigo contagiosa s. vulgaris), die Kutis bei schichtweiser Infektion von außen mit eitriger Zerstörung (Ekthyma). Auch die Staphylokokken können in der Epidermis rein seröse Blasen bedingen.*

Klinische Formen. Eine ganze Reihe von Krankheitstypen entsteht durch das Eindringen von Pyokokken in die Epidermis, die Haartalgfollikel, *die Schweißdrüsen* oder in die Kutis. Ich habe versucht, in der nebenstehenden schematischen Abbildung eine Darstellung der hauptsächlichsten Typen zu geben (Fig. 104).

Von den **staphylogenen** Pyodermien äußeren Ursprungs habe ich weiter oben beschrieben: die Impetigo Bockhart (**IX**, 117), die Impetiginisation von Dermatosen (**IV**, 52), die ostiofollikulären Pusteln und die tiefgehenden Follikulitiden (**XIX, 266**). Nachstehend bespreche ich den Furunkel, den Karbunkel, die Schweißdrüsenabszesse. Die Abszesse, die diffusen Phlegmonen und die eiternden Wunden gehören in das Gebiet der Chirurgie.

Die durch die Blutzirkulation der Haut zugeführten Staphylokokken erzeugen multiple, sukzessiv entstehende **embolische Abszesse** *oder auch*

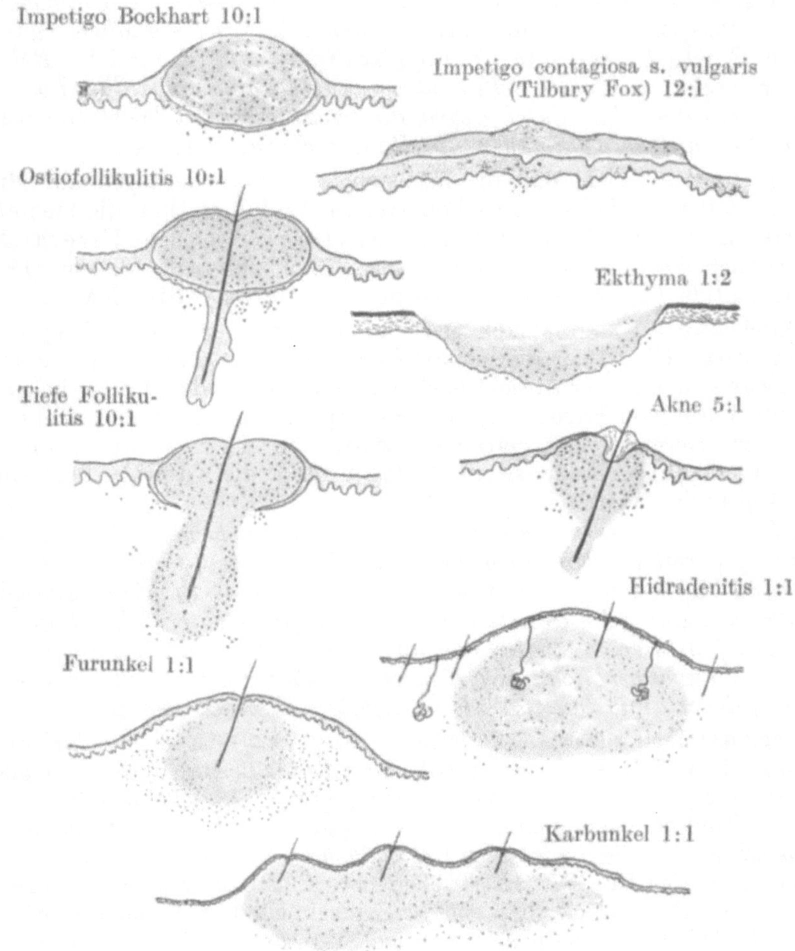

Fig. 104.
Schema der Pyodermien.
Der Eiter und das nekrotische Gewebe ist in gelber Farbe dargestellt. Die Punkte bezeichnen annähernd die relative Menge der in der Epidermis und Kutis vorhandenen Leukozyten. Die Vergrößerung ist neben jeder Figur angegeben.

papulöse, erythematöse, nodöse, hämorrhagische, pustulöse Effloreszenzen; sie bilden eine der Manifestationen der Pyämie, die von schweren Allgemeinsymptomen begleitet ist.

Die **miliaren Abszesse der kleinen Kinder** haben die gleiche Pathogenese, bilden aber eine weniger gefährliche klinische Form. Bei schwächlichen neugeborenen Kindern, die von einer Impetigo, einem glutäalen Erythem, einer

Gastroenteritis etc. befallen sind, kann man das schubweise Auftreten von multiplen, intrakutanen Knötchen beobachten, die alle ungefähr das Volumen einer kleinen Erbse haben und sehr hartnäckig sind. Punktiert man sie, so entleert sich rahmiger Eiter. Die Allgemeinsymptome sind bei den verschiedenen Fällen verschieden. *Doch ist durch die Untersuchungen Lewandowskys erwiesen, daß die multiplen Abszesse der kleinen Kinder durch exogene Infektion der Schweißdrüsenausführungsgänge bedingt sind. Es gehen ihnen voraus oder es begleiten sie kleine, rot umsäumte, oberflächliche Pusteln („Periporitiden"), die sich zu den Abszessen verhalten, wie die Impetigo Bockhart, resp. die „Ostiofollikulitis" zum Furunkel. Bei den kleinen Kindern stellen die Schweißdrüsenausführungsgänge die „Lücke im Hornschichtpanzer" dar, durch welche die Staphylokokken leicht eindringen, wie bei allen älteren Individuen die Haartalgdrüsenöffnungen.*

Ich erinnere daran, daß die nachstehenden Veränderungen auf **Mischinfektionen** mit verschiedenen Eiterkokken zurückzuführen sind: die Impetigo vulgaris und das Ekthyma (**IX**, 115 und 118); verschiedene Ulzera (**XV**); wahrscheinlich die pustulöse Akne (**XIX**, 273); bakterielle Ekzeme (**IV**, 39) und Ekzematide (**V**, 64), sowie die impetiginöse Onychie (**XXI**, 311).

Durch kutane **Streptokokkeninfektion** entstehen: die Impetigo Tilbury Fox (**IX**, 113); die streptogene chronische Epidermatitis Sabourauds, die meiner Ansicht nach nur eine mehr oder weniger lichenoide bakterielle Form von Ekzem ist; das Erysipel, das gewöhnlich nicht zum Gebiet der Dermatologie gerechnet wird; die Lymphangitiden, die lymphangitischen Abszesse, die Phlegmonen, die Adenophlegmonen, die zur Chirurgie gehören.

Ich habe meine in einzelnen Punkten abweichenden Anschauungen über die Pyodermien schon an mehreren Stellen angedeutet und verweise hier darauf und auf meine Arbeit über die Pyodermien (Sammlung zwangloser Abhandlungen aus dem Gebiete der Dermatologie etc. I. Bd. Halle a. S. 1912). Ich füge hier (S. 394-5) das dort gegebene Schema (fast unverändert) bei, das unsere augenblicklichen Kenntnisse über diese Gruppe wiedergibt. Das Fettgedruckte gibt die praktisch wichtigen Formen wieder.

Angulus infectiosus oris („Perlèche", „*Faulecke*") ist eine unbedeutende Affektion, die von Interesse ist, wegen ihrer Kontagiosität und der diagnostischen Irrtümer, zu denen sie Veranlassung gibt. Sie scheint eine einfache regionäre Streptokokkeninfektion zu sein, *was aber bei der Konstanz der Streptokokken in der normalen Mundhöhle schwer zu beweisen ist!* J. Lemaître, der sie 1886 beschrieben hat, führte sie auf einen Streptococcus plicatilis zurück, der aber wahrscheinlich kein besonderer Streptokokkus ist. Die bei Kindern sehr häufige Erkrankung, die sie in der Schule erwerben und in ihrer Familie verbreiten, besteht in einer abgegrenzten Rötung der beiden Mundwinkel, mit Mazeration und Fissurierung der Epidermis. Sie kann Wochen und Monate dauern. Oft *(ich müsste nach meinen Erfahrungen dafür ein „selten" setzen)* ist gleichzeitig eine Impetigo vulgaris oder eine impetiginöse Stomatitis vorhanden.

Die Diagnose muß gestellt werden gegenüber dem Herpes, der anfangs stets vesikulös ist und selten bilateral auftritt, vor allem aber gegenüber den „Plaques muqueuses", die jedoch von anderen Erscheinungen der sekundären Syphilis begleitet sind.

Man behandelt die Erkrankung wie die Impetigo. Silbernitrat, „Eau d'Alibour" oder Steresol werden ihrer bald Herr. Kinder dürfen sich nicht küssen, und ihr Trink- und Eßgeschirr muß mit kochendem Wasser gereinigt werden.

Schließlich existieren noch **nichteiternde Manifestationen** der verschiedenen Eiterkokkeninfektionen: z. B. gewisse Formen der **Purpura (III)** wahrscheinlich die **Botryomykome (XXX**, 498), vielleicht die **Acne necrotica**, das **Aknekeloid** etc.

Furunkel. Der **Furunkel** ist eine mächtige Follikulitis mit gewöhnlich sehr akut entzündlicher Reaktion und nekrotischem Charakter.

Pasteur, der (1880) entdeckte, daß der Furunkel durch den Staphylococcus aureus entstand, fand kurz darauf den „Mikroorganismus des Furunkels" auch bei der Osteomyelitis.

Gleichviel ob der Furunkel durch Kontagion oder, was noch häufiger der Fall ist, durch Autoinokulation von einer anderen staphylogenen Läsion entsteht, stets muß der Eitererreger ziemlich tief in den Follikel eingedrungen sein, um diese Pyodermie zu erzeugen. Daher kommt es, daß die Furunkel sich vorzugsweise an den Körperstellen entwickeln, die fortgesetzter Reibung durch Kleider oder Handwerkszeuge unterworfen sind; sie sind bei Lumpensammlern, Zuckersiedern, Reitern, Handwerkern etc. häufige Erscheinungen. Überanstrengung, Nervenerschütterung, Diätfehler, Rekonvaleszenz nach akuten Erkrankungen prädisponieren dazu. Durch den Diabetes mellitus vor allem wird das Terrain besonders günstig für die Entstehung von Furunkeln, so daß man regelmäßig bei allen Furunkulösen den Urin untersuchen muß.

Bei gewissen Individuen ist die Prädisposition so ausgesprochen, daß während Monaten und Jahren sich ein Furunkel nach dem anderen bildet. Diese **Furunkulose** kann mit Schwächezuständen, Autointoxikationen etc. verbunden sein, oft aber ist die Ursache nicht festzustellen.

Ein Furunkel beginnt als eine gerötete, spitze Erhebung, die in ihrer Mitte von einem Lanugohaare durchbohrt ist; seine zwei wesentlichen Eigenschaften sind: Induration und Schmerzhaftigkeit. Häufig *(namentlich in der Nähe der Augenlider, an den Lippen etc.)* ist die Umgebung stark ödematös. In drei bis fünf Tagen wird die Erhebung, die inzwischen zugenommen hat, an ihrer Spitze zuerst violett verfärbt, dann pustulös. Ist der Furunkel voll entwickelt, so erweicht er und öffnet sich; es fließt zuerst Eiter aus und alsdann wird ein **Eiterpfropf** ausgestoßen, der aus nekrotischem und mit Eiter infiltriertem Zellgewebe besteht. Der Schmerz hört auf, sobald der Eiter frei austreten kann.

Ein Furunkel hinterläßt stets eine mehr oder minder auffällige Narbe, wenn es nicht zu spontanem oder durch die Behandlung bedingtem **Rückgang** kommt; in diesem Falle dauert die Verhärtung drei bis zwölf *und mehr* Tage und gelangt schließlich zur Resorption. Bei konstitutionell oder durch Überarbeitung geschwächten Individuen ist der Furunkel von ziemlich starkem Ödem, Fieber, allgemeinem Unbehagen usw. begleitet.

Die Furunkel können an beliebiger Stelle lokalisiert sein, vorausgesetzt, daß sich Haarfollikel in dieser Region vorfinden; ihre Prädilektionsstelle ist jedoch der Nacken, in zweiter Linie der Rücken, die Glutäalgegend, die Vorderarme etc.

Der **Furunkel der Oberlippe** verursacht ein beängstigendes, sehr ausgedehntes Ödem und läßt eine Lymphangitis, Phlebitis und meningitische Komplikationen befürchten.

Die **Furunkel des Gehörganges** sind bemerkenswert wegen des Schmerzes, der sehr intensiv und weithin ausstrahlend ist, am Kauen hindert und den Schlaf raubt. Diese Furunkel stehen oft im Zusammenhang mit einem Ekzem der Ohrengegend, rezidivieren gern und können von einem Ohr auf das andere übergehen.

Jadassohn's Schema der

Lokali-sation	Staphylodermien (Staphylococcus pyogenes aureus		
	1. zirkumskript und an die Hautorgane gebunden		**2. zirkumskript, nicht an die Hautorgane gebunden**
	a) Schweißdrüsenapparat	b) Haartalgdrüsenapparat	
Epidermidal	α) **Staphylodermia periporitica (Periporitis staphylogenes (Lewandowsky) =** Schweißdrüsenausführungspustel; (fast nur?) bei Säuglingen.	α) **Staphylodermia follicularis superficialis (Folliculitis staphylogenes =Impetigo Bockhart)** bei Kindern und Erwachsenen.	Staphylodermia superficialis vesiculosa, bullosa (tenui-) crustosa, impetiginosa (Impetigo contagiosa sive vulgaris atypica staphylogenes). Seltene sporadische Fälle, **event.** japanische und europäische Epidemien (Dohi = Impetigo albo-staphylogenes). **Event.** hierher: Staphylogenes Pemphigoid der Neugeborenen und Kinder (Pemphigus neonatorum et infantum staphylogenes).
Epidermido-kutan	β) **Staphylodermia sudoripara suppurativa (Abscessus glandularum sudoripar. =** Schweißdrüsenabszeß) wesentl. bei Säuglingen.	β) **Staphylodermia follicularis profunda (necrotica) = Furunkel** (ev. Karbunkel) bei Kindern und Erwachsenen.	Staphylodermia epidermidocutanea ecthymatosa (= Ecthyma simplex staphylogenes); noch nicht mit Sicherheit gefunden.
Kutan	do.	do.	Staphylodermia cutanea et subcutanea abscedens (Staphylogene Haut- und Unterhautabszesse ohne Beziehung zu den Drüsen).
Kutan-Subkutan	do.	do.	
Subkutan	do.	do.	

exogen entstehenden Pyodermien.

und albus)	Streptodermien (Streptococcus pyogenes longus)	
3. diffus	1. zirkumskript, nicht an die Hautorgane gebunden	2. diffus
E v e n t. Dermatit. exfoliativa neonatorum staphylogenes (Ritter v. Rittershain) bei, resp. nach oder statt Pemphigoid der Neugeborenen. E v e n t. ferner: Staphylodermia pustulosa miliaris (eczematosa) — (Dermite pustuleuse miliaire staphylococcique, Sabouraud).	**Streptodermia superficialis vesiculosa, bullosa, crustosa, impetiginosa (Impetigo contagiosa s. vulgaris typica streptogenes).** Häufig sporadisch, mäßig kontagiös, vielleicht auch epidemisch (Kurth). Dazu **Streptodermia bullosa** (manuum) — (Tourniole streptococcique des doigts [Sabouraud]). E v e n t. hierher: Streptogenes Pemphigoid der Neugeborenen und Kinder (Pemphigus neonatorum et infantum streptogenes). Ferner vielleicht: Angulus infectiosus (Faulecke).	**E v e n t. Dermatitis** exfoliativa neonatorum streptogenes (Ritter v. Rittershain) bei, resp. nach oder statt dem Pemphigoid der Neugeborenen. E v e n t. ferner: Streptodermia chronica (eczematosa) — (Dermite chronique à streptocoque, Sabouraud).
—	**Streptodermia epidermido-cutanea circumscripta ecthymatosa (= Ecthyma simplex streptogenes).**	—
Staphylodermia cutanea lymphatica (Erysipelas staphylogenes? Jordan).	Streptodermia cutanea et subcutanea abscedens (Streptogene Haut- und Unterhautabszesse).	**Streptodermia cutanea lymphatica streptogenes (= Erysipelas streptog.).**
Staphylodermia phlegmonosa (Phlegmone staphylogenes).		**Streptodermia phlegmonosa** (Phlegmone streptogenes).

Ein Furunkel unterscheidet sich von einer gewöhnlichen eiternden Follikulitis durch die Intensität der entzündlichen Reaktion, die Induration der Gewebe, den Schmerz und den Eiterpfropfen; von einem Schweißdrüsenabszeß, der übrigens meistens in der Achselhöhle lokalisiert ist, durch seine zugespitzte Form und durch seinen Eiterpfropfen. Die Differentialdiagnose gegenüber der Pustula maligna kann ausnahmsweise ziemlich schwierig sein.

Therapie. Im Beginn kann man eine Abortivbehandlung versuchen; zu diesem Zwecke durchsticht man das Zentrum des Furunkels mit der feinen Spitze eines Galvano- oder Thermokauters *(nach von der Peripherie her vorgenommener Infiltration mit Kokain oder Novokain)* oder man betupft ihn zweimal mit zwölfstündigem Intervall mit Jodtinktur oder noch besser mit Jodazeton. Die Haut der Umgebung wird mit einer antiseptischen Seife gereinigt und mit alkoholischer Kampfer- oder Resorzinlösung gewaschen.

Der voll entwickelte Furunkel darf nicht durch starke Antiseptika gereizt werden, was nur zu einer Komplikation mit einer artefiziellen Dermatitis führen würde. Es genügen in diesem Stadium zweimal täglich heiße Zerstäubungen mit schwachem Karbol-, Resorzin- oder Phenosalylwasser und Waschung mit verdünntem Wasserstoffsuperoxyd *oder Karbol-, Thymol-, Salizylspiritus mit Zusatz von etwas Glyzerin.* Man verbindet dann mit einem Kataplasma, einem feuchten Verband mit gekochtem Wasser, boraxhaltigem Glyzerin oder einfach mit trockener aseptischer Gaze.

Ich habe es niemals nötig gefunden, einen Furunkel zu inzidieren. Es wäre eher berechtigt, ganz im Beginne eine vollständige Exzision auszuführen, wenn der Patient und die Lokalisation sich dafür eignen. Der Schmerz, den die interstitiellen Injektionen sogar von gasförmigem Sauerstoff hervorrufen, wird durch ihre Vorteile nicht aufgewogen. Während der Reparationsperiode ist es zweckmäßig, die Wunde mit rotem Pflaster bedeckt zu halten. *Man muß die Gegend, in der ein Furunkel gesessen hat, noch wochenlang mit den erwähnten spirituösen Lösungen desinfizieren, und kann sehr zweckmäßig die Haut nachträglich mit einem Schwefel-Bor-Zink-Puder oder ähnlichem einreiben. Solange der Furunkel sezerniert, muß man ihn mit einem Pflasterverband (am bequemsten Vulnoplast) isolieren. Die Unterkleider, die Rockkragen müssen desinfiziert, alle Reibung muß vermieden werden. Bei chronischer Nackenfurunkulose wie bei solcher des Anus wirkt Röntgenbestrahlung oft günstig.*

Die innere Behandlung mit Schwefel, Sulfiden, Hyposulfiten, Ichthyol scheint wenig wirksam zu sein. Bierhefe, besonders wenn frisch, bewirkt, in Dosen von drei Eßlöffel voll täglich, nicht selten *(?)* einen raschen Rückgang der Entzündung und des Schmerzes. Versagt sie, so muß man es mit einer anderen Bezugsquelle versuchen oder sie durch ein anderes Ferment, z. B. Milchsäureferment ersetzen. Neuerdings habe ich *neben vielen anderen* mit der Methode der Bakteriotherapie nach A. Wright *(auch ich mit Standard-Vakzins ohne Bestimmung des opsonischen Index)* sehr gute, wenn auch inkonstante Resultate erhalten.

Man wird natürlich Sorge tragen, die Lebensweise des Patienten zu regulieren; in gewissen Fällen kann die besondere Diät der Diabetiker, der an Autointoxikationen oder „Arthritismus" Erkrankten indiziert sein. Der Gebrauch arsen- oder schwefelhaltiger Mineralwässer ist mitunter bei hartnäckigen Furunkulosen sehr nützlich.

Den Karbunkel (französisch: **Anthrax**) kann man als eine Anhäufung von Furunkeln betrachten.

Die Ätiologie ist die gleiche. Einige Autoren haben dem Karbunkel einen spezifischen Charakter zuschreiben wollen, indem sie meinten, daß er auf einer Mischinfektion beruhe; indessen hat Garré durch Inokulation mit Staphylokokken aus einer Osteomyelitis einen Karbunkel erzeugen können.

Die Veränderungen sind ausgedehnter als beim Furunkel. Die perifollikuläre Nekrose des Zellgewebes fließt zu Herden zusammen, die schließlich durch Eiterung abgelöst und nicht mehr in Gestalt zirkumskripter Eiterpfropfen, sondern als manchmal ziemlich ausgedehnte, brandige Fetzen abgestoßen werden.

Der Beginn zeigt sich oft an durch Schüttelfröste, allgemeines Unbehagen, Abgeschlagenheit und Appetitlosigkeit; zugleich tritt eine sehr derbe, rotverfärbte Schwellung auf, die der Sitz eines lebhaften, reißenden Schmerzes ist. Das Ödem der Umgebung ist meistens sehr stark und ausgedehnt. Nach vier oder fünf Tagen sieht man an den Follikelöffnungen einige Bläschen oder Pusteln. Sie verwandeln sich in Vertiefungen oder Krater, aus denen der Eiter immer reichlicher ausfließt und graue brandige Trümmer sich entleeren. Zwischen den Öffnungen ist die Haut violett und geschwollen, oft erodiert; die Hautbrücken, welche die Krater voneinander trennen, werden häufig durch eiterige Einschmelzung oder Nekrose zerstört. Die Öffnungen eines Karbunkels sind also multipel, unregelmäßig und ausgebuchtet. Bis sich der Eiter vollständig entleert, können zwei bis vier Wochen verstreichen. Die spontane Schmerzhaftigkeit hört in dem Augenblicke auf, in dem eine tiefgreifende Mortifikation sich demarkiert. Die Heilung geschieht durch Granulation; es hinterbleibt eine sehr auffällige Narbe, die oft zusammengezogen und sternförmig ist.

Bei schwächlichen Individuen und Diabetikern besonders nimmt der Karbunkel oft großen Umfang an; die brettartige Induration im Beginne ist sehr ausgedehnt; tritt Eiterung ein, so bilden sich wirkliche Phlegmonen, Eitersenkungen und manchmal große gangränöse Herde. Diese diffusen oder malignen Karbunkel sind von hochgradigem Fieber, Unruhe, starkem Delirium oder tiefer Erschöpfung begleitet und können durch Septikämie, Kräfteverlust oder durch Eröffnung der großen Blutgefäße oder Körperhöhlen den Tod herbeiführen.

Die sehr wechselnde Prognose scheint also einerseits mit der Virulenz der Kokken, andererseits mit der Beschaffenheit des Terrains zusammenzuhängen. Die durchschnittliche Dauer eines Karbunkels beträgt vier bis sechs Wochen.

Die Behandlung des benignen Karbunkels entspricht der des Furunkels. Inzision ist selten notwendig oder vorteilhaft. Bei umfangreichen Karbunkeln verkürzt die Einführung von „Pfeilen" der „Pâte de Canquoin" (cf. Therapeutische Notizen § 11) die Gesamtdauer des Prozesses bedeutend. Beim malignen Karbunkel wird ein chirurgischer Eingriff *(Exzision, Umschneidung, Abpräparation von der Fascie)* sich empfehlen.

Als **Schweißdrüsenabszeß** *(Hidradenitis,* Hidrosadénite) oder „tuberöser Abszeß der Achselhöhle" (Velpeau) bezeichnet man kleine, *manchmal aber auch sehr große* intrakutane oder vielmehr subkutane Abszesse, die man in dieser Gestalt eigentlich nur in der Axillarregion antrifft. Ohne daß bis jetzt der Beweis dafür gelungen wäre, nimmt man an, daß es sich um eine Infektion der Schweißdrüsen, wahrscheinlich durch Staphylokokken, handelt *(cf. hierzu oben S. 392).*

Die Schweißdrüsenabszesse, welche bei Frauen häufiger vorkommen, entstehen durch wiederholtes Reiben, mangelhafte Reinlichkeit, Veränderung des Schweißes, Ekzematide dieser Region usw.

Unter Juckreiz oder einem Gefühl von Spannung entwickeln sich eine oder mehrere schmerzhafte Indurationen von halbkugeliger Gestalt, von der Größe einer Erbse bis zu der einer Haselnuß. Sie können resorbiert werden, aber meistens erweichen sie und durchbrechen die verdünnte und gerötete Haut; es entleert sich ein rahmiger Eiter. Die Entwickelung jedes Knotens dauert 10—14 Tage; in aufeinander folgenden Schüben bilden sich, manchmal in beiden Achselhöhlen, während Wochen und Monaten immer neue Abszesse. Jeden Sommer treten gern Rezidive auf; Komplikationen sind selten.

Man behandelt die Schweißdrüsenabszesse wie die Furunkel. Wenn sie fluktuieren, ist man genötigt, sie zu öffnen. Die Haare dieser Körpergegend dürfen nicht geschnitten oder rasiert werden. Bierhefe oder andere Fermente haben in meiner Praxis selbst bei hartnäckigen und langwierigen Fällen Wunder gewirkt. Peinliche Reinlichkeit ist notwendig, um Rückfälle zu vermeiden.

Kapitel XXVII.

Bazilläre infektiöse Dermatosen.

Die infektiösen Dermatosen, die durch Bazillen verursacht werden, sind folgende: die kutane Tuberkulose, der Rotz, die Pustula maligna des Milzbrands, das Ulcus molle, wahrscheinlich auch das Rhinosklerom (**XVIII**, 262) und die Verruga peruviana.

Außerdem hat man auch bei den nachstehenden Krankheiten spezifische oder nichtspezifische Bazillen für sich allein oder in Verbindung z. B. mit Spirillen („fusospirilläre Symbiose") als Erreger vermutet: die Diphtherie der Wunden und die Nosokomialgangrän gehören ins Gebiet der Chirurgie; gewisse Formen von multipler Gangrän (**XV**, 219), das tropische phagedänische Ulkus (**XV**, 208), die ulzeromembranöse Stomatitis (**XV**, 212), das Noma (**XV**, 214), die Balanoposthitis erosiva circinata (**XV**, 216) usw. Diese Erkrankungen sind eigentlich *(vielleicht zum Teil)* nur Symptomenkomplexe.

Tuberkulose.

Die kutanen Manifestationen der Tuberkulose bilden heutzutage ein umfangreiches Kapitel der Dermatologie.

Dasselbe hat sich ganz allmählich entwickelt und beruht erst seit den Entdeckungen von Villemin und Koch auf wissenschaftlicher Grundlage.

So wurde z. B. der Lupus vulgaris, den Willan und Bateman von den anderen Dermatosen abtrennten, nur deshalb als „tuberkulös" bezeichnet, weil seine charakteristische Elementarform zu den dermatologisch sogenannten „Tuberkeln" gehört. Die Kliniker Lugol, Bazin, Hardy, Lallier, Vidal und Besnier haben ihn zu den Skrofuliden gerechnet und mehr oder weniger bestimmt seine *(ätiologisch)* tuberkulöse Natur erkannt. Diese ist histologisch durch Friedländer und andere, experimentell durch Max Schüller, Leloir und vor allem durch R. Koch bewiesen worden.

Analoge Wandlungen machten unsere Vorstellungen über die anderen Typen der kutanen Tuberkulose durch.

Von den Faktoren, welche heutzutage dazu dienen, den tuberkulösen Charakter einer kutanen Affektion sicher zu stellen, haben nur zwei eine streng wissenschaftliche Gültigkeit:

1. Das Vorhandensein des Kochschen Bazillus in den Läsionen.

2. Das positive Resultat der Verimpfung eines krankhaften Gewebsstückes auf Tiere, besonders auf das für Tuberkulose empfindliche Meerschweinchen.

*Doch muß selbst bei diesen beiden „streng wissenschaftlichen Zeichen"
betont werden, daß säurefeste Bazillen auch sonst vorkommen, was speziell
bei Abstrichpräparaten zu berücksichtigen ist, und daß selbst Tuberkelbazillen vorübergehend saprophytisch auf Läsionen vorhanden oder im Blutstrom zirkulieren können, so daß eine Tiertuberkulose auch durch solche
mehr zufällige Beimengungen bedingt sein kann, so wenig diese Befunde
auch für die Diagnose der Tuberkulose praktisch in Betracht kommen.*

Die anderen Kennzeichen gestatten nur eine Vermutung, die allerdings
an Wahrscheinlichkeit gewinnt, wenn mehrere derselben gleichzeitig vorhanden sind.

1. Die histologische Struktur, wenn sie mit der der sicher tuberkulösen
Veränderungen übereinstimmt. *Doch ist je länger um so häufiger die tuberkulöse Struktur auch bei anderen Erkrankungen speziell auch der Haut
gefunden worden (cf. Syphilis, Lepra, tiefe Trichophytien, „Fremdkörper-
tuberkulose" etc.).*

2. Die positive *lokale* Reaktion auf das Alt-Tuberkulin Kochs.

3. Ein bestimmtes klinisches Aussehen, die Entwickelung und die besonderen ätiologischen Umstände.

4. Das gleichzeitige Vorhandensein unzweifelhaft tuberkulöser Manifestationen.

Was die Serumdiagnose der Tuberkulose betrifft, so ist ihr Wert noch
unsicher.

Klinische Formen. Man kennt fünf Krankheitstypen, welche die Gesamtheit dieser Forderungen erfüllen und fast regelmäßig die eben angegebenen
sechs Kennzeichen besitzen: das tuberkulöse Ulkus, die Tuberculosis
verrucosa cutis, das tuberkulöse Gumma, die fungöse Tuberkulose,
den Lupus vulgaris. Ich fasse sie zusammen unter dem Namen der „kutanen
Tuberkulosen".

Die Arbeiten der letzten 20 Jahre haben gezeigt, daß es außerdem eine
wichtige Gruppe von Dermatosen gibt, welche zwar gewöhnlich den zwei ersten
Bedingungen nicht entsprechen, dagegen aber die vier letzten so häufig erfüllen,
daß man annehmen kann, daß zwischen ihnen und der Tuberkulose enge Beziehungen bestehen.

Man hat sie als „**Tuberkulide**" bezeichnet *(Darier)* und sie als abgeschwächte Formen der Tuberkulose betrachtet; diese Anschauung hat
neuerdings mehrfache experimentelle Bestätigung erhalten, die mir entscheidend
zu sein scheint.

Man muß von Anfang an darauf hinweisen, daß, wenn auch einerseits
diese Einteilung mit ihren Unterabteilungen für die große Mehrzahl der Fälle
berechtigt ist und ganz besonders die Beschreibung und das Studium erleichtert,
andererseits doch zahlreiche Übergangsformen zwischen den verschiedenen
Typen der kutanen Tuberkulose und zwischen diesen und den Tuberkuliden
vorkommen. Die Existenz dieser Übergänge zwischen verschiedenen ätiologisch identischen Krankheitsprodukten hat nichts Überraschendes.

Allgemeine Ätiologie. Es wäre ein Übergriff auf das Gebiet der allgemeinen Pathologie, wenn ich hier den Kochschen Bazillus, seine biologischen
Eigenschaften, seine Kulturen, seine Sekretionsprodukte, seine pathogenen
Eigenschaften beim Menschen und bei Tieren, seine Eingangspforten beschreiben
und darauf eingehen wollte, wie die Besonderheiten des Terrains die Entwickelung der tuberkulösen Infektion zu modifizieren scheinen.

Es genüge, daran zu erinnern, wie sehr das Gebiet der Tuberkulose durch
die neueren Forschungen erweitert worden ist. Diese Infektion erscheint uns

heute unendlich stärker verbreitet zu sein, als man früher glaubte; oft setzt sie schon in der ersten Jugend ein.

Nur bei der Minderheit der befallenen Individuen entwickelt sich schon im Beginne das Bild der klassischen Lungentuberkulose; die große Mehrzahl der Fälle manifestiert sich in Form einer lokalen, chirurgischen, ganglionären, kutanen oder larvierten Tuberkulose, einer „Skrofulose" etc.

Immer mehr ist man geneigt, eine ganze Anzahl von Symptomenkomplexen und Affektionen auf die Tuberkulose zurückzuführen, die früher in keiner Beziehung zu ihr zu stehen schienen; die Dermatologie ist hiebei den anderen Zweigen der Pathologie vorausgeeilt.

Man muß also die kutane Tuberkulose auffassen: nicht als eine homogene Gruppe, sondern als eine Vereinigung von Erscheinungen wechselnder Virulenz; ihre verschiedenen Formen habe ich in absteigender Reihenfolge ihrer Virulenz und ihres Bazillengehaltes zusammengestellt.

Zurzeit fehlt jede sichere Erklärung für die Tatsache, daß die Inokulation mit dem Kochschen Bazillus so verschiedene Wirkungen hervorrufen kann, Wirkungen, die sogar noch mannigfaltiger sind als diejenigen, welche z. B. die Spirochäte der Syphilis im Gefolge hat.

Es scheint nicht *oder ist bisher wenigstens nur aus wenigen experimentellen Tatsachen zu erschließen,* daß die Rasse der Bazillen hiebei eine Rolle spielt. Tatsächlich geht aus den zahlreichen Versuchen an Affen, die Neißer im Jahre 1905 auf Java ausführen ließ, hervor, daß bei diesen Tieren die kutane Inokulation mit tuberkulösem Material von beliebiger Herkunft innerhalb drei bis fünf Wochen folgende Erscheinungen erzeugt: eine entzündliche Schwellung, die gewöhnlich zur Bildung eines typischen tuberkulösen Ulkus mit serpiginöser Ausdehnung führt; seltener nicht ulzerierende, schuppende, lupoide Knötchen; stets eine viszerale Tuberkulose, die hauptsächlich die Milz und die Leber befällt und den Tod des Tieres zur Folge hat. *Doch können bei weniger empfindlichen Tieren und auch beim Menschen Differenzen der Bazillenstämme sehr wohl größere Unterschiede bedingen, als bei den sehr empfänglichen Affen.*

Pathogenetisch müssen wir bei allen Haut- und Schleimhauttuberkulosen unterscheiden: I. Die Inokulationstuberkulose (exogen und autogen); II. die Kontiguitätstuberkulose; III. die metastatischen, lympho- und hämatogenen Formen. Diesen verschiedenen Formen der Pathogenese entsprechen aber keineswegs immer verschiedene klinische Bilder.

Kutane Tuberkulosen.

Tuberkulöses Ulkus. Man belegt mit dieser Bezeichnung eine primäre und wesentlich ulzeröse, durch den Kochschen Bazillus entstandene Läsion (**XV**, 199), welche gewöhnlich sehr zahlreiche und virulente Bazillen enthält. Diese Affektion ist auch als miliare Tuberkulose der Haut *(Tuberculosis ulcerosa miliaris cutis et mucosae sensu strictiori)* und der Schleimhäute und als akute tuberkulöse Dermatitis bekannt.

Der ulzerierte Lupus, das offene tuberkulöse Gumma, die Skrofeln, die Fisteln, die von einer tuberkulösen Knochenerkrankung ausgehen, fallen nicht unter diese Definition.

Ricord und später Julliard, Trélat, Féréol und andere haben das tuberkulöse Ulkus, zuerst im Munde und besonders an der Zunge, von ähnlichen Veränderungen unterschieden; die Beobachtungen von Coyne, Jarisch und Chiari zeigten dann, daß es in identischer Gestalt auch auf der Haut vorkommt.

In der Regel findet sich das tuberkulöse Ulkus nur bei hochgradig infizierten Individuen, bei Phthisikern, *bei vorgeschrittener Darm- und Urogenitaltuberkulose.*

Es hat zwei Lieblingslokalisationen: im Munde, an den Lippen, auf der Zunge, auf der Innenfläche der Wangen, am Pharynx oder in der Umgebung des Mundes und der Nasenlöcher; oder am Anus und in seiner Umgebung. An den Genitalien ist das Ulkus selten; es kann indessen auch hier lokalisiert sein, was dann die Diagnose sehr schwierig macht.

Diese Lokalisationen, sowie die beim gleichen Individuum so häufig vorhandene offene Tuberkulose der Lunge, des Larynx oder des Darmkanals führen zu der Vermutung, die sich tatsächlich bestätigt, daß das tuberkulöse Ulkus meistens durch die Autoinokulation einer Fissur oder beliebigen Erosion mit Bazillen des Auswurfes oder der Fäzes zustande kommt.

Zuweilen entsteht das Ulkus indessen durch exogene Kontagion; so habe ich ein Ulkus auf der Stirne einer gesunden Frau beobachtet, die mit einem Phthisiker verheiratet war. Lehmann berichtet, daß bei zehn gesunden Kindern nach der rituellen Beschneidung durch einen tuberkulösen Rabbiner sich Ulzera am Penis entwickelten *(so auch viele andere).*

Anfangs besteht die Läsion aus einer oder mehreren dunkelrot gefärbten Erhebungen, die abblassen und später ihren Inhalt nach außen ergießen. Das Ulkus nimmt an der Oberfläche rasch, nach der Tiefe langsam an Umfang zu.

Ich habe schon oben (**XV**, 199) seine typischen Symptome im vollen Entwickelungsstadium, seine häufigsten klinischen Formen, sowie die Grundlagen der Diagnose besprochen.

Außerdem gibt es noch torpide nicht spezifisch aussehende besonders durch exogene Inokulation entstehende tuberkulöse Ulzera.

Therapie.   Bei einem Phthisiker wird man sich damit begnügen, das Ulkus mit Naphtholkampfer, Milchsäure, Wasserstoffsuperoxyd, Methylenblau oder einer Jodoformmischung zu betupfen; den Schmerz wird man durch Kokain *Anästhesin etc.* zu lindern suchen; kann man einen Verband anlegen, so wird man Jodoform oder eines seiner Ersatzmittel, Dermatol, Airol, Europhen etc. anwenden.

Ist das Individuum gar nicht oder nur leicht tuberkulös, so ist vollständige Exzision oder, wenn diese nicht ausführbar, die Exkochleation indiziert; die gesetzten Wunden werden mit dem Thermokauter ausgebrannt und passend verbunden. *Auch Strahlentherapie ist eventuell zu versuchen.*

Tuberkulöse Gummata *(Tuberculosis colliquativa. Tuberkulöser Haut- und Unterhautabszeß.* **Skrofuloderm).** Es handelt sich um subkutane Knoten oder Knollen, welche durch die Kochschen Bazillen entstehen, mit der Zeit erweichen und sich entleeren; die Bazillen sind in wechselnder Zahl in ihnen zu finden. Ihre Beschreibung ist schon oben gegeben (**XIV**, 186).

Man sieht sie vorzugsweise, aber nicht ausschließlich, bei Individuen, deren Allgemeinbefinden schlecht ist und die an einer Tuberkulose der inneren Organe oder ganz besonders an einer Tuberkulose der Knochen oder Drüsen erkrankt sind. *Sie kommen aber auch bei Muskel-, Nebenhoden-, Mamma-Tuberkulose vor, führen zu den bekannten Fistelbildungen und treten in seltenen Fällen auf Grund hämatogener Infektion multipel und disseminiert auf.* Kinder und jugendliche Personen sind vor allem dazu disponiert.

Die Behandlung der tuberkulösen Gummata wechselt je nach ihrer Lokalisation, ihrer Zahl und dem Gesundheitszustand des Patienten. Wenn man sie frühzeitig chirurgisch entfernen kann, so ist dies das beste Verfahren. Punktionen mit sich daran anschließenden Injektionen, welche das Gewebe umstimmen sollen, geben selten befriedigende Resultate. Ist das Gumma offen, so wird man, nach einer eventuell vorgenommenen Exkochleation, Betupfungen mit Jodlösung, mit Naphtholkampfer, mit ätherischer Jodoformlösung, mit Guajakolöl etc. machen; man legt einen trockenen oder mit Wasserstoffsuperoxyd befeuchteten Verband an. *Sehr vorteilhaft ist auch Pyrogallolbehandlung und Röntgenbestrahlung eventuell auch Kombination beider — speziell auch bei von Drüsen und Knochen ausgehenden kolliquativen Tuberkulosen.*

Verruköse Tuberkulose. Der Ausdruck Tuberculosis verrucosa cutis wird seit der ausführlichen Veröffentlichung von Riehl und Paltauf (1886) statt der früher üblichen Bezeichnungen gebraucht: Scrofulide verruqueuse (Hardy, 1860), Lupus verrucosus (Mac Call Anderson, 1877) und Lupus scléreux et papillomateux (Vidal und Leloir, 1882). Alle diese Namen entsprechen mehr oder weniger der gleichen Erkrankung.

In dieselbe Gruppe gehört auch der von Laënnec beschriebene Leichentuberkel („Tubercule anatomique").

Weiter oben habe ich das klinische Bild dieser Affektion beschrieben (**XII**, 170).

Ich erinnere daran, daß die verruköse Tuberkulose sich besonders an den Händen und Fingern lokalisiert und daß sie eine gewisse Vorliebe für die Radialseite der rechten Hand, speziell für den Daumen zeigt. Man findet sie indessen an der ganzen oberen Extremität, am Hals, im Gesicht, in der Perianalgegend, am Fuß oder auch an anderen Körperstellen. Die Herde sind manchmal multipel *oder wirklich disseminiert (hämatogen).*

Sie kommt vor allem bei Phthisikern vor, bei denen sie durch Autoinokulation mit ihrem Sputum oder ihren Fäzes entsteht; außerdem bei *Ärzten,* Krankenwärtern, Anatomiedienern, Metzgern, Tierärzten, die beruflich mit tuberkulösen Individuen, Menschen oder Tieren, resp. Leichen, in Berührung kommen *(oft, aber keineswegs immer, Infektion durch den Typus bovinus).* Diese Form der Tuberkulose kann auch durch Autoinokulation von einem Herd von Knochen-, Gelenk- oder Sehnentuberkulose herrühren. Die tuberkulöse Lymphangitis, welche meistens einen gummösen oder fungösen Charakter zeigt, ist mitunter verrukös.

Der nur selten beobachtete Anfang ist dem des anatomischen Tuberkels analog; die Krankheit breitet sich zentrifugal oder serpiginös aus. Auf der Höhe der Entwickelung findet man niemals lupöse Knötchen, wohl aber habe ich solche in den Narben auftreten sehen.

Die Krankheit kann ein oder zwei, aber auch zehn Jahre und darüber bestehen. *Vollständige* spontane Abheilung findet selten statt. Die verruköse Tuberkulose kann zu wirklichen Verstümmelungen führen. Unbehandelt persistiert sie meistens bis zum Tode (durch Tuberkulose *oder andere Krankheiten).*

Der Leichentuberkel, Verruca necrogenica, der Studenten, Ärzte, Anatomiediener, Krankenwärter entwickelt sich rascher. Sehr bald nach der durch eine Verletzung oder eine Verunreinigung einer Erosion erfolgten Infektion bildet sich eine schmerzhafte Rötung und eine erhabene kutane Pustel. Trotz Anwendung verschiedener Lokalmittel persistiert die Erhebung, wird derb und nimmt nach und nach durch Konfluenz benachbarter Pusteln *oder durch peripherisches Wachstum* an Umfang zu. Die auf Druck schmerzhafte Läsion zeigt bald das Aussehen eines verhornten Papilloms oder eines von einer Kruste bedeckten Tuberkels. Die Umgebung ist rot-violett verfärbt. Der Prozeß, welcher oft durch eine Mischinfektion von Tuberkelbazillen und Eiterkokken zustande kommt, kann sich nach der Tiefe ausdehnen, auf die Lymphwege und die kubitalen und axillaren Drüsen übergreifen und durch viszerale Tuberkulose den Tod bedingen. (S. 170).

Therapie. Im allgemeinen entspricht die Behandlung der verrukösen Tuberkulose und des anatomischen Tuberkels der des Lupus. Mit Rücksicht auf die *(manchmal)* bedeutend größere Virulenz dieser Form wird man indessen rascher und energischer vorgehen. Chirurgische Exzision, Exkochleation mit nachträglicher gründlicher Kauterisation, natürlich unter Lokalanästhesie, sind angezeigt. Starke Ätzmittel, wie die Wiener Paste oder die weiße Ätzpaste Unnas oder Pyrogallolsalbe, können ebenfalls gute Dienste leisten. Bei Fällen, in welchen wegen des schlechten Allgemeinbefindens eine Operation ausgeschlossen war, schien mir das Biersche Verfahren die Läsionen günstig zu beeinflussen *(ferner Röntgen- und Radiumbestrahlung und CO_2-Schnee)*.

Fungöse und wuchernde Tuberkulose. Außer der verrukösen Tuberkulose und dem Lupus tumidus oder vegetans gibt es noch eine weit seltenere Form, welche mit Recht den von Riehl (1894) vorgeschlagenen Namen der fungösen Tuberkulose führt.

Sie präsentiert sich entweder in Gestalt eines roten, unregelmäßigen und gelappten, sehr weichen Tumors oder eines warzigen, scharf umschriebenen, weichen, vorspringenden Herdes. Die Oberfläche kann ulzerös, krustös oder teilweise vernarbt sein.

Diese Form scheint bald durch eine exogene Inokulation, bald durch eine von einer Knochen-, Gelenks- oder Drüsentuberkulose ausgehenden Autoinfektion der Haut veranlaßt zu werden. Man findet sie vor allem an den Extremitäten, aber auch am Rumpf und im Gesicht. Die Differentialdiagnose mit der Mycosis fungoides, dem Epitheliom, den Sarkomen und den Blastomykosen *(sowie der Sporotrichose)* kann Schwierigkeiten bereiten.

Als Abarten dieser Form kann man betrachten: die frambösiforme Tuberkulose, die aus großen, papillomatösen, weichen und ausgedehnten Herden, vorzugsweise in der Perigenitalregion besteht; sie wurde von Doutrelepont, Wickham, Hallopeau, Jeßner u. a. beschrieben, *hierher gehört auch meine Tuberculosis fungosa serpiginosa, Morrows papillomatöse Formen;* ferner gewisse durch Bazin, A. Fournier, Morel-Lavallée etc. bekannt gewordene tuberkulöse Lymphangitiden (lymphangitische fungöse Tuberkulose); dabei findet sich von einem tuberkulösen Herde ausgehend längs der Lymphstämme eine Serie von Läsionen, die zuweilen fungös, zuweilen gummös oder verrukös sind; es kommt vor, daß ein subkutaner knotiger Strang die verschiedenen Herde miteinander verbindet. Hallopeau und Goupil haben eine lymphangiektatische Form beobachtet, bei der das tuberkulöse Infiltrat durch Lymphgefäßvarizen kompliziert ist; daraus kann eine sekundäre Elephantiasis entstehen.

Die Behandlung der fungösen Tuberkulosen muß in Exkochleation und Kauterisation bestehen; die Radiotherapie kann als Ergänzung wirklich gute Dienste leisten.

Der **Lupus vulgaris,** der tuberkulöse Lupus, der Lupus Willani *(Tuberculosis luposa)* verdankt seine traditionelle Bezeichnung der ulzerierenden, zerstörenden, fressenden Tendenz, die er nur zu häufig entwickelt. Er stellt die gewöhnlichste, polymorphste und hartnäckigste Form der kutanen Tuberkulosen dar.

Er ist charakterisiert durch seine Elementarläsion, das Lupusknötchen, *den Lupusfleck* oder das Lupom (XIII, 177).

Er ist, wie schon früher bemerkt, in der großen Mehrzahl der Fälle im Gesicht und am Halse besonders an der Nase und den Wangen lokalisiert, seltener an den Extremitäten oder am Rumpf.

Varietäten. Der Lupus kann ein außerordentlich verschiedenes Aussehen annehmen. Die verschiedenen Autoren haben eine so große Zahl von Formen beschrieben, daß man oft in Verlegenheit ist, einen gegebenen Fall zu klassifizieren. Immerhin ist es notwendig wenigstens die hauptsächlichsten von ihnen zu kennen.

Je nach der **Anordnung** der Lupusknötchen unterscheidet man drei Typen des Lupus: Der disseminierte miliare Lupus mit einzelnen, manchmal sehr zahlreichen Lupomen, die über eine oder mehrere Körpergegenden zerstreut sind, tritt meist im Anschluß an die akuten infektiösen Exantheme, vor allem die Masern, auf *(L. postexanthematicus)*; er hat große Ähnlichkeit mit den kutanen Sarkoiden.

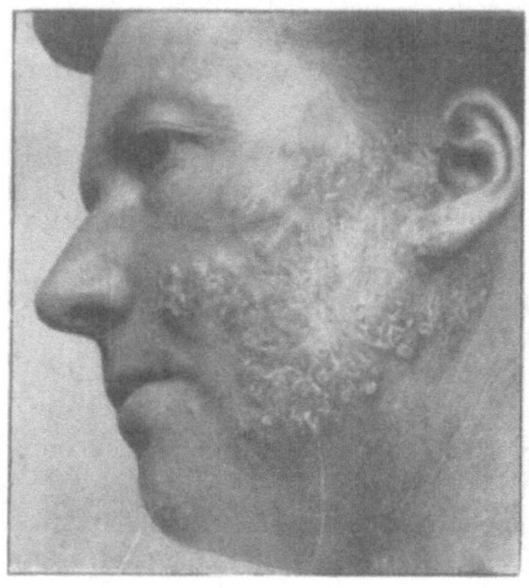

Fig. 105.

Lupus vulgaris agminatus, tumidus, non exedens, mit sklerotischem Zentrum und zentrifugalem Wachstum.

Der Lupus agminatus ist die gewöhnlichste Form; bei dieser konfluieren die gruppierten Tuberkel im Zentrum des Herdes zu einer Scheibe oder Plaque und sind in die Umgebung ausgesprengt (Fig. 105).

Der diffuse oder konfluierende Lupus besteht aus einer oft erhabenen, weichen, höckerigen Plaque, von violetter oder gelber *resp. rotbräunlicher* Farbe, mit rundlichen, ovalen oder unregelmäßigen Konturen; man kann die lupösen Elemente dabei *(oft)* nicht unterscheiden.

Nach dem Grade der **Erhebung** über das Hautniveau teilt man den Lupus in folgende Formen:

Der flache Lupus umfaßt zahlreiche Unterarten: makulös, squamös, psoriasiform, erythematoid, kolloid, welche durch ihr Epitheton genügend gekennzeichnet sind. Der flache Lupus gehört gewöhnlich zum Typus agminatus.

Der Lupus tumidus oder erhabene Lupus ist häufiger als die vorhergehende Form und weist dieselben Unterarten auf: kolloid, myxomatös etc.

Vom Lupus hypertrophicus beschreibt man eine angiomatöse und eine papillomatöse Form, die der verrukösen Tuberkulose zum Verwechseln ähnlich ist, und eine elephantiastische Form, die besonders an den Extremitäten vorkommt.

Die **Konfiguration** eines Lupusherdes bietet nur insoweit Interesse, als sie mit dem Verlauf der Erkrankung in Beziehung steht; man beobachtet diskoide, korymbiforme, marginierte, zirzinäre, zentrifugale, serpiginöse, lineare, ringförmige etc. Figurenbildung.

Von allen Eigenschaften des Lupus ist die wichtigste seine spezielle **Entwickelungstendenz.** Schon Rayer und Devergie erkannten, daß von diesem Gesichtspunkte aus zwei große Gruppen zu unterscheiden sind:

1. Der Lupus non exedens, der nicht ulzeriert, präsentiert sich unter einer der zahlreichen Formen, die ich eben näher beschrieben habe. Er wächst langsam, kontinuierlich oder schubweise.

Man kann ziemlich oft beobachten, daß sich das Zentrum narbig umwandelt, aber mitten im sklerotischen Gewebe bilden sich nicht selten neue Lupome *oder es bleiben solche bestehen.* Ist die spontane Vernarbung vollständig, was sowohl beim Lupus planus wie beim Lupus tumidus zuweilen stattfindet, so spricht man von einem Lupus resolutivus oder scleroticus.

Die erythematoide Form des Lupus planus, von Vidal und Leloir auch erythemato-tuberkulöser Lupus genannt, wurde von letzterem als eine Kombination des Lupus Willani mit dem Lupus erythematosus Cazenaves angesehen; er gibt oft Veranlassung zu diagnostischen Irrtümern. In Wirklichkeit ist es ein oberflächlicher tuberkulöser Lupus, wie dies von Dubreuilh richtig erkannt wurde; die Lupome sind klein, subepidermidal, mitunter konfluierend und mit bloßem Auge nur schwer wahrnehmbar; aber die Biopsie läßt sie deutlich erkennen. Bei dieser Form des Lupus, der die Nase und die Wangen in Schmetterlingsform befallen kann, ist die Neigung zu spontaner Abheilung stark ausgeprägt; sie ist der Typus des Lupus resolutivus.

Ein Lupus non exedens kann in einem gegebenen Momente seiner Entwickelung erodiert und ulzeriert werden und zu Verstümmelungen führen; es besteht daher keine wesentliche Differenz zwischen dieser Form des Lupus und der folgenden.

2. Der Lupus exedens ist *oft* von Anfang an ulzerös und entwickelt sich intensiv und rasch; seine üppige Wucherung, seine verhältnismäßig schnelle Ausbreitung und die wenigstens partielle Einschmelzung, die er erleidet, führen frühzeitig zu Zerstörungen und Verstümmelungen. Er nimmt eine der nachstehenden klinischen Formen an:

Der pustulöse Lupus besteht aus weichen, kirschkerngroßen Erhebungen, die zu Konfluenz neigen und innerhalb eines Monats sich wie Abszesse öffnen.

Der ulzeröse wuchernde Lupus besteht aus weichen, fungösen Infiltraten, die z. B. der Nase das Aussehen einer Tomate geben und sich wie Butter schneiden lassen. Die Ulzeration, welche durch eine Einschmelzung der Neubildung zustande kommt, hat schreckliche Verstümmelungen der Nase, der Lippen, des Gaumensegels, der Augenlider etc. im Gefolge. Man bezeichnet ihn als Lupus vorax oder phagedaenicus, wenn seine Entwickelung besonders rapid ist.

Der serpiginöse tubero-ulzeröse Lupus, der vor oder nach einem Lupus non exedens auftreten kann, lokalisiert sich am Rumpf und an den Extremitäten noch häufiger als im Gesicht; er besteht aus einem zentral vernarbten Herde, der am Rande mit dicken, pustulösen, krustösen, zuweilen rupioiden Lupusknoten besetzt ist; er hat große Ähnlichkeit mit ulzero-serpiginösen Syphiliden und, obwohl der Verlauf gewöhnlich langsamer ist als bei letzteren, breitet er sich zu gewissen Zeiten rapid aus. *Diese Form kommt wie die erythematoide nach meinen Erfahrungen besonders gern bei älteren Leuten vor.*

Die häufigsten Formen des Lupus sind: der Lupus planus agminatus mit Neigung zu zentraler Narbenbildung; der herdförmige, flache oder höckerige Lupus tumidus agminatus; der tuberokrustöse oder tuberoulzeröse Lupus serpiginosus.

Da ein unbehandelter Lupus häufig mit gelben oder bräunlichen, *gelegentlich rupioiden* Krusten bedeckt ist, so ist es bei der ersten Untersuchung, und ehe der Herd gereinigt ist, oft unmöglich, ihn genauer zu klassifizieren. Die Bildung der Krusten und der durch sie verdeckten Erosionen beruht ohne Zweifel *(oft, wenn auch nicht immer)* auf einer pyodermatischen Komplikation. Derartig deformierte Fälle von Lupus werden als **impetiginöser Lupus** bezeichnet (Fig. 106).

Alle diese morphologischen Gattungen haben übrigens nur vom didaktischen und diagnostischen Standpunkt aus Interesse; der Lupus vulgaris ist **einheitlicher Natur** und kann an verschiedenen Stellen oder zu verschiedenen Zeiten verschiedenes Aussehen und verschiedenen Verlauf haben.

Ätiologie. Topographie. Der Lupus kann in jedem Alter beginnen, aber in mehr als der Hälfte der Fälle tritt er vor dem 15., selten nach dem 30. Lebensjahre auf. Er ist viel häufiger beim weiblichen Geschlecht und in nördlichen Ländern. Eine gewisse familiäre Prädisposition scheint eine Rolle zu spielen; A. Ollivier hat über eine Familie von fünf Kindern berichtet, von denen vier an Lupus erkrankten. Sehr häufig findet man in der Aszendenz und den Seitenlinien Tuberkulose; indessen werden, nach der Beobachtung Besniers, die ausgesprochen Tuberkulösen nicht lupös, während die Lupuskranken sehr oft an Lungentuberkulose erkranken.

Der Lupus entwickelt sich hauptsächlich, aber nicht ausschließlich bei Individuen mit **skrofulösem Habitus** mit dickem und weichem Zellgewebe, mit blassem oder blühendem Teint, mit aufgedunsener Nase und Lippen, mit Akroasphyxie und Frostbeulen. Bei skrofulösen Frauen sind die Ohrläppchen oft durch die Ohrringe zerschnitten. Es ist wahrscheinlich, daß diese klassische Skrofulose nicht einfach ein für Bazillen empfängliches Terrain darstellt, sondern daß die Infektion, wenn auch in abgeschwächter Form, schon stattgefunden hat, aber noch latent ist. Auf diesem Terrain gedeihen auch, wie wir sehen werden, die Tuberkulide. Verschiedene Allgemeininfektionen, besonders die Masern, können ebenfalls einen prädisponierenden Einfluß ausüben.

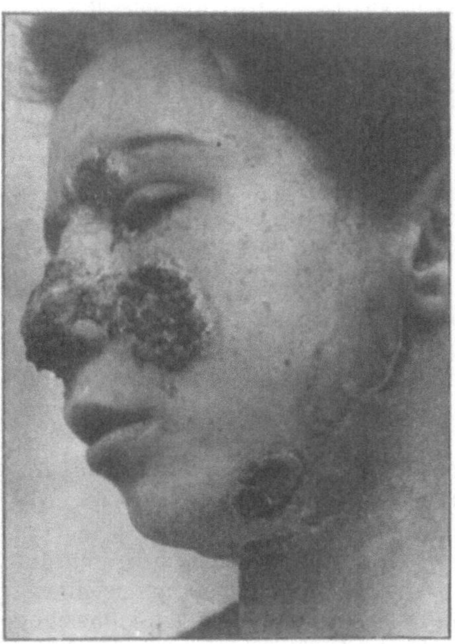

Fig. 106.
Impetiginöser Lupus, mit multiplen Herden, an dem die Inokulationsstellen leicht wahrzunehmen sind. Die Infektion hat wahrscheinlich durch die Nasenlöcher und -höhlen stattgefunden; sie hat die Nase und Wange direkt invadiert, den inneren Augenwinkel durch den Ductus lacrimalis, die Submaxillarregion durch Vermittlung der Lymphdrüsen; einige der letzteren sind, wie das Narbenkeloid unter dem Ohr andeutet, exstirpiert worden, die andern sind vereitert und haben sich nach der Hautoberfläche geöffnet.

Was den **Bazillus** betrifft, so ist dieser, obwohl die unmittelbare Ursache des Lupus, in dem lupösen Gewebe nur spärlich vorhanden; man muß mehrere Dutzend Schnitte durchsuchen, um einen zu finden. Man hat angenommen, obgleich keine Beweise dafür vorliegen, daß die Langsamkeit der Entwickelung des Lupus von der Eigentümlichkeit der Rasse oder der beschränkten Virulenz des Bazillus herrühre. *(Nach neueren Untersuchungen findet sich meist der Typus humanus, seltener der bovinus).* Die in richtiger Weise auf das Peritoneum des Meerschweinchens vorgenommene Inokulation des lupösen Gewebes erzeugt in der Regel eine in Serien übertragbare gewöhnliche Tuberkulose; aber nach meiner persönlichen Erfahrung mißglückt die Inokulation in mehr als einem Drittel der Fälle. Himmel hat von 12 Lupusfällen 39 Meerschweinchen und Kaninchen infiziert und nur negative Resultate erhalten, *was aber nur durch fehlerhafte Technik oder ganz besondere Umstände, ungeeignete Tierrasse oder ähnliches, zu erklären ist.* In dieser Beziehung scheint mir der Lupus zwischen den „eigentlichen" kutanen Tuberkulosen und den Tuberkuliden zu stehen.

Die Infektion kann von außen oder von innen stattfinden. Daß der Lupus durch eine zufällige Inokulation zustande kommen kann, ist zur Genüge bewiesen durch die authentischen Fälle, bei denen der Lupus im Anschluß an eine Verwundung, eine Perforation des Ohrläppchens, eine Vakzination etc. bei gesunden Individuen auftrat. Vielleicht kann die Impetigo vulgaris *(oder Ekzeme etc.)* der Kinder als Eingangspforte dienen. Die primäre Infektion der Nasenhöhlen durch Staubpartikel, welche durch die Atmung oder die Finger eingeführt werden, erklärt die Häufigkeit des Lupus an der Nase und in ihrer Umgebung. Tatsächlich sind $^4/_5$ aller Lupusfälle im Gesicht lokalisiert (Fig. 106).

Einer Inokulation der Haut von innen nach außen ist der Lupus zuzuschreiben, der sich so häufig am Halse nach Lymphdrüsen- oder an den Extremitäten nach Knochentuberkulose entwickelt.

Der Lupus der Wangengegend kann *(meist)* auf eine von den Nasenhöhlen ausgehende tuberkulöse Lymphangitis zurückgeführt werden.

Viel zahlreicher, als man glaubt, sind die Fälle, in denen die von einem inneren Herde stammenden Bazillen durch den Blutstrom in die Haut gebracht werden: der disseminierte miliare Lupus ist nur so zu erklären.

An den Genitalien ist der Lupus selten; man hat ihn beim weiblichen Geschlechte mit dem „Esthiomène" verwechselt. In der Umgebung des Anus tritt der Lupus oft in Verbindung mit vegetierender Tuberkulose oder tuberkulösen Ulzerationen auf.

Der behaarte Kopf, *(in wesentlich geringerem Grade)* auch die Palmae und Plantae und sogar der Rumpf sind gegen Lupus verhältnismäßig immun.

Wenn man sich der Mühe unterzieht, nach ihm zu fahnden, so findet man den Lupus an den Schleimhäuten in ungefähr $^1/_3$ der Fälle *(nach anderer und meinen Erfahrungen bei Gesichtslupus noch wesentlich häufiger)*. Ich habe schon bemerkt, daß der ursprüngliche Herd oft in der Nase lokalisiert ist. Häufig sieht man weiche Erhebungen an der vorderen Partie des Septums, das später perforiert wird. Von der Nase geht der Lupus durch die Ductus lacrimales oft auf die Augenlider über, verschont aber gewöhnlich die Konjunktiva. Nachdem er das Foramen palatinum anterius passiert hat, befällt er den Gaumen und das Zahnfleisch, noch häufiger das Velum palatinum und den Pharynx.

Im Rachen, Mund und Larynx bildet der Lupus gewöhnlich warzige, rosarote, mit Ulzerationen besetzte Herde; das Zahnfleisch ist wie besät mit weichen, roten, fleischigen Wucherungen; auf der Zunge ist er sehr selten und zeigt fast stets ein papillomatöses *oder tumorartiges* Aussehen. Ich habe aber ein lupöses Ulkus auf der Zunge beobachtet.

Obgleich der Lupus der Schleimhäute in allen möglichen Formen auftritt und Lupome mit charakteristischer Gerstenzuckerfarbe bei ihm nicht vorhanden sind *(statt ihrer finden sich durchscheinende, blaßrote Körnchen)*, so machen doch seine Entwicklung und das gewöhnlich gleichzeitige Vorhandensein des Lupus der Haut meistens die Diagnose leicht.

Verlauf. Komplikationen. Die lange Dauer des Lupus und sein rebellischer Charakter sind seine hervorstechendsten Eigenschaften. Lupusfälle, die 10 oder 20 Jahre persistieren, sind sehr häufig; Feulard hat über einen Fall berichtet, der 68 Jahre bestand.

Die ulzerierenden, aber bis zu einem gewissen Grade auch die zur Narbenbildung neigenden Formen führen zu Deformationen und wahrhaft schrecklichen Verstümmelungen; Ektropion, vollständige Zerstörung der Nase, mit Verengerung und sogar Atresie der Nasenlöcher, Atresie des Mundes, entstellende und keloidartige Narben, Umwandlung der Extremitäten in formlose Stümpfe (Fig. 107) sind nicht selten.

Der Verlauf der Erkrankung kann unterbrochen werden durch Schübe entzündlicher, ödematöser oder suppurativer Erscheinungen. Wiederholte Lymphangitiden scheinen bei der Entstehung elephantiastischer Formen beteiligt zu sein. Das Erysipel, das manche Autoren als günstig ansehen, scheint in den meisten Fällen eher schädlich zu sein. Drüsenschwellung der befallenen Region ist häufig, aber nicht immer vorhanden.

Bei einer großen Anzahl von Lupuskranken tritt der Tod infolge einer Lungen- oder viszeralen Tuberkulose ein, die sich jedoch gewöhnlich torpid entwickelt. Viele Lupuskranke erfreuen sich einer ausgezeichneten Gesundheit; ich habe mehrere gesehen, die sich verheirateten und gesunde Kinder zeugten.

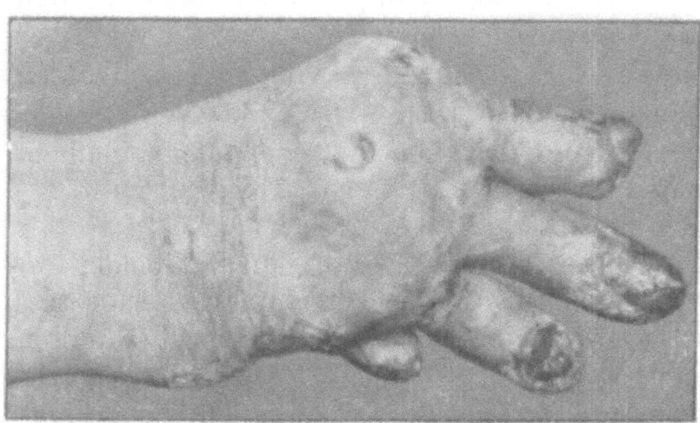

Fig. 107.
Lupus mutilans der Hand.

Das Epitheliom ist wegen seiner rapiden Ausdehnung eine gefürchtete Komplikation des Lupus. Es tritt schätzungsweise in etwa 4 % der Fälle auf. Man erkennt sein Auftreten an der Veränderung des Aussehens einer Stelle des lupösen Herdes, auf der sich eine derbe *oft schmerzhafte und bald wieder partiell zerfallende* Wucherung bildet.

Die tertiäre oder kongenitale Syphilis ist als prädisponierendes Moment für die Entwickelung eines Lupus beschuldigt worden; man hat sogar an eine Kombination beider gedacht, da die merkurielle Behandlung manchmal gewisse Lupusfälle sehr günstig *(?)*, aber nicht bis zu vollständiger Heilung beeinflußt.

Diagnose. Am häufigsten handelt es sich um die Differentialdiagnose mit den tuberösen oder tuberoulzerösen tertiären Syphiliden. Die Entwicklung, das Alter der Läsionen geben manchmal schon einen Anhaltspunkt. Mit Ausnahme vom Lupus exedens kann man in der Tat sagen, daß der Lupus Jahre braucht, um Läsionen hervorzurufen, wie sie die Syphilis in einigen Wochen oder Monaten bedingt. Die weiche Konsistenz, die gelbe durchscheinende Farbe des Lupusknötchens, sein Wiederauftreten in den Narben, charakterisieren den Lupus. Indessen gibt es Syphilide, die sogar bei histologischer Untersuchung einen so lupoiden Charakter haben, daß nur eine Überimpfung auf ein Meerschweinchen die Frage entscheiden kann. In solchen zweifelhaften Fällen wird man nicht versäumen, eine spezifische Behandlung einzuleiten, was für den Kranken oft von größter Bedeutung ist. *Der Ausfall der Wassermannschen Reaktion erleichtert meist die Diagnose so, daß man jetzt auf die „Diagnose ex juvantibus" fast immer verzichten* *kann. Die lokale Reaktion auf Tuberkulin entscheidet meist für Tuber-kulose, trotzdem in einzelnen Fällen auch die lupoide Lues sie zu geben scheint.*

Die Farbe, die Undurchsichtigkeit, die elastische Konsistenz, die *oft vorhandene* Anästhesie der leprösen Tubera, charakterisiert diese genügend, um Irrtümern vorzubeugen; eine vollständige Untersuchung des Kranken wird *meist* jeden Zweifel beheben.

Nur bei besonderer Unaufmerksamkeit kann man einen Lupus mit einem Ekzem, einer Impetigo, einer Psoriasis verwechseln, obwohl er objektiv ein impetiginöses oder psoriasiformes Aussehen annehmen kann.

Die lupoide Sykosis Brocqs befällt nur die behaarten Körperstellen, ist im Zentrum ausgesprochen narbig und von eiternden Follikulitiden umsäumt (**XIX**, 277).

Die Unterscheidung zwischen dem disseminierten miliaren Lupus und dem Sarkoid von Boeck, das ich als disseminiertes lupoides Tuberkulid (**XIII**, 178) bezeichnet habe, kann große Schwierigkeiten bereiten; die histologische Untersuchung und Überimpfung auf Meerschweinchen liefern die einzigen wertvollen Anhaltspunkte. *Doch sind die beiden Formen wohl im Wesen identisch und durch zahlreiche Übergänge miteinander verknüpft.*

Die Grenzen, welche zwischen den verschiedenen Formen des Lupus und den nodösen Tuberkuliden, oder auch der verrukösen oder fungösen Tuberkulose bestehen, sind *ebenfalls* wenig scharf; daher kann es vorkommen, daß anerkannte Autoritäten gewisse Fälle diesen Gruppen zurechnen, welche nach der Ansicht anderer dem Lupus zugehören; diese Dermatosen sind übrigens gleicher Natur.

Was ich später über den Lupus erythematodes, die Aktinomykose, die Blastomykose sagen werde, dürfte, wie ich glaube, ausreichen, um diese Krankheiten zu diagnostizieren.

Der Versuch mit dem Kochschen Tuberkulin A. ist, wenn die Lokalreaktion mit der kleinsten Menge positiv ausfällt, von wirklichem Wert, nicht allein um einen Lupus zu diagnostizieren, sondern um seine wirkliche, klinisch nicht wahrnehmbare Ausdehnung festzustellen.

Der Lupus der Schleimhäute kann sehr verschiedenartige Affektionen vortäuschen; gewöhnlich wird durch das gleichzeitige Vorhandensein eines Lupus der Haut die Diagnose erleichtert. Bei primären Fällen ist die Differentialdiagnose mit den herdförmigen Syphilomen und dem papillären Epitheliom sehr schwierig: die objektiven Symptome können im Stiche lassen und eine Biopsie ist dann unentbehrlich.

Therapie. Ich werde hier auf Anführung aller Einzelheiten verzichten und mich auf das praktisch Wichtige beschränken. Bei der Wahl des einzuschlagenden Verfahrens wird man die Lokalisation und Ausdehnung der Läsionen, das Alter und das Allgemeinbefinden sowie die sozialen Verhältnisse des Patienten berücksichtigen.

Man wird der Exzision den Vorzug geben (mit oder ohne Autoplastik), falls die Operation ohne Verstümmelung ausführbar ist; ehe man zur Operation schreitet, wird es empfehlenswert sein, nach dem klugen Vorschlage von Neißer und Klingmüller, die Tuberkulinreaktion zu machen, *um die Grenzen der Erkrankung festzustellen; doch kann die Rötung weit über das wirklich Erkrankte hinausgehen.* Die Exzision wird daher die Methode der Wahl sein beim Lupus der Extremitäten, des Rumpfes und des Halses, wenn die Ausdehnung nicht zu beträchtlich ist. Leider muß man mit Rezidiven rechnen, die durchaus keine Seltenheit sind *(was ich für, auch nach der Tiefe, vollständige Exstirpation nicht zugeben kann).*

Die **Exkochleation** mit der Kürette, eventuell unter Anwendung eines Anästhetikums, gibt rasche, aber unsichere und ästhetisch unbefriedigende Resultate; *auch ist die Möglichkeit lokaler und — wenngleich sehr selten — allgemeiner Aussäung der Bazillen durch diese Operation zu berücksichtigen;* stets wird man sie mit der Kauterisation mit dem glühenden Eisen oder mit Ätzmitteln verbinden und die Narbenbildung sorgfältig überwachen.

Ähnliche Nachteile sind vorhanden bei der **Zerstörung durch Kauterisation** (Thermo- oder Galvanokauter, überhitzte Luft) oder durch **chemische Ätzmittel** (Antimontrichlorür, Trichloressigsäure, Salzsäure oder Pyrogallussäure, welche am empfehlenswertesten sind).

Meistens wird man die allmählich vorgehenden Methoden und die physikalischen Heilmittel zur Anwendung bringen; damit regt man die Sklerosierung an oder begünstigt sie, und sucht so den natürlichen Heilungsprozeß nachzuahmen.

Lineare, sich überkreuzende Skarifikationen würden, was die Schönheit der Narben betrifft, eine ideale Behandlungsmethode bilden, wenn nicht die Zahl der erforderlichen Sitzungen eine sehr große oder sogar ganz übermäßige sein müßte. Immerhin sind beim Lupus vegetans oder vorax Skarifikationen geboten, die mit erstaunlicher Schnelligkeit dieser Formen Herr werden; ebenso empfiehlt sich ihre Anwendung beim Lupus der Ostien des Gesichts und zur Verschönerung der lupösen Narben, in denen eine Aussaat von Tuberkeln zurückgeblieben ist.

Die **punktförmige Kauterisation** mit dem Galvanokauter bezweckt nicht die vollständige Vernichtung des Lupus, sondern sucht, wie die Skarifikation, Zentren von Narbenbildung zu erzeugen, die, durch spätere Sitzungen vermehrt, schließlich durch Konfluenz sich miteinander vereinigen. Sie ist eines der wertvollsten Verfahren, da sie wenig kostspielig ist und schneller wirkt als die Skarifikationen; sie läßt sich auch bequem handhaben und ist besonders für solche Fälle geeignet, die durch frühere Behandlung schon verändert sind. Für den Lupus der Schleimhäute ist diese Behandlung unübertroffen.

Gewisse **lokal wirkende Mittel**, die wegen ihrer elektiven Wirkung empfohlen werden, kann man mit Vorteil zur Unterstützung der genannten Methoden verwenden; von manchen Autoren werden sie übrigens âuch zuweilen für sich allein gebraucht. Ich führe nur folgende an: das Kaliumpermanganat in starker Lösung oder sogar in Pulverform, die Pyrogallussäure *(in 5—20% Salbe mit großer Konsequenz in mehreren Zyklen angewendet, ist wohl das wirksamste dieser Mittel)*, das Resorzin, Quecksilberpräparate, besonders in Form von Pflastern.

Seit einigen Jahren hat die Therapie des Lupus durch Einführung mehrerer neuer physikalischer Heilverfahren zum Teil eine Umwälzung erfahren.

Die von **Finsen** ausgearbeitete **Phototherapie** gibt unbestreitbar die ästhetisch schönsten Resultate, ohne dem Patienten Schmerzen zu machen. Dagegen fallen als Nachteile folgende Umstände schwer ins Gewicht: die hohe Zahl der nötigen Sitzungen (200 bis 300 für einen Fall mittlerer Ausdehnung), die sehr bedeutenden Kosten des Apparates und der Sitzungen, und schließlich die Mißerfolge, deren Zahl nicht gering ist. Bei sorgfältiger Handhabung ist aber dieses Verfahren für den nicht operablen Gesichtslupus noch immer das empfehlenswerteste. *Wieweit die Hg-Quarzlampe gleiches zu leisten vermag, ist noch nicht entschieden. Ihre Verwendung ist billiger und bequemer als die eigentliche Finsenbehandlung.*

Über die **Radiotherapie** läßt sich ein abschließendes Urteil noch nicht fällen; zurzeit findet sie besonders für den wuchernden oder papillomatösen, und für den oberflächlichen ulzerierten Lupus Verwendung. Skarifikationen mit Röntgentherapie kombiniert sind jedenfalls zu den besten Behandlungsmethoden zu zählen, aber die Indikationsstellung ist noch nicht genau präzisiert. Die Radiumtherapie ist nur anwendbar bei oberflächlichem und wenig ausgebreitetem Lupus; für sich allein kann sie keine Heilung bewirken, sondern dient nur als Hilfsmittel. *Wir haben mit Radium und Mesothorium recht günstige Resultate erzielt. Im allgemeinen besteht immer mehr die Neigung, den Lupus durch eine dem einzelnen Fall angepaßte Kombination der verschiedenen Methoden (z. B. Finsen und Röntgen, Pyrogallol und dann Finsen etc.) zu behandeln.*

Man darf nicht damit rechnen, daß die innerliche Behandlung für sich allein den Lupus ausheilen kann; aber häufig ist die Verordnung von Arsen, Lebertran und Jodpräparaten geradezu indiziert. In Verbindung mit Badekuren und Aufenthalt am Meer, *vor allem aber im Hochgebirge*, sieht man oft günstige Resultate von ihrer Anwendung.

Verschiedene Medikamente in Form subkutaner Injektionen sind empfohlen worden, u. a. besonders kakodylsaure Salze, Kantharidin, Nuklein, Thiosinamin etc. Nach meinem Dafürhalten ist augenblicklich nur die Anwendung von Kalomel, in der Form wie dies bei der Syphilisbehandlung geschieht, anzuraten. Man erzielt damit manchmal überraschende Besserung; leider ist die Wirkung unsicher. *In meinen Versuchen hat sie versagt.* Systematisch ausgeführten Kuren mit Kochschem Alt-Tuberkulin in allmählich steigenden Dosen verdanke ich günstige Resultate in sehr kurzer Zeit. *Namentlich kommen solche bei stark gewucherten und bei multiplen hämatogenen Formen vor. Vorsichtige Steigerung zu Beginn sehr kleiner Dosen ist sehr dringend anzuraten.*

Die Behandlung eines Lupus erfordert in erster Linie große Geschicklichkeit, um die verschiedenen Methoden den einzelnen Fällen anzupassen, in zweiter Linie unermüdliche Beharrlichkeit, um die partiellen Rezidive immer wieder zu verfolgen und zu behandeln. Erst wenn mehrere Jahre nach dem Verschwinden der sichtbaren Läsionen vergangen sind, darf man mit einiger Sicherheit von Heilung sprechen.

Tuberkulide.

Unter diesem Namen hat man auf meinen Vorschlag (1896) eine ganze Reihe von Dermatosen zusammengefaßt, die in ihrem Aussehen stark voneinander differieren, deren Beziehungen zur Tuberkulose aber durch folgende Momente sichergestellt sind:

Häufig sind verschiedene Formen der Tuberkulide bei ein und demselben Individuum vorhanden und sehr oft zeigen sie sich gleichzeitig mit tuberkulösen Erkrankungen der Drüsen, der Knochen, der serösen Häute, der Viszera oder der Haut. Nicht selten lassen sich bei den Patienten tuberkulöse Antezedentien feststellen oder sie manifestieren sich später als tuberkulös.

Die histologische Struktur der Tuberkulide weist bald die typische Knötchenbildung auf, welche mit der einer eigentlichen Tuberkulose identisch ist, bald ist sie entzündlich und nekrotisch, ohne Knötchenbildung. Das letztere wird jedoch auch bei gewissen sicher durch Tuberkelbazillen hervorgerufenen Veränderungen beobachtet.

In den Tuberkuliden findet man gewöhnlich keine Kochschen Bazillen, neuerdings jedoch haben verschiedene Autoren Befunde veröffentlicht, nach denen ihnen durch vervollkommnete Methoden der Nachweis von Bazillen gelungen ist *(Much-Gram, Uhlenhuths Antiforminmethode).* Die Verimpfung des Gewebes auf Meerschweinchen gibt im allgemeinen negative Resultate. Immerhin kennt man Ausnahmen von dieser Regel, welche die Beweiskraft der meistens negativen Befunde abschwächen. Überdies ist es Gougerot gelungen, auf der epilierten Haut des Meerschweinchens durch Einreibungen von Reinkulturen von Tuberkelbazillen experimentell Tuberkulide zu erzeugen und das entscheidet die Frage *(aber es ist doch recht schwer, diese tierexperimentellen Resultate unmittelbar mit den menschlichen Affektionen zu vergleichen)*.

Die Tuberkulinreaktion fällt oft, aber nicht immer, bei den Tuberkuliden positiv aus. *Meistenteils sind die Träger der Tuberkulide sehr überempfindlich gegen Tuberkulin; die lokale Reaktion ist bei manchen Formen (Lichen scrofulosorum) sehr ausgesprochen und häufig, bei anderen (papulo-nekrotische, nodöse Tuberkulide) weniger deutlich und seltener. Auch die kutanen Reaktionen (Pirquet, Moro, Intradermo-) geben oft an den Tuberkulidstellen deutlich stärkere Resultate als an der übrigen Haut.*

Im allgemeinen unterscheidet sich die klinische Entwickelung der Tuberkulide von der der kutanen Tuberkulose dadurch, daß sie meistens eine disseminierte Eruptionsform haben, was bei letzterer viel seltener der Fall ist; außerdem haben sie eine deutliche Neigung, spontan abzuheilen.

Sie treten in sukzessiven Schüben ohne Fieber und ohne Störung des Allgemeinbefindens auf; sie haben häufig eine symmetrische Anordnung und eine wechselnde, aber meistens ziemlich lange Dauer. Die verschiedenen Formen haben eine deutliche Prädilektion für gewisse Lebensalter und gewisse Körpergegenden.

Klinische Formen. Da nahezu alle Formen der Tuberkulide schon beobachtet und beschrieben wurden, ehe man ihre wahre Natur erkannte, so ist ihre Nomenklatur auf morphologischer Basis begründet und an Buntheit mit einem Harlekins-Mantel zu vergleichen. Es dürfte an der Zeit sein, hier etwas Ordnung zu schaffen und ich schlage daher folgende Klassifikation vor:

A. Kutane Tuberkulide. Bei nachstehenden Formen sind die Läsionen epidermido-kutan gelegen:

1. Lichenoide Tuberkulide (Lichen scrofulosorum der Autoren); diese Form ist oben ausführlich beschrieben worden (**VII**, 100).

2. Papulonekrotische Tuberkulide (Folliklis und Aknitis Barthélemys).

3. Akneiforme Tuberkulide (Acne cachecticorum Hebras); diese Form ist nur eine Unterart der vorhergehenden.

4. Lupoide Tuberkulide (Benigne multiple Sarkoide Boecks **XIII**, 178).

5. Atrophische erythematöse Tuberkulide (Lupus erythematosus Cazenaves; gewisse Atrophodermien) *(?)*.

6. Erythematöse Tuberkulide (exanthematischer erythematöser Lupus) *(?)*.

B. Subkutane Tuberkulide. Man kennt zwei Haupttypen: das Erythema induratum Bazins und die subkutanen Sarkoide Darier-Roussys; wahrscheinlich sind sie nur Unterarten derselben Gattung (**XIV**, 188). Gewisse skrofulöse Gummata von abgeschwächter Virulenz und einige atypische tuberkulöse Ulzera (**XV**, 202) gehören offenbar zu dieser Gruppe.

C. Zweifelhafte Tuberkulide. Solche Affektionen, bei denen die Zugehörigkeit zur Tuberkulose nicht allgemein anerkannt ist resp. bestritten wird, werden augenblicklich am richtigsten in einer eigenen Gruppe untergebracht. Es sind dies folgende Dermatosen:

Gewisse Formen von Frostbeulen (Pernio-Tuberkulide, **I**, 15).

Die Pityriasis rubra Hebra - Jadassohn („Tuberculide érythro-dermique", **VI**, 79).

Gewisse Formen von Parapsoriasis (parapsoriatische Tuberkulide, **V**, 75).

Die Pityriasis rubra pilaris („Tuberculide péri-folliculaire érythro-dermique", **XIX**, 281).

Vielleicht gewisse Fälle von Eczema folliculorum Malcolm Morris' und einiger anderer Autoren (Ekzematoide Tuberkulide? **XIX**, 279).

Vielleicht auch das Angiokeratom (angiokeratotische Tuberkulide? **XXX**, 493).

Diese Liste ist trotz ihrer Länge durchaus nicht vollständig, *doch enthält sie manche Formen, bei denen die Zugehörigkeit zur Tuberkulidgruppe m. E. sehr unwahrscheinlich ist — wie die Pityriasis rubra pilaris, das Angiokeratom, die Parapsoriasis, die Pernionen. Man kann höchstens sagen, daß es einzelne Tuberkulide gibt, welche die Morphologie dieser Affektionen nachahmen, wie das auch die Syphilide mit den verschiedensten Hautkrankheiten tun.* Man hat tatsächlich bis jetzt nur solche klinische Typen mit einem besonderen Namen belegt, die verhältnismäßig häufig vorkommen und ziemlich scharf charakterisiert sind. Es existieren außerdem seltenere Formen und andere von gemischtem Typus, die als Übergangsformen noch nicht klassifizierbar sind. Ich habe z. B. Fälle beobachtet, die man ebensowohl als Lupus pernio oder Folliklis, wie auch als Lupus erythematodes diagnostizieren konnte; mit Sicherheit war nur zu sagen, daß es sich um Tuberkulide handelte. Man hat natürlich Bedenken, für solche ausnahmsweise auftretenden Übergangsformen eine bestimmte Gruppe aufzustellen. *Speziell gibt es auch von einzelnen Autoren zu den Tuberkuliden gerechnete akute und subakute, papulöse, papulo-pustulöse, nekrotisierende etc. Exantheme bei tuberkulösen Kindern (akute und subakute disseminierte Miliartuberkulose der Haut), bei denen schon mehrfach Bazillen gefunden worden sind.*

Pathogenese. Die Ansichten der verschiedenen Autoren über die Natur dieser Dermatosen gehen zum Teil weit auseinander oder sind sogar geradezu entgegengesetzt.

Einzelne vertreten z. B. die Meinung, daß ihre Beziehungen zur Tuberkulose keineswegs sicher gestellt seien. Nach ihnen ist die Tuberkulose eine so weit verbreitete Krankheit, daß ihr Vorhandensein bei einem Kranken oder seiner Umgebung etwas durchaus gewöhnliches ist. Darnach würden die eigenartige Entwickelung der Tuberkulide und der Mangel wirklich wissenschaftlicher Beweise für ihren bazillären Ursprung weder ihre Gruppierung, die etwas künstliches an sich hätte, noch ihre Annäherung an die eigentlichen Tuberkulosen rechtfertigen.

Andere Autoren dagegen sind der Ansicht, daß die tuberkulöse Natur dieser Affektionen so wenig zweifelhaft sei, daß sie vorgeschlagen haben, die provisorische Bezeichnung der Tuberkulide fallen zu lassen und die ganze Gruppe den kutanen Tuberkulosen einzuverleiben. Diese würden alsdann noch viel stärker abgeschwächte Formen als den Lupus vulgaris umfassen. Das disseminierte und gewöhnlich symmetrische Auftreten der Tuberkulidexantheme kann man auf den Transport des Virus durch die Blutzirkulation zurückführen. Für die Verminderung der Virulenz der Läsionen hat man verschiedene Erklärungen vorgeschlagen. Die Hypothese Hallopeaus, nach der die Tuberkulide nicht durch die Bazillen selbst, sondern durch ihre löslichen Toxine („Toxituberculides") zustande kämen, hat viele Tatsachen gegen sich. Viel wahrscheinlicher scheint die *auch zu gleicher Zeit von mir gegebene* Deutung von **Haury**, nach der die Tuberkulide durch bakterielle Embolien entstehen. Die vielleicht im Kampfe mit den Schutzstoffen des Organismus unterlegenen *toten* oder abgeschwächten Bazillen — sei es, daß dieser Kampf in einem primären Herd, in Drüsen oder sonstwo, *z. B. im Blut*, stattgefunden hat — vermögen auf der Haut noch eine vorübergehende lokale Reaktion und sogar kleine nekrotische Herde zu erzeugen; sie sterben aber früher oder später ab, wodurch sich die spontane Heilung und Nicht-verimpfbarkeit der Läsionen erklärt. *Dabei kann aber das Absterben der Bazillen und die spontane Heilung der Effloreszenzen auch auf die starke Überempfindlichkeit der Haut gegenüber den auf dem Blutweg in sie gelangenden Bazillen (allergische Reaktion) zurückgeführt werden.*

Die experimentelle Erzeugung der Tuberkulide, wie sie vor kurzem **Gouge-rot** gelungen ist, dürfte, wenn sie bestätigt würde, die Frage entscheiden *(S. 412)*. Durch Einreiben von Reinkulturen der **Koch**schen Bazillen auf die epilierte Haut eines Meerschweinchens erhielt dieser Autor papulonekrotische Tuberkulide, einen Lichen scrofulosorum und Läsionen, die dem Erythema induratum und Ekzema scrofulosorum nahe standen. Er lieferte außerdem einen Beitrag zur Erklärung der Pathogenese der Tuberkulide, indem er zeigte, daß man ähn-

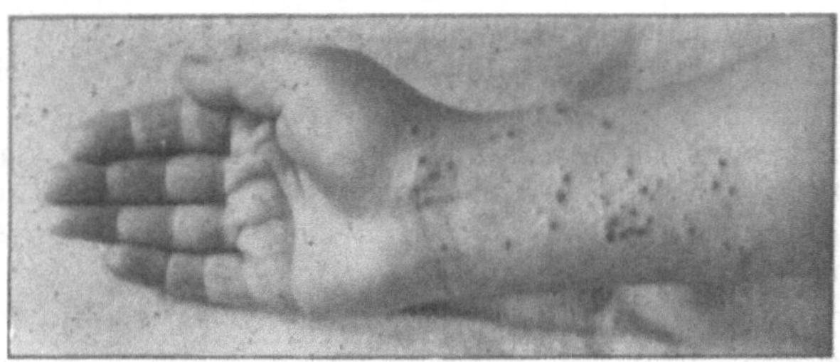

Fig. 108.
Papulo-nekrotische Tuberkulide. Bei dieser Kranken trat die Eruption an den 4 Extremitäten auf.

liche Resultate erzielt, sei es, daß man abgeschwächte oder abgestorbene Bazillen bei einem bereits tuberkulösen Individuum, oder einzelne aber virulente Bazillen bei einem gesunden Individuum einwirken läßt.

Papulo - nekrotische Tuberkulide. Diese klinische Form wurde zuerst unter dem Namen: Lupus erythematodes disseminatus (Boeck 1880) beschrieben, später als narbige Follikulitiden der unbehaarten Körper-flächen (Brocq), als Folliklis und Aknitis (Barthélemy), als suppurative disseminierte Hidrosadenitis (Dubreuilh), und von Kaposi als Acne teleangiektodes bezeichnet.

Die Erkrankung ist nicht sehr selten und kommt vor allem bei Heran-wachsenden und jungen Erwachsenen vor.

Das Exanthem tritt in wechselnder Ausdehnung in sukzessiven Schüben auf. Es ist vorzugsweise an den Händen und den Fingern, den Vorderarmen (Fig. 108), den Ellenbogen, der Umgebung der Kniee, den Füßen, im Gesicht, an den Ohren, häufig auch am Rumpf lokalisiert.

Die typischen Effloreszenzen beginnen als ganz minime, mattrosa gefärbte Erhebungen, die sich bei der Palpation als indolente, derbe, stecknadelkopf-große, mehr oder weniger tief in die Kutis versenkte Knötchen zu erkennen geben. In ungefähr einer Woche erheben sie sich über ihre Umgebung, ihre Oberfläche wird violett und es bilden sich vesikulopustulöse epidermidale

Effloreszenzen. Öffnet man diese mit einer Nadel, so ergießt sich nur sehr wenig trübes Serum und es wird eine scharfgeschnittene Vertiefung mit grauem Grunde sichtbar. Die nicht eröffneten Elemente verwandeln sich in Krusten, die erst nach zwei bis vier Wochen abfallen und deutliche, eingesunkene, am Rande oft pigmentierte, recht charakteristische Narben hinterlassen. Da die Schübe sich wiederholen, so beobachtet man gleichzeitig verschiedene Entwickelungsstadien. Die Krankheitsdauer erstreckt sich mit Exazerbationen zu gewissen Jahreszeiten *(namentlich Frühjahr und Herbst oder mit unregelmäßigen Pausen)* über Monate und selbst Jahre.

Es gibt verschiedene Abweichungen von diesem Haupttypus. Als Folliklis kann man oberflächliche und von Anfang an vesiko-pustulöse Effloreszenzen bezeichnen. Sind sie besonders am Rücken oder am ganzen Rumpfe vorhanden, so spricht man von einer Acne cachecticorum. In anderen Fällen sind die Effloreszenzen größer, ulzerös, oberflächlich und können zu unregelmäßigen, sich langsam *oder auch einmal sehr akut* ausdehnenden Ulzerationen konfluieren *(Ecthyma térébrant der Skrofulösen)*; oder es bilden sich tiefliegende, den kleinen skrofulösen Gummata ähnliche Knoten.

Die Kombination von papulonekrotischen Tuberkuliden mit Akroasphyxie, Lichen scrofulosorum, Lupus erythematodes ist durchaus nicht selten.

Da die verschiedenen Fälle sehr polymorph sind, so hat man differentialdiagnostisch zu berücksichtigen: die gewöhnliche Akne, deren Effloreszenzen, Topographie und Entwickelung durchaus verschieden sind; gewisse Alopezie erzeugende Follikulitiden und vor allem gewisse papulokrustöse oder follikuläre Syphilide. Eine aufmerksame Untersuchung zeigt, daß man keine Follikulosen vor sich hat, da auch Palmae und Plantae befallen sein können (**XIX,** 281); Hidradenitiden sind gleichfalls auszuschließen. Schwierigkeiten kann bereiten die Differenzierung von Pernionen, vom Lupus erythematodes in kleinen Herden oder von anderen Tuberkuliden; übrigens ist die Entscheidung dieser Fragen kaum von Bedeutung.

Die pathologische Anatomie wird uns noch später beschäftigen.

Bei der Therapie wird man besonderen Wert auf allgemeine Hygiene, Ernährung, Aufenthalt in frischer Luft etc. legen; der Gebrauch von Arsen und Lebertran ist geboten. Quecksilberinjektionen in Form löslicher Salze oder Kalomel, haben mir mehrfach ausgezeichnete Resultate gegeben. *Vorsichtige Tuberkulinkuren wirken gerade bei diesen Formen sehr günstig.* Je nachdem die Läsionen ulzeriert sind oder nicht, können lokale Applikationen von Ichthyol, Methylenblau, Jodtinktur oder jodhaltigen Pudern oft von wirklichem Nutzen sein. Häufig sind Kuren mit kochsalz-, arsen- oder schwefelhaltigen Mineralquellen, *vor allem aber Sonnenbehandlung im Hochgebirge, ferner bei allen Formen an den unteren Extremitäten Ruhe und Kompressionsverbände,* angezeigt.

Lupus erythematodes. Obwohl der Lupus erythematodes oder Lupus Cazenaves sich klinisch und histologisch vom Lupus vulgaris oder Willani sehr unterscheidet, so trägt er seine Bezeichnung doch mit Recht, da er ebenfalls zerstörend und entstellend wirkt. Er unterscheidet sich von dem letzteren weniger seiner inneren Natur nach, wenn, wofür gute *(aber vielfach noch nicht anerkannte resp. zu einem großen Teil noch nicht beweisende)* Gründe vorhanden sind, der Lupus erythematodes ein erythematöses atrophierendes Tuberkulid ist.

Symptome. Der Lupus erythematodes besteht aus scharf umschriebenen, roten, mit adhärenten Schuppen bedeckten Herden; sie sind wenig infiltriert und haben eine Neigung im Zentrum atrophisch zu werden; ihre Entwickelung ist langsam. Mit Vorliebe befallen sie das Gesicht, die Ohren, *den behaarten Kopf*, die Dorsalseiten der Hände und die Dorsalseiten *sowie die Kuppen der* Finger.

Jedes dieser Momente verdient besondere Beachtung.

Die Rötung ist konstant, bald mehr blaßrosa, bald karmin oder livid. Sie rührt von einer persistenten, erythematösen Hyperämie *(Entzündung)* her und verschwindet unter Glasdruck. Aber sehr oft bestehen neben der Kongestion ein netz- oder sternförmiges Flechtwerk von teleangiektatischen Kapillaren, und manchmal punktförmige Hämorrhagien.

Die Schuppung ist eigentümlich, aber sehr verschieden stark.

In typischen Fällen beobachtet man eine mehr oder minder zusammenhängende fest adhärente Hyperkeratose, die aus mehr trockenen als fettigen, schmutzigweißen oder gipsartigen, feinen Schüppchen oder geschichteten Lamellen gebildet ist, die oft wie in eine Vertiefung der Epidermis eingelassen sind. Selten ist die Desquamation psoriasiform. Ist diese Hyperkeratose nur schwach entwickelt, so besteht sie nur aus weißlichen, punktförmigen Flecken, welche die Follikelmündungen andeuten. Der lamellöse oder dicke gipsartige Belag zeigt an seiner Unterseite kleine verhornte Fortsätze, welche sich in die Follikel oder in entsprechende Vertiefungen der Epidermis versenken. Diese punktförmige Verhornung ist eines der charakteristischsten Symptome des Lupus erythematodes.

Die Infiltration ist *meist* sehr gering und beschränkt sich gewöhnlich auf eine leichte Schwellung der Ränder des Herdes, dessen Zentrum im Gegenteil eingesunken ist. Kartenblattartige Induration oder scheibenförmige, *ja selbst tumorähnliche* Erhebung der Herde kommen nur ausnahmsweise vor. Dagegen ist die narbige Atrophie *fast* stets vorhanden und charakteristisch, obwohl dem Grad und der Tiefe nach sehr verschieden. Unna hat deswegen den Lupus erythematodes als Ulerythema centrifugum ($\dot{o}\nu\lambda\dot{\eta}$ = Narbe) bezeichnet. Die narbige Atrophie (**XVII**, 236) entsteht ohne vorhergehende Ulzeration durch Resorption eines Teils der Kutis und des Infiltrates. Ist sie leicht und oberflächlich, so präsentiert sie sich als ein zartes, weißes Netzwerk mit grauen, punktförmigen Maschen oder als dünner, geschmeidiger, wenig auffallender Herd; gewöhnlich ist sie eingesunken, perlmutterweiß und leicht induriert. Meistens hinterlassen die tiefgreifenden Formen des Lupus erythematodes einen weißen, sklerotischen, manchmal schuppenden oder pigmentierten Fleck, auf dem die Haare und Drüsen fehlen.

Die Empfindlichkeit der erkrankten Flecke gegen Berührung, Druck und besonders Kratzen ist ein so konstantes Symptom, daß sie Erwähnung verdient.

Die Ränder der Herde sind scharf, abgerundet, oval oder polyzyklisch; sie haben stets einen erythematösen Saum, sogar wenn die zentrale Rötung durch die Hyperkeratose verdeckt ist.

Je nachdem die kutanen oder epidermidalen Läsionen vorherrschen, unterscheidet man verschiedene klinische Formen, die manchmal besondere auch jetzt noch gebräuchliche Namen erhalten haben. Man spricht von einem Herpès cretacé Devergies, wenn der Herd mit einer massigen Hyperkeratose bedeckt ist; von einem akneiformen Lupus, wenn die Hyperkeratose an den Follikelmündungen besonders stark ist; von einer Seborrhoea congestiva (Hebra) oder von einem „Lupus érythemato-folliculaire" (E. Besnier), wenn die fettigen Krusten konische Verlängerungen haben, die in die Follikelmündungen eingelassen sind; von einem Erythema centrifugum (Biett), wenn die mit feiner Abschuppung verbundene Kongestion überwiegt. Beim **exanthematischen Lupus** erythematodes sind die Veränderungen noch weniger ausgesprochen.

Da jedoch in der Mehrzahl der Fälle die erwähnten Besonderheiten wenig ausgeprägt oder gleichzeitig vorhanden sind, so berücksichtigt man bei der Aufstellung der verschiedenen Formen mindestens ebensosehr die Art der Entwickelung, wie die Morphologie.

A. Der **Lupus erythematodes discoides** oder die **fixe Form** beginnt in Form einer einzelnen oder mehrerer entzündlicher, schwach infiltrierter Flecke, die sich bald mit adhärenten Schuppen bedecken und langsam peripherwärts ausdehnen; ihre Dauer erstreckt sich über Jahre. Die Hyperkeratose und Infiltration sind meistens stark entwickelt; die sich anschließende Narbenbildung ist stark atrophisch. An der Nase und an den Ohren ist die Narbe an den ebenfalls atrophischen Knorpel wie festgeklebt, ein Vorgang, der eine auffallende Verdünnung, Starrheit und Deformation dieser Partien zur Folge hat. Das Rezidivieren der Läsionen in den Narben ist nicht selten. Diese Form ist eine der hartnäckigsten.

Ihre Lieblingslokalisationen (Fig. 109) sind die Wangen, der Nasenrücken, die Schläfe, die Ohren, die Stirn, der behaarte Kopf, der Hals, seltener die Dorsalseite der Hände. Ziemlich häufig ist die Anordnung in Gestalt eines zusammenhängenden Herdes, der die Nase und die beiden Wangen symmetrisch bedeckt und den sogenannten Schmetterlings- oder Vespertilio-lupus bildet. Aber die Flecken können auch regellos disseminiert sein oder in der Einzahl auftreten.

Die Lokalisation an der **Mundschleimhaut** ist sehr selten, mit Ausnahme der Innenseite der Unterlippe, an der man einen roten, festonnierten oder ausgefransten Herd sehen kann, der sich von

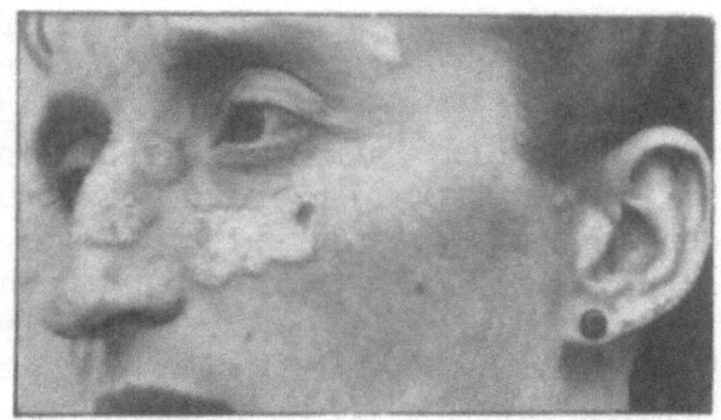

Fig. 109.

Fixer Lupus erythematodes der Nase, der Wangen, der Stirn und der Ohren, in Form des Herpes cretaceus.

einem Lupusherde des freien Lippenrandes nach innen erstreckt *und oft von feinen radiären weißen Streifen umgrenzt ist.*

Die Fälle von Lupus erythematodes an der Wangenschleimhaut oder am Gaumen sind wenig zahlreich; man findet bei ihnen einen roten oder violetten Fleck mit pergamentartigem Zentrum und leukoplakischem, strahlenförmigem Rand. Solche Fälle zeigen große Ähnlichkeit mit dem Lichen planus der Mundschleimhaut und ihre Diagnose ist nur dann möglich, wenn gleichzeitig ein Lupus erythematodes des Gesichts vorhanden ist.

B. **Lupus erythematodes migrans** oder **Erythema centrifugum** Bietts. Die Fälle mit verhältnismäßig rascher Entwickelung sind durch unmerkliche Übergänge mit der fixen Form verbunden und sind nicht selten mit ihr kombiniert.

Die Neigung zur Symmetrie, zur Vespertilioform, zur Invasion der Ohren und Hände, ist bei dieser Form viel ausgeprägter; die Schleimhäute sind niemals befallen.

Die anfangs rosafarbigen Flecken vergrößern sich in einigen Wochen, haben oft infolge eines weichen Infiltrates erhabene Ränder und ein eingesunkenes Zentrum; sie können zu ausgedehnten Herden konfluieren. Die mäßige Desquamation ist mit der der Pityriasis, der Psoriasis oder der Seborrhöe

zu vergleichen. Die Affektion entwickelt sich in Schüben, die durch lange
Ruhepausen unterbrochen werden. Die nach der Heilung zurückbleibende Narbe
kann sehr unscheinbar sein *oder — wenigstens klinisch — fehlen.* Die Unterscheidung von einer Rosacea ist manchmal schwierig.

C. **Lupus pernio.** Der Frostbeulenlupus, Chilblain Lupus, den viele
Autoren eher dem Lupus vulgaris anschließen, ist charakterisiert durch violettrote und ödematöse Plaques mit unscharfen Rändern, die unter denselben
Bedingungen entstehen wie die Frostbeulen (I, 15); sie treten symmetrisch
an den Fingern, den Händen, den Ohren und der Nase auf. Wenn man im
Zentrum asphyktischer Herde atrophische Einsenkungen mit oder ohne Schuppenbildung findet, ist die Diagnose sicher. Manchmal kompliziert sich der
Lupus pernio mit papulonekrotischen Tuberkuliden, Angiokeratomen etc. Gewöhnlich dauert er jahrelang, mit längeren Remissionen vor allem im Sommer.
Schließlich werden Ohren und Nase mehr oder weniger entstellt und verstümmelt. *Die Identität des Lupus pernio und des Chilblainlupus ist noch
bestritten. Nach meiner Anschauung gehört der letztere eher zum Lupus
erythematodes, der erstere, der vielfach als eine von der Tuberkulose ganz
abseits stehende Krankheit angesehen wird (Granuloma pernio, Lymphogranulom) eher zur Tuberkulose (Übergänge und Kombinationen zu und
mit den Sarkoiden, dem Erythema induratum etc.).*

D. Unter der Bezeichnung **Lupus erythematodes exanthematicus** hat man
verschiedene, ziemlich seltene, erythematöse Tuberkulide beschrieben,
welche durch rotlilafarbige, feinschuppende Flecke, die sich peripherisch ausbreiten und zu Herden konfluieren, charakterisiert sind. Im Gesicht und an
den Händen beginnend, können sie sich in einigen Wochen auf den Hals, den
Rumpf und die Extremitäten ausdehnen.

Die akute Form wurde von Kaposi (1872) beschrieben; sie tritt entweder für sich allein (G. Pernet) und von Anfang an akut auf oder entwickelt
sich auf einem schon bestehenden fixen Lupus erythematodes des Gesichts,
besonders bei jungen, weiblichen Individuen. Der Verlauf ist rapid, fieberhaft,
mit schweren Allgemeinstörungen, *Gelenkerscheinungen etc.* und führt innerhalb einiger Wochen durch Läsionen der Atmungsorgane oder der Nieren oder
durch eine Meningitis zum Tode, *kann aber auch zur Heilung kommen resp.
in die chronische Form übergehen.*

Bei der subakuten Form sind die Herde disseminiert und die Allgemeinsymptome fehlen; es gibt lange Remissionen, und eine Rückbildung des Prozesses
ist möglich.

Die von Kaposi unter dem Namen Erysipelas *(besser Erythema)*
perstans beschriebene Dermatose, bei der rote und ödematöse Herde sich an
dieser oder jener Körperstelle, vorzugsweise aber in den mittleren Partien des
Gesichts zeigen, gehört vielleicht dem gleichen Typus an.

Der Lupus erythematodes exanthematicus hat gewöhnlich keine ausgesprochene Neigung zur Bildung von Atrophien.

Diagnose. Der Lupus erythematodes unterscheidet sich: von der
Rosacea durch die scharfe Begrenzung seiner roten Herde und ihren schuppenden und atrophischen Charakter; von der Psoriasis und den psoriasiformen Ekzematiden, durch die punktförmige und adhärente Hyperkeratose und die Neigung zur Atrophie; von der Keratosis senilis durch
das Alter der Patienten, durch die intensivere Rötung und die nichtverruköse
Oberfläche.

Die Narben des Lupus erythematodes am behaarten Kopfe unterscheiden
sich von denen des Pseudofavus, des Favus und der Sklerodermie dadurch, daß sie nach einer lebhaften Rötung mit Hyperkeratose entstehen.

Im Gesicht oder am Rumpfe muß man sie differenzieren von den idiopathischen makulösen Atrophien (**XVII**, 241-2), was zuweilen sehr schwer ist
(Thibierge).

Ich erinnere daran, daß die Differentialdiagnose mit den papulonekrotischen Tuberkuliden, den Pernionen und anderen Tuberkuliden Schwierigkeiten machen kann, was aber nicht von Belang ist.

Der erythematoide Lupus (S. 405) ist durch seine Lupome gekennzeichnet, die aber ohne eine Biopsie tatsächlich *oft* nicht leicht zu erkennen sind.

Ätiologie und Pathogenese. Der Lupus erythematodes wird nicht *resp.*
sehr selten vor dem 18. und nach dem 60. Lebensjahre beobachtet; zwischen
dem 25. und 45. Jahre ist er besonders beim weiblichen Geschlecht und in kalten
Ländern häufig.

Störungen der Verdauungsorgane und des weiblichen Geschlechtsapparates,
sowie periphere Asphyxie gelten als prädisponierende Faktoren infolge der
durch sie verursachten und sich wiederholenden Kongestionen des Gesichtes.

Die eigentliche Ursache des Lupus erythematodes ist noch nicht positiv
festgestellt. Aus einer internationalen Enquête, die von den Annales de Dermatologie (April 1907) veranstaltet wurde, geht hervor, daß die meisten Autoren
(richtiger eine große Minorität) annehmen, daß er, wie E. Besnier seit 1881
behauptete, tuberkulösen Ursprungs sei, was aber bis jetzt nicht bewiesen
werden konnte. Die Hypothesen, die eine toxische, nervöse oder unbekannte
bakterielle Pathogenese zur Voraussetzung haben, sind noch weniger sichergestellt. Nach Brocq ist dieser Lupus eine kutane Reaktion, die durch verschiedene Ursachen, am häufigsten durch eine tuberkulöse Infektion ausgelöst
werden kann.

Man wird also einstweilen daran festhalten müssen, daß viele an Lupus
erythematodes erkrankte Individuen tuberkulös oder sehr verdächtig auf Tuberkulose sind, während einige allerdings tatsächlich frei davon zu sein scheinen.
Histologisch sind keine Knötchenbildungen vorhanden, Riesenzellen sind selten
(meist wohl nur als Fremdkörper-Riesenzellen um untergehende Follikel),
Bazillen sind nicht zu finden.

Aber neuerdings ist es Gougerot *(und Br. Bloch)* gelungen, in zwei
Fällen durch Überimpfung von Gewebe eines Lupus erythematodes, Meerschweinchen tuberkulös zu machen; er glaubt auch, bei seinen Versuchen mit
Einreibungen von Tuberkelbazillen auf der Haut eines Meerschweinchens einen
Ansatz zur Bildung eines Lupus erythematodes erhalten zu haben. *Auch*
einzelne Tuberkelbazillen sowie lokale Kombination mit Tuberkulose sind
gefunden worden. Man ist daher berechtigt, diese Dermatose zu den Tuberkuliden zu rechnen. *Mir scheint dieses Beweismaterial — speziell mit Rück-*
sicht auf die meist negativen lokalen Tuberkulin-Reaktionen — noch immer
für eine so allgemein ausgesprochene Ansicht nicht ausreichend. Die schon
lange auch von mir ausgesprochene Hypothese, daß in dem Symptomenbild
des Lupus erythematodes neben Fällen mit unbekannter Ätiologie Tuber-
kulide vorhanden sind, scheint mir zurzeit die größte Wahrscheinlichkeit
zu haben.

Therapie. Ohne eine eigentlich schwere Erkrankung zu sein, ist der
Lupus erythematodes durch die Entstellungen, die er veranlaßt, und durch seine
Hartnäckigkeit sehr störend; selten erreichen die befallenen Individuen ein
hohes Alter.

Die Lokalbehandlung muß der klinischen Form Rechnung tragen. Man
wird sich davor hüten, oberflächliche Flecken, die fast spurlos verschwinden
können, mit Ätzmitteln zu behandeln. Im allgemeinen ist es angezeigt, die

Behandlung stets damit einzuleiten, daß die Reaktionsfähigkeit des Falles auf verschiedene Mittel geprüft wird; adstringierende Waschmittel (z. B. Bleiwasser), schwache Ichthyol- oder Resorzinpasten, abwechselnd mit indifferenten Pudern, sind dafür geeignete Applikationen.

Nach und nach wird man zu energischeren Mitteln greifen, die man dem Verlaufe der Erkrankung anpassen wird. Pinselungen mit Jod, Anwendung von Phenol-, Arsen-, Pyrogallol-, Resorzin-, Salizylsäurepräparaten und Quecksilberpflastern geben meistens *relativ* gute Erfolge.

Eines der besten umstimmenden Mittel ist die grüne Seife, die man in progressiv verlängerten Applikationsperioden (von einer halben bis zu acht oder zehn Stunden) so lange appliziert, bis eine entzündliche Reaktion einsetzt, die man alsdann durch geeignete Mittel beruhigt.

Multiple Skarifikationen oder Stichelungen mit dem Galvanokauter, die je nach dem Fall mehr oder minder tief gemacht werden, bilden die klassischen Verfahren, denen man nur den Vorwurf der Schmerzhaftigkeit und der ziemlich langsamen Wirkung nicht ersparen kann.

Die Phototherapie ist selten erfolgreich; *manchmal sieht man bei den fixen Formen von der Finsen-, bei den mehr flüchtigen von der Quarzlampe Gutes;* aber bei den tiefen Formen sind die Röntgentherapie, und bei den oberflächlichen Formen die Hochfrequenzströme und die Radium- *und Mesothorium*-Applikationen die Methoden der Wahl, wenn man über diese Hilfsmittel verfügt. In jüngster Zeit hat man mit CO_2-Schnee sehr gute Erfolge erzielt.

Man darf nie vergessen, daß die Resultate der Therapie des Lupus erythematodes äußerst trügerisch, daß Geduld und Geschicklichkeit nötig sind, daß man die allgemeine Körperpflege nicht vernachlässigen darf und funktionelle Störungen behandeln muß.

Die Allgemeinbehandlung stimmt mit der einer abgeschwächten Form von Tuberkulose überein. Andauernde Verabreichung von Chinin *in großen Dosen (— 2 g und mehr pro die) speziell in Kombination mit Jodpinselung* und Arsen wird mit Recht gerühmt.

Pathologische Anatomie der kutanen Tuberkulosen und Tuberkulide. In dieser Krankheitsgruppe findet man eine ganze Serie von Veränderungen, die sich von deutlichen bazillen- und riesenzellenhaltigen Tuberkeln bis zu ganz atypischen und ziemlich banalen Reaktionserscheinungen erstreckten.

Tuberkulosen. Bei kaum einer anderen tuberkulösen Affektion hat man Gelegenheit, schönere Tuberkel zu sehen als beim tuberkulösen Geschwür (XV, 199 und Fig. 62); sie hier zu beschreiben, halte ich für überflüssig. Sie sind in der Umgebung des Grundes und der Ränder des Substanzverlustes in Gruppen oder disseminiert vorhanden, während sie an der eigentlichen Oberfläche der Ulzeration oft kaum zu finden sind. Kochsche Bazillen sind reichlich vorhanden. Außerdem findet man eine banale Entzündung des Binde- und Muskelgewebes und Gefäßveränderungen; ihre Heftigkeit und Ausdehnung wechseln bei den verschiedenen Fällen. *Ich habe gerade bei der ulzerösen miliaren Tuberkulose eigentliche Tuberkel mehrfach bei sehr reichlichem Bazillengehalt vermißt.*

Die gelben Körner Trélats sind einerseits auf Anhäufungen intra- oder subpapillarer Tuberkel, die in Verkäsung begriffen sind, zurückzuführen, können andererseits aber auch von kleinen oberflächlichen, durch Sekundärinfektionen entstandenen Abszessen herrühren.

Ein tuberkulöses Gumma besteht anfangs aus einem Haufen verkäsender Tuberkel mit typischen Knötchen. Die Bazillen sind bald *(selten)* zahlreich, bald spärlich. Manchmal ist die Neubildung in eine fibröse Schale eingehüllt, die vielleicht durch Erweiterung eines Lymphgefäßes zustande kam; häufiger sind seine Grenzen unscharf. Zur Zeit der Entleerung der Gummen liegen die Tuberkel in reichlichem entzündlichem Gewebe, in dem man sie nur schwer entdeckt.

Bei der verrukösen Tuberkulose, dem sklerotischen Lupus und dem Leichentuberkel finden sich starke Verdickung des Stratum corneum und granulosum, Wucherung der interpapillären Reteleisten, unregelmäßige und ungleiche Verlängerungen der Papillen. Beim ersten Anblick glaubt man, irgend ein Papillom oder einen verrukösen Nävus vor sich zu haben. Aber der Papillarkörper und die Kutis sind reichlich mit Rundzellen infiltriert, die manchmal zu miliaren Abszessen zusammentreten. Überdies sieht man hier und da, besonders in den tieferen Lagen der Kutis, wenig zahlreiche aber typische Tuberkel, die durch ein sklerotisches Gewebe voneinander getrennt sind. Die Bazillen sind in verschiedener Menge vorhanden; die Verimpfung auf Meerschweinchen gibt immer ein positives Resultat.

Bei der fungösen Form der Tuberkulose sind Tuberkel und Bazillen in einem Infiltrationsgewebe banalen Charakters spärlich vorhanden.

Die pathologische Anatomie des Lupus vulgaris ist ziemlich verschiedenartig. Das charakteristischste Aussehen habe ich bereits oben beschrieben (**XIII**, 178, Fig. 53). Die Tuberkelgruppen können zahlreiche Riesenzellen enthalten oder ohne solche nur aus epithelioiden Zellen bestehen; manchmal fehlen diese letzteren und man findet nur ein diffuses Infiltrat von Plasma- und lymphoiden Zellen, das von kolossalen Riesenzellen durchsetzt ist; diese Struktur kommt vor allem beim wuchernden und ulzerösen Lupus vor.

Das *eigentliche* lupöse Gewebe ist stets scharf umschrieben; die Bindegewebs- und elastischen Fasern machen in seiner Umgebung Halt, woraus sich die Weichheit, Transparenz und klinisch deutlich wahrnehmbare Begrenzung der Lupome erklärt.

Das lupöse Infiltrat hat je nach der klinischen Form eine sehr verschiedene Lage: *dicht* unterhalb der Epidermis, im Korium oder in der Subkutis. In dieser letzteren Schichte oder in einiger Entfernung von einem wahrnehmbaren Lupus-Knötchen stößt man nicht selten auf Fortsätze des tuberkulösen Infiltrates, die sich längs den Lymphgefäßen oder Venen erstrecken oder als versprengte Herde auftreten; das häufige Wiederaufflackern der Erkrankung, nachdem man glaubte, sie vollständig ausgerottet zu haben, ist auf sie zurückzuführen.

Das Bindegewebe der Umgebung ist oft ödematös und mit Lymphoidzellen durchsetzt und geht sogar zuweilen bei einem rasch sich entwickelnden Lupus in Eiterung über; man ist im Zweifel, ob diese entzündliche Reaktion auf einer besonderen Virulenz des Bazillus oder auf Sekundärinfektion beruht. In anderen Fällen, besonders bei den sich zurückbildenden Formen, findet eine fibröse Umwandlung statt, welche die Neubildung einzukapseln strebt. Die Lupusnarben enthalten oft latente Knötchen.

Die Epidermis ist bald nur passiv beteiligt, gespannt und atrophisch, bald in Proliferation begriffen und bei gewissen Formen des papillomatösen Lupus oder des Lupus vegetans *(und der frambösiformen Tuberkulose)* so stark *und „atypisch"* wuchernd, daß man glaubt, es mit einem auf dem Lupus entstandenen Epitheliom zu tun zu haben. Auf der scheinbar ulzerierten Oberfläche der wuchernden Lupusformen findet man häufig die Epidermis nur in ihren tieferen Schichten noch erhalten.

Beim Lupus sind die Bazillen so selten, daß man *oft* 40 bis 60 Schnitte durchsuchen muß, bis man einen findet.

Um entscheidend zu sein, muß die Verimpfung von lupösem Material auf das Versuchstier (Meerschweinchen) mindestens mit 50 Zentigramm vorgenommen werden. Selbst unter diesen Bedingungen schlägt nach meiner Erfahrung mehr als ein Drittel der Fälle fehl.

Die stets *(oder vielmehr meist)* positiv ausfallende Tuberkulinreaktion erfordert Mengen von $^1/_{10}$ bis 1,5 Milligramm *in „springenden" Dosen; man kann auch Moro-Reaktionen auf der erkrankten Stelle machen, die dort oft sehr viel stärker ausfallen als auf der normalen Haut des gleichen Individuums.*

Aus diesen Tatsachen kann man schließen, daß die Virulenz des pathogenen Agens beim Lupus schwankend, aber meistens sehr schwach ist und daß der Lupus vulgaris in vielen Beziehungen den Tuberkuliden nahe steht.

Tuberkulide. Der Charakter der anatomischen Veränderungen der Tuberkulide wechselt je nach ihrer klinischen Form. Ich glaubte früher, sie auf zwei Typen zurückführen zu können: A. Typus mit, B. ohne Tuberkel. Seither habe ich erkannt, daß bei ein- und derselben klinischen Form beide Typen gleichzeitig oder nacheinander auftreten können.

Immerhin findet man gewöhnlich typische *oder fast typisch ausgebildete* Tuberkel im Papillarkörper *oder auch mehr in der Tiefe* beim Lichen scrofulosorum; ebenso sind sie bei den subkutanen Sarkoiden und beim Erythema induratum vorhanden.

Bei den kutanen Sarkoiden von Boeck besteht das Infiltrat, wie bei gewissen Formen des Lupus vulgaris, zum größten Teil aus *scharf abgesetzten Herden und Strängen von* epithelioiden Zellen.

Bei den papulonekrotischen Tuberkuliden bildet ein kleiner nekrotischer Herd des Bindegewebes die erste Veränderung, die sich bald mit einer entzündlichen Reaktionszone umgibt, deren lymphoide und embryonale Zellen sich vorzugsweise um Gefäße gruppieren. Diese mehr oder minder tief gelegenen Herde (bei der Acne cachecticorum sind sie sehr oberflächlich) rücken gegen die Epidermis vor, die durch eine geringe Menge von Serum emporgehoben wird. Die Herde vertrocknen bald zu kleinen Krusten; *im Endstadium oder* in den resultierenden Narben können sich deutliche tuberkulöse Knötchen (Brissy) finden.

Beim Lupus erythematodes sind die wesentlichen Veränderungen die folgenden: in der Kutis ein diffuses, hauptsächlich perivaskuläres, zelliges Infiltrat, das aus kleinen Bindegewebszellen und Lymphozyten zusammengesetzt ist; Plasmazellen und Polynukleäre sind selten; Audry und Leredde haben Riesenzellen gefunden, die aber nur ausnahmsweise *und speziell um untergehende oder zerstörte Follikel* vorhanden sind. Einzelne Blutgefäße werden obliteriert, während andere sich erweitern; häufig sieht man hämorrhagische Punkte und Ödem *und stark erweiterte Lymphgefäße* in dem *an Zellen relativ freien* Papillarkörper.

Das Stratum Malpighii der Epidermis ist anfangs hypertrophisch, später atrophisch und stellenweise auf eine oder zwei Reihen deformierter Zellen reduziert; *sie enthält nicht selten elastische Fasern;* an verschiedenen Stellen fehlt das Stratum granulosum; die Hornschicht ist verdickt, geschichtet und dringt zapfenförmig in die Mündungen der Schweiß- und *besonders* der Talgdrüsen und in die interpapillären Einsenkungen vor.

Der Schwund der elastischen und Bindegewebsfasern an den Stellen, an denen das Infiltrat überwiegt, läßt vermuten, durch welchen Mechanismus der in Atrophie ausgehende Prozeß zustande kommt. Die Haare fallen frühzeitig aus; die anfangs erweiterten Drüsen verschwinden schließlich.

Kurz zusammengefaßt handelt es sich also um eine Endoperivaskulitis mit Neigung zu Atrophie und hyperkeratotischer Atrophie der Epidermis.

Kochsche Bazillen haben Jacobi, Wolff u. a. beim Lichen scrofulosorum, *andere beim Erythema induratum, bei manchen tuberkulidähnlichen, aber mehr zur disseminierten akuten miliaren Tuberkulose des Kindesalters gehörigen Exanthemen, einzelne (s. oben) auch beim Lupus erythematodes gefunden, speziell mit der Uhlenhuthschen Antiformin- und mit der prolongierten Gramschen Methode nach Much („granulöses Virus").*

Nur ausnahmsweise ist es gelungen, ein Meerschweinchen mit Tuberkulose zu infizieren durch Inokulation von Material von einem Lichen scrofulosorum (Jacobi, Wolff, Pellizari, Haushalter, Lefebvre), von einem Erythema induratum (Thibierge und Ravaut, C. Fox, Eyre, Carle), und neuerdings von einem Lupus erythematodes (Gougerot). Die Übertragung auf Affen gelingt ebenfalls nur selten.

Die Tuberkulinreaktion gibt unsichere Resultate; Jadassohn allerdings hat bei 14 von 16 Fällen von Lichen scrofulosorum einen positiven Ausfall der lokalen und Allgemeinreaktion erhalten. Bei drei Fällen von subkutanem Sarkoid, mit denen ich diese Probe ausführte, erzielte ich gleichfalls ein positives Resultat *ebenso wie ich u. a. beim Erythema induratum und bei den papulo-nekrotischen Tuberkuliden. Sehr überzeugend wirkt oft auch die lokale Einreibung mit Tuberkulinsalbe (Moro).*

Lepra.

Die Lepra (Lepra arabum, Elephantiasis der Griechen, Spedalskhed der Norweger, Aussatz der Deutschen) ist eine chronische Infektionskrankheit, die sich schubweise entwickelt und durch einen spezifischen Mikroorganismus, den Bazillus Hansen*(-Neißer)* verursacht wird.

Zahlreiche und verschiedenartige Hauterscheinungen spielen bei ihrer Symptomatologie eine große Rolle.

Die Lepra scheint bei den Völkern, deren Geschichte uns überliefert wurde, seit den ältesten Zeiten endemisch gewesen zu sein, ganz besonders in Indien, Ägypten, Palästina (Zaarath ?), Griechenland (Alphos), China etc. Nach *(aber sicher auch schon vor)* den Kreuzzügen war sie im Mittelalter in Europa stark verbreitet, so daß man genötigt war, zahlreiche Leproserien (mehr als 2000 in Frankreich) zu errichten, in denen allerdings tatsächlich wahrscheinlich mehr als ein Tuberkulöser oder Syphilitiker, der mit einem Aussätzigen verwechselt wurde, Aufnahme fand.

Gegenwärtig ist diese Krankheit in unseren Ländern fast vollständig erloschen. In Frankreich sind autochtone Fälle, selbst in der Bretagne und in der Provence selten, Großbritannien, Belgien, die Schweiz, Deutschland, Österreich, ebenso wie die Vereinigten Staaten von Nord-Amerika sind ganz frei davon oder haben nur äußerst kleine *(zum Teil auch etwas größere)* lokale Endemien, *resp. mehr oder weniger zahlreiche isolierte importierte Fälle.* In Norwegen, in Italien, in Spanien und in Algerien sind die Leprösen zahlreicher. Auf der Balkanhalbinsel, in Süd-Rußland, in den baltischen Provinzen und in Island ist die Lepra wirklich häufig.

Von den Ländern, die am schwersten davon heimgesucht sind, führe ich an: China, Indo-China, Japan, Neu-Caledonien, Sandwichinseln, Zentral- und Süd-Amerika, der größere Teil von Afrika.

Infolge der Erleichterung und Steigerung des Verkehrs haben die Dermatologen der Hafen- und Hauptstädte häufig Gelegenheit eingeschleppte Leprafälle zu sehen.

Die Autoren, denen wir vor allem unsere Kenntnisse über die Lepra verdanken, sind: Danielssen und Boeck senior (1846), Hansen, Neißer, Besnier, Leloir, Unna, Zambaco, Ehlers, Jeanselme etc.

Ätiologie. Bei Tieren kommt die Lepra nicht vor; *die neuerdings beschriebene Rattenlepra ist wohl trotz aller Ähnlichkeit von der Menschenlepra verschieden.* Die Krankheit ist also auf den Menschen beschränkt; sie verschont keine Rasse, Alter oder Gesellschaftsklasse und kommt in jedem Klima und in jeder Höhenlage vor.

Die Lepra ist eine durch Bazillen verursachte Infektionskrankheit; allein das Eindringen und Wuchern der Bazillen veranlaßt die Entstehung der Krankheit. Sie tritt nicht spontan auf, sondern wird von einem Menschen auf den anderen übertragen und folgt stets den großen Völkerzügen.

Die Heredität der Lepra wurde zwar zu einer gewissen Zeit allgemein angenommen und wird auch jetzt noch von einzelnen verteidigt, ist aber durch keinerlei Tatsachen unanfechtbar bewiesen; man weiß im Gegenteil, daß die Kinder der Leprösen, wenn man sie gleich nach der Geburt von dem Infektionsherd entfernt, von der Krankheit frei bleiben. Die Geburten sind übrigens in den leprösen Familien *meist* wenig zahlreich. *Ob es eine plazentare Übertragung der Lepra gibt, ist nicht ganz sicher entschieden. Praktische Bedeutung hat sie nicht.*

Die Kontagiosität ist sicher festgestellt, aber der Mechanismus der Übertragung ist noch unbekannt.

In der Regel führt die Auswanderung von Leprösen in die von der Krankheit verschonten *kultivierten* Länder nicht zur Entstehung neuer epidemischer Herde, so z. B. nicht in Paris, wo sich beständig über 150 Leprakranke aufhalten. Indessen infizieren sich ausgewanderte Franzosen in den leprösen Ländern häufig. Diese Tatsache scheint die Theorie zu bestätigen, welche annimmt, daß ein nicht überall vorkommender Zwischenwirt oder ein das Kontagium übertragender Parasit (eine Stechmücke, *ferner Wanzen, Flöhe, Scabiesmilben etc.*) zur Entstehung einer Infektion nötig ist. *Doch haben alle nach dieser Richtung vorgenommenen Untersuchungen bisher noch nicht zu irgendwie beweisenden Resultaten geführt.*

Man kennt indessen auch in unseren Ländern wirklich authentische Ausnahmefälle, in denen eine Übertragung stattgefunden hat; so z. B. der von Hawtrey Benson beschriebene Fall eines Irländers, der durch seinen aus Indien zurückgekehrten Bruder angesteckt wurde; der Fall einer aus Nizza gebürtigen Patientin Veyrières', die durch ihren Mann infiziert wurde, und andere.

Im Gegensatz hiezu wäre die äußerst rasche Verbreitung der Lepra anzuführen, wie sie z. B. auf den Hawaiinseln und in Neu-Caledonien zu beobachten war, wo in 10 oder 15 Jahren ein beträchtlicher Teil der Bevölkerung befallen wurde.

Man nimmt an, daß Schmutz, Elend, enges Zusammenleben, fortgesetzter intimer Verkehr der Ansteckung Vorschub leisten, die auch indirekt durch Kleidungsstücke und Gebrauchsgegenstände erfolgen kann. Außerdem sind es das Vorhandensein ulzerierter Knoten und die Ausscheidung von stark bazillenhaltigen Se- *und Ex*kreten, wie Nasenschleim, Speichel, Genitalsekrete, *Fäzes*, welche die Fälle von „offener Lepra" besonders gefährlich machen. Aber über die Eingangspforte bei den befallenen Individuen ist nichts Bestimmtes bekannt; in Betracht gezogen hat man in dieser Hinsicht: die Nasenhöhlen, vielleicht den Verdauungskanal, die Haut, besonders die der Füße bei Völkern, die keine Fußbekleidung tragen.

Die zufällige oder experimentelle Übertragung von Mensch zu Mensch ist oft resultatlos und ist in leprösen Ländern skeptisch zu beurteilen. Indessen läßt der von Arning an dem zum Tode verurteilten Keanu ausgeführte Versuch auf der Insel Hawai, bei dem die Lepra *wahrscheinlich* ihren Ausgang von der Infektionsstelle nahm, nur wenig Raum für Zweifel.

Die Inkubationsperiode der Lepra ist von sehr verschiedener Dauer, aber oft sehr lang. Durchschnittlich beträgt sie drei bis fünf Jahre, scheint aber manchmal sich auf einige Monate zu beschränken. Oft erstreckt sich die Inkubation über zehn Jahre, und es sind Fälle berichtet worden, in denen sie 14 (Landouzy) und sogar 32 Jahre (?) (Hallopeau) dauerte. Es ist begreiflich, daß es oft unmöglich ist, sie genau festzustellen.

Symptomatologie. Invasionsperiode. Häufig bestehen die ersten Manifestationen in Allgemeinerscheinungen ziemlich banalen Charakters.

Niedergeschlagenheit, Schwäche, Anämie, Schlafsucht sind fast stets vorhanden, ebenso rheumatoide Gelenk- und Rückenschmerzen und Neuralgien. Man beobachtet auch Verdauungsstörungen (Appetitlosigkeit, Dyspepsie, dauernd belegte Zunge, vorübergehende Diarrhöen), Kopfschmerzen und Schwindel.

Das Fieber ist unbeständig und oft unbedeutend, aber es können anfallsweise Temperatursteigerungen bis 40^0 und 41^0 vorkommen, die an Malaria erinnern, obgleich die Exazerbationen mehr am Abend auftreten.

Unterdrückung der Schweißsekretion oder im Gegenteil starke Schweißausbrüche, intensiver Pruritus oder Ameisenkribbeln sind gleichfalls beschrieben worden.

Folgenden Symptomen ist eine gewisse Bedeutung beizulegen: graue Färbung der Haut der Extremitäten, zuweilen mit lokaler Asphyxie oder Synkope; ein hartnäckiger Schnupfen oder eine abnorme Trockenheit der Nasenhöhlen mit wiederholter Epistaxis ohne auffindbare Ursache. Alle diese Symptome, deren Natur oft verkannt wird, persistieren monate- und jahrelang und dauern während der späteren Perioden fort.

Je nachdem die Veränderungen vorzugsweise das Hautorgan oder das Nervensystem betreffen, unterscheidet man eine tuberöse Form (Hautlepra) und eine nervöse Form (= anästhetische, *makulo-anästhetische* Lepra).

Stadium der Fleckenbildung. Welche Form die Erkrankung auch schließlich annehmen mag, aber ganz besonders wenn sich weiterhin eine tuberöse Form entwickelt, fast stets zeigt sich die manifest gewordene Lepra durch Flecke, die sogenannten „Lepride" an, die in unregelmäßigen Schüben auftreten und bezüglich ihrer Farbe, Größe, Zahl und Dauer sehr verschieden sind. Sie befallen das Gesicht, die Hände und Füße, die Streckseiten der Extremitäten und besonders die Glutäalgegend und den Rücken. Meistens sind sie erythematös und hyperpigmentiert, manchmal nur hyperämisch oder de- oder hyperpigmentiert. Zuweilen im Beginn juckend oder schmerzhaft, sind diese Flecke später fast immer durch ihre *Hyp-* oder Anästhesie charakterisiert. Die scharf oder unscharf begrenzten Flecke bilden häufig kreisförmige oder serpiginöse Figuren. Bei ihrem ersten Auftreten sind sie oft flüchtig und verschwinden, ohne eine Spur zu hinterlassen; später persistieren sie.

Die erythematösen Flecke können sich weit ausbreiten und ein Erysipel oder ein polymorphes Erythem vortäuschen; gewöhnlich nehmen sie bald eine mehr oder minder violette Bronze- oder Kupferfarbe an und werden fein schuppend; anfangs wieder verschwindend, stellen sie sich schubweise von neuem ein, um dann bestehen zu bleiben; während sie sich peripherwärts ausdehnen, tritt im Zentrum Pigmentschwund ein. Auf diesen Flecken entwickeln sich gewöhnlich die leprösen Knoten.

Die rein pigmentierten oder weißen Flecke gehören ganz be-
besonders der anästhetischen Lepra an; sie haben alle die eben beschriebenen
Formen und die verschiedensten Farbenschattierungen von schwarz bis rein-
weiß. Oft sind sie „leukomelanodermatisch", mit depigmentiertem Zentrum
und hyperpigmentiertem Rand (Morphée lépreuse). Sie können eine Vitiligo,
ein Chloasma, ein pigmentiertes Syphilid, eine Pityriasis versicolor etc. nachahmen, sind aber durch ihre Anästhesie charakterisiert. Bei Menschen mit
dunkler Hautfarbe entsteht durch den Pigmentmangel ein geflecktes Aussehen
(„Nègre pie"[1]). Die nicht allzu seltene Kombination mit erythematösen
Flecken erzeugt ein eigentümlich buntscheckiges Bild.

Im Anschluß an das Fleckenstadium *oder statt seiner* kann der lepröse
Pemphigus auftreten, der am häufigsten bei der anästhetischen Form beobachtet wird. Er besteht aus voluminösen, aber wenig zahlreichen Blasen, die
vorzugsweise die Dorsalseite der Hände und Füße, die Ellenbogen und die
Knie und oft die depigmentierten Flächen befallen. Entleert sich ihr klarer
Inhalt, so hinterbleibt eine rote oder speckig belegte Exkoriation, aus welcher
bei der Heilung eine perlmutterartige, anästhetische Narbe entsteht, die pigmentierte Ränder aufweist und für die Diagnose große Bedeutung hat. Die
bullösen Schübe wiederholen sich im Verlauf der „trophoneurotischen Periode".

Die **tuberöse Lepra** oder „Lèpre systématisée tégumentaire"
Leloirs ist durch lepröse Tubera oder Leprome charakterisiert (XIII, 180).
Ein Knoten, der während mehrerer Monate vereinzelt bleibt, kann aus-
nahmsweise die erste Manifestation der Erkrankung bilden; er ist per ana-
logiam als lepröser Schanker bezeichnet und von Leloir, Marcano und
Wurtz, Gougerot u. a. beschrieben worden.

Bald entstehen die Tubera durch langsame und partielle Umwandlung
der erythematös-pigmentierten Lepride, bald entwickeln sie sich schubweise
in Gestalt reichlicher Exantheme, die von Allgemeinerscheinungen mit und
ohne Fieber begleitet sind.

Ihre undeutlich symmetrische Lokalisation ist nahezu dieselbe wie die
der Flecke, mit Bevorzugung des Gesichtes und der Ohren und mit gelegent-
lichem Übergreifen auf die Schleimhäute.

Man findet auch subkutane Leprome (XIV, 189), die sich beim
Palpieren als zirkumskripte Knoten oder infiltrierte und höckerige Herde zu
erkennen geben.

Die leprösen Tubera und die leprösen kutanen Infiltrate (XIII), sowie
ihre eventuelle Umwandlung in eine lepröse Morphoea oder in lepröse
Ulzerationen sind schon weiter oben beschrieben worden.

Es wäre schließlich noch eine Darstellung der verschiedenen Lokalisation der Leprome zu geben, die den befallenen Regionen häufig ein charakteristisches Aussehen verleihen.

Im Gesicht bildet sich die Facies leonina oder lepröse Leontiasis
aus: die Stirn ist wulstig und von tiefen Runzeln durchzogen; die Augenbrauen-
gegenden sind höckerig und haarlos; die Nase ist verunstaltet, verdickt und vergrößert; die Wangen, die Lippen und das Kinn sind gelappt; der Bart ist bis
auf einige dünngesäte Haare zerstört. Die Oberfläche aller dieser Stellen ist
grau- oder bräunlichrot verfärbt (Fig. 110). Bei schweren Fällen ist die Verunstaltung so weitgehend, daß weder Rasse, noch Alter, noch Geschlecht zu
erkennen sind.

Die leprösen Veränderungen der Ohren sind typisch: die vergrößerten
Ohrmuscheln sind mit höckerigen Knoten besetzt oder von Narben durchzogen,

---

[1] *Doch sind die „Elsterneger" wohl vielmehr meist Neger mit Vitiligo.*

die Ohrläppchen sind verdickt, herabhängend und schwammig und beim Palpieren erkennt man zahlreiche, schrotkornähnliche Knötchen.

Der behaarte Kopf bleibt stets *(oder vielmehr oft)* verschont, und der reichliche Haarwuchs der Leprakranken bildet einen auffallenden Kontrast mit dem haarlosen Gesicht und dem Verlust der Haare des Körpers.

An den Extremitäten sind die Ellbogen, die Kniee und die vorspringenden Partien einschließlich der Finger und Zehen durch bräunliche oder violette Tubera deformiert. Das gesamte Integument hat eine schmutzige, bräunliche, fahle, erdige, zum Teil zyanotische Färbung, eine schlaffe, welke Konsistenz und eine eigentümliche Trockenheit. Auch die Nägel sind trocken, brüchig und fallen manchmal ab. An den unteren Extremitäten entwickelt sich nicht selten ein pachydermatischer Zustand, dessen Aussehen die Bezeichnung Elephantiasis Graecorum rechtfertigt.

Die Lymphdrüsen schwellen meistens frühzeitig an und können kolossale Dimensionen annehmen, vereitern aber fast niemals.

Lokalisationen an den Schleimhäuten und an den Sinnesorganen sind nicht selten.

In den Nasenhöhlen beobachtet man, im Anschluß an den anfangs bestehenden bazillenhaltigen Schnupfen und die Epistaxis, an den Septen Leprome und Ulzera, die wie bei der Syphilis zur Perforation und zur Einsenkung des Nasenrückens führen, so daß die Nase aussieht wie von einem Beilhieb getroffen oder wie geschrumpft.

Die Mundhöhle kann der Sitz von Lepromen oder Narben sein, die sich am harten Gaumen, Gaumensegel, Zäpfchen, Pharynx oder Zungenrücken lokalisieren.

Der Larynx ist oft frühzeitig ergriffen, wodurch Heiserkeit, *(„Vox rauca")* Aphonie, Dyspnöe und später Erstickungsanfälle verursacht werden.

Das Auge wird leider mit Vorliebe ergriffen, besonders in seiner vorderen Hälfte. Die Lepra erzeugt hier sehr bald Knötchen an der Konjunktiva, interstitielle Keratitis mit oberflächlichem Pannus, Episkleritis und vor allem Iritis. Das bazilläre Infiltrat der

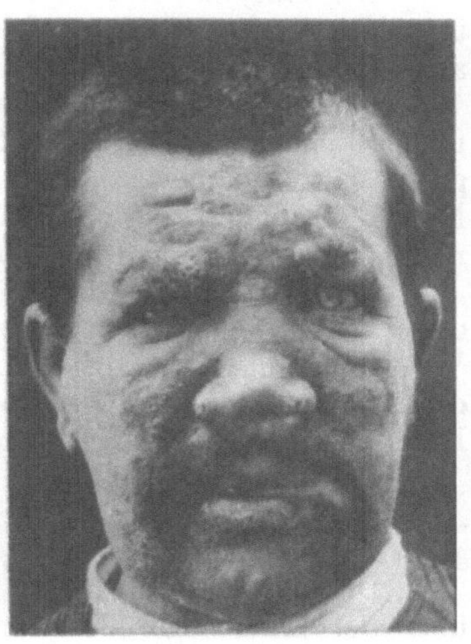

Fig. 110.

Lepra tuberosa. Die Veränderungen der leprösen Leontiasis sind hier nur andeutungsweise ausgebildet.

Iris manifestiert sich zuweilen in Form von Knötchen, meistens aber in Gestalt eines Exsudates, durch das die Sehkraft vermindert wird. Das Corpus ciliare wird häufiger invadiert als die Chorioidea oder die Retina. Ein hinzutretendes Glaukom, sekundäre Kataraktbildung, Atrophie des Augapfels können zum Verlust des Auges führen.

Ich erwähne nur kurz die viszerale Lepra: sie befällt den Verdauungskanal, die Leber, die Milz, den Zirkulationsapparat und ganz besonders die Lunge, wo häufig als Komplikation eine Tuberkulose hinzutritt, die nur schwierig, eventuell aber durch bakteriologische Untersuchung *(Tierversuch),* zu diagnostizieren ist.

Die Lepra der Genitalien ist besonders beim Manne häufig. Eine lepröse Orchitis beobachtet man mindestens bei $\frac{1}{3}$ oder $\frac{1}{4}$ der Fälle; sie kann anfangs akut sein, tritt aber gewöhnlich als doppelseitige Orchiepididymitis schleichend und ohne Wissen der Patienten auf. Die Organe sind glatt oder höckerig, hart und atrophisch. Die Veränderungen führen ohne Verminderung der Libido zu frühzeitiger Sterilität und später zu Impotenz. Über die Lepra der Genitalien der Frauen haben wir weniger zahlreiche Berichte, obgleich solche für die Frage der Heredität von Bedeutung wären; *lepröse Veränderungen sind in allen Teilen speziell auch in den Ovarien gefunden worden.* Nach Babes wären etwa 70% der leprakranken Frauen steril.

Der Verlauf der tuberösen Lepra ist sehr verschieden; nur selten ist er akut und nach wenigen Monaten tödlich, meistens chronisch; er erstreckt sich über einen Zeitraum von 10, 20 oder noch mehr Jahren. Zwischen die akuten Exazerbationen schieben sich längere Remissionen ein mit Rückbildung aller Symptome und Vortäuschung von Heilung. In unseren Gegenden sind diese Ruhepausen die Regel. Schreitet die Entwickelung fort, so führen Ulzerationen, Eiterung, Fieber und Diarrhöe zu Marasmus und zum Tod, der oft infolge einer schweren lokalen Läsion oder einer hinzutretenden Komplikation eintritt.

Nervenlepra. Die zweite gewöhnliche Form der vorgeschrittenen Lepra ist die systematisierte Lepra der Nerven oder die Lepra *maculoanaesthetica* oder *trophoneurotica*.

Sie beginnt ebenfalls meistens in Gestalt von Flecken; ob diese vollständig fehlen können, ist noch nicht mit Sicherheit festgestellt. Häufig sind sie groß, ganz symmetrisch und zeigen ausgesprochene Pigmentveränderungen. Manchmal bleibt die Fleckenbildung unbeschränkt lange bestehen, so daß man auch eine makulöse Form der Lepra beschrieben hat.

Mitunter beginnt die Erkrankung in der Form des leprösen Pemphigus; dieser entwickelt sich schubweise und kann Schorfbildung und schreckliche Verstümmelungen hervorrufen. Diese Erscheinungen haben gewisse Autoren dazu veranlaßt, unter der Bezeichnung „Lepra lazarina" eine besondere Form mit Flecken und Blasen aufzustellen.

Gewöhnlich ist die Lepra der Nerven durch Schwellung bestimmter Nerven, Anästhesie und trophische Störungen der Haut, der Muskeln und des Knochengerüstes charakterisiert.

Die der Palpation zugänglichen Nerven, besonders der Nervus cubitalis über der Ellenbeuge, der Nervus peroneus communis, mitunter der Nervus medianus, der Nervus radialis, oder die oberflächlich liegenden Nerven sind zylindrisch verdickt oder öfter spindelförmig angeschwollen oder längs ihrem Verlauf mit Knoten besetzt. Anfangs schmerzhaft, verlieren sie bald ihre Sensibilität und gleichzeitig entwickelt sich die kutane Anästhesie.

Die Neuritis äußert sich durch neuralgische, manchmal fast unerträgliche Schmerzen, durch lokalisierte Schmerzgefühle, durch Pruritus, der durch Kratzen nicht gelindert wird, durch Kältegefühl oder Brennen der Finger und Zehen, Unempfindlichkeit eines Fingers, lokale Zyanose (Raynaudsche Symptome), Störungen der Schweißabsonderung etc.

Die Anästhesie ist diagnostisch von größter Bedeutung; sie wurde von Jeanselme u. a. eingehend untersucht. Die vier Extremitäten werden symmetrisch befallen, zuerst die unteren, wobei die Anästhesie von der Peripherie gegen das Zentrum hin weiterschreitet. Anfangs streifenförmig, z. B. den kleinen Finger und die Ulnarseite der oberen Extremität bis zur Achselhöhle umfassend, nimmt sie später den Typus einer Segmenterkrankung an. Die Anästhesie ist verschieden ausgedehnt: am Rande des ergriffenen Gebietes besteht eine Zone veränderlicher Anästhesie, die unscharf begrenzt ist; anfangs oberflächlich, nimmt die Unempfindlichkeit allmählich nach der Tiefe zu. Die Anästhesie ist dissoziiert: das Unterscheidungsvermögen für Temperaturunterschiede verschwindet zuerst, dann die Schmerzempfindlichkeit, und erst später das Tastgefühl und die Druckempfindlichkeit. Veränderungen der Gefühlsqualitäten, Verzögerung des Empfindungsvermögens, sind nicht selten. Schließlich tritt vollständige Empfindungslosigkeit wenigstens an den Extremitäten ein und der Kranke bekommt zuweilen tiefe Brandwunden, ohne es zu bemerken.

Die Muskelatrophie tritt vorzugsweise am Gesicht und an den Extremitäten auf.

Im Gesicht wird in der Regel zuerst der Musculus orbicularis der Augenlider ergriffen, woraus das Unvermögen die Augen zu schließen und dessen Folgen entstehen; die Stirne, die Wangen, die Umgebung des Mundes werden nacheinander befallen. Die Abmagerung des Gesichtes, die blasse und glanzlose Hautfarbe, die Unbeweglichkeit der Gesichtszüge mit Lagophthalmus geben dem Gesicht den eigentümlichen Ausdruck, den man als „Facies Antonina" bezeichnet.

An den Händen befällt die Muskelatrophie den Thenar und Hypothenar und die Mm. interossei und führt zur Bildung einer Krallenhand, zu einer kahnartigen Aushöhlung des Handrückens, oder zu einem der Typen des chronischen Rheumatismus. Später dehnt sie sich auf den Vorderarm, besonders die Mm. extensores und manchmal auf den ganzen Arm aus. An den Füßen werden zuerst die Muskeln der Fußsohle ergriffen, aber die Atrophie des M. tibialis anterior und der Mm. extensores lenkt vor allem die Aufmerksamkeit auf sich; sie bedingt eine Stellung wie beim Pes varus equinus und stampfenden Gang mit starker Flexion im Hüft- und Kniegelenk.

Die Knochen- und Gelenkveränderungen, welche die Lepra mutilans charakterisieren, beruhen auf tiefgehenden Ulzerationen: den sehr häufigen „Ulcera perforantia", die durch ihre Tiefe und vollständige Anästhesie ausgezeichnet sind; auf Panaritien, die wie bei dem Morvanschen Symptomenkomplex in Nekrose übergehen; auf trockener Gangrän, oder auf Knochenresorption ohne äußere Veränderung. Die Füße und Hände können sich zu unförmlichen Stümpfen umwandeln, welche Danielssen und Boeck mit Elefantenfüßen oder den Tatzen eines Seehundes verglichen haben.

Die Nervenlepra entwickelt sich noch langsamer und dauert noch länger (selbst mehr als 20 Jahre) als die tuberöse. In den vorgeschrittenen Stadien ist der Zustand der Kranken sehr elend: abgemagert, verstümmelt, blind, gelähmt, und durch die schrecklichen Neuralgien, das andauernde Kältegefühl und den unlöschbaren Durst geplagt und an infizierten Geschwüren leidend, versinken sie in Apathie und Melancholie. Man hat ganz neuerdings eine toxämische Psychose der Leprösen beschrieben. Der Tod erfolgt durch Kachexie, Infektion mit Eitererregern, Pneumonie, Diarrhöe, Nephritis, selten durch Tuberkulose.

Gemischte Form. Man muß im Auge behalten, daß die im vorstehenden gegebene Darstellung der zwei Formen der Lepra schematisch und didaktischen Zwecken angepaßt ist und nicht streng der Wirklichkeit entspricht. Fast stets ist eine Vereinigung beider Formen vorhanden, wobei die eine oder andere Symptomengruppe im Vordergrund steht. Die gemischte oder komplette Lepra ist weitaus am häufigsten, entweder schon im Beginn oder *(besonders häufig)* im Verlaufe ihrer Entwickelung *(namentlich geht oft die tuberöse Form in die anästhetische über).*

Pathologische Anatomie. Der Bazillus der Lepra, der von Hansen (1871) entdeckt und von Neißer *genauer* untersucht wurde, hat Ähnlichkeit mit dem Kochschen Bazillus; aber er ist kürzer, mehr starr, weniger regelmäßig in der Form *(ohne daß alle diese Differenzen wirklich durchgreifend wären)* und *bei den tuberösen Formen* viel reichlicher. Er ist säurefest und, wie Neißer gefunden hat, nach den Methoden von Gram, Weigert und Ziehl färbbar. *Auch in der Form der Muchschen Granula ist er nachgewiesen.* Im Gewebe findet er sich zu Bündeln oder größeren Haufen vereinigt, innerhalb *aber auch außerhalb* der Zellen, oder zu einer glasigen Masse verklebt (Zooglea), die durch eine Degeneration des Mikroorganismus zu entstehen scheint.

Kulturversuche sind bisher mißlungen, vielleicht mit Ausnahme derjenigen von Post und E. Weil (1905); letzterem gelang es, sie in Hühnereiern zu züchten. *Zahlreiche neuere Kulturresultate (Kedrowsky etc.) haben noch keine allgemeine Anerkennung gefunden.*

Die einzige positive Übertragung auf Tiere ist, wie ich glaube, die von Ch. Nicolle (1905) vorgenommene Verimpfung auf einen Macacus sinicus; es traten hier nach 62 Tagen Knötchen auf. *Seither sind noch viele positive Resultate an sehr verschiedenen Tieren (mit menschlichem Material und mit vermeintlichen Reinkulturen) publiziert worden, welche aber noch nicht vollständig einwandfrei sind.*

Die leprösen Tubera oder Leprome, die unter der normalen, etwas gespannten Epidermis liegen, bestehen aus einem scharf begrenzten und zusammenhängenden, intrakutanen Infiltrat, das von der Basalschichte *meist* durch einen dünnen, nach unten guirlandenförmigen Streifen gesunden Gewebes getrennt ist. Das Infiltrat umgibt mantelförmig die von einer Endo- und Perivaskulitis befallenen Gefäße, die nur zuweilen erkrankten Nerven und die Hautdrüsen.

Es besteht hauptsächlich aus Leprazellen (Virchow): großen, manchmal polynukleären Zellen mit durchsichtigem und vakuolisiertem Protoplasma, die zahllose Bazillen enthalten. Außerdem finden sich im Infiltrat vereinzelte Lymphozyten, Plasmazellen, mitunter auch Riesenzellen. Auch kann man die sogenannten Globi beobachten, eine Art von Kugeln oder Schläuchen, die ganz aus Bazillen gebildet sind. Eine Verkäsung ist meist nicht vorhanden.

In frischen Flecken oder Lepriden findet man anfangs nur den aus Rundzellen bestehenden, perivaskulären Infiltrationsmantel, dem sich bei den weiteren Schüben allmählich zahlreicher werdende Leprazellen beigesellen. Das Wachstum und die Konfluenz der perivaskulären Infiltrate führt zu einer Umwandlung der Flecken in Tubera. Im Gegensatz zu den früher vertretenen Ansichten konnte ich nachweisen, daß zwischen diesen beiden Grundformen nur graduelle Unterschiede bestehen und daß die Lepride stets und von Anfang an Bazillen enthalten, die mit einer geeigneten Technik darstellbar sind. *Außer den makulösen und den tuberösen gibt es in der Haut bazillenarme tuberkuloide Formen, welche sogar klinisch dem tuberkulösen Lupus sehr ähnlich sein können, aber Anästhesie aufweisen. Analoge Formen sind — selbst unter der Form von kalten Abszessen — in den Nerven und mit Wahrscheinlichkeit auch in den Viszera nachgewiesen worden.*

Die kutanen Manifestationen der Lepra entstehen durch bazilläre Embolien. Mehrere Autoren, unter ihnen neuerdings Gougerot, haben zur Zeit der neuen Schübe eine von einer polynukleären Leukozytose begleitete Bakteriämie beobachtet; nach der Krise entwickelt sich, nach einer vorübergehenden Lymphozytose, eine persistierende Eosinophilie, die zuweilen sehr ausgesprochen ist (nach Gaucher und Renaut mehr als 30 %).

Die lepröse Nervenerkrankung ist zuerst von Virchow beschrieben worden. Man findet eine parenchymatöse und sklerotische Neuritis, die nach Gerlach, Dehio u. a. an der Peripherie beginnt und zentripetal fortschreitet oder gleichzeitig mehrere Punkte befällt. Besonders bei der gemischten aber auch bei der tuberösen Form sind dichte Bazillenanhäufungen vorhanden.

Die Differenzen zwischen den beiden Hauptformen sind, da beide in erster Linie die Haut und dann die Nerven befallen, durch die verschiedene Reaktionsfähigkeit des Organismus zu erklären. Ist diese von vornherein stark oder wird sie es durch die Infektion („allergisch"), so entstehen die bazillenarmen lokal zu Atrophie und Schrumpfung führenden Prozesse; ist oder bleibt sie schwach, so ist die Lepra bazillenreich, „tuberös".

Diagnose. Die Störungen der Invasionsperiode werden gewöhnlich erst nach dem Auftreten der ausgesprocheneren Manifestationen auf ihre wahre Ursache zurückgeführt. Die leprösen Flecke und Tuberkel haben oft ein charakteristisches, klinisches Aussehen; außerdem enthalten sie Bazillen. Eine Biopsie läßt die letzteren erkennen und ist daher in allen Fällen, bei denen ein Verdacht auf Lepra besteht, angezeigt. Die Nervenform kann manchmal zu Verwechselungen Anlaß geben mit Polyneuritiden, Tabes, Rheumatismus, oder besonders mit Syringomyelie, progressiver Muskelatrophie, Sklerodermie, Raynaudscher Krankheit usw. Man wird in erster Linie die Symptome genau analysieren und nach den sogenannten permanenten Stigmata der Lepra suchen: schmutzigbraunes, zyanotisches, pigmentiertes Aussehen der Haut im Gesicht und an den Extremitäten; Trockenheit der Haut; Schwund der Haare der Bartgegend und des Körpers und vor allem Alopezie der äußeren Hälfte der Augenbrauen; subkutane Knötchen in den Ohrläppchen; Schwellung der Nerven, besonders des Nervus cubitalis; Anästhesien; Narben nach Blasenbildung an den Ellenbogen und Knien; lepröse Orchitis; Erscheinungen an den Augen, wie z. B. Parese des Musculus orbicularis, Konjunktivitis, Episkleritis etc., Koryza und Perforation des Septum.

Man kann zuweilen *(bei der tuberösen Lepra sehr häufig)* Bazillen in den Nasenhöhlen finden, eventuell nach Verabreichung von Jodkalium. Die neuerdings *unter anderen* von Gaucher und Abrami vorgeschlagenen serodiagnostischen Methoden — Serumagglutination und vor allem der Komplementfixationsversuch — sind wahrscheinlich dazu berufen, in zweifelhaften Fällen wertvolle Dienste zu leisten. Die Wassermannsche Reaktion ist *bei der tuberösen Lepra sehr häufig, bei der makulo-anästhetischen wesentlich seltener positiv. Die Bedeutung der Komplementbindung mit spezifischem Antigen (Antiforminextrakt von Lepromen etc.) ist noch nicht spruchreif.*

Die Diagnose, die manchmal auf den ersten Blick gestellt werden kann, wird in zweifelhaften Fällen durch die Kenntnis von dem Aufenthalt des Patienten in einem infizierten Land gestützt werden. Die Hauptsache ist, daß man die Möglichkeit einer Lepra nicht außer Augen läßt und diesbezügliche Nachforschungen anstellt.

Prognose und Behandlung. Ist die Lepra heilbar? Selbst in leprösen Ländern beobachtet man lang anhaltende Remissionen und Stillstand der Krankheit, die man fast als Heilungen ansehen kann.

Außerdem gibt es unausgebildete, abortive, benigne Formen, deren Symptome sich auf einige Flecke, zirkumskripte Anästhesien, partielle Amyotrophien beschränken und keine weitere Entwickelung durchmachen. Indessen ist ein erneuter Ausbruch immer möglich. Mehrere Male habe ich gesehen, daß eine zum Stillstand gekommene Lepra nach der Rückkehr des Patienten in das Ursprungsland der Krankheit mit erneuter Vehemenz wieder auftrat. Alles in allem kann man also sagen, daß die Frage nach der Heilung der Lepra ungefähr ebenso zu beantworten ist, wie die der Heilung der Tuberkulose oder der Syphilis, *was wohl doch ein für die beiden letzteren Krankheiten zu pessimistischer Standpunkt ist.*

Die Prophylaxe ist wirksamer als die Therapie. Die Einführung der obligatorischen Anzeige und der relativen Isolierung, so schmerzlich diese Maßnahmen auch sind, hat in Norwegen einen so ausgezeichneten Erfolg gehabt (243 Fälle im Jahre 1902, statt 2598 Fällen im Jahre 1856), daß es angezeigt ist, ihre Durchführung, mit Anpassung an die besonderen Verhältnisse, in allen infizierten Ländern zu verlangen.

Die der Infektionsgefahr ausgesetzten Personen haben sich peinlichster Reinlichkeit zu befleißigen und alle hygienischen Vorschriften strengstens zu befolgen. Die Leprösen müssen regelmäßig gebadet und verbunden werden. Wenn irgend möglich, wird man ihnen anraten, das Infektionsland zu verlassen und sich in einem gesunden und gemäßigten Klima aufzuhalten; auf Grund dieser Maßregeln wird man oft Gelegenheit haben, andauernde Besserungen und auch anscheinende Heilungen zu beobachten.

Kein Medikament hat eine absolut spezifische Wirkung. Quecksilber in Form löslicher Salze oder als Kalomel oder graues Öl injiziert, schien mir, ebenso wie Crocker, Ehlers und Haslund, gute Resultate zu geben. Die Wirkung des Ichthyols, des Salols und der Salizylate ist gerühmt worden. Das klassische Mittel, tatsächlich das beste, obgleich auch sein Wert angefochten wird, ist das Chaulmoograöl, das man in Form einer Emulsion oder besser in Kapseln, mehrere Male im Jahre in Perioden von zwei Monaten verabreicht, und von dem man in steigenden Dosen 5 bis zu 150 und 200 Tropfen gibt. Häufig wird es schlecht ertragen, aber seine Ersatzmittel, das Acidum gynocardicum und der Gurjunbalsam scheinen weniger wirksam. *Besonders wird in neuester Zeit das Antileprol (gereinigtes Chaulmoograöl von Bayer & Co.) empfohlen, ferner Karbol-Injektionen, Campher etc. etc.*

Sehr heiße Bäder bis zu 42⁰ oder 43⁰ bringen den Leprakranken große Erleichterung, vor allem Linderung der Schmerzen.

Durch Behandlung mit dem Galvanokauter, *mit Pyrogallol, Karbolsäure etc.* kommen die Tubera zum Einschmelzen und Verschwinden. *Isolierte Herde werden dann am besten exzidiert.* Die Ulzerationen werden mit Jodtinktur, Resorzin oder vorzugsweise mit Ichthyol behandelt. Die Augenveränderungen werden günstig beeinflußt durch subkonjunktivale Quecksilbereinspritzungen und atropinhaltige Kollyrien.

Die Lokalbehandlung wird sich also dem Charakter der Veränderungen und ihrer Lokalisation anzupassen haben. Es ist zweifellos, daß die energisch und anhaltend behandelte Lepra einen weit günstigeren Verlauf nimmt als wenn sie sich selbst überlassen bleibt *(cf. Unnas kombinierte Therapie)*.

Die Zukunft dürfte der Behandlung mit einem, allerdings noch zu entdeckenden, Serum *oder Vakzin oder einem chemotherapeutischen Mittel* gehören. *Das Salvarsan hat sich bisher nicht bewährt. Die Akten über Deyckes Nastin, ein aus Streptotricheen gewonnenes Bazillenfett, sind noch nicht geschlossen. Von manchen Seiten wird es sehr gerühmt.*

Der Rotz (Malleus).

Der Rotz ist eine schwere, allgemeine, akut oder chronisch verlaufende Infektionskrankheit, die unter den Einhufern grassiert und auf den Menschen übertragbar ist. Sie wird durch einen spezifischen Bazillus hervorgerufen und ist durch Allgemeinsymptome, viszerale, kutane und Schleimhautläsionen charakterisiert.

Ergreift die Krankheit die Nase und oberen Luftwege, was sehr häufig vorkommt, so bezeichnet man sie im Französischen als „Morve"; werden andere Regionen befallen, so spricht man von „Farcin".

Die Häufigkeit des Rotzes bei Pferden und Eseln hat in den letzten 50 Jahren erheblich abgenommen, ganz besonders seitdem die Entdeckung des

Malleins (eines Sekretionsprodukts des Bazillus) eine frühzeitige Diagnose ermöglicht.

Beim Menschen kommt die Erkrankung stets durch Übertragung von rotzkranken Pferden oder Eseln zustande; daher ist man in solchen Berufen, welche die Berührung mit diesen Tieren bedingen, der Infektion am meisten ausgesetzt.

Der sehr kurze und kleine Bacillus mallei läßt sich schwer *(nach Gram nicht)* färben; seine Kulturen auf Kartoffeln nehmen eine schokoladenbraune Farbe an und sind charakteristisch. Es ist sehr gefährlich mit ihm zu arbeiten. Alle gewöhnlichen Versuchstiere lassen sich mit dem Bazillus infizieren. Der in die Bauchhöhle des männlichen Meerschweinchens eingeführte Bazillus oder bazillenhaltige Eiter erzeugt in weniger als drei Tagen eine spezifische Orchitis; Straus hat dieses diagnostische Verfahren ausgearbeitet.

Die Läsionen beim Rotz bestehen aus Knötchen, die nekrotisieren und im Zentrum sich verflüssigen, mit einer ganz eigentümlichen *freilich aber bei sehr verschiedenen Prozessen vorkommenden* Fragmentation der Kerne, welche Unna als Chromatotexis bezeichnet. Man hat sie auch mit Tuberkeln verglichen, doch sind es vielmehr Abszesse und Pusteln. Beim Menschen findet die Infektion durch die Luftwege *(Nase oder Lunge)* oder durch die Haut statt, ohne daß notwendigerweise eine Verletzung an der Eingangspforte vorhanden *oder nachweisbar* sein müßte.

Die chronischen Formen gehen oft in den akuten Rotz über; das Gegenteil ·wird nie beobachtet.

Bei allen Fällen treten Allgemeinerscheinungen auf, die ich hier nur summarisch erwähne: Symptome einer. akuten infektiösen, typhoiden oder rheumatoiden Erkrankung, oder auch wohl Mattigkeit, Gelenk- und Muskel-Schmerzen, remittierendes Fieber, Erscheinungen einer pyämischen Infektion etc.

Die kutanen Manifestationen können folgende Merkmale aufweisen:

Akute Formen. Disseminiertes pustulöses, pockenähnliches Exanthem ohne Dellenbildung mit Übergang in braune Krusten, welche Ulzerationen bedecken.

Erysipelatoide Lymphangitis des Gesichtes ohne scharfen Rand, mit Bläschen, Blasen und gangränösen Herden *(mit eitriger Rhinitis, Lymphadenitis etc.).*

Streifenförmige Lymphangitis, besonders an den Extremitäten, mit lymphangitischen Abszessen.

Die Nasenhöhlen, der Pharynx, der Larynx werden befallen und nach drei bis 20 Tagen tritt *meist* der Tod ein.

Chronische Formen. Nachdem vier oder fünf Wochen. lang Prodromal- oder Allgemeinsymptome bestanden haben, zeigen sich Abszesse, die sich in Ulzerationen verwandeln.

Der erste dieser Abszesse wird als farzinöser Schanker bezeichnet; die späteren gleichen ihm vollständig. Sie treten disseminiert und sukzessiv auf, sind kutan oder tiefliegend, von sehr verschiedener Größe, öffnen sich erst spät und enthalten einen schleimigen Eiter.

Die daraus entstehenden Ulzerationen sind oft von unregelmäßiger Form mit unterminierten, lividen, guirlandenartigen, wie benagten Rändern; sie persistieren lange Zeit und können größere Partien des Gesichtes verstümmeln. Die Entwickelung schreitet nur langsam fort und wird oft durch Remissionen unterbrochen. Der nach einigen Monaten oder Jahren eintretende letale Ausgang wird gewöhnlich durch einen akuten Schub von Rotz herbeigeführt.

Therapie. Die chronischen durch den Malleus veranlaßten Ulzerationen, die allein für den Dermatologen von Interesse sind, müssen, sobald die Diagnose bestätigt ist, energisch behandelt werden. Man wird womöglich eine Exzision vornehmen oder wenigstens eine Auskratzung mit nachfolgender Ausbrennung mit dem Thermokauter oder Waschungen mit Sublimat-, Phenol- oder Jodlösungen. Nur mit diesen Methoden kann man hoffen, den Patienten zu retten. *Mallein, Jodalkalien, Hg, Salvarsan sind zu versuchen.*

Milzbrand — Pustula maligna — Anthrax.

Die Pustula maligna *(„Charbon")* ist die Manifestation der lokalen Infektion mit dem von Davaine entdeckten Milzbrandbazillus.

Beim Menschen tritt die Inokulation fast immer dadurch ein, daß die Kranken infolge ihres Berufes mit milzbrandkranken Schafen, Ziegen, Pferden, Rindern, ihren Häuten, Hörnern, Haaren, Knochen etc. in Berührung kommen. Die übrigens ziemlich selten gewordene Pustula maligna ist gewöhnlich an den unbedeckten Körperpartien lokalisiert und findet sich bei Schäfern, Tierärzten, Metzgern, Rot- und Weißgerbern usw. Daß die Infektion durch eine Fliege zustande kommt, wie oft im Volke angenommen wird, ist möglich, aber eine Ausnahme.

Im Beginn mit einem Flohstich vergleichbar, auf dem sich bald ein Bläschen bildet, wird die Pustel später hart und stellt sich als bräunlicher oder violetter, körniger, linsengroßer Fleck dar; dieser dehnt sich aus und es entsteht ein mit Bläschen umsäumter Schorf. Der Juckreiz ist ziemlich intensiv, *der Schmerz meist unbedeutend.* In der Umgebung der Läsion besteht ein dunkelrotes entzündliches Ödem, manchmal auch entzündete Lymphstränge. Die ganze Region ist von einem gallertartigen Infiltrat durchsetzt. Schließlich fällt der Schorf ab, die Gangrän nimmt an Tiefen- und Flächenausdehnung zu und die Symptome der Allgemeininfektion machen sich geltend: hohes Fieber mit schwachem, unregelmäßigem Puls, Atmungsstörungen, Schweißausbrüche, Hämorrhagien, Delirium, *eventuell auch multiple Pusteln.* Der Tod erfolgt durch Kollaps.

Die Dauer des Krankheitsverlaufes schwankt von 24 Stunden in den foudroyanten Fällen, bis zu 12 oder 15 Tagen. Spontane Heilung kommt *nach neueren Erfahrungen recht oft* vor, man kann aber nicht damit rechnen.

Unter Milzbrand-Ödem versteht man eine Form, bei der die zentrale Schorfbildung fehlt; die Erscheinungen bestehen in einer weichen Anschwellung mit Bläschen und in frühzeitig auftretenden, schweren septikämischen Symptomen. Dieses Milzbrandödem findet sich hauptsächlich an den Augenlidern oder an den Lippen.

Zur sicheren Diagnose führt die bakteriologische Untersuchung meist schnell.

Wenn der ganze Verlauf nicht allzu akut ist, so besteht die wirksamste Behandlung darin, daß man rings um die Pustel wiederholte Einspritzungen von Karbollösung oder noch besser von Jod-Jodkaliumlösung (1:100) macht und zwar in das ganze Gebiet der Entzündungserscheinungen und noch zwei bis drei Zentimeter darüber hinaus, abends und morgens, eine Serie von Injektionen von je 10 bis 15 Tropfen, bis das ganze Gewebe infiltriert ist. Man kann vorher das Zentrum exkochleieren *(Gefahr der Allgemein-Infektion!)* oder mit dem Thermokauter ausbrennen.

Auch die Serumtherapie scheint Vorteile zu haben. Wir verdanken diese Methode, welche bei frühzeitiger Anwendung die Pustula maligna beim Menschen zur Heilung bringt, den Arbeiten von Marchoux (1895) und ganz besonders von Sclavo (1896). Es sind mir 2 Fälle bekannt, bei denen im Institut Pasteur in Paris die Heilung gelang, nachdem im Blute der Patienten die Milzbrandbazillen nachgewiesen waren. Man verwendet das Serum in Dosen von 20 bis 40 ccm in Form subkutaner Injektionen, die zweckmäßigerweise nach 2 oder 3 Tagen zu wiederholen sind.

In jüngster Zeit hat man mit Salvarsan Erfolge erzielt. [*Vielfach wird von jedem eingreifenderen lokalen Verfahren abgeraten.]*

Ulcus molle, weicher Schanker[1]).

Der einfache oder weiche Schanker (von den Franzosen auch mit dem Diminutivum „Chancrelle" bezeichnet) ist eine spezifische und kontagiöse Ulzeration, die auf einer Inokulation mit dem von Ducrey und Unna entdeckten Bazillus beruht.

Das zirka 0,5 μ breite, 1,48 μ lange Stäbchen ist an den Enden abgerundet, manchmal eingeschnürt, zuweilen *anscheinend* in Kokken umgewandelt; es ordnet sich *im Gewebe* gerne in *langen* Ketten an und hat daher den Namen Streptobazillus erhalten. *In Ausstrichpräparaten findet man wesentlich isolierte oder gruppierte oder in kurzen Ketten intra- und extrazellulär gelagerte Bazillen. Sie sind gramnegativ.* Die Kultur verlangt besondere Bedingungen; Lenglet hat diesen Mikroorganismus zuerst auf einem künstlichen Nährboden gezüchtet, der aus peptonisierter Menschenhaut bestand; Bezançon, Griffon und Le Sourd *u. a.* gelang die Kultur auf Blutagar. Er läßt sich auf Affen, Katzen etc. überimpfen. Seine Ähnlichkeit mit dem Pestbazillus ist sehr auffallend.

Der weiche Schanker entsteht meistens durch unmittelbare venerische Infektion während des Koitus, indem der bazillenhaltige Eiter auf irgend eine traumatisch oder spontan entstandene Erosion gebracht wird; seltener kommt er durch mittelbare Infektion zustande.

Die Häufigkeit des weichen Schankers ist in dem gleichen Lande und sogar in der gleichen Stadt großen Schwankungen unterworfen. Die Erkrankung gewährt keine *oder wenigstens keine dauernde* Immunität, wie dies aus den zahllosen positiven Inokulationen hervorgeht, die man bei ein und demselben Individuum ausgeführt hat. Zur Zeit als die Frage der Unität oder des Dualismus des Schankervirus noch unentschieden war, hoffte man durch diese fälschlich als Syphilisation bezeichnete Methode eine Schutzimpfung gegen die Syphilis erzielen zu können.

An der Infektions- oder Inokulationsstelle vermehrt sich der Bazillus und entwickeln sich die Läsionen *fast* ohne Inkubationsperiode; sie sind schon nach ein bis zwei, spätestens nach drei Tagen charakteristisch.

Ein in der Entstehung begriffener Schanker hat das Aussehen eines *Knötchens, das sehr schnell übergeht in ein* Eiterbläschen mit entzündlichem Hof; entfernt man die Decke, so wird eine grübchenförmige, in die Kutis eingreifende Ulzeration sichtbar. Die spontanen Autoinokulationen besonders an den großen Labien und der Analfalte manifestieren sich oft als kleine perifollikuläre Pusteln, die man als schankröse Follikulitiden *(follikuläre Schanker)* bezeichnet hat; an den Falten der Vulva und des Anus nehmen sie die Gestalt ulzeröser, eiternder Rhagaden an. *Die Schanker sind sehr häufig von vornherein, oder durch sukzessive Autoinokulation, in mehreren oder sogar sehr zahlreichen Exemplaren vorhanden.*

---

[1]) *Die Kapitel Ulcus molle und Syphilis sind in diesem Lehrbuch der Hautkrankheiten natürlich ganz kurz und kursorisch behandelt. Ich habe daher hier auch sehr wenig zugefügt.*

Der voll entwickelte Schanker (**XV**, 194) erreicht oder überschreitet selten die Größe eines Markstückes. Innerhalb zwei bis sechs Wochen verliert er seine Virulenz, sezerniert weniger, wuchert und heilt spontan ab. Zuweilen hat man jedoch Gelegenheit, mehrere Monate lang persistierende Fälle zu beobachten, bei denen die Entwickelung zum Stillstand gekommen und die Virulenz abgeschwächt ist, obgleich die Schanker noch autoinokulabel sind. Der weiche Schanker hinterläßt stets eine Narbe, die glatt oder gestrickt sein kann.

Allgemeinsymptome der schankrösen Infektion sind nicht bekannt; sie ist eine rein lokale Erkrankung.

Verschiedene Komplikationen können sich einstellen. Die häufigste ist der vereiternde schankröse Bubo, dessen Entstehung besonders durch vieles Gehen, Anstrengungen und Mangel an Reinlichkeit gefördert wird. Gleich im Beginn, im Verlauf der Entwickelung oder aber auch erst nach Vernarbung des Schankers, schwillt die entsprechende Drüse und das sie umgebende Gewebe an. Später kann es zur Fluktuation und zu spontaner Perforation der verdünnten und düsterroten Haut kommen. Der Eiter dieses Bubo ist, entgegen der Annahme von Straus, oft von Anfang an virulent und enthält den Bazillus. In der Regel wird die Ulzeration schankrös, die Haut löst sich ab und es bilden sich serpiginöse Höhlungen und sekundäre Fisteln. *Wenn der Bubo spontan perforiert, kann die Perforationsstelle schankrös werden; doch ist das nach meinen Erfahrungen relativ oft nicht der Fall. Wird der Bubo unter antiseptischen Kautelen eröffnet und nachträglich antiseptisch behandelt, so läßt sich das Schankröswerden fast immer verhindern.*

Selten wird der weiche Schanker phagedänisch (**XV**, 203) und auch Gangränbildung ist eine ungewöhnliche Komplikation; beide Vorgänge sind nicht ungefährlich. Die Differentialdiagnose ist schon früher besprochen worden (**XV**, 201).

Die histologische Untersuchung des weichen Schankers läßt einen Substanzverlust der Epidermis und der Kutis erkennen; er ist mit einer Eiterschichte bedeckt, die Streptobazillen enthält und sich in radiären Verlängerungen nach den Seiten und dem Grund erstreckt. Jenseits dieser Schichte ist ein dichtes Infiltrat von schönen Plasmazellen. Die Blutgefäße sind von einer intensiven Endoperivaskulitis befallen. Die Lymphgefäße sind erweitert. Die Ulzeration entsteht durch eine Art von Verdauung der Gewebe durch die Einwirkung des Parasiten.

Die klassische und vielleicht auch erfolgreichste Behandlung besteht in der Anwendung von Jodoformpulver. Der hartnäckige und verräterische Geruch dieses Mittels und die schweren Ausschläge, die es manchmal hervorruft, hat die meisten Ärzte veranlaßt, darauf zu verzichten. Keines der zahlreichen Ersatzmittel (Jodol, Aristol, Europhen, Airol etc.) ist gleich wirksam.

In der Praxis wird man peinliche Reinlichkeit, häufige lokale Bäder mit einem Zusatz eines reizlosen Antiseptikums und Okklusivverbände verordnen. Täglich wird man das Ulkus in seiner ganzen Ausdehnung mit dem Argentumstift oder noch besser mit einer wässerigen Silbernitratlösung (1 : 15) betupfen *(wodurch aber leicht derbere Infiltrate zustande kommen)* und darüber einen Watteverband machen. Unter anderem hat man auch reines Phenol oder solches in alkoholischer Lösung (10 : 100) *(sehr sorgfältig zu verwenden und dann sehr wirksam)*, Kalium permanganicum (2 bis 4 : 100), oder Tartarus ferratus (15 : 100), beide in wässeriger Lösung, empfohlen.

Hitze zerstört die Virulenz des Streptobazillus; daher verwendet man sehr heiße lokale Bäder oder häufig erneuerte in sehr heißes gekochtes Wasser (42 bis 45°) getauchte Kompressen. Audry empfiehlt, die strahlende Hitze des Thermokauters in der Weise einwirken zu lassen, daß man denselben der Ulzeration auf einige Millimeter Distanz so lange nähert, bis die Oberfläche ausgetrocknet ist; Apparate mit überhitzter Luft sind für diesen Zweck noch bequemer. Dieses etwas schmerzhafte Verfahren ist sehr wirksam.

Der schankröse Bubo wird frühzeitig durch Einstich *resp. kleine Inzision* geöffnet, entleert, mit einer Lösung von Silbernitrat *oder mit einer Jodoformsuspension täglich* ausgespült, *bis das Exsudat serös geworden ist* und mit antiseptischen Pulvern, *mit Druck oder auch zuerst feucht*, verbunden. *Oft geht ein beginnender Bubo durch Ruhe und Kompressionsverbände noch zurück, ohne zur Eiterung zu kommen.*

*Bei den bazillären Dermatosen ist noch die keineswegs übermäßig seltene und daher praktisch wichtige **Diphtherie** zu erwähnen, die meist in Verbindung mit Rachen- oder Konjunktivaldiphtherie, gelegentlich aber auch nur an der Haut (z. B. an den Genitalien kleiner Mädchen) vorkommt und durch den mehr oder weniger charakteristischen Belag auffällt. Bakteriologische Untersuchung ist zur Diagnose, Seruminjektion zur Behandlung notwendig.*

Kapitel XXVIII.

Dermatomykosen.

Die Bezeichnung Dermatomykosen muß für eine Gruppe von Krankheiten reserviert werden, welche durch pflanzliche Parasiten entstehen, die auf einer höheren Stufe sich befinden als die Schizomyzeten oder Bakterien. Ich trenne von ihnen die Epidermidomykosen ab, die weiter oben abgehandelt wurden (**XXV**).

Nach der Aktinomykose, welche der erste und längere Zeit der einzige Typus dieser Kategorie war, und dem ihr verwandten Madurafuß, wurden durch Untersuchungen von Amerikanern und Deutschen die Blastomykosen und ganz neuerdings durch Franzosen die Sporotrichosen *und einige ihnen nahestehende Krankheiten* aufgefunden.

Die Dermatomykosen sind ziemlich seltene Krankheiten; ihre Manifestationen sind polymorph und oft schwer zu erkennen; zu ihrer Diagnose sind Laboratoriumsuntersuchungen notwendig. Dieser Umstand macht es erklärlich, daß der Fortschritt auf diesem Gebiet verhältnismäßig langsam war. Es ist möglich, daß die dermatomykotischen Infektionen in der Pathologie eines Tages einen viel größeren Raum einnehmen werden, als man gegenwärtig vermutet.

Aktinomykose.

Den *(resp. die)* Parasiten, welcher das „Sarkom des Kiefers" beim Rinde verursacht und dessen Existenz schon lange vermutet wurde, hat Bollinger mit dem Namen Aktinomyzes belegt; man hat ihn auch unter der Bezeichnung Oospora bovis beschrieben. Israel und Ponfick haben sein Vorkommen beim Menschen festgestellt, bei dem er „Gummata" und eiternde Neoplasmen hervorruft.

Der Aktinomyzes findet sich im Eiter und im Gewebe in Form gelber, undurchsichtiger Körner von $^1/_{10}$ bis 1 mm Durchmesser und teigiger Konsistenz; im verdünnten Eiter sind sie mit dem bloßen Auge zu erkennen. Die Körner sind maulbeerförmig und bestehen im Zentrum aus einer verfilzten

Masse von fragmentiertem Myzel von 1 bis 2 μ-Breite und an der Peripherie aus dicken, kolbigen, lichtbrechenden Anschwellungen, die strahlenartig angeordnet sind und von einer Degeneration der Fäden herrühren. Diese Kolben fehlen manchmal; in den Kulturen, *die sehr polymorphe Formen enthalten*, sind sie nicht vorhanden. Im Gegensatz zum Myzel lassen sie sich durch die Gramsche Methode nicht färben. Die Züchtung, die ziemlich schwierig ist, kann auf verschiedenen Nährböden vorgenommen werden; es ist zweckmäßig, um die oft gleichzeitig vorhandenen Eiterkokken zu eliminieren, die Kulturen zuerst anaerob anzulegen. In ihnen zerfallen die Fäden in Sporen. Die Übertragung auf Tiere gelingt nur schwer.

Die Aktinomyzespilze kommen außerhalb des Tierkörpers als Saprophyten ziemlich häufig vor. Der Mensch wird nur selten durch pflanzenfressende Tiere angesteckt; meistens infiziert er sich unter denselben Bedingungen wie das Vieh, ganz besonders durch Getreideähren, welche die Haut oder die Schleimhäute ritzen oder aus Achtlosigkeit geschluckt werden. Die Gewohnheit, auf Spaziergängen an Gräsern oder Strohhalmen zu kauen, muß daher in dieser Hinsicht als gefährlich bezeichnet werden.

Die Aktinomykose kommt in allen Ländern vor; in Frankreich ist auf ihre relative Häufigkeit in der Umgebung von Lyon (Poncet) und Bordeaux (Petges) hingewiesen worden. In Deutschland ist sie verbreiteter.

Klinische Formen. Die kutane Aktinomykose, die uns allein hier beschäftigt, ist primär oder sekundär; d. h. die Haut dient dem Parasiten als Eintrittspforte, was selten ist, oder viel häufiger als Ausgangspforte. Die Herde finden sich in mindestens $^2/_3$ der Fälle an den Gesichts- und Halspartien, oder sie sind am Thorax oder Abdomen, am Anus oder an den Extremitäten lokalisiert.

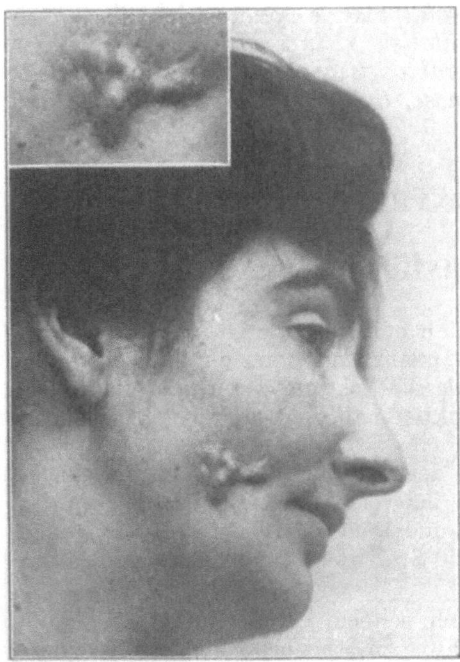

Fig. 111.
Aktinomykose der Wange. (In der kleinen Zeichnung ist die Läsion in vergrößertem Maßstabe dargestellt.)

Im Beginn handelt es sich um einen kutan-subkutan gelegenen Knoten, der wenig schmerzhaft, in der Tiefe adhärent und an der Oberfläche leicht gerötet ist; bald erweicht das Zentrum des Knotens und fluktuiert; die allmählich violett gewordene Hautoberfläche wird durchbrochen und es ergießt sich etwas eiteriges oder blutiges Serum, das gelbe Körner enthält. Unterdessen haben sich in der Umgebung andere Knötchen gebildet, die zu einem Herd zusammenfließen und die gleiche Entwicklung durchmachen; die Ulzerationen bleiben fistulös und wuchernd (Fig. 111). *Bei der reinen Hautaktinomykose sind Knoten vorhanden, die im Anfang am meisten einem Lupus oder einer Acne indurata ähneln, weiterhin oft Geschwülste und Geschwüre bilden.*

Man darf annehmen, daß man es mit einer Aktinomykose zu tun hat, wenn folgende klinische Symptome vorliegen: Knotenbildung, später ein durch

Konfluenz entstandener Tumor von brettartiger Härte, häufig in der Tiefe adhärent, an der Oberfläche violett gefärbt; Herde mit nur langsam sich ansammelndem, krümeligem Eiter sind im Tumor enthalten; Mangel an Drüsenschwellung; Neigung der Neubildung alle Gewebe ohne Unterschied — Muskeln, Gefäße und sogar Knochen — zu invadieren.

Diese charakteristischen Merkmale ermöglichen gewöhnlich die Differentialdiagnose gegenüber Zahnabszessen, Lymphdrüsentuberkulose, lupöser und verruköser Tuberkulose, tubero-gummösen Syphiliden, Epitheliom, Sporotrichose usw. Der Nachweis der **gelben Körner** wird die Diagnose bestätigen. *Das Serum von Aktinomykose-Kranken ergibt mit Sporotrichon-Sporen-Emulsionen Agglutination.*

Pathologische Anatomie. Der Parasit veranlaßt eine Exsudation der Leukozyten und eine Proliferation des fixen Bindegewebes in Gestalt von Knötchen. Diese bestehen aus einem zentral gelegenen Aktinomyzeskörnchen in einer Zone von amorpher Nekrose, die oft von einem Kranz von Riesenzellen und weiterhin von einer Zone von Plasma- oder epithelioiden Zellen umsäumt ist. In der Umgebung besteht ein mehr oder minder starkes Infiltrat von Leukozyten und geschwollenen Bindegewebszellen, das sich zwischen die Bindegewebsbündel einschiebt. Diese letzte Zone hat ein fibrosarkomatöses Aussehen und eine derbe oder speckige Konsistenz. Die Gefäße sind oft intakt.

Therapie. Die von Thomassen eingeführte Behandlung mit Jodkalium hat die bis dahin ungünstige Prognose der Aktinomykose beträchtlich verbessert, obgleich auch damit Mißerfolge vorkommen. In frischen und wenig ausgedehnten Fällen genügt eine tägliche Dosis von zwei bis vier Gramm Jodkali zur raschen Besserung der Symptome und in einigen Wochen kann man eine bleibende Heilung erzielen. Man hat auch lokale Einspritzungen von Jodpräparaten gemacht. Es schien mir, als ob die Radiotherapie die Heilung merklich begünstige, *was ich in einem Fall bestätigen konnte.*

Alte, tiefe und komplizierte Fälle erfordern tägliche Gaben von sechs bis zwölf Gramm des Jodkaliums und außerdem die chirurgische Entfernung oder die Kurettage der Herde.

Mycetoma Madurae oder Madurafuß. Diese in Indien und Ostafrika endemische Krankheit wird durch verschiedene, dem Aktinomyzes verwandte Arten von Muzedineen und von Streptothrixarten verursacht. Eine der Arten ist von H. Vincent näher bestimmt worden; Nicolle hat einen Aspergillus beschrieben. In Amerika ist eine analoge Affektion beobachtet worden.

Die Erkrankung manifestiert sich, vor allem an der Fußsohle, durch das Auftreten von Knoten, die erweichen und eine dünneitrige Flüssigkeit austreten lassen, welche parasitenhaltige Körner enthält. Diese Körner sind weiß, rot oder schwarz; auf diese Farbenunterschiede hin hat man drei Varietäten aufgestellt. Die Körner bestehen aus einem verfilzten Myzel ohne Kolbenbildung. Das Wachstum und die Vermehrung der Gummata führt zu einer Verunstaltung des Fußes, der kugelförmig wird, ein elephantiastisches Aussehen annimmt, mit Blasen und Tuberkeln bedeckt und von fistulösen Gängen durchzogen wird; der Unterschenkel im Gegenteil wird atrophisch.

Jodkalium scheint unwirksam zu sein; die von Legrain empfohlenen überhitzten Bäder bessern den Zustand; aber um eine Heilung zu erzielen, sind chirurgische Eingriffe nötig.

Blastomykosen.

Unter dieser Bezeichnung faßt man eine Gruppe von Krankheiten zusammen, die durch Hefepilze oder Saccharomyzeten oder verwandte Organismen (Kryptokokken, Oidiomyzeten oder Muzedineen) entstehen, welche sich durch Sprossenbildung oder zuweilen durch Sporulation vermehren und **Blastomyzeten** genannt werden.

Es ist bekannt, daß die Hefen in der Pathologie der Tiere eine gewisse Rolle spielen. Beim Menschen leben verschiedene Arten als Saprophyten auf der Haut und den Schleimhäuten. Sekundär können sie die verschiedenartigsten krankhaften Prozesse infizieren, weshalb man bei der Beurteilung ihrer pathogenen Bedeutung sehr zurückhaltend sein muß. So konnte die Hypothese über den blastomyzetischen Ursprung der malignen Tumoren, die von einigen Autoren ausgesprochen wurde, durch neuere Untersuchungen nicht bestätigt werden.

Zwei klinische Formen der Blastomykose können, wie es scheint, unterschieden werden.

1. Der **Typus Busse-Buschke,** der den Namen der Autoren trägt, die ihn am genauesten untersucht haben, kommt nur äußerst selten vor; die Fälle **Ormsby - Millers** und **Curtis'** scheinen ihm sehr nahe zu stehen.

Die Affektion kann mit Läsionen der Knochen und Gelenke beginnen; später treten disseminierte, gummöse Knötchen auf (**XIV,** 187), die sich in Ulzera verwandeln. Der Eiter und die fungösen Granulationen enthalten die Hefepilze, die sich verimpfen und züchten lassen. Die Krankheit ist von Fiebererscheinungen begleitet, hat einen ziemlich rapiden Verlauf und verursacht schwere Störungen des Allgemeinbefindens. Der Tod tritt infolge von Drüsen- und Viszeralläsionen auf.

2. **Der Typus Gilchrist.** Diese weniger seltene Form wurde zuerst von **Wernicke** (1892), später von **Gilchrist** und **Ricketts** (1896) beschrieben und anfangs auf Protozoen zurückgeführt. Man hat etwa 40 Fälle dieser Krankheit veröffentlicht; die Mehrzahl wurde in Amerika (**Nevins-Hyde, Montgomery, Stelwagon** etc.) und nur fünf oder sechs in Europa beobachtet. Man bezeichnet sie auch oft als **blastomyzetische Dermatitis.**

Die Läsionen sind kutan und treten zuerst an einer der Extremitäten oder im Gesicht auf. Es zeigt sich ein rötliches, derbes, oberflächliches, von einem gelben Punkte gekröntes Knötchen, das sich in eine Pustel mit dickem, schleimigem Eiter verwandelt. Die miliaren Abszesse vermehren sich, breiten sich aus und bilden einen erodierten, papillomatösen, unregelmäßig begrenzten Herd, der infiltriert, aber auf den tieferen Schichten frei beweglich ist. Die wuchernde Oberfläche ist mit miliaren Abszessen besät, manchmal mit Krusten bedeckt und kann teilweise vernarben. Die Läsionen wachsen zu größeren Herden aus und vermehren sich häufig. Die Krankheitsdauer beträgt oft zwei bis drei Jahre oder darüber; die Heilung kann spontan erfolgen. *Auch an den Nägeln sind Blastomykosen beschrieben worden.*

Ätiologie. In den Läsionen finden sich die Blastomyzeten in Gestalt runder, etwa 10 μ großer Gebilde, die aus einer doppelwandigen Membran und körnigem Inhalt bestehen. Sie sind in den Schnitten mehr oder minder reichlich vorhanden und leicht nach der **Gram-Weigert**schen oder anderen Methoden zu färben. Präparate aus dem Eiter können mit Äther abgespült und in Kalilauge untersucht werden.

Die Kulturen gelingen leicht auf verschiedenen Nährböden, besonders auf glyzerin- oder zuckerhaltigem Agar, am besten im Brutofen; sie sind oft verunreinigt. Das Aussehen der Kolonien wechselt und ist wenig charakteristisch; zuerst weißlich und firnißartig, werden sie später rahmähnlich und schließlich bräunlich. Gewisse Arten nehmen eine kugelige oder gewölbte Gestalt an und verharren in diesem Zustand (ihre Größe beträgt 2 bis 20 μ); andere bestehen in der Kultur aus verzweigten und segmentierten Fäden und bedecken sich mit einem Luftmyzel ohne höhere Fruktifikationsorgane.

Die Inokulation gelingt gewöhnlich bei Mäusen und jungen Meerschweinchen, zuweilen auch bei Hunden und verursacht eine Art von Pseudotuberkulose. Die Infektion findet beim Menschen jedenfalls durch die Haut, vielleicht auch auf andere Weise statt.

Pathologische Anatomie. Beim ersten Typus sieht man ein Granulationsgewebe mit zahlreichen vakuolisierten, mit Parasiten erfüllten Riesenzellen.

Bei dem pustulösen, wuchernden Typus sind intra-epidermidale Abszesse und in der Kutis ein Infiltrationsherd vorhanden, der von verschiedenartigen Zellen, besonders Plasma- und einigen Riesenzellen gebildet wird. Die proliferierende Epidermis sendet verzweigte und durch miliare Abszesse ausgehöhlte Sprossen in die Tiefe. Der Prozeß vereinigt also in seinem Aussehen die Charaktere der Tuberkulose und des Epithelioms. Die Blastomyzeten sind disseminiert, aber vor allem in den Abszessen anzutreffen.

Diagnose. Die wuchernden Syphilide haben eine weniger unregelmäßige Gestalt und enthalten nicht so viele miliare Abszesse. Das papilläre Epitheliom hat eine derbe Konsistenz und zerfallene Wucherungen; seine weißlichen Anhäufungen bestehen aus Epithelzellen. Die Ähnlichkeit mit der Tuberculosis verrucosa kann so täuschend sein, daß Gilchrist mit Recht seinen Fall als verrukösen Pseudolupus bezeichnen konnte. Die Blastomykose ist vielleicht von weniger düster violetter Färbung und geringerer Schmerzhaftigkeit, ist aber weiter ausgedehnt und weist zahlreichere Herde auf.

Tatsächlich erfordert die Diagnose eine mikroskopische Untersuchung des Eiters oder eine Biopsie. Zu ihrer Sicherstellung wäre eigentlich stets die Verimpfung auf Meerschweinchen, die Wassermannsche Reaktion und der therapeutische Versuch mit Quecksilber angezeigt, was aber bis jetzt meistens unterblieb.

Therapie. Die Blastomykose ist eine schwere Erkrankung, die eine energische Behandlung verlangt. Jodkalium hat bemerkenswerte Erfolge ergeben, zu deren Erzielung aber große Dosen (6 bis 8 g pro die) und eine längere Behandlung nötig sind. Chirurgische Lokalbehandlung ist manchmal nicht zu umgehen. Zu den Verbänden verwendet man jodhaltige Lösungen.

Sporotrichosen.

Obgleich erst seit kurzer Zeit bekannt, scheinen die Sporotrichosen zu den häufigsten Dermatomykosen zu zählen; sie sind scharf individualisiert und sorgfältig studiert.

Die ersten Fälle wurden von Schenk (1899) und von Hektoen und Perkins (1900) veröffentlicht, aber vor allem sind es die französischen Arbeiten, speziell die von de Beurmann mit Ramond (1903) und mit Gougerot (1906 und 1907) publizierten Beobachtungen, welche die Aufmerksamkeit der Dermatologen auf diese Krankheit gelenkt haben. Die Anzahl der bekannt gewordenen Fälle beträgt bis jetzt ca. 100.

Die Sporotricha sind Muzedineen, d. h. niedere Fadenpilze mit kriechendem, regelmäßigem, verzweigtem, septiertem oder septenfreiem Myzelium, mit zahlreichen kurzen, sporentragenden Ästen. Die 3 bis 6 μ großen Sporen entstehen vereinzelt oder zu Gruppen von zwei vereinigt entweder auf den Fäden, oder noch reichlicher auf den konidientragenden Ästen. Man weiß zurzeit nicht, ob diese Parasiten höhere Fruktifikationsformen bilden, vermöge deren man sie genauer klassifizieren könnte.

Unter den pathogenen Arten ist das Sporotrichum Beurmanni, das ich meiner Beschreibung zugrunde legen werde, die best bekannte und häufigste Form; das Sporotrichum Dori ist von ihm deutlich verschieden. *Sporotrichonarten kommen auch saprophytisch in der Außenwelt vor.*

Zum Nachweis dieser Organismen muß man sich des Kulturverfahrens bedienen. Die strichförmige Aussaat des Eiters auf glukosehaltigem Agar, in nur mit Wattepfropf verschlossenen, bei Zimmertemperatur, *resp. bei 22—30° aufbewahrten Reagenzröhrchen, liefert nach sechs bis acht Tagen Kulturen, die am 12. Tage üppig wuchern und oft von Anfang an rein sind. Im Brutofen bei 37° gedeihen sie weniger gut. Andere Nährböden, besonders die Glyzerinkarotte, sind ebenfalls brauchbar. Die weißen zugespitzten Kolonien bräunen sich allmählich, dehnen sich aus und falten sich an den Rändern, die von einem flachen Hof mit feinen Strahlen umgeben sind, *während das Zentrum einsinkt.* Diese Kulturen sind charakteristisch. Man kann sie nach der Entnahme auf Objektträgern untersuchen, oder man kann die Pilze unmittelbar auf Objektträgern züchten.

Verimpfungen auf Tiere gelingen nicht immer, *speziell aber bei intraperitonealer Impfung der Ratte (Hodensporotrichose!)*; die Virulenz ist schwach. De Beurmann und Gougerot haben indessen eine Generalisation der Krankheit bei Impfversuchen beobachtet.

Die Eintrittspforten beim Menschen entziehen sich der Beobachtung; zuweilen hat man an den befallenen Stellen vorher Verletzungen konstatiert; vor allem scheint die Infektion durch den Verdauungstrakt, *bei den lymphangitischen Formen durch die Haut* zu erfolgen.

Symptome. Die Sporotrichosen sind im höchsten Grade syphiloid oder tuberkuloid. Aber weder Gewebsmaterial noch Eiter sind auf erwachsene Meerschweinchen, die Versuchstiere für Tuberkulose, übertragbar; sie werden durch Quecksilberbehandlung nicht beeinflußt; unbehandelt vermehren sie sich und persistieren, während sie auf Jodkaliumbehandlung oft leicht abheilen; sie enthalten einen besonderen Parasiten.

Diese Summe von Eigenschaften genügt, um die Krankheit scharf zu charakterisieren.

Es wäre gewagt, wollte man schon jetzt versuchen, die überhaupt möglichen klinischen Formen der Sporotrichosen aufzustellen. Die Krankheit ist sehr polymorph, ihre Manifestationen sind oft disseminiert, manchmal in einem Lymph- oder einem zirkumskripten Gebiet lokalisiert; sie können die Subkutis, die Knochen, die Haut und auch die Schleimhäute befallen. Bis jetzt kennt man folgende Typen.

1. Disseminierte Knoten, die erweichen, aber keine Neigung haben zu ulzerieren; 2. ulzerierte disseminierte Gummata (XIV, 187); 3. gummöse Lymphangitis *(speziell im Anschluß an einen sporotrichotischen Primäraffekt!), ferner auch Phlebitiden*; 4. kutane Läsionen in Gestalt von verrukösen Herden, tubero-ulzerösen, ekthymatiformen, furunkuloiden Knötchen, die Ähnlichkeit haben mit tubero-gummösen tertiären Syphiliden, mit sehr umfangreichen papulonekrotischen Tuberkuliden oder mit einem ulzerierten Erythema induratum; 5. fistulöse Läsionen, die in Verbindung stehen mit sporotrichotischen Herden der Knochen, z. B. des Kalkaneus; 6. ulzeröse Läsionen der Schleimhäute (Fall von Letulle - Debré), welche den Pharynx, die Basis der Zunge, den Larynx und

die Trachea befallen und ausgezeichnet sind durch ihre Erhabenheit, ihre schmutzig graugelbe Färbung, das Fehlen von diphtheroidem Belag an ihrer Oberfläche und die Neigung, sich eher diffus auszubreiten als zu zerstören und zu verstümmeln. *Auch in den Augen, den Hoden, den Muskeln etc. ist Sporotrichose beobachtet worden. Der Verlauf ist meist chronisch, selten akut septikämisch.*

Die sporotrichotischen Narben haben Ähnlichkeit mit denen der syphilitischen oder tuberkulösen Ulzerationen; ihre Ränder sind oft unregelmäßig, gezackt und können lose angeheftete Auszackungen tragen.

Diagnose. Die klinische Untersuchung kann nur zu einer Wahrscheinlichkeitsdiagnose führen, die sich stützt: auf die Multiplizität und den Polymorphismus der Läsionen, deren Gesamtheit uns weder zur Diagnose einer Tuberkulose noch zu der einer Syphilis berechtigt; auf den schleimigen und weißlichen Charakter des Eiters, der sich aus den erweichten Knötchen ergießt; auf die Inkonstanz der Drüsenschwellungen; auf das Erhaltenbleiben eines guten Allgemeinzustandes.

Es stehen aber drei wissenschaftliche Verfahren zur Feststellung einer Diagnose zu Gebot: 1. die Kultur, die 8 bis 14 Tage erfordert; 2. die von Widal und seinen Schülern entdeckte Sporoagglutination, die sofort ein Resultat liefert: Das Serum der Sporotrichosekranken agglutiniert eine Emulsion der Sporotrichonsporen in Verdünnungen von 1 : 200 und sogar darüber; das Serum der an Aktinomykose, Soor usw. Erkrankten agglutiniert ebenfalls, aber nur in viel geringeren Konzentrationen *(Koagglutination)*; 3. lokale Reaktion nach subkutaner oder intrakutaner Injektion der Emulsion (Sporotrichosin *oder Sporotrichin* genannt) in verschiedenen Verdünnungen. *(Wassermannsche Reaktion)!*

Pathologische Anatomie. Die histologischen Läsionen der Sporotrichose sind ebensowenig charakteristisch wie ihr klinisches Aussehen. Sie bestehen aus einer knotenförmigen granulomatösen Entzündung mit eitrigem Zentrum.

Nach den Angaben von Gougerot besteht das sporotrichotische Knötchen im allgemeinen aus drei konzentrischen Zonen: die Peripherie ist syphiloid, charakterisiert durch perivaskuläre, subakute Entzündung, mit Reaktion des Bindegewebes und Infiltration mit mononukleären Leukozyten (zuweilen Plasmazellen). Die mittlere Zone ist tuberkuloid: Knötchen mit zentralen Riesenzellen; das vereiterte Zentrum enthält Polynukleäre und Makrophagen. Die Mehrzahl der „Knötchen" entsteht durch eine Proliferation der Gefäßwände.

Man kann nicht damit rechnen, in den Schnitten oder im Eiter das sporentragende, verzweigte Myzel zu finden; man stößt nur auf kurze Fäden oder vielmehr auf freie oder phagozytierte rautenförmige Körper. Auch dieser Befund ist nicht konstant *oder sogar recht selten mit Sicherheit zu erheben.*

Prognose und Therapie. Wird die Sporotrichose nicht behandelt, so persistiert sie und ihre Herde vermehren sich. In der überwiegenden Mehrzahl der Fälle heilen sie unter Jodbehandlung in zwei bis acht Wochen aus. Die nicht-ulzerierten Formen gehen rascher zurück als die anderen. Das Bestehen einer tuberkulösen oder sonstigen Kachexie, an die sich eine Sporotrichose anschließen kann, verschlechtert natürlich die Prognose. Der Fall von Letulle - Debré verlief letal.

Man verordnet Jodkalium in täglichen Gaben von drei bis vier Gramm oder mehr, wenn der Patient es erträgt. Besteht eine Intoleranz, so können andere Jodsalze oder Einspritzungen von jodhaltigem Öl (z. B. Jodipin) als Ersatzmittel versucht werden. In die Eiteransammlungen wird man einen Einstich machen und eine Jod-Jodkaliumlösung (1 : 100) einspritzen; die Ulzerationen

werden mit der gleichen Lösung verbunden. Die Behandlung muß selbst nach
scheinbar eingetretener Heilung fortgesetzt und bei dem geringsten Anzeichen
eines Rückfalles von neuem eingeleitet werden.

Durch verwandte Pilze verursachte Krankheiten (Diskomykose, Hemi-
sporose, Kladiose etc.) sind noch zu selten beobachtet, um lehrbuchmäßige
Darstellung finden zu können.

Kapitel XXIX.

Infektionskrankheiten,
die durch Spirochäten (Treponemen) und analoge
Mikroorganismen veranlaßt werden.

Bis vor einigen Jahren glaubte man, daß alle Infektionskrankheiten durch
Bakterien oder durch niedere, den Schizomyzeten nahe verwandte Pilze verursacht würden. Man nahm an, daß die Krankheiten, bei denen Erreger
nicht nachgewiesen werden konnten, durch einstweilen noch unbekannte Bakterien entstehen.

Die Entdeckung der Trypanosomenkrankheiten und später des Parasiten
der Syphilis — der anfangs für eine Spirille gehalten, aber dann als Spirochäte oder Treponema erkannt wurde — hat einen neuen Abschnitt eröffnet,
der wahrscheinlich in der nächsten Zeit durch neue Entdeckungen vergrößert
werden wird.

Syphilis.

Die Syphilis — Lues venera (französisch: populär vérole) ist eine durch
das Treponema pallidum (= Spirochaete pallida) verursachte allgemeine Infektionskrankheit, die durch Berührung übertragbar oder kongenital ist.

Sie ist im höchsten Grade kontagiös und deshalb weit verbreitet; sie kann
alle Organe und Gewebe ohne Ausnahme befallen und die schwersten Affektionen
veranlassen, wie Hirnsyphilis, Tabes, allgemeine Paralyse etc.; als indirekte
Folgen treten auf: Epitheliome in der Mundhöhle, Aborte, hohe Kindersterb-
lichkeit. Die Syphilis ist also tatsächlich eine der schrecklichsten Geißeln,
unter denen die Menschheit zu leiden hat.

Gewöhnlich findet die Infektion durch die Haut oder die Schleimhäute
statt. Da sich auf der äußeren Haut ihre charakteristischsten Symptome
abspielen, gehört ihre Beschreibung notwendigerweise ins Gebiet der Dermatologie. Das Gesamtbild der Krankheit kann jedoch hier nur flüchtig skizziert werden.

Ätiologie. Im Mai 1905 teilten F. Schaudinn und E. Hoffmann mit,
daß sie in den kontagiösen Läsionen der Syphilis und in den Lymphdrüsen einen Parasiten aufgefunden hätten, der ihnen der so eifrig gesuchte
Erreger dieser Krankheit zu sein schien. Ihre späteren Arbeiten und unzählige
Kontrolluntersuchungen haben die Richtigkeit ihrer Annahme definitiv bestätigt.

Der Parasit der Syphilis, der gegenwärtig unter der Bezeichnung Treponema pallidum *(Spirochaete pallida)* rubriziert wird, ist ein spirillenförmiger
Organismus, dessen zylindrischer Körper durchschnittlich 6 bis 14 μ lang und
höchstens 0,3 μ breit ist und 6 bis 12 *(— 20)* steile, dicht nebeneinanderliegende
Spiralen beschreibt. An seinen beiden Enden trägt er eine äußerst feine Geißel,

entbehrt jedoch einer *darstellbaren* undulierenden Membran; *doch glaubt Schaudinn ihr Spiel im lebenden Zustand gesehen zu haben.* Lebend (im hängenden Tropfen oder im Dunkelfeld untersucht) zeigt der Parasit mehrere Stunden lang lebhafte *schraubenförmige rotierende und seitliche* Bewegungen. Man hat mehrfache Abweichungen von diesem typischen Aussehen beobachtet, welche vielleicht verschiedenen Stadien der Entwickelung entsprechen, die übrigens in ihrer Gesamtheit noch nicht bekannt ist. Nachdem der Parasit lange Zeit sich gegen alle Kulturversuche auf künstlichen Nährböden refraktär gezeigt hatte, ist es jetzt Schereschewsky, W. Hoffmann, Sowade, Noguchi u. a. gelungen ihn unter besonderen Bedingungen in Misch- und weiterhin auch in Reinkulturen zu züchten.

Die Färbung des Syphiliserregers ist weniger schwierig als man früher glaubte. Sie gelingt leicht, wenn man die äußerst dünnen, durch Hitze fixierten Ausstriche *von Reizserum, Gewebsabstrichen etc.* drei oder vier Minuten lang mehrmals mit der wie folgt zusammengesetzten kochenden Mischung übergießt. Zu 9 ccm destilliertem Wasser setzt man zwei Tropfen einer 1 %igen Lösung von Kalium carbonicum und zwei Tropfen neutrales Glyzerin, erhitzt zum Kochen und fügt zehn Tropfen des Eosinazurs von Giemsa hinzu. Ehe man das Präparat trocknet und untersucht, muß man es sorgfältig in fließendem Wasser abspülen. [In den Geweben erkennt man den Parasiten nach der besonders von Levaditi ausgearbeiteten Silberreduktionsmethode.] *Sehr bequem ist auch die Burrische Tuschmethode: Das Exsudat wird mit chinesischer Tusche auf dem Objektträger vermischt, schnell und möglichst dünn ausgestrichen, an der Luft getrocknet und unmittelbar mit dem Immersionsöl bedeckt.*

Im Schanker sind die Spirochäten fast stets sehr zahlreich vorhanden. Man findet sie auch in den Drüsen und in kolossalen Mengen in den Schleimhautplaques und frischen Papeln aller Art; sie sind *viel* weniger häufig in den Flecken der Roseolen. In dem Sekret, das man erhält, wenn ein blasenziehendes Pflaster auf eine Papel gelegt wird, finden sie sich *manchmal* in großer Zahl. Das Blut der sekundär Syphilitischen, die Glandulae suprarenales, und auch die Milz enthält ebenfalls die Parasiten, während sie in der Zerebrospinalflüssigkeit und anderen physiologischen Sekreten fehlen. In Tertiärerscheinungen sind sie sehr selten und scheinen deformiert *(?)* zu sein. *Sie sind neuestens auch im Gehirn bei Paralyse gefunden worden (Noguchi).* Sehr reichlich sind sie vorhanden bei kongenital-syphilitischen Kindern und Föten, besonders in der Leber, der Milz, den Nebennieren, den Lungen und den kutanen Läsionen. Man konnte die Parasiten ferner nachweisen in den bei Affen und neuerdings auch bei an anderen Tieren in ganzen Serien ausgeführten Inokulationen.

Lange Zeit war man der Ansicht, daß die Syphilis sich vollständig auf den Menschen beschränkt; daß weder Rasse, noch Alter oder Geschlecht eine Immunität verleiht, war bekannt. Man glaubte aber, daß eine solche durch eine einmalige Erkrankung zustande komme, und die Mehrzahl der angesehensten Syphiligraphen leugnete die Möglichkeit einer Reinfektion. *Jetzt aber ist diese wohl allgemein anerkannt, ja man nimmt sogar an, daß die „Immunität" immer nur so lange vorhanden ist, wie die Krankheit, richtiger gesagt, die Spirochäten-Invasion besteht.*

Am 28. Juli 1903, schon zwei Jahre vor der Entdeckung der Spirochaete pallida, hatten Roux und Metschnikoff die Übertragbarkeit der Syphilis auf anthropoide Affen bewiesen; Lassar, Neißer und viele andere Forscher bestätigten dieses Ergebnis. Die Experimentaluntersuchung der Affensyphilis hat schon wertvolle wissenschaftliche Ergebnisse geliefert, und es bildet bei zweifelhaften Fällen die Möglichkeit einer Verimpfung, die jetzt auch bei niederen Affen und anderen Tieren ausgeführt wird, ein *vorläufig allerdings praktisch noch wenig brauchbares* diagnostisches Hilfsmittel. Die Inokulation auf die Kornea von Kaninchen (Bertarelli), Hunden und Schafen *in die Skrotalhaut, den Hoden, das Herz von Kaninchen* ist neuerdings, unter gewissen Kautelen, *sehr oft auch in vielen Generationen* gelungen.

Ganz allgemein ausgedrückt kann man sagen, daß die Syphilis nur auf zwei Wegen erworben wird: durch Ansteckung oder Vererbung, *resp. per placentam.*

Die akquirierte Syphilis entsteht durch venerische oder zufällige, unmittelbare oder mittelbare Infektion; die kongenitale Syphilis ist die Form der Krankheit, welche ein Kind von seinen syphilitischen Eltern beim Zeugungsakt *(?)* empfängt. Man spricht von postkonzeptioneller Syphilis, wenn das Kind von seiner nach der Konzeption erkrankten Mutter in utero infiziert wird.

Akquirierte Syphilis.

Die Entwickelung der akquirierten Syphilis ist gewissen Gesetzen unterworfen. Der Infektion folgt eine Latenzperiode: die sogenannte erste Inkubation, die gewöhnlich 25 Tage dauert, mitunter nur 10 bis 15, aber ausnahmsweise auch 60 oder sogar 90 Tage betragen kann. Dann erscheint an der Inokulationsstelle selbst der Primäraffekt, der syphilitische Schanker, welchem sich nach ungefähr einer Woche der „Satelliten-Bubo" beigesellt; damit ist die primäre Periode beendet. Hierauf setzt eine neue Ruheperiode ein, die zweite Inkubation, die im Durchschnitt 45 Tage währt. Ist diese abgelaufen, so zeigen sich *meist* die Sekundärerscheinungen, die disseminiert und profus in den verschiedensten Formen vor allem auf der Haut und den Schleimhäuten auftreten und sich während sechs Monaten, manchmal zwei oder drei Jahre hindurch immer wieder erneuern, *nicht selten aber nur in einem, dem ersten Exanthem bestehen. Selbst dieses kann, auch ohne Behandlung, fehlen.*

Weiterhin können, vor allem vom 4. Jahre an (zuweilen auch früher) oft erst nach Pausen von 10, 20, 30 und mehr Jahren die tertiären Erscheinungen sich entwickeln. Die schweren, schleichend auftretenden Läsionen befallen mit Vorliebe das Nervensystem; oft beschränken sie sich auf dieses oder jenes Organ oder ein begrenztes Gebiet, können aber auch die Haut, die Schleimhäute, ja alle Organe ergreifen.

Während die Sekundärerscheinungen nur ganz ausnahmsweise ausbleiben, *(selbst der Primäraffekt kann in einzelnen Fällen fehlen — Syphilis d'emblée),* ist dies bei den Tertiärerscheinungen oft der Fall. Diese entwickeln sich vorzugsweise bei Individuen, die erblich belastet, durch toxische Einflüsse oder Überarbeitung angegriffen, in ungünstigen hygienischen Verhältnissen leben und besonders bei schlecht oder ungenügend behandelten Kranken.

Man muß wissen, daß die Sekundär- und Tertiärperiode, weder bezüglich der Zeit des Auftretens, noch bezüglich des Charakters der ihnen eigentümlichen Symptome, immer streng auseinander zu halten sind, sondern daß sie oft ineinander übergehen. Nichtsdestoweniger ist diese Einteilung für die Mehrzahl der Fälle gerechtfertigt und für didaktische Zwecke bequem.

Schließlich kann die Syphilis auch noch *anscheinend mehr* indirekte, *aber ebenfalls unzweifelhaft spezifische* Folgen haben, *die aber immer mehr als im eigentlichen Sinne syphilitisch erkannt werden (s. ob. Paralyse!)* und die um so mehr zu fürchten sind, da sie durch die spezifische Therapie nicht *(oder wenig)* beeinflußt werden. Es sind dies die von A. Fournier als parasyphilitisch bezeichneten Erscheinungen: Tabes, allgemeine Paralyse, Leukoplakie, Arteriosklerose, *Aneurysmen* usw.

Primäre Periode. Der **syphilitische Schanker** (harter Schanker, Ulcus durum, Primäraffekt, Initialsklerose) entwickelt sich an der gleichen Stelle, die dem Virus als Eingangspforte gedient hat. Damit eine Infektion stattfinde, genügt es, daß von einem kontagiösen syphilitischen Herd lebende Spirochäten auf einer traumatischen oder sonstigen Läsion, einer Ulzeration, einer herpetischen Erosion, oder einer noch so minimen Fissur oder Exkoriation deponiert werden. Es ist nicht wahrscheinlich, daß die Parasiten durch die unverletzte Epidermis eindringen *(eher durch das unverletzte Schleimhautepithel)*. In der Mehrzahl der Fälle geschieht die Übertragung unmittelbar, durch sexuellen Verkehr, durch Küssen, durch zufällige oder berufliche Berührung, viel seltener durch Vermittelung irgend eines verunreinigten Gegenstandes.

Während der ersten Inkubation hat die Eingangspforte reichlich Zeit gehabt abzuheilen. Der Parasit vermehrt sich anfangs lokal, ohne eine merkliche Reaktion zu verursachen, beginnt aber schon in dieser Zeit auf dem Lymphwege oder durch die Venen sich im Organismus zu verbreiten. Tatsächlich mißlingt auch die zum Zweck der Abortivkur der Syphilis frühzeitig vorgenommene Exzision des beginnenden Schankers beinahe in jedem Falle. Indessen tritt die Immunität „*gegen den Primäraffekt*" nicht sofort ein. Queyrat hat, *wie Andere vor ihm*, gezeigt, daß der Schanker oft innerhalb elf Tagen nach seinem Erscheinen noch autoinokulabel ist; hieraus erklären sich gewisse Fälle multipler sukzessiver Schankerbildung.

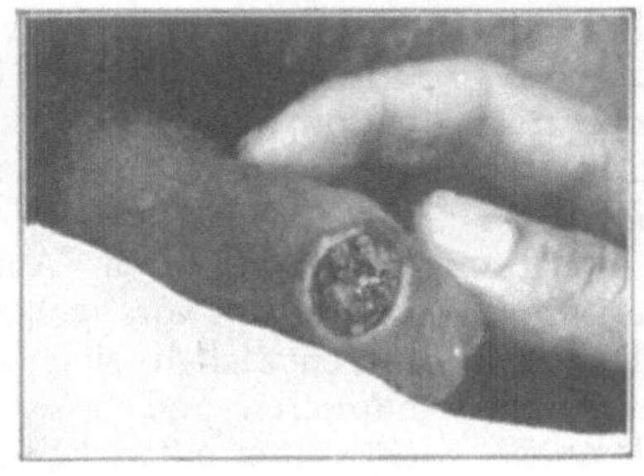

Fig. 112.
Syphilitischer Schanker, an der Haut des Penis. Der Schanker besteht seit 5 Wochen und ist noch unbehandelt.

Der beginnende Schanker, dessen genaue Beobachtung die Versuche mit Affen ermöglicht haben, hat bald das Aussehen eines leicht-papulösen, äußerst kleinen, roten Flecken, bald das einer squamösen Kruste, die eine oberflächliche Erosion bedeckt. Die Erosion und Induration entwickeln sich weiter und in wenigen Tagen hat der Primäraffekt (Fig. 112) folgende sechs, von A. Fournier betonte, charakteristische Merkmale angenommen:

1. Eine minime Erosion (nicht eine Ulzeration), gewöhnlich von der Größe eines 5 Pfennig-Stückes; 2. von kreisförmiger, regelmäßig runder Gestalt; 3. ohne Ränder, d. h. ohne Erhebung über die Umgebung, ohne steilabfallende Einsenkung liegt seine leicht schüsselförmig vertiefte oder plane Oberfläche im Niveau des gesunden Gewebes; 4. von einer Färbung, die wechselt zwischen der von rotem Muskelfleisch, das glatt, feucht und firnißartig oder feinkörnig ist, und einem mehr grauen Ton, mit diphtheroider, von ekchymotischen Punkten besäter Oberfläche, die manchmal von einer dünnen bräunlichen Kruste bedeckt ist; 5. mit indurierter Basis, die man dadurch erkennt, daß man den Schanker entsprechend seinem größten Durchmesser zwischen Daumen und Zeigefinger erfaßt und etwas emporhebt; man konstatiert auf diese Weise eine charakteristische, zirkumskripte und trockene Derbheit von verschiedener Dicke, bald oberflächlich, pergament- oder papierartig, bald tief, kartonähnlich oder knötchenförmig; 6. der Schanker ist begleitet von einem Bubo.

Dieser Bubo, welcher nach einem Ausdruck von Ricord „dem Schanker folgt wie der Schatten dem Körper", betrifft die Drüsen der dem Primäraffekt entsprechenden Gegend. Er besteht aus einer „Pléiade ganglionnaire" *(indolente Poly- und Skleradenitis)*, d. h. einer Gruppe von harten, ovoiden, beweglichen, indolenten und nicht akut entzündlichen Lymphknoten, von denen oft einer oder zwei umfangreicher sein und dadurch auffällig hervortreten können. Die Adenopathie setzt sechs bis zehn Tage nach dem Schanker ein und überdauert ihn, als posthumer Zeuge, mehrere Monate.

Der Schanker selbst heilt in zwei bis sechs Wochen ab; in der Regel persistiert die Induration, die eventuell sogar noch zunimmt, mehrere Monate lang; Narbenbildung kommt nur in etwa der Hälfte der Fälle vor. Ausnahmsweise sieht man nach einer Pause von unbestimmter Dauer an der gleichen Stelle wiederum eine Erosion auftreten, den sogenannten „Chancre redux".

Die Abarten des syphilitischen Schankers sind zahllos, aber die typische Form ist weitaus die häufigste. Man beobachtet Zwerg-, linsengroße oder Riesen-, papulöse, hypertrophische oder ausgesprochen ulzeröse Formen. Obgleich der harte Schanker oft einzeln auftritt, findet man beinahe ebenso oft multiple Schanker, zwei bis drei oder noch mehr. Man hat bis zu 14 beim selben Individuum gezählt. Sie entwickeln sich gleichzeitig oder sukzessiv; letzterer Umstand beruht entweder auf einer verschiedenen Inkubation oder auf sukzessiven Inokulationen oder auf frühzeitigen Autoinokulationen, oder auf einer stellenweise erodierten schankrösen Lymphangitis.

Komplikationen. Dem Auftreten des Schankers kann eine Herpeseruption unmittelbar vorangehen, was oft zu schweren Irrtümern führt. Dieser Herpes entwickelt sich wie gewöhnlich, aber eine oder mehrere der Erosionen indurieren und lassen dadurch ihren schankrösen Charakter erkennen. Nicht selten entwickelt sich gleichzeitig mit dem Schanker besonders an der Vulva oder am (phimotischen) Präputium, *besonders bei einer syphilitischen Lymphstrangsklerose*, ein anfangs weiches, später derbes, umfangreiches, lokalisiertes Ödem *(scleroticum oder indurativum)*, das, obgleich es den Schanker verdeckt, doch auf sein Vorhandensein hinweist; die durch Palpation erkennbare, schankröse Induration bestätigt die Diagnose. Infolge von Traumen, unrichtiger Behandlung oder Sekundärinfektion entzündet sich der Schanker akut, wird schmerzhaft, blutet und eitert; zuweilen unterliegt selbst der Bubo einer *(meist torpid verlaufenden)* eiterigen Einschmelzung. Oberflächliche oder tiefgreifende Gangrän und Phagedänismus bilden eine seltene Komplikation *(speziell als Einleitung einer malignen Syphilis)*. Der „Chancre mixte", dessen richtige Deutung wir Rollet (von Lyon) verdanken, ist sehr selten *(was aber keineswegs für jedes Milieu zutrifft!)* und entsteht durch die Infektion der gleichen Stelle mit dem Bazillus Ducreys und den Spirochäten, deren Inkubation sehr verschieden ist. Wenn die Doppelinfektion gleichzeitig erfolgt, so entwickelt sich *zunächst* der weiche Schanker, induriert später und bricht wieder auf, wenn er schon vernarbt war; findet die Inokulation mit dem Bazillus des weichen Schankers erst nachträglich statt, so führt er zur Ulzeration resp. zur tieferen Aushöhlung der Induration des schon bestehenden syphilitischen Schankers.

Lokalisation. Der Genitalschanker sitzt beim Manne besonders am Collum glandis und an der Seite des Frenulum oder aber an einer beliebigen Stelle des Penis, des Skrotum oder der Pubes. Die Schanker des Meatus und der Urethra, die selten sind, lassen sich durch ein seröses Exudat und eine zirkumskripte Induration erkennen. Bei der Frau findet sich der Primäraffekt an den großen oder kleinen Labien, am Frenulum labiorum pudendi, an der Klitoris, seltener im Meatus, fast nie in der Vagina. Der Schanker an der Cervix uteri würde weniger selten scheinen, wenn man öfter nach ihm suchte; er präsentiert sich als eine scharf umschriebene rote oder grauverfärbte Erosion mit rotem Saume und deutlich erkennbarer Induration.

Der extragenitale Schanker lokalisiert sich in zwei Drittel der Fälle am Kopfe und hier mit Vorliebe am Munde, besonders an der Unterlippe; erstreckt er sich an dieser Stelle quer über den freien Lippenrand, so ist er in seinem kutanen Teile krustös, auf der Schleimhautpartie erodiert. Nach dem Schanker der Lippen kommt in der Frequenzreihe der Primäraffekt an der Zunge (**XV**, 211) und an der Tonsille. Letzterer darf nicht verwechselt werden mit einer Angina und vor allem nicht mit der fuso-spirillären Ulzeration *Plaut*-Vincents. Der Schanker ist unilateral, erodiert oder ulzerös, fast immer diphtheroid und bei Berührung brettartig derb; er verursacht *meist* kaum irgendwelche Schmerzen, persistiert vier oder fünf Wochen und ist von einer gewöhnlich enormen retromaxillären Drüsenschwellung begleitet. Die Schanker am Kinn, an den Augenlidern, auf der Konjunktiva, in den Nasenhöhlen, am Zahnfleisch, auf dem behaarten Kopf usw. bieten keine Besonderheiten.

An den oberen Extremitäten findet sich der Schanker hauptsächlich an den Fingern, in der Umgebung der Nägel und der Gelenke; er hat Ähnlichkeit mit einem *schlecht heilenden* Panaritium oder einer wuchernden Wunde. Diese Lokalisation ist keine Seltenheit bei Ärzten und Hebammen, ebenso wie die Schanker des Auges. Der im Anschluß an die Impfung auftretende Schanker gehört zu den allergrößten Seltenheiten, seit die Vakzination von Arm zu Arm aufgegeben worden ist.

Der Schanker ist auch häufig an der Brust lokalisiert, besonders bei Ammen. Er ist weiter ziemlich häufig am Anus bei beiden Geschlechtern, wo er gerne die Form eines aufgeschlagenen Buches annimmt. Keine Körpergegend bleibt übrigens von ihm verschont.

Den Beginn der im Berufe akquirierten Syphilis, der Epidemien in Werkstätten (z. B. bei Glasbläsern), in Familien usw. — man bezeichnet alle diese Fälle als „Syphilis insontium" — bildet fast stets ein extragenitaler Schanker.

Die Häufigkeit der extragenitalen Schanker im Vergleich zu der der genitalen Primäraffekte ist *in den Kulturländern* im Verhältnis von 1 : 8 oder 1 : 9 *(bis 1 : 20). In unzivilisierten Gegenden ist er viel häufiger.* Man darf nie die Möglichkeit dieses Infektionsmodus außer acht lassen, wenn man Irrtümer vermeiden will, deren Folgen sehr schwerwiegend sein können.

Diagnose. Die objektiven Erscheinungen des harten Schankers genügen oft, um gleich im Beginn *oder vielmehr bei der ersten Untersuchung* eine Diagnose zu ermöglichen; man muß in jedem Falle dem Patienten die Mitteilung mit der nötigen Schonung machen.

Die Anamnese, der Zeitpunkt des Auftretens der suspekten Erscheinungen, wenn möglich die Konfrontation (Bassereau) mit dem infektiösen Individuum, können die Diagnose stützen. In zweifelhaften Fällen kann der Nachweis der Spirochäten im Dunkelfeld Gewißheit verschaffen. *Diese Untersuchung sollte nie unterlassen werden.* Um das für die Untersuchung nötige Sekret zu erhalten, kratzt man die Oberfläche des Schankers leicht, wartet bis die Blutung aufhört und entnimmt, eventuell das Austreten des Serums durch Drücken unterstützend, etwas von der serösen Flüssigkeit *oder man aspiriert diese mit einem Saugnapf. Bei etwas älteren Primäraffekten kann die Wassermannsche Reaktion die Diagnose unterstützen.*

Die wichtigsten dem Primäraffekt ähnlichen Affektionen sind:

Traumatische Ulzerationen; sie haben eine unregelmäßigere Gestalt, keine Bubonen und keine *typische* Induration.

Der Herpes kann den beginnenden Schanker maskieren und muß daher genau in seiner Entwickelung verfolgt werden; wird er geätzt, mit einer irritierenden Flüssigkeit (z. B. Sublimatlösung *oder Argentum)*, oder mit gewissen Pulvern (wie ganz besonders Aristol) behandelt, so induriert sich die herpetische Erosion, die Lymphdrüsen schwellen an und das Aussehen kann in höchstem Grade „chancriform" werden. Ehe man eine Entscheidung trifft, muß die Entzündung einige Tage Zeit haben, sich zu beruhigen.

Der weiche Schanker mit seinen steilen Rändern, seinem unregelmäßigen und eiternden Grunde setzt den Arzt selten in Verlegenheit. Die bakteriologische Untersuchung oder die Inokulation auf den Patienten selbst, *die aber nicht immer ganz leicht verläuft und doch nie die Sicherheit gibt, daß nicht auch Spirochäten vorhanden sind,* wird in höchstens 48 Stunden jeden Zweifel beheben, ausgenommen im Falle eines „Chancre mixte".

Als schankriformes Syphilom, „*Pseudochancre induré"*, bezeichnet man eine Erscheinung, die vom zweiten oder fünften Jahre an vorzugsweise an der gleichen Stelle auftritt, an der der Schanker lokalisiert war. Dieses Syphilom kann ganz dasselbe Aussehen oder aber unregelmäßigere Konturen haben und tiefer ausgehöhlt sein als der Schanker. Jedenfalls fehlt der Bubo und die Anamnese genügt, *allerdings nicht immer,* um den Arzt aufzuklären. Das Interesse dieser Manifestation beruht darauf, daß sie oft den Verdacht einer Reinfektion erregt, *vielleicht aber öfter auch wirklich auf einer neuen Inokulation auf einem noch partiell immunen Organismus beruht, bei dem deshalb die weiteren Erscheinungen ausbleiben.* (XIII, 176).

Sekundärperiode. 35 bis 60 Tage nach dem Beginn des Schankers, meistens nach 45 Tagen, treten *mit oder ohne allgemeine Prodromalsymptome* die Sekundärerscheinungen auf. Manchmal sind sie multipel, reichlich und stürmisch; man spricht in einem solchen Falle wohl von der sekundären Explosion. Alle Abstufungen kommen vor: von dem nahezu vollständigen Ausfall aller Manifestationen bis zu den sogenannten frühzeitigen malignen Formen der Syphilis.

Die syphilitischen Sekundärerscheinungen können verschiedene Organe oder Organsysteme befallen. Am häufigsten beobachtet man allgemeine Adenopathien, kutane Eruptionen in Form von Roseolen oder Papeln, „Plaques muqueuses"; Neuralgien, Kopf-, Muskel-, Gelenkschmerzen, Dolores osteocopi, Alopezie, Iritis, *meningeale Reizerscheinungen,* Epididymitis, Albuminurie, Abortus. Das Allgemeinbefinden ist mehr oder weniger angegriffen; man sieht oft eine anämische Blässe mit ausgesprochener Leukozytose, Kräfteverlust, Anorexie, Abmagerung, Neurasthenie, Anschwellung der Milz. Hauptsächlich bei Frauen kann man ein unregelmäßig verlaufendes Fieber, seltener eine richtige syphilitische „Typhose" konstatieren.

Die sekundären Haut- und Schleimhaut-Erscheinungen sind im allgemeinen charakterisiert durch ihren Polymorphismus, ihr reichliches Auftreten, ihre Ausbreitung, ihre schleichende und entzündungslose Entwickelung, ihre Indolenz und das Fehlen jeden Juckreizes.

Die Effloreszenzen sind gewöhnlich rund und manchmal in Ringen, Bögen oder bukettartig angeordnet. Ihre Färbung ist rotgelb, schinken-, manchmal kupferfarbig, oder hat, wie man sagt, *wenigstens im weiteren Ablauf der Effloreszenzen,* einen düsteren Ton. Die Entwickelung in sukzessiven Schüben, die Neigung zu spontaner Resolution, die Häufigkeit der Rezidive vervollständigen die allgemeine Charakteristik.

Klinische Formen. Die sekundären Syphilide lassen sich einteilen in:

1. Erythematöse Syphilide, die aus den einfachen und den annulären, *resp. figurierten* Roseolen bestehen (I, 20).

2. Papulöse Syphilide, die verschiedene Formen annehmen. Unter Berücksichtigung ihrer Größe kann man mittlere, kleine oder große Papeln beschreiben, d. h. eine lentikuläre oder gewöhnliche (VII, 98), eine miliare, die follikulär ist (XIX, 279) und eine nummuläre Form (VII, 99).

Die lentikuläre Form umfaßt zahlreiche morphologische Abarten: eine papulosquamöse oder psoriasiforme (V, 76), eine papulokrustöse (IX, 121), und eine wuchernde (XII, 169) Unterart. Überdies gehören zum papulösen Typus die Syphilide der Handteller und Fußsohlen, die sogenannten syphilitischen Keratodermien (XI, 149).

3. Ulzeröse Syphilide (XV, 196).

4. Bullöse Syphilide, die der kongenitalen Syphilis eigentümlich sind (X, 124).

5. Syphilide der Schleimhäute, die nachstehend besprochen werden. Die anderen kutanen Erscheinungen der Sekundärperiode bestehen in:

6. Pigmentveränderungen (XVI, 226).

7. Läsionen der Anhangsgebilde, der Haare (XX, 294) und Nägel (XXII, 314).

Die **Syphilide der Schleimhäute** oder „Plaques muqueuses" sind die häufigsten Sekundärerscheinungen; nur wenige Syphilitiker bleiben davon verschont. Wegen ihrer Kontagiosität sind die Schleimhautplaques von sozialer Bedeutung, denn die Mehrzahl der Übertragungen kommt durch sie zustande.

Sie zeigen sich gewöhnlich schon mit dem ersten eruptiven Schub; oft, und ganz besonders wenn lokale Reizwirkungen als auslösende Ursachen hinzutreten, — der Tabak bei den Herden im Munde und im Pharynx, die Unreinlichkeit an der Genital- und Analregion — rezidivieren sie ununterbrochen während der ersten zwei oder drei Jahre. Man hat sie noch im 6. oder 8. Jahr beobachtet und die ganz ausnahmsweise vorkommenden und oft dubiösen Fälle von Syphilisübertragung nach 12 und sogar 18 Jahre bestehender Krankheit auf sie zurückgeführt.

Die Schleimhautplaques sind an einer beliebigen Stelle des Mundes, der Lippen, des Isthmus und des Pharynx lokalisiert: vor allem an den Tonsillen und Gaumenbögen, an den Kommissuren der Lippen und in der Umgebung kariöser Zähne; an irgend einer Stelle der Vulva; am Präputium und der Glans; in der Umgebung des Anus, an den Konjunktivae, in den Nasenhöhlen, im Larynx, zuweilen sogar in den Achselhöhlen, am Nabel oder zwischen den Zehen. Sehr ungeeignet nennt man *(in Frankreich)* die nässenden und wuchernden Syphilide der Hautfalten „Plaques muqueuses cutanées" (= kutane Schleimhautplaques).

Man unterscheidet mehrere Formen von Syphiliden der Schleimhäute, die den kutanen entsprechen und als besondere Lokalisierung letzterer aufzufassen sind.

Die erythematösen Syphilide, einfache rote Flecke, finden sich vor allem am Gaumen, auf den Wangen und den kleinen Labien.

Die „Plaques opalines", die gewöhnlichen Schleimhautplaques, sind die verbreitetste Form und charakterisiert durch eine leichte, manchmal schwach papulöse Erhebung, auf der das Epithel geschwollen, weißlich, weder erodiert noch wuchernd ist. Man trifft sie überall, besonders aber am Gaumensegel oder an der Vulva; sie können eine zirzinäre, bogenförmige, recht charakteristische Anordnung haben.

Die Schleimhautplaques des Pharynx und des Mundes sind zuweilen so ausgesprochen diphtheroid, daß in einigen von Fournier berichteten Fällen eine Verwechslung mit Diphtherie vorkam. Es ist wahrscheinlich, *aber keineswegs notwendig*, daß dieses Aussehen von einer Sekundärinfektion herrührt.

Die erosiven oder papulo-erosiven Syphilide sind papulöse Syphilide, deren Epithel sich abgelöst hat; sie haben das Aussehen von runden, geröteten Erosionen; oft sind sie in einem bestimmten Entwickelungsstadium opalin. Die „Plaques muqueuses papuleuses" bezeichnet man außerhalb Frankreichs als „**Condylomata lata**".

Die wuchernden und hypertrophischen, papulösen Schleimhautherde entwickeln sich, vor allem bei unreinlichen Personen, an der Vulva und ihrer Umgebung, in den Genitokrural- und Analfalten, manchmal an den Kommissuren der Lippen; auf der Zunge, besonders ihrem hinteren Drittel, können sie zur Entstehung „der Krötenrückenzunge" führen. Auf einer gänzlich vernachlässigten Kopfhaut habe ich sie von enormer Größe angetroffen. Sie bestehen aus manchmal beinahe 1 cm dicken Erhebungen von Erbsen- und Daumengröße oder darüber und haben eine körnige oder papillomatöse Oberfläche, die eine trübe, gelbe und übelriechende Flüssigkeit absondert.

Die ulzerösen Syphilide der Schleimhäute sind seltener; sie finden sich an den Lippen, deren Kommissuren, dem Zahnfleisch und auf der ganzen Vulva.

Den Schleimhautplaques gliedert man meistens gewisse syphilitische Veränderungen der Zunge an, die man als „Plaques lisses" (= glatte Plaques) oder als „Plaques fauchées en prairie" (= herdförmig abgemähte Wiesen) (**XI**, 156) bezeichnet. Es sind dies rote, trockene, nicht erodierte, gewöhnlich ovaläre, ihrer Papillen beraubte Flecke, die papulös werden können. Sie treten meist spät, im Verlauf der Tertiärperiode, auf. Fournier hält sie für ansteckend. Sie sind durch Behandlung schwer zu beeinflussen und persistieren Wochen und Monate.

Gewöhnlich indolent, können die Schleimhautplaques doch Bewegungsstörungen, Dysphagie etc. verursachen.

Die Diagnose der Schleimhautsyphilide ist leicht, wenn sie in Begleitung zahlreicher anderer Erscheinungen auftreten. In der Praxis bilden sie oft eine wertvolle Stütze zur Sicherstellung der Diagnose von zweifelhaften Fällen, aber es wäre gewagt, die Diagnose einer Syphilis ausschließlich auf das Vorkommen von Schleimhautplaques zu gründen, selbst wenn man ihr Aussehen für typisch halten könnte.

Die folgenden Erscheinungen im Munde (**XV**, 210) geben hauptsächlich Veranlassung zu Irrtümern.

Die Aphthen sind vollständig rund, gelb, rot umsäumt und sehr schmerzhaft. Der Herpes tritt plötzlich auf, ist schmerzhaft und polyzyklisch. Die bullösen Dermatosen, die Hydroa, können Läsionen verursachen, die den Schleimhautplaques nahezu gleich sehen. Der Angulus infectiosus ist eine opaline Erosion, die ausschließlich an den Mundwinkeln sich entwickelt, in den Schulen epidemisch ist und durch Streptokokken entsteht *(? s. o.)*. Die Glossitis exfoliativa marginata *(Exfoliatio areata linguae, flüchtige gutartige Schleimhautplaques)* ist durch ihre eigentümliche Randbildung charakterisiert. Die Leukoplakie, der Lichen planus des Mundes etc. sind trockene, unveränderliche oder wenigstens lange persistierende Läsionen. Die Stomatitis mercurialis ist eine diffuse Entzündung, die manchmal mit Ulzerationen des Zahnfleisches und der Zunge einhergeht, welche große Ähnlichkeit mit Plaques muqueuses zeigen können; beide Erscheinungen können gleichzeitig vorhanden sein.

An den Genitalien können die Syphilide verwechselt werden mit traumatischen Läsionen, die jedoch unregelmäßig und flüchtig sind. Die Balanoposthitis erosiva ist ausgezeichnet durch weißliche Kreisbildungen, die sich durch Reiben entfernen lassen. Das Ulcus molle ist rein ulzerös und eitert reichlich; es ist autoinokulabel. Die wuchernde Form des Herpes der Vulva ist sehr selten; sie ist den papuloerosiven Syphiliden täuschend ähnlich. Das ist auch der Fall bei dem posterosiven papulösen Erythem der Säuglinge (Fig. 1, S. 13). Schließlich trifft man in der Umgebung des Anus Herde einer banalen wuchernden Dermatitis, welche syphilitische Erscheinungen nachahmen können (A. Fournier und Brouardel).

Tertiärperiode. Die Erscheinungen der tertiären Syphilis auf der Haut und den Schleimhäuten, den einzigen Manifestationen, mit denen ich mich hier beschäftigen werde, unterscheiden sich von den sekundären Syphiliden durch folgende allgemeine Merkmale:

Sie sind tiefgreifend und schwer (*d. h. lokal destruktiv*), nicht oberflächlich und gutartig; ihre Entwickelung neigt zur Bildung von Geschwüren und Sklerosen, nicht zur Resolution; sie sind diskret und regionär, nicht profus und disseminiert; sie sind monomorph und haben eine ausgesprochene Neigung sich zu gruppieren und eine zirzinäre *oder vielmehr serpiginöse* Konfiguration anzunehmen, sich, wie Fournier sagt, „in Reih und Glied zu stellen."

Es wäre falsch, die zirzinäre oder vielmehr halbkreisförmige Anordnung einer Eruption als charakteristisch für syphilitische Läsionen anzusehen; vor allem muß man die einzelnen eruptiven Elemente berücksichtigen, aus denen das Exanthem zusammengesetzt ist. Bezüglich dieser zirzinären Anordnung kann man ganz allgemein sagen, daß sie bei der sekundären Syphilis (Syphilide und Schleimhautplaques in Bogenform) selten; bei den tertiären Syphiliden sehr häufig ist. *Die wirklich ringförmigen zirzinären oder orbikulären Herde gehören der sekundären, die polyzyklischen, serpiginösen, gruppierten, nierenförmigen Herde der Tertiärperiode an.* Man trifft serpiginöse Formen außerdem bei gewissen Fällen von Lupus und Psoriasis, bei verschiedenen Erythemen, beim rezidivierenden Pemphigus, manchmal bei der Mykosis fungoides, dem Lichen planus, dem Lichen scrofulosorum, der Parapsoriasis „en plaques" usw.

Die Ekzematide und besonders die kutane Trichophytie erzeugen eher vollständige Kreise.

Die Frage der Kontagiosität der Tertiärerscheinungen war eigentlich schon in absolut negativem Sinne entschieden, aber die neuen Untersuchungsmethoden, insbesondere die Impfung von Affen, haben gezeigt, daß eine gewisse Anzahl dieser Erscheinungen, deren Prozentsatz schwer anzugeben wäre, virulent ist. Die Zukunft wird lehren, ob die Annahme richtig ist, daß die Spirochäte in den tertiären Veränderungen in anderer Gestalt vorkommt als beim Schanker und bei den Sekundärerscheinungen. *Nach unserer Auffassung sind die eigentlichen tertiären Syphilide alle durch Spirochäten in loco bedingt; aber diese sind infolge der Umstimmung des Organismus so spärlich, daß sie der Untersuchung leicht entgehen. Es liegt kein zwingender Grund vor, eine andere Form der Erreger bei der tertiären Syphilis anzunehmen. Die Verhältnisse sind analoge wie bei den verschiedenen Formen der Tuberkulose und der Lepra.*

Klinische Formen. Morphologisch lassen sich die tertiären Syphilide in folgende sechs Rubriken unterbringen:

1. Tertiäres Erythem (I, 21).

2. **Tuberöse Syphilide**, in zirzinärer, *serpiginöser* oder herdförmiger Anordnung (**XIII**, 175).

3. **Ulzeröse Syphilide**, verschiedener Art (**XV**, 196): tuberoulzeröse, atypische, gummöse, sklerogummöse, phagedänische.

4. **Syphilitische Gummata** (**XIV**, 184).

5. **Wuchernde tertiäre Syphilide** (**XII**, 169).

6. **Hypertrophische diffuse Syphilome** und **syphilitische Elephantiasis** (**XVIII**, 258).

Obgleich diese verschiedenen Formen zwar überall an der Haut oder Schleimhaut lokalisiert sein können, muß doch erwähnt werden, welche Typen an bestimmten Körpergegenden vorzugsweise zu beobachten sind.

Die **Mitte des Gesichtes**, Nase und Lippen, ist eine Prädilektionsstelle aller Formen der tertiären Syphilis: der trockenen, ulzerösen, wuchernden und leontiastischen.

Im **Munde**, am Gaumen und Pharynx sieht man herdförmige tuberöse und ulzeröse Syphilide, sowie perforierende Gummata.

An der **Zunge** bilden sich Gummata, gummöse und sklerogummöse Infiltrate, skleröse Glossitis und zuweilen Tubera.

Am **behaarten Kopf** sind Gummata und tubero-ulzeröse Syphilide nicht selten, ebenso am **Rumpf** und an den **Extremitäten**. An den Extremitäten kann sich die syphilitische Elephantiasis entwickeln. An den **äußeren Genitalien** beider Geschlechter finden sich gummöse Infiltrate und Gummata, wuchernde, schankriforme und phagedänische Syphilide.

Syphilis congenita.

Auf theoretische Fragen werde ich hier nicht eingehen, sondern mich darauf beschränken, die Haut- und Schleimhauterscheinungen der kongenitalen Syphilis zu beschreiben.

Die in **utero** erworbene, **postkonzeptionelle Syphilis** unterscheidet sich von der akquirierten Lues nur durch folgende Merkmale: 1. durch das Fehlen des Schankers und eine weniger systematische Entwickelung; 2. die sekundären und tertiären Erscheinungen treten nebeneinander, anstatt nacheinander auf.

Die eigentliche **kongenitale Syphilis** weist sowohl frühzeitig, wie später sich entwickelnde Veränderungen auf [1]).

Die **Syphilis congenita praecox** gibt sich manchmal durch eine eigentümliche **Fazies** kund: trübe, runzelige, schlaffe Haut, welkes, greisenhaftes Aussehen; oft jedoch sind die Kinder gut entwickelt.

Sie können bei der Geburt drei Symptome aufweisen: 1. den **syphilitischen Pemphigus** (X, 124); 2. sehr oft eine irritierende, seröse, später purulente **Koryza**, deren Sekret zu grünlichen Krusten eintrocknet und Atmung und Saugen behindert; 3. hellrote oder opaline **Schleimhautplaques**, die besonders an den Lippen, oft an den Mundwinkeln vorkommen und hier radiär verlaufende Einrisse bilden, manchmal an ihrer Basis induriert sind, Schmerzen verursachen, stark nässen und sich mit Krusten bedecken. Von diesen Plaques aus werden sehr häufig die Ammen infiziert.

Sehr bald, oft schon in den ersten Wochen und meistens vor dem vierten Monat, treten die **kutanen Syphilide** auf, mit denen sich besonders Jacquet beschäftigt hat.

---

[1]) *Es wird bekanntlich immer zweifelhafter, ob es überhaupt eine andere kongenitale Syphilis gibt, als die per placentam von der Mutter auf den Fötus übertragene. Ich kann natürlich hier auf diese Frage ebensowenig eingehen, wie der Verfasser.*

Das polymorphe erythemato-papulöse Syphilid besteht aus mehr oder weniger runden, gelblich oder düsterroten, erythematösen Flecken an den Glutaei, den unteren Extremitäten, am Hals, in der Umgebung des Mundes oder in den Hautfalten. Manche verschwinden, andere vergrößern sich und schuppen ab oder verdicken sich zu papulösen Scheiben. Oft sieht man an den Rändern (zirzinäre erythemato-papulöse Form), mitunter im Zentrum der Flecken eine deutliche Erhebung (ausgebreitete papulös-lentikuläre Form). An der Peripherie kann die „Collerette" Bietts (VII, 98) deutlich ausgesprochen sein.

Jacquet wies darauf hin, daß die Syphilide der Palmae und Plantae, der sogenannte Pemphigus syphiliticus, dem gleichen Typus angehören und nur infolge der besonderen lokalen Verhältnisse bullös werden. Die erythemato-papulösen Syphilide können durch Mazeration erodiert oder krustös und impetiginös, manchmal an den dem Drucke oder der Irritation durch die Fäzes ausgesetzten Stellen ulzerös werden; selten sind sie stärker schuppend, psoriasiform. Man hat außerdem ein akneiformes Syphilid beschrieben, das aus kleinen, gedellten, im Zentrum krustösen, in Herden zusammengedrängten Papeln besteht.

Diese polymorphen, erythemato-papulösen Syphilide sind oft nur schwierig von dem Glutäal-Erythem der Neugeborenen (I, 13) zu unterscheiden. Sie treten bei den kongenital-syphilitischen Kindern an die Stelle der Roseola und der verschiedenen, papulösen Syphilide der Erwachsenen; sie sind gewöhnlich kombiniert mit Schleimhautplaques, manchmal mit Nagelveränderungen und Alopezie. Gummata sind selten.

Wird die Syphilis congenita praecox nicht behandelt, so führt sie meistens durch viszerale Läsionen und Kachexie zum Tode; durch geeignete Behandlung gelingt es, die Mehrzahl der Kinder am Leben zu erhalten.

Die **Syphilis congenita tarda** macht erst im späteren Kindes-, im reiferen oder sogar im vorgeschrittenen Alter Symptome; ihre Existenz wird durch zahllose Fälle bezeugt. Die Kenntnis dieses wichtigen Kapitels der Pathologie verdanken wir fast ausschließlich den Arbeiten meines Lehrers A. Fournier, aus denen ich kurz nur folgendes erwähne.

Die Erscheinungen der kongenitalen Syphilis sind entweder dystrophisch oder wirklich spezifisch.

Die vielleicht ursprünglich spezifischen und manchmal mit Resten spezifischer Läsionen kombinierten dystrophischen Störungen bilden die sogenannten Stigmata der kongenitalen Syphilis.

Die wichtigsten sind: Infantilismus; die Hutchinsonsche Trias d. h. Zahnanomalien, Augen- und Gehörstörungen; Knochendeformitäten, wie Mißbildungen des Schädels und der Nase, säbelklingenförmige Tibien, Exostosen; Hodenatrophie; Parrots glutäale Narben und strahlenförmige Narben an den Lippen.

Die spezifischen Erscheinungen, die lange Zeit der skrofulösen Diathese i. e. der Tuberkulose zugeschrieben wurden, sind in ihrem Wesen tertiäre Manifestationen und bedürfen daher keiner besonderen Besprechung. Außer der Haut befallen sie vor allem das Gaumensegel, den Pharynx, die Zunge, die Nasenhöhlen; es sind tiefe und destruktive Prozesse.

Pathologische Anatomie. Schon vor der Entdeckung der Spirochäten hatte man erkannt, daß die syphilitischen Läsionen den Charakter einer infektiösen Entzündung haben, die sich in erster Linie auf die Blutgefäße (Arterien und Venen) *und auf die Lymphgefäße* erstreckt, deren Wände angreift und in ihrer Umgebung *oft* vorwiegend aus Plasmazellen gebildete Infiltrate bedingt.

Die mehr oder minder zirkumskripten oder diffusen Neubildungen, welche diese Infiltrate bilden, sind im primären und sekundären Stadium der Krankheit resolutiv, d. h. einer Rückbildung und fast vollständigen Resorption fähig. Die tertiären Neubildungen dagegen sind nicht spontan resorbierbar und neigen zur Bildung eines sklerotischen Gewebes, wenn sie nicht einer Nekrobiose unterliegen; die letztere kann entweder schon frühzeitig einsetzen, so lange das pathologische Gewebe noch eine embryonale Struktur hat oder erst später, wenn die Sklerose bereits entwickelt ist. Der nekrotische Prozeß wird in beiden Fällen als gummöse Degeneration bezeichnet.

Beim Primäraffekt ist das zellige Infiltrat der Kutis sehr dicht; die Bindegewebsbündel sind angeschwollen, die Wände der *Lymph- und* Blutgefäße stark entzündet. Die an den Rändern verdickte Epidermis hat in der Mitte eine Anzahl ihrer Schichten verloren und die noch vorhandenen Lagen sind mit Leukozyten und fibrinösem Exsudat infiltriert und degeneriert; oft sind die interpapillären, verdünnten und verlängerten Retezapfen allein noch übrig. Die Spirochäten wuchern vor allem in den Gefäßwandungen und scheinen von hier einerseits in das Lumen der Gefäße auszuwandern, was mit Rücksicht auf die Verbreitung der Infektion im Körper von der größten Bedeutung ist; andererseits treten sie in die Bündel und Interstitien des Bindegewebes aus, von wo sie der Lymphstrom den Drüsen zuführt; und schließlich dringen sie in die Epidermis, *(in welcher sie aber auch von vornherein wuchern)*, und können von hier aus die Krankheit übertragen.

Die lentikuläre Papel stellt das Schema der histologischen Struktur der sekundären „Syphilome" dar (Fig. 20, S. 87). Das von einzelnen Riesenzellen durchsetzte Plasmom ist in mehr oder minder konfluierenden, perivaskulären Anhäufungen angeordnet. Die Epidermis ist entweder nur gedehnt, oder parakeratotisch, oder ödematös und mit Leukozyten infiltriert; sie kann auch einer Degeneration unterliegen, wodurch Schuppen, Krusten, Erosionen oder Ulzerationen entstehen.

Bei der Roseola ist das zellige Infiltrat sehr spärlich.

Es ist stärker bei den Schleimhautplaques, welche die Struktur von Papeln haben können und mit einem Epithel bekleidet sind, das durch den Zerfall der Zellen und reichliche Einwanderung weißer Blutkörperchen ein opalines Aussehen hat. Die Spirochäten wimmeln hier förmlich.

Die tertiären Läsionen unterscheiden sich von den sekundären mehr durch ihre Entwickelung, als durch ihr Wesen; indessen hat man die Spirochäten nur ganz ausnahmsweise in ihnen gefunden.

Das eigentliche syphilitische Gumma scheint seinen Ausgang von einer Thrombophlebitis im subkutanen Gefäßnetz zu nehmen; die profuse zellige Neubildung verflüssigt sich gleichzeitig mit der Mortifikation des Stroma.

Beim syphilitischen Tuber ist die Neubildung, in der die Blut- und Lymphgefäße stark erweitert sind, durch sklerotische Gewebszüge abgeteilt. Im Vergleich mit der Papel ist sie mehr fibrös und daher derber; sie enthält mehr venöses Blut, das ihm eine düstere Färbung verleiht; und schließlich entsteht durch das Persistieren der Sklerose, nach dem Verschwinden des Knotens eine Narbenbildung (Fig. 51, S. 174). Bei den wuchernden Formen kann die Epidermis hypertrophisch sein; ödematös, degeneriert und mit Leukozyten infiltriert ist sie bei den tubero-krustösen und tubero-ulzerösen Formen. Die Kruste, welche diese letzteren ebenso wie die sekundären, ulzerösen Syphilide der frühzeitig malignen Form charakterisiert, entsteht auf Kosten der Epidermis und der oberen Schicht der infiltrierten und abgestorbenen Kutis; sie entwickelt sich daher vor der Ulzeration. Endarteriitische und phlebitische Veränderungen sind in der Umgebung der tertiären Syphilome stets vorhanden.

Die Läsionen der kongenitalen Syphilis unterscheiden sich nicht wesentlich von denen der akquirierten. Ich habe schon erwähnt, daß der Spirochäten-Reichtum der frühen Manifestationen ihre Kontagiosität zur Genüge erklärt. *Doch ist die letztere eigentlich, im Verhältnis zu der kolossalen Spirochätenzahl, nach den klinischen Beobachtungen eher gering.*

Diagnose. Die allgemeine Diagnose der Syphilis stützt sich 1. auf die Beschaffenheit ihrer Erscheinungen, von denen mehrere ein fast pathognomonisches Aussehen haben (der typische Schanker, die Roseola, das lentikuläre papulöse Exanthem, die guirlandenförmigen Syphilide, die areoläre Alopezie („en clairières"), die serpiginösen tertiären Syphilide etc.); 2. auf das gleichzeitige Auftreten der Erscheinungen, das in noch höherem Grade als pathognomonisch gelten kann; 3. auf ihre regelmäßige Aufeinanderfolge; 4. als Nebenumstand auf die Kenntnis der Ansteckung und auf die Konfrontation. Die Wirksamkeit einer antisyphilitischen Therapie hat nur eine untergeordnete Bedeutung und die Methode der Diagnose ex juvantibus hat zu viele Nachteile, als daß sie *allgemein* zu empfehlen wäre.

Neuere Entdeckungen haben die bisherigen diagnostischen Elemente durch wissenschaftliche Verfahren ergänzt. Der Nachweis der Spirochäten in den abgeschabten Teilchen oder den Schnitten eines exzidierten Stückes ist entscheidend; das gleiche gilt bei positivem Ausfall für die Impfung von Affen (auch von nichtanthropoiden), wie sie von Thibierge und Ravaut eingeführt wurde.

Was die Methode der Serodiagnose von Wassermann anbelangt, so ist zwar ihr Prinzip noch immer viel umstritten, aber das Verfahren selbst trotzdem allgemein in Gebrauch gekommen. Während, *richtige Technik vorausgesetzt,* ein positiver Ausfall der Reaktion meistens ausschlaggebend *für das Vorhandensein einer syphilitischen Infektion, nicht aber natürlich für die topische Diagnose* ist, darf man einem negativen Befund nicht die gleiche Bedeutung beilegen, *trotzdem bei Vorhandensein von Symptomen ohne kurz vorhergegangene Behandlung ein „negativer Wassermann" sehr selten ist. Man kann auch noch die Methode der „biologischen Reaktivierung" oder der „Provokation" der Wassermann schen Reaktion versuchen (eine intravenöse Salvarsan-Injektion und daran anschließend wiederholte Wassermann sche Reaktion innerhalb 14 Tagen).*

Therapie. Die Syphilis ist eine Krankheit, für deren Bekämpfung wir sehr gut ausgerüstet sind. In nicht allzuferner Zukunft wird man vielleicht im Besitz eines prophylaktisch oder heilend wirkenden Serums sein *(?)*. *Doch sind alle Bemühungen derartiges zu finden vergeblich gewesen.* Aber schon längst steht uns das Quecksilber zur Verfügung, das, wenn es zweckmäßig verwendet und gut ertragen wird, oft wahre Wunder wirkt; *noch größere Triumphe feiert jetzt das auf chemotherapeutischem Wege von Ehrlich gefundene Salvarsan (und sein Ersatzmittel, das Neosalvarsan).* Auch die Adjuvantien, ebenso wie hygienische Maßregeln haben eine nicht zu unterschätzende Bedeutung.

Das Quecksilber scheint gleichzeitig einen rekonstituierenden Einfluß auf den infizierten Organismus und eine zerstörende, oder wenigstens stark modifizierende Wirkung auf das pathogene Agens auszuüben. Man weiß, daß eine Behandlung von einigen Tagen genügt, um die Spirochäten in den syphilitischen Läsionen, *wenigstens zum großen Teil,* zum Verschwinden zu bringen; doch ist es allerdings möglich, daß es nur eine uns noch unbekannte Umwandlung der Krankheitserreger bewirkt. Jedenfalls wirkt das Quecksilber nicht nur als Heil- sondern auch als Präventivmittel; es vermag sogar *bis zu einem gewissen Grad* die Übertragung auf die Deszendenz zu verhüten.

Die Applikationsmethode des Medikamentes ist an und für sich nicht von überragender Wichtigkeit; vorausgesetzt, daß es dem Organismus nur in genügender, jedoch nicht übertriebener Menge einverleibt wird, ist das mit Quecksilber erzielte Resultat, mit wenigen Ausnahmen, stets befriedigend. Gerade die Unsicherheit bezüglich der absorbierten Menge war die Veranlassung, gewisse Behandlungsmethoden zu verwerfen; so z. B. wurden deshalb die früher gebräuchlichen Quecksilberräucherungen aufgegeben und aus dem gleichen Grunde widersetzt man sich der Einführung der Inhalationsmethoden mit dem quecksilberhaltigen Flanell Mergets oder mit den Pulversäckchen oder Salben Welanders *(dem Mercolint etc.)*, die der Patient Tag und Nacht tragen muß.

Einreibungen mit Quecksilberpräparaten (die sogen. Schmierkuren) sind dem gleichen Vorwurfe ausgesetzt, außerdem sind sie unreinlich und indiskret. Trotzdem sind sie sehr beliebt und bilden für kleine Kinder *(neben der Methode der Quecksilberpflaster-Einwickelung und Calomel intern)* die Methode der Wahl.

Für diese Einreibungen verwendet man graue Salbe (Unguentum neapolitanum oder Unguentum mercuriale duplex) in täglichen Mengen von 6—7 g für einen Mann, 5 g für eine Frau und 1 oder 2 g für ein Kind. Die Einreibungen müssen längere Zeit bis zum scheinbaren Verschwinden der Salbe in der Haut — zirka 10—15 Minuten — fortgesetzt werden; man wechselt den Ort der Einreibung, indem man die zwei ersten Tage eine der Flächen des Rumpfes, die folgenden Tage die Innenfläche einer der Extremitäten verwendet, und nach vollendetem Turnus die Serie von neuem beginnt. Man vermeidet die Achselhöhlen, die Leistenbeugen und das Skrotum, die zu Quecksilberdermatitiden sehr geneigt sind. Die behandelte Körperstelle wird nachts mit Trikot bedeckt und am folgenden Morgen wird, nach sorgfältiger Reinigung mit Seife, Puder appliziert. *Die Einreibungskur, deren Wirkung unbestreitbar ist, wenngleich sie (auch in meiner Praxis) immer mehr eingeschränkt worden ist, wird noch sehr verschieden vorgenommen. Ich selbst lasse etwas kleinere Dosen (3—6 g) über größere Flächen (die ganzen Extremitäten) in 6 tägigen Zyklen allabendlich einreiben und nur nach 6 Tagen abbaden. Außer der offiziellen Salbe benutze ich gern Hg-Resorbin.*

Die Einführung per os, welche in der Praxis *in Frankreich* am häufigsten geübt wird, hat ebenfalls ihre Fehler: Unsicherheit über die tatsächlich in die Körperflüssigkeiten gelangende Menge des Medikamentes, schwache Wirkung, anhaltende Verdauungsstörungen. Diese letzteren werden leider wenig beachtet, da sie spät auftreten, aber sie stellen sich nach langer Behandlung beinahe ausnahmslos ein.

Man verwendet entweder die Lösung van Swietens (4—6 Kaffeelöffel voll täglich in etwas Milch), oder die Pillen Dupuytrens (Sublimat, Extr. Opii simpl. āā 1 Zentigramm; Exzipiens und Glyzerin q. s. ad 1 pilul. moll.), oder auch die Ricordschen Pillen (Hydrargyr. protojod. [Hg_2J_2] 5 Zentigramm; Extract. Opii simpl. 1 Zentigramm; Exzipiens und Glyzerin q. s.). Diese Pillen werden mit den Mahlzeiten genommen und zwar von Männern 2 Pillen, von Frauen 1½ Pillen pro Tag *(oder auch Hydrargyrum oxydulatum tannicum 3 Pillen ā 0,05—0,1 pro die)*.

Auch per rectum kann man das Quecksilber einführen. Audry hat neuerdings Suppositorien aus Kakaobutter mit einem Zusatz von 40 % igem grauem Öl empfohlen; jedes Suppositorium enthält 2—4 Zentigramm metallischen Quecksilbers. Diese Form der Anwendung wird gut ertragen und wirkt sicher, aber langsam.

Die Methode der Quecksilbereinspritzungen ist für die Behandlung der Syphilis zur Zeit am meisten zu empfehlen. Sie verbürgt eine *relativ* exakte Dosierung, schließt einen Betrug oder Nachlässigkeit des Patienten aus, schont den Verdauungstrakt und reduziert durch seine Wirksamkeit die Sekundärerscheinungen und das eventuelle Auftreten von tertiären Läsionen auf ein Minimum. Wenn sie nicht absolut undurchführbar ist, wird man sowohl in der Privatpraxis wie im Hospital stets zu dieser Methode greifen.

Die intramuskulären, in die Glutäalgegend gemachten Einspritzungen sind gegenwärtig am gebräuchlichsten. Der Schmerz des Einstiches ist beinahe gleich Null, Abszesse sind nicht mehr zu befürchten und der nachträglich sich einstellende Schmerz ist unbedeutend, wenn man mit gut zubereiteten Mischungen und richtig operiert; Knotenbildungen sind selten und meistens indolent. Alles in allem sind die Nachteile der Methode im Verhältnis zu ihren Vorzügen gering.

Die Technik ist heutzutage genau festgelegt, so daß man von folgenden Angaben nicht abweichen darf: Man bediene sich einer 6—7 cm langen Nadel, vorzugsweise aus Platiniridium und einer ganz aus Glas hergestellten, genau eingeteilten, sterilisierbaren Spritze. Vor der Benützung wird alles ausgekocht. Die Injektionsstellen sind angeordnet 1. auf einer horizontalen, drei- oder vierfingerbreit unterhalb der Crista ilei verlaufenden Linie und 2. auf einer vertikalen Linie, die zweifingerbreit seitlich von der Analfalte passiert. Es ist zweckmäßig, auf der linken Seite zu beginnen und abwechselnd rechts und links zu injizieren, wobei man selbstredend frühere Einstichstellen vermeidet. Der Patient legt sich auf den Bauch und wird angehalten, die Muskeln erschlaffen zu lassen; die gewählte Stelle reinigt man mit Äther, Benzin oder Alkohol. Die Nadel wird senkrecht mit einem Stoß eingestochen und alsdann eine Minute gewartet, ob ein Blutstropfen an der Öffnung austritt. Sollte dies der Fall sein, so müßte man die Nadel zurückziehen und zur Vermeidung einer Embolie an einer anderen Stelle einstechen; anderenfalls setzt man die mit der gewünschten Dosis gefüllte Spritze an die Kanüle und schiebt den Stempel langsam ein. Hierauf wird die Nadel mit raschem Zug entfernt und auf die Einstichstelle ein Tropfen Kollodium oder Jodtinktur gebracht. *Auch über die beste Technik der Hg-Injektionen sind die Angaben noch sehr verschieden. Ich bevorzuge vielmehr die lateralen Partien der Glutäalgegend nahe unterhalb der Crista ossis ilei und hebe Spritze (Rekord) und Kanüle in einer gut geschlossenen Schale mit absolutem Alkohol auf. Die Reinigung nach der Injektion erfolgt durch Durchspritzen mit Benzin. Ich steche die Kanüle ein, während diese der schon gefüllten Spritze aufsitzt und aspiriere, um zu sehen, ob Blut kommt. Die Rekordspritze enthält immer mehr als 1 ccm, so daß das Aspirieren stets ermöglicht ist.*

Die Einspritzungen werden mit unlöslichen *oder vielmehr ungelösten* Suspensionen oder löslichen, *d. h. gelösten* Salzen ausgeführt. Die ersteren bieten den Vorteil, daß sie meistens nur in wöchentlichen Pausen vorgenommen werden müssen. Die letzteren müssen häufig, eventuell täglich, gemacht werden; sie kosten also viel Zeit und werden schon dadurch lästig; sie haben eine *mäßig* starke und rasche, aber wenig nachhaltige Wirkung. Man reserviert sie daher für solche Fälle, die man schnell zu beeinflussen wünscht, bei denen aber das Allgemeinbefinden oder der Zustand der Zähne und des Mundes es gefährlich erscheinen lassen, ein nur allmählich zur Resorption kommendes Quecksilberdepot in den Geweben anzulegen.

Das zweckmäßigste der ungelösten Präparate ist das graue Öl. Man ist davon abgekommen, verschiedene Vorschriften zu verwenden und gebraucht meist nur das 40% Öl. *Ich persönlich liebe das graue Öl (das z. B. auch unter dem Namen „Mercinol" in den Handel gebracht wird) weniger, als die ungelösten Salze, weil seine Wirkung im allgemeinen langsam ist und seine große Remanenz toxische Kumulativeffekte besonders leicht bedingen kann.*

Die Formel des Kodex von 1908 ist ausgezeichnet; sie lautet:

> 40,0 gereinigtes Quecksilber,
> 26,0 Wollfett,
> 60,0 Vaselinöl.

Ein Kubikzentimeter enthält 40 Zentigramm Quecksilber. Bei der Verwendung des Präparates muß man es leicht erwärmen und sich einer engen Spritze bedienen; zweckmäßig ist ein Modell, das $^1/_4$ ccm enthält und so eingeteilt ist, daß jeder Teilstrich einem (1) Zentigramm Quecksilber entspricht. Einem Manne wird man wöchentlich 7—12 Zentigramm, einer Frau 6—10 Zentigramm Quecksilber einspritzen.

Kalomelinjektionen wirken viel energischer und schneller; bei gewissen schweren Erscheinungen können sie notwendig werden und oft sind sie *von allen Hg-Präparaten* allein imstande, bestimmte Affektionen, wie z. B. hartnäckige Syphilide der Handteller und tertiäre Veränderungen an der Zunge zur Abheilung zu bringen. Die einzuführende Dosis beträgt 5—10 Zentigramm, die in 1 Kubikzentimeter der nach folgender Vorschrift dargestellten Mischung enthalten sind: Kalomel (vapore paratum) 0,50 bis 1,00 Gramm Vaselin und Vaselinöl āā 5 Gramm. Ein Nachteil dieser Methode besteht in den durch sie verursachten, zuweilen sehr intensiven, meist aber erträglichen Schmerzen, die außerdem, wie ich seiner Zeit vorgeschlagen habe, durch Zusatz von Guajacol (0,03 g pro 1,0 ccm) und Kampfer (0,02 g pro 1,0 ccm) zum größten Teil vermieden werden. Der gleiche Zusatz wird mit Vorteil auch bei dem grauen Öl und anderen ungelösten Einspritzungen gemacht. *Auch vom Kalomel kann man eine $40^0{}_{,0}$ige Suspension, z. B. nach der Formel Zielers benutzen:*

> *Calomel. via humida et frigide parat. 4,0*
> *Lanolin. anhydric. camphorat. (5%) 25 Proz.* $\left.\begin{array}{c} \\ \end{array}\right\}$ *q. s.* $\left.\begin{array}{c}\\ \end{array}\right\}$ *ut fiant*
> *Ol. Dericini camphorat. (5%) 75 Proz.* $\quad$ *10 ccm.*
> *(8,8 g der Lanolin-Öl-Mischung + 4,0 g Calomel = 10 ccm)*

Das basische Quecksilbersalizylat (*bis* 0,10 g pro injectione), das gelbe Quecksilberoxyd 0,05—0,10 g pro dosi) können das graue Öl ersetzen, ohne daß sie ihm vorzuziehen wären.

Als gelöste Präparate injizierte man benzoesaures Quecksilber nach der Vorschrift von Gaucher, Hydrargyr. bijodat. rubr. (HgJ_2) in wässeriger Lösung oder Quecksilberzyanür. Die tägliche Dosis dieser Salze ist 1—3 Zentigramm; die Schmerzen sind meistens mäßig. Das Sublimat *(1—2 cg in rein wässeriger Lösung oder mit ClNa)* ist schmerzhafter und wird aus diesem Grunde meistens verworfen; *ich habe es viel angewendet und meist gut verträglich gefunden.* Die Toleranz ist bei den Patienten sehr verschieden und man wird gut tun, in jedem einzelnen Falle das Präparat auszuwählen, welches am besten ertragen wird. Die Salze, welche das Quecksilber in kachierter Form (Hermophényl, Enésol) enthalten, haben eine zu unsichere Wirkung.

Man hat intravenöse Injektionen gelöster Salze vorgeschlagen und schon lange ausgeführt. Sie werden mit Vorliebe an der Ellenbeuge und meistens mit Quecksilberzyanür gemacht. Sie sind vollständig schmerzlos und von rascher Wirkung, aber ihre etwas umständliche Technik schränkt ihre ausgedehnte Verwendung ein.

Die Lokalbehandlung der Syphilide mit Quecksilber, besonders der tertiären Manifestationen ist durchaus rationell; sie unterstützt die Allgemeinbehandlung oder ersetzt sie provisorisch, wenn der Zustand des Mundes oder des Darmes eine intensive Allgemeinbehandlung mit Quecksilber nicht zuläßt. Die Verwendung des Vigoschen Quecksilberpflasters *(oder anderer Merkurialpflaster von Beiersdorf etc.)* ist klassisch. Bäder und Salben mit Quecksilber geben unbefriedigende Resultate. Ich bin sehr befriedigt von der Wirkung lokaler Injektionen isotonischer Quecksilberzyanürlösungen, die zweimal wöchentlich in Gaben von einigen Tropfen wiederholt werden. Die Stärke der Lösung ist 1 : 3000 nach folgender Vorschrift:

Quecksilberzyanür . . . . 33 Zentigramm,
Cocain. hydrochlor. . . . . 5 Gramm,
Kochsalz . . . . 7 Gramm,
Sterilisiertes Wasser . . . . 1 Liter.

Die durch das Quecksilber verursachten Nebenerscheinungen (wie die merkurielle Dermatitis XXIII, 336 und 344), *ferner Stomatitis, Enteritis, Albuminurie,* sind bei allen Verbindungen, allen Kombinationen und allen Applikationsmethoden zu befürchten. Die Möglichkeit ihres Auftretens zwingt uns, im Beginn einer Kur die Empfindlichkeit des Kranken festzustellen und die Behandlung stets mit Vorsicht weiterzuführen.

Die merkurielle Stomatitis nimmt nicht mehr den schrecklichen Charakter an, den sie zu der Zeit hatte, in der man systematisch den Speichelfluß zu erzeugen bestrebt war. Durch sorgfältige Untersuchung der Zähne und des Zahnfleisches vor der Behandlung und durch anhaltende Überwachung (XV, 213) während der Kur kann man fast mit absoluter Sicherheit verhüten, daß eine Stomatitis sich entwickelt oder das Stadium einer „Stomatite d'alarme" überschreitet. Es ist unumgänglich notwendig, erkrankte Zähne behandeln und plombieren oder eventuell ziehen zu lassen, schlecht sitzende Prothesen in Ordnung zu bringen, das Zahnfleisch zu kauterisieren und die Mundhöhle durch Bürsten der Zähne mit Wasserstoffsuperoxyd und seifenhaltigen Pasten oder Pulvern peinlich sauber zu halten. Rauchen und Kauen von Tabak ist zu verbieten. Der Verdauungstrakt bedarf beständiger Überwachung, ebenso muß der Urin häufig auf Eiweiß untersucht werden.

Das zweite „große" Spezifikum gegen die Syphilis ist das Salvarsan. Nach etwa $2\frac{1}{2}$jähriger Anwendung ist es natürlich nicht möglich, definitiv über seine Bedeutung zu urteilen oder, resp. in der Kürze, wie sie in dem Rahmen dieses dermatologischen Lehrbuchs geboten ist, eine auch nur einigermaßen vollständige Darlegung seiner Anwendung zu geben. Ich möchte daher nur in wenigen Sätzen den augenblicklichen Standpunkt, wie er sich für den Praktiker nach meiner Ansicht und Erfahrung jetzt empfiehlt, darstellen.

Von allen Applikationsmethoden hat bisher die intravenöse fast allein das Feld behauptet. Muß man auf sie verzichten, was aber nur sehr selten der Fall ist, so wählt man wohl am besten eine ölige Aufschwemmung (z. B. Joha, Flero etc.). Zur intravenösen Infusion, deren Technik der Arzt sich durch sorgfältiges Studium aneignen muß — der einfachste Infusionsapparat erscheint noch immer als der geeignetste — muß ganz frisch destilliertes und sterilisiertes Wasser und chemisch reines Cl Na benutzt und die Lösung aufs sorgfältigste präpariert werden. Bei der Dosierung muß man sehr vorsichtig sein. Es ist immer empfehlenswerter, zuerst eine kleine Probedosis (0,1 und weniger) zu geben, um die individuelle Toleranz festzustellen. Dann gibt man in 5—8 tägigen Zwischenräumen 0,3—0,5 im ganzen bis etwa 3,0 innerhalb 4—7 Wochen für eine energische Kur (nach manchen Autoren noch mehr, nach anderen weniger). Bei Nichtintaktsein des Zirkulationsapparates, der Nieren oder des Zentralnervensystems gibt man zuerst wiederholt kleine Dosen und geht erst allmählich zu etwas größeren über.

Die Fieber, Magen- und Darmerscheinungen etc. sind selten geworden, außer den harmlosen Temperatursteigerungen, die sich bei frischer Syphilis nach der ersten Injektion einstellen. Besonders nach wiederholten Einspritzungen kommt es in einzelnen Fällen zu Überempfindlichkeitsreaktionen (Schwellung im Gesicht, Kongestionen, Schwindel, Rücken- und Leibschmerzen etc.), die zur sofortigen Unterbrechung der Infusion zwingen. In solchen Fällen muß man jedenfalls für längere Zeit auf Salvarsan verzichten, kann aber einen Versuch mit dem dann manchmal gut vertragenen Neo-Salvarsan machen. Auch bei Arznei-Exanthemen nach Salvarsan muß man mit weiteren Injektionen sehr vorsichtig sein. Die epilepti- und apoplektiformen Anfälle und die Todesfälle, die bei Salvarsanbehandlung glücklicherweise s e h r s e l t e n beobachtet worden sind, sind in ihrer Genese noch nicht aufgeklärt.

Dagegen sind die sogenannten N e u r o r e z i d i v e, speziell an den Gehirnnerven, mit Sicherheit als syphilitische Erscheinungen nachgewiesen und nach anderen und meinen Erfahrungen durch die häufiger wiederholten Salvarsan-Injektionen resp. auch durch die Kombination mit Hg-Behandlung sehr selten geworden.

Über das N e o s a l v a r s a n lauten die Urteile noch recht verschieden. Ich habe bei seiner Verwendung in mäßigen, d. h. denen des Salvarsans entsprechenden Dosen weder wesentliche Vor- noch Nachteile gegenüber dem älteren Präparat feststellen können.

Das Salvarsan wirkt gegen alle Symptome der primären, sekundären, tertiären und malignen Syphilis meist außerordentlich schnell und tötet die an der Oberfläche nachweisbaren Spirochäten gewöhnlich in wenigen Stunden. Bei Exanthemen beobachtet man sehr oft die durch die spezifische Wirkung provozierten akuteren Entzündungserscheinungen, die unter dem Namen „J a r i s c h - H e r x h e i m e r s c h e R e a k t i o n‟ schon von der Hg-Behandlung her bekannt, bei dieser aber wesentlich seltener sind.

Viel diskutiert, nach vielen und auch nach meinen eigenen Erfahrungen für einzelne Fälle nicht zweifelhaft, ist der Einfluß des Salvarsans, wie übrigens schon speziell der Kalomel-Injektionen auf die „parasyphilitischen‟ Erkrankungen des Zentralnervensystems.

Unterstützende Medikation. Das von Wallace und Ricord in die Syphilisbehandlung eingeführte Jodkalium ist nicht unentbehrlich, aber mitunter äußerst nützlich. In täglichen Dosen von 1—3 g dient es in der Sekundärperiode zur Bekämpfung der Kopfschmerzen und der frühzeitigen malignen und schmerzhaften Manifestationen. In der Tertiärperiode leistet es in Gaben von 4—12 g in Verbindung mit Quecksilber wertvolle Dienste gegen die Läsionen des Nervensystems und der inneren Organe und zur Beschleunigung der Heilung torpider Läsionen. In Form subkutaner Injektionen erweist es sich als zu schmerzhaft, aber man kann es in Klystieren verordnen. Die anderen Jodverbindungen üben eine schwächere Wirkung aus.

Gewisse Autoren verschreiben regelmäßig eine Syrupmixtur, ähnlich der folgenden, die eine Verbesserung der Formel G i b e r t s darstellt:

Hydrargyr bijodat. rubr.   0,40
Kal. jodat.   40,0
Sirup. Coffeae   1000,0

Hiervon 1—2 Eßlöffel voll täglich. Es ist zweckmäßiger, die beiden Mittel getrennt zu geben.

Die Jodpräparate erzeugen bei vielen Individuen einen unangenehmen Geschmack, Koryza, Pharyngitis, Kopfschmerzen und sogar eine richtige „Jodgrippe", *die oft durch gleichzeitige Anwendung von Antipyrin vermieden werden kann*; nicht selten auch eine Jodakne; die anderen Formen von kutanem Jodismus (**XXIII,** 343) kommen nur ausnahmsweise vor.

Das Arsen kann (in seinen verschiedenen Formen) als Hilfsmittel indiziert sein. *Die Vorgänger des Salvarsans: Atoxyl, Arsazetin und Arsenophenylglyzin sind durch die Einführung des Salvarsans wegen ihrer großen Gefahren und ihrer unsicheren Wirkung obsolet geworden.*

Schwefelverbindungen, Lebertran, Eisen, hydrotherapeutische Maßnahmen, Badekuren in Luchon, Uriage, Aix-la-Chapelle (Aachen), la Bourboule, oder kochsalzhaltige Quellen können zur Hebung des Allgemeinbefindens wesentlich beitragen. In jedem Falle wird man die Diät, die Körperpflege, die Lebensweise des Patienten usw. überwachen, und Exzesse in Baccho et Venere ebenso wie Überanstrengungen jeder Art verbieten.

Allgemeine Gesichtspunkte für die Behandlung. Falls man weiß, daß diese oder jene Region der *Haut oder* Schleimhaut oder irgend eine Erosion der Infektion mit syphilitischem Virus ausgesetzt worden ist, kann man nach dem Vorschlag von Metschnikoff eine Abortierung durch lokale Einreibung mit 33% Kalomelsalbe *oder der Neißer-Siebertschen Sublimatsalbe* versuchen *und Risse und andere Läsionen energisch ausbrennen.*

Es ist nicht sicher festgestellt, daß die Exzision des Schankers den Ausbruch der Syphilis verhindern kann; trotzdem scheint die Operation, wenn sie ohne eine Verunstaltung möglich ist, vorteilhaft zu sein.

Unter keinen Umständen darf man den groben Fehler begehen, die Behandlung einzuleiten, ehe die Diagnose der Syphilis formell gesichert ist; dadurch kann man sich nach kurzer Zeit in schwere Verlegenheit bringen. *Durch immer wiederholte Untersuchung auf Spirochäten (unter indifferenter Therapie!) kommt man jetzt aber bei wirklich stattgehabter syphilitischer Infektion wohl immer schnell zu der positiven Diagnose.*

Sobald die Syphilis sicher erkannt ist, wird man unter sorgfältiger Behandlung der Lokalerscheinungen und des Allgemeinzustandes eine möglichst intensive Quecksilbertherapie anordnen *resp. die zurzeit als energischst wirksam bekannte Kombinationskur mit Salvarsan, etwa 2,5 bis 3,0 in intravenösen Infusionen von 0,3—0,4 alle 5—8 Tage, und Hg (ich bevorzuge Kalomel-Injektionen 0,5—0,8 für eine solche Kur, im Durchschnitt 0,1 pro Woche auf mehrere Einspritzungen verteilt) vornehmen.* Die Kur muß so kräftig, wie es der Patient erträgt, gestaltet werden. Man muß nicht allein auf die Unterdrückung der augenblicklich bestehenden Symptome abzielen, sondern die rasche Zerstörung der Virulenz und die vollständige Sicherung der Zukunft erstreben, *was speziell bei der modernen Kombinationsbehandlung anscheinend* häufig realisierbar ist, *besonders im primären Stadium vor und selbst nach Positivwerden der Wassermannschen Reaktion. Dafür sprechen besonders die Reinfektionen nach einer solchen abortiven Kur.* Die Methode der chronischen intermittierenden Behandlung hat die Probe bestanden und verspricht die besten Erfolge.

Man beginnt mit einer sechswöchentlichen Kur, die am zweckmäßigsten aus Injektionen von vollen Dosen des grauen Öls besteht. Ich lasse gewöhnlich im ersten Jahre vier solche Kuren mit Pausen von sechs Wochen vornehmen, im Verlaufe des zweiten Jahres drei Kuren und ebenso viele im dritten Jahre; zwei Kuren während des vierten Jahres. Zwischenfälle können dieses Schema beeinflussen; überdies muß man sich von den individuellen Umständen leiten lassen. Oft habe ich vorsichtshalber zu einer Kur während des sechsten Jahres geraten und jedenfalls eine solche kurz vor der Heirat verordnet, wenn diese gestattet werden kann. Meistens kann dies $4\frac{1}{2}$—5 Jahre nach der Infektion geschehen, unter der Voraussetzung, daß die Krankheit sich gutartig oder mittelschwer gezeigt hat, daß sie richtig behandelt wurde, und mindestens zwei Jahre ohne irgend eine Erscheinung vergangen sind.

Dieses oder ein ähnliches Schema der chronisch-intermittierenden Behandlung wird auch jetzt noch vielfach empfohlen — mit der Modifikation, daß man statt der einfachen Hg-Kuren mit Salvarsan kombinierte oder beide Medikamente abwechselnd in geeigneten Zwischenräumen verwendet.

Aber selbst diejenigen, welche überzeugte Anhänger der Fournierschen Methode waren, lassen sich jetzt mehr oder weniger durch den Ausfall der Wassermannschen Reaktion in ihrem Vorgehen beeinflussen und manche wollen nur die letztere als Richtschnur benutzen. Ob es richtig resp. notwendig ist, auch bei dauernd negativem Wassermann in schematischer Weise chronisch intermittierend zu behandeln oder die Spezifica nur dann zu geben, wenn die Seroreaktion wieder positiv wird, läßt sich zurzeit nicht entscheiden. Bei frischer Lues halte ich persönlich es für geboten, auch negativ reagierende Patienten mit immer größeren Pausen und in immer schwächerer Weise zu behandeln. Analog wird man sich bei latenter Früh- und bei manifester Spätlues verhalten. Bei positivem Wassermann in der latenten Spätperiode behandle ich ebenfalls mindestens noch einmal kombiniert. Doch gelingt es bei alten Luesfällen oft selbst bei energischer, kombinierter Therapie nicht, den Umschlag der Sero-Reaktion zu erzwingen und das muß man den Patienten aus psychischen Gründen schon vor der Behandlung sagen.

In analoger Weise ist die kongenitale Syphilis kombiniert und wiederholt zu behandeln.

Hg gibt man in Form von Einwicklungen mit Merkurialpflaster (wöchentlich einmal zu erneuern, abwechselnd auf beide Arme, beide Unterschenkel und Rücken) oder in täglichen Einreibungen mit grauer Salbe ($^{1}\!/_{2}$—1 g) oder Calomel per os (1—3—5 mg mehrmals täglich je nach dem Alter), eventuell auch Injektionen. Von Salvarsan macht man am besten erst im Anschluß an Hg-Therapie Gebrauch, um nicht zu starke ,,Endotoxin"-Wirkung zu bekommen. Man gibt es [in Dosen von 2—5 mg pro kg] in saurer Lösung oder in öligen Suspensionen intramuskulär oder auch intravenös (in die Schädel- oder auch in die Kubitalvenen). Die einzelnen Kuren sind auf zirka 6 Wochen auszudehnen und je nach dem Verlauf zu wiederholen. Die Seroreaktion wird nur sehr schwer negativ.

Frambösie.

Als Framboesia tropica, Pian, Yaws, Boubas etc. bezeichnet man eine chronische Infektionskrankheit, die in den Tropen endemisch vorkommt und durch tubero-verruköse und ulzerös-vegetierende Eruptionen charakterisiert ist.

Sie ist ziemlich häufig in Indo-China, in Indien, auf den Sunda-Inseln, in Australien, im äquatorialen Afrika, Zentral- und Süd-Amerika. Nach einer Inkubationsperiode, die 15 Tage bis sechs Monate dauert, treten Störungen des Allgemeinbefindens, leichtes Fieber, Verdauungsstörungen, Kopfschmerzen, Knochen- und Gelenkschmerzen, weiterhin ein häufig zirzinäres, kleienartig schuppendes Exanthem ohne Juckreiz auf.

In anderen Fällen entwickelt sich an der Inokulationsstelle, d. h. am häufigsten an den Unterschenkeln und im Gesicht ein Primäraffekt, ein sogenannter „Chancre pianique" oder „Pian-mère", der lange Zeit isoliert bestehen oder in ein generalisiertes Exanthem desselben Typus übergehen kann. Tatsächlich hat dieser vermeintliche Schanker das gleiche objektive Aussehen, wie die nach ihm auftretenden Erscheinungen (XII, 172); die Frambösie ist monomorph. *Doch kommen auch chronische Geschwüre vor.* Eine Adenopathie entwickelt sich nicht regelmäßig. Die exanthematösen Schübe verbreiten sich über den ganzen Körper, dauern mehrere Monate und wiederholen sich während einiger Jahre. Die Schleimhäute bleiben stets verschont; eine Alopezie tritt nie auf, ebensowenig viszerale Läsionen.

Die Krankheit befällt alle Rassen; sie ist inokulierbar und äußerst kontagiös, sogar indirekt; sie hat keinen venerischen Charakter. Meist akquiriert man die Krankheit während der Kindheit; das Virus findet durch irgend eine Exkoriation oder Ulzeration Eingang. Sie ist nicht kongenital. In den ersten Wochen oder Monaten ist eine Autoinokulation noch möglich; dann entwickelt sich eine dauernde Immunität.

Seit langer Zeit hat man die Analogien und die Möglichkeit einer Verwandtschaft zwischen der Syphilis und der Frambösie hervorgehoben, jedoch bestehen wesentliche Unterschiede. Nach Paulet, Charlouis und Neißer kann ein an Frambösie erkranktes Individuum syphilitisch infiziert werden und umgekehrt.

Der von Castellani (1905) entdeckte Erreger der Frambösie ist die Spirochaete pallidula, ein spirillenartiger Mikroorganismus mit abgeplattetem Körper, der von einer undulierenden Membran umgeben ist. Morphologisch ist diese Spirochäte der der Syphilis sehr ähnlich. Sie ist auf Affen übertragbar (Neißer) und erzeugt bei ihnen ein frambösiformes Papillom. Nach Levaditi und Nattan-Larrier sind mit Frambösie inokulierte Affen gegen Syphilis nicht immun.

Die interne Behandlung mit Quecksilber ist oft von Nutzen, aber besonders das Jodkali ist wirksam. *Die glänzendsten Erfolge sind mit einmaligen Salvarsan-Injektionen erzielt worden.* Die lokalen Läsionen müssen gereinigt, mit Sublimat, Kupfersulfat oder Kaliumbichromat (20:100) betupft und alsdann mit antiseptischem Pulver bedeckt werden.

In Gegenden, wo die Frambösie vorkommt, muß man jede Wunde, die der Infektion als Eingangspforte dienen könnte, sorgfältig verbinden.

Exotische Dermatosen, die der Frambösie analog aber wahrscheinlich *(?)* bakteriellen Ursprungs sind.

Der **Pianbois** ist eine wenig bekannte, in Guaiana endemische Krankheit. Ich hatte Gelegenheit, einen Fall zu beobachten, bei dem die an den unbedeckten Körperpartien lokalisierten subkutanen Knötchen mit der Zeit nach außen durchbrachen und sich in Ulzera mit granulösem Grunde verwandelten. Die Drüsen sind induriert; die Krankheit entwickelt sich langsam und kann rezidivieren. Der Krankheitserreger ist noch nicht entdeckt.

Framboesia brasiliana oder Buba. Die von Breda und B. Sommer beschriebenen verschiedenen in Südamerika vorkommenden Formen von Framboesia brasiliana unterscheiden sich von der tropischen Frambösie dadurch, daß sie auch die Schleimhäute des Mundes, des Pharynx, des Larynx, der Nase, der Konjunktiva etc. befallen und daselbst vegetierende Herde erzeugen. Sie ähneln einem papillomatösen Lupus. Breda führt sie auf einen in den Läsionen reichlich vorhandenen Bazillus zurück.

Verruga Peruviana oder Carrionsche Krankheit. Diese in Peru endemische Infektionskrankheit ist nicht kontagiös, aber auf Menschen und Tiere *(sicher erwiesen bloß auf Affen)* verimpfbar. Sie scheint durch einen besonderen Bazillus verursacht zu werden, *der aber neuerdings (auch von mir) nicht gefunden werden konnte. Andere führen die Verruga auf Protozoen zurück.* Die Hauterscheinungen bestehen in miliaren, vesiko-pustulösen oder verhornten Warzen, oder auch in Knötchen und umfangreicheren aber weniger zahlreichen, fungösen, sogenannten Tumoren. Auch treten manchmal schwere und sogar tödlich verlaufende septikämische Allgemeinerscheinungen auf, *von denen es aber zweifelhaft ist, ob sie wirklich mit der sehr eigenartigen Dermatose in Beziehung stehen.*

Orientbeule (Bouton de Biskra).

Diese in einigen Gegenden von Afrika und Asien endemische Krankheit ist durch anfangs pustulöse, später ulzerös wuchernde Effloreszenzen charakterisiert. Die verschiedenen Bezeichnungen der Dermatose — Bouton d'Alep, de Gafsa, du Nil, de Biskra, Delhi boil oder allgemeiner: Bouton d'Orient — stammen von den verschiedenen Orten, wo sie beobachtet wurde.

Nach einer Inkubation von einigen Tagen oder Monaten zeigt sich eine indurierte, rote, heftig juckende Erhebung, die sich mit verhornten Schuppen bedeckt; unter den Schuppen bilden sich tiefgreifende, vielleicht follikuläre Pusteln, die aufbrechen und konfluieren und dadurch zur Entstehung einer wuchernden Ulzeration Veranlassung geben (XII, 171). Manchmal bildet sich nur eine einzelne Beule, ein sogenannter „Bouton mâle", oder es tritt ein Jahr hindurch und länger eine ganze Serie von Effloreszenzen nacheinander auf. *Die Affektion ist recht polymorph, gelegentlich sehr lupusähnlich (eine eigene Beobachtung).*

Die Biskrabeule ist inokulabel, autoinokulabel und sogar *(vielleicht aber nur)* auf indirektem Wege kontagiös. Die Übertragung hat man besonders auf Wasch- und Badewasser zurückgeführt; neuerdings hat man die Stechmücken beschuldigt.

Der Erreger scheint kein Bakterium zu sein, wie man lange geglaubt hat, sondern ein von Wright und von Herxheimer und Bornemann *u. a.* beschriebenes Trypanosom, *die Leishmannia orientalis, die auch schon gezüchtet und mit Erfolg auf Tiere übertragen worden ist. Die in Europa eingeschleppten Fälle haben, wie es scheint, nie zu weiteren Erkrankungen Anlaß gegeben.*

Die Behandlung besteht in Exzision oder Zerstörung durch Kauterisation der Effloreszenzen oder in antiseptischen Verbänden; die Radiotherapie hat in einigen Fällen sich erfolgreich gezeigt. *Die Berichte über die Wirkung des Salvarsans bei der Orientbeule lauten noch verschieden. Schließlich heilt die Affektion spontan.*

Mykosis fungoides (Granuloma fungoides).

Man ist zurzeit nicht imstande, einen formellen Beweis für die infektiöse Natur der Mykosis fungoides von Alibert beizubringen; ihre Ätiologie ist unbekannt, und der Platz, den ich ihr bei den ansteckenden Dermatosen zuweise, ist nur durch gewisse Analogien gerechtfertigt.

Symptome. Die Mykosis fungoides ist eine seltene, aber furchtbare Allgemeinerkrankung, die sich durch verschiedene Eruptionen und eigentümliche Tumoren manifestiert.

Der äußerst schleichende Beginn kann in vier verschiedenen Formen sich manifestieren: 1. durch ein anhaltendes, generalisiertes Jucken, das anfänglich durch nichts zu erklären ist; 2. durch polymorphe, prämykotische Exantheme, die nachstehend beschrieben werden; 3. seltener durch eine prämykotische Erythrodermie (**VI**, 80); 4. durch primär auftretende Tumoren („Tumeurs d'emblée").

Die polymorphen prämykotischen Exantheme sind flüchtig oder persistierend; sie haben die Form erythematöser, urtikarieller, hämorrhagischer, bullöser oder erysipelatoider, unscharf begrenzter Flecke oder Herde von wechselnder Ausdehnung. Manchmal handelt es sich um länger bestehende, sogenannte ekzematöslichenoide, etwas erhabene, gleichmäßig veränderte oder netzförmige Herde von gelb- oder violettroter Farbe und unregelmäßigen Konturen, die weich infiltriert sind und heftig jucken. Ihre Oberfläche kann schuppen, nässen oder fein krustös oder, was noch charakteristischer ist, wie bei einer Lichenifikation gefeldert sein. Die Zahl, die Anordnung und die Dauer dieser prämykotischen Exantheme ist so schwankend, daß sie jeder Beschreibung spotten. Nach Hallopeau kann ein vereinzelter primärer Herd zwei Jahre vor allen anderen Symptomen auftreten.

Ist die Erkrankung auf dem Höhestadium angelangt, so findet man gewöhnlich: 1. große ekzematiforme und lichenifizierte Flächen, mit Ödem der Haut, die z. B. das Gesicht diffus bedecken, das infolgedessen ein eigentümliches leontiastisches Aussehen erhält. Die Veränderungen erstrecken sich oft beinahe über den ganzen Körper; man sieht jedoch fast immer kleine Inseln gesunder Haut; 2. infiltrierte Herde von ziegelroter Farbe und wechselnder Größe mit orangenschalenähnlicher oder warziger Oberfläche; 3. mykotische Tumoren (Fig. 113).

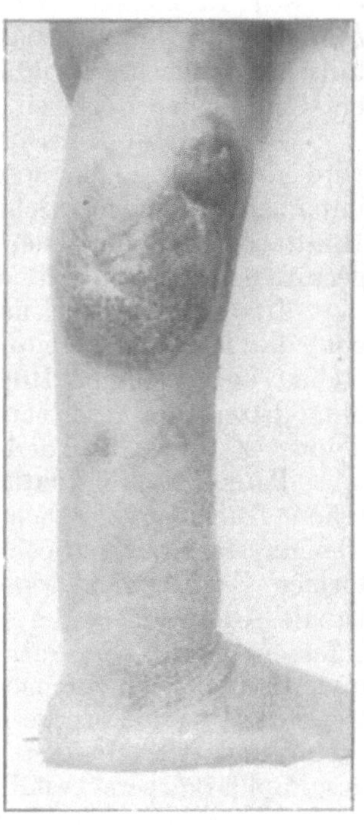

Fig. 113.
Mykosis fungoides.
2 primäre, nicht ulzerierte und in Rückbildung begriffene Tumoren. Darunter erkennt man 2 Maculae, Reste kleinerer Tumoren, die durch Radiotherapie geheilt wurden. (Patient Jeanselmes.)

Diese letzteren entwickeln sich auf dem Boden einer der erwähnten Effloreszenzen oder manchmal auf gesunder Haut von der Größe einer Kirsche bis zu der einer halben Mandarine. Sie sind mehr oder weniger weich, von düsterroter *bis fast schwarzer* Färbung, halbkugelig, häufig an der Basis eingeschnürt, gedellt und höckerig, so daß man sie mit einer auf die Haut gelegten Tomate verglichen hat. Die Gestalt der Tumoren kann halbkreisförmig, sichelförmig oder polyzyklisch sein. Während sie sich an der Peripherie ausdehnen, werden sie oft durch oberflächliche Zerstörung oder zentrale Nekrose ulzerös. Es entstehen auf diese Weise riesige ulzerierte Tumoren, die konfluieren und den Umfang eines Kopfes eines Erwachsenen erreichen können, oder ausgedehnte, gangränöse, jauchige Ulzera mit zerfressenem Grunde und fungösem, wulstigem Rande.

Diese Tumoren können auffallenderweise in jedem Stadium der Entwickelung sich zurückbilden, und spurlos, oder nur mit Hinterlassung einer geschmeidigen, weißen Narbe mit pigmentiertem Hofe verschwinden; während die einen resorbiert werden, bilden sich an verschiedenen Stellen des Körpers wieder andere. Sie sind besonders am Rumpfe, im Gesicht und an den oberen Segmenten der Extremitäten lokalisiert.

Die Drüsen werden fast immer sehr früh hypertrophisch *(eine Regel, die sich an meinem Material und an dem vieler Anderer nicht bestätigen läßt)*. Sind Nävi vorhanden, so schwellen sie gleich im Beginne an und täuschen frühzeitige Bildung von Tumoren vor. An den erkrankten Stellen entsteht in der Regel eine Alopezie.

Die Entwickelung erstreckt sich über zwei bis zwanzig Jahre und wird durch Perioden spontaner Remissionen unterbrochen, die als Heilung imponieren können. Schließlich tritt *Fieber und* Verfall der Kräfte ein, die Hautfarbe verändert sich, der Körperumfang nimmt ab, die Verdauung wird gestört und der Tod tritt durch Marasmus oder infolge einer Komplikation ein.

In der von Vidal und Brocq beschriebenen Form „à tumeurs d'emblée" sind die Tumoren vereinzelt und auf gewisse Regionen beschränkt. Sie entstehen auf gesunder Haut oder auf nichtpruriginösen Flecken; sie können ohne Ulzeration resorbiert werden; die Drüsen schwellen nicht an. „Dieser Typus ist tatsächlich den Sarkomen nahe verwandt." (Brocq.)

Pathologische Anatomie. Die prämykotischen Erythrodermien habe ich schon früher beschrieben (**VI**, 85). Sie gleichen denen, die man mehr oder weniger stark ausgesprochen bei den erythematösen, lichenoiden und ekzematiformen Exanthemen beobachten kann. Außerdem findet man nicht selten banale Alterationen, die sehr wahrscheinlich als eine Folge des Kratzens aufzufassen sind, bei Patienten, welche im Stadium der polymorphen prämykotischen Erscheinungen stehen. So sieht man eine zuweilen stark hervortretende Hyperakanthose mit beträchtlicher Verlängerung der Papillen, Leukozytose und je nach dem eine Spongiose des Stratum Malpighii. Das Infiltrat des Papillarkörpers besteht aus Lymphozyten, Makrolymphozyten und *groß- und auch mehrkernigen* Bindegewebszellen, mit Chorioplaxen und Pigmentzellen, die in einem feinen adenoiden Gerüste eingebettet sind.

Die Histologie der mykotischen Tumoren wurde zuerst von Ranvier, später von Gillot, Demange und anderen bearbeitet. Ihre Befunde haben die französische Schule veranlaßt, die Mykosis als eine kutane Lymphadenie aufzufassen. In Deutschland hat man mit Köbner lange Zeit angenommen, daß es sich nur um eine Art von Sarkomen *oder auch um infektiöse Granulationsgeschwülste* handle.

Die Epidermis ist gespannt, erodiert oder fehlt. Die kleinen Höhlungen oder Nester, die man bei der prämykotischen Erythrodermie antrifft, habe ich auch hier gefunden; sie enthalten die gleichen zelligen Elemente, aus denen das Infiltrat in der Kutis besteht. Das ganze Neoplasma besteht aus Rundzellen, die ich für große Lymphozyten halte, denen einige Plasma- und Bindegewebszellen beigesellt sind. Für Unna besteht die Zellneubildung hauptsächlich aus plasmazellenähnlichen Elementen, deren Granoplasma, in einer nach ihm charakteristischen Weise, abbröckelt und ausgewaschen wird. Diese Zellen sind in ein adenoides Retikulum eingelagert, dessen Maschenwerk sich an die Gefäßwände anlehnt; alle Hautelemente, die anfangs nur auseinander gedrängt sind, werden schließlich durch die Neubildung ersetzt.

Das Blut zeigt gewöhnlich einen gewissen Grad von absoluter oder relativer Lymphozytose, vor allem während der Perioden der Exazerbation und in den vorgeschrittenen Stadien, so daß es unmöglich ist, zwischen der Mykosis und den Leukämiden (VI, 80) eine scharfe Grenze zu ziehen. *Im allgemeinen sind die Blutveränderungen bei der Mykosis im Gegensatz zu denen der leukämischen Zustände uncharakteristisch, variabel; am häufigsten scheint noch Eosinophilie vorhanden zu sein.*

An den inneren Organen, vornehmlich an der Leber, der Milz und den adenoiden Organen, hat man verschiedene Veränderungen beobachtet; es handelt sich gewöhnlich um Neubildungen des lymphoiden Gewebes. Diese Frage erfordert noch weitere Studien.

Die **Ätiologie** der Mykosis ist vollständig unbekannt. Die Krankheit ist weder hereditär noch kontagiös. Sie kommt bei Männern etwas häufiger vor und entwickelt sich besonders zwischen dem 30. und 50. Lebensjahr. Die Beziehungen zur Lymphadenie (Leukämie) oder zu den Sarkomen zu diskutieren ist zwecklos, da die Ätiologie dieser Krankheiten ebenfalls unbekannt ist. Die von Köbner zugunsten der infektiösen Natur der Mykosis vorgebrachten Argumente sind nicht ohne Bedeutung, aber einstweilen noch unbewiesen.

Der **Diagnose** können sich im Beginn der Erkrankung unüberwindliche Schwierigkeiten entgegenstellen. Die Hartnäckigkeit der erythematösen, ekzematösen, lichenoiden, polymorphen Ausschläge, besonders wenn sie den schon früher betonten Charakter der ödematösen Infiltration besitzen und stark jucken, muß den Verdacht auf prämykotische Manifestationen erwecken; die Biopsie wird die Frage nur insoweit entscheiden können, als die Veränderungen statt eines banalen, einen mehr spezifischen Charakter aufweisen.

Haben sich erst die infiltrierten Herde und die Tumoren gebildet, so kann ein Zweifel in bezug auf die Diagnose *(meist)* nicht mehr bestehen; indessen ist es sehr angezeigt, eine histologische Untersuchung der Läsionen und des Blutes vorzunehmen, wenn auch nur mit Rücksicht auf die ernste Prognose.

Therapie. Die ziemlich häufigen Perioden spontan einsetzender Besserung erschweren die Beurteilung der Wirkung der Behandlung. Man hat ohne sicheren Erfolg eine große Zahl innerlicher und äußerlicher Mittel in Anwendung gebracht. Ansteigende Dosen von Arsen (per os oder als Injektion) sind sehr beliebt und scheinen tatsächlich *manchmal* günstig zu wirken. Aber die von Brocq, Bissérié und Belot *u. a.* empfohlene Radiotherapie ist gegenwärtig *in Kombination mit der Arsenbehandlung* die Methode der Wahl. Der Pruritus, die infiltrierten Plaques und besonders die Tumoren verschwinden unter ihrem Einfluß mit erstaunlicher Schnelligkeit, nnd zugleich bessert sich das Allgemeinbefinden. Leider ist die Behandlung für ausgedehnte Flächen höchst umständlich und Rezidive treten fast ausnahmslos auf.

Die Ulzerationen müssen antiseptisch verbunden und nach dem Vorschlag von Brocq mit Kampfernaphthol tamponiert werden. Manchmal erzielt man durch Applikationen von Pyrogallussäure eine Resorption der Tumoren und der infiltrierten Herde; diese Behandlung muß aber genau beaufsichtigt werden *(Urin!).* Quecksilbereinspritzungen schienen mir in einigen Fällen einen günstigen Einfluß auszuüben. Diese verschiedenen Methoden können übrigens gleichzeitig in Anwendung kommen. Eine chirurgische Abtragung der Neubildungen ist *außer bei isolierten Tumoren* nicht zu empfehlen.

Leukämide. Unter dieser von Audry vorgeschlagenen Bezeichnung kann man die kutanen Manifestationen zusammenfassen, die auftreten bei Pseudoleukämie (mit relativer Lymphozytose), seltener bei lymphatischer Leukämie (mit absoluter Lymphozytose) und *(am seltensten)* bei myelogener

Leukämie. *Auch bei der Hodgkinschen Krankheit kommen verschiedene Hautmanifestationen vor.*

Sie nehmen verschiedene Formen an: Juckgefühl, Prurigo, Urtikaria, Ekzem, *Purpura, Blasen, Nekrosen,* Erythrodermie (**VI**, 80), Tumoren *(auch mit Ulzerationen) speziell im Gesicht.* Die wichtigsten dieser Dermatosen sind in den entsprechenden Kapiteln behandelt worden. Die Diagnose wird durch die Untersuchung des Blutes *und durch die Biopsie* sichergestellt.

Kapitel XXX.

Tumoren der Haut.

Als Tumoren oder Neoplasmen bezeichnet man umschriebene Neubildungen nichtentzündlicher Natur, die eine Tendenz haben zu persistieren oder zu wachsen und deren Ätiologie unbekannt ist.

Die Gruppe der Tumoren war früher viel umfangreicher als jetzt, denn ursprünglich umfaßte sie alle möglichen Anschwellungen. Lange Zeit, d. h. bis zur Entdeckung ihres infektiösen Charakters rechnete man dazu die Tuberkulome, Syphilome, Leprome, die Aktinomykose usw. Auch jetzt ist die Tumorgruppe eigentlich nur provisorisch; sobald der Ursprung einer Neoplasie erkannt ist, betrachtet man sie nicht mehr als Tumor, sondern reiht sie in das Gebiet der infektiösen oder anderer Krankheiten ein. Aus diesem Grunde scheint es mir berechtigt, in die Definition der Tumoren die Worte „unbekannte Ätiologie" aufzunehmen. *Bei dieser Auffassung könnte man schon jetzt eine Gruppe „infektiöser Epitheliome" bilden, in welche die Verrucae durae und Mollusca contagiosa sicher gehören.*

Aber man hat doch das Recht, Hypothesen über die Ursache der Neoplasmen aufzustellen. Unter Berücksichtigung aller Faktoren kann man sich nur drei primäre Ursachen vorstellen, welche imstande wären, pathologische Neubildungen zu veranlassen. Diese müssen nämlich entstehen: entweder auf Grund einer kongenitalen Anomalie; oder durch eine Reaktion der Gewebe gegen äußerliche Schädigungen, was man als entzündlich *(im weitesten Sinne!)* auffassen müßte; oder schließlich durch Ablagerung oder Retention vom Organismus selbst sezernierter oder in seinen Geweben produzierter Substanzen.

Unter den Hauttumoren gehört eine große Zahl zur ersten Kategorie, nämlich alle Arten von Nävi.

Andere sind fast sicher entzündlicher *(? s. ob.)* oder infektiöser Natur, wie aus ihrer Kontagiosität oder Struktur hervorgeht; es sind dies die Warzen, das Molluscum contagiosum, gewisse Sarkome usw. *Doch ist m. E. die infektiöse Natur einer Neubildung, wie z. B. des Molluscum contagiosum kein genügender Grund, um sie als entzündlich zu bezeichnen, da doch histologisch alle eigentlichen Entzündungssymptome fehlen.*

Als Tumoren, die durch Retention entstanden sind, kann man anführen: Talgdrüsenzysten, das Xanthom, vielleicht die Urticaria pigmentosa.

Aber bei dem größten Teil der Neoplasmen ist man über ihren Ursprung noch vollständig im Zweifel z. B. bei den Epitheliomen. Überdies gibt es unmerkliche Übergänge zwischen den entzündlichen Hypertrophien, den näviformen Mißbildungen und den malignen Neoplasmen.

Die Zusammenfassung der Tumoren in eine Gruppe entspricht einer kaum zu umgehenden Notwendigkeit, wenn man auch zugeben muß, daß sie nur provisorisch ist und nichtzusammengehörige Erscheinungen enthält.

Ich werde die Tumoren in drei Klassen einteilen:

1. Nävi; diese Mißbildungen in einer Beschreibung nebeneinander zu stellen, scheint mir von besonderem Interesse.

2. Epitheliale Tumoren.

3. Vom Gefäß-Bindegewebe ausgehende Tumoren.

Nävi.

Die Nävi, die man im Volksmunde als Male, Muttermale („Envies"), Weinflecke, Leberflecke, „Grains de beauté", (Schönheitsflecke) bezeichnet, sind kongenitale Mißbildungen der Haut, die in Gestalt persistierender Flecke oder als Tumoren auftreten. Dies ist die klassische Definition der Nävi.

Aber man weiß schon seit langer Zeit, daß diese Mißbildungen durchaus nicht immer eigentlich kongenital, *d. h. bei der Geburt manifest* und unveränderlich sind. Viele dehnen sich aus, vergrößern sich oder bilden sich zurück. Manche, *ja sogar die allermeisten*, erscheinen erst nach der Geburt, zur Zeit der Pubertät oder noch später. Es ist auch nicht recht einzusehen, warum gewisse Flecken und ganz analoge Gebilde, die sich erst im reiferen Alter oder sogar bei ganz alten Leuten entwickeln, nicht ebenfalls als Nävi bezeichnet werden sollen *(„tardive Nävi")*.

Es wäre also richtiger, die Nävi zu definieren als zirkumskripte Mißbildungen der Haut, deren Ursprung in der embryonalen oder der weiteren Entwickelung liegt, *resp. die immer auf kongenitaler Grundlage beruhen, wenn sie sich auch erst spät manifestieren*, die in einem beliebigen Alter in Erscheinung treten und sich nur langsam entwickeln.

Die Ansicht, nach welcher die Nävi ihre Entstehung gewissen psychischen oder physischen Einwirkungen verdanken, welchen die Mutter zur Zeit der Schwangerschaft ausgesetzt war, beruht nicht auf sicheren Grundlagen.

Die Nävi sind außerordentlich häufig; *erwachsene* Individuen, die ganz frei davon sind, bilden die Ausnahme. Aus der auffallenden Häufigkeit ihres Vorkommens in gewissen Familien geht die hereditäre Disposition zu Nävi zur Evidenz hervor.

Bei Sonderlingen, geistig Zurückgebliebenen oder Schwachsinnigen trifft man oft zahlreiche und große Nävi; man glaubte daher, sie zu Stigmata der Degeneration stempeln zu können.

In gewissen Fällen handelt es sich nicht um isolierte und sozusagen zufällige Bildungen, sondern um ausgebreitete, manchmal regionäre oder systematisierte Eruptionen von Nävi verschiedener Typen, in Kombination mit anderen Mißbildungen. Die Recklinghausensche Krankheit, die multiplen Lentigines (Lentiginosis), vielleicht das Xeroderma pigmentosum etc., auf die sich diese Bemerkung bezieht, können als „Nävuserkrankungen" betrachtet werden.

Man unterscheidet vier Formen von Nävi: 1. Pigmentierte, 2. tuberöse, nicht vaskuläre, 3. adenomatöse Nävi, zu denen man die Mehrzahl der Kysten rechnen kann, die ich zusammen mit den epithelialen Tumoren beschreiben werde (S. 475), 4. Gefäßnävi, die ich bei den Angiomen untergebracht habe (S. 492). *Jede Einteilung der Nävi hat etwas gezwungenes, da Übergänge, resp. Kombinationen vielfach vorkommen. Neben den „Gewebsnävi" sind als besondere Gruppen die Organnävi (Haar-, Drüsen-, Gefäß-Nävi) und die systematisierten Nävi zu unterscheiden.*

1. Die **pigmentierten Nävi** sind braune oder schwärzliche Flecken, ohne merkliche Verdickung der Haut (Naevi spili) und von verschiedener

Gestalt und Größe. Sie können in jedem Alter, besonders zur Zeit der Pubertät, auftreten. Unter dem Einflusse der Schwangerschaft, eines Uterusleidens oder des Sonnenlichtes nehmen sie oft eine dunklere Färbung an oder vermehren sich.

a) Die „Leberflecke", wegen ihrer Farbe so bezeichnet, sind rund, oval oder gelappt und können mehr als handtellergroß werden.

b) Die Epheliden (XVI, 224), werden von der Mehrzahl der Autoren nicht zu den Nävi gerechnet.

c) Die Lentigines sind braune oder schwarze, ungefähr linsengroße Flecke, die häufig im Gesicht, am Hals, an den Schultern etc. sitzen. Man hat sie „Schönheitsflecke" genannt. Oft kann man beim Betasten erkennen, daß ein Lentigofleck etwas erhaben ist, ja es gibt alle Zwischenformen von der Lentigo bis zu den weichen, pigmentierten, verrukösen Nävi. Bei den flachen Lentigoflecken ist das Pigment nur in der Epidermis lokalisiert *resp. es liegt Pigment in der Epidermis und im Papillarkörper; manchmal sind auch sie schon weiche Nävi mit Nävuszelleneinlagerungen;* sind sie etwas vorspringend, so findet man *immer* Pigment- und Nävuszellen in der Epidermis und in der Kutis *resp. die ersteren in der Epidermis, beide in der Kutis* (Fig. 119, S. 485).

Ausnahmsweise ist die Haut mit reichlichen Lentigoflecken wie besät: Lentiginosis profusa, *eventuell auch nur auf einem bestimmten Gebiet (halbseitig!)*

Die Bezeichnung: Lentigo maligna wendet man auf die bei Erwachsenen, meist bei alten Leuten, beobachteten Fälle *[speziell an den Wangen und in der Umgebung der Augen]* an, in denen der Lentigofleck sich rasch und unregelmäßig vergrößert und sich in ein Nävokarzinom *(resp. Nävosarkom)* verwandelt (S. 484).

Zu den Pigment-Nävi gehören auch die von mir sogenannten „blauen Nävi", welche aus einer Einlagerung von dichten Massen von Pigmentzellen in die mittleren Partien der Kutis bestehen und dieser Lagerung ihre blaue Farbe verdanken. — Als Rassenmerkmal der gelben Rasse gelten die ähnlich gebauten, gelegentlich auch bei weißen Kindern vorkommenden, in der Gesäßgegend lokalisierten „Mongolenflecke".

d) Bei der progressiven kutanen Melanose, einer sehr seltenen Affektion, die besonders jugendliche Individuen befällt, dehnt sich ein schieferfarbiger oder bläulicher Fleck langsam aus und wird verrukös. Die Lymphdrüsen füllen sich mit Pigment und eine generalisierte Melanose der inneren Organe führt zum Tode des Patienten. Bei dieser Form infiltriert das Pigment die Bindegewebszellen des Koriums. *Es sind das die von Nävi ausgehenden sehr malignen Melanosarkome.*

Die Behandlung der Pigmentnävi richtet sich nach der Tiefe der Läsionen. Die oberflächlichen Nävi können durch das Glüheisen, *Vereisung mit CO_2* oder Ätzmittel zerstört werden; die tiefen wird man mit Elektrolyse (negativer Pol) oder wenn sie Neigung zur Ausbreitung oder zu maligner Umwandlung zeigen noch besser durch frühzeitige und ausgedehnte Exzision beseitigen. Jedenfalls werden wiederholte Irritationen zu vermeiden sein. Die Radiotherapie ist nur selten erfolgreich.

2. Die **tuberösen nichtvaskulären Nävi** sind nicht nur einfache Flecke, sondern wirkliche Neubildungen von gewöhnlich beschränktem Umfang. Sie sind mehr oder weniger über die Hautoberfläche erhaben und infiltriert. Sie bestehen aus Nävuszellen oder *(resp. und)* einem besonderen fibromatösen Gewebe, in dem junge, kleine Bindegewebszellen sehr zahlreich vorhanden sind. Die Farbe und das Aussehen ihrer Oberfläche sind sehr verschieden. Manchmal *(aber relativ recht selten)* schon bei der Geburt vorhanden, können sie *meist* erst im Kindesalter auftreten und im späteren Alter sich noch vergrößern.

Man kann fast unzählige Typen beschreiben. Hier seien nur die hauptsächlichsten erwähnt:

a) **Die zellulären Nävi** (**verruköse weiche Nävi, Verrucae molles**) sind die interessantesten, weil sie sich zuweilen in Nävokarzinome verwandeln (S. 484). Sie können den Umfang eines Hanfsamens bis zu dem einer Mandel *oder noch wesentlich größere Dimensionen* annehmen. Sie sind flach oder mehr oder weniger erhaben, manchmal an der Basis eingeschnürt, von gelblicher oder brauner Färbung.

Die histologische Untersuchung zeigt, daß bei diesen Nävi die Kutis mit kugeligen oder polyedrischen Zellen infiltriert ist, welche einen großen Kern und reichliches Protoplasma haben, ausgesprochen epithelioid sind und isoliert oder in Nestern oder strangförmig angeordnet sind. Sie stellen die **Nävuszellen** dar. Man hielt sie für eine Modifikation der Bindegewebszellen und glaubte, daß sie besonders aus den Endothelien der Lymph- und Blutgefäße entstehen und betrachtete daher diese Nävi als Endotheliome. **Unna** und *nach ihm neben vielen anderen* **Hodara** haben gezeigt, daß sich die Nävuszellen aus dem Stratum mucosum der Epidermis durch Wucherung und Abschnürung der interpapillären Verlängerungen bilden: sie sind also heterotopische **Malpighi**sche Zellen, die ihre Faserung verloren haben *(Desmoplasie [Kromayer]; Metaplasie).* Häufig sind sie, wenigstens an einzelnen Stellen, mit melanotischem Pigment beladen. In der Epidermis findet man Inseln von pigmentierten oder pigmentlosen Nävuszellen, die in der Mitte des Stratum mucosum netzförmig oder in Fächern gruppiert sind (Fig. 119, S. 485). Es ist leicht verständlich, daß diese Erklärungsweise der Abstammung der Nävuszellen ein neues Licht wirft auf die Natur der aus ihnen entstehenden malignen Tumoren, die man als Nävokarzinome bezeichnet. *Diese Auffassung wird von manchen Autoren noch bestritten.*

b) **Die behaarten verrukösen Nävi** unterscheiden sich von den vorhergehenden nur durch die gesteigerte Entwickelung der Haarfollikel und Haare. Diese können vereinzelt, übermäßig lang, derb und gewellt sein oder vermöge ihrer Zahl ein richtiges kleines Fell bilden (XX, 288, Fig. 78 A). Man findet manchmal auf ihnen kleine Hornkysten oder Riesenkomedonen.

c) **Die Formen der Nävi**, die als **Mollusca** bezeichnet werden, sind schlaffer als die weichen Warzen; die sie überziehende Epidermis ist häufig runzelig und dünn. Sie können flach und ausgebreitet sein und geben dann bei der Palpation das Gefühl einer Einsenkung der Kutis, oder sie sind wenig vorspringend wie Lipome, oder gestielt und tragen dann den Namen: **Molluscum pendulum.**

Diese letzteren sind sehr häufig und entwickeln sich bei jugendlichen Individuen oder zuweilen in großer Zahl in den vierziger Jahren, hauptsächlich am Hals, am Rücken, den Augenlidern und an den Genitalien. Ihr Umfang, der meistens stecknadelkopf- oder erbsengroß ist, kann die Größe einer Traubenbeere oder sogar einer Birne erreichen.

Man nennt **Fibroma molluscum** die umfangreichen Molluscumformen der Nävi, die wenig vorspringende, gelappte oder sackartig herabhängende, dicke, schlaffe Tumoren bilden. Sie können die Größe einer Orange oder eines Kinderkopfes haben. Wenn sie harte und wie verknotete Stränge enthalten, die meistens verdickte Nerven sind, nennt man sie **plexiforme Neurome.**

d) **Die harten verrukösen oder hyperkeratotischen Nävi** sind mehr oder weniger scharf umschriebene Gebilde, die seit der Geburt oder seit früher Kindheit bestehen, aber mit den Jahren an Größe zunehmen. Die mit hyperkeratotischer Epidermis überzogene Oberfläche ist abgeplattet, lichenoid oder mit hornigen Erhebungen bedeckt. Diese können klein und zerstreut, oder gehäuft und zu ausgedehnten Herden verschmolzen auftreten. Die auffälligste Anordnung, die sie annehmen können, ist die in linearen Strichen „*systematisierte Nävi*" (**XI**, 146). Ihre Struktur ist die der generalisierten Hyperkeratose; Nävuszellen finden sich nur ausnahmsweise. *Doch kommen auch andere, z. B. Pigment- und Organ-(Talg- und Schweißdrüsen-)Nävi sowie kombinierte Formen in systematischer Anordnung, z. B. an den Voigt schen Grenzlinien der Nervenausbreitungsgebiete oder an den Grenzen der „Haarströme" oder metameral vor.*

Therapie. Mit Ausnahme der Fälle mit maligner Umbildung, bei denen ein Eingriff dringend angezeigt ist, ist eine Behandlung der verschiedenen Formen der Nävi nicht unbedingt notwendig. Am radikalsten ist die Abtragung, die womöglich mit der Kürette oder noch besser mit dem Bistouri vorgenommen wird. Man kann die Nävi auch mit dem Galvanokauter *oder mit CO_2-Schnee* zerstören. Die Anwendung der Elektrolyse, die von Brocq gerühmt wird, ist bei der Behandlung der weichen Warzen sehr zweckmäßig und bei sorgfältiger Ausführung sind ihre Resultate auch vom ästhetischen Standpunkte die besten.

Die **Neurofibromatosis** oder **Recklinghausensche Krankheit** ist der Typus einer durch Entwickelungsanomalie entstandenen wahren Nävus-Erkrankung, die manchmal familiär auftritt. Ihre hauptsächlichsten Manifestationen beobachtet man auf der Haut und in der Subkutis.

Sie ist durch folgende Symptome charakterisiert: 1. Pigmentierungen in Form von Leberflecken, Linsenflecken und regionaler oder diffuser Melanodermie; 2. kutane, über eine einzelne Körpergegend oder fast den ganzen Körper disseminierte Tumoren, welche aus Mollusca beliebiger Gestalt und Größe bestehen. Sie beginnen häufig in der Subkutis, in der man sie an ihrer Konsistenz und an den bläulichen Flecken erkennt; durchbrechen die Tumoren hernienartig die Kutis, so werden sie gestielt. 3. Nerventumoren, welche die Gestalt harter, abgerundeter oder spindelförmiger, manchmal moniliformer Knoten annehmen; sie finden sich im Verlaufe der subkutanen Nerven des Vorderarmes, der Weichen, der Stirn, des Halses oder der Schenkel und bestehen aus einem Gewebe, das dem des Fibroma molluscum analog ist, und das sich hauptsächlich innerhalb der Nervenscheiden und in ihrer Umgebung entwickelt; 4. geistige Störungen, in Form von allgemeiner Minderwertigkeit oder von Gemütsstörungen.

Es gibt viele unvollständige Formen („Cas frustes"), bei denen das eine oder das andere Symptom fehlen kann. Die Pigmentierungen haben durch die Kombination der drei erwähnten Formen ein so charakteristisches Aussehen, daß man beinahe berechtigt ist, auch wenn sie allein vorhanden sind, eine Recklinghausensche Krankheit zu diagnostizieren.

In anderen Fällen kommen als Komplikation größere Tumoren, Fibromata mollusca, plexiforme Neurome oder auch eine Dermatolysis (**XVIII**, 261) hinzu.

Die Neurofibromatose erscheint im Laufe des kindlichen oder jugendlichen Alters, entwickelt sich in Schüben und persistiert alsdann während unbestimmter Zeit. Ich habe indessen deutliche Rückbildungen beobachten können.

Epitheliale Tumoren.

Die Tumoren, welche vom Deckepithel oder seinen Adnexen, den Haarfollikeln und Drüsen, ihren Ausgang nehmen, bestehen zum Teil aus einfachen Gewebshyperplasien, zum Teil aus damit verbundener Metaplasie oder

Metatypie, d. h. aus einer mehr oder minder prononzierten Umbildung des normalen Zelltypus.

Man kann nur ganz im allgemeinen sagen, daß erstere einen meist benignen Verlauf nehmen, während letztere gewöhnlich einen malignen Charakter haben. Tatsächlich wissen wir nichts über die Ursache der Malignität der Tumoren, d. h. ihrer Neigung zu unbegrenzter Ausbreitung und allgemeiner Metastasierung.

Papillome. Unter dieser Bezeichung wollte man alle Gebilde zusammenfassen, die durch eine hypertrophische Wucherung der Epidermis entstehen (**XII, 163**). In Wirklichkeit bezeichnet der Ausdruck Papillom nichts als einen objektiven Befund, der bei den verschiedensten Zuständen zur Beobachtung kommen kann.

Die Schwiele und der Clavus (**XXIII, 323-4**) sind keine Papillome, sondern durch mechanische Einflüsse entstandene Hyperkeratosen. Die Verrucae vulgares (**XII, 165**) und planae (**VII, 88**), sowie die spitzen Kondylome (**XII, 163**) sind fast sicher infektiösen Ursprungs. Das gleiche ist bei einer großen Anzahl der wuchernden Dermatosen der Fall, die in Kapitel **XI** und **XII** beschrieben sind. Die verrukösen Nävi sind Papillome, die aus einer lokalen Mißbildung entstehen. Bei den Angiokeratomen ist der verruköse Zustand eine Folgeerscheinung der angiomatösen Neubildung *resp. der Stauung* (S. 493). Gewisse Epitheliome beginnen mit einem papillären Vorstadium.

Die Gruppe der Papillome ist also nichts weniger als einheitlich.

Kysten. Die Kysten sind *(zum Teil)* keine eigentlichen Neoplasmen. Soweit es sich wirklich nur um Kysten handelt, entstehen sie nicht durch abnorme Vermehrung lebender Elemente, sondern durch Anhäufung indifferenter Sekretionsprodukte in einer epithelialen Einsenkung, die von einer bindegewebigen Membran umgeben ist: es sind also Retentionstumoren, von denen man zwei Klassen unterscheidet.

A. Kysten, deren Inhalt aus Epidermiszellen oder Talgdrüsensekret besteht. Ihre Größe schwankt zwischen der eines Hirsekorns und eines Hühnereis; sie sind intra- oder subkutan. Ihre Konsistenz ist fest, teigig oder selbst fluktuierend. Die Haut, welche sie bedeckt, kann emporgehoben oder gespannt sein, behält aber gewöhnlich ihre normale Färbung. Bei Entzündung rötet sie sich.

Der Inhalt der Kysten ist opak und breiig und besteht zum größten Teile aus mehr oder weniger vollständig verhornten Epidermiszellen, die von ihrer inneren epithelialen Bekleidung gebildet werden. Sie enthalten außerdem Fett, das unmittelbare Produkt der Entwickelung der Epidermiszellen, weiterhin Seifen, Fettsäurekristalle, Cholestearin und zuweilen Kalkkrümel. Je nach seinem Aussehen wird der Inhalt als honigartig, fettig, cholesteatomartig oder ölig bezeichnet. Eine Suppuration der Kysten, die durch eine Infektion mit pyogenen Kokken erfolgt, kann zu ihrer Abheilung führen.

Man kennt folgende fünf Arten:

1. Die Follikel- oder Talgdrüsenkysten entstehen gewöhnlich durch eine Erweiterung des Haarfollikels und Talgdrüsenausführungsganges. Ihr erstes Stadium ist der Komedo. In ihrer weiteren Entwickelung entsprechen sie den Finnen (,,Tannes''). Es sind oberflächliche, *manchmal* gedellte Kysten von pastöser Konsistenz, die sich auf Druck entleeren lassen. *Man bezeichnet sie im Gegensatz zu 3. auch als falsche Atherome.*

2. Die Dermoidkysten entstehen durch den Verschluß gewisser embryonaler Furchen oder Spalten und sind daher besonders häufig am Rande

der Augenbrauen, in der Umgebung der Orbita, am Hals, an der Raphe des
Perineum und am Skrotum etc. Diese Kysten können Haarfollikel, Haare,
Talgdrüsen etc. enthalten.

3. Die Atherome (Balggeschwülste, „Loupes") sind Talg-Epidermiskysten,
die oft multipel (auch *familiär*) auftreten und sich meist nur am behaarten
Kopf oder am Skrotum Erwachsener oder alter Leute vorfinden. Sie liegen
tief, sind nicht gedellt und ohne Öffnung. *Sie können in Hauthörner und
Epitheliome übergehen.* Ich glaube, daß die Atherome aus einer kongenitalen
Mißbildung der Epidermiseinstülpungen, welche die Haarfollikel und Drüsen
bilden, hervorgehen *(„Epidermoide")*, und daß man sie als eine Abart der
Nävi zu betrachten hat; sie wären dann: kystische follikuläre *(?)*
adenomatöse Nävi. *Diese Auffassung wird durch das Vorhandensein eines
echten Papillarkörpers an einer Stelle der Wandung bewiesen; bei den eigentlichen Retentionskysten fehlt ein solcher naturgemäß immer.*

4. Die traumatischen Epidermiskysten sind harte, runde, indolente
Tumoren, die man fast nur an der Beugeseite der Finger und an den Handtellern antrifft. Nach der Erklärung *mehrerer Autoren, so auch* von Groß
(Nancy), scheinen diese Kysten dadurch zu entstehen, daß durch eine Verletzung ein Stück der Epidermis tief ins kutane Gewebe verpflanzt wird, wo sich
die Kysten nach Monaten und Jahren entwickeln. Man sieht sie besonders
bei Arbeitern.

5. Als Milium oder Grutum bezeichnet man stecknadelkopfgroße
oder noch kleinere, weiße, matte, körnige Gebilde, welche kleine Kysten sind,
die sich in der Epidermis oder Kutis entwickeln. Man beobachtet sie als
primäre Erscheinungen vor allem an den oberen zwei Dritteln des Gesichtes
und an den Genitalien beider Geschlechter. Sekundär treten sie auf in Narben
oder nach bullösen Exanthemen, *so auch nach Impetigo contagiosa* etc.; speziell
beim hereditären Pemphigus mit epidermidalen Kysten (X, 136). Mikroskopisch erweisen sie sich als Erweiterungen von Schweißdrüsengängen oder
Haarfollikeln. Das primär entstandene Milium ist eine Art von kystischem
Nävus *und kommt auch familiär vor*; das Milium auf Narben ist eine *wahre*
Retentionskyste.

Die Behandlung aller dieser Epidermiskysten, wenn eine solche wünschenswert erscheint, besteht bei den umfangreichen in der Abtragung mit
dem Bistouri, beim Milium mit der Kürette. Bei den echten und falschen
Atheromen kann man auch einige Tropfen reinen oder sublimathaltigen Äthers
einspritzen, was mehrmals zu wiederholen ist. Man muß darauf achten, daß
bei der spontanen Entleerung der Kyste, die nach 8—10 Tagen erfolgt, die
ganze Epidermisschale vollständig mit entleert wird.

B. **Kysten mit serösem Inhalt.** Außer den Hygromen, den branchiogenen
Kysten am Halse und den Hauttumoren des Cysticercus cellulosae („la ladrerie"),
die keine Epidermiskysten sind, enthält diese Gruppe nur einen Repräsentanten:

Die Hidrokystome, von A. Robinson 1884 und 1893 beschrieben, sind
durchscheinende, prallgespannte, feste Erhebungen, aus denen durch Einstich
eine *sauer reagierende* wässerige Flüssigkeit austritt. Sie haben die Größe
eines Stecknadelkopfes oder einer Erbse, und entwickeln sich in großer Zahl,
*oft aber auch in einigen wenigen Exemplaren z. B. nach Granulosis rubra
an der Nase*, im Gesicht, besonders bei Frauen gewissen Alters, deren Beschäftigung sie der Ofenhitze etc. aussetzt. Die Hidrokystome gehen im
Winter *scheinbar* zurück und erscheinen wieder im Frühjahr. Sie werden gebildet durch eine Dilatation des Schweißdrüsenausführungsganges und sind
meiner Ansicht nach eine Art von Nävi, die man als kystische Adenome

der Schweißdrüsen bezeichnen könnte. Selbstverständlich haben sie nichts zu tun mit der Dysidrosis oder den Sudamina. *Nach meiner auch experimentell gestützten Auffassung handelt es sich um echte Retentionskysten der Schweißdrüsenausführungsgänge und zwar durch Abknickung oder Zerstörung seiner peripheren Enden.*

Adenome. Zurzeit belegt man mit diesem Namen benigne epitheliale, von den Drüsen ausgehende Neubildungen, deren Elemente mehr oder minder genau die Struktur der Drüsen nachahmen, aus denen sie hervorgehen. *Wenn sie wie die normalen Drüsen gebaut sind, so verdienen sie nicht den Namen Adenoma, sondern sind vielmehr „Organnävi" und gehören dann in das Gebiet der Hamartome oder sind einfache Hyperplasien. .*

Die Adenome der Haut nehmen ihren Ausgang von den Talgdrüsen (A. sebaceum) oder von den Schweißdrüsen (A. sudoriparum oder Hidradenom). Alle scheinen Mißbildungen auf kongenitaler Basis darzustellen und sie würden daher am treffendsten als adenomatöse Nävi *resp. als Organnävi* bezeichnet.

Adenomata sebacea. Die interessanteste Form dieser Erkrankung sind die **symmetrischen Adenomata sebacea des Gesichtes.** Sie erscheinen in Gestalt unzähliger kleiner Tumoren, von der Größe eines Hirsekorns bis zu der einer großen Erbse und befallen die Einsenkungen zwischen Nase und Wange und deren Umgebung, die Nasenwurzel und die Stirne, den behaarten Kopf, das Kinn und manchmal die Umgebung des äußeren Gehörganges etc. Diese Tumoren sind selten schon bei der Geburt vorhanden; sie erscheinen besonders bei jungen Mädchen, vermehren sich allmählich und dauern unbestimmte Zeit. Man kennt dreierlei Typen: 1. Typus Balzer, bei dem die Effloreszenzen weiße Farbe zeigen und die Talgdrüsen in atypischer Proliferation begriffen sind; *hierbei handelt es sich wohl um benigne zystische Epitheliome auch auf familiärer Grundlage.* 2. Typus Pringle, der durch rote Färbung, weiche Konsistenz und Hyperplasie der Drüsen und Gefäße ausgezeichnet ist *(Naevi sebacei multiplices faciei, öfter bei schwachsinnigen oder unbegabten Individuen zusammen mit der „tuberösen Sklerose" beobachtet). Ferner kommen sie nicht selten rein oder mit anderen Nävusformen kombiniert als strichförmige Nävi vor.* 3. Typus Hallopeau - Leredde, der infolge des Vorherrschens der bindegewebigen Elemente hart ist und für den ich die Bezeichnung verruköser vaskulärer Nävus vorgeschlagen habe.

Die **nichtsymmetrischen Adenomata sebacea** beobachtet man bei alten Leuten oder Erwachsenen am behaarten Kopfe, im Gesicht *besonders an der Stirn* oder auf dem Rücken, wo sie in wechselnder Zahl zerstreut vorkommen. Sie erreichen die Größe einer Linse oder sogar einer Nuß. *Alle diese sogenannten „Adenome" sind aber kaum als solche zu bezeichnen, sondern ihrer Histologie entsprechend als benigne Epitheliome, Hyperplasien etc.*

Die **heterotopischen Talgdrüsen der Schleimhäute,** die man nicht selten *resp. sehr häufig* im Munde an der Innenseite der Lippen und der Wangen findet, kann man den Adenomen *oder vielmehr den Organnävi* anreihen. Sie haben das Aussehen kleiner, kaum vorspringender Flecke, die Größe der Spitze oder des Kopfes einer Stecknadel, eine gold- oder weißgelbe Farbe und treten vereinzelt oder zahlreich auf. Sie entwickeln sich erst nach der Pubertät. In Amerika bezeichnet man diese Anomalie als „Fordycesche Krankheit". Sie bietet nur deshalb Interesse, weil sie zu Verwechselungen mit dem Lichen planus buccalis usw. Veranlassung geben kann.

Hidradenome. Diese kleinen Neoplasmen, die man auch als Syringome, Syringokystadenome, Naevus tuberosus multiplex (Möller), Endothelioma tuberosum colloides (Kromayer), Naevi cystepitheliomatosi disseminati (Gaßmann), Cellulomes épithéliaux éruptifs (Quinquaud), Cystadénomes épithéliaux benins (Besnier), Haemangioendothelioma tuberosum multiplex (Jarisch) etc. bezeichnet, sind vorzüglich an zwei Stellen lokalisiert:

1. An der Vorderseite des Thorax und des Halses, wo sie Jacquet und ich unter dem Namen der **eruptiven Hidradenome** beschrieben haben, sind sie selten. Sie treten im Alter von 10—20 Jahren in Form zahlreicher derber Erhebungen auf. Sie sind oft ovalär, haben eine zartrosa *bis blaßbräunliche* Farbe und einige Ähnlichkeit mit syphilitischen Papeln, schuppen aber nicht. Sie können unbegrenzt lange bestehen oder auch verschwinden. Man trifft auch disseminierte Effloreszenzen auf dem Abdomen, an den Armen und im Gesicht.

2. **Die Hidradenome der unteren Augenlider** sind sicherlich viel häufiger. Sie finden sich hauptsächlich bei erwachsenen oder älteren Frauen, *auch familiär.* Ihre Farbe ist die der Haut *oder weißlich bis gelblich* und ihre Größe die eines Stecknadelkopfes. Man darf sie nicht mit dem Xanthelasma der Augenlider verwechseln (Fig. 114).

Beide Formen haben eine charakteristische Struktur. Im Korium sieht man zylindrische und verzweigte, stellenweise zu kleinen *mit kolloider Masse gefüllten* Kysten erweiterte Züge von *zum Teil glykogenhaltigen* Epithelzellen. Man ist jetzt ziemlich allgemein der Meinung, daß sie durch anomale Wucherung rudimentärer, abortiver Schweißdrüsen entstehen. Die von Kaposi herrührende Bezeichnung Lymphangioma tuberosum multiplex beruht auf einer sicher unrichtigen Deutung der histologischen Veränderungen.

Die Behandlung der umfangreicheren Adenome besteht in der Abtragung mittelst des Bistouri. Wünscht ein Patient von den kleineren Tumoren befreit zu sein, so werden sie mit der Kürette oder dem Galvanokauter oder noch besser mit der vorzüglich wirkenden Elektrolyse entfernt.

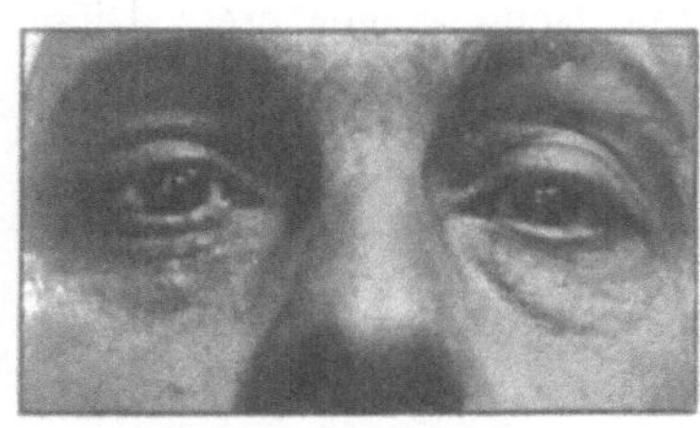

Fig. 114.
Hidradenome der Augenlider.

Molluscum contagiosum. Diese Bezeichnung, die wir Bateman verdanken, ist den anderen Benennungen (Acne varioliformis Bazin, Molluscum sebaceum Hebra, Epithelioma contagiosum Neißer) vorzuziehen. Die Mollusca contagiosa sind eigenartige kleine epitheliale Tumoren, die weder Adenome noch Epitheliome sind. *Rein histologisch können sie aber nur zu den letzteren gerechnet werden.*

Das Molluscum contagiosum präsentiert sich in Form halbkugeliger, erhabener Papeln von milchweißer, opaker oder rötlicher Färbung. Ein sehr charakteristisches Kennzeichen ist ihre *scharf abgesetzte matt verfärbte* zentrale Delle. Sie können die Größe einer Stecknadelspitze oder einer großen Erbse haben; fließen sie zu einem Tumor zusammen, so kann dieser mandelgroß und gestielt sein. Preßt man sie zwischen zwei Fingern, so entleert sich durch die Delle eine dickflüssige oder teigige, *bei größeren Tumoren einem Papillom gleichende* Masse, in der man mit dem Mikroskop Hornzellen und ovale, glänzende, korpuskuläre Elemente, die sogenannten ,,Molluskumkörperchen", erkennen kann.

Die Effloreszenzen treten vereinzelt oder zu mehreren Hunderten und in den verschiedensten Größen schubweise auf. Sie kommen disseminiert über das Gesicht, besonders an den Lidern vor, ferner am Hals, an den Genitalien und deren Umgebung oder an einer beliebigen Körperstelle (Fig. 115). Ohne Behandlung bestehen sie unbegrenzt lange fort ohne irgend ein subjektives Symptom, und vermehren sich durch Autoinokulation. Einige können sich entzünden, vereitern und verschwinden.

Man findet das Molluskum *besonders* bei Kindern und jüngeren Individuen beiderlei Geschlechter, die eine zarte Haut haben. Ihre Kontagiosität ist außer Zweifel; Vidal, Retzius, Hanau und andere haben sie mit Erfolg inokuliert; die Inkubationsdauer beträgt mehrere *Wochen bis* Monate.

Histologie. Das Molluscum contagiosum besteht aus Epidermisläppchen, die eine ziemlich gleichmäßige und birnenförmige Gestalt haben und mit ihrem schmalen Ende gegen die Delle zu gerichtet sind. Trotz der oberflächlichen Ähnlichkeit in der Form ist es erwiesen, daß diese Tumoren sich niemals in den Talgdrüsen entwickeln. Die aus dem Rete Malpighii stammenden Zellen der Läppchen unterliegen in dem Maße, wie sie sich gegen die Delle vorschieben, zweierlei Veränderungen: die einen verhornen unter Bildung von *Keratohyalin und* Eleidin, die anderen verwandeln sich durch einen besonderen Degenerationsvorgang in ovale Körperchen, welche die Reaktionen der Kolloide oder der Hornsubstanzen geben. Sie sind hauptsächlich deshalb von Interesse, weil man diese Körperchen für Psorospermien oder Coccidien gehalten hat, was sich als unrichtig erwiesen hat. Max Juliusberg und Borrel haben gezeigt, daß das Virus des Molluscum contagiosum filtrierbar ist. *Ob die von Lipschütz beschriebenen feinsten Körnchen wirklich die Erreger sind, steht noch dahin.*

Die zweckmäßigste Behandlung ist die Exstirpation mit der Kürette, welche bequem ist und keine Narben hinterläßt, *oder die Expression. Ich habe mikroskopisch kontrolliert, daß durch die letztere das gesamte Epithelmaterial vom Bindegewebe rein abgetrennt und entleert wird, so daß sich daraus das Ausbleiben lokaler Rezidive erklärt.* Man kann auch in die kleinen, vorher durch Ausdrücken entleerten Tumoren die mit Jodtinktur getränkte Spitze eines Holzstäbchens einführen. Sind sie sehr klein und sehr zahlreich, so genügen Applikationen von Jodtinktur, grüner Seife oder Kampferspiritus.

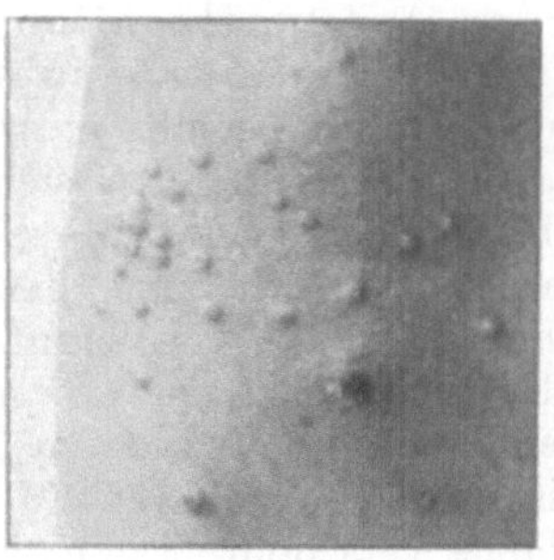

Fig. 115.
Molluscum contagiosum
der Kniegegend.

Epitheliome. Die Hautepitheliome sind Tumoren, die durch eine atypische Proliferation der Epidermis und ihrer Adnexe entstehen *und ein im Prinzip unbeschränktes Wachstum haben*[1]). Man hat sie auch bezeichnet als epitheliale Krebse, Kankroide, Polyadenome, Ulcera rodentia, Noli - me - tangere und in Deutschland besonders als Karzinome.

In die kurzgefaßte Beschreibung, die ich hier folgen lasse, werde ich die Epitheliome der Mundhöhle, sowie auch die der äußeren Geschlechtsorgane etc. mit einschließen, da sie den Dermatologen ebenfalls interessieren.

Von den klinisch sehr verschiedenen Formen der Epitheliome sind einige sehr malign, andere dagegen absolut *(?)* gutartig. Beide müssen natürlich sorgfältig auseinandergehalten werden. Dabei muß ich aber von vornherein betonen, daß auch die bösartigen Epitheliome gewöhnlich von einem ganz unscheinbaren Knötchen ausgehen, dessen man durch eine frühzeitige Behandlung sehr leicht Herr wird. Daher ist für den Arzt die Kenntnis von dem unscheinbaren Beginn der Hautkrebse von größter praktischer Bedeutung; auf

---

[1]) *Dieser letztere Zusatz ist notwendig, um die hier besprochenen Epitheliome von den atypischen Epithelwucherungen entzündlicher Ulzerationen, aber auch von den im Wesen benignen nävusartigen Epitheliomen zu sondern.*

sie gestützt wird er seine Patienten über die eventuellen schweren Folgen einer solchen scheinbaren Bagatelle aufklären und sie bei Zeiten davon befreien können.

Klinische Formen. Man war bemüht, in der histologischen Struktur der verschiedenen Formen der Epitheliome eine Erklärung für ihre verschiedenartige Entwickelung zu finden; doch ist dies nur bis zu einem gewissen Grade gelungen. Die Klassifikation, die ich auf dem Berliner Kongreß 1904 vorgeschlagen habe, stützt sich zwar auf die histologischen Befunde, trägt aber dem objektiven Aussehen und der Entwickelungstendenz jeder Form in weitgehendem Maße Rechnung, d. h. also den Charakteren, welche in der Praxis von größter Wichtigkeit sind. Ich habe hier diese Einteilung beibehalten.

1. **Lobuläre oder Stachelzellenepitheliome** (Epithelioma spinocellulare). Bei den Epitheliomen dieser Gruppe sind die neoplastischen Massen gewöhnlich in verlängerten und erweiterten interpapillären Zapfen, Läppchen oder breiten Zügen angeordnet. Sie bestehen hauptsächlich aus Faser- oder Stachelzellen des Rete Malpighii, welche die gewöhnliche Entwickelung der Epidermiszellen durchmachen, d. h. nach intermediärer Bildung von Keratohyalin und Eleidin verhornen sie und verwandeln sich in Hornkugeln.

In dieser Gruppe kann man zwei Typen unterscheiden:

A. Oberflächlich wuchernder Typus oder **papilläres Epitheliom.**

α) Verhornte papilläre Form, die sich primär oder oft im Anschluß an die Keratosis senilis entwickelt. Sie findet sich an irgend einer Körperstelle, aber besonders im Gesicht, an den Lippen, *wesentlich seltener* am Hals, am Rücken und an der Dorsalseite der Extremitäten. Diese Form beginnt als kleine verruköse Erhebung und verharrt lange in diesem Stadium; später, fast immer infolge von Traumen, kann es dann zu einer Vergrößerung kommen. Es bildet sich eine vorspringende Scheibe, die von einem erhabenen Saume eingefaßt ist und deren Mittelpunkt mit zottigen Erhebungen dicht bedeckt ist, die von adhärenten Hornschuppen überzogen sind. Die Drüsen bleiben lange verschont. Dieses Epitheliom blutet leicht, kann ulzerieren und schließlich in ein Kankroid *(s. u.)* übergehen.

β) Das **Cornu cutaneum** — oder wenigstens die senile Form desselben, denn die jugendliche gehört zur Gruppe der hyperkeratotischen Nävi (**XI,** 146) — ist ein papilläres Epitheliom mit hyperkeratotischer Wucherung. Diese Hörner haben einen sehr verschiedenen Umfang und sind manchmal den Widderhörnern äußerst ähnlich, sogar bis auf die Krümmung. Sie entwickeln sich auf gesunder Haut oder auf einer senilen Keratosis *oder auch aus Atheromen* und zwar hauptsächlich im Gesicht, am behaarten Kopf, an der Glans und am Präputium. Die Basis kann von einem hellroten Saum umgeben sein. Ihr Wachstum ist im allgemeinen sehr langsam; fallen sie ab oder entfernt man sie, so entwickeln sie sich von neuem. Die histologischen Veränderungen sind mehr oder minder ausgesprochen die des papillären Epithelioms. Das Horn selbst wird aus aneinander geschweißten Säulen von Zellen gebildet; in der Mitte ist es weniger hart. Es kommt zuweilen eine Umwandlung in ein Kankroid vor, was bei der Behandlung zu berücksichtigen ist.

) Das nackte papilläre Epitheliom hat keinen Hornüberzug; man findet es an den Lippen, der Mundschleimhaut, der Glans und der Vulva. An der Oberfläche ist es gerötet, sammetartig und glänzend. Es ist während langer Zeit gutartig und entwickelt sich nur langsam, doch kann Ulzeration und Kankroidbildung eintreten.

B. Der **tiefgreifende Typus** oder das **Kankroid (kankroides Epitheliom)** ist die maligne, in die Tiefe greifende Form des Epithelioms der Haut und der mit einem Stratum Malpighii überzogenen Schleimhäute. Es entwickelt sich

vor allem an den Ostien: an den Lippen, an der Zunge, am Boden der Mundhöhle, wo es als Komplikation der Leukoplakie auftritt und unter dem Namen
des „Raucherkrebses" bekannt ist; am Anus und am Penis ist es nicht
selten. Es kann aber überall am Körper entstehen, besonders auf Narben, auf
einem Lupus vulgaris, *auf tertiärer Lues etc.*

Wenn das Kankroid auf gesunder Haut beginnt, so sieht man zuerst
ein graufarbiges Knötchen, das mit einer Schuppe oder einem Krüstchen bedeckt ist. Unter dem Einfluß von Kratzen oder sonstigen Verletzungen nimmt
es an Umfang und Tiefe zu; seine Spitze wird rot und ulzeriert. Bald bildet
sich ein derber Tumor von der Größe eines Kirschkernes oder einer Haselnuß,
der in die Haut eingelassen ist und zugleich über ihr Niveau emporragt.
Die Ränder sind wulstig geschwollen; in der Mitte entsteht zuerst eine Erosion,

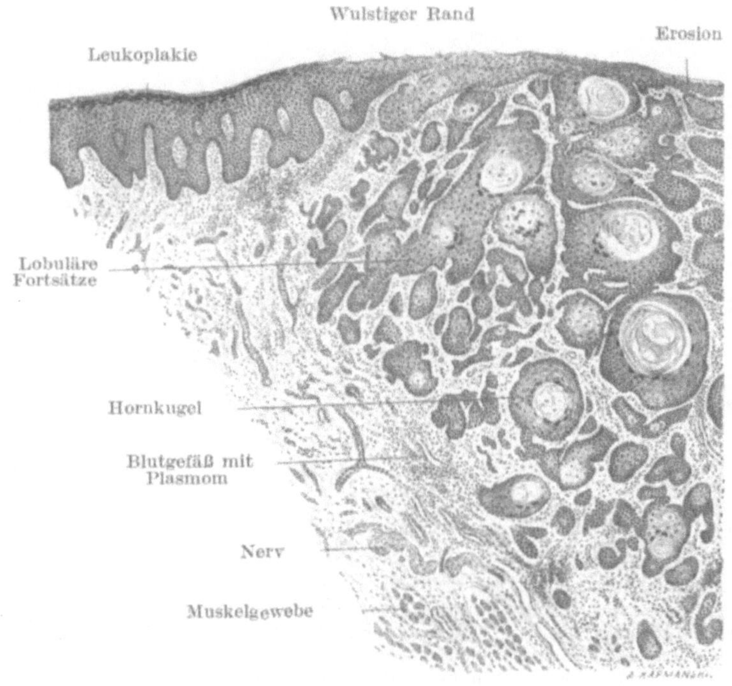

Fig. 116.
Verhorntes lobuläres Epitheliom. Stachelzellen-Epitheliom oder Kankroid, das
sich auf einer **Leukoplakie** der Zunge entwickelt hat. (Vergrößerung 38 : 1.)

die später in eine steilwandige Ulzeration übergeht, die unregelmäßig, zerklüftet und grau gefärbt ist und leicht blutet. Auf dieser Fläche sieht man,
(und kann sie manchmal herauspressen) gelbliche Körner oder Fasern, die
sogenannten *Krebsperlen*, *französisch* „Vermiottes" (Würmchen), die aus
Hornzellen oder -kugeln bestehen. Druck oder Bewegung können lebhafte
Schmerzen verursachen. Die Drüsen schwellen rapid an. An anderer Stelle
ist ihre Entstehung auf der Leukoplakie der Schleimhäute schon beschrieben
worden (S. 153, Fig. 43).

Histologie. Dieser Typus zeigt das klassische Bild des verhornten
lobulären Plattenepithelkrebses mit Hornkugeln. Die großen Wülste, welche
sich in die Tiefe senken, und dort ein unregelmäßig gelapptes, grobmaschiges

Netz bilden, scheinen von den interpapillären Sprossen oder den Haar- und
Talgdrüsenfollikeln auszugehen. Das Stroma ist sehr verschieden gebaut,
aber meistens schwach entwickelt. In der Umgebung sind reichlich Plasmazellen
vorhanden (Fig. 116). Die neoplastischen Massen können in die Lymphgefäße *(und in die Nerven)* einwachsen.

Weiterhin nimmt das Tiefenwachstum zu, das Geschwür wird gangränös,
die Drüsen brechen nach der Oberfläche durch. Durch Marasmus oder Hämorrhagie tritt der Tod ein, während Metastasenbildung in den inneren Organen
zu den Ausnahmen gehört.

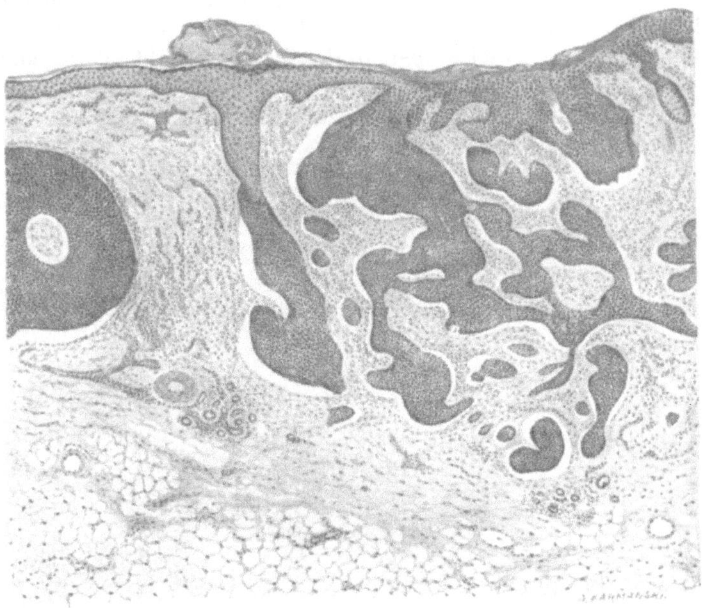

Fig. 117.

Tubuläres oder Basalzellen-Epitheliom der Wange. Der klinische Charakter
war der eines flachen Narben-Epithelioms. (Vergrößerung 38 : 1.) Die Zeichnung läßt
erkennen: Epitheliale verzweigte Stränge, aus Basalzellen bestehend; ihren Zusammenhang mit dem Deckepithel und der ausgehöhlten Sprossung eines Schweißdrüsenkanals.
Die Erosion ist, auf der rechten Seite der Abbildung, mit einem Krüstchen bedeckt;
links eine Anhäufung von Zellen (unvollständig abgebildet) enthält einen Herd mit
schleimiger Degeneration. Der Tumor, der nicht über die Oberfläche hervorragt, hat
die ganze Kutis befallen bis zum Niveau der Schweißdrusenknäuel und der Gefäße des
subkutanen Netzes.

2. **Tubuläre oder Basalzellenepitheliome** (Epithelioma basocellulare). Die
Haufen und Stränge des Neoplasmas nehmen sehr verschiedene Gestalt an:
feine mehrfach verzweigte Streifen, Röhren, feingelappte Zapfen mit zugespitzten Verlängerungen oder Netze etc. (Fig. 117). Vielfach kann man
ihren Zusammenhang mit dem Deckepithel oder dem der Haar- und Talgdrüsenfollikel verfolgen.

Im Zentrum dieser Massen sieht man zuweilen kleine Herde schleimiger
oder kolloider Degenerationen *oder auch Verkalkungen*, aber die Hornkugeln
fehlen *(meist)*. Der Tumor besteht ausschließlich aus kleinen, ovalen oder
spindelförmigen Epithelzellen. die eine lebhafte Färbung annehmen und wenig
oder gar keine Epithelfasern besitzen, die also kurz gesagt das Aussehen der

Basalzellen der Epidermis haben. Das Gerüst ist verschieden: manchmal embryonal *(rundzellig infiltriert, reich an Bindegewebszellen)*, oft fibrös.

Diese Form ist die häufigste bei Leuten reifen oder vorgerückten Alters, besonders in Verbindung mit der Keratosis senilis. Ihre Prädilektionsstelle ist an den oberen $2/3$ des Gesichtes, wo $4/5$ der Epitheliome tubulär (= Basalzellen-E.) sind. Man findet sie auch, aber seltener, an den Lippen, an der Zunge, im Pharynx, auf der Brust und an den Genitalien etc.

Zuerst besteht gewöhnlich nur ein unbedeutendes Knötchen von der Größe eines Stecknadelkopfes oder einer Linse. Die Erhebung ist glatt, gelb oder grau, perlenartig und derb. Der Tumor kann ziemliche Ähnlichkeit besitzen mit einer Verruca plana, einem weichen Nävus, einem Molluscum contagiosum, einem Talg- oder Schweißdrüsenadenom. Ein unbestimmbares, stechendes Gefühl reizt *(manchmal)* zum Kratzen. Der exkoriierte Knoten bedeckt sich immer wieder mit einer frischen Kruste und kann ulzerös werden. Das Wachstum, das während Monaten und selbst Jahren langsam fortschreitet, erfolgt durch oberflächliche, periphere Ausdehnung. Von einem gegebenen Augenblick an geht die Entwickelung rascher vor sich.

Der Basalzellenkrebs bildet gewöhnlich keinen umfangreichen Tumor. Ausnahmsweise hat er die Form einer Makrone mit erodierter Oberfläche; er neigt vielmehr zu spontaner Narbenbildung oder zu langsam fortschreitender Ulzeration und sehr häufig kombinieren sich beide Prozesse.

Man kann eine große Anzahl von Modifikationen dieses Typus beschreiben, speziell die folgenden:

a) **Das flache Narbenepitheliom.** Während diese Form sich an der Peripherie ausbreitet, sinkt gleichzeitig das Zentrum ein und wird sklerotisch und atrophisch. Nach einem gewissen, manchmal sehr langen Zeitraum präsentiert sich die Neubildung in Gestalt einer narbigen, rundlichen oder mehr unregelmäßigen Plaque, die von einem Saum oder Kranz kleiner graugefärbter Erhebungen eingefaßt ist. Diese sind schuppig oder glatt und mehr oder weniger durchscheinend. Die Bezeichnung als „Épithéliome perlé" rührt von diesem charakteristischen Aussehen her. Ziemlich häufig entwickeln sich an den Rändern oberflächliche Ulzerationen, die flach oder höckerig sind, wenig bluten und sich langsam ausbreiten (Fig. 118).

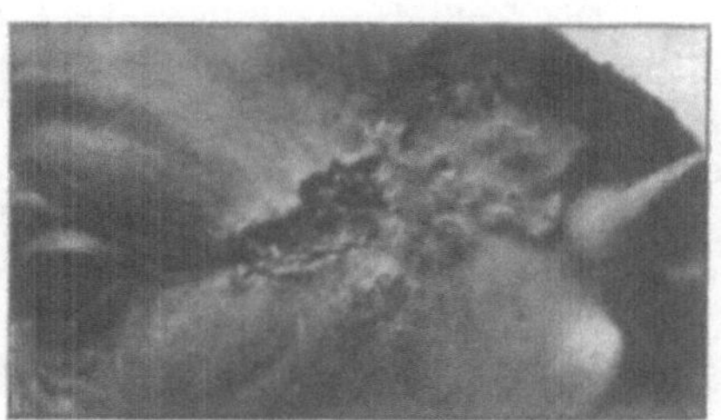

Fig. 118.

Flaches Narbenepitheliom der Schläfe. Nach hinten, dem behaarten Kopfe und dem Ohre entlang, sieht man eine narbige Fläche, die mit perlartigen Erhebungen besät und umsäumt ist; nach vorn, am Auge, besteht eine serpiginöse Ulzeration.

Das Geschwür, das manchmal einen Perlensaum aufweist, vernarbt oft auf einer Seite, während es an der anderen weiterschreitet. Es kann zu einer Zerstörung der Augenlider, der Nasenknorpel, sogar der Knochen kommen, so daß allmählich ausgedehnte und schreckliche Verstümmelungen entstehen.

Ich habe Fälle beobachtet, die 20 und 30 Jahre bestanden. Die Drüsenschwellung fehlt fast stets. Die Neigung zu Rezidiven, nach scheinbarer Abheilung, ist sehr ausgesprochen.

b) **Das Ulcus rodens** oder „Rodent ulcer" ist charakterisiert durch ein *flach* ausgehöhltes, serpiginöses Geschwür, mit schwach indurierter Basis, ohne perligen Wulst und mit sehr langsamer Entwickelung. In den Schnitten findet man sehr wenig epitheliomatöse Schläuche.

c) Das **Epithelioma terebrans** kann im Anschluß an eine der vorhergehenden Formen oder primär entstehen. Die Neubildung und Ulzeration schreiten mehr in der Tiefe als an der Oberfläche fort. Es bilden sich kraterförmige, oft tief ausgehöhlte, nässende Ulzerationen mit roter, körniger Oberfläche und scharf abgesetzter Induration am Rande (Fig. 57, S. 193). Obgleich diese Form große Zerstörungen, Verstümmelungen und Schmerzen verursacht, so bleiben diese malignen Wirkungen doch meist sehr lange lokalisiert; die Drüsen und der allgemeine Gesundheitszustand werden meistens nicht angegriffen. Es vergehen Monate und Jahre, ehe es durch Blutverluste oder Komplikationen zum letalen Ausgang kommt.

d) Das **Zylindrom** (Billroth und Malassez) ist nur eine atypische Form des Basalzellenepithelioms, bei der das Stroma nicht nur eine schleimige, sondern eine hyaline Degeneration erleidet. Es bilden sich durchscheinende Zylinder und helle ovoide Zapfen, welche die epithelialen Massen durchdringen und zusammenpressen. Dadurch entstehen eigentümliche histologische Bilder, welche verschiedene Deutung erfahren haben, wie dies die zahlreichen Bezeichnungen dieser Tumoren bezeugen: Siphonom, Endotheliom, plexiformes Sarkom, Angiosarkom etc.

Die Zylindrome haben ihren Sitz vor allem am behaarten Kopf, in der Mitte des Gesichtes oder in der Mundhöhle. Oft findet man mehrere. *Sie kommen auch familiär vor.* Sie ulzerieren selten und haben fast immer einen gutartigen Verlauf.

e) Als **benigne adenoide Epitheliome** kann man die Adenome auffassen (S. 477).

3. Nävuszellenepitheliome oder **Nävokarzinome.** Vom rein histologischen Standpunkt sind die zelligen Nävi *nach der Auffassung Unnas und der Mehrzahl der modernen Autoren* (S. 473) benigne Nävuszellenepitheliome.

Diese Nävi — und zwar die pigmentierten ebenso wie die nichtpigmentierten, die verrukösen wie die glatten, die behaarten wie die haarlosen — sind bei Erwachsenen und bei alten Leuten manchmal der Ausgangspunkt maligner Tumoren. Man kann beobachten, wie der Tumor wächst und auffällig wird und seine Umgebung sich rötet. Frühzeitig tritt Geschwürsbildung ein, die sich mehr oder minder rasch ausbreitet. Bald erscheinen ähnliche kleine Tumoren in der Nachbarschaft oder an entfernteren Stellen. War die ursprüngliche Neubildung pigmentiert, so können ausgedehnte Pigmentinfiltrationen hinzutreten. Die Drüsen werden bei dieser Form, die einen höchst malignen Charakter hat, frühzeitig ergriffen. Metastasenbildung in den inneren Organen, besonders in Leber und Lunge, ist gewöhnlich.

Die histologische Struktur dieser von den Nävi ausgehenden malignen Tumoren ist eigenartig (Fig. 119).

Die Gewebselemente sind kugelig oder spindelförmig, manchmal pigmentiert und in kompakten Massen, unscharf begrenzten Strängen oder in Alveolen angeordnet. Das Aussehen ist zuweilen vollständig das eines Sarkoms. Lange Zeit glaubte man es in diesen Fällen mit sarkomatösen Tumoren zu tun zu haben, die man als melanotische oder Melanosarkome bezeichnete. Der von Unna vorgeschlagene Name eines Nävokarzinoms ist durchaus gerechtfertigt, denn er hat den Nachweis geführt, daß die Nävuszellen und die daraus hervorgehenden Neoplasmen epithelialen Ursprungs sind. *Andere aber glauben, daß aus den Epithelzellen des Nävus wirklich Sarkome, d. h. bindegewebige Tumoren entstehen. Auch wenn man die Nävuszellen als epitheliale Elemente auffaßt, könnten die sarkomatösen Tumoren, die aus den Nävi entstehen, aus deren bindegewebigem Anteil hervorgehen.*

4. Sekundäre Karzinome. Die **metastatischen Epitheliome** auf der Haut, die von Brustkrebsen oder von Karzinomen der inneren Organe aus entstehen und durch eine Art neoplastischer Embolien in die Blutgefäße *oder in die Lymphgefäße oder durch Einwachsen in die Gefäßlumina* zustande kommen, sind verhältnismäßig selten.

Sie sind charakterisiert durch harte, rötlich, violett oder braungefärbte Erhebungen, von der Größe eines Stecknadelkopfes bis zu der einer Haselnuß. Anfangs isoliert konfluieren sie allmählich zu unregelmäßigen, höckerigen Herden (Cancer en cuirasse Velpeaus). Bald werden die kanzerösen Knötchen sklerotisch und atrophisch, so daß die Herde einer Sklerodermie ähnlich sind (**XVII**, 245), bald ulzerieren sie, wuchern und werden fungös. *Sie können selbst blasenartigen Bildungen gleichen.*

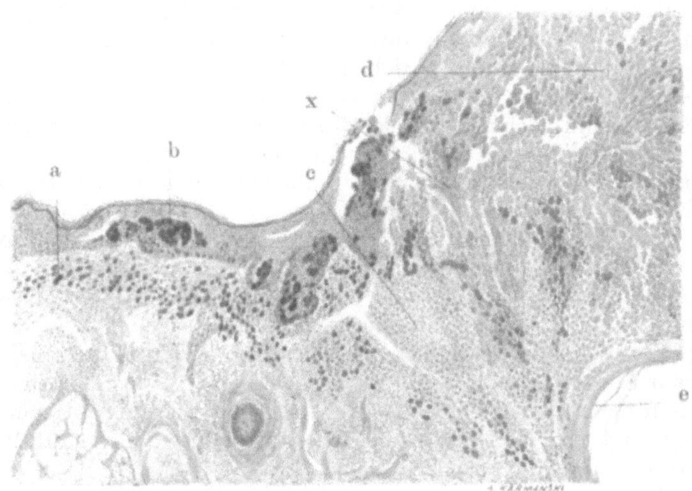

Fig. 119.
Histologie eines **pigmentierten Nävus** (Lentigo) und eines aus ihm sich entwickelnden **Nävokarzinoms**. Schnitt vom Rande des Tumors (Vergrößerung 57:1).
a pigmentierte oder pigmentfreie Nävuszellen in der Kutis; b pigmentierte Nävuszellen in intraepidermidalen Lücken; c Plasmazelleninfiltrat in der Umgebung des Tumors. Übergangszone zwischen Nävus und Karzinom; d Gewebe des Nävokarzinoms mit sarkomatösem Aussehen; e Teil einer Epidermiskyste, die der Nävus enthielt.

Der histologische Charakter des sekundären Karzinoms der Haut besteht darin, daß die neoplastischen Massen aus Zellen zusammengesetzt sind, welche an die des ursprünglichen Tumors erinnern, und *wenigstens ursprünglich* nicht in Verbindung stehen mit dem Deckepithel oder dem Epithel der Follikel und Drüsen. Die Zellen sind in verzweigten Zügen angeordnet, die den Blut- und Lymphgefäßen folgen, und weiterhin Alveolen bilden. Das kutane Stroma weist anfangs keine Anzeichen einer reaktionären Tätigkeit auf, wird aber schließlich sklerotisch und retrahiert sich.

Ätiologie und Pathogenese der Epitheliome. Die kutanen Epitheliome entwickeln sich fast nur nach dem 40. Lebensjahre, häufiger bei männlichen Individuen; treten sie bei jüngeren Personen auf, so waren diese gewöhnlich von einer präkanzerösen Affektion befallen. Bei gewissen Formen spielt die Heredität meiner Ansicht nach sicherlich eine Rolle.

Der Grund der sehr stark überwiegenden Lokalisierung im Gesicht ist nicht bekannt, doch trägt jedenfalls der Umstand viel dazu bei, daß diese Körpergegend die Prädilektionsstelle der senilen Degeneration und der Leukoplakie bildet, daß sie Traumen ebenso wie Inokulationen mit infektiösen Mikroorganismen, den atmosphärischen Einflüssen und vor allem dem Licht besonders ausgesetzt ist, das die Entwickelung der Epitheliome zu begünstigen scheint.

Die unmittelbare Ursache der Epitheliome und der kanzerösen Tumoren im allgemeinen kennt man nicht.

Die auf den ersten Blick sehr verführerische Theorie des parasitären oder exogenen Ursprungs hat keinerlei sichere Grundlage. Keiner der bisher beschriebenen Mikroparasiten kann wirklich als Krebserreger angesehen werden. Die Coccidien, welche man gefunden zu haben glaubte, sind nur degenerierte Zellformen. Man studiert gegenwärtig die Krebse der Mäuse und anderer Tiere, die inokulabel sind und sich beliebig oft auf Tiere der gleichen Rasse durch Transplantation übertragen lassen, ohne daß es bis jetzt gelungen wäre, einen Parasiten zu isolieren. Borrel hat neuerdings das *(übrigens keineswegs)* konstante Vorhandensein des Demodex (**XXV**, 372) in den kleinen Epitheliomen des Gesichtes beschrieben.

Im Gegensatze dazu stehen die zellulären oder endogenen Theorien von Cohnheim und Ribbert, welche die Ursache in embryonalen Keimen und einer Heterotopie der Zellen, oder in einer Störung des Gleichgewichtes der Gewebselemente, oder nach Hallion in einer abnormen Befruchtung der Gewebszellen *(?)* usw. sehen.

Man muß zugeben, daß die Existenz präkanzeröser Affektionen sehr gegen die parasitäre Theorie spricht. Vielleicht ist das Epitheliom nur das Endglied verschiedener Vorgänge bald teratologischer oder dystrophischer, bald entzündlicher, banaler oder spezifischer Natur.

Als **präkanzeröse Affektionen** bezeichnet man Krankheitszustände, die so häufig den Ausgangspunkt einer Krebsentwickelung bilden, daß dieses Zusammentreffen mehr als ein bloßer Zufall sein muß. Diese Affektionen sind verschiedenartig und die Mehrzahl von ihnen ist schon an anderer Stelle beschrieben worden.

1. Die Nävi sind Mißbildungen und gehen in Nävokarzinome über (S. 472 und 484).

2. Verschiedene Dystrophien sind präkanzerös:

Als **senile multiple Epitheliomatose** bezeichnet man den sehr häufigen Symptomenkomplex, der dadurch zustande kommt, daß sich gleichzeitig oder nacheinander mehrere Epitheliome auf Grund einer Keratosis senilis (**XI**, 160) und auf dem Terrain einer senilen Degeneration (**XVII**, 250) entwickeln. Diese Epitheliome gehören meistens dem tubulären, manchmal dem papillären und nur ausnahmsweise dem gemischten Typus an.

Die präsenile Dystrophie (**XVII**, 251) hat die gleichen Folgen.

Das Xeroderma pigmentosum (**XVII**, 249) und teilweise auch die chronischen Radiodermatitiden (**XXIII**, 328) führen zu denselben Erscheinungen; im letzteren Falle sind die Epitheliome gewöhnlich papillär, später Kankroide.

Der Arsenkrebs ist nur eine progressive, unmerklich vor sich gehende Umwandlung der verrukösen Arsenkeratose (**XI**, 148) zu multiplen, meist papillären Epitheliomen.

3. Zu den präkanzerösen Affektionen muß man vor allem auch die Leukoplakie rechnen (**XI**, 152), denn sie bildet das gewöhnliche, wenn auch nicht konstante Substrat der lobulären Epitheliome des Mundes, der Genitalien und des Anus.

4. Zu den Dermatosen, auf denen sich ebenfalls, jedoch viel seltener, Epitheliome verschiedener Typen entwickeln, gehören auch die folgenden

Erkrankungen: der **Lupus vulgaris** (**XXVII**, 408); Narben verschiedenen Ursprungs, besonders alte Narben nach Verbrennungen; die Berufsdermatosen der Schornsteinfeger, Teer- und Paraffinarbeiter und der Handlanger in Kohlenbrikettfabriken; die dermoiden Kysten und die Atherome; Ulzera und Fisteln, inveterierte Psoriasis, Lupus erythematodes usw.

5. Die **Pagetsche Krankheit** oder **Pagets disease of the nipple** nimmt eine Stellung für sich ein. Es handelt sich um eine chronische Erkrankung, welche sich im Warzenhofe und an der Brustwarze des Weibes nach dem 40. Lebensjahre und ausnahmsweise beim Manne am Perineum oder Skrotum *oder auch an anderen Körperstellen* entwickelt. In England und Amerika scheint sie weniger selten als bei uns zu sein.

Im Beginn der Erkrankung beobachtet man an der Brustwarze nur einige Krüstchen mit verrukösen Wucherungen, zuweilen verbunden mit serösem Exsudat. Nach einigen Monaten oder Jahren entsteht eine progressiv sich ausbreitende Erosion, die sich über die Hautoberfläche der ganzen Brust ausdehnen kann. In diesem Stadium präsentiert sich ein geröteter, erodierter oder exulzerierter Herd, der durch überhäutete, rosafarbige Inseln wie marmoriert ist. Charakteristisch ist die Schärfe seines polyzyklischen Randes, der von einem schmalen Wulst oder einem Schuppenkranz umsäumt ist. Der erodierte Herd zeigt eine deutlich fühlbare pergamentähnliche Induration. Niemals findet Rückbildung oder spontane Heilung statt. Die Brustwarze ist retrahiert. Die Drüsen sind *meist* nicht geschwollen. Nach einer zuweilen ziemlich beträchtlichen Anzahl von Jahren kommt *manchmal* eine maligne Neubildung in Gestalt eines derben, oberflächlichen oder tiefgreifenden Knotens zum Vorschein, der ulzeriert und ganz das Aussehen eines Krebses der Ausführungsgänge der Milchdrüse annimmt *und auch zu Drüsenkarzinom führen kann.*

Die differentialdiagnostische Unterscheidung vom Ekzem der Brust kann nach den eben beschriebenen Symptomen keine Schwierigkeit bereiten.

Unter dem Mikroskop erkennt man in den Schuppen und in den Schnitten des erodierten Herdes charakteristische abgerundete, eingekapselte und vakuolisierte Körperchen, welche ich im Jahre 1889 für Coccidien ansah. In Wirklichkeit handelt es sich um eine Dyskeratose, um coccidienähnliche zellige Degenerationen, wie man sie analog bei den Epitheliomen findet.

Daraus geht wohl mit Gewißheit hervor, daß Pagets disease nicht, wie man zuerst geglaubt hat, ein Krebs ist, der als eine Komplikation des Ekzems auftritt, sondern eine eigene, besondere Krankheitsform. Vielleicht darf man sie nicht als präkanzerös ansehen, sondern muß sie von Anfang an als epitheliomatös betrachten.

Diagnose der Epitheliome. Die klinischen Formen sind so variabel, daß man die Differentialdiagnose unmöglich erschöpfend erörtern kann.

In ihrem Beginne muß man die Epitheliome von den Verrucae, Nävi etc. unterscheiden. Das Kankroid hat manchmal Ähnlichkeit mit dem syphilitischen Schanker, den tubero-ulzerösen, tertiären Syphiliden oder sogar mit einem tuberkulösen Ulkus. Man muß immer an seinen neoplastischen Charakter denken; es ist ein ulzerierter Tumor und nicht eine Ulzeration mit indurierter Basis. Das flache Narbenepitheliom ist von den Ekzematiden, dem Lupus erythematodes und der Tuberculosis verrucosa *nicht immer* leicht zu unterscheiden. Die Schwierigkeit besteht darin, festzustellen, ob ein keratotischer Fleck schon epitheliomatös ist oder noch nicht.

Auf jeden Fall mache man es sich zur unbedingten Regel, sobald ein Verdacht auf Epitheliom besteht, eine Biopsie vorzunehmen, da nur durch sie eine bestimmte Entscheidung zu erwarten ist *(nur darf man die atypischen*

*Epithelwucherungen entzündlich ulzeröser Prozesse, wie beim Lupus, beim
gummösen oder skrofulodermatischen Geschwür, nicht mit Epitheliomen verwechseln!)* und man dann rechtzeitig die geeignete Therapie einleiten kann.

Prognose und Therapie. Obgleich die Prognose im wesentlichen durch
den klinischen Charakter bedingt ist, muß man doch jedes Epitheliom vollständig entfernen oder zerstören. Mit interner Behandlung mit Arsen, Quecksilber usw. verliert man nur kostbare Zeit, und Jodpräparate sind sogar geradezu
schädlich. Lokale Eingriffe sind notwendig, die sich aber den verschiedenen
Formen der Epitheliome entsprechend verschieden gestalten müssen.

Das papilläre Epitheliom wird durch chirurgische Exzision entfernt, was leicht ausführbar ist und raschen und sicheren Erfolg verspricht.

Das Kankroid muß so frühzeitig und so weit im Gesunden wie möglich
mit dem Messer beseitigt werden; meistens müssen die entsprechenden Drüsen
gleichzeitig entfernt werden. Die Radiotherapie scheint bei den lobulären
Epitheliomen eher zu schaden. Ich habe einen einzigen Fall von Heilung bei
einem solchen beobachtet, aber oftmals erschreckende Verschlimmerungen.
In Fällen, in denen der Tumor absolut inoperabel ist, kann die Radiotherapie
immerhin die Schmerzen lindern und eventuell eine Vernarbung herbeiführen.

Bei der Behandlung der flachen Narbenepitheliome und des Ulcus
rodens hat die Radiotherapie vorzügliche Resultate aufzuweisen. Die durch
sie geheilten Fälle sind sehr zahlreich und auch in bezug auf die kosmetische
Wirkung befriedigend. Es ist nötig, starke und wiederholte Dosen anzuwenden,
ohne jedoch die Grenzen der Toleranz merklich zu überschreiten (**XXIII**, 326);
man muß darauf hinwirken, den Tumor bis zur klinisch deutlichen Heilung
mit Strahlen gleichsam gesättigt zu erhalten. Rezidive können vorkommen,
gehen aber durch Wiederaufnahme der Behandlung zurück.

Steht die Radiotherapie nicht zur Verfügung, so kann man diese Epitheliome
durch andere Verfahren heilen. Die chirurgische Behandlung ist nicht die
zweckmäßigste, denn bei den tubulären Formen muß man soweit über die
Ränder und den Grund des Neoplasmas hinaus im Gesunden operieren, daß
bedauerliche Verstümmelungen entstehen. *Und trotzdem halte ich sie für alle
nicht besonders ungünstig lokalisierten Fälle neben der Röntgentherapie für
die Methode der Wahl, die außerordentlich günstige Resultate gibt, wenn man
früh genug exzidieren kann.* Bei Rückfällen sind außerdem Nachoperationen
nur unter erschwerten Bedingungen ausführbar. Das flache Epitheliom kann
man mit der Kürette und nachfolgenden Applikationen von chlorsaurem Kali
behandeln; oder auch mit dem Thermokauter, oder einer ganzen Reihe von
Ätzmitteln. *Alle Methoden aber, welche nicht zu einer schnellen Beseitigung
des gesamten Epithelioms führen, sind zu verwerfen, da sie zu stärkerer
Wucherung der stehenbleibenden Reste führen können.*

Das bequemste Ätzmittel, das wirklich eine elektive Wirkung zeigt und
mir die größte Zahl von Dauererfolgen verbunden mit ästhetisch befriedigendem
Aussehen geliefert hat, ist die arsenige Säure, die ungefähr nach der von Czerny
und Trunecek empfohlenen Methode angewandt wird. Nachdem man die
überhäuteten Flächen mit dem scharfen Löffel angekratzt oder mit dem Galvanokauter angebrannt hat, bepinselt man sie mit einer übersättigten Lösung
von Arsen (Acid. arsenicos. 1,0, Wasser und 90 % Alkohol āā 50,0). Man läßt
die Flüssigkeit eintrocknen und bedeckt das Geschwür mit einigen Watteflöck-
chen. Nach 5—6 Tagen löst man die Kruste ab; ist die darunterliegende
Fläche weiß, so kann man ziemlich sicher sein, daß das Neoplasma vollständig
zerstört ist. Ist die Oberfläche dagegen grau und rot marmoriert, so wiederholt
man die Kauterisation, bis die vollständige Zerstörung erzielt ist. Dieses
schrittweise vorgehende Verfahren gewährt große Sicherheit und schont das

gesunde Gewebe am weitgehendsten. Der Schmerz ist selten sehr lebhaft und nur von kurzer Dauer. *Auch die Cosmesche Paste (Ac. arsenicos. 1,0, Hydrarg. sulf. 3,0, Ungu. lenient. 24,0) ist neuerdings wieder sehr gerühmt worden.*

Bei sehr umfangreichen neoplastischen Wucherungen und bei einem beginnenden Epithelioma terebrans wird man zweckmäßigerweise vor der Anwendung der Röntgenbehandlung oder der Ätzmittel die Hauptmasse des Tumors mit der Kürette entfernen oder mit dem rotglühenden Eisen zerstören.

Die Zylindrome behandelt man mit der Kürette, dem Bistouri oder mit arseniger Säure; Rezidive sind selten.

Die Nävokarzinome haben wegen ihrer Neigung zur Metastasenbildung eine ungünstige Prognose. Man kann sie ganz im Anfang mit Elektrolyse zerstören, noch besser aber, soweit es irgend möglich ist, breit und tief exzidieren.

Bei den sekundären Karzinomen ist die Prognose viel mehr vom ursprünglichen Tumor und seinen Metastasen in den Drüsen und inneren Organen abhängig als von den kutanen Manifestationen. Diese weichen oft in auffallender Weise der Radiotherapie.

Um also die kutanen Epitheliome erfolgreich zu behandeln, ist es vor allem wichtig, eine frühzeitige und präzise Diagnose zu stellen, wozu Biopsie und mikroskopische Untersuchung häufig unentbehrlich sind. Dann wird man die Behandlung dem Typus des Neoplasmas, seiner Ausdehnung an der Oberfläche wie in der Tiefe, und nebenbei seiner Lokalisation, sowie dem Allgemeinzustand des Patienten soviel wie möglich anpassen [1]).

Bindegewebs- und Gefäßtumoren.

Diese Klasse umfaßt sehr verschiedenartige Neoplasmen, die aber alle in letzter Linie vom mittleren embryonalen Keimblatt: dem Mesoderm abstammen.

Von den hierher gehörigen Tumoren haben die einen ungefähr die Struktur der normalen Gewebe: Fibrome, Lipome, Myome, Angiome etc. Die Zusammensetzung der anderen scheint darauf hinzuweisen, daß sie aus einer lokalen Anreicherung von Stoffwechselprodukten hervorgehen, die zwar dem normalen Organismus vielleicht qualitativ nicht fremd sind, aber doch sicher in so großer Menge sonst nicht vorkommen. Hierher rechne ich die Xanthome und die Urticaria pigmentosa, die man als Retentionstumoren betrachten kann. In einer letzten Gruppe findet man Tumoren, deren Struktur an die embryonalen oder entzündlichen Gewebsbildungen erinnert. Ihre Entwickelung kann trotzdem einen benignen Charakter haben, wie bei den Botryomykomen, kann aber auch im Gegenteil sehr maligne sein, wie bei den Sarkomen.

Fibrome. Außer dem Fibroma molluscum, das bei den Nävi beschrieben wurde, kennt man dermale oder hypodermale harte Fibrome von sehr variabler Größe. Sie können in einem beliebigen Alter, zuweilen auch multipel, auftreten. Einmal abgetragen, rezidivieren sie gewöhnlich nicht. Sie bestehen aus einem dichten, faserigen Gewebe ohne elastisches Fasernetz und können eine fettige oder schleimige Degeneration erleiden oder Kalksalze in sich aufnehmen. Man

---

[1]) Ich will nicht versäumen, darauf aufmerksam zu machen, daß man neuerdings verschiedene Krebsformen z. T. bereits in einem inoperablen Stadium durch eine vervollkommnete Radiumtherapie *oder auch durch Mesothorium* geheilt hat, wie dies die vielfach vorgeführten Fälle zeigten. *Über verschiedene andere Verfahren (CO$_2$-Schnee, Koagulation durch elektrische Ströme etc.) sind die Erfahrungen noch nicht zahlreich genug.*

hat sie *resp. einen Teil von ihnen* zuweilen als subkutane Keloide aufgefaßt. *Hierher gehören auch die Noduli cutanei, die teils spontan, teils nach Traumen entstehen; die kleinen fadenförmigen Fibrome eventuell mit Hornauflagerung (Fibro-Keratome) am Hals besonders von Frauen etc.*

Keloide (französisch: chéloïdes, von χηλή Krebsschere) sind histologisch nichts anderes als harte Fibrome, die aber wegen ihrer Ätiologie, ihrem Aussehen und ihrer klinischen Entwickelung ein spezielles Interesse verdienen.

Man beobachtet sie besonders bei Kindern und jungen Individuen *speziell oft bei Negern* und zwar vorzugsweise an der Brust, den Seiten des Halses und an den Ohren. An den Extremitäten sind sie viel seltener.

Man hat fälschlicherweise Narben- und spontan auftretende Keloide unterscheiden wollen; es existiert aber nur eine einzige Form. Sie können auf der Narbe einer Brandwunde, eines Lupus, eines skrofulösen Geschwüres usw. entstehen, wobei die Narbe hypertrophisch und deformiert wird (**XVII**, 234). Auch infolge eines leichten Traumas, einer Exkoriation, einer Vakzination, eines Blutegelbisses, eines Blasenpflasters, einer Applikation von Jodtinktur kann Keloidbildung eintreten, ebenso wie auch nach Furunkeln, Syphiliden und Aknepusteln. Die auf einer Akne entstandenen Keloide, die am Thorax und im Gesicht zerstreut sind, haben nichts mit der sogenannten Keloidakne des Nackens gemein (**XIX**, 276).

In jedem Falle beginnt das Keloid als eine zirkumskripte, intradermale, sich vorwölbende Induration, die in wenigen Wochen oder Monaten zunimmt und sich zu einem wirklichen Tumor entwickelt. Die Geschwulst ist sehr hart, und hat eine glatte, ebene oder höckerige Oberfläche von weißer oder rötlicher Farbe. Die Ränder fallen steil oder sanft ab; die Form ist kugelig, oval oder häufig länglich. Der Umfang kann die Größe eines Eies erreichen; die Gestalt ist zuweilen bandförmig oder wulstig verdickt, etwa wie ein Finger. Nicht selten bilden sich an den Rändern oder an den Enden fibröse Ausstrahlungen und gegabelte Stränge, ein Aussehen, welches Alibert veranlaßte, der Krankheit ihren Namen zu geben. Die Gebilde sind *oft* vollständig indolent, können aber auch lästige stechende Schmerzen verursachen.

Nachdem das Keloid während Monaten und Jahren sich vergrößert hat, bleibt es stationär oder bildet sich spontan zurück. Der Entfernung mit dem Messer folgt ein Rezidiv, wenn der Tumor noch frisch und seine Entwickelung nicht abgeschlossen war. Das Rezidiv entsteht häufig nicht in der ganzen Ausdehnung der Operationsnarbe, sondern nur an einem Teil derselben, eventuell an einigen Stellen der Naht. Wenn bei einer Akne Keloidbildung eintritt, so sind es nur einige *manchmal auch viele* Pusteln, welche diese Umwandlung durchmachen. Aus alledem kann man schließen, daß die Entwickelung der Keloide nicht, wie behauptet wurde, mit einem Zustand des Terrains im allgemeinen, mit einer „fibro-plastischen" oder skrofulösen Diathese zusammenhängt, sondern mit einer Lokalinfektion. Mit T. Fox, N. Hyde etc. neige ich zu der Ansicht, daß diese Infektion wenigstens in den meisten Fällen tuberkulöser Natur und das Keloid ein Tuberkulid oder eine abgeschwächte Tuberkulose ist. *Doch ist das bisher für diese Ansicht vorliegende Beweismaterial noch sehr gering. Auf der anderen Seite sprechen viele Tatsachen für eine spezielle Keloiddisposition, die bei den verschiedenen Keloidträgern, aber auch in den verschiedenen Körpergegenden desselben Individuums sehr verschieden ist. Die „falschen" Keloide entstehen bei geringerer, die echten nur bei besonders starker Keloiddisposition, d. h. auch bei minimalen und daher oft nicht zur Kognition kommenden Läsionen. Aber auch die Natur der letzteren hat eine große Bedeutung, wie am deutlichsten aus den Fällen hervorgeht, in denen bei Tätowierung mit verschiedenen färbenden Substanzen*

*nur die mit der einen eingeriebenen Stellen sich in Keloide umwandeln.
Aus diesem Grunde können auch aseptisch operierte Keloide rezidivfrei
bleiben.*

Bei der **Behandlung** der Keloide hat man eine ganze Reihe von Medikamenten angewandt: Jodpräparate, Arsenik, Lebertran, Salizylate, Thiosinamin
und Fibrolysin. Für die Lokalbehandlung hat man versucht: alle Arten von
Pflaster, lokale Duschen, Skarifikationen, Elektrolyse und Injektionen (in das
Gewebe) von Kreosotöl usw. Ich habe schon auf die Unzweckmäßigkeit einer
chirurgischen Abtragung wegen der Gefahr eines verstärkten Rezidives hingewiesen. Zurzeit empfehle ich die Radiotherapie. Wenige Sitzungen bewirken
eine merkliche Besserung. Man wird alsdann eine Pause eintreten lassen
die man dazu benützt, die Vitalität des fibrösen Gewebes wieder anzuregen,
z. B. durch Elektrolyse mit dem negativen Pol, durch Skarifikationen oder
lokale Injektionen. Hierauf werden die Röntgenstrahlen mit neuer Kraft
wirken, Mit dieser Methode habe ich mehrere dauernde Erfolge erzielt. *Auch
Radium und Mesothorium geben manchmal gute Resultate.*

Lipome. Die zirkumskripten Formen gehören zur Chirurgie.

Die **subkutanen multiplen Lipome** entwickeln sich bei manchen Individuen
schubweise, vereinzelt oder bis zu mehreren Tausend. Ihre Struktur ist die
des normalen Fettgewebes; die Größe schwankt zwischen der einer Erbse bis
zu der einer Mandarine. Sie fühlen sich weich, gelappt, manchmal pseudo-
fluktuierend an. Ihre Anordnung ist oft mehr oder weniger symmetrisch. Man
muß sie von der Neurofibromatose unterscheiden, doch handelt es sich wahrscheinlich um eine analoge, zu den Nävi gehörige Affektion. *Zu den Lipomen
gehört wohl auch der Fetthals. Vielleicht hat auch die Adipositas dolorosa
(Dercum) Beziehungen dazu.* Die Fibrome, Myxome und Angiome sind
zuweilen partiell lipomatös.

Myxome. Die angeblichen Myxome — weiche Tumoren, die aus schleimigem Bindegewebe bestehen — sind wahrscheinlich partielle Elephantiasisformen. Dies war der Fall bei dem Tumor der Vulva (**XVIII**, 255,
Fig. 70), der als Myxom diagnostiziert worden war. Diese Neoplasmen sitzen
mit Vorliebe an den Genitalien und den Augenlidern.

Myome. Die Dermatomyome oder kutanen Leiomyome — ich
erwähne nur diese — hat E. Besnier meisterhaft beschrieben. Diese Tumoren
nehmen ihren Ausgang von den Musculi arrectores pilorum oder den Muskel-
zellen der Gefäße. Sie bestehen aus glatten Muskelfasern, die zu Bündeln
zusammengeflochten sind. Sie sind selten und werden häufiger bei weiblichen
Individuen beobachtet. Sie entwickeln sich an irgend einer Körperstelle in
Gestalt rötlicher, disseminierter oder dicht beieinander stehender Erhebungen,
und erreichen die Größe einer Erbse oder höchstens einer Haselnuß. Die
Myome sind häufig gegen Druck sehr empfindlich und bilden die Mehrzahl der
sogenannten schmerzhaften Tuberkel der Haut. Unter der Einwirkung
lokaler Reize oder dem Einfluß der Kälte werden sie der Sitz krisenartiger
Schmerzen. *Es gibt aber auch isolierte subkutane Myome und Mischtumoren
mit glatten Muskelfasern etc.*

Verkalkte Tumoren. Außer den wahren Osteomen, die nur ausnahmsweise vorkommen, den verkalkten Fibromen und Epitheliomen, den versteinerten
Atheromen und Kysten und den Phlebolithen kennt man noch 1. die steinigen
Tumoren Poiriers, die verkalkte Fettläppchen von der Größe eines Weizen-
korns sind und sich bei alten Leuten an der Innenseite der Tibia vorfinden;
2. die kalkhaltigen subkutanen Granulome, die als eine Art kalten
Abzesses mit krümeligem oder grießartigem Inhalt beginnen, sich vermehren
und unter Allgemeinerscheinungen zum Tode führen können. Diese Affektion,

deren Läsionen ganz an die der Tuberkulose erinnern, ist sicher infektiös, aber unbekannter Natur. *Sie sind von diffusen und disseminierten, kutanen und subkutanen Verkalkungen, wie sie als eine Art Stoffwechselanomalie auftreten, und von den Kalkmetastasen in der Haut zu unterscheiden.*

Mikroskopische Verkalkungen spielen auch eine Rolle bei den Psammomen der Haut, die bisher erst einmal (aus meiner Klinik — Winkler) beschrieben worden sind, die aber tatsächlich als kleine isolierte Tumoren, speziell der Hinterhauptsgegend, nach meinen Erfahrungen nicht so übermäßig selten sind und sogar familiär vorkommen können.

Angiome. Hämangiome. Die Angiome sind in der Mehrzahl Blutgefäßnävi. Die Mißbildung besteht in einer Vermehrung und Ektasie der Venen und in geringerem Maße der Kapillaren und kleinen Arterien, *eventuell mit Ausbildung von kavernösen Räumen mit Gefäßwandverdickung etc.*

Nach ihrem klinischen Aussehen und der Zeit ihres Auftretens unterscheidet man mehrere Formen.

a) Die flachen Angiome oder flachen Gefäßnävi (im Volksmund: Weinflecke, „Taches de vin") sind Flecke, deren Form und Größe sehr variabel sind; sie können punktförmig sein oder große ausgedehnte Plaques bilden, die eine hell- oder lebhaft rote oder violette Farbe haben. Im Gesicht und an den natürlichen Ostien findet man sie am häufigsten. Bei ca. 10 % aller Individuen sieht man solche Nävi an der Haargrenze im Nacken. Auch an den Schleimhäuten treten sie auf. Bei Epileptikern und geistig zurückgebliebenen Individuen kann man am ganzen Rumpf und den Extremitäten solche Angiome beobachten. Sie sind gewöhnlich kongenital; zuweilen sind sie hypertrichotisch.

b) Die tuberösen Angiome, die primär diese Form haben oder aus den flachen hervorgehen können, bilden mehr oder weniger deutliche Vorsprünge, deren Ränder bald scharf, bald unscharf sind. Sie können die Lippen, die Nase, die Augenlider, die Ohren, die Zunge eventuell so stark deformieren, daß das befallene Individuum einen monströsen Anblick darbietet. Die Oberfläche ist je nach der Tiefe der Veränderungen lebhaft rot und höckerig oder dunkelblau und gelappt. Die Angiome der Wange und der Lippen gehen manchmal bis auf die Schleimhaut. Die Mittellinie bildet häufig eine ziemlich scharfe Abgrenzung. *Ihre „fissurale" Lokalisation weist auf die Bedeutung von Entwickelungsstörungen für ihre Entstehung hin. An den Extremitäten können sie zu elephantiastischen Bildungen Anlaß geben oder auch mit Hyperkeratose kombiniert sein.* Außer durch ihr unangenehmes Aussehen können diese Tumoren den Patienten auch sonst belästigen und nach Verletzungen sehr stark bluten.

Die Prognose und die Behandlung dieser Angiome sind verschieden. Manche haben eine natürliche Tendenz zur Heilung durch eine lipomatöse („Angiomes lipogènes") oder sklerosierende Transformation. Andere persistieren einfach, und wieder andere vergrößern sich. Wenn daher bei einem neugeborenen Kinde ein Angiom vorhanden ist, so muß man, ehe man einen Eingriff vornimmt, den Verlauf beobachten. In den ersten beiden Fällen wird man zuwarten, im letzteren wird man sofort die Behandlung einleiten.

Bis in die letzte Zeit hatte man nur die Wahl zwischen folgenden Verfahren: Kompression, die gewöhnlich unwirksam war; Kauterisation mit Hitze oder Ätzmitteln, die häßliche Narben geben; chirurgische Abtragung, die Methode der Wahl, wenn Umfang und Lokalisation sich dafür eignen; Skarifikationen, die vorteilhaft sind bei flachen, wenig ausgedehnten Nävi; Vakzination, die selten anwendbar ist; und schließlich die Elektrolyse. Nach den genauen Angaben von Brocq führt man diese am besten mit dem positiven Pol und mit einem Strom von 3—15 Milliampères (Dauer der Einwirkung von 1—3 Minuten) aus. Man setzt die Sitzungen so lange fort, bis ein befriedigendes Resultat erzielt ist. Die Radiotherapie ist ohne dabei auftretende intensive Radiodermatitiden nicht immer wirksam.

Einen beträchtlichen Fortschritt bildet neuerdings die Verwendung des Radium *und Mesothorium*, das vor allem bei mäßig tiefen und umfangreichen tuberösen Nävi ausgezeichnete Resultate gibt, ohne dem Patienten Schmerzen zu verursachen. *Auch CO_2-Schnee ist oft gut verwendbar.*

c) Die progressiven multiplen Angiome sind eine bisher noch kaum beschriebene klinische Form, die vielleicht von den Nävi abzutrennen ist. Ich habe mehrere Fälle im Gesicht und an den Extremitäten junger Leute beobachtet. Es handelt ich um anfangs subkutane, derbe aber zusammendrückbare Knoten, die sich vermehren und die Haut emporheben. Da wo die Knoten sitzen, ist die Haut schieferfarbig und wird später von dem Angiom durchwachsen; es bildet sich ein violett verfärbter, deprimierbarer und leicht blutender Knoten. 10—15 dieser Tumoren, vom Umfang eines Schrotkornes bis zu dem einer Haselnuß, können an der Fußsohle oder der unteren Extremität sich aneinander reihen oder im Gesicht disseminiert sein. Sie entwickeln sich innerhalb sechs Monaten oder 2—3 Jahren. Die Unterscheidung von einem Pigment-sarkom (Kaposi), von einem teleangiektatischen Sarkom oder einem Nävokarzinom, wird durch die Biopsie ermöglicht, die ein einfaches kavernöses Angiom erkennen läßt. Die Behandlung mit Elektrolyse führt rasch zur Heilung.

d) Die sternförmigen Angiome sind Nävi, die oft spät, zur Zeit der Pubertät oder noch später auftreten. Sie bestehen aus einem roten und vorspringenden Zentrum, von dem teleangiektatische Verzweigungen ausstrahlen, die an Spinnenfüße erinnern (Fig. 120).

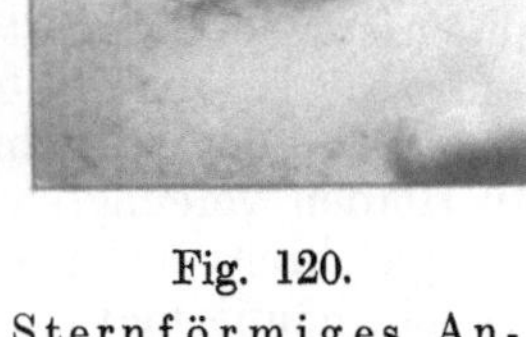

Fig. 120.
Sternförmiges Angiom oder Naevus vascularis araneus.

Mit einem rotglühenden Galvanokauter oder noch besser mit elektrolytischer Stichelung sind sie leicht zum Verschwinden zu bringen.

e) *Senile Angiome* (rubinfarbige Punkte, „Points rubis“) nennt man punktförmige oder höchstens linsengroße, etwas erhabene Angiome, die sich mit großer Häufigkeit und sehr zahlreich am Rumpfe und an den Extremitäten von Individuen entwickeln, die das 40. Lebensjahr überschritten haben. Man hat ihnen einen diagnostischen Wert als Anzeichen einer karzinomatösen Erkrankung innerer Organe zuschreiben wollen, eine Ansicht, die aber widerlegt worden ist. Man kann sie als tardive Gefäßnävi betrachten *ebenso wie das senile Angiom des freien Lippenrandes.*

f) Die Angiokeratome Mibellis beobachtet man bei akroasphyktischen Individuen, die an Frostbeulen, Drüsentuberkulose usw. leiden. Leredde hat sie *(m. E. ohne zureichenden Grund)* zu den Tuberkuliden gezählt. Sie präsentieren sich in Form lebhaft geröteter, kleiner, gruppierter oder dicht gehäufter Flecke, die an der Rückseite der Hände und Finger, selten an anderen Stellen auftreten. Ihre Oberfläche wird meist hyperkeratotisch und verrukös. Nach einigen Monaten können sie spontan verschwinden. Man behandelt die Angiokeratome mit dem Galvanokauter.

Die **Lymphangiome**, die durch eine Neubildung von Lymphgefäßen mit Erweiterung derselben entstehen, sind sehr selten. Sie sind auf eine angeborene Mißbildung zurückzuführen und müssen als Lymphgefäßnävi aufgefaßt werden. Ihre Verwechselung mit Lymphangiektasien (lymphatischen Varizen) hat die Erkenntnis der Krankheit sehr erschwert; die Unterscheidung zwischen den beiden Erkrankungen ist tatsächlich nicht immer leicht.

Die **Varizen der Lymphgefäße** oder die **Lymphangiektasien** sind akquirierte Dilatationen der Lymphkanäle der Haut und der Schleimhäute. Sie sind gewöhnlich eine Komplikation der Elephantiasis (**XVIII**) oder treten an deren Stelle auf und scheinen im Anschluß an eine Tuberkulose, Lues, Filariasis oder vor allem an ein rezidivierendes Erysipel durch eine Obstruktion der zentral gelegenen Lymphgefäße oder -Drüsen zu entstehen, wodurch der Abfluß verhindert wird.

Man findet lymphatische Varizen am Munde, an der Schleimhaut der Unterlippe, der Wangen und der Zunge, in Gestalt durchscheinender, heller, zugespitzter *oder halbkugeliger* Pseudovesikeln, die an Zahl und Umfang variieren. Diese werden manchmal weiß und opak oder rot oder *fast* schwarz durch Eindringen von Blut in ihre Höhlung. Sie sind den Bläschen des Herpes etwas ähnlich, lassen sich aber wegdrücken und liefern nach Punktion mit einer Pipette eine unerwartet große Menge einer klaren Lymphe. Die darunterliegenden Gewebe sind chronisch ödematös. Häufig sieht man auch die Lymphangiektasien gleichzeitig mit der Elephantiasis der Extremitäten auftreten (s. Fig. 72).

So können also die lymphatischen Varizen ohne Tumorbildung als erworbene Veränderungen, als Sekundärerscheinungen eines eine Lymphstase verursachenden Prozesses, auftreten; *außer der Lymphstauung bedürfen sie zu ihrer Entstehung augenscheinlich chronischer oder wiederholter akuter Prozesse in der Haut oder Schleimhaut.* Andererseits sind sie zuweilen auch integrierende Bestandteile von Lymphangiomen.

Die **zirkumskripten Lymphangiome** sind schon bei der Geburt manifeste Tumoren oder erscheinen im frühen Kindesalter. Sie bestehen aus hellroten, zu Herden vereinigten Erhebungen, die von Lymphangiektasien überragt sind. Die gleichzeitige Existenz von Erweiterungen der Blutgefäße, „Hämangiomen" ist sehr häufig und hat zu den verschiedensten Erklärungen Anlaß gegeben. Die Lymphangiome sind vorzugsweise am Hals und an den oberen Partien der Extremitäten lokalisiert; ich habe sie auch an den Weichen, in der Umgebung der Parotis, am Knie etc. gesehen. Sie sind langsam progressiv und indolent, so daß die Kranken den Arzt nur spät konsultieren.

Nach vollständiger Exstirpation rezidiviert das Angiom nur selten. Auch der Galvanokauter und die Elektrolyse werden angewandt; letzteres Verfahren ist auch bei den einfachen Lymphangiektasien von Nutzen. Die Radiotherapie erzielt eine sehr deutliche, aber nur vorübergehende Besserung *(in einem Falle meiner Praxis ist ein großes Lymphangiom durch Röntgenstrahlen schon seit längerer Zeit geheilt geblieben).*

Hier wären — gleichsam als Gegenstück der Hämangiome die „Nävi anämici" zu erwähnen — auffallend weiße, sehr verschieden lokalisierte und geformte Flecke, deren Farbe unzweifelhaft nur durch Blutmangel weiß ist. Sie sind nicht selten mit Teleangiektasien kombiniert.

Xanthome. Xanthom nannte W. F. Smith die Krankheit, welche den gelben Flecken der Augenlider (Rayer), der Vitiligoidea (Addison und Gull), dem Xanthelasma (E. Wilson) etc. entspricht. Ihr Wesen ist noch nicht ganz aufgeklärt, weshalb ich sie bis auf weiteres bei den Tumoren aufführe.

Klinisch stellen sich die Xanthome dar: 1. als stroh- oder chamoisgelbe, scharf umschriebene, häufig längliche und kaum vorspringende Flecke: das Xanthoma planum oder Xanthelasma; 2. als Erhebungen, die Papeln oder Knötchen ähnlich sind; sie sind stecknadelkopf- oder bohnengroß, von gelber Farbe, zuweilen mit hellrotem Hof oder von grauer, rötlicher oder violetter Färbung. In letzterem Falle tritt die gelbe Farbe bei Glasdruck hervor. Die Konsistenz kann weich, fest oder sogar fibrös sein. Die einzelnen Gebilde können zu größeren Anhäufungen konfluieren: das Xanthoma papulosum oder tuberosum; 3. als Tumoren, welche die gleichen Unterschiede in Farbe und Konsistenz aufweisen, sessil oder gestielt, oft konglomeriert sind. Sie können die Größe einer Mandarine und darüber erreichen: „Xanthome en tumeurs". Diese drei Typen können übrigens nebeneinander vorkommen.

Histologisch ist das Xanthom im wesentlichen durch die Anhäufung einer besonderen fettähnlichen Substanz in der Kutis charakterisiert. Die Epidermis ist normal oder einfach pigmentiert. Am häufigsten haben die Veränderungen im Korium die Form kleiner rundlicher oder streifenförmiger Herde, die durch Züge von Bindegewebe oder elastischen Fasern voneinander getrennt sind, aber auch konfluieren können. Sie bestehen aus großen, runden oder spindelförmigen, häufig konzentrisch um Blutgefäße gruppierten Bindegewebszellen mit rundlichen Kernen. Ihr schaumiges Protoplasma („Schaumzellen" deutscher Autoren) enthält in seinen Maschen eine eigentümliche Substanz. Dies sind die „Cellules xanthélasmiques" Chambards, die „Xanthomzellen" Toutons. Einzelne können mehrkernig sein und die Form von Riesenzellen haben.

Die eigentümliche Substanz der Xanthomelemente besteht aus feinen Körnern oder runden Tröpfchen (die manchmal zu unregelmäßigen größeren Tropfen konfluieren), aus stäbchenförmigen oder ovalären Granulationen oder aus Bündeln spitziger Kristalle. Sie kommt sowohl innerhalb wie außerhalb der Zellen vor, löst sich in starkem Alkohol, in Äther und ätherischen Ölen und schmilzt in der Hitze. Um sie zu sehen, muß man das exzidierte Stück in Chromsalzen oder besser in Osmiumsäure oder Flemmingscher Lösung fixieren, welche die Tröpfchen schwarz oder braun und die Kristalle grau färben; der als Sudan III bezeichnete Farbstoff färbt sie orangerot.

Diese Reaktionen sind ungefähr dieselben wie die der Fette. Aber Störk, Pick und Pinkus haben gezeigt, daß sich die Substanz des Xanthomes dadurch von den Fetten unterscheidet, daß sie sich im polarisierten Licht als doppelbrechend erweist. Die beiden letzterwähnten Autoren haben außerdem nachgewiesen, daß sich die Substanz in verschiedenen Organen, und sogar im Blut der Xanthomatösen, ebenso wie bei Diabetikern und Leberleidenden, vorfindet. Die Effloreszenzen des Xanthoms sind also nicht als entzündliche, mit Fett infiltrierte oder in fettiger Degeneration begriffene Bildungen, sondern als Ablagerungen eines Lipoids, eines Fettsäureesters des Cholesterins aufzufassen.

Man hat ausnahmsweise xanthomatöse Plaques an den Schleimhäuten, auf dem Peritoneum und an den Arterienwandungen angetroffen; Malassez hat solche sogar auf einer Ovarialkyste gefunden.

Die Ätiologie des Xanthoms ist zwar noch nicht vollständig aufgeklärt, aber ihre Erforschung hat doch einen bedeutenden Schritt vorwärts getan. Die Annahme eines infektiösen Ursprunges ist durchaus unbegründet. Dagegen ist einerseits seine Analogie zum Diabetes und zur Glykosurie, andererseits seine Beziehung zum chronischen Ikterus und den Lebererkrankungen überhaupt sicher festgestellt. Die gelbe Färbung der Haut und der Schleimhäute, die man häufig bei Xanthomatösen beobachtet und als Xanthochromie bezeichnet, ist nichts als ein Symptom einer Cholämie ohne Cholurie. Die Untersuchungen A. Chauffards und seiner Schüler Grigaut, Laroche u. a. haben dargetan, daß das Blut von Individuen, bei denen , eine Xanthomerkrankung sich entwickelt, ebenso wie bei der Mehrzahl der an Cholämie Erkrankten und bei Diabetikern Cholesterin in bedeutendem Überschuß enthält. Die Ursache der Ablagerung des Lipoids im Verlaufe der Cholesterinämie ist nicht genau bekannt *(kongenitale Disposition, traumatische Reizungen, vorher bestehende Tumorbildungen?)*.

Das Xanthom tritt auch familiär auf und ist manchmal hereditär; Church und Török haben es durch zwei und sogar drei Generationen verfolgen können.

Klinische Formen: Zwischen den verschiedenen Formen besteht wahrscheinlich kein essentieller Unterschied, sondern nur ein solcher in der Lokalisation und Entwickelung,

Das **Xanthelasma der Augenlider** ist bei Erwachsenen und alten Leuten nicht selten *(bei verschiedenen Rassen sehr verschieden häufig)*. Es besteht oft *(resp. meist)* unabhängig von irgend einer anderen xanthomatösen Manifestation oder jeder bemerkbaren Gesundheitsstörung. Ich habe es im Verlaufe einer Leberzirrhose auftreten sehen. Diese Form kann sich mit der tuberösen kombinieren. Häufig beschränkt sich die Erkrankung auf einen oder zwei mehr oder weniger symmetrische Flecken, die an den inneren Augenwinkeln auf den Lidern sitzen. Ihre Lokalisation, Ausdehnung und Farbe unterscheiden die Xanthelasmaflecken von den Syringomen (Hidradenomen) dieser Gegend.

Beim **generalisierten Xanthom**, Xanthoma tuberosum multiplex, entwickelt sich sehr allmählich und schubweise ein papulo-tuberöser Ausschlag, dessen Effloreszenzen die verschiedensten Dimensionen haben und ziemlich symmetrisch lokalisiert sind. Sie haben ihren Sitz vor allem an den Ellenbogen, den Knien, den Schultern, den Fingergelenken, der Glutäalgegend und dem behaarten Kopf. Man hat daher gesagt, das tuberöse Xanthom bevorzuge die vorspringenden Körperregionen. Aber gleichzeitig bemerkt man oft Herde an den Augenlidern, lineare mattgelbe Streifen an den Beugefalten und besonders an den Plantae und Palmae. Außerdem bestehen auch verschiedene Organstörungen und öfter Cholämie.

Das **Xanthom der Diabetiker** haben Robinson und andere Autoren zum Range einer besonderen Form oder eines fundamental verschiedenen Typus (Török) erheben wollen.

Es wäre charakterisiert durch kleine, ausschließlich papulöse, perifollikuläre Effloreszenzen, die mehr rot als gelb, juckend und schmerzhaft seien. Niemals würde man Herde an den Lidern, Streifen oder Ikterus bei dieser Form beobachten. Die Eruption trete plötzlich auf, gelange in weniger als einem Monat zur Entwickelung, sei aber temporär oder intermittierend. *Diese sehr charakteristische, aber sehr seltene Eruption verschwindet oft bei entsprechender Behandlung des Diabetes.*

Das **kongenitale Xanthom** besteht aus manchmal sehr umfangreichen, gelben und weichen Tumoren, die an den vorspringenden Partien der Ellenbogen, der Knie, der Schultern und auch anderer Körpergegenden lokalisiert sind. Sind diese Tumoren nicht schon gleich bei der Geburt vorhanden, so erscheinen sie doch im Laufe der ersten Lebensmonate.

Die **sekundäre Xanthomatisation** wird bei verschiedenen Tumoren, insbesondere bei den Nävi, bei Fibromen, Sarkomen etc. angetroffen. Ich habe ein xanthomatöses Rhabdomyom der Zunge untersucht; Pollitzer hat solche an den Augenlidern beobachtet *resp. er führt das Xanthoma palpebrarum überhaupt auf Entartung von Muskelfasern zurück, während er das Xanthoma tuberosum als eine Bindegewebshyperplasie durch Reizwirkung er-*

klärt, welche durch die im Blut zu reichlich vorhandenen Cholesterinester bedingt wird. Auch gewisse Dermatosen können „xanthomatisiert" werden, so die Kratzeffekte bei Xanthoma ictericum und diabeticorum, so in meinem Material der Lichen Vidal einmal bei Xanthoma palpebrale, einmal bei tuberösem Xanthom mit Arthritis deformans.

Diese verschiedenen klinischen Formen der Xanthome zeigen nur eine scheinbare Analogie mit dem Pseudoxanthoma elasticum, das eine kutane Dystrophie ganz anderer Art ist (**XVII**, 251).

Therapie. Meistens hat das Xanthom eine Neigung zu persistieren und sich zu vergrößern. Trotzdem kann man die Xanthelasmaflecken und sogar die xanthomatösen Erhebungen fast ohne Narbenbildung zum Verschwinden bringen mit Hilfe des Galvanokauters oder des Thermokauters, die man bis zur Rotglut erhitzt, vorsichtig handhabt. Auch die Verwendung der Röntgenstrahlen und des Radiums ist empfohlen worden. Aber die therapeutischen Maßnahmen werden sich in erster Linie gegen die Störungen der Leberfunktionen und des Stoffwechsels und gegen einen etwa vorhandenen Diabetes zu richten haben. Daher scheint eine Diät angezeigt, die einerseits arm ist an Cholesterin, also wenig Eigelb, Blut etc. enthält, andererseits auch möglichst fettfrei und ev. kohlenhydratarm sein soll.

Urticaria pigmentosa. Der Name, den Nettleship dieser Krankheit gegeben hat, ist nicht glücklich gewählt, denn er gibt leicht zu einer Verwechselung mit der pigmentierten Urtikaria (**II**, 23) Veranlassung. Die Urticaria pigmentosa ist keine Abart der Urtikaria, sondern eine chronische Dermatose, deren Histologie sie den Retentionstumoren anreiht.

Sie ist charakterisiert durch wenig vorspringende Flecke oder Erhebungen, die stecknadelkopf- oder fingernagelgroß sind und eine schmutzigbraune oder fahlgelbe Farbe haben. Sie sind in wechselnder Zahl zu einigen Dutzenden oder mehreren Hunderten, vor allem am Rumpf und an den Gliedern, zuweilen aber auch am Kopf und an den Extremitäten lokalisiert.

Das pathognomonische Symptom der Urticaria pigmentosa besteht in der Eigentümlichkeit ihrer Effloreszenzen unter dem Einflusse energischen Kratzens *und Reibens* oder eines Druckes mit einem stumpfen Instrument hyperämisch, turgeszent, derb und typisch urtikariell zu werden *(Urticaria factitia localisata)* (Fig. 121 u. 122).

Dieses Symptom genügt allein, um die Krankheit von dem Lichen planus, der Psoriasis, den Syphiliden und den Tuberkuliden zu unterscheiden.

Man lehrt im allgemeinen, daß die Urticaria pigmentosa bald nach der Geburt und nur ausnahmsweise nach dem ersten Lebensjahre *als ein urtikarielles Exanthem* auftrete, daß sie nach 8—10 Jahren allmählich verschwinde und daher bei Erwachsenen sehr selten vorkomme, *resp. nur rötlich braune Flecke hinterlasse, die aber noch immer das Symptom der lokalisierten Urticaria factitia aufweisen.* Dies ist häufig richtig, aber im Jahre 1905 habe ich in der Société française de Dermatologie gezeigt, daß diese Krankheit eine unbeschränkte Dauer haben könne, zur Zeit der Pubertät oder sogar erst im reiferen Alter auftreten und zuweilen familiär sein kann. *Die Fälle der spät und ohne oder mit sehr geringen subjektiven Symptomen sowie urtikariellen Reizerscheinungen auftretenden Urticaria pigmentosa sind nach meiner persönlichen Erfahrung nicht seltener als die sog. typischen bei kleinen Kindern; sie werden nur viel häufiger übersehen.*

Bei manchen Fällen sieht man spontan oder nach Schweißausbrüchen mit Jucken verbundene kongestive Exazerbationen. Das Exanthem kann jedoch auch torpid bleiben und wird dann bei oberflächlicher Untersuchung leicht übersehen. Bei manchen Patienten hat man einen *allgemeinen* Dermographismus beobachtet; hierbei handelt es sich vielleicht nur um eine zufällige Koinzidenz, die aber nicht häufig ist.

In den histologischen Präparaten der Effloreszenzen findet man in der Kutis ein mächtiges tumorartiges Infiltrat von Mastzellen, die mit Unnas Polychromblau eine rotviolette Färbung annehmen *oder auch nur reichlich Mastzellen in perivaskulären Strängen.* Diese Zellen sind spindelförmig, ovalär oder, wenn sie zusammengehäuft sind, polygonal. Außerdem liegt Pigment in der Basalschicht der Epidermis und im Papillarkörper.

Die Ätiologie ist unbekannt. Man hat kutane Irritationen, Nervosität oder Gemütsbewegungen angeschuldigt. Es scheint mir, als ob Autointoxikationen nach Verdauungsstörungen oder bei gewissen Anomalien der Leber-

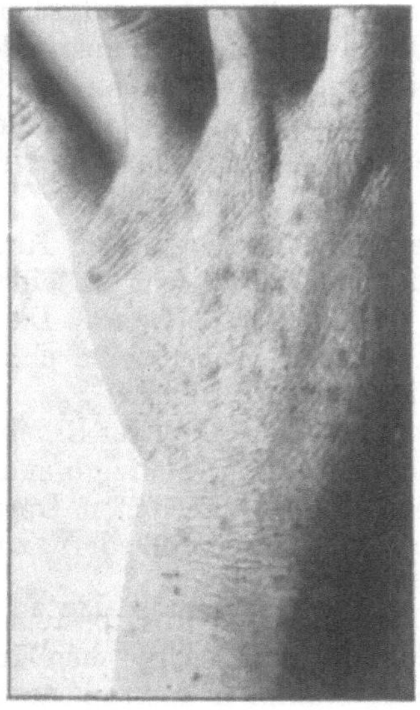

Fig. 121.
Urticaria pigmentosa
im Ruhezustand.

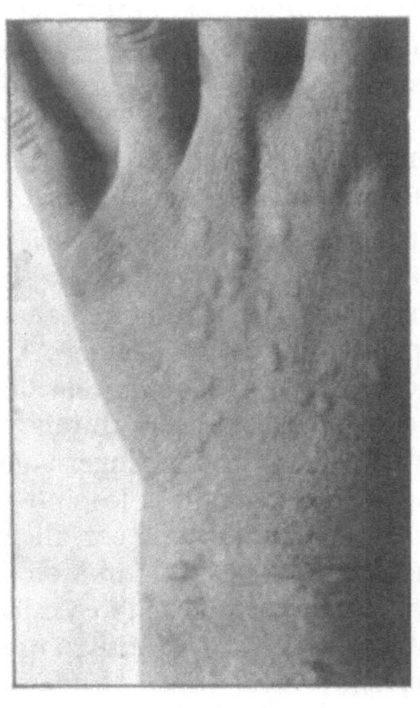

Fig. 122.
Urticaria pigmentosa im urtikariellen Zustand, nach Reizung
durch energisches Reiben.

funktion eine Rolle spielen können. Wenn ich mich hierin täusche, so müßte man die Urticaria pigmentosa bei den Nävi unterbringen.

Alle bisher versuchten Behandlungsmethoden haben nur zu Enttäuschungen geführt. Man wird sich auf Verordnung einer geregelten Lebensweise beschränken.

Botryomykome *(Granuloma teleangiectaticum oder pediculatum).* Mit diesem Namen bezeichnet man gewisse benigne Tumoren oder vielmehr persistierende, wie Tumoren aussehende Gewebsneubildungen entzündlicher Natur, die einen ganz eigentümlichen morphologischen und histologischen Charakter haben.

Man trifft zuweilen an den Händen und Fingern oder auch an den Fußsohlen eine kleine, weiche, stark vorspringende, lebhaft gerötete, glatte oder himbeerartige Erhebung von der Größe einer Erbse bis zu der einer großen Haselnuß. Ihr besonderes Charakteristikum besteht darin, daß sie an der Basis eingeschnürt oder sogar deutlich gestielt ist, wovon man sich in zweifelhaften

Fällen mit Hilfe einer Sonde oder eines Häkchens überzeugen kann. Viel seltener findet man ähnliche Gebilde am Bein, auf der Stirn, an den Lippen, am Hals oder am übrigen Körper. Gewöhnlich erinnert sich der Patient, einen Stich oder eine Verletzung an der betreffenden Stelle erhalten zu haben, die einige Wochen oder Monate vorher geeitert hatte. Die Tumoren können jahrelang bestehen.

Die histologische Untersuchung läßt erkennen, daß sie aus entzündlichem oder embryonalem, reichlich mit großen neugebildeten Kapillaren versehenem Bindegewebe bestehen. Die Epidermis reicht gewöhnlich bis an den Stiel heran oder ein wenig darüber hinaus, fehlt aber an der Oberfläche.

Poncet und Dor haben zuerst (1897) angegeben, daß diese entzündlichen Papillome maulbeerförmige, hyaline, manchmal mit unbewaffnetem Auge sichtbare Kugeln enthalten, die denen gleichen, welche Bollinger unter dem Namen Botryomyces in den nach der Kastration der Pferde vorkommenden pilzartigen Wucherungen beschrieben hat. Man weiß jedoch jetzt, daß es sich dabei nicht um Parasiten handelt, sondern wahrscheinlich um Zelldegenerationen von der Art der Pyknosen, aber doch auch von diesen verschieden. *Die Identität der tierischen und der menschlichen Botryomykose wird von den meisten nicht mehr anerkannt.*

Andererseits kann man aus den Botryomykomen der Menschen sowie der Tiere einen Kokkus isolieren, der in der Kultur einen gelben Belag bildet und von Kitt mit dem Namen Botryococcus ascoformans belegt wurde. Nach der Ansicht der meisten Autoren sind die Analogien dieses Kokkus mit dem Staphylococcus aureus so weitgehende, daß man ihn nicht als spezifisch ansehen kann. Er ist wahrscheinlich nur eine einfache Abart des letzteren; vielleicht besteht eine Mischinfektion. Letulle hat kürzlich die Behauptung aufgestellt, daß die Botryomykome auf einer Infektion mit Amöben beruhen. *Auch Schridde hat parasitäre Einlagerungen beschrieben.*

Die Behandlung dieser Neoplasmen besteht in vollständiger Abtragung; Rezidive sind nicht zu befürchten.

Die **Sarkome** sind Bindegewebstumoren von embryonaler Struktur und meist sehr malignem Charakter. An der Haut findet man: idiopathische primäre Sarkome, die hier beschrieben werden, und metastatische sekundäre Sarkome, die von einer Generalisation sarkomatöser Tumoren der inneren Organe, der Drüsen oder Knochen herrühren.

Die **primären Hautsarkome** gehören histologisch verschiedenen Gruppen an: 1. Rundzellensarkome (Sarcoma globocellulare), die aus großen oder kleinen Rundzellen bestehen; 2. Spindelzellensarkome (Sarcoma fusicellulare), die aus Spindelzellen oder in dichten Bündeln gelagerten Zellen gebildet sind; 3. pigmentierte Sarkome, die man nicht mit den früher als Melanosarkome bezeichneten Nävokarzinomen verwechseln darf (S. 484); 4. Lymphosarkome.

Nach klinischen Gesichtspunkten konnte man bis jetzt aus der komplexen Gruppe der primären Sarkome nur zwei Typen isolieren, deren Entwickelung und Struktur genügend scharf charakterisiert sind, um sie als eigentliche Krankheitsformen, als Sarkomatosen aufstellen zu können. Die anderen Sarkome sind weniger gut individualisiert, mit Ausnahme vielleicht der sogenannten Lymphosarkome.

A. Das **idiopathische multiple Pigmentsarkom der Haut** (Typus Kaposi 1870) beginnt symmetrisch an den distalen Körperteilen, an Händen und

Füßen; dann gehen die Krankheitsherde auf die Extremitäten und das Gesicht über *(„Akrosarkom")*. Sie bestehen entweder aus isolierten kleinen, miliaren oder erbsenförmigen, ziemlich harten Knoten, die violett oder braunrot gefärbt sind, oder aus einer Art derben Ödems, das durch rötliche, bläuliche oder livide Färbung wie marmoriert ist und auf dem sich pigmentierte Knoten oder höckerige, hervorspringende Herde entwickeln. Die Zahl der Tumoren wechselt sehr; sie sind an der Peripherie besonders reichlich vorhanden und sind sehr lästig, verursachen aber *meist* nur mäßige Schmerzen. Die Drüsen sind normal oder nur etwas vergrößert.

Die Tumoren können stationär bleiben, sich vom Zentrum nach der Peripherie hin zurückbilden oder an Zahl zunehmen; sie ulzerieren nur selten. Das Allgemeinbefinden ist anfangs gut; durch Generalisation, Kachexie, Hämorrhagien etc. tritt nach 2—3 oder mehr Jahren, bei Kindern früher, der Tod ein.

Hauptsächlich Männer im Alter von 40—60 Jahren werden von der Krankheit befallen; im Auslande *(speziell in Rußland, Österreich etc., wie es scheint besonders bei Juden)* ist sie weniger selten als in Frankreich.

Histologisch sind die Tumoren intrakutan und bestehen aus spindelförmigen und hauptsächlich runden Zellen von verschiedener Größe, die in ein fibroangiomatöses Stroma eingelagert sind. Das sie infiltrierende Pigment stammt von interstitiellen Hämorrhagien aus zerrissenen, embryonalen Blutgefäßen; es ist also kein Melanin. *Die Zellen hat man neuerdings mit Muskeln in Verbindung gebracht.* Die wirkliche Natur dieser Erkrankung ist noch nicht erkannt; sie unterscheidet sich jedenfalls wesentlich von den anderen Sarkomen.

B. Die **subkutane generalisierte Sarkomatose** (Typus Perrin, 1886) beginnt an einer beliebigen Körperstelle mit Ausnahme der Extremitäten. Die Tumoren, 20 bis einige Hundert an Zahl, sind anfangs ganz minimal, vergrößern sich aber bis zum Umfange eines Kirschkerns oder einer Nuß. Im Beginne sind sie kutan-subkutan oder rein subkutan und unter der Haut frei beweglich. Wird letztere invadiert, so wird sie rot, schieferfarben oder violett, ulzeriert aber selten. Eine Rückbildung findet nur ausnahmsweise statt. Die Kranken, meist im Alter von 50—60 Jahren, erliegen innerhalb 12—15 Monaten einer viszeralen Generalisation.

Die Zellen dieser Tumoren sind rundlich, von sehr wechselnder Größe, häufig vielkernig und in dicken ovalen Läppchen oder abgeflachten Streifen gruppiert, die durch Bindegewebsbündel voneinander getrennt sind. Zahlreiche embryonale Blutgefäße sind vorhanden.

C. **Verschiedene kutane Sarkome.** Die zahlreichen Abarten lassen sich kaum streng klassifizieren. Allenfalls kann man folgende Formen unterscheiden: 1. die Rundzellensarkome, meist weich und von hell- oder dunkelroter Farbe, entwickeln und generalisieren sich rapid. Sind sie aus kleinen Rundzellen gebildet, so verwechselt man sie leicht, sogar unter dem Mikroskop, mit den Lymphadenomen, mit der Mykosis fungoides à tumeurs d'emblée oder auch mit leukämischen Hauttumoren etc.; 2. die Spindelzellensarkome sind gewöhnlich mehr derb, weiß oder schieferfarbig, weniger malign und entwickeln sich langsam; 3. die teleangiektatischen Sarkome, die häufig durch interstitielle Hämorrhagien pigmentiert sind, haben meistens eine derbe Konsistenz, und bei Erwachsenen eine langsame, bei Kindern eine rasche Entwickelung; man nennt sie auch Angiosarkome. Alle diese Formen vermehren sich zuerst an den befallenen, später auch an entfernten Körpergegenden, ehe sie durch Generalisierung auch die inneren Organe befallen. Sie haben wenig Neigung, die Drüsen zu invadieren.

Man könnte auch noch **Myeloplaxen-**, **Myxo-**, **Fibrosarkome** etc. anführen.

D. Lymphosarkome. Ich habe versucht, unter dieser Bezeichnung einen Typus abzugrenzen, der nach den Epitheliomen die am häufigsten beobachtete Form primärer maligner Neoplasmen der Haut darstellt. Die Lymphosarkome gehen oft auch von den Drüsen, den Tonsillen, der Milz, dem Testikel etc. aus. Sie unterscheiden sich von den Sarkomen durch das Vorhandensein eines bindegewebigen Netzes, in dessen Maschen die zelligen Elemente enthalten sind. Man hat sie unter verschiedenen Namen beschrieben: **alveoläres Sarkom (Billroth)**, „**Carcinome réticulé**" (**Cornil** und **Ranvier**).

Es existieren zwei Hauptarten: 1. das **Lymphadenom** ist charakterisiert durch ein sehr feines adenoides Netz und das lymphoide Aussehen der Zellen. Seine Konsistenz ist weich. Die Tumoren der Mykosis fungoides besitzen diese Struktur. *(Doch sind ihre Zellen im allgemeinen nicht wesentlich lymphoide.)* Ich bin nicht sicher, daß außerhalb des Krankheitsbildes der Mykosis Lymphadenome der Haut vorkommen. Es ist bekannt, daß diese letztere auch mit Tumorbildung beginnen kann.

2. Das **sogenannte eigentliche Lymphosarkom** hat ein weitmaschigeres Netz und Zellen aller Größen und Formen. Manchmal sind diese Zellen vielkernig. Ich wäre geneigt, zugunsten der allgemeinen Verständigung, die Bezeichnung **Lympho-Sarkom** aufzugeben, und nach dem Vorschlag der „II. internationalen Konferenz für Krebsforschung (Paris 1910)" durch die Benennung „Sarcome atypique à cellules polymorphes" zu ersetzen. Das Lymphosarkom entwickelt sich bei jugendlichen und erwachsenen Individuen, mit Vorliebe in der Nähe der natürlichen Körperöffnungen, in Gestalt eines intrakutanen, hellroten, kleinen Knotens von derber Konsistenz. Es wächst zu einem umfangreichen, harten, kugeligen oder abgeplatteten, lange isoliert bleibenden Tumor an, der leicht erodiert oder ulzeriert wird. Gleichzeitig tritt bald eine starke Schwellung der Drüsen ein, die ebenfalls ulzerieren. Die Generalisation erfolgt auf dem Lymphwege. Diese klinischen Merkmale unterscheiden die Lymphosarkome von den reinen Sarkomen.

Diagnose der Sarkome. Da viele Sarkome anfangs subkutan sind, so hat man sie zu unterscheiden von allen Knotenbildungen (**XIV**), den Gummata, besonders den Sarkoiden, außerdem von den subkutanen oder kutanen benignen Tumoren und ebenso von gewissen subakuten und chronischen Phlegmonen.

Nur mit großer Schwierigkeit lassen sich manchmal von ihnen differenzieren: das sekundäre Karzinom der Haut, das Nävokarzinom, das Zylindrom und die Mykosis fungoides.

Die Lymphosarkome können große Ähnlichkeit haben mit gewissen Formen der kutanen Tuberkulose, mit den Epitheliomen und sogar mit syphilitischen Schankern.

In allen zweifelhaften Fällen werden die Biopsie und die histologische und hämatologische Untersuchung zur Bestätigung der Diagnose notwendig sein. Allgemein kann man sagen (und das liegt schon in der Definition dieser Krankheitsformen), daß bei allen Sarkomen das Blut normal oder nur wenig verändert ist; wäre es bei vermeintlichen Rundzellensarkomen ausgesprochen leukämisch, so muß man vielmehr eine kutane Leukämie diagnostizieren. Man wird wohl daran tun, auch dann histo- und hämatologisch zu untersuchen, wenn die klinischen Charaktere und die Entwickelung an und für sich mehr oder weniger beweisend scheinen.

Therapie. Die chirurgische Abtragung der Tumoren ist nur ganz im Anfang zu empfehlen, ehe Generalisation eingetreten ist. Wird sie ausgeführt, so muß sie so umfassend wie möglich sein. Als Ergänzung der Operation oder eventuell als Ersatz einer solchen stehen noch folgende Verfahren zu Gebot:

Die Radiotherapie hat sich bei gewissen Sarkomen als wirksam erwiesen. Es ist angezeigt, sie in starken Dosen zu verwenden, die, nach dem Vorschlag von Belot, ohne die Haut zu schädigen, möglichst rasch aufeinander folgen sollen.

Die Radiumtherapie scheint imstande zu sein, noch bessere Resultate zu geben als die Röntgenstrahlen. Ihre Anwendung erfolgt nach einer der neuerdings von L. Wickham und Dominici publizierten Methoden. *Auch intravenöse und intratumorale Injektionen von Thorium X wären zu versuchen.*

Die intensive Arsenbehandlung, wie sie von Köbner empfohlen wurde, wird man am zweckmäßigsten in Form subkutaner Injektionen von Kalium *oder Acidum* arsenicosum oder Natriumarseniat ausführen. Ihre Wirksamkeit ist nicht zu bestreiten; sie ist aber ebenfalls unzuverlässig.

Leider kommt es oft vor, daß der Arzt zu spät konsultiert wird, d. h. wenn die Generalisation schon ihren Anfang genommen hat und jede Therapie machtlos geworden ist; die Prognose der Sarkome ist *fast* immer sehr ungünstig.

Anhang.

Therapeutische Notizen.

Seit langer Zeit bin ich davon überzeugt, daß man in der dermatologischen Praxis mit einer sehr beschränkten Zahl von Methoden, Heilmitteln und Rezepten erfolgreiche Therapie treiben kann. Anstatt mit nutzloser Polypragmasie abenteuerliche Versuche zu machen, wird man, meiner Ansicht nach, bessere Resultate erzielen, wenn man sich, vorausgesetzt daß man seinen Arzneischatz beherrscht, an erprobte Mittel, Zusammensetzungen und Methoden hält, deren Wirkungen man kennt und welche durch die Erfahrung sanktioniert sind.

Übernimmt man die Behandlung einer Dermatose, so muß man sich in erster Linie klar darüber sein, welchen Zweck man dabei verfolgt und welches unmittelbare Resultat man anstrebt.

Ich habe schon am Schlusse jedes Artikels dieses Buches summarisch angegeben, welche Maßregeln und Medikamente im einzelnen Falle angezeigt sind.

Aus diesen Angaben geht hervor, daß je nachdem bald der internen und Allgemeinbehandlung, bald der lokalen Therapie die größere Bedeutung zukommt, daß aber oft beide indiziert sind und daher gleichzeitig zur Anwendung kommen müssen.

Eine allgemeine Diskussion über den relativen Wert interner und externer Behandlung hätte keinerlei Wert. Beide haben ihre Indikationen. Wenn die Ätiologie und Pathogenese einer Krankheit bekannt sind, so ist die Behandlung, die man zu verordnen hat, gegeben (Beispiel: Syphilis oder Skabies); dabei versteht es sich von selbst, daß man etwaige Adjuvantien nicht vernachlässigt. Ist die Ursache der Hautkrankheit unbekannt, so wird man sich bei der Therapie stützen müssen, einesteils auf den Charakter der Veränderungen, anderenteils auf die wahrscheinlichste Hypothese, die ihr Wesen zu erklären sucht, oder endlich auf reine Empirie. Allgemein gültige und praktische Bemerkungen lassen sich zu diesem Thema nicht wohl machen.

Die allgemeine Therapie der Dermatosen umfaßt verschiedene Behandlungsmethoden:

1. Die allgemeine Hygiene des Körpers und die spezielle der Haut.

2. Die Prophylaxe artefizieller und parasitärer Affektionen.

3. Die Diät, über welche ich am Schlusse dieses Kapitels einiges bemerken werde (§ 12).

4. Die Hydrotherapie in allen ihren Formen.

5. Die Behandlung mit pharmazeutischen Produkten, verschiedenen Serumarten, organotherapeutischen Mitteln, Fermenten und Hefen, Mineralwässern etc.

Es würde den Rahmen des vorliegenden Buches überschreiten, wollte ich mich über diesen Gegenstand weiter auslassen. Über die Anwendung von Arsen (S. 94), von Quecksilber (S. 457), von Jodkalium (S. 74 und 462) und über die Verwendung der Fermente und Hefen (S. 118, 275, 396), alles Mittel, die in der Therapie der Hautkrankheiten besonders häufig gebraucht werden, habe ich schon früher das Nötigste gesagt. Bezüglich der anderen verweise ich auf die Lehrbücher der inneren Medizin und der Therapie.

Für die Lokalbehandlung stehen ebenfalls sehr verschiedene Methoden und Mittel zur Verfügung, deren Indikationen ich bei den Krankheitsbeschreibungen bereits erwähnt habe; es ist unmöglich, sie hier ausführlich abzuhandeln. Sie lassen sich in folgende vier Klassen unterbringen:

1. Die chirurgische Abtragung, deren wir uns zur Beseitigung von Tumoren, gewisser Lupusformen usw. bedienen.

2. Die *sogenannten* dermatologischen Operationen: Exkochleation, Skarifikation, Kauterisation; ihre Technik und die Wirkungen, die man damit erzielen kann, sind von Brocq, auf dessen Buch[1]) ich hier verweise, ausgezeichnet dargestellt worden.

3. Die verschiedenen Formen der physikalischen Therapie (Elektrolyse, Faradisation, statische Elektrizität, Hochfrequenzströme, Radiotherapie, Phototherapie, *Radium und Mesothorium*, Biersche Methode, Behandlung mit heißer Luft, Massage usw.) werden in Spezial-Werken besprochen und es hätte wenig Zweck, hier einen Auszug aus diesen zu geben, da ein solcher notwendigerweise doch nur unvollständig und ungenügend wäre.

4. Die **äußerliche medikamentöse Therapie,** welcher dieses Kapitel beinahe ausschließlich gewidmet ist.

Man wird keine vollständige dermatologische Rezeptsammlung hier vorfinden; denn bei der stetigen Erweiterung des Arzneischatzes durch die Chemie und Pharmakologie wäre es unmöglich und nicht einmal zweckmäßig, alle Heilmittel aufzuzählen, welche für die Behandlung von Hautkrankheiten schon empfohlen wurden. Ich war im Gegenteil bestrebt, in diese Notizen nur solche Mittel und Rezepte aufzunehmen, welche ich aus eigener Erfahrung kenne.

Ich habe die Medikamente nach ihren klinischen Indikationen geordnet, was zwar bequem erscheint, tatsächlich aber zu einer recht künstlichen Gruppierung führt; denn ein und dieselbe Substanz kann mehrere Wirkungen haben: Je nach der Konzentration, der Dauer der Applikation, der pharmazeutischen Form oder der Art des Vehikels kann der Effekt gänzlich verschieden, ja geradezu entgegengesetzt sein.

Die pharmazeutische Form, oder wenn man so will, der physikalische Zustand einer wirksamen oder indifferenten lokal angewandten Substanz beeinflußt ihre Wirkung in hohem Grade. Den Arbeiten Unnas und seiner Schüler haben wir die Aufklärung dieser wichtigen Tatsache zu verdanken.

Einige Erläuterungen über diesen Punkt sind daher am Platz.

Die Haut ist im normalen Zustand mit einer schützenden Decke, der Hornschicht, bekleidet, die im wesentlichen aus Fett und Keratin besteht. Sie bildet eine Art von widerstandsfähigem und geschmeidigem Firnis, welcher für Wasser und wässerige Lösungen nahezu undurchlässig, für Fettsubstanzen, flüchtige und gasförmige Körper mehr oder minder permeabel ist.

Vielleicht die wichtigste Funktion der Hornschicht besteht darin, die Verdunstung der Gewebsflüssigkeiten zu verhindern. Der Feuchtigkeitsverlust von einer Fläche, die so ausgedehnt ist wie die Haut, wäre bei der Tempe-

---

[1]) Traitement des dermatoses, G. Carré et C. Naud édit., Paris 1898.

ratur des Körpers ohne das Dazwischentreten der Hornschicht enorm. Indessen findet auf der normalen Haut ununterbrochen eine erhebliche Wasserverdunstung statt, die man als „Perspiratio insensibilis" bezeichnet und die zweifellos durch Vermittelung der Schweißdrüsen- und Follikelöffnungen zustande kommt (S. 317). Diese trägt wesentlich dazu bei, sowohl die allgemeine Temperatur des Körpers wie die der verschiedenen Hautregionen zu regulieren.

Die Veränderungen dieser physiologischen Funktion, welche durch pathologische Zustände der Haut und lokale Applikationen zustande kommen können, darf man nicht außer acht lassen. Wenn die Haut hyperämisch oder entzündet ist, oder wenn ihre schützende Horndecke fehlt oder geschädigt ist, so ist die Perspiration beträchtlich gesteigert. Diejenigen lokalen Applikationen, welche die Verdunstung begünstigen, werden abkühlend und anämisierend wirken, während im Gegenteil eine Behinderung der Ausdünstung erhitzt und Blutandrang erzeugt.

Betrachten wir daher von diesem Standpunkt aus die Wirkungsweise der gebräuchlichsten lokalen Mittel:

Wasser und wässerige Lösungen. Bäder, feuchte Verbände, Kataplasmen, Zerstäubungen mit Sprays, Waschungen reinigen und mazerieren die Epidermis und machen sie schließlich durchlässiger. Ihre Hauptwirkung ist entzündungswidrig. Die Temperatur der Haut wird erhöht oder herabgesetzt, je nachdem die benutzte Flüssigkeit selbst heiß oder kalt ist.

Alkoholische, ätherische etc. Lösungen. Alkohol, Äther, Chloroform, Azeton, Benzin lösen mehr oder weniger die Fettsubstanzen, besonders auch die der Epidermis. Sie sind also an und für sich austrocknend.

Diese Substanzen lösen auch gewisse Arzneimittel, welche in Wasser unlöslich sind; bedient man sich ihrer als Lösungsmittel, so begünstigen sie die Wirksamkeit der Medikamente; denn sie ermöglichen es ihnen, bis in die Nähe der lebenden Schichten der Epidermis vorzudringen. Aber die irritierende Wirkung dieser Lösungen beschränkt ihre Verwendbarkeit auf einzelne besondere Fälle.

Pulver und Puder. Durch ihre physikalischen Eigenschaften vergrößern die Puder die Verdunstungsfläche und wirken daher kühlend, austrocknend und entzündungswidrig. Je mehr sie absorbieren, um so stärker wirken sie.

Am meisten tut das der „Kieselguhr" („Terre fossile"), den ich als „Ceyssatite" bezeichne; es ist dies eine natürlich vorkommende Erdart, die aus den Kieselpanzern von Foraminiferen besteht. Eine geringe Menge dieses Pulvers genügt, um eine Salbe in eine dicke Paste zu verwandeln. Die anderen sogenannten indifferenten Puder, mineralischer oder vegetabilischer Herkunft, haben dieselben Eigenschaften, aber in geringerem Maße. Stärke und Mehl haben die Unannehmlichkeit, durch Feuchtigkeit zu schwellen und ev. sich zu zersetzen.

Statt der Puder kann man auch manchmal mit großem Vorteil Aufschwemmungen von Pulvern in wässeriger Lösung mit oder ohne Zusatz von Glyzerin und Spiritus (5—10 %) und von verschiedenen Medikamenten (Liquor Alumin. acet., Liquor plumb. subacetici, Borsäure, Tumenol-Ammonium etc.) benutzen z. B.

Liq. Aluminii acet.   *1,0—10,0*
Zinc. oxyd.
Amyli
Bismut. subnitr.   *āā 10,0—15,0*
Glycerin   *2,0—10,0*
Aq. destill.   *ad 100,0*
(ev. dazu Ichthyol, Tumenol-Ammonium, Ac. boric. etc.)

Diese „Schüttelmixturen" werden gut umgeschüttelt, mit Wattepinsel dünn aufgetragen, ev. darüber noch gepudert.

Die **Fettsubstanzen** oder Salbenkörper verdienen spezielles Interesse; sie eignen sich für lokale Applikationen von längerer Dauer und größerer Ausdehnung. Sie haften auf der Hornschicht, dringen ein wenig in sie ein und machen sie geschmeidig; sie bringen die Hornzellen zum Anschwellen und die Schuppen zum Abfallen. Aber je nach dem Grade ihrer Undurchlässigkeit für Wasser behindern sie mehr oder weniger die Ausdunstung der Sekrete und die kutane Perspiration und wirken dadurch *(manchmal)* entzündungserregend und erhitzend. In dieser Beziehung bestehen zwischen den verschiedenen, wegen ihrer Konsistenz als „Fettkörper" bezeichneten Substanzen, große Unterschiede.

Zu dieser Gruppe gehören 1. die eigentlichen Fette, welche fest, pastös oder ölig, tierischen oder vegetabilischen Ursprungs und Triglyzeride (Glyzerinester) sind; sie nehmen nur sehr wenig Wasser auf, lassen sich verseifen und werden an der Luft ranzig. 2. die Kohlenwasserstoffe, wie Vaselin, Paraffin etc. lassen sich gar nicht mit Wasser mischen und sind an der Luft beständig. 3. die Wollfette (Adeps lanae, Lanolin, *Eucerin*) sind Cholesterinester, denen man bedeutende Mengen Wasser einverleiben kann (mehr als 300:100). Der Codex von 1908 bezeichnet mit „Lanoléine" das mit Wasser vermengte Wollfett (Adeps lanae 75, Wasser 25).

Den Fettkörpern und Salben nähert sich das Glyzerin. In konzentriertem Zustand nimmt es begierig Wasser auf (ist hygroskopisch); es ist mit Wasser in jedem Verhältnis mischbar. Das Glyzerin und das „Glycérolé d'amidon" [1] sind weniger erweichend und kühlend als die wässerigen Lösungen; im Vergleich mit den Fetten geben sie der Epidermis weniger Geschmeidigkeit und sind weniger erhitzend, *reizen aber doch öfter.*

Man kann die Konsistenz der Fettkörper durch Zusatz verschiedener Substanzen beliebig verändern. Sie können an und für sich flüssig sein, wie die Öle, oder weniger flüssige Konsistenz haben, wie Schmalz und Vaselin; man kann zu ihnen zähe Fette fügen wie Lanolin, oder feste wie Rindermark, Wallrath, Kakaobutter oder sogar Wachs oder Paraffin. Die so erhaltenen Mischungen bewahren die allgemeinen Eigenschaften ihrer Bestandteile.

Andere Zusätze, besonders die von Pulvern oder größeren Mengen von Wasser beeinflussen nicht nur die Konsistenz, sondern auch sehr merklich die unmittelbare Wirkung der Fettkörper.

Unter Salben („Pommades") versteht man die reinen oder miteinander vermischten Fette, denen man ein oder mehrere Arzneimittel inkorporiert. Da die Salben für die Perspiration immer mehr oder weniger undurchlässig sind, so haben sie die oben erwähnte erhitzende und kongestive Wirkung; gleichzeitig verleihen sie aber den in ihnen enthaltenen Heilmitteln erhöhte Wirksamkeit.

Pasten. Mischt man mit den Fettkörpern eine beträchtliche Menge eines Pulvers (durchschnittlich etwa 50 %), so erhält man Pasten. Sie machen

---

[1] = glycérolé: Arzneipräparat, welches Glyzerin als Exzipiens enthält und nach folgender Vorschrift hergestellt wird:

Glycérolé d'amidon:

Amyl. Tritici	10
Aq. destill.	10
Glycerin. 30°	130

Die 3 Ingredienzien werden gemischt und unter beständigem Umrühren so lange erhitzt, bis die Masse gelatinös wird. (Das Präparat ist das Analogon des Unguent. Glycerini der Ph. Germ. cfr. Unna, Mediz. Klinik 1911. Nr. 3.) Z.

die Oberfläche geschmeidig, schützen sie und haben außerdem die wesentliche Eigenschaft, porös, d. h. für die Perspiration durchlässig und dadurch entzündungswidrig zu sein. Den in ihnen enthaltenen Arzneimitteln kommt nur eine mäßige Wirkung zu.

Die **Kühlsalben** („Crèmes") sind Fettsubstanzen, denen Wasser oder wässerige Lösungen in bedeutenden Mengen innig beigemengt sind.

Der relative Wassergehalt der verschiedenen Kühlsalben ist sehr ungleich. Er beträgt:

> 17 auf 100 im Coldcream,
> 33 auf 100 im „Cérat de Galien" *(ähnlich Unguentum leniens)*,
> 43 auf 100 in der „Pommade de concombre",
> 50 auf 100 im Kalkwasserliniment.

Die Mischungen von Lanolin und Vaselin eignen sich am besten zur Herstellung von Salben mit hohem Wassergehalt (bis zu 1000 auf 100) und werden nicht ranzig.

Die Kühlsalben üben keine sehr intensiven Wirkungen aus, lindern aber die Entzündungserscheinungen.

Die Glyzerin- und seifenhaltigen Salben stehen in ihrer Wirkung zwischen den Pasten und den Kühlsalben.

Okklusivverbände. Die Zinkleimverbände (mit Gelatine) lassen die Perspiration durch und haben jucklindernde, anämisierende und schützende Wirkungen.

Die Pflaster[1]) werden so hergestellt, daß man irgend ein Gewebe mit einer Schichte einer Pflastermasse bedeckt, deren Konsistenz derart ist, daß sie der Haut fest adhäriert. Den früher üblichen Pflastermassen aus Bleiglätte, Schmalz und verschiedenen Harzen, die brüchig wurden und oft reizten, zieht man mit Recht die vor, welche mit einer Basis von Lanolin oder Vaselin und einem Zusatz von Kautschuk und etwas Wachs *(fabrikmäßig)* hergestellt werden. Man kann diesen Pflastern fast alle in der dermatologischen Praxis gebräuchlichen Lokalmittel in beliebigem Verhältnisse zusetzen. Man darf nicht vergessen, daß alle Pflaster wegen ihrer Undurchlässigkeit die Verdunstung und Perspiration verhindern und daher erhitzend wirken.

Die wasserlöslichen Firnisse (Kaseinsalbe, Gelanth u. ä.) haben Eingang in die Praxis kaum gefunden.

Die Firnisse mit Äther (Kollodium), mit Azeton (Filmogen) oder mit Chloroform (Traumatizin) werden nur in besonderen Fällen verwendet.

Ich werde im nachfolgenden die Mittel der verschiedenen äußerlichen dermatotherapeutischen Behandlungsmethoden Revue passieren lassen.

Die Reihenfolge, in der ich sie aufzähle, hat keinerlei Bedeutung.

Wenn ich im gleichen Abschnitt eine Reihe einfacher oder zusammengesetzter Substanzen angebe, so kann man sie trotz ihrer feineren Unterschiede als analog oder mehr oder weniger äquivalent betrachten; ich habe keine besondere Vorliebe für die eine oder andere, halte es aber für zweckmäßig, daß der Arzt seine Verordnungen variieren kann.

Die etwas komplizierteren Zusammensetzungen sind in Form von Rezepten angeführt, die manchmal den Namen ihres Autors tragen. Diese Rezepte sind aber keineswegs unveränderlich; ich war bestrebt, die Exzipientien zu variieren, um Beispiele zu liefern. Man kann das angegebene Exzipiens durch ein anderes von analoger Konsistenz und gleichen physikalischen Eigenschaften ersetzen.

---

1) „Emplâtre", mehr im Sinne von Pflastermasse; „Sparadrap" oder „Épithème" = gestrichene Pflaster. Z.

Wenn ich die Mehrzahl der Rezepte in 100 g gebe, so geschieht dies, um die Gedächtnisarbeit zu erleichtern. Man wird in jedem einzelnen Falle beurteilen müssen, welche Mengen zu verschreiben sind.

§ 1. Antiphlogistika.

Die antiphlogistische, kalmierende, entzündungswidrige, erweichende oder kühlende Behandlung findet ihre Anwendung bei **akuten Dermatitiden** im allgemeinen, bei **akuten Erythemen**, beim **Ekzem** etc. Sie ist daher ungemein häufig indiziert. Sie umfaßt mehrere Verfahren, die man gewöhnlich gleichzeitig in Anwendung bringt.

Waschungen. Mehrere Male im Tag läßt man Abwaschungen machen mit gekochtem, *vor allem mit recht heißem Wasser, das im allgemeinen bei akuten Entzündungen viel besser vertragen wird, als kaltes und laues* Wasser, oder einem Infus von Kamillen-, Linden- oder Hollunderblüten oder einem Dekokt von Alant-, Eibisch- oder anderen Wurzeln oder *den in § 2 angeführten schwach antiseptischen oder adstringierenden Lösungen in starker Verdünnung.*

Zerstäubungen. Die gleichen Infusionen oder Dekokte *(filtriert)* oder schwach antiseptische oder adstringierende Lösungen können für Zerstäubungen mit dem Apparat Richardsons oder einem Dampfspray gebraucht werden.

Feuchte Verbände werden in der dermatologischen ebenso wie in der chirurgischen Praxis ganz allgemein angewandt. Ein feuchter Verband besteht aus Kompressen von sterilisierter Gaze, die mit den eben angeführten Infusionen, Dekokten oder Lösungen getränkt und alsdann soweit ausgedrückt werden, daß sie eben nur noch feucht sind. Man appliziert sie hierauf in der Weise, daß die erkrankte Stelle reichlich bedeckt ist und legt darüber einen undurchlässigen Stoff (Gummileinwand, Wachstuch, Guttaperchapapier, *Billroth- oder Mosetig-Battist*), der die Kompressen nach allen Seiten überragt; darauf kommt noch Watte und schließlich eine Binde aus beliebigem Material, um das Ganze festzuhalten. Diese Verbände müssen gewöhnlich kalt aufgelegt und wenigstens zweimal in 24 Stunden erneuert werden.

Kataplasmen. Wegen ihrer schleimigen Konsistenz werden sie oft besser ertragen als feuchte Umschläge. Man bereitet sie folgendermaßen zu: Ein Löffel voll Kartoffel- oder Weizenstärke wird mit zwei Löffel kalten Wassers angerührt; diese Mischung wird nach und nach zu acht Löffeln kochenden Wassers in einer Kasserole (bei Kartoffelstärke acht, bei Weizenstärke sechs Löffel Wasser) zugesetzt und darin bis zur Gelatinisierung fortwährend umgerührt. Man breitet die Masse auf Tarlatan (feinfaserigem Baumwollgewebe) aus und schlägt die Enden darüber zusammen.

Leinsamenmehl ist viel weniger empfehlenswert, da dessen Öl bald ranzig wird. Man findet im Handel präparierte Wattekataplasmen, die man nur in lauem Wasser etwas zu erweichen braucht. Man legt die Kataplasmen kalt oder kaum lau auf und erneuert sie zwei- oder dreimal im Tag; es ist ratsam, aber im allgemeinen nicht nötig, sie mit einem undurchlässigen Stoff zu bedecken.

Bäder. Man kann nicht genug Verwahrung gegen den Mißbrauch einlegen, der nur zu häufig bei entzündlichen Dermatosen mit lauen Bädern (aus reinem Wasser oder mit Zusätzen von Stärke, Gelatine, Lindenblüten etc.) getrieben wird. In den weitaus meisten Fällen (bei **pyogenen Dermatitiden, Ekzemen, urtikariellen Erkrankungen** etc.) sind sie viel eher gefährlich und schädlich als nützlich. *Die Furcht vor heißen Bädern teile ich bei chronischen Ekzemen und Pyodermien nicht mehr.*

Alkoholverbände. Diese von **Ambroise Paré** eingeführte und neuerdings wieder beliebt gewordene Form der Behandlung ist noch zu wenig geschätzt. Sie ist von großem Nutzen und wirkt häufig abortierend bei beginnenden **Furunkeln, Karbunkeln, lymphangitischen Abszeßen, Gummen** etc. Die Kompressen tränkt man mit Alkohol von mindestens 95—90 %, keinesfalls mit schwächerem; sind sie mit undurchlässigem Stoff bedeckt, so erneuert man sie alle 12—24 Stunden, sonst häufiger.

Puder. Schon oben habe ich darauf hingewiesen, daß die absorbierenden oder indifferenten Puder durchaus nicht unwirksam sind. Sie haben im Gegenteil eine deutlich kühlende, austrocknende und entzündungswidrige Wirkung. Als Puder mineralischen Ursprungs verwendet man: Talk, Zinkoxyd, *Bismutum subnitricum*, die kohlensauren Salze des Kalziums, Magnesiums und Wismuts, Kaolin oder Bolus alba etc.; die Terra silicea oder „Ceyssatite" (Kieselguhr) wirkt am stärksten absorbierend. Die gebräuchlichsten vegetabilischen Puder sind Weizen-, Reis- oder Kartoffelstärke, verschiedene Mehlarten, Lykopodium usw.

Sehr häufig kombiniert man verschiedene Puder miteinander. Solchen Mischungen kann man noch Substanzen hinzufügen, um sie auf Wunsch des Kranken zu färben oder auch um ihnen eine leicht antiseptische oder jucklindernde Wirkung zu verleihen. Beispiele beider Indikationen sind folgende Rezepte:

Zusammengesetzter Puder.		Pulvis cuticolor (Unna).	
Talci	40,0	Amyli oryzae	40,0
Calc. carbon. praecip.		Zinci oxydati	25,0
Magnes. carbonic.	āā 20,0	Magn. carbonic.	20,0
Zinci oxyd.		Boli albae	12,5
Ichthyol oder Gomenol [1]) 1,0 bis 2,0		Boli rubrae	2,5

Salben. Die einzig empfehlenswerten Salben bei akuten, entzündlichen Dermatitiden sind solche, die große Mengen Wasser enthalten: Coldcream, Cérat de Galien [2]), Gurkencrème, Ölkalkwasserliniment (Mandelöl und Kalkwasser āā). Ich ziehe folgende Kombinationen vor, weil sie nicht ranzig werden:

Vasolanolin.		Crème aus stearinsaurem Natrium.	
Vaselini	10,0	Liquor. Natrii caustici	5,0
Adip. Lanae anhydrici		Acidi stearinici	25,0
Aquae Ros.	āā 5,0	Glycerini	75,0
Aquae Lauro-Cerasi		Aquae Rosae	120,0
Aquae Aurantii Florum		Parfüm nach Belieben.	

Das Wasser wird unter beständigem Reiben allmählich zugesetzt. (Wenn man 5,0 der obigen Wässer durch Kalkwasser ersetzt, findet die Emulgierung leichter statt und das Präparat ist haltbarer.)

Erhitzen und durch Abkühlung erstarren lassen; dann ein zweites Mal erhitzen und kräftig schütteln.

Das Ungu. Glycerini (Glycérolé d'amidon) und die seifenhaltigen Salben (§ 5), die Wasser aufnehmen, können in gewissen Fällen die wasserhaltigen Salben ersetzen.

Bei akuten Dermatitiden muß man sich hüten, Pasten und besonders Salben anzuwenden, da zu befürchten ist, daß sie sehr schlecht ertragen werden,

---

[1]) Das ätherische Öl von Melaleuca viridiflora (Myrtaceae). Z.

[2])

Cerae albae	10
Olei Amygdalar.	40
Aquae Rosae	25

Wachs und Öl werden zusammengeschmolzen. Man läßt unter ständigem Rühren erkalten und setzt allmählich das Rosenwasser dazu. Ähnlich dem Ungu. leniens.

obgleich frisches Schweinefett häufig auffällig beruhigend wirkt. Dies gilt auch für die Präparate, die unter dem Namen Naftalan, Sapolancrème, *Eucerin*, *Mitin* etc. verkauft werden.

Wenn die Entzündung ausgesprochen subakut ist, können einfache oder Ichthyol *oder Tumenol resp. Tumenol-Ammonium* enthaltende Pasten gute Dienste leisten.

<table>
<tr><td colspan="2">Lassarsche Paste.</td><td colspan="2">Pasta mollis Unnas.</td></tr>
<tr><td>Zinci oxydat.</td><td rowspan="4">} āā</td><td>Zinci oxydati</td><td rowspan="4">} āā</td></tr>
<tr><td>Amyli</td><td>Cretae praeparat.</td></tr>
<tr><td>Vaselini</td><td>Olei Lini</td></tr>
<tr><td>Lanolini</td><td>Aquae Calcariae</td></tr>
</table>

Paste mit ichthyolhaltigem Ungu. Glycerini (Glycérolé).

Unguenti Glycerini	70,0
Boli albae	
Magnes. carbonici	} āā 15,0
Ichthyoli	3,0—5,0;

ferner Naftalanzinkpaste (Zinc. oxyd., Amyli āā 25,0; Naftalan 50,0), Zinköl (Zinc. oxyd. 60,0; Ol. oliv. 40,0).

§ 2. Schwache Antiseptika und Adstringentien.

Waschwässer („Lotions"), **Zerstäubungen** und **feuchte Verbände.** Für diese Zwecke benutzt man folgende wässerige Lösungen: Borwasser (4% *resp.* 3%); Boricine (dargestellt durch Erhitzen von gleichen Teilen von Borax und Borsäure) oder Borax in Lösungen von 4—10%; Wasserstoffsuperoxyd (2—3% Vol.); Karbollösung 1%; Resorzinlösung ½%; Phenosalyl ½%; Abkochungen von China- oder Eichen-Rinde oder ½% Tanninlösung. *Abkochungen von Kamillentee, von Malven etc.*

Ausschließlich für **Waschungen** dienen: Liqueur de Labarraque (= Lösung von Natrium hypochlorit) mit dem drei- bis sechsfachen Volumen Wasser verdünnt, Bleiwasser oder Liquor Plumbi subacetici und folgende Mischungen:

<table>
<tr><td colspan="2">Eau d'Alibour (bei Pyodermien).</td><td colspan="2">Liqueur de Burow (bei nässenden Dermatitiden).</td></tr>
<tr><td>Cupri sulfurici</td><td>2,0</td><td></td><td></td></tr>
<tr><td>Zinci sulfurici</td><td>7,0</td><td>Aluminis</td><td>1,0</td></tr>
<tr><td>Croci</td><td>0,40</td><td>Plumbi acetici</td><td>5,0</td></tr>
<tr><td>Aquae camphor.</td><td>200,0</td><td>Aquae</td><td>100,0</td></tr>
<tr><td colspan="2">Filtrieren und mit der 4—10 fachen Menge Wasser zu verdünnen.</td><td colspan="2">Nicht filtrieren; schütteln. Mit der 5—10 —20 fachen Menge Wasser zu verdünnen.</td></tr>
</table>

Lugolsche Lösung (jodierte Jodkaliumlösung) (bei **tuberkulösen Geschwüren, Ulzera etc.**)

Jodi	1,0
Kalii jodati	2,0
Aquae	300,0;

ferner Liquor Aluminii acetic. mit Zusatz von Borsäure, oder von Weinsäure (Liquor Aluminii acetico-tartar. der Pharm. Helv.)

Alkoholische und andere Lösungen für Betupfungen (bei **eiternden Wunden, Ulzerationen, Herpes, Sycosis).** Jodtinktur (1:10); alkoholische Lösungen von Kampfer (1:10), Borsäure (1:16), Resorzin (2:100), Thymol (1:100), Tannin (2:100); äther. Jodoformlösung (1:20); Guajakolöl (gleiche Teile); borsäurehaltiges Glyzerin (1:8); boraxhaltiges Glyzerin (1:10); phenolhaltiges Glyzerin (1:50).

Mundwässer (bei **Ulzerationen des Mundes,** *Stomatitis* etc.). Wässerige Lösungen von chlorsaurem Kalium oder Natrium, Chloralhydrat, Salizylsäure, Alaun, Borax, eventuell mit Zusatz von Glyzerin oder Rosenhonig, *Wasser-*

stoffsuperoxyd (Perhydrol-Mundwasser), Tinct. Ratanhiae, Myrrhae, Galla-
rum (einige Tropfen auf ein Glas Wasser), schwache Thymol-, Salol- etc.
Lösungen.

<pre>
        z. B.   Natrii bicarbonici ⎫
                Natrii chlorici   ⎬   āā 1,0
                Natrii salicylici   ⎭
                Mellis rosati   25,0
                Aquae   75,0
</pre>

Puder. Jodoform oder seine Ersatzmittel: Jodol (Tetrajodpyrrol), Dijodo-
form (C_2J_4), Aristol (Thymol bijodatum), Europhen (Isobutylorthokresoljodid),
Airol (Wismutoxyjodidgallat), Dermatol (Bismut. gallic. basic.), Xeroform
(Tribromphenolwismut), *Vioform*, Ektogan (Zinkperoxyd), chemisch reines
Methylenblau, Tannin und Tannoform, Eisensubkarbonat, Chinarindenpulver
etc. etc.

Salben. Man kann „Crèmes", Pasten oder Salben anwenden (bei **Pyo-**
dermien, Ekzemen).

<table>
<tr><td colspan="2">Bleiwasser-Kühl-Salbe</td><td colspan="2">Ichthyolpaste.</td></tr>
<tr><td>Vaselini</td><td>10,0</td><td>Zinci oxydati ⎫</td><td></td></tr>
<tr><td>Adipis Lanae anhydrici</td><td>5,0</td><td>Amyli   ⎬ āā 25,0</td><td></td></tr>
<tr><td>Aquae Plumbi</td><td>5,0—15,0</td><td>Vaselini   ⎪</td><td></td></tr>
<tr><td></td><td></td><td>Lanolini   ⎭</td><td></td></tr>
<tr><td></td><td></td><td>Ichthyoli</td><td>2,0—5,0</td></tr>
</table>

Die Ichthyolpaste, deren einfachste Kombination hier angegeben ist,
verschreibe ich selbst sehr häufig; sie ist ein bewährtes Präparat. Durch verschiedene Zusätze kann man sie leicht stärker antiseptisch, etwas jucklindernd,
erweichend oder keratoplastisch gestalten. Für diese Zwecke fügt man eine
oder mehrere der nachstehenden Substanzen hinzu:

<pre>
        Hydrargyr. praecip. alb.   (1—10:100)
        Hydrarg. oxydat. flavi via humida parati (5—10:100)
        Camphorae   (1:100)
        Acidi borici   (5—10:100)
        Acidi salicylici   (1—2:100)
        Resorcini   (1—2:100)
        Naphtholi   (0,5—1:100)
        Sulf. praecipit.   (1—10:100)
</pre>

Kalomel wird häufig in Verbindung mit Coldcream angewandt (1—10: 100).

Borvaselin (5—*10*:100) ist die am meisten gebrauchte Salbe, *deren*
Borsäure-Gehalt von den verschiedenen Pharmakapöen verschieden vorge-
schrieben wird.

Man kann die Salben mit Vaselin, Adeps benzoatus oder einer beliebigen
Mischung von Fettkörpern herstellen und ihnen eines der eben angeführten
Antiseptika, oder auch ätherische Öle zusetzen:

Antiseptisch wirkende Salben.

<table>
<tr><td>1.</td><td>Acidi salicyli</td><td></td><td></td><td>2.</td><td>β-Naphtholi</td><td>0,5—1,0</td></tr>
<tr><td></td><td>Resorcini</td><td>āā</td><td>1,0</td><td></td><td>Acidi borici</td><td></td></tr>
<tr><td></td><td>Hydrarg. oxydati flavi</td><td></td><td></td><td></td><td>Hydrargyr. sulfurici basic.</td><td>āā 12,0</td></tr>
<tr><td></td><td>via humida parati</td><td></td><td>10,0</td><td></td><td>Vaselini ⎫</td><td></td></tr>
<tr><td></td><td>Lanolini</td><td></td><td>60,0</td><td></td><td>Lanolini ⎬ āā 25,0</td><td></td></tr>
<tr><td></td><td>Olei Amygdalar.</td><td></td><td>30,0</td><td></td><td>Adipis suilli ⎭</td><td></td></tr>
</table>

3. Salbe nach der Vorschrift von J. Lucas-Championnière
(gegen Verbrennungen).

<pre>
Naphtholate de soude (β-Naphtholnatrium)   0,30
Ätherische Öle von Thymian, Geranium, Verbena und Origanum āā gtt. 15
Retinol oder Vaselin   100,0
</pre>

Firnisse. Die antiseptischen Firnisse werden verwendet: 1. bei gewissen Dermatitiden mit intakter Epidermis (**Lymphangitiden, Erysipele**); in solchen Fällen leisten gute Dienste das Thigenol oder eine glyzerinhaltige Thiol- *oder Ichthyol*-Mischung (Thiol. liqu. 85, Glyzerin 15); 2. als okkludierende Deckmittel. Hierzu kann man sich der zusammengesetzten Firnisse bedienen, des Stérésols oder Adhésols, die gewöhnlich in den *französischen* Apotheken vorrätig sind. Ihre Rezepte gebe ich zur Orientierung hier an:

Adhésol für **aseptische Wunden.**

Resinae Copal		245,0
Benzoës	} āā 21,0	
Balsami tolutani		
Olei Thymi		12,0
α-Naphtholi		2,0
Aetheris q. s. ad 1000,0 cc.		

Stérésol bei **Ulzerationen der Schleimhäute, Aphthen, Angulus infectiosus.**

Laccae in tabulis		270,0
Benzoës		
Balsami tolutani	} āā 10,0	
Acidi carbolici crystallis.		
Olei Cinnamomi Cassiae		6,0
Saccharini		1,5
Spiritus (90 %) q. s. ad 1000,0 cc.		(Berlioz).

Analog ist das neuerdings in der Chirurgie viel verwendete Mastisol.

§ 3. Starke Antiseptika.

Die Lösungen und Mischungen, die ich hier angeben werde, dürfen nicht zu Umschlägen und Verbänden verwendet werden; sie würden zu stark reizen oder sogar ätzend wirken. Man muß sie für Waschungen, Betupfungen oder Pinselungen reservieren.

Wässerige Lösungen.

Hydrargyrum bichlorat.	1—2:1000
Hydrargyr. bijodat.	1:1000
Hydrargyr. oxycyanat.	5:1000
Hydrargyr. cyanid.	2—5:1000
Karbolwasser	5:1000
Microcidine (= β-Naphtholnatrium)	3—5:1000
Wasserstoffsuperoxyd	12—20 Vol.-%
Lysoform, Aniodol, oder wässerige, alkoholische oder glyzerinhaltige Formollösungen	0,25—1,0:1000

Verschiedene Lösungen und flüssige Mischungen. Jodtinktur; Jodazeton (1 — 3 : 10); Naphtholkampfer (1 : 2); Phenolkampfer (āā); Salolkampfer (3 : 2).

Mixtura composita (für **tuberkulöse Ulzerationen**).

Kreosoti	} āā 2,0	
Guajacoli		
Jodoformii		5,0
Naphtholi camphorati	20,0	
Aetheris	} āā 35,0	
Olei sterilisati		

§ 4. Jucklindernde Mittel.

Bei der Lokalbehandlung des Pruritus (S. 362) kann man eine ganze Reihe therapeutischer Maßregeln und Mittel zur Anwendung bringen.

<table>
<tr><td rowspan="8">Wässerige
Lösungen:</td><td>Abkochung von Alantwurzel</td><td>(20:1000)</td></tr>
<tr><td>Kleienwasser, Kalkwasser, Kirschlorbeerwasser</td><td></td></tr>
<tr><td>Kamillentee</td><td>(20 Blütenköpfe:1000)</td></tr>
<tr><td>Infusion von Kokablättern</td><td>(10—20:1000)</td></tr>
<tr><td>Chloralhydrat</td><td>(2—4:100)</td></tr>
<tr><td>Natr. hypochlorit-Lösung</td><td>(20—50:100)</td></tr>
<tr><td>Karbol</td><td>(1—5:100)</td></tr>
<tr><td>Liquor carbonis detergens</td><td>(1—10—30:100)</td></tr>
</table>

Bäder werden oft schlecht ertragen. Man verschreibt manchmal Stärke-
oder Kleienbäder mit Essigzusatz (1 l); oder mit Lindenblüten (1 kg); oder
Gelatinebäder (250—500 g Gelatine werden in kaltem Wasser erweicht, durch
Hitze gelöst und ins Bad gegossen); *oder mit Kal. hypermang. (5—15 g konzentrierter Lösung für ein Bad); mit Schwefel (z. B. Solutio Vlemingkx
30—100 g) etc.*

Verschiedene Lösungen und Mischungen. Man verwendet Pinselungen
oder Betupfungen mit:

Alkohol. Kampferlösung	(1:10)
Kampferlösung in Branntwein	(1:40)
Kampfer gelöst in Kamillenöl	(1:10)
Resorzinspiritus	(2—5:100)
Mentholspiritus	(1—2:100)
Menthol gelöst in Vaselinöl	(1—2:100)
Karbol-Glyzerin (Phenol 5,0, Wasser,	
Glyzerin āā 50,0	
Alkohol. Lösung von Silbernitrat (3—10:100)	

Antipruriginöse Mischungen:

1.	Acidi acetici	10,0—20,0	2. Cocaïni hydrochloric.	āā	1,0
	Spiritus Camphorati	250,0	Chlorali hydrati		
	Aquae Lauro-Cerasi	250,0	Resorcini		
	Glycerini	500,0	Glycerini	3,0	
	(Rein oder verdünnt zu verwenden.)		Spiritus	20,0	
			Aquae Lauro-Cerasi	30,0	
			Aquae	44,0	

(Bouchard);

ferner auch die oben (S. 505) erwähnten Schüttelpinselungen.

Salben. Die Applikation von Fettsubstanzen genügt manchmal allein,
um dem Kranken Erleichterung zu verschaffen. Frisches Schweinefett, Unguentum simplex, reines Vaselin können hierzu ausreichen; oft zieht man diesen
das Sapolan, das Naftalan oder den Lebertran vor. Selbstverständlich ist
es oft vorteilhaft, den Salben oder Pasten eines oder mehrere jucklindernde
Mittel zuzusetzen. Man verwendet häufig Ungu. Glycerini mit einem Zusatz
von Acidum tartaricum (5 : 100), oder eine Salbe mit Naphthol (2—5 auf 100
gelbe Wachssalbe, *hiebei Vorsicht bei längerer Verwendung wegen der Intoxika-
tionsgefahr*); oder auch mentholhaltiges Kamillenöl (kampferhaltiges Kamillenöl 100, Chloroform 2—5, Menthol 1).

Jucklindernde Salbe:			Jucklindernde Paste:	
Mentholi			Mentholi	0,5
Chlorali hydrati	āā	5,0	Phenoli	1,0
Pulver. Camphorae			Acidi salicylici	2,0
Lanolini		35,0	Tumenoli	5,0
Vaselini		50,0	Pastae Zinci (Lassar)	90,0;

*ferner Tumenolzinkpaste (1—10 %), Teerzinkpaste (1—10 %) etc. Sehr
vorteilhaft sind alkoholische Lösungen mit Thymol (1/2 %), Phenol (1 %),
Liqu. carbonis detergens (5—10 %) etc., denen man 2—5 % Rizinusöl oder
Glyzerin zusetzt, um die zu starke Austrocknung zu verhindern; danach
Pudern.*

Okkludierende Applikationen. Es kann kein Zweifel darüber bestehen, daß schon allein die Verhinderung des Luftzutritts zu erkrankten Hautregionen ein sehr wirksames Mittel zur Bekämpfung des Juckreizes bildet und daß die Wirkung der Salben und Pasten zum großen Teil hierauf beruht. Stärkekataplasmen, feuchte Packungen, ein geeigneter Watteverband führen ebenfalls zum Ziel, wenn die zu behandelnden Flächen nicht zu ausgedehnt sind.

Der Zinkleim, den man auf große Flächen auftragen kann, ist noch praktischer. Nachfolgend gebe ich 1. die Grundformel, 2. ein Rezept zur Herstellung eines Leimes von festerer Konsistenz für den Sommer:

	(1)	(2)
Gelatinae	15	30
Zinci oxydati	15	10
Glycerini	25	30
Aquae	45	30

Man verflüssigt die Masse° im Wasserbad, trägt sie mit einem Pinsel auf, und während der Überzug noch klebrig ist, betupft man die Fläche mit Verbandwatte, welche darauf hängen bleibt und ihr das Aussehen von Baumwollflanell verleiht. Ein Zinkleimverband kann mehrere Tage belassen werden; man entfernt ihn durch Abziehen oder mit heißem Wasser.

Man kann dem Leim Ichthyol oder andere wirksame Substanzen zufügen, oder kann diese Substanzen vor dem Auftragen des Leimes aufpinseln.

Firnisse und Pflaster. Die ganze Reihe der verschiedenen Teersorten und analogen Substanzen kann als trocknender Überzug, d. h. als Firniß zur Verwendung kommen und zwar entweder rein oder in Form eines Extraktes, einer alkoholisch-ätherischen Tinktur oder verschiedener Lösungen (Coaltar, *Liqu. carbonis detergens*, vegetabilischer Teer, *Ol. Rusci etc. rein oder āā mit Alcohol. absolut. und Äther oder mit Benzol, Azeton etc.*), *ferner* Ichthyol, Thiol, Tumenol, Thigenol, Perubalsam etc. Die teerhaltigen Opalole (französische Spezialitäten) können als Firnis verwendet werden und haben den Vorzug, daß sie mit Wasser abgewaschen werden können. Die gewöhnlichen Pflaster können alle zur Behandlung lokalisierter Pruritusformen dienen. Man verwendet hauptsächlich zu diesem Zweck: Zinkoxydpflaster, resorzin- oder phenolhaltige Pflaster, rotes Pflaster[1]) (von Vidal) oder das Pflaster mit Lebertran.

§ 5. Reinigende, keratolytische und Schälmittel.

Diese Gruppe therapeutischer Agenzien benötigt man bei der Behandlung **schuppender, krustöser** und **hyperkeratotischer** Hauterkrankungen.

Bäder. Um große Flächen zu reinigen, kann man sich seifenhaltiger, alkalischer (Waschsoda 60—250 g), oder geschwefelter (Schwefelleber 60—100 g *oder Sol. Vlemingkx s. ob.)* Bäder bedienen. Dampfbäder und Heißluftbäder von 70—80⁰ und darüber wirken durch die Schweißbildung, die sie erzeugen.

Waschungen. Für Abseifungen verwendet man eine beliebige Natronseife. In der besseren Praxis erwarten die Patienten, daß man ihnen eine medikamentöse Seife verschreibt. Ichthyol-, Salizylsäure-, Teer- *(besonders reizlos Pittylen-)*, Quillaya-, schwefelhaltige Naphtholseifen sind die gebräuchlichsten.

---

[1]) Die Zusammensetzung des roten Pflasters ist:

Emplastri Lithargyri simpl.	52
Minii rubri	5
Hydrargyr. sulfurat. rubr.	3

M. s. l. a.

Die Kaliseifen, die weich sind, wirken stärker keratolytisch als die Natronseifen. Die grüne Seife macht einen unappetitlichen Eindruck; aber man kann eine weiße und geruchlose Kaliseife herstellen nach folgender Vorschrift von Vicario:

Kokosnussöl	200,0
Kalihydrat (rein)	70,0
Destilliertes Wasser	600,0

In der Hitze zu verseifen und auf 500 g zu konzentrieren. Diese Seife kann man „überfetten", indem man auf 100 g Seife, 20 g Stearin und 20 g destilliertes Wasser hinzufügt.

Vicario ist es gelungen, eine ganz neutrale Kaliseife herzustellen. Diese Seife hat den Vorteil, daß man sie durch einen Zusatz von Öl oder einem anderen Fettkörper in eine überfettete Seife oder eine seifenhaltige Salbe verwandeln kann, oder in eine alkalische Seife durch Zusatz einer beliebigen aber bekannten Menge (2—10 auf 100) von Kali causticum. *Auch andere flüssige und überfettete Seifen des Handels können benutzt werden.*

Zum Reinigen des behaarten Kopfes sind Abkochungen von Panamarinde (50:1000), Panamaextrakt und Saponine den Seifen vorzuziehen.

Eine leichte Abreibung mit Verbandwatte, die in Alkohol, Äther oder noch besser Petroläther oder Benzin getaucht wird, reinigt die Haut sehr gut.

Um eine Hautfläche von Krusten und Schuppen zu befreien, gibt es kein besseres Mittel als einen feuchten Umschlag oder ein Kataplasma, die man mehrere Stunden liegen läßt.

Salben. Eine einfache Applikation von Vaselin, Mandelöl, Schweinefett, Ungu. glycerini genügt oft, um die Schuppen zu erweichen und zum Abfallen zu bringen. Für den behaarten Kopf verwendet man gerne Rindermark oder eine Mischung, wie z. B.:

Olei Cacao	20,0
Olei Amygdalar., je nach der Jahreszeit	40,0—60,0
Olei Rosae	1 Tropfen.

Manchmal ist es vorteilhaft, Seifenschaum einzureiben, den man auf der Haut eintrocknen läßt. Seifenhaltige Salben sind deshalb sehr zweckmäßig, besonders auch für die behaarte Kopfhaut, weil man sie leicht mit einem angefeuchteten Wattebausch entfernen kann.

Seifenhaltige Salbe:

Saponis medicati pulver.	40,0
Adipis suilli	40,0
Olei Amygdalar.	20,0
Olei Citronellae	gtt. 4

Man erhitzt die Fette auf 150° und setzt dann das Seifenpulver hinzu.

„Pommade de Savon" (Carle und Boulud):

Adipis suilli	50,0
Kali caustici fusi	17,50
Aquae destillat.	90,0
Spiritus	10,0
Adipis Lanae	20,0

Die Mischung wird auf 120 g konzentriert.

Diesen Salben kann man alle gebräuchlichen Arzneisubstanzen, *speziell auch Schwefelpräparate* zufügen, mit Ausnahme derjenigen, die sich chemisch mit den Alkalien nicht vertragen, wie z. B. Pyrogallol, Chrysarobin, die Säuren überhaupt, Quecksilbersalze usw.

Die grüne Seife ist ein energisch wirkendes Abschuppungsmittel (**Lupus erythematodes**, S. 420), das aber stark reizt und in seiner Wirkung überwacht werden muß.

Die Salizylsäure ist das beste Keratolytikum. In schwacher Konzentration (1:100) wird sie wegen ihrer gleichsam beizenden und jucklindernden Wirkung in vielen Salben und Pasten verschrieben; in starker Konzentration (5—20 auf 100) in Vaselin oder einer beliebigen anderen Salbe *(speziell z. B. Adeps benzoatus und Rizinusöl; zur Verstärkung der Wirkung legt man unmittelbar über die Salbenschicht einen impermeablen Stoff)*, wirkt sie abschuppend. Am wirksamsten ist sie in Form eines Pflasters *(Salizylguttaplast oder am mildesten Salizylseifenpflaster, besonders in der Form des Trikoplast)* oder eines Firnis *(z. B. in Kollodium — für Warzen mit āā 10 °/o Ac. lacticum)*.

Die Essigsäure kann auch als Keratolytikum und entfärbendes Mittel verwendet werden.

<table>
<tr><td colspan="2">Mixtur gegen Verrucae planae.</td><td colspan="2">Essigsäure-Paste gegen Akne und Chloasma.</td></tr>
<tr><td>Acid. acetic. cristall.</td><td>10,0</td><td>Acidi acetici</td><td>10,0</td></tr>
<tr><td>Sulfur. praecipit.</td><td>20,0</td><td>Terrae siliceae</td><td>20,0</td></tr>
<tr><td>Glycerin.</td><td>50,0</td><td>Vaselini</td><td>20,0</td></tr>
<tr><td></td><td>(Kaposi.)</td><td>Lanolini</td><td>50,0</td></tr>
<tr><td></td><td></td><td></td><td>(Unna.)</td></tr>
</table>

Das Resorzin wirkt in schwacher Konzentration keratoplastisch, in starker (5—50 : 100) ist es ein ausgezeichnetes Schälmittel. Von dieser letzteren Eigenschaft macht man Gebrauch in folgenden Präparaten, die zu Schälkuren dienen bei **Akne, Kerosis, Verrucae planae, Pigmentierungen** etc.:

<table>
<tr><td colspan="2">Schälpaste:</td><td colspan="2">Schälmixtur:</td></tr>
<tr><td>Resorcini</td><td>40,0</td><td>Resorcini</td><td></td></tr>
<tr><td>Zinci oxydati</td><td>10,0</td><td>Saponis viridis</td><td>āā 20,0</td></tr>
<tr><td>Terrae siliceae</td><td>2,0</td><td>Sulfuris</td><td></td></tr>
<tr><td>Adipis benzoati</td><td>28,0</td><td>Spiritus Lavandulae</td><td>40,0</td></tr>
<tr><td></td><td>(Unna.)</td><td></td><td></td></tr>
</table>

Pflaster und Firnisse. Bei den **Keratosen** und zirkumskripten **verrukösen** Erhebungen wirken Kaliseifenpflaster und Salizylsäurepflaster besonders gut. Zur Behandlung der **Clavi** benützt man salizylhaltiges Kollodium, eventuell in folgender Kombination:

<table>
<tr><td colspan="2">Salizylkollodium:</td><td colspan="2">Salicylfilmogen:</td></tr>
<tr><td>Collodii elastici</td><td>5,0</td><td>Pyroxylin.</td><td>5,0</td></tr>
<tr><td>Alcohol. absolut.</td><td>3,0</td><td>Acetoni</td><td>15,0</td></tr>
<tr><td>Aetheris</td><td>2,0</td><td>Balsami canadensis</td><td></td></tr>
<tr><td>Acidi salicylici</td><td>1,0</td><td>Acidi salicylici</td><td>āā 1,0</td></tr>
<tr><td>Extr. Cannabis indic.</td><td>0,50</td><td>Hydrargyri bichlorati</td><td>0,10</td></tr>
</table>

§ 6. Bleich-Mittel.

Man verwendet diese Mittel bei **Hyperpigmentierungen, Epheliden, Chloasma** etc.

Waschmittel. Man bedient sich des Essigs, schwacher Konzentrationen von Salzsäure (1—5 : 100), des Zitronensaftes, oder wässeriger oder verdünnter alkoholischer Lösungen von Sublimat (1—2 : 500). Hier einige Rezepte:

<table>
<tr><td colspan="2">1. Hydrargyri bichlorati   1,0</td><td colspan="2">2. Hydrargyri bichlorati   0,1—0,25</td></tr>
<tr><td colspan="2"> Spiritus q. s.</td><td colspan="2"> Ammonii chlorati   0,1—0,25</td></tr>
<tr><td> Plumbi acetici</td><td></td><td> Emulsionis Amygdal.</td><td></td></tr>
<tr><td> Zinci sulfurici</td><td>āā 2,0</td><td>   verae</td><td>100,0</td></tr>
<tr><td> Aq. destillat.</td><td>250,0</td><td></td><td>(Brocq.)</td></tr>
<tr><td></td><td>(Hardy.)</td><td></td><td></td></tr>
</table>

In der zweiten dieser Lösungen kann man das Ammoniumchlorid durch Benzoetinktur (5 : 100) ersetzen.

Die Waschungen werden morgens und abends vorgenommen; für die Nacht legt man Salben oder Pflaster auf.

Salben. Die „Crèmes", Pasten oder Salben, welche eine genügende Menge Wasserstoffsuperoxyd, Essigsäure (S. 516), Quecksilbersalze, oder Schwefel und Naphthol enthalten, haben eine mehr oder weniger kräftig entfärbende Wirkung.

<table>
<tr><td>

Wasserstoffsuperoxydhaltige Salbe (nach Unna):

Hydrogenii peroxydati solut.
(12—20 % Vol.)   20,00
Vaselini   10,00
Adipis Lanae   5,0
Bismuti oxychlorati   0,50
Hydrargyri bichlorati   0,05

</td><td>

Hebrasche Salbe:

Hydrargyri chlorati   ⎱ āā 6,0
Bismut. subnitrici   ⎰
Adipis suilli vel Vaselini   90,0

</td></tr>
</table>

Die energischste Behandlung der Pigmentationen geschieht durch Schälkuren mit Resorzinmischungen oder Pasten (S. 516).

Pflaster. Als zweckmäßig haben sich bewährt: Vigopflaster [1]), Karbol-Quecksilberpflaster und sogar das rote Pflaster.

Sobald irgend eines der verwendeten Mittel Rötung und Entzündung der Haut veranlaßt hat, muß man die Behandlung einige Tage aussetzen und die Irritation lindern durch eine Kühlsalbe oder Ungu. Glycerin., dem Wismutkarbonat und Kaolin (āā 20:100) zugesetzt wird.

§ 7. Reduzierende Mittel.

Unter diesem Namen faßt man eine Reihe in der Dermatologie sehr geschätzter Arzneimittel zusammen, die alle die Eigenschaft besitzen, mehr oder weniger begierig Sauerstoff aufzunehmen. Nach Unna soll diese Eigenschaft ihrer biologischen Wirkung zugrunde liegen.

Die schwachen Reduktionsmittel — oder auch die starken in schwacher Konzentration oder bei kurzdauernder Anwendung, — sind keratoplastisch, antiseptisch, entzündungswidrig und jucklindernd. Die starken Reduktoren wirken exfoliierend und stark reizend und erzeugen eine intensive Entzündung der Epidermis und Kutis.

Zu den gebräuchlichsten Reduktionsmitteln gehören der Reihenfolge ihrer Intensität nach geordnet: die verschiedenen *Schwefel- und* Teersorten (Ichthyol, Thiol, Tumenol, Coaltar, Holzteer, Birkenöl, Wacholderöl etc.), ferner: Lenigallol, Anthrasol etc., endlich Schwefel, Quecksilbersalze, Gallanol, Aristol, Resorzin, *und vor allem* Pyrogallol oder Acid. pyrogallic. und Chrysarobin [2]).

Man verwendet diese Mittel in den verschiedensten Formen, bei **Kerosis** und ihren Komplikationen, bei **lichenoiden, psoriasiformen** und **trockenen Ekzemen,** bei **Psoriasis,** bei **Parakeratosen** überhaupt, bei **Lichen** etc.

Wässerige Waschmittel. Um die Teere mit Wasser mischbar zu machen, ist man genötigt, sie mit Saponin („Coaltar saponiné") zu emulgieren, sie in gewissen Exzipientien zu lösen (z. B. in Rétinol [Produkt der trockenen Destillation des Kolophoniums] oder Opalol de Caillat) oder sie mit Seifen zu verbinden (Ichthyol-, Teer-, Ol. cadini-Seifen).

Der gelöste Schwefel (in Schwefelkohlenstoff etc.) ist schwer zu benutzen. Man zieht vor, ihn in Suspension in Form von Mixturen oder Seifen

---

[1]) Das Vigopflaster enthält 20 % metallisches Quecksilber und kann durch ein beliebiges Quecksilberpflaster von gleichem Gehalt ersetzt werden. Z.

[2]) *Nach meinem persönlichem Eindruck würde ich die hauptsächlichsten Gruppen dieser Substanzen nach der Stärke ihrer Wirkung auf seborrhoische, psoriatische Prozesse etc. vielmehr so ordnen: Schwefel- und Hg-Präparate, teerhaltige Mittel und als stärkste Pyrogallol und Chrysarobin.*

(Schwefel-, Naphthol-Schwefelseife) oder als Sulfid *oder in Form wässeriger Lösungen von Ichthyol, Thigenol, Sulfogenol* zu verwenden.

Nachfolgende zwei Rezepte werden täglich gebraucht:

1. Kampferhaltiges Schwefelwaschwasser:

Sulfuris praezipit.	10,0
Spirit. camphorati	20,0
Glycerini	5,0
Aquae Rosae	} āā q. s. ad 100,0
Aquae	

2. Schwefelalkalilösung:

a) Kalii sulfurati 2,0—4,0
   Aquae 100,0
       oder auch
b) Flüssiges Kalium-Polysulfid 30—100 Tropfen auf ¼ Glas heißes Wasser.

Das kampferhaltige Schwefelwaschwasser verwendet man bei **Akne, Kerosis, Rosacea** und **Ekzematiden**; die Schwefelalkalilösung bei **Pityriasis** oder **Seborrhöe** des **behaarten Kopfes.**

Die löslichen Quecksilbersalze können auch zu Waschmitteln Anwendung finden:

1. bei Akne:

Hydrargyri bichlorati	0,20
Acidi acetici	1,00
Tinctur. Benzoës	5,00
Kaolini	5,00
Spiritus (90 %)	20,00
Aquae destill.	70,00

2. für den behaarten Kopf:

Hydrargyri bichlorati	0,20
Ammonii chlorati vel	
Chlorali hydrati vel	
Resorcini	1,00
Aquae Lauro-Cerasi	10,00
Aquae	90,00

Bäder. Es ist zwar kaum empfehlenswert, die Reduktionsmittel in dieser Form zu verordnen aber Schwefelbäder (Schwefelleber 50—100 g *resp. Sol. Vlemingkx*) sind doch eine klassische Form der Therapie.

Bad mit Oleum Cadinum:

Olei Cadin.	50—100,0
Extr. cortic. Quillaiae fld.	10,0
Vitelli ovi	unius
Aquae destill.	250,0
S. für 1 Bad.	

Bain de Barèges:

Natr. monosulf. (NaHS)	60,0
Natr. chlorati	60,0
Natr. carbonic.	30,0
S. für 1 Bad.	

Die **alkoholischen und ätherischen Lösungen** kommen zur Verwendung sowohl bei der Behandlung kerotischer Affektionen der unbehaarten Haut (**Seborrhöe, Akne**), wie auch vor allem bei analogen Erkrankungen des behaarten Kopfes (**Pityriasis capitis, kerotische Alopezie**). Wenn der behaarte Kopf sehr trocken ist, kann man diesen spirituösen Lösungen Rizinusöl zusetzen (1—5: 100). Die Rezepte, die ich als Beispiele hier anführe, können in der verschiedensten Weise mit den stimulierenden Mitteln (S. 522) kombiniert werden.

1.

β-Naphthol.	0,10
Hydrargyri bichlorati	0,20
Resorcini	}
Ammonii chlorati	} āā 0,50
Chlorali hydrati	}
Spiritus Lavandulae	100,0

2.

Hydrarg. bichlorati	0,10
Acidi salicylici	0,20
Liquor. carbon. deterg.	}
Spirit. aetherei	} āā 15,0
Spirit. Rosmarini	}
Spiritus (90 %)	55,0

3.

Olei Rusci	} āā 1,0
Olei cadini	}
Tinct. Quillaiae	20,0
Spiritus (60 %)	80,0

Ferner besonders zu empfehlen: Lösungen von Chrysarobin, Pyrogallol, eventuell mit Zusatz von Liquor carbonis detergens, in Alcohol absolutus mit Chloroform, Benzol etc. und je nach dem Fettgehalt der Kopfhaut mit Zusatz von Ol. Ricini:

z. B. *Chrysarobin*	*0,05—0,1*
Ac. pyrogallic.	*0,05—0,2*
(Liqu. carbon. deterg.	*2,0—5,0)*
Chloroform.	*20,0*
(Ol. Ricini	*1,0—5,0)*
Alcohol. absolut. ad	*200,0*

Salben. Je nach der Intensität der Wirkung, die man zu erzielen wünscht, wird man „Kühlsalben", Pasten oder gewöhnliche Salben verschreiben.

Die „Kühlsalben" werden aus Coldcream, Wachssalbe, Vasolanoline oder Ungu. Glycerin. hergestellt; man setzt ihnen eines der folgenden Mittel zu:

Hydrargyri chlorati mitis	(2—10:100)
Hydrargyri sulfurici basici	
Hydr. oxydati flavi via humida parati } je 2—5:100)	
Hydr. sulfurati rubri	
Hydr. oxydati rubri	(1—2:100)
oder auch Sulfuris praecipitati	(20—30:100).

In Frankreich besteht die Tradition, bei **Psoriasis** das Oleum cadinum in Verbindung mit Ungu. Glycerin. zu verschreiben:

„Glycérolé cadique":

	schwach	stark
Olei cadini	15,0	50,0
Extracti Quillaiae oder Saponis viridis (zur Emulgierung)	q. s.	5,0
Ungt. Glycerini	85,0	45,0
Olei Caryophylli	q. s.	q. s.

Man kann eine Glyzerinsalbe in eine Paste verwandeln, indem man Kaolin und Magnesiumkarbonat (āā 10—15:100) zusetzt. Die Glyzerinsalben lassen sich bequem von der Haut abwaschen.

Die **Pasten** sind *(manchmal)* wirksamer und *(sicher)* angenehmer im Gebrauch; ihre Bestandteile lassen sich unbegrenzt variieren. Nachstehend einige Rezepte, wie ich sie fortwährend benütze, bei **figurierten** oder **psoriasiformen Ekzematiden, Psoriasis** etc.:

1. Ichthyol-Schwefel-Paste:

Sulfur. praecipit. } āā 5,0	
Ichthyoli	
Resorcini	1,0
Zinci oxydati	
Amyli } āā 25,0	
Vaselini	
Lanolini	

2. Schwefelpaste mit Oleum cadinum:

Sulfuris praecipitat. } āā 5,0	
Olei cadini	
Acidi salicylici	1,0
Terrae siliceae	10,0
Zinci oxydati	20,0
Adipis suilli	60,0

In diesen Rezepten kann man das Ichthyol oder Wacholderöl durch verschiedene Teersorten ersetzen oder auch durch eines der verschiedenen im Handel vorhandenen Teerpräparate, die wegen ihrer schwächeren Farbe und ihres weniger intensiven Geruches angenehmer sind *(Anthrasol, Pittylen etc.)* Für den Schwefel kann man die weniger stark wirkenden Quecksilberoxyde substituieren; jedoch muß man eine Verbindung des Schwefels mit den Quecksilbersalzen vermeiden, denn, ausgenommen mit Zinnober, entstehen dabei schwarze Verbindungen. *Vor allem kann man aber gewöhnlicher Zinkpasta oder dem Zinköl Chrysarobin in je, nach der Reizbarkeit und Infiltration der Haut, sehr verschiedener, im Beginn der Behandlung immer schwacher Konzentration (1 : 4000—20 %), eventuell auch noch Teer zusetzen.*

Die Salben sind für rebellische Fälle und zur Behandlung bestimmter Körperregionen geeignet. Sie können einfach oder zusammengesetzt sein; das Reduktionsmittel setzt man in der Stärke von 5 auf 100 *oder in, nach dem einzelnen Falle, sehr wechselnden Konzentrationen* zu, und die sogenannte Beize (Salizylsäure, Resorzin, Kaliseife) im Verhältnis 1 : 100.

Salben für das Gesicht (gegen **Pityriasis, Ekzematide**):

Hydrargyri chlorati mit. (vapore parati) ⎫
Acidi tannici (Alcohole parati) ⎬ āā 3,0
⎭
Vaselini   100,0

Sulfuris praecipit. ⎫
Hydrarg. sulfurat. rubri ⎬ āā 3,0
Balsami peruvian. ⎭
Vaselini   100,0

Salben für den behaarten Kopf (**Kerosen, Ekzematide, Psoriasis**):

Acidi salicylici   1,0
Sulfur. praecipit. ⎫
Olei cadini vel ⎬ āā 5,0
Ol. Rusci ⎭
Ungt. saponati   100,0

Olei cadini   10,0
Ol. Rusci   1,0
Sulfur. praecipit. ⎫
Resorcini ⎬ āā 0,5—1,0
Pyrogalloli ⎭
Olei Cacao   5,0—10,0
Vaselini   20,0
(Sabouraud.)

Salben für den Körper (hartnäckige **Psoriasis**):

Unguentum compositum:

Pyrogalloli ⎫ āā 1,0
Aristoli ⎭
Resorcini ⎫ āā 2,0
Acidi salicylici ⎭
Sulfur. praecipit. ⎫ āā 3,0
Olei cadini ⎭
Adipis suilli vel Vaselini 60,0—90,0

Dreuwsche Salbe:

Acidi salicyli   10,0
Chrysarobini ⎫ āā 20,0
Ol. Rusci ⎭
Saponis viridis ⎫ āā 25,0
Vaselini ⎭

Starke Salben, die täglich nur 5, 10 oder 15 Minuten aufgetragen werden:

Pyrogallussalbe (starke)
gegen hartnäckiges **lichenoides Ekzem**, **psoriasiforme** Ekzematide:

Pyrogalloli   6,0
Acid. salicylici   3,0
Picis liquidae ⎫ āā 20,0
Ichthyoli ⎭
Cerati simplic.   50,0

Schwefelsalbe (starke)
gegen **Akne**:

Camphorae ⎫ āā 10,0
Resorcini ⎭
Sulfur. praecipit.   30,0
Saponis viridis   15,0
Cretae praeparat.   5,0
Vaselini   30,0
(Brocq.)

Nachfolgend angegebene Kombinationen werden oft gut ertragen, obgleich sie die wirksamen Bestandteile in starker Konzentration enthalten. Nachdem man die Empfindlichkeit des Kranken durch kurzdauernde Applikationen geprüft hat, wird man die Mischungen kontinuierlich verwenden können.

Zusammengesetzter Balsam
(Vorschrift nach Duret):

Resorcini   2,0
Mentholi ⎫ āā 5,0
Guaiacoli ⎭
Olei cadini ⎫ āā 15,0
Sulfuris ⎭
Picis liquidae   18,0
Boracis   36,0
Camphorae ⎫ āā 40,0
Olei Ricini ⎭
Glycerini   54,0
Acetoni   80,0
Lanoléine   100,0

Salbe nach Lallier (bei **Keratodermien**):

Sulfur. praecipit. ⎫
Olei cadini ⎬
Picis liquidae ⎬ āā 25,0
Saponis viridis ⎭

Chaulmoogra-Salbe
(bei **Prurigo, Ekzemen, akuten Dermatitiden** etc.):

Ol. Chaulmugr.   3,0
Sulfuris   8,0
Camphorae   12,0
Picis liquid.   15,0
Vaselini   62,0

(Diese Salbe ist dem Balsam von Baissade analog.)

Mein Spitalapotheker fertigt diese von mir als Ersatz des Duretschen oder Baissadeschen Balsam viel benutzte Kombination nach folgender Formel an: Sulfur. praecip. 8,0; Lanolin anhydr. 30,0. Olei Lithanthracis 15,0; Camphorae 12,0; Ol. Gynocardiae 3,0; Vaselini flavi 32,0. Ich setze diese Salbe auch vielfach Zinkpasten und Zinköle (1—10 %) zu. (cfr. S. 49).

Pinselungen und Firnisse. Zuweilen ist es von Vorteil, die Reduktionsmittel mit dem Pinsel aufzustreichen, und sie mit Puder, Paste oder Firnis zu bedecken.

1. Chrysarobin. 10,0
    Chloroform. 90,0

Mit Traumaticin zu bedecken:

    Guttaperchae 10,0
    Chloroform. 90,0

2. Pyrogalloli 5,0—10,0
    Aether sulfuric.
    Alcohol. (95%) } āā · 45,0

Mit einer Paste zu bedecken.

Dem Kollodium zugesetzte Arzneimittel sind wenig wirksam und werden schlecht vertragen.

Aus den verschiedenen Teersorten, besonders dem alkalischen Steinkohlenteer und dem sauer reagierenden Holzteer kann man mit Alkohol und Äther, mit Benzol, Azeton oder noch besser mit Opalol Lösungen herstellen, die aufgepinselt und eventuell mit Zinkpaste bedeckt werden.

    Olei Lithanthracis 10,0
    Benzoli 20,0
    Azetoni 70,0
    Nicht zu filtrieren! (Sack.)

Die von Dind (in Lausanne) schon früher empfohlenen Applikationen von gewaschenem, rohem Steinkohlenteer (Coaltar) wurden von Brocq neuerdings wieder zu Ehren gebracht. Man läßt den Teer auf der Haut trocknen, pudert darüber mit Talk und erneuert die Pinselung jeden Tag oder jeden zweiten Tag. Der Teer wirkt in dieser Form nicht, wie man erwarten könnte, irritierend, sondern wird gewöhnlich gut ertragen, sogar bei stark nässenden Ekzemen. In der Hospitalpraxis ersetzt er in sehr zweckmäßiger Weise den bedeutend kostspieligeren zusammengesetzten Balsam. Leider ist der Steinkohlenteer kein einheitliches Produkt und seine Zusammensetzung variiert außerordentlich je nach seiner Herkunft.

Pflaster. In Form von Pflastern wirken die Reduktionsmittel sehr energisch. Vor allem verwendet man Pflaster, die Quecksilber, Resorzin, Teer oder Wacholderöl enthalten. Pyrogallol- und chrysarobinhaltige Pflaster werden *oft* nicht gut vertragen.

§ 8. Keratoplastische und narbenbildende Mittel.

Zur Unterstützung der Vernarbung und der Entwickelung einer normalen Hornschicht kann der Arzt viel weniger beitragen als zur Entfernung der Hornmassen. Er kann nur die schädlichen Ursachen fernhalten und bestenfalls die natürliche Heiltendenz fördern.

In diesem Sinne wirken alle Schutzverbände, ebenso wie die schwachen Reduktionsmittel. Als narbenbildend betrachtet man die Oxydationsmittel in schwacher Konzentration: Kaliumpermanganat in wässeriger Lösung (0,25—1,00:1000); Wasserstoffsuperoxyd (1—3 Volum %); Pikrinsäure (0,25—1,0:100) und die Peroxyde. Manchmal wird die Heilung von Ulzerationen mit geringer Vernarbungstendenz begünstigt durch die Anwendung von Reiz- oder sogar Ätzmitteln, *speziell Silbersalben (Argent. nitr. 1,0, Bals. peruv. 10,0, Ungu. Zinci ad 100,0; oder 8 %o Protargolsalbe) oder Scharlachrot-, Pellidol- etc. Salbe.*

Puder. Man verwendet indifferente oder jodierte (S. 511) Pulver oder Dermatol, Zinkperoxyd, Kollargol, *Ichthargan, Ichthoform, Perulenicet etc.*

Methylenblau in Pulverform und Kalomel sind von Vorteil bei der Behandlung von **Ulzerationen und Erosionen der Schleimhäute und der Genitalien.**

Pinselungen. Applikationen von Silbernitrat, Kampferspiritus, Naphtholkampfer etc. desinfizieren etwas und stimulieren torpide Wunden; Styraxsalbe, *Perubalsam etc.* wirken ebenso.

Okklusivverbände. Zur Begünstigung der Narbenbildung ist ein feuchter oder trockener, aseptischer oder schwach antiseptischer Verband eines der besten Mittel.

Für Risse und Rhagaden, und besonders für die Fissuren und Erosionen der Schleimhäute, die man sonst nicht verbinden kann, bedient man sich der zusammengesetzten Firnisse, wie des Stérésol und des Adhésol (S. 512).

Auf Hautflächen erzielt man einen guten Verschluß mit Hilfe von Zinkleim (S. 514) oder verschiedenen Pflastern wie Diachylonpflaster mit Bleiglätte, medikamentösen Pflastern mit Zinkoxyd, Ichthyol etc.; rotem Pflaster, Vigo-Salizylseifenpflaster etc. etc.

§ 9.   Reizende und hautrötende Mittel.

Diese Heilmittel finden Anwendung bei **passiven Erythemen, Alopezie, Lupus erythematodes** etc.

Folgende Mittel bilden die Grundkomponente der meisten lokalen Exzitantien: Alkohol, alkoholische Destillate und Tinkturen, Äther, Chloroform, ätherische Öle, Kampfer, Senf, Jod und die Säuren. Fast immer werden sie in Form von Linimenten verwendet:

Linimente (für Frostbeulen, Rosacea etc.):

1. Tinct. Jodi vel Acidi tannici	1,0—5,0		2. Acidi hydrochloric.	10,0	
Spirit. camphorat.	100,0		Balsam Fioravanti *vel*		
			Aq. Coloniensis	90,0	
3. Olei Terebinthinae	5,0		4. Liquoris Ammonii caustici	5,0	
Spir. camphorati	45,0		Spirit. camphorati	15,0	
Spir. saponati	50,0		Olei Amygdalar.	80,0	

5. Acidi tannici ⎫
    Resorcini   ⎬ āā 2,0
    Ichthyoli   ⎭
    Glycerini   10,0

Gegen Alopecia areata:

1. Acidi acetici glacialis ⎫			2. Acidi acetici glacialis	1,0
Acidi carbolici ⎬ āā 5,0			Chlorali hydrati	4,0
Chlorali hydrati ⎭			Aetheris	30,0
Tincturae Jodi	15,0		Leicht einzureiben.	
Mit dem Pinsel aufzutragen.				

oder auch 1—10°/₀ Chrysarobin-Chloroform oder 1—10°/₀ Pyrogallol-Alkohol.

Bei diffuser Alopezie:

1. Tincturae Cantharid.	5,0		2. Liquoris Ammonii caustici	2,0—5,0
Tincturae Jaborandi ⎫			Liquoris carbon. detergentis ⎫	
Spir. Melissae ⎬ āā 15,0			Spir. camphorati ⎬ āā 15,0	
Aq. Coloniensis	65,0		Spiritus (60%)	70,0
3. Thymoli vel ⎫ 0,25—1,0			4. Chinini hydrochlorici	1,0
Acidi acetici ⎭			Tinct. Jaborandi	20,0
Tinct. Capsici ⎫			Spirit. aetherei	80,0
Balsami Fioravanti *vel* ⎬ āā 15,0			Olei Verbenae vel ⎫ q. s.	
Aquae Coloniensis ⎭			Nitrobenzoli ⎭	
Spir. Lavandulae	70,0			

Die zuletzt angegebenen, stimulierenden Applikationen werden am behaarten Kopf mit einer besonderen Bürste (brosse à lotion) oder einem Wattebausch aufgetragen. Nach Bedarf kann man durch Zusatz beliebiger Reduktionsmittel, welche auf behaarten Regionen Verwendung finden, die Rezepte modifizieren.

§ 10. Antiparasitäre Mittel.

Pflanzliche Parasiten. Die Vernichtung der Epidermidophyten macht gewöhnlich keine Schwierigkeit (S. 377, 381, 384, 386). Man benützt alle Schälmittel und starken Antiseptika: grüne Seife, Naphthol, Phenol, Quecksilbersalze in starken Lösungen oder Salben. Heutzutage zieht man die Behandlung mit Jod in Form der Tinktur (1 : 20—50) oder Vaselinsalbe (1 : 100) vor.

Bei den **Dermatomykosen** des behaarten Kopfes kann man auch Salbenstifte mit Chrysarobin oder Krotonöl verwenden.

Chrysarobinsalbenstift:			Salbenstift mit Krotonöl:		
Chrysarobini	30,0		Olei Crotonis		10,0
Cerae flavae	20,0		Lanoléine	} ää	5,0—10,0
Adipis lanae	50,0	(Unna.)	Cerae flavae		

Es ist zweckmäßiger das Chrysarobin nicht in Form von Pasten, Salben oder besonders Pflastern anzuwenden, sondern die erkrankten Stellen mit einer Chloroformlösung von Chrysarobin (1 : 10) einzupinseln und mit Ichthyolzinkpaste zu bedecken.

Nach Epilationen ist es angezeigt, die behaarte Kopfhaut mit verdünnter Jodtinktur oder folgender Mischung zu bepinseln:

Hydrargyri bichlorati 0,20
Glycerini 10,0
Tinctur. Jodi } ää 45,0
Spiritus

Tierische Parasiten. Gegen die **Pediculosis** und die **Phthiriasis** wendet man mit Vorliebe Waschmittel oder Puder an; Salben scheinen mir weniger wirksam. Um die Nisse zu entfernen, muß man die Haare mit einem engen Kamme, der in heißen Essig getaucht wird, kämmen.

Puder: Insektenpulver oder Rittersporpulver (Delphinium).

Waschmittel: Kampferspiritus, mit oder ohne Zusatz von Seifenspiritus; Sublimatessig (1 : 300—500); oder

Hydrargyri bichlorati 1,0
Aceti
Spirit. camphor. } ää 50,0
Aquae 200,0

Salben: Naphthol. 1 : 10—20 oder Balsam. peruviani 1 : 10 mit Vaselin, oder Axung. porci.

Von den vielen gegen **Krätze** empfohlenen Mitteln führe ich an:

1. Salbe nach Helmerich-Hardy.		2. Salbe des Hôpital Saint-Louis.	
Flor. sulfuris	20,0	Sulfuris sublimati	20,0
Kalii carbonici	10,0	Kalii carbonici	8,0
Adipis suilli	120,0	Aquae	8,0
		Adipis suilli	64,0

3. Vlemingkx' Lösung von Schwefelcalcium.

Flor. sulfuris	250,0
Calcariae ustae (CaO)	150,0
Aquae	2500,0

Durch Kochen auf 1500 g zu konzentrieren.

4. Salbe nach Wilkinson-Hebra.

Ol. Rusci	} āā	10,0
Flor. sulfuris		
Saponis viridis	} āā	20,0
Adipis suilli		
Cretae praeparatae		5,0

5. Salbe nach Fournier.

Flor. sulfuris	100,0
Natr. carbonici	50,0
Glycerini	200,0
Tragacanthae	1,0
Olei aetherei ad libitum.	

6. Salbe nach Bourguignon.

Olei Lavandulae		
„ Cinnamomi	} āā	2,0
„ Menthae piperit.		
„ Caryophyll.		
Tragacanthae		4,0
Kalii carbonici		30,0
Flor. sulfuris		90,0
Glycerini		180,0

7. Salbe mit Perubalsam und Styrax.

β-Naphtholi		3,0—5,0
Balsami peruviani		15,0
Styracis liquid	} āā	20,0
Cretae praeparat.		
Adipis suilli oder Vaselini		40,0

Man kann auch sehr gut Perubalsam oder Styrax rein oder mit Spiritus und Rizinus-Öl verdünnt einreiben. Vor stärkeren Konzentrationen von β-Naphthol-Mischungen ist zu warnen.

§ 11. Ätzmittel.

Als Ätzmittel verwendet man: Starke Säuren oder Alkalien, Sublimat, saures Quecksilbernitrat, Zinkchlorid. Auch Silbernitrat, Phenol, Resorzin, Kaliumpermanganat kommen zur Anwendung. Man neigt mehr und mehr dazu, einzelne Mittel nur für bestimmte Zwecke zu benützen; so verwendet man:

Salpetersäure bei **Warzen** *(wegen der häßlichen Narbenbildung nicht zu empfehlen);*

Chromsäure in wässeriger Lösung (1:5) für **Nävi,** kleine **Epitheliome** und **weiche Schanker;**

Milchsäure für **tuberkulöse und lupöse Geschwüre;**

Trichloressigsäure für **Lupus vulgaris;**

Reines, durch Erwärmen verflüssigtes Phenol für kleine **venerische Wucherungen** *und Ulcera mollia.*

Saures Quecksilbernitrat für **„Plaques muqueuses";**

Schwefelsäure, in Form der Kohlenpaste von Ricord, wird nur für **weiche Inokulationsschanker** benützt.

Die arsenige Säure ist das Mittel der Wahl für **Epitheliome**; sie kommt entweder in suspendierter oder Pastenform zur Anwendung.

1. Arsenlösung von Czerny-Trunecek.

Acidi arsenicosi		1,0
Aquae	} āā	50,0
Spiritus (90%)		

Zu schütteln. (Gebrauchsanweisung vide S. 488.)

2. Arsenikpulver.

Acidi arsenicosi	1,0
Pulv. Carbonis Ligni	2,0
Hydrarg. sulfurati rubr.	5,0

Mit ein wenig Mucilago anzurühren.

<table>
<tr><td>

3. Paste von Canquoin (bei Karbunkel).

Zinci chlorati	8,0
Zinci oxydati	2,0
Amyli tritici	6,0
Aquae destillat.	1,0

In pfeilartige Stäbchenform zu bringen.

</td><td>

4. Wiener Ätzpaste.

Kali caustici fusi	5,0
Calcariae ustae	6,0

Beim Gebrauch durch Befeuchten mit 95% Alkohol in eine Paste zu verwandeln.

</td></tr>
</table>

5. Kohlen-Schwefelsäure-Paste von Ricord.

Acidi sulfurici	q. v.
Pulver. Carbonis Ligni	q. s.

Für eine dicke Paste. Man bringt davon eine eben genügende Menge auf das Ulcus und bedeckt mit Heftpflaster.

Cosmesche Paste: Ac. arsenicos. 1,0, Cinnabar. 3,0, Ungu. lenient 24,0 (S. 489).

Silbernitrat hat nur eine ganz oberflächliche Wirkung. Man verwendet es in Form von Stiften, wässerigen oder alkoholischen Lösungen (1:10—20) bei **Erosionen der Schleimhäute** und bei wuchernden Granulationen von **Wunden.**

Man kann seine Wirkung erheblich steigern durch das sogenannte „zwei Stifte"-Verfahren, das darin besteht, daß man mit einem blanken Zinkmetallstabe über die mit Silbernitrat geätzte Fläche fährt. Diese Behandlung leistet z. B. beim **ulzerierten Lupus** gute Dienste.

Ich habe häufig die von Unna für die Behandlung von Lupus empfohlenen Ätzpasten mit Erfolg verwendet:

<table>
<tr><td>

Grüne Ätzpaste (bei Lupus vulgaris).

Stibii chlorati liquidi (SbCl₃)	} āā 2,0
Acidi salicylici	
Creosoti (aus Buchenholz)	} āā 4,0
Extr. cannabis indicae	
Lanoléine	8,0

</td><td>

Weisse Ätzpaste (bei Lupus verrucosus).

Kali caustici fusi	
Calcariae ustae	} āā 5,0
Saponis viridis	
Aquae	

</td></tr>
</table>

Mittelst eines Spatels trägt man von der Paste eine etwa messerklingendicke Schichte auf den Lupusherd auf; die Ränder reinigt man mit Watte und bedeckt das Ganze mit Zinkoxydpflaster. Bei der weißen Paste ist es zweckmäßig, einen feuchten Wattebausch zwischen das Ätzmittel und das Pflaster zu legen. Die Schmerzen sind nicht übermäßig und nur von kurzer Dauer. Nach einigen Stunden nimmt man das Pflaster ab und macht einen feuchten Umschlag. Die Applikationen werden durchschnittlich zweimal wöchentlich erneuert, bis zur vollständigen Zerstörung des erkrankten Gewebes. *Ähnliche Resultate erzielt man mit der täglich einmal zu applizierenden 10%igen Pyrogallolsalbe.*

§ 12. Diät.

Wollte man allen Hautkranken eine und dieselbe Diät verschreiben, so würde man einen groben Irrtum begehen. Auch erfordert nicht diese oder jene Eruption eine besondere Diät, sondern vielmehr die allgemeine Ernährungsstörung, welche die unmittelbare oder prädisponierende Ursache des Exanthems bildet.

Wenn man bei einem Hautkranken das Vorhandensein von Diabetes, Anämie, Lymphatismus, gastro-intestinalen Störungen, Enteritis, Leber- oder Niereninsuffizienz, nervöse Zustände, Intoxikationen oder chronischen Autointoxikation etc. konstatiert, so ergibt sich aus dieser Feststellung ipso facto die entsprechende Diät, wie sie in den Werken über allgemeine Medizin angegeben ist, *und auch da sind die Anschauungen bekanntlich außerordentlich verschieden.*

Man muß ferner dem Umstande Rechnung tragen, daß die individuelle Empfindlichkeit und die idiosynkratische Intoleranz gegenüber vielen Nahrungsmitteln und Getränken unzählige Varianten aufweisen und oft ganz unvorhergesehen auftreten können (S. 346). Man hüte sich daher, die Aussagen der Patienten, daß sie diese oder jene Speise nicht vertragen können, zurückzuweisen, sondern suche im Gegenteil, sie zu derartigen Beobachtungen anzuhalten, *wobei allerdings zu beachten ist, wie wenig die meisten Menschen fähig sind, wirklich objektiv zu beobachten. Ich wenigstens sehe immer wieder Patienten, bei denen man ihre bestimmte Behauptung, dies oder jenes Nahrungsmittel wirke ungünstig auf ihre Haut, ohne weiteres experimentell ad absurdum führen kann.*

Jedem Dermatologen sind aus seiner Praxis Fälle bekannt, bei denen nach Genuß von Erdbeeren, Wildpret, Miesmuscheln, Champagner etc., Hautreaktionen in Form von Erythemen, Urtikaria, Pruritus oder *(was allerdings schon zweifelhafter ist)* Ekzemen auftreten. Infolge der Häufigkeit dieser Beobachtungen hat man diese Nahrungsmittel und Getränke als schädlich erkannt; aber ausnahmsweise sieht man, daß bei manchen Individuen auch Milch, Eier, Spinat, Kalbfleisch usw. solche Erkrankungen hervorrufen.

Sämtlichen Kranken alles zu verbieten, was sich für einzelne als schädlich erwiesen hat, wäre absolut willkürlich, unvernünftig und außerdem überhaupt unmöglich, *und trotzdem sieht man immer wieder Speisezettel, in denen den verschiedensten Hautkranken eine so große Zahl von Nahrungsmitteln verboten ist, daß ihnen kaum etwas zu essen übrig bleibt. Die Patienten versuchen oft mit größter Energie darnach zu leben, kommen herunter und ihre Hautkrankheit bleibt häufig unverändert.* In gewissen Fällen allerdings ist es durchaus empfehlenswert, eine Zeitlang eine beschränkte Diät, z. B. ausschließliche Milchdiät, zu verordnen und nur nach und nach andere Speisen und Getränke zu erlauben, um auf diese Weise einer eventuellen Idiosynkrasie des Patienten auf die Spur zu kommen. *Das ist die einzige logische Methode und wie selten kommt man auch dabei zu Resultaten!*

Es erscheint danach nicht überflüssig, ein Verzeichnis solcher Nahrungsmittel zu geben, die sich häufig für Patienten schädlich erweisen, welche an entzündlichen oder juckenden Dermatosen (**Erythemen, Urtikaria, Ekzemen, Neurodermititiden, Lichen planus** etc.) erkrankt sind. Diese Liste umfaßt unter anderem: 1. die Genußmittel, welche stimulierend oder irritierend wirken (Alkoholika, Tee, Kaffee, Gewürze); 2. Faulende, verdorbene oder der Zersetzung verdächtige und vielleicht Toxine enthaltende Nahrungsmittel (Wildpret mit Hautgout, Konserven, Seefische); 3. Schwer verdauliche Nahrungsmittel (Salate, rohe Speisen).

Man wird also solchen Patienten den Genuß folgender Nahrungsmittel und Getränke entweder ganz verbieten oder wenigstens einzuschränken empfehlen:

Alkoholhaltige Getränke im allgemeinen (besonders unvermischten Wein, Champagner, Liköre, „Apéritifs", Medizinalweine, starkes Bier, Apfelwein) ebenso wie Kaffee, Tee und Schokolade.

Lange gelagertes Fleisch und Konserven (Wildpret, geräuchertes und gepökeltes Fleisch, Wurstwaren, Pasteten, Gänseleber etc.) gewisse Fleischsorten wie Schweinefleisch, Ente, Kalbfleisch.

Seefische, geräucherte und gesalzene Fische, Krebse, Muscheln, Austern.

Von Gemüsen: Sauerampfer, Tomaten, grüne Bohnen, Spargeln, Kraut, Blumenkohl, Sauerkraut, Gurken, Champignons, Trüffeln, rohe Salate.

Von Früchten: Erdbeeren, Himbeeren, Stachelbeeren, Johannisbeeren, Melonen, Nüsse, Haselnüsse, Mandeln, Feigen.

Alle Käsesorten, mit Ausnahme der ungesalzenen und frischen. Back- und Zuckerwerk.

Gewürze, Saucen („Sauces mayonnaises et tartares"), Senf usw.

Ich wiederhole, daß, so wenig es gerechtfertigt ist, allen Kranken systematisch diese Beschränkungen aufzuerlegen, es noch weniger angezeigt wäre, aus theoretischen Gründen die Vorsichtsmaßregeln zu mißachten, deren Wichtigkeit uns die klinische Erfahrung täglich aufs neue zeigt.

Auch ich halte immer und immer wieder Versuche, Hautkranke durch das Regime zu beeinflussen, für gerechtfertigt und bin der Überzeugung, daß in manchen Fällen (auch abgesehen von den spezifischen Idiosynkrasien) ein Einfluß wirklich eklatant ist (speziell z. B. der einer vegetarischen Diät bei einzelnen Psoriatikern, Ekzematikern etc.). Im ganzen aber ist es doch sehr auffallend, zu wie verschiedenen Resultaten gerade auf diesem Gebiete die klinische Erfahrung die verschiedenen „Schulen" und Ärzte geführt hat.

Sachregister.

Bei Angabe von 2 oder mehr Seiten sind die Hauptstellen durch Fettdruck hervorgehoben.

Abkürzungen:

Ä. = Ätiologie.   G. = Pathogenese.   P. = Pathologische Anatomie.   Sy. = Symptome.
Th. = Therapie.

34*

Druck der Königl. Universitätsdruckerei H. Stürtz A. G., Würzburg.